Imagen Cardíaca

Aplicación a la práctica clínica

Imagen Cardíaca
Aplicación a la práctica clínica

Director

Francisco Javier Molano Casimiro

Jefe de Servicio de Cardiología, Hospital Universitario Virgen de Valme, Sevilla.
Profesor Asociado, Facultad de Medicina, Universidad de Sevilla.

Coordinadores

David Villagómez Villegas

Facultativo Especialista de Área, Servicio de Cardiología,
Hospital Universitario Virgen de Valme, Sevilla.

Manuel González Correa

Facultativo Especialista de Área, Servicio de Cardiología,
Hospital Universitario Virgen de Valme, Sevilla.

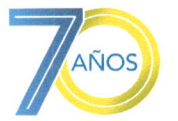 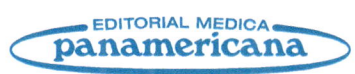

Desde 1953 formando Profesionales de la Salud

Buenos Aires - Bogotá - Madrid - México
www.medicapanamericana.com

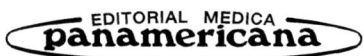

Visite nuestra página web:
http://www.medicapanamericana.com

ARGENTINA
Maipú 1300, piso 3 (C1006ACT)
Ciudad Autónoma de Buenos Aires, Argentina
Tel.: (54-11) 5031-6919
e-mail: cinfo@medicapanamericana.com

COLOMBIA
Carrera 7a A. N.º 69-19 - Bogotá DC - Colombia
Tel.: (57-1) 235-4068 / Fax: (57-1) 345-0019
e-mail: infomp@medicapanamericana.com.co

ESPAÑA
Sauceda, 10 - 5ª planta - 28050 Madrid, España
Tel.: (34-91) 131-78-00 / Fax: (34-91) 457-09-19
e-mail: info@medicapanamericana.es

MÉXICO
Av. Miguel de Cervantes Saavedra, n.º 233, piso 8, oficina 801
Col. Granada, Alcaldía Miguel Hidalgo
CP 11520 Ciudad de México, México
Tel.: (52-55) 5250-0664
e-mail: infomp@medicapanamericana.com.mx

ISBN: 978-84-1106-114-8 (Versión impresa + Versión digital)
ISBN: 978-84-1106-115-5 (Versión digital)

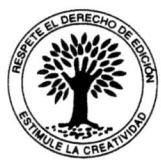

© 2024, EDITORIAL MÉDICA PANAMERICANA, S.A.
Sauceda, 10 - 5ª planta - 28050 Madrid - España
Depósito legal: M-11094-2024
Impreso en España

Colaboradores

Algaba Montes, Margarita
Facultativa Especialista de Área y Tutora de Residentes de Ecografía Clínica, Servicio de Urgencias, Hospital Universitario Virgen de Valme, Sevilla. Profesora Externa, Facultad de Medicina, Universidad de Sevilla.

Barreiro Pérez, Manuel
Facultativo Especialista de Área, Servicio de Cardiología, Hospital Álvaro Cunqueiro-Complexo Hospitalario Universitario de Vigo, Pontevedra.

Bastarrika Alemañ, Gorka
Jefe de Servicio de Radiología, Clínica Universidad de Navarra, Pamplona, Navarra. Profesor Titular, Facultad de Medicina, Universidad de Navarra, Pamplona, Navarra.

Cabeza Lainez, Pedro
Facultativo Especialista de Área, Servicio de Cardiología, Hospital Universitario Puerta del Mar, Cádiz.

Cano Nieto, Joaquín Alberto
Facultativo Especialista de Área, Servicio de Cardiología, Hospital Universitario Regional de Málaga, Málaga.

Caro Domínguez, Pablo
Facultativo Especialista de Área, Servicio de Radiodiagnóstico, Hospital Universitario Virgen del Rocío, Sevilla.

Delgado Ortega, Mónica María
Facultativa Especialista de Área, Servicio de Cardiología, Hospital Universitario Reina Sofía, Córdoba.

Díaz Peláez, Elena
Facultativa Especialista de Área, Servicio de Cardiología, Complejo Asistencial Universitario de Salamanca, Salamanca.

Eiros Bachiller, Rocío
Facultativa Especialista de Área, Servicio de Cardiología, Complejo Asistencial Universitario de Salamanca, Salamanca.

Estrada Parra, Irene M.
Facultativa Especialista de Área, Servicio de Cardiología, Hospital Universitario Virgen de Valme, Sevilla.

Evangelista Masip, Arturo
Jefe de la Unidad de Valvulopatías y Patología Aórtica, Servicio de Cardiología, Centro Médico Quirón Teknon, Barcelona.

García González, María Pilar
Facultativa Especialista de Área, Unidad Cardiovascular, Ascires Grupo Biomédico, Valencia.

González Alemany, Nuria
Facultativa Especialista de Área, Servicio de Cardiología, Hospital Clínic de Barcelona, Barcelona.

González Correa, Manuel
Facultativo Especialista de Área, Servicio de Cardiología, Hospital Universitario Virgen de Valme, Sevilla.

Higueras Ortega, Laura
Facultativa Especialista de Área, Unidad de Imagen Cardiovascular, Ascires Grupo Biomédico, Valencia.

Jiménez López-Guarch, Carmen
Facultativa Especialista de Área, Servicio de Cardiología, Hospital Universitario 12 de Octubre, Madrid. Profesor Asociado, Facultad de Medicina, Universidad Complutense de Madrid.

López Lereu, María Pilar
Facultativa Especialista de Área, Unidad Cardiovascular, Ascires Grupo Biomédico, Valencia.

Luna López, Raquel
Facultativa Especialista de Área, Servicio de Cardiología, Hospital Universitario 12 de Octubre, Madrid.

Maceira González, Alicia M.
Facultativa Especialista de Área, Unidad Cardiovascular, Ascires Grupo Biomédico, Valencia.

Manovel Sánchez, Ana José
Facultativa Especialista de Área, Servicio de Cardiología, Hospital Universitario Juan Ramón Jiménez, Huelva.

Marigliano, Alba Nidia
Facultativa Especialista de Área, Servicio de Cardiología, Centro Médico Quirón Teknon, Barcelona

Matajira Chia, Tatiana Mallely
Facultativa Especialista de Área, Servicio de Cardiología, Hospital Álvaro Cunqueiro-Complexo Hospitalario Universitario de Vigo, Pontevedra.

Méndez Santos, Irene
Facultativa Especialista de Área, Servicio de Cardiología, Hospital Universitario Virgen Macarena, Sevilla.

Mesa Rubio, Dolores
Jefa de Sección de Imagen Cardíaca, Servicio de Cardiología, Hospital Universitario Reina Sofía, Córdoba. Colaboradora Docente, Facultad de Medicina y Enfermería, Universidad de Córdoba.

Mialdea Salmerón, Diego
Facultativo Especialista de Área, Servicio de Cardiología, Hospital Universitario Puerta del Mar, Cádiz.

Molano Casimiro, Francisco Javier
Jefe de Servicio de Cardiología, Hospital Universitario Virgen de Valme, Sevilla. Profesor Asociado, Facultad de Medicina, Universidad de Sevilla.

Monmeneu Menadas, José Vicente
Facultativo Especialista de Área, Unidad Cardiovascular, Ascires Grupo Biomédico, Valencia.

Oliveró Soldevila, Ruper
Facultativo Especialista de Área, Servicio de Cardiología, Hospital Universitari Vall d'Hebron, Barcelona.

Oviedo García, Alberto Ángel
Facultativo Especialista de Área, Servicio de Urgencias, Hospital Universitario Virgen de Valme, Sevilla. Colaborador Docente, Facultad de Medicina, Universidad de Sevilla.

Parada Barcia, José Antonio
Médico Interno Residente, Servicio de Cardiología, Hospital Álvaro Cunqueiro-Complexo Hospitalario Universitario de Vigo, Pontevedra.

Pérez de Isla, Leopoldo
Jefe de Sección, Servicio de Cardiología, Hospital Clínico San Carlos, Madrid. Profesor Asociado, Facultad de Medicina, Universidad Complutense de Madrid.

Puga, Luis
Facultativo Especialista de Área, Servicio de Cardiología, Hospital Álvaro Cunqueiro-Complexo Hospitalario Universitario de Vigo, Pontevedra.

Rodríguez Palomares, José Fernando
Jefe de la Unidad de Imagen Cardíaca, Servicio de Cardiología, Hospital Universitari Vall d'Hebron, Barcelona. Profesor Asociado, Facultad de Medicina, Universitat Autònoma de Barcelona.

Rojas Sánchez, Antonio Aurelio
Facultativo Especialista de Área, Servicio de Cardiología, Hospital Regional Universitario de Málaga, Málaga.

Román Parejo, Juan
Médico Interno Residente, Servicio de Diagnóstico por la Imagen, Hospital Universitario Virgen de Valme, Sevilla.

Romero Reyes, María José
Facultativa Especialista de Área, Servicio de Cardiología, Hospital Universitario Virgen de Valme, Sevilla.

Romero Ruiz, Francisco
Facultativo Especialista de Área, Servicio de Diagnóstico por la Imagen, Hospital Universitario Virgen de Valme, Sevilla. Profesor Asociado, Facultad de Medicina, Universidad de Sevilla.

Ruiz Ortiz, Martín
Facultativo Especialista de Área, Servicio de Cardiología, Hospital Universitario Reina Sofía, Córdoba. Colaborador Docente, Facultad de Medicina y Enfermería, Universidad de Córdoba.

Sanchis Ruiz, Laura
Facultativa Especialista de Área, Servicio de Cardiología, Hospital Clínic de Barcelona, Barcelona. Colaborador Docente, Facultad de Medicina, Universitat de Barcelona.

Valverde Pérez, Israel
Jefe de Sección de Cardiología Pediátrica, Servicio de Cardiología, Hospital Universitario Virgen del Rocío, Sevilla. Profesor Asociado, Facultad de Medicina, Universidad de Sevilla.

Villagómez Villegas, David
Facultativo Especialista de Área, Servicio de Cardiología, Hospital Universitario Virgen de Valme, Sevilla.

Prólogo

Escribir es poner en palabras lo que se piensa, se conoce o se siente. Y eso es justamente lo que pretendo hacer en este prólogo, con el que quiero dejar constancia de una doble satisfacción: la primera de tipo profesional, la segunda de índole absolutamente personal.

Desde la referida óptica profesional, este libro destaca por tener como objetivo –tal como bien explican sus autores en el prefacio– «servir de referencia» además de «facilitar la comprensión y establecer relaciones entre signos, síntomas e imágenes de las enfermedades cardiovasculares». Y este es, en mi opinión, uno de los puntos fuertes de la obra: que deja entrever con claridad que lo «nuevo» no ha venido a suplir a lo «antiguo», sino a complementarlo; que considera la tecnología como una herramienta para la clínica, pero no su alternativa, y que el objetivo que se pretende con el libro es integrar saberes y no sustituirlos.

Sin decirlo explícitamente, el libro destila lo que es la ética asistencial cotidiana de sus autores: tienen claro que mientras que el *método clínico* estudia enfermos, las *técnicas aisladas* estudian solo enfermedades. Y con esa premisa como base, ofrecen datos muy actualizados para un uso racional de las técnicas de imagen, razonándose con un acertado análisis los balances riesgo/beneficio y coste/efectividad de todas las técnicas de imagen que se usan en la actualidad.

Veo, tanto en el libro, como en el programa del curso *online* del que esta obra es resumen –*Experto Universitario en Aplicación Clínica de la Imagen Cardíaca*–, un proyecto bien estructurado, académicamente sólido, con metodología docente moderna, que desprende que es el resultado de una labor sincronizada de un trabajo en equipo, donde cada tema está conectado con todos los demás por una visión clínica de conjunto. Creo que es evidente que la materia prima del libro es el ser humano enfermo, pero se hace una exposición excelente de cómo las técnicas de imagen se ponen al servicio del mismo. Siendo sus autores grandes expertos en técnicas de imagen, han sabido evitar el caer en una «tecnofilia» enfermiza que suele desembocar en la pérdida de habilidades clínicas esenciales. También se aprecia que los autores son conocedores de que una de las mayores deficiencias de las técnicas no es inherente a ellas mismas, sino a las limitaciones del operador por falta de práctica. Dan importancia a no separar la obligada teoría de la necesaria práctica continuada. Queda muy claro que conocer guías no es saber cardiología ni garantiza el dominio de las técnicas.

Pero decía al inicio que este prólogo me ofrece también la oportunidad de realizar algunas consideraciones de índole personal sobre los autores, y quiero aprovecharla. Conozco desde hace muchos años tanto al Dr. Molano (director) como al Dr. González Correa y al Dr. Villagómez (coordinadores). Los tres han sido pilares fundamentales en la construcción de un servicio de cardiología del que yo me despedí por jubilación hace 5 años. Tras mi marcha, lejos de acomodarse y dejarse llevar por el pesimismo al que los problemas sanitarios actuales podrían invitar, han sabido añadir grandes novedades organizativas y han inyectado al servicio un enérgico y vital dinamismo.

Cuando se viven momentos de decadencia organizativa sanitaria como la actual, podría existir la tentación de claudicar. Pero junto a esa tentación, que debe ser rechazada, siempre aparecen oportunidades que pueden ser aprovechadas: esta segunda es la opción adoptada por los autores de este curso y de este libro.

Conociendo bien el Servicio de Cardiología del Hospital Universitario Virgen de Valme, me parecería injusto terminar estas líneas sin resaltar las características del resto del grupo que, sin firmar la presente obra, han facilitado su elaboración. Se trata de un grupo de cardiólogos modernos que en su día aceptaron el reto de evitar una sumisión servil a estructuras caducas para atreverse a explorar límites organizativos diferentes, consiguiendo resultados cargados de éxitos que les han llevado a sentir orgullo de pertenencia a su servicio, al que de manera coloquial y en el lenguaje interno conocen como «perfil Valme».

Todos continúan siendo cardiólogos de fonendo y de historias clínicas, pero a la vez son conscientes de que lo que antes se centraba exclusivamente en «un buen oído», hoy se ha permutado por una postura en la que «casi todo pasa por los ojos», lo que convierte a la tecnología de la imagen en una de las herramientas más competitivas del momento. Saben bien que las técnicas de imagen no invasivas son una pieza fundamental en la cardiología moderna, hasta el punto de que no se puede entender el ejercicio de una cardiología clínica sin el dominio de las mismas.

Se ha dicho que «una persona no muere cuando pierde la vida, sino cuando pierde la ilusión»; a un servicio le ocurre lo mismo, muere cuando pierde la capacidad de proyectar, de crear e innovar, de producir orgullo de pertenencia y de generar valor y valores.

Este libro es un ejemplo de todo ello y de mucho más: los buenos profesionales no son solo los que saben, sino los que saben, actúan y comparten. Es justo lo que se aprecia en la presente obra, pues me consta que entre todos han aportado lo mejor de sí mismos en beneficio de la colectividad.

Siempre he estado convencido de que los nuevos líderes están llamados a ser completamente irrelevantes en lo personal, pero habilidosos en la creación de grupos, en la conjunción de intereses y en la creación de proyectos colaborativos, como en este trabajo se demuestra. En esta obra se aprecia que también se tiene fe en ese tipo de liderazgo.

Me atrevo a definir este libro y el curso como originales, en tanto en cuanto originalidad significa volver al origen, y el origen y fin de la medicina no es la enfermedad sino el enfermo, y agrada ver que eso sigue vigente en la mentalidad de cardiólogos modernos que siguen avanzando con muchas metas y pocos miedos.

Por todo lo expuesto, unido a mi aprecio personal por los autores, quiero terminar reiterando mi reconocimiento a los mismos por su actitud permanentemente proactiva y en favor de la cardiología, así como mi felicitación por lo que preveo será una publicación de éxito asegurado.

Luis F. Pastor Torres
Cardiólogo
Sevilla, mayo 2024

Prefacio

La innovación en las técnicas de imagen llevada a cabo en los últimos años ha supuesto un gran avance en el diagnóstico y tratamiento de múltiples enfermedades, suponiendo uno de los grandes pilares en los que sustenta la medicina contemporánea. En lo que respecta al corazón, la imagen cardíaca es, en la actualidad, un aspecto básico en el trabajo diagnóstico de las enfermedades cardiovasculares, pues no existe patología cardíaca actual que no disponga de una técnica de imagen en su algoritmo de confirmación del juicio clínico inicial. También supone un apoyo fundamental para establecer las estrategias terapéuticas, ya sean quirúrgicas, intervencionistas o médicas, para el manejo de las enfermedades cardiovasculares.

Por ello, hemos evidenciado en los últimos años la necesaria creación y rápido crecimiento de las unidades de imagen cardíaca con profesionales especializados, dada su cada vez mayor complejidad. El desarrollo tecnológico en los equipos de ecocardiografía, tomografía computarizada y resonancia magnética ha permitido profundizar cada vez más en el estudio de las estructuras cardíacas y vasculares, lo que ha posibilitado la identificación, el seguimiento y el apoyo al tratamiento de múltiples enfermedades cardiovasculares de una forma cada vez más precisa. La innovación tecnológica ha permitido incluso la aparición de nuevas entidades clínicas con nombre propio que no serían conocidas de no haberse producido este desarrollo. Mediante estas técnicas, actualmente es posible no solo conocer aspectos anatómicos de las distintas estructuras cardíacas del corazón, sino también entender sus aspectos funcionales y moleculares, y, con ello, poder guiar un proceso diagnóstico y terapéutico adaptado a cada caso.

A su vez, con el avance paralelo de la cardiología intervencionista estructural, gracias a la aparición de nuevos dispositivos de manejo endovascular y a la mejora de las técnicas de imagen, se ha favorecido que los expertos en imagen cardíaca formen parte del equipo intervencionista con un papel fundamental en la aplicación de las terapias endovasculares –sobre todo en aspectos como las valvulopatías o cardiopatías congénitas–, que, sin el uso de la imagen cardíaca durante el procedimiento, no podrían llevarse a cabo.

Por tanto, el conocimiento de los fundamentos técnicos de las distintas pruebas en imagen cardíaca, su realización e interpretación, son fundamentales para cualquier médico, independientemente de su especialidad, en su práctica clínica para el manejo de pacientes con enfermedades cardiovasculares.

Este libro, con un carácter multidisciplinar, en el que han participado prestigiosos especialistas nacionales –cardiólogos, radiólogos y médicos de urgencias– en cada una de las técnicas y en cada una de las patologías cardíacas descritas, pretende familiarizar al lector con las herramientas diagnósticas que tenemos a disposición para el estudio de las enfermedades cardíacas, y que así pueda correlacionar los signos y síntomas clínicos con los hallazgos en las técnicas de imagen. Se trata de una obra redactada con un sentido global y práctico, para que cualquier profesional de la salud, y sobre todo aquel familiarizado con la patología cardiovascular, pueda adquirir unos conocimientos que le permitan entender qué técnicas es necesario aplicar, tanto en el proceso diagnóstico como terapéutico, para cada patología en concreto.

Por tanto, la metodología utilizada en este libro, que cuenta con numerosas ilustraciones de gran calidad, junto con su riqueza en contenidos teóricos y prácticos, redactados con el objetivo de que su lectura sea amena y eficiente, permitirá al lector adquirir conocimientos suficientes como para poder interpretar ecocardiografía –tanto básica como avanzada–, tomografía computarizada o resonancia magnética cardíacas, y así lograr las competencias necesarias para el diagnóstico, seguimiento y tratamiento de las enfermedades cardiovasculares, apoyado siempre en una sospecha diagnóstica previa.

El libro está dirigido a diferentes especialidades médicas implicadas en el manejo de las enfermedades cardiovasculares –cardiología, medicina interna, medicina intensiva, anestesiología, radiología y medicina de familia– y pretende servir de referencia para todos aquellos profesionales que deseen profundizar tanto en el conocimiento de las técnicas de imagen cardíaca como en la comprensión de las enfermedades cardiovasculares.

Francisco Javier Molano Casimiro

Índice

SECCIÓN VI. Tomografía computarizada y resonancia magnética cardíacas II   297

Coordinador: David Villagómez Villegas

Principios básicos en ecocardiografía

I

Fundamentos de ecocardiografía

1

L. Pérez de Isla

 OBJETIVOS

- Tener una primera toma de contacto con la ecocardiografía.
- Aprender los conceptos básicos necesarios para comprender el funcionamiento de un equipo de ecocardiografía.
- Conocer los aspectos técnicos básicos para realizar un ecocardiograma.
- Saber los principales usos de la ecocardiografía Doppler para la evaluación hemodinámica cardíaca.

INTRODUCCIÓN

En este capítulo, se pretende que el alumno tenga una primera toma de contacto con la ecocardiografía, aprendiendo los conceptos básicos que necesita para comprender el funcionamiento de un equipo. Se ha tratado de evitar profundizar en los aspectos técnicos, que suelen estar lejos de las necesidades del día a día de quien realiza un ecocardiograma. Al final del capítulo, se expondrá brevemente un resumen de la utilidad de la ecocardiografía Doppler para la evaluación hemodinámica cardíaca.

CONCEPTOS BÁSICOS DE ULTRASONIDOS

Un sonido es una perturbación mecánica que se desplaza en un medio, de tal manera que se traslada una energía acústica de la fuente emisora al receptor. El rango audible para el ser humano oscila entre frecuencias de 20 Hz a 20.000 Hz. Ultrasonido es cualquier sonido que tiene una frecuencia por encima del rango audible para el ser humano. La frecuencia de los transductores empleados para hacer ecocardiografía se sitúa habitualmente entre 1 y 12 MHz, dependiendo de diferentes características como la sonda, el tipo de paciente, el tipo de técnica ultrasónica, etc.

> ! En general, se puede decir que en adultos se usan bajas frecuencias porque tienen una mayor penetración y, en niños, frecuencias altas, que penetran menos pero proporcionan una mejor calidad de la imagen.

Es muy importante tener siempre en cuenta que el ultrasonido se propaga muy bien en los líquidos y mal en tejidos como el hueso, la grasa o medios como el aire. Los tejidos humanos tienen diferentes impedancias acústicas, es decir, oponen resistencia a la propagación del ultrasonido a través

de ellos. La velocidad a la que se desplaza el ultrasonido en los diferentes órganos del cuerpo humano depende de características propias del tejido en cuestión. El ultrasonido se propaga más rápido en tejidos con mucha agua como músculo y sangre, y de forma más lenta en tejidos con menor proporción de agua, como la grasa, o con gran cantidad de aire en su interior, como el pulmón. El uso de gel para ultrasonido a base de agua facilita el acoplamiento de impedancias y permite una adecuada transmisión del ultrasonido por el cuerpo humano.

Cuando el ultrasonido cruza una interfase de dos tejidos, experimenta una atenuación en la intensidad, debido a los efectos propios del ultrasonido que se pueden resumir como reflexión, transmisión, dispersión y absorción. En el transductor del equipo de ecocardiografía está el material piezoeléctrico, que genera ondas ultrasónicas y las recibe, al rebotar estas en la interfase de los tejidos que tienen diferente impedancia acústica, para después transformarlas de nuevo en corriente eléctrica y esta en imágenes. La **impedancia acústica** es la resistencia que presentan los tejidos a la propagación del sonido. A medida que avanza el sonido, va sufriendo una pérdida de energía debida a los siguientes fenómenos físicos:

- **Absorción**: una parte de la energía se transforma en calor.
- **Dispersión**: el sonido, ante determinados obstáculos, en vez de propagarse en dirección lineal normal, se dispersa.
- **Refracción**: al cambiar una onda ultrasónica de medio, sufre un cambio de velocidad, acompañado de una variación en la dirección de la misma, que provoca un cambio en la dirección angular del sonido.
- **Reflexión**: al pasar el sonido de una zona con una impedancia a otra con una impedancia diferente, se producen dos nuevas ondas, y una de ellas se refleja.

Estos fenómenos posibilitan la generación de la imagen.

CONCEPTOS BÁSICOS DE ECOCARDIOGRAFÍA

La ecocardiografía es una técnica de diagnóstico médico, mediante la que se pueden usar ultrasonidos para estudiar el corazón y otras estructuras adyacentes. Gracias a la ecocardiografía, se pueden evaluar la función y la anatomía cardíacas con imágenes obtenidas a partir de la emisión y recepción de ultrasonidos (**Fig. 1-1**). A diferencia de otras técnicas de imagen, con la ecocardiografía se hace un análisis en tiempo real y, pese a la gran y constante movilidad del corazón, permite analizar las diferentes estructuras cardíacas (**Fig. 1-2**). Además, al tratarse de una técnica diagnóstica que no está basada en radiaciones ionizantes, es posible usarla sin ninguna precaución y repetirla cuantas veces sea necesario.

ELEMENTOS DE UN EQUIPO DE ULTRASONIDOS

Los ecocardiógrafos, al igual que cualquier sistema informático, constan de un *hardware* y un *software* (**Fig. 1-3**). Entre ambos, de forma coordinada, el equipo de ultrasonidos es capaz de emitir un ultrasonido, recibir el procedente de los tejidos y procesar todas estas señales para construir una imagen dinámica. La parte del *hardware* que emite y recibe los

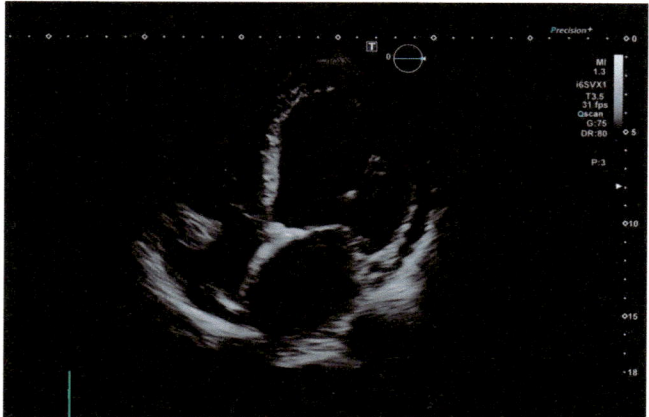

Figura 1-1. Imagen del corazón obtenida mediante ecocardiografía.

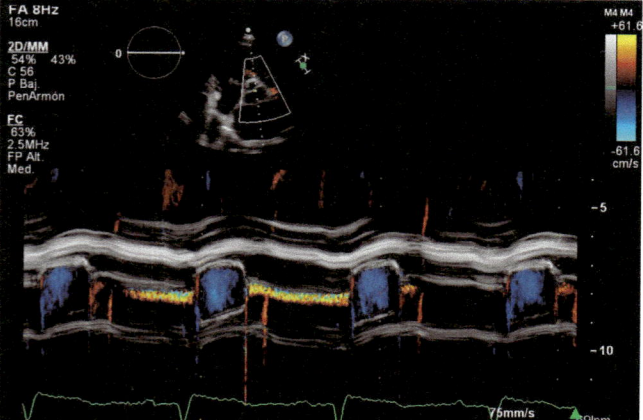

Figura 1-2. Una de las principales ventajas de la ecocardiografía es la posibilidad de estudiar el corazón en tiempo real. Esta capacidad se conoce desde las técnicas más iniciales, como el modo M que se muestra en la imagen.

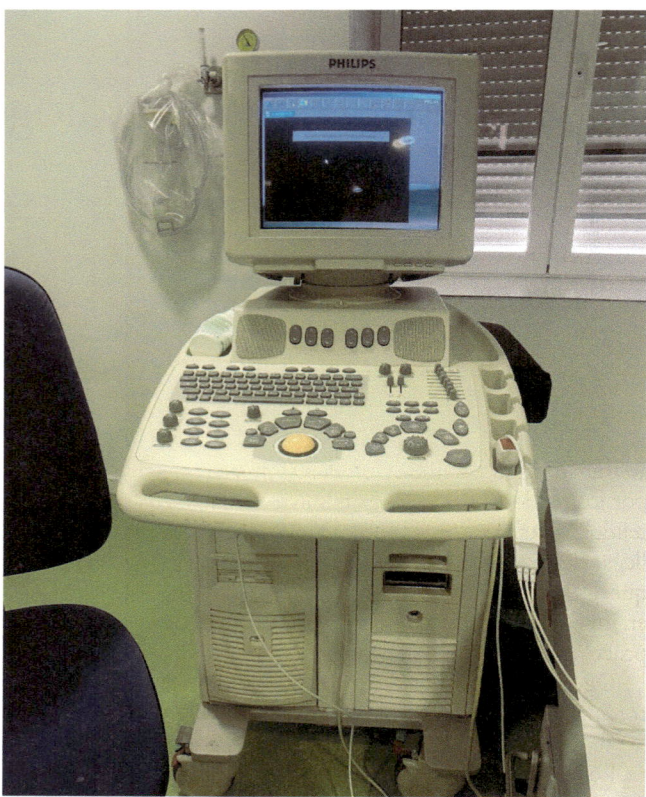

Figura 1-3. Aspecto de un ecocardiógrafo del siglo pasado.

ultrasonidos es el transductor (**Fig. 1-4**). Equipos modernos de ecocardiografía de tipo portátil son capaces de incorporar en el mismo transductor componentes de *hardware* miniaturizados (**Fig. 1-5**). Disponen de transductores que actúan como emisor y receptor de las ondas de sonido. Otros componentes de los equipos de ecocardiografía son el procesador y las unidades de memoria, el monitor y otros dispositivos de salida, en función de las prestaciones y necesidades.

El transductor de un equipo de ecocardiografía es una parte imprescindible, ya que es fundamental para generar una imagen por ultrasonido. Al transductor se le aplican impulsos eléctricos que alcanzan unos cristales que, gracias al efecto piezoeléctrico,

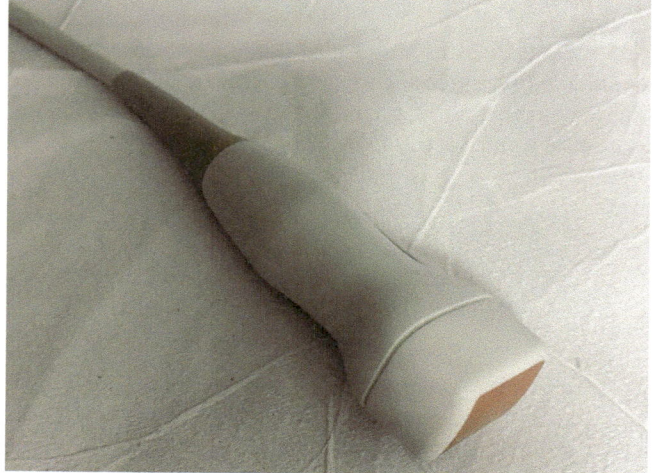

Figura 1-4. Sonda ecocardiográfica.

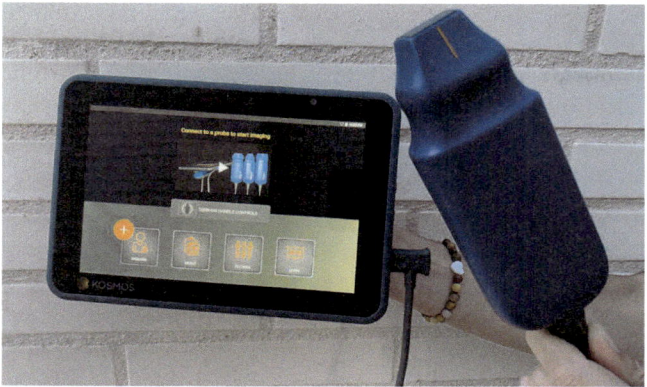

Figura 1-5. Equipo de ecocardiografía ultraportátil.

se transforman en ondas de sonido. Estas ondas se propagan por los tejidos del cuerpo humano y, al cruzar una interfase de tejidos, se reflejan en dicha interfase y regresan al transductor. Al llegar de nuevo al transductor, deforman de nuevo los cristales, que, al contrario de lo que sucedía anteriormente, los convierten en impulsos eléctricos. Los impulsos eléctricos así generados son procesados por el sistema, que es capaz de generar imágenes.

De forma resumida, se puede decir que existen transductores convexos, lineales y sectoriales.

- Los **transductores lineales y convexos** están formados por un arreglo lineal de cristales, de tal manera que cada haz de ultrasonidos se produce por un grupo de cristales. De esta manera, el transductor lineal genera una imagen rectangular y el convexo una imagen curva, con un mayor campo de visión.
- Por su parte, los **transductores sectoriales** generan el sonido estimulando todos sus cristales de manera simultánea, al mismo tiempo que el sistema va modificando los tiempos de retardo de alimentación a los cristales. De esta manera, el haz de ultrasonidos se desplazará de un lado al otro, formando una imagen de cono invertido (**Fig. 1-6**). Desarrollos de estas tecnologías han permitido que, en la actualidad, se disponga de transductores tridimensionales capaces de ofrecer imágenes 3D del corazón en tiempo real (**Fig. 1-7**).

MODALIDADES DE IMAGEN DIAGNÓSTICA PRESENTES EN UN ECOCARDIÓGRAFO

Se podría decir que la ecocardiografía no es una técnica de imagen, sino que son muchas técnicas de imagen diferentes y complementarias, que se hacen con el mismo aparato. Las principales modalidades de imagen son las siguientes.

Modo M

Se trata de uno de los modos más clásicos. Esta modalidad obtiene unas imágenes que nos muestran la morfología y el movimiento de las diferentes estructuras cardíacas (v. **Fig. 1-2**).

Modo 2D

Es, probablemente, el modo más empleado y a partir del cual se aplican muchos otros métodos, a los que sirve de referencia.

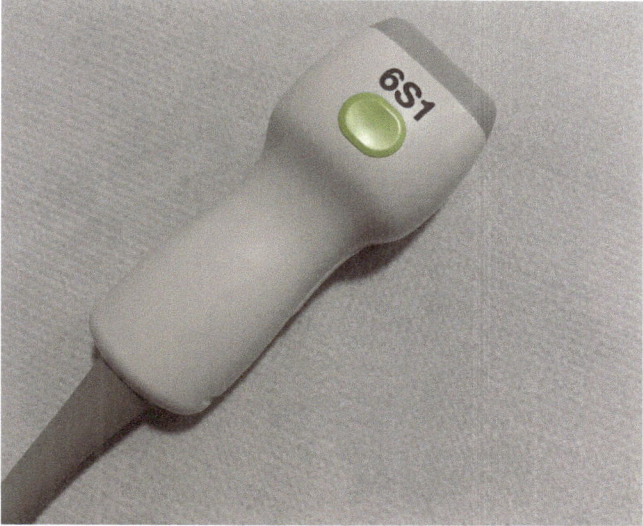

Figura 1-6. Imagen de un transductor sectorial.

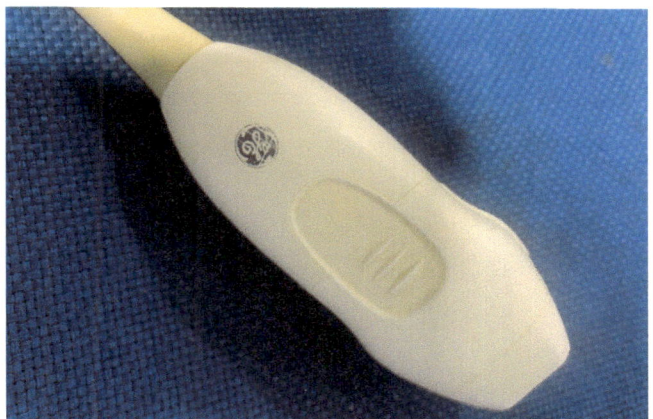

Figura 1-7. Transductor transtorácico tridimensional. Como se puede apreciar en la imagen, a medida que la tecnología avanza, el diseño y el tamaño son cada vez más similares a los bidimensionales.

 El modo 2D muestra en tonos de grises los ecos procesados por el ecocardiógrafo. La ausencia de ecos se mostrará en color negro, totalmente ausente de ecos (**Fig. 1-8**).

Imagen de segundo armónico

Cuando se emplea esta modalidad, la imagen se genera debido a la propagación no lineal del ultrasonido. Al propagarse el ultrasonido y cruzar interfaces de tejidos, debido al comportamiento no lineal de las ondas, se generan ondas de ultrasonido del doble de la frecuencia emitida. Para esta técnica se requiere un transductor de banda ancha y un *software* y un *hardware* capaces de filtrar los ecos recibidos, para detectar los que son del doble de la frecuencia emitida.

 La imagen de segundo armónico elimina ruidos y mejora la visualización de las interfaces, proporcionando una imagen más nítida.

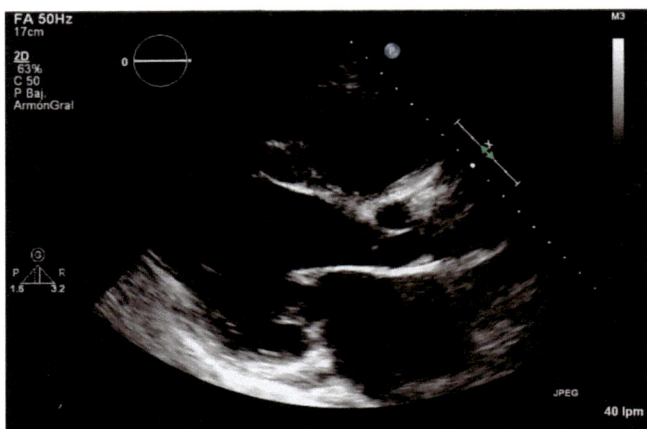

Figura 1-8. Imagen de ecocardiografía obtenida mediante la técnica de ecografía bidimensional (eco 2D).

Modo 3D

Actualmente, los sistemas de ultrasonidos permiten obtener imágenes en tres dimensiones en tiempo real, tanto de ecocardiografía como basadas en Doppler color (**Fig. 1-9** y **Fig. 1-10**). Estas imágenes 3D se obtienen con transducto-

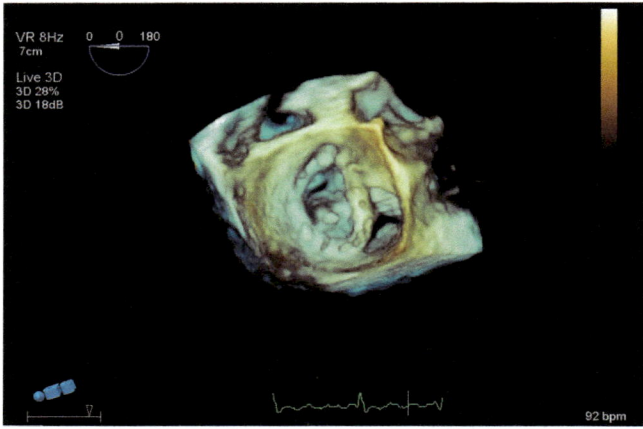

Figura 1-9. Ecocardiograma en tres dimensiones (3D) transesofágico. Imagen de una válvula mitral con un anillo protésico.

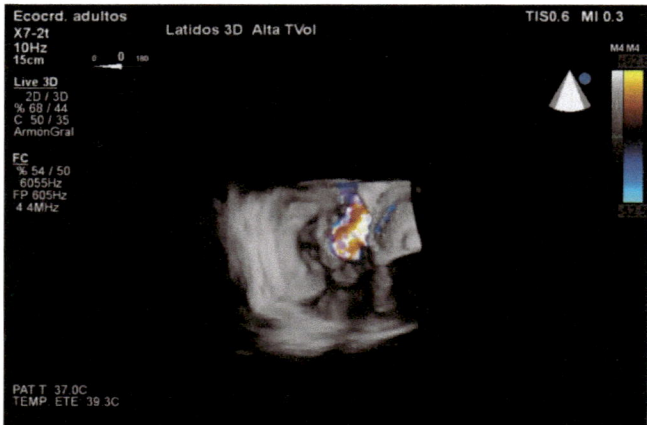

Figura 1-10. Ecocardiograma 3D empleando la técnica Doppler color 3D. Se puede observar una insuficiencia mitral.

res matriciales, generalmente con varios miles de cristales. Dependiendo del fabricante, se pueden obtener diferentes modos de visualización y distintas opciones de recorte y modificación de la imagen 3D.

Doppler pulsado

Es un método basado en el efecto Doppler, descrito por el científico Christian Andreas Doppler. Es capaz de mostrar la dirección, sentido y velocidad de los glóbulos rojos de la sangre y, con ello, del flujo sanguíneo. El transductor emite secuencias de pulsos de ultrasonido y recibe los ecos que se reflejan en los eritrocitos en movimiento. La dirección, el sentido y la velocidad del flujo sanguíneo son obtenidas a partir de la diferencia entre la frecuencia enviada y la recibida por el transductor. Tiene la ventaja de poder focalizarse en profundidad, es decir, se puede colocar un volumen de muestra y es allí donde se medirá la velocidad del flujo sanguíneo. Una de sus principales desventajas es que, con velocidades no muy elevadas, es muy susceptible de presentar el **efecto de aliasing**, debido al principio del límite Nyquist, que dice que la frecuencia Doppler máxima que puede detectarse corresponde a la mitad de la frecuencia de repetición de pulsos. Otra importante limitación del Doppler pulsado es que existe una dependencia del ángulo que se forma entre la dirección del flujo sanguíneo y la dirección del rayo de sonido, y la física del Doppler obliga a que este ángulo sea lo más cercano a cero grados. Siempre se recomienda lograr ángulos menores a 20 grados. En la representación gráfica que se obtiene en pantalla al usar el Doppler pulsado, el flujo que se acerca hacia el transductor está por encima de la línea de base y el flujo que se aleja del transductor está por debajo de dicha línea (**Fig. 1-11**).

Doppler continuo

En este modo, el transductor emite y recibe de manera continua ondas de sonido, empleando la mitad de los cristales para emitir y la otra mitad para recibir los ultrasonidos. A diferencia del Doppler pulsado, permite medir altas velocidades de flujo. Su principal desventaja es que no es selectivo

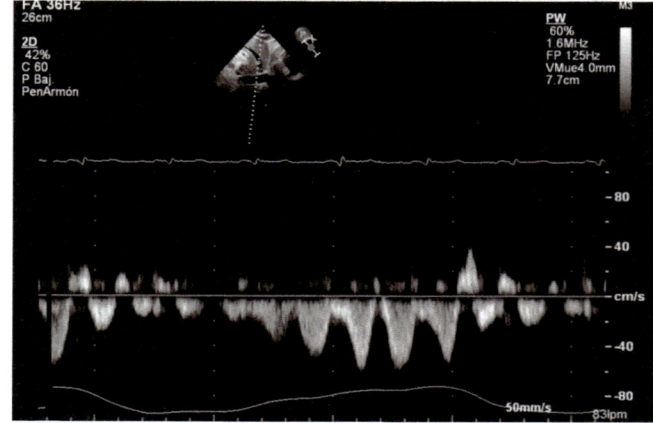

Figura 1-11. Doppler pulsado. Como se aprecia en la imagen, la técnica de Doppler pulsado permite focalizar el análisis de las velocidades del flujo en un determinado punto.

en profundidad, es decir, se recoge la información de toda la línea que se esté usando (Fig. 1-12).

Doppler color

Esta modalidad selecciona una determinada zona, generalmente guiándose por el eco 2D y, dentro de ella, se analizan muchas localizaciones. Ese análisis se muestra de forma cualitativa en forma de colores azul y rojo con diferentes brillos (Fig. 1-13). Este modo es muy útil si se quieren detectar flujos de alta velocidad. El flujo que se dirige hacia el transductor se muestra en color rojo, y el que se aleja, en color azul.

> ! Los tonos de color más brillante corresponden a flujos rápidos, y los tonos poco brillantes, a flujos lentos. Tiene la ventaja de mostrarnos de una forma inmediata dónde hay flujo y, de esa manera, posicionar el volumen muestra del Doppler pulsado o la línea del Doppler continuo.

También nos proporciona información de la dirección, sentido y comportamiento del flujo. Su desventaja es que sigue los mismos principios físicos del Doppler pulsado y, por tanto, aparece el efecto de *aliasing* cuando hay velocidades altas del flujo sanguíneo. También es dependiente del ángulo que se forma entre la dirección del flujo sanguíneo y la dirección del haz de ultrasonidos.

Doppler tisular

El tejido miocárdico se desplaza a una velocidad muy inferior a los glóbulos rojos de la sangre. Pero se pueden ajustar los rangos de velocidad, los filtros de pared y la resolución temporal para analizar estos cambios lentos de velocidad. En esto consiste el Doppler tisular (Fig. 1-14).

Ecocardiografía de contraste

Hoy en día, es posible usar los ecopotenciadores o contrastes ecocardiográficos. Para ello, generalmente los equipos de ecocardiografía implementan unos ajustes especiales. El **ecopotenciador** tiene una mejor respuesta al ultrasonido, pudiendo reducirse el índice mecánico. Los ajustes de los ecocardiógrafos, generalmente, suprimen la información procedente del tejido cardíaco para optimizar la visualización del contraste en las cavidades cardíacas y los vasos sanguíneos. Se usa principalmente para opacificación del ventrículo izquierdo y otras cavidades (Fig. 1-15).

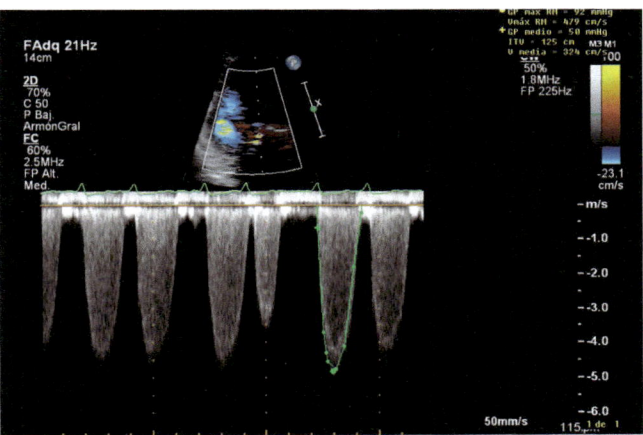

Figura 1-12. Doppler continuo.

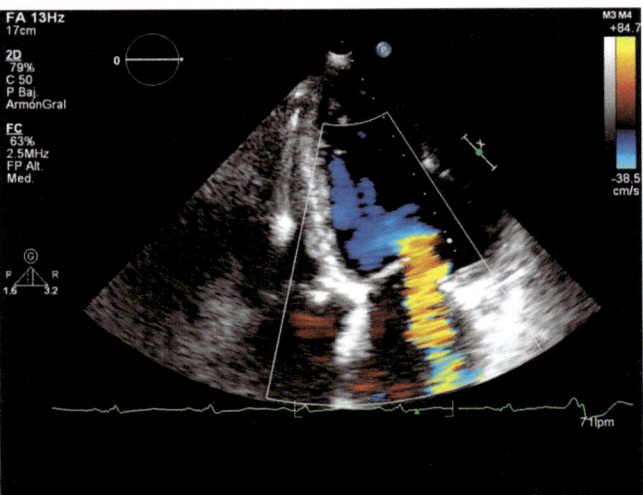

Figura 1-13. Imagen de una insuficiencia mitral evaluada mediante Doppler color.

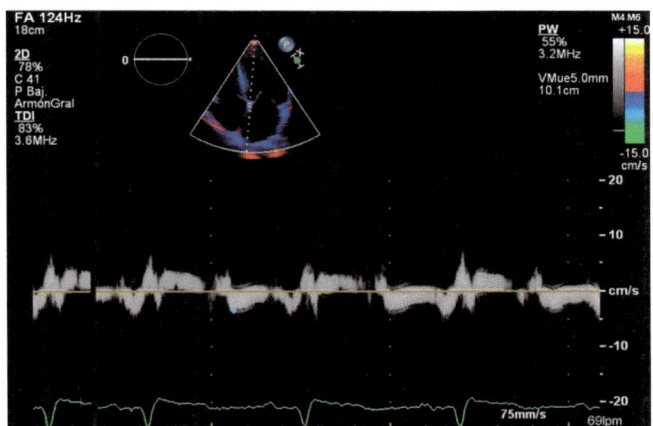

Figura 1-14. Imagen de Doppler tisular.

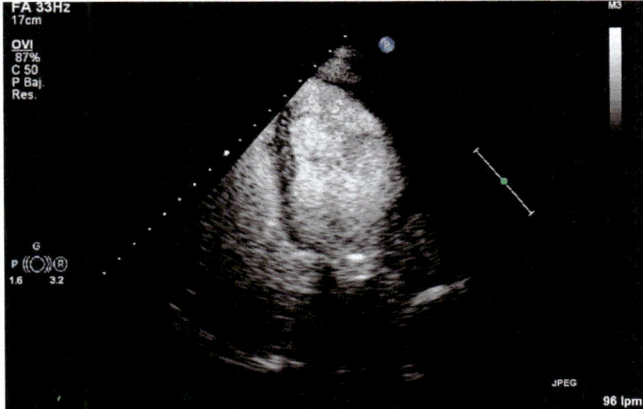

Figura 1-15. Imagen del ventrículo izquierdo obtenida mediante ecocardiografía de contraste.

Speckle tracking

Es una técnica basada en ultrasonidos, que permite marcar y seguir el desplazamiento de los píxeles de una imagen 2D (**Fig. 1-16**). De esa manera, se puede medir el desplazamiento de los píxeles correspondientes a la pared de las cavidades cardíacas en función del tiempo en diferentes imágenes, y se puede cuantificar la deformación. El parámetro más habitualmente obtenido mediante esta técnica es el **strain o deformación del miocardio**. Para el uso correcto de estas técnicas de *strain*, se requiere una resolución temporal no menor de 40 frames por segundo.

PRINCIPIOS BÁSICOS DE VALORACIÓN HEMODINÁMICA MEDIANTE ECOCARDIOGRAFÍA

La ecocardiografía Doppler se utiliza, predominantemente, para la evaluación de velocidades del flujo de sangre dentro del corazón y los grandes vasos, que son determinadas por los gradientes de presión entre estas estructuras. Análogamente, las velocidades medidas del flujo sanguíneo, a través de una determinada válvula, se pueden utilizar en la evaluación de gradientes de presión entre las cámaras cardíacas. La **ecuación de Bernoulli** define la relación entre presiones y velocidades para fluidos en cámaras separadas por un orificio. Sin embargo, esta fórmula es compleja y la que se usa en la práctica diaria es una forma simplificada de la ecuación de Bernoulli, que no tiene en cuenta la aceleración del flujo ni la fricción viscosa. Además, como las velocidades proximales a la estenosis suelen ser bajas, pueden ignorarse, lo que simplifica aún más la ecuación. Las situaciones en las que más se emplean los cálculos hemodinámicos se irán detallando a lo largo de los siguientes capítulos, pero, de forma resumida, son las siguientes.

Cálculo de un gradiente de presiones

Un gradiente de presiones, a través de una válvula o de un orificio, es la diferencia de presiones que existe entre los lados de la misma, y viene definido por el teorema de Bernoulli. Se trata, como se ha dicho antes, de una fórmula física muy compleja que se puede simplificar para el caso de las estenosis valvulares de la siguiente manera:

$$P1 - P2 = 4V^2$$

Donde P1-P2 es el gradiente de presión y V es la velocidad del flujo en dicho punto.

Mediante la técnica Doppler, se obtiene la velocidad del flujo y, a partir de ella, se puede estimar el gradiente de presiones. No hay que olvidar nunca que lo que se mide es una velocidad, y que los gradientes son estimaciones a partir de ella. Mediante la velocidad máxima se calcula el gradiente máximo, y mediante la velocidad media, el gradiente medio.

Cálculo de un área valvular por ecuación de continuidad

Otro principio físico que se utiliza con frecuencia en la evaluación de la hemodinámica es la **ecuación de continuidad de flujo**, que establece que el mismo volumen/flujo pasa a través de diferentes secciones transversales del corazón. Una de las situaciones en las que se usa, con mayor frecuencia, este principio es la valoración de la estenosis aórtica. Por tanto, el flujo que pasa por un lugar determinado en un tiempo concreto es el producto del área de ese lugar por la velocidad del flujo:

$$Flujo = velocidad \times área$$

En todos los puntos de un circuito hidrodinámico, el flujo por unidad de tiempo es igual. Esta ecuación se puede aplicar a muchos niveles, pero, sin duda, el más empleado es a nivel de la válvula aórtica, como se verá en el capítulo correspondiente.

Cálculo de un área valvular por tiempo de hemipresión

El tiempo de hemipresión (THP) se suele emplear para determinar el área valvular de una estenosis mitral y, con menor frecuencia, el área valvular de una estenosis tricuspídea. El THP es el tiempo necesario durante la diástole para que el máximo gradiente se reduzca a la mitad. El área valvular mitral se puede estimar mediante la siguiente fórmula:

$$Área\ valvular\ mitral = \frac{220}{tiempo\ de\ hemipresión}$$

La mayor parte de los equipos de ecocardiografía implementan este cálculo en su *software* de análisis.

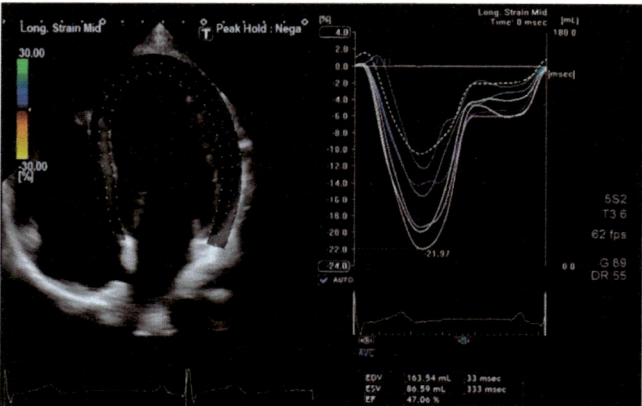

Figura 1-16. Evaluación del ventrículo izquierdo mediante *speckle tracking*.

PUNTOS CLAVE

- Los ultrasonidos siguen unas leyes físicas gracias a las que se pueden obtener estudios de ecocardiografía Doppler.
- Aunque se trabaje solo con ultrasonidos, realmente se están empleando de diferentes maneras para obtener distintos resultados.
- La aplicación de los ultrasonidos a la ecografía proporciona información de la estructura y función del corazón y los grandes vasos.

- La aplicación de los ultrasonidos al Doppler proporciona información hemodinámica.
- Conocer los principios básicos de los ultrasonidos ayuda a comprender las ventajas y limitaciones de la ecocardiografía Doppler.

BIBLIOGRAFÍA

Catapano AL, Graham I, De Backer G, Wiklund O, Chapman MJ, Drexel H, et al. 2016 ESC/EAS Guidelines for the Management of Dyslipidaemias. Eur Heart J. 2016 Oct;37(39):2999-3058. doi: 10.1093/eurheartj/ehw272.

García Fernández MA, Zamorano Gómez JL. Procedimientos en ecocardiografía. Interamericana McGraw-Hill, 2003.

Prabhu M, Raju D, Pauli H. Transesophageal echocardiography: instrumentation and system controls. Ann Card Anaesth. 2012 Apr;15(2):144-55. doi: 10.4103/0971-9784.95080.

Estudio ecocardiográfico transtorácico normal

2

I. Méndez Santos

OBJETIVOS

- Conocer los distintos planos ecocardiográficos del estudio transtorácico y las estructuras que se identifican en cada uno de ellos.
- Establecer una sistemática de estudio que permita realizar un examen completo, con el objetivo de obtener toda la información posible.
- Conocer las diferentes técnicas ecocardiográficas para el cálculo de los diámetros, los volúmenes y la masa de las cavidades cardíacas.
- Identificar cada uno de los segmentos cardíacos y conocer su irrigación coronaria.

INTRODUCCIÓN

El estudio ecocardiográfico transtorácico básico pretende examinar el corazón a través de múltiples planos. De forma consensuada, el examen se realiza a partir de tres planos ortogonales a la anatomía del corazón, lo que permite estandarizar todos los estudios y las medidas obtenidas. Estos ejes están representados en la **figura 2-1** y se denominan:

- **Eje largo o longitudinal**: paralelo el eje longitudinal del corazón, desde la raíz aórtica hasta el ápex cardíaco.
- **Eje corto o transversal**: perpendicular al eje largo.
- **Eje de cuatro cámaras o apical**: atraviesa ambos ventrículos y aurículas a través de las válvulas mitral y tricúspide.

Para realizar, por tanto, un estudio ecocardiográfico estándar, el paciente, en condiciones ideales, se coloca en un primer momento en decúbito lateral izquierdo, con el antebrazo izquierdo separado del tórax. Desde esta postura, y con el operador situado a la derecha o izquierda del paciente según acostumbre, es necesario analizar los tres planos ortogonales comentados anteriormente. Para ello, se coloca el transductor en cuatro regiones anatómicas, en un punto que nos permita una adecuada transmisión y recepción de los ultrasonidos, al que se llama «ventana ecocardiográfica». Las cuatro regiones o ventanas ecocardiográficas son (**Fig. 2-2**):

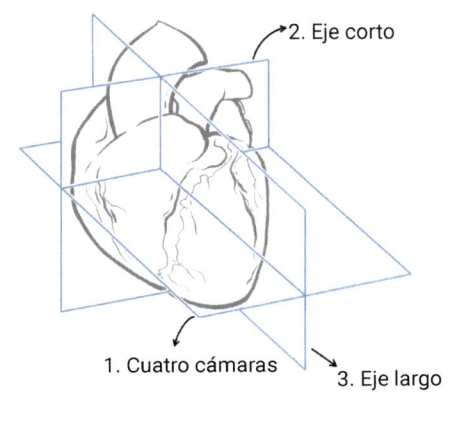

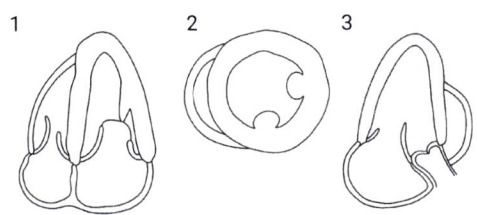

Figura 2-1. Planos ortogonales básicos (1: apical o cuatro cámaras; 2: transversal o eje corto; 3: longitudinal o eje largo).

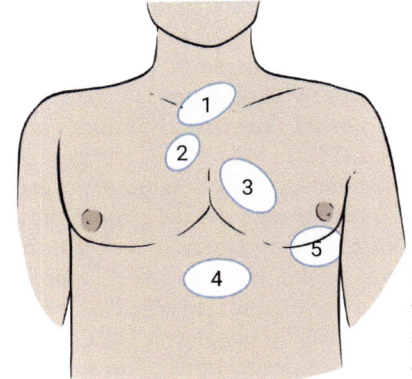

1. Supraesternal
2. Paraesternal derecho
3. Paraesternal izquierdo
4. Subcostal
5. Apical

Figura 2-2. Principales ventanas ecocardiográficas.

- **Paraesternal**: decúbito lateral izquierdo, transductor entre el 3º y 5º espacios intercostales.
- **Apical**: decúbito lateral izquierdo, transductor a nivel de la punta cardíaca, donde suele palparse el máximo latido en el tórax.
- **Subcostal**: decúbito supino, transductor por debajo del reborde costal próximo al apéndice xifoides.
- **Supraesternal**: decúbito supino, hueco supraesternal.

Además de estas regiones, el operador puede emplear ventanas menos habituales con el objetivo de evaluar una estructura de interés o hallazgos menos convencionales (como, por ejemplo, la ventana paraesternal derecha para la correcta alineación del flujo Doppler en la estenosis aórtica o ventanas no convencionales para pacientes con corazón desplazado).

Antes de iniciar el examen ecocardiográfico, es fundamental la monitorización electrocardiográfica del paciente. El canal de electrocardiograma (ECG), disponible en prácticamente todos los equipos, permite registrar de forma simultánea una tira de ritmo y la imagen ecocardiográfica.

> ❗ De esta forma, se conoce el ritmo de base y la frecuencia cardíaca del paciente, pero, sobre todo, el registro de ECG nos ayuda a realizar las mediciones correspondientes en el momento preciso del ciclo cardíaco que sea necesario.

SISTEMÁTICA DE ESTUDIO

Es extremadamente importante, para hacer una buena ecocardiografía, utilizar una sistemática de estudio con el fin de obtener un examen completo que consiga la valoración de todas las estructuras. Para ello, deben adquirirse y dejarse registrados, de forma secuencial, todos los planos y cortes, conociendo qué información se puede obtener de cada uno de ellos. Como se verá en los capítulos siguientes, en función de la sospecha clínica y/o la patología del paciente, el estudio se realizará de forma más dirigida, pero, de entrada, es fundamental seguir una sistemática que permita obtener toda la información posible y no pasar por alto ningún hallazgo.

A continuación, se analizarán los distintos planos de un estudio convencional, siguiendo el orden habitual de adquisición de estos. Aunque algunos estudios suelen seguir una sistemática diferente, como, por ejemplo, los exámenes en niños con sospecha de cardiopatía congénita, la mayoría de los exámenes ecocardiográficos seriados siguen la sistemática propuesta. La tabla 2-1 recoge las abreviaturas comunes utilizadas en las imágenes y en el texto.

En primer lugar, se describirán las estructuras que se pueden identificar en los distintos planos estándar del estudio bidimensional y, a continuación, se puntualizarán los hallazgos a valorar al añadir el Doppler color, el modo M, el Doppler pulsado o el continuo, según corresponda. El objetivo de este capítulo es conocer qué información obtener de cada plano, sin llegar a ahondar en conceptos de anatomía o función. De igual modo, la medida de los flujos con el Doppler pulsado y continuo permite realizar una serie de cálculos hemodinámicos que se desarrollarán en capítulos siguientes.

Tabla 2-1. Abreviaturas utilizadas en las figuras y en el texto

VD	Ventrículo derecho
VI	Ventrículo izquierdo
AD	Aurícula derecha
AI	Aurícula izquierda
SIV	Septo interventricular
SIA	Septo interauricular
PP	Pared posterior
TSVD	Tracto de salida del ventrículo derecho
TSVI	Tracto de salida del ventrículo izquierdo
VA	Válvula aórtica
VM	Válvula mitral
VT	Válvula tricúspide
VP	Válvula pulmonar
AP	Arteria pulmonar
Ao	Arteria aorta
VCI	Vena cava inferior
SH	Vena cava superior
VIn	Vena innominada

La tabla 2-2 resume los planos principales que se obtienen en cada ventana, con los flujos correspondientes que pueden ser analizados en cada uno de ellos.

> ❗ Como norma general, para flujos de baja velocidad se usará el Doppler pulsado, y para flujos de alta velocidad, se utilizará el Doppler continuo. Para colocar el volumen de muestra o el haz de ultrasonidos en la posición correcta, según corresponda, nos ayudaremos de la imagen bidimensional combinada con el Doppler color.

VENTANA PARAESTERNAL

Plano paraesternal eje largo del ventrículo izquierdo

El plano de corte pasa entre el ápex del ventrículo izquierdo (VI) y el hombro derecho, por lo que las imágenes se obtienen al colocar el transductor entre el 3º y 5º espacio intercostal izquierdo, con la muesca del transductor dirigida al hombro derecho. Las diferentes estructuras a analizar no se encuentran exactamente en el mismo plano, por lo que será necesario realizar pequeñas angulaciones del transductor para poder obtener las dimensiones máximas de cada una de ellas.

Las principales estructuras que se pueden analizar son (**Fig. 2-3**) (▶ **Vídeo 2-1**):

- La pared libre del ventrículo derecho y la cavidad ventricular derecha en situación anterior.
- El septo interventricular, el ventrículo izquierdo y la pared posterior.

Tabla 2-2. Planos principales obtenidos en cada ventana con los flujos correspondientes que pueden ser analizados en cada uno de ellos

Ventana		Flujo Doppler		
		Color	Pulsado	Continuo
Paraesternal	Eje largo	IM, IA, CIV		CIV
	Eje largo modificado	ET, IT	Entrada VD	IT, EM
	Eje corto			
	Grandes vasos	IT, IP, EP, IA, CIV, CIA	TSVD	IT, IP, EP, CIV
	A nivel de la válvula mitral	IM		
	A nivel de los músculos papilares			
	Apical			
Apical	Cuatro cámaras	IM, EM, IT, ET	Entrada VD y VI, VP	IM, EM, IT, ET
	Cinco cámaras	IA, EA, GdTSVI	TSVI	EA, IA, GdTSVI
	Dos cámaras	IM		IM
	Tres cámaras	IA	TSVI	IA
Subcostal	Cuatro cámaras	IM, EM, IT, ET, CIV, CIA		CIV
	Eje corto basal	IT, IP, CIA	VSH, VCS, CIA	
	Eje corto medioventricular			
Supraesternal	Arco aórtico eje largo	Ao, grandes vasos	IA, AoD	AoD, coartación Ao
	Arco aórtico eje corto		Conducto arterioso	

Ao: aorta; AoD: aorta descendente; CIA: comunicación interauricular; CIV: comunicación interventricular; EA: estenosis aórtica; EM: estenosis mitral; EP: estenosis pulmonar; ET: estenosis tricúspide; IA: insuficiencia aórtica, IM: insuficiencia mitral; IP: insuficiencia pulmonar; IT: insuficiencia tricúspide; TSVD: tracto de salida del ventrículo derecho; TSVI: tracto de salida del ventrículo izquierdo; VCS: vena cava superior; VD: ventrículo derecho; VI: ventrículo izquierdo; VP: válvula pulmonar; VSH: vena suprahepática

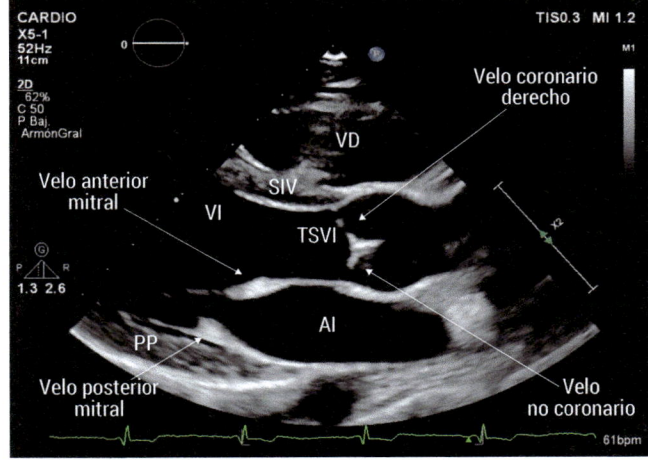

Figura 2-3. Plano paraesternal eje largo. AI: aurícula izquierda; PP: pared posterior; SIV: septo interventricular; TSVI: tracto de salida del ventrículo izquierdo; VD: ventrículo derecho; VI: ventrículo izquierdo.

En ocasiones, tanto la banda moderadora del ventrículo derecho (VD) como la presencia de lo que se conoce como septo sigmoide (un aumento de grosor de la porción más basal del tabique a nivel del tracto de salida ventricular izquierdo, especialmente pronunciado en personas mayores por la prominencia de la trabécula ventriculoinfundibular) pueden dar la falsa apariencia de una hipertrofia septal asimétrica, por lo que es importante conocer bien la anatomía normal del septo.

- La válvula aórtica (VA), con la valva derecha en posición anterior y, habitualmente, la no coronaria en posición posterior.

- El tracto de salida ventricular izquierdo, la raíz aórtica con sus dimensiones a distintos niveles, anillo aórtico, senos de Valsalva y unión sinotubular, y la aorta ascendente.
- La válvula mitral y el aparato subvalvular.
- La aurícula izquierda. En este plano se obtendrá el diámetro anteroposterior, que continúa siendo el más utilizado y el que cuenta con abundantes datos publicados.
- Pericardio. Se puede valorar la presencia de líquido pericárdico en los sacos anterior y posterior. La medida del derrame debe hacerse en telediástole. También puede visualizarse el seno coronario como una estructura circular pequeña en el surco auriculoventricular posterior.

En este plano, el **Doppler color** superpuesto a la imagen bidimensional permite detectar las regurgitaciones mitral y aórtica, localizar comunicaciones interventriculares y detectar aceleraciones de flujo a nivel del tracto de salida del ventrículo izquierdo (TSVI).

A partir de este plano se obtienen varias medidas lineales del VI. Los diámetros telesistólicos y telediastólicos deben medirse en bidimensional a nivel del borde libre o inmediatamente por debajo de los velos mitrales, perpendiculares al eje largo del corazón. En telediástole, también se realizará la medida del septo y pared posterior del VI. Las medidas del tracto de salida VI, el anillo y la raíz aórtica también se realizan en este plano, así como del diámetro anteroposterior de la aurícula izquierda (AI), como se ha comentado anteriormente.

A ese nivel se realiza un corte en **modo M** perpendicular al septo, obteniendo la información en movimiento de un único haz de ultrasonidos, lo que permite una altísima resolución temporal. El **modo M** del ventrículo izquierdo permite medir las dimensiones de las distintas cavidades del corazón, así como el espesor de las paredes del VI. A partir de dichas medidas, se realizan una serie de cálculos según diferentes asunciones matemáticas para calcular la masa, los volúmenes y la fracción de eyección (**Fig. 2-4**) (▶ **Vídeo 2-2**).

El modo M de la aorta y la AI también se obtiene haciendo un corte en el plano paraesternal eje largo a nivel de la válvula aórtica (**Fig. 2-5**) (▶ **Vídeo 2-3**). Nos permite hacer mediciones de la raíz y la aurícula izquierda, así como analizar el movimiento de los velos aórticos.

Plano paraesternal eje largo modificado

Con el transductor en el mismo punto, se rota 20-30° hacia el hombro izquierdo, y se inclina ligeramente inferomedial para obtener el **plano del tracto del entrada del VD**.

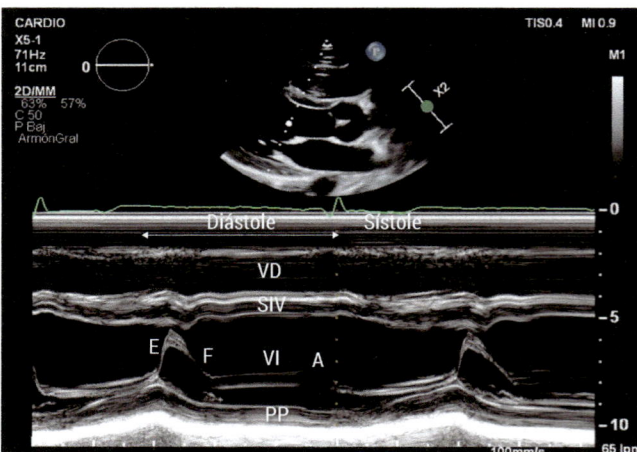

Figura 2-4. Modo M del ventrículo izquierdo a partir del paraesternal eje largo, a nivel del borde libre de los velos mitrales. Quedan reflejados los movimientos normales de los velos mitrales que representan, en pacientes en ritmo sinusal, cada una de las fases de llenado diastólico (E: llenado rápido; F: llenado lento, y A: contracción auricular) hasta el cierre de la válvula durante la sístole que muestra un registro lineal.
PP: pared posterior; SIV: septo interventricular; VD: ventrículo derecho; VI: ventrículo izquierdo.

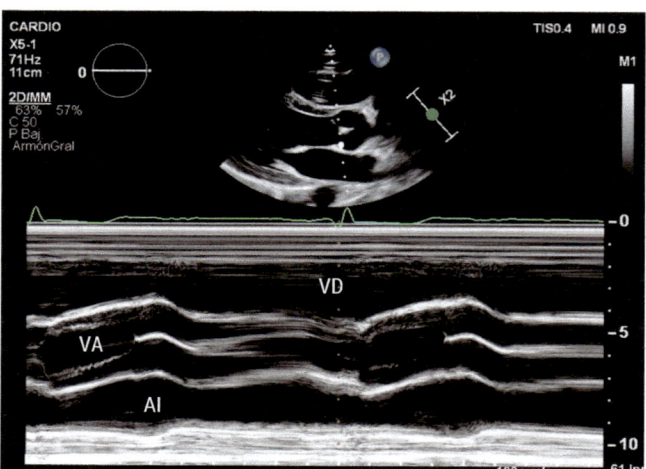

Figura 2-5. Modo M de la válvula aórtica y la aurícula izquierda a partir del paraesternal eje largo. En diástole, la VA ofrece un registro lineal, fruto de la coaptación de los velos, mientras que durante la sístole, debido a la apertura de los velos, adquiere una forma de rectángulo.
AI: aurícula izquierda; VD: ventrículo derecho; VA: válvula aórtica.

En él se visualizan la aurícula derecha (AD), el drenaje del seno venoso, la válvula tricúspide y el ventrículo derecho. Como se verá en el capítulo correspondiente, es un plano fundamental para la adecuada valoración de las valvas de la válvula tricúspide (**Fig. 2-6**) (▶ **Vídeo 2-4**).

Si se bascula el transductor en sentido contrario, se obtiene el **plano de salida del ventrículo derecho**, en el que se aprecia la válvula pulmonar y el tronco de la arteria pulmonar antes de bifurcarse.

Plano paraesternal eje corto

Para obtener el plano paraesternal eje corto, se sigue con el transductor en el mismo punto y se rota horario 90°, de tal forma que ahora el haz de ultrasonidos siga una línea que va del hombro izquierdo al flanco derecho. Como muestra la **figura 2-1**, este plano es, por tanto, perpendicular al eje largo. Desde esta posición se bascula el transductor para obtener cuatro planos de corte a distintos niveles:

- A nivel de grandes vasos.
- A nivel de la válvula mitral.
- A nivel de los músculos papilares.
- A nivel apical.

Eje corto de grandes vasos

Como ocurre con otros planos, son necesarias, en muchas ocasiones, pequeñas angulaciones del transductor para poder identificar correctamente todas las estructuras, especialmente la salida de las arterias coronarias, y para conseguir un buen plano del tracto de salida del ventrículo derecho (TSVD), la válvula y la arteria pulmonar.

Las estructuras que se identifican son, partiendo de la posición anterior, el tracto de salida del ventrículo derecho; a la izquierda de la pantalla, la válvula tricúspide y la aurícula derecha, y, a nivel posterior, el septo interauricular y la aurícula izquierda (**Fig. 2-7**) (▶ **Vídeo 2-5**).

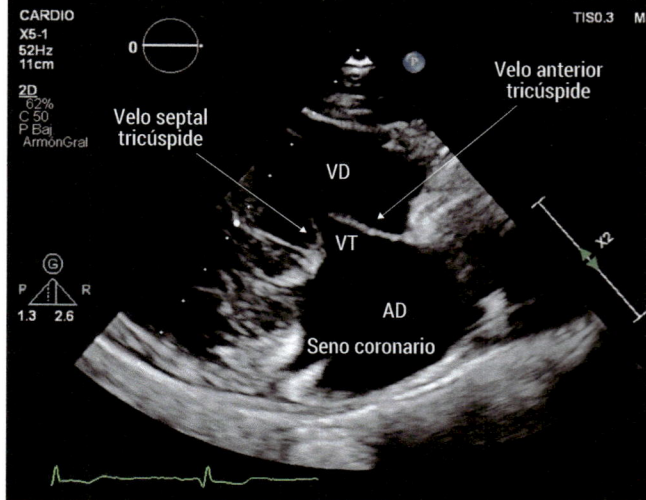

Figura 2-6. Plano paraesternal eje largo modificado de tracto de entrada del ventrículo derecho.
AD: aurícula derecha; VD: ventrículo derecho; VT: válvula tricúspide.

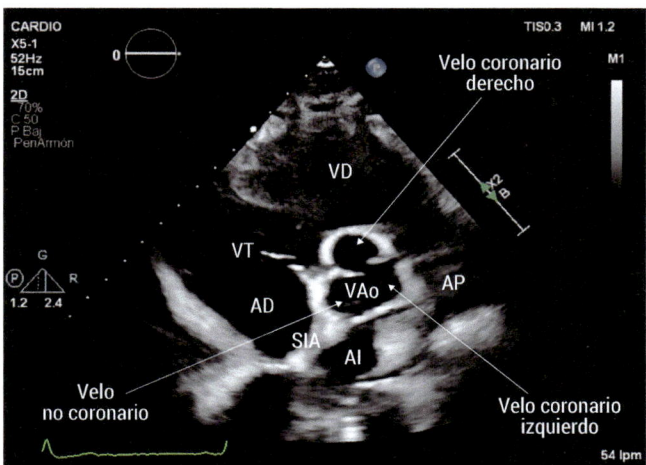

Figura 2-7. Plano paraesternal eje corto de grandes vasos. AD: aurícula derecha; AI: aurícula izquierda; AP: arteria pulmonar; SIA: septo interauricular; VD: ventrículo derecho; VA: válvula aórtica; VT: válvula tricúspide.

En el centro aparece la válvula aórtica. Es, en este plano, donde se pueden observar los tres velos: el velo coronario derecho, el más anterior, el velo no coronario, que se sitúa frente al septo interauricular, y el coronario izquierdo, situado entre la válvula pulmonar y la AI. Con un poco de maña, se pueden localizar la salida del tronco coronario izquierdo y la coronaria derecha.

A la derecha de la pantalla se observa la válvula pulmonar, la arteria pulmonar, su bifurcación y las ramas pulmonares.

> ❗ En ocasiones, para obtener este plano del TSVD es necesario recolocar el transductor algo más lateral y en un espacio intercostal más bajo (**Fig. 2-8**) (▶ **Vídeo 2-6**).

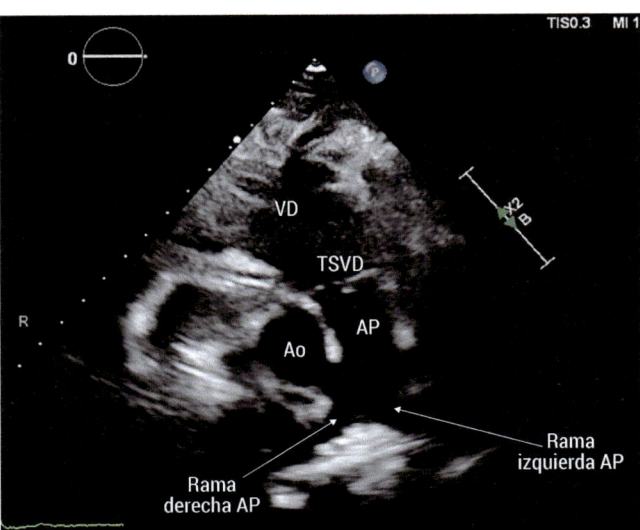

Figura 2-8. Variante del plano paraesternal eje corto de grandes vasos, en el que se aprecia el tracto de salida del ventrículo derecho. AD: aurícula derecha; AP: arteria pulmonar; Ao: aorta; TSVD: tracto de salida del ventrículo derecho.

Combinando con el **Doppler color**, se puede valorar la presencia de insuficiencia tricúspide, aórtica y pulmonar. Este plano es el adecuado para obtener el flujo del tracto de salida del VD. Este se adquiere con el **Doppler pulsado**, situando el volumen de muestra por debajo de la válvula pulmonar (**Fig. 2-9**). En ese mismo punto se realizará la medición del diámetro del tracto de salida del VD. Estas medidas se utilizarán para el cálculo del flujo pulmonar.

Eje corto de la válvula mitral

Angulando ligeramente el transductor hacia el ápex, se obtiene el plano a nivel del borde libre de los velos mitrales, intentando conseguir la menos oblicuidad posible (**Fig. 2-10**) (▶ **Vídeo 2-7**).

Se puede valorar adecuadamente la anatomía de los velos de la válvula mitral y la fusión comisural, realizar una plani-

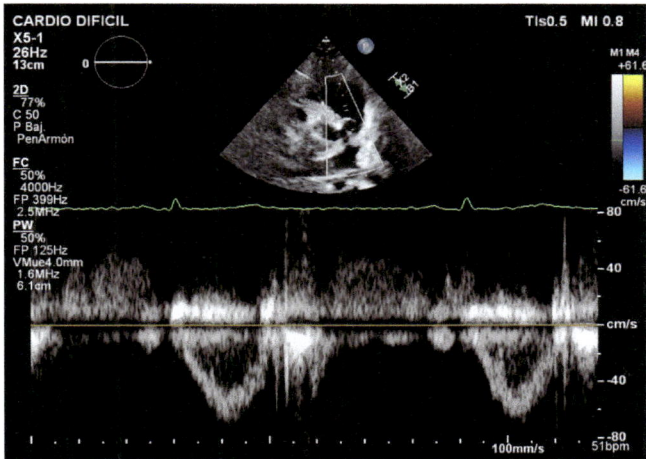

Figura 2-9. Imagen en Doppler pulsado del flujo a nivel del tracto de salida de ventrículo derecho.

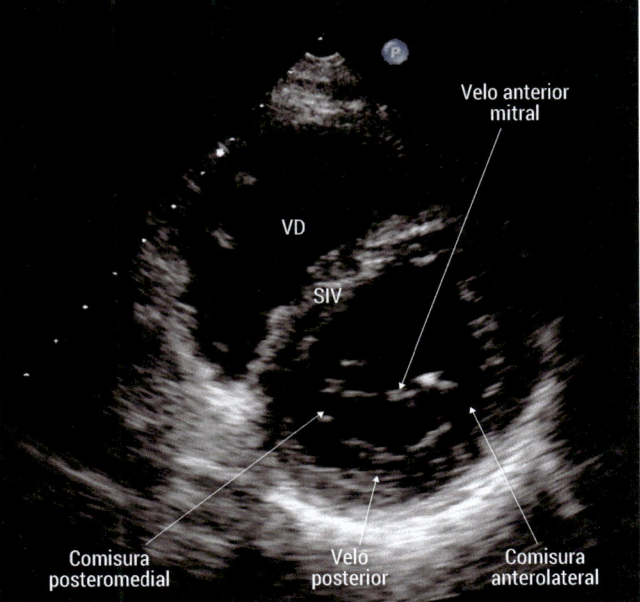

Figura 2-10. Plano paraesternal eje corto a nivel de la válvula mitral. SIV: septo interventricular; VD: ventrículo derecho.

metría o localizar un segmento prolapsante. Con el **Doppler color** se podrá, además, localizar el origen de la regurgitación mitral en caso de existir.

A este nivel se evalúa igualmente la contractilidad segmentaria de los seis segmentos basales del VI.

Eje corto a nivel de los músculos papilares

Para obtener este plano se sigue angulando el transductor hacia el ápex, hasta localizar los músculos papilares (**Fig. 2-11**) (▶ **Vídeo 2-8**).

Se ve, en primer lugar, el ventrículo derecho en posición anterior con forma de medialuna, rodeando por delante, y, por la derecha, al VI que tiene forma circular. A este nivel se valora la contractilidad segmentaria de los seis segmentos medios del VI; se identifican los dos músculos papilares, el anterolateral situado alrededor de las 3 en posición horaria, y el posteromedial, sobre las 8; se calcula el índice de esfericidad, y se analiza el movimiento del septo interventricular, que puede estar desplazado hacia el VI en condiciones de sobrecarga de presión o volumen del VD, como se verá en los próximos capítulos.

Eje corto a nivel del ápex

En este plano se evalúa la contractilidad segmentaria de los cuatro segmentos apicales.

VENTANA APICAL

Los planos apicales se suelen obtener apoyando el transductor en el punto del máximo latido cardíaco, el lugar de mayor impulso apical. Desde aquí, y realizando pequeñas rotaciones y angulaciones, se obtendrán los cuatro planos apicales que se utilizan habitualmente.

Plano apical de cuatro cámaras

Se obtiene con la marca del transductor apuntando hacia la izquierda, de tal forma que se obtenga un corte coronal del corazón desde el ápex cardíaco hasta la base. El plano es óptimo cuando se consiguen los ejes largos máximos de ambas cavidades ventriculares (**Fig. 2-12**) (▶ **Vídeo 2-9**).

El plano de cuatro cámaras ofrece información de ambos ventrículos. El VI tiene forma ovoidea y suele formar la punta, mientras que el derecho es más triangular y trabeculado. Las válvulas auriculoventriculares siempre acompañan al ventrículo correspondiente. Para poder identificarlas (especialmente en caso de cardiopatías congénitas), es útil saber que la valva septal de la válvula tricúspide se inserta en una región más inferior del septo membranoso, entre 5 y 8 mm por debajo de la valva anterior mitral.

Este plano nos va a permitir medir áreas y volúmenes ventriculares y auriculares, estudiar varios parámetros de función sistólica derecha e izquierda, evaluar la contractilidad segmentaria de los segmentos inferoseptales y anterolaterales, apreciar distorsiones de la geometría ventricular y la existencia de masas o trombos.

Con el **Doppler color** se valorará la presencia de insuficiencia mitral y tricúspide.

El estudio con **Doppler pulsado** del llenado mitral constituye una herramienta fundamental para la evaluación de la función diastólica y las presiones de llenado. El volumen de muestra se coloca a la altura del borde libre de los velos mitrales

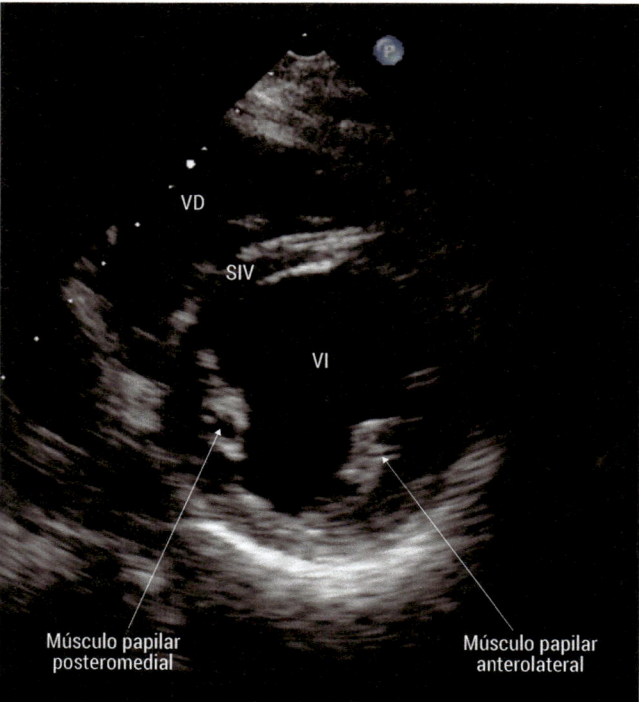

Figura 2-11. Plano paraesternal eje corto a nivel de los músculos papilares.
SIV: septo interventricular; VD: ventrículo derecho; VI: ventrículo izquierdo.

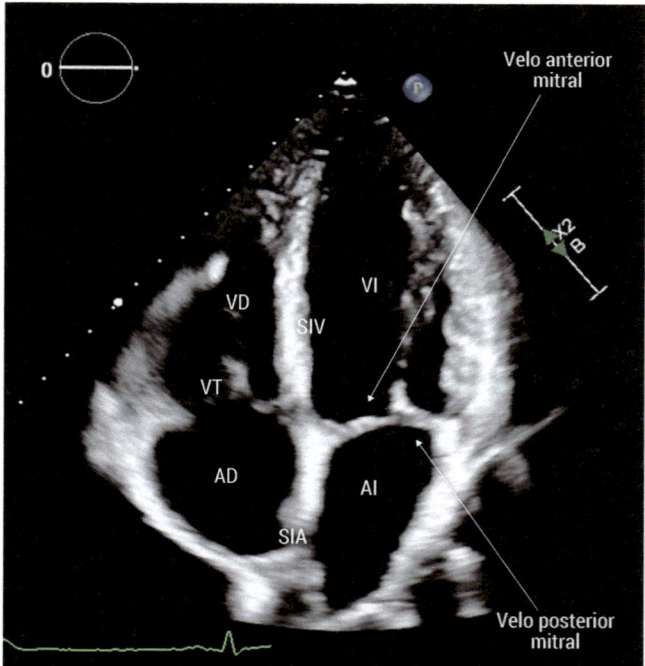

Figura 2-12. Plano apical de cuatro cámaras.
AD: aurícula derecha; AI: aurícula izquierda; VD: ventrículo derecho; SIA: septo interauricular; SIV: septo interventricular; VD: ventrículo derecho; VI: ventrículo izquierdo.

y recoge dos picos de velocidad diastólica, uno inicial denominado onda E, que corresponde a la fase de llenado rápida, y otro más tardío que corresponde a la contracción auricular que se conoce como onda A, y que, por tanto, no está presente si el paciente se encuentra en fibrilación auricular (**Fig. 2-13**). También en este plano y con Doppler pulsado se evalúa el flujo de las venas pulmonares, situando el volumen de muestra en la desembocadura de una de las venas pulmonares, para lo que nos podemos ayudar del Doppler color. Usando el **Doppler continuo**, se pueden evaluar los flujos para insuficiencia y estenosis mitral e insuficiencia tricuspídea.

El modo M, a través de los anillos laterales mitral y tricuspídeo, nos permite obtener lo que se conoce como MAPSE y TAPSE (*Mitral/Tricuspid Annular Plane Systolic Excursion*, o excursión sistólica del anillo tricuspídeo), medidas utilizadas en la valoración de la función sistólica longitudinal del VI y el VD, respectivamente (**Fig. 2-14**) (▶ **Vídeo 2-10**).

Plano apical de cinco cámaras

Desde la posición del plano de cuatro cámaras, el plano cinco cámaras se obtiene inclinando anteriormente el transductor hasta que aparece el tracto de salida ventricular izquierdo y la válvula aórtica (**Fig. 2-15**) (▶ **Vídeo 2-11**).

Este plano permite estudiar las obstrucciones al tracto de salida del ventrículo izquierdo mediante **Doppler continuo**, pulsado y color. También se puede evaluar la insuficiencia aórtica. En condiciones normales, el flujo del tracto de salida del VI se obtiene con el **Doppler pulsado**, colocando el volumen de muestra proximal a la válvula aórtica (**Fig. 2-16**).

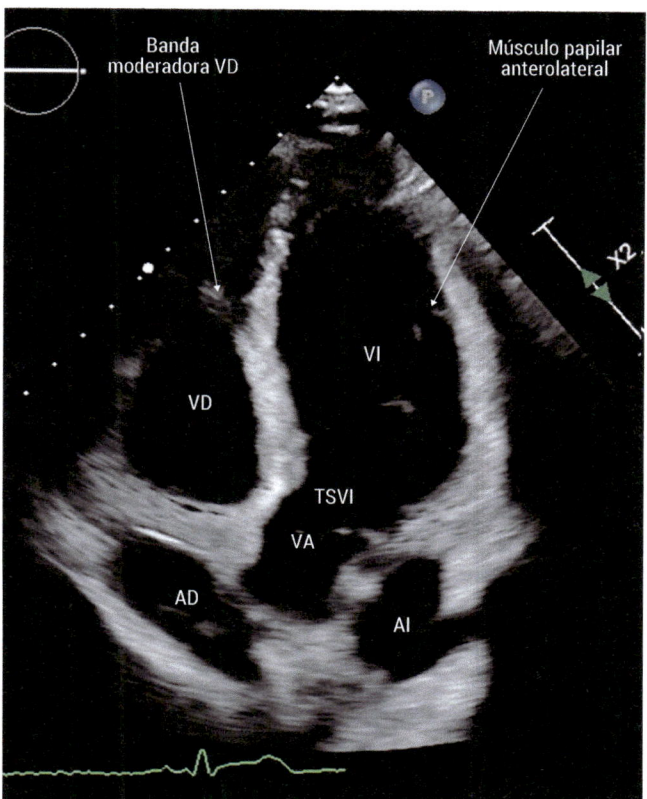

Figura 2-15. Plano apical de cinco cámaras.
AD: aurícula derecha; AI: aurícula izquierda; VD: ventrículo derecho; SIV: septo interventricular; TSVD: tracto de salida del ventrículo derecho; VD: ventrículo derecho; VI: ventrículo izquierdo; VA: válvula aórtica.

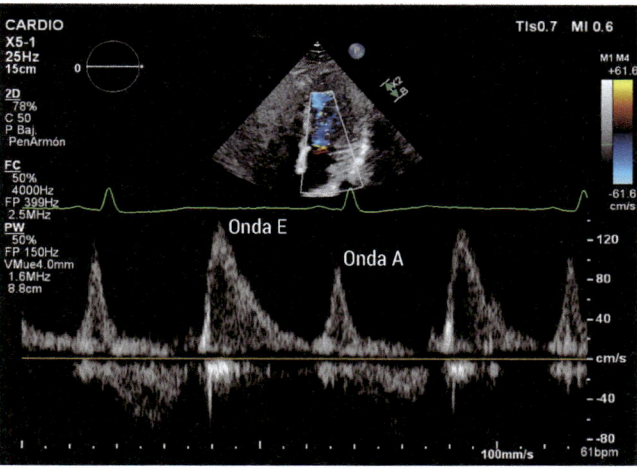

Figura 2-13. Registro con Doppler pulsado del flujo de entrada del ventrículo izquierdo.

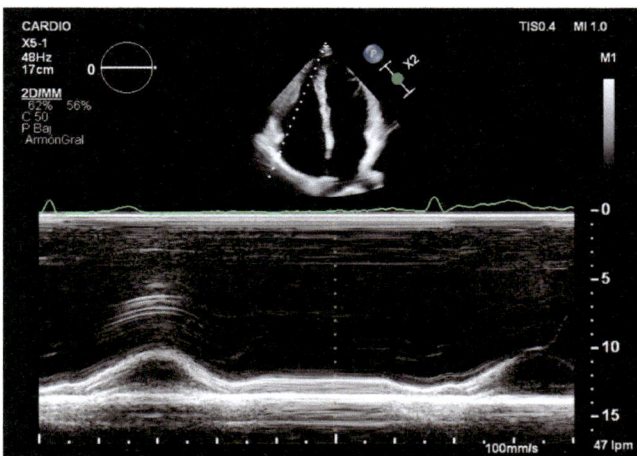

Figura 2-14. Registro en modo M para calcular la excursión sistólica del anillo tricuspídeo.

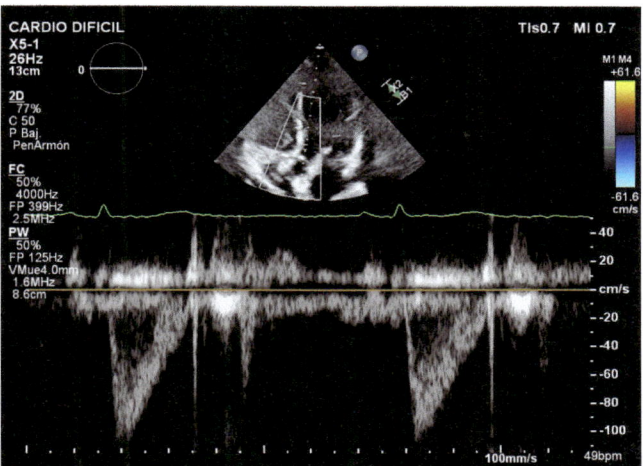

Figura 2-16. Registro en Doppler pulsado del flujo del tracto de salida del ventrículo izquierdo.

En algunos pacientes, si se angula aún más anteriormente el transductor, se puede conseguir ver el tracto de salida del VD y la válvula pulmonar.

Plano apical de dos cámaras

En el mismo punto que los planos anteriores, el plano apical dos cámaras se consigue girando el transductor 90° en sentido antihorario (**Fig. 2-17**) (▶ **Vídeo 2-12**).

> ❗ Aunque cada vez se usa más la ecocardiografía 3D para el cálculo de volúmenes, este plano, ortogonal al de cuatro cámaras, se utiliza para las mediciones de áreas y volúmenes del VI usando el método biplano.

Permite analizar la contractilidad segmentaria de los segmentos de las caras anterior e inferior. Además, este plano también completa la evaluación de la válvula mitral y el aparato subvalvular.

Plano apical de tres cámaras

Si se continúa girando unos 30° más en sentido antihorario, se obtiene el plano apical tres cámaras. Se visualizan las mismas estructuras que en el plano paraesternal eje largo, con mejor visualización del ápex (**Fig. 2-18**) (▶ **Vídeo 2-13**).

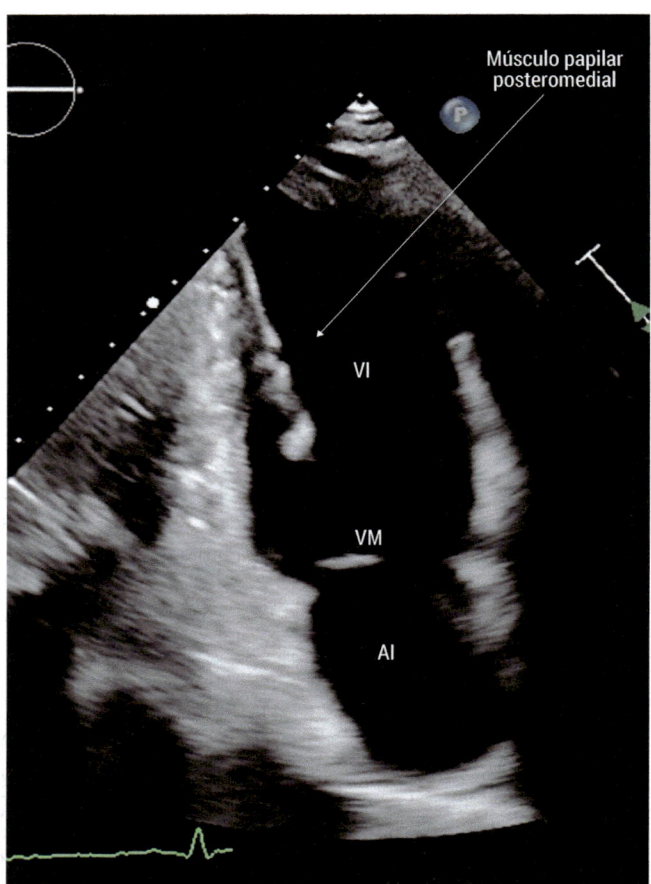

Figura 2-17. Plano apical dos cámaras.
AI: aurícula izquierda; VI: ventrículo izquierdo; VM: válvula mitral.

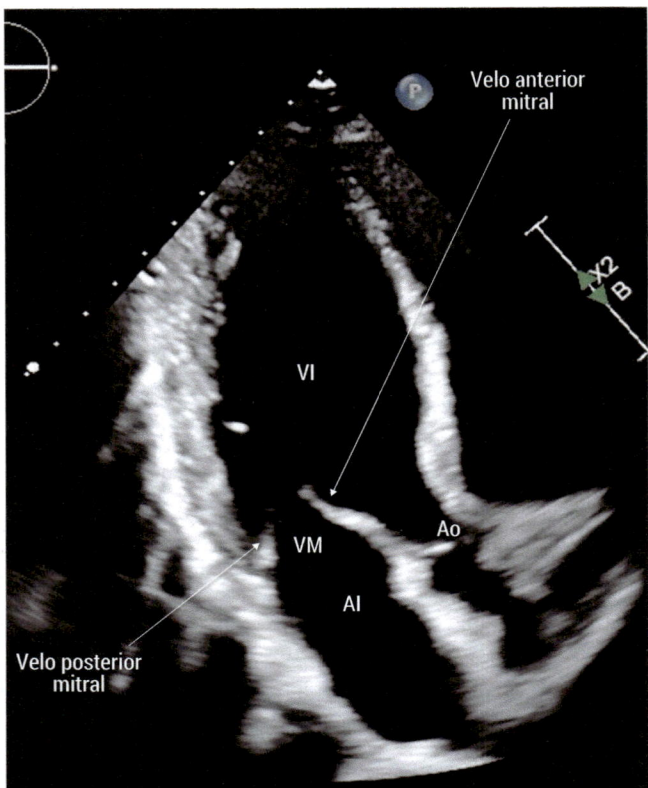

Figura 2-18. Plano apical de tres cámaras.
AI: aurícula izquierda; Ao: aorta; SIV: septo interventricular; VM: válvula mitral; VI: ventrículo izquierdo.

VENTANA SUBCOSTAL O SUBXIFOIDEA

Para obtener la ventana subcostal, el paciente se debe colocar en decúbito supino. Desde esta ventana, especialmente útil en pacientes con enfermedad pulmonar, debido a las malas ventanas paraesternal y apical que suelen tener a causa de la hiperinsuflación pulmonar, se pueden analizar la mayoría de las estructuras cardíacas. Suele ser, además, la ventana por donde se inicia la sistemática de estudio en niños o en pacientes con sospecha de cardiopatía congénita y la vía, prácticamente única, de estudio de pacientes en el postoperatorio inmediato de cirugía cardiovascular, ya que la esternotomía reciente y la posición en decúbito supino limitan el uso del resto de ventanas.

Los dos planos principales que se obtienen desde la vía subcostal son el eje largo del corazón y el eje largo del tracto de salida del VD.

Plano subcostal eje largo o subcostal cuatro cámaras

Para obtener este plano, se sitúa el transductor en el hueco subxifoideo, con el haz de ultrasonidos dirigido hacia la fosa supraclavicular izquierda del paciente. Suele ser un plano difícil de obtener, al no disponer de referencias anatómicas fijas y ser necesarias modificaciones en la angulación del transductor (**Fig. 2-19**) (▶ **Vídeo 2-14**).

Se debe obtener un plano similar al plano apical cuatro cámaras. Es el plano de elección para analizar la integridad y el movimiento del septo interauricular que queda práctica-

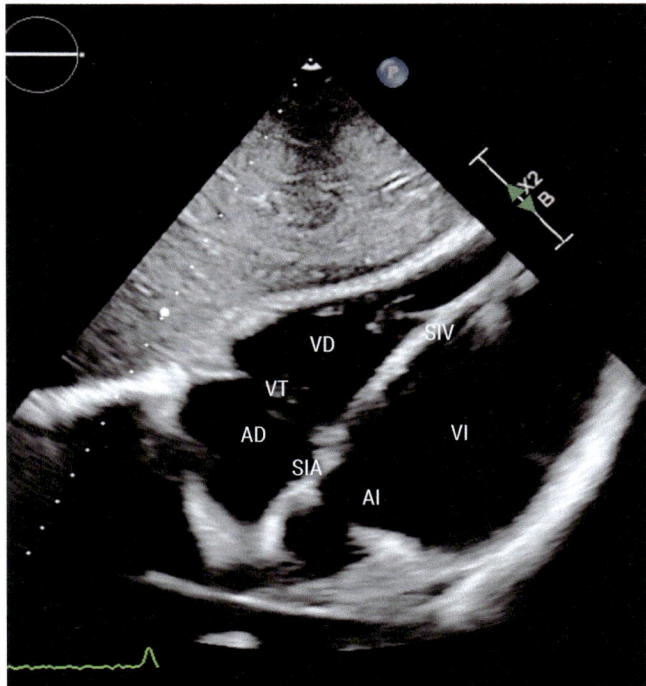

Figura 2-19. Plano subcostal eje largo o subcostal cuatro cámaras. AD: aurícula derecha; AI: aurícula izquierda; SIA: septo interauricular; SIV: septo interventricular; VD: ventrículo derecho; VI: ventrículo izquierdo; VT: válvula tricúspide.

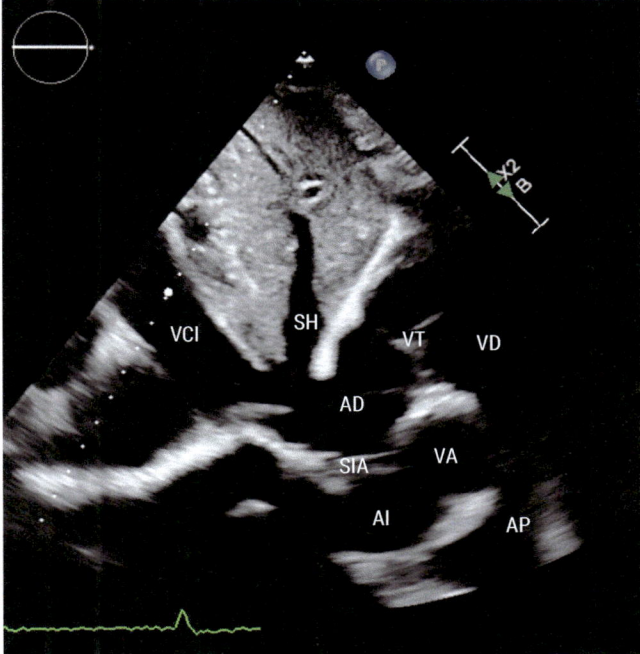

Figura 2-20. Plano subcostal eje corto. AD: aurícula derecha; AI: aurícula izquierda; AP: arteria pulmonar; SH: vena cava superior; SIA: septo interauricular; VA: válvula aórtica; VCI: vena cava inferior; VD: ventrículo derecho; VI: ventrículo izquierdo; VT: válvula tricúspide.

mente perpendicular al haz de ultrasonidos, por lo que, con el **Doppler color**, se identificarán fácilmente *shunts* a ese nivel. Realizando pequeñas angulaciones, se puede visualizar también el tracto de salida ventricular izquierdo en lo que sería un plano parecido al eje largo paraesternal.

Este plano es también muy utilizado para el estudio del derrame pericárdico y su repercusión clínica en la compresión de las cavidades derechas.

Plano subcostal eje largo del tracto de salida del ventrículo derecho, plano subcostal eje corto, plano subcostal eje de venas cavas

Desde la posición anterior y rotando el transductor 90° en sentido horario, se obtienen una serie de planos, realizando pequeñas modificaciones en la angulación, que van a proporcionar mucha información (**Fig. 2-20**) (▶ **Vídeo 2-15**).

En primer lugar, dirigiendo el transductor algo hacia la derecha, se puede valorar la desembocadura de la vena cava inferior en la aurícula derecha con la vena suprahepática. La medida de la cava inferior y su comportamiento con los movimientos respiratorios nos permite estimar la presión en la aurícula derecha y conocer, así, el estado de volemia del paciente. El flujo de la vena suprahepática discurre paralelo al haz de ultrasonidos, lo que permite su análisis con el **Doppler pulsado**, colocando el volumen de muestra aproximadamente 1 cm por encima de su desembocadura en la vena cava. El estudio del flujo en la vena suprahepática resulta especialmente útil en la valoración de la patología pericárdica, el estudio de las miocardiopatías restrictivas, así como la regurgitación tricúspide.

Desde este plano también es posible identificar la vena cava superior, y es el único plano por vía transtorácica en el que se puede visualizar la porción más alta del septo interauricular.

Girando un poco hacia la izquierda, se puede obtener un eje largo del tracto de salida del VD, la válvula y la arteria pulmonar. Realizando angulaciones en sentido inferior, se pueden obtener cortes transversales del VI desde la válvula aórtica hasta el ápex del VI, obteniendo planos similares a los planos paraesternales eje corto.

Finalmente, con el transductor algo girado a la derecha, se identifica la aorta abdominal que discurre paralela a la cava inferior. Con Doppler pulsado se analizará su flujo y pulsatilidad (**Fig. 2-21**) (▶ **Vídeo 2-16**).

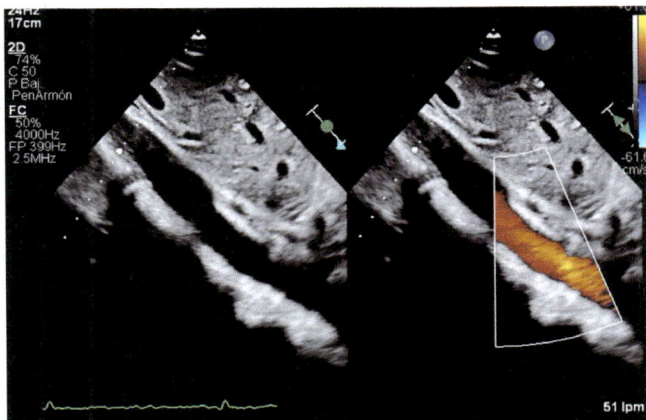

Figura 2-21. Plano subcostal en bidimensional y al añadir el Doppler color para evaluar la aorta abdominal.

VENTANA SUPRAESTERNAL

Con el paciente en decúbito supino, se le pide que hiperextienda el cuello y gire ligeramente la cabeza hacia la izquierda.

Plano eje largo supraesternal

Se coloca el transductor en el hueco supraesternal, con la muesca dirigida al hombro derecho del paciente.

En este plano se aprecia la aorta ascendente, el cayado aórtico con la salida del tronco braquiocefálico, carótida izquierda, subclavia derecha y aorta descendente. Debajo de la aorta, cortada de través, se ve la arteria pulmonar derecha, y debajo se sitúa la AI. Este plano, combinado con el estudio **Doppler**, es de vital importancia para el estudio de la patología aórtica (**Fig. 2-22**) (▶ **Vídeo 2-17**).

Plano eje corto supraesternal

Girando el transductor unos 90° en sentido horario, se puede obtener el plano supraesternal transversal (**Fig. 2-23**) (▶ **Vídeo 2-18**). En él aparece la vena cava superior, la vena innominada, la aorta cortada transversalmente, el eje largo de la arteria pulmonar derecha y, en ocasiones, la AI con la desembocadura de las venas pulmonares.

DIÁMETROS, VOLÚMENES, MASA Y FUNCIÓN SISTÓLICA VENTRICULAR IZQUIERDA GLOBAL

En el apartado anterior, se describían los planos donde realizar las principales medidas para el cálculo de los diámetros y volúmenes ventriculares.

> **!** Es fundamental obtener imágenes de buena calidad, pues de ello dependerá en gran medida la validez de las medidas y los cálculos obtenidos.

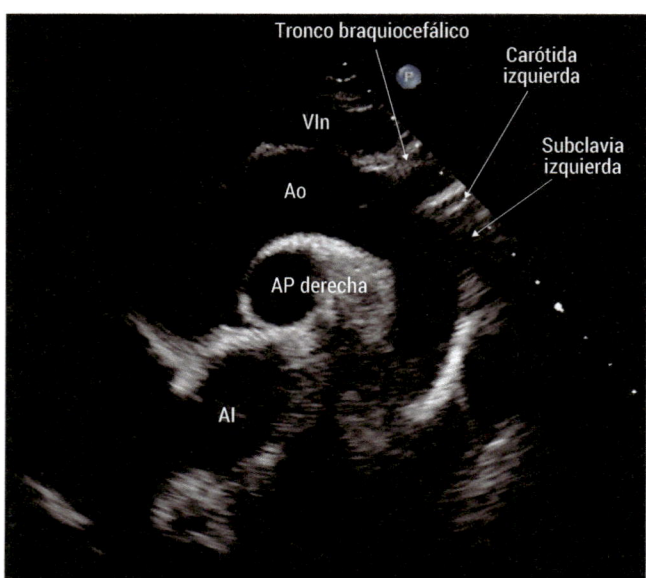

Figura 2-22. Plano eje largo supraesternal. AI: aurícula izquierda; Ao: aorta; AP: arteria pulmonar; VIn: vena innominada.

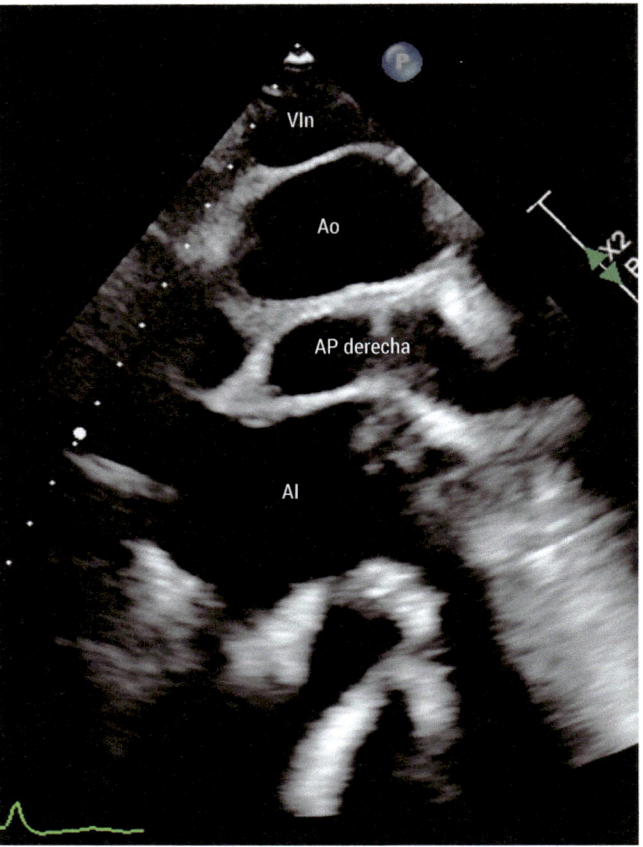

Figura 2-23. Plano eje corto supraesternal. AI: aurícula izquierda; Ao: aorta; AP: arteria pulmonar; VIn: vena innominada.

Las funciones sistólica y diastólica, los diámetros y los volúmenes ventriculares no solo son factores pronósticos en gran parte de las enfermedades cardíacas, sino que determinan el momento de indicar la cirugía en la enfermedad valvular o qué pacientes se podrían beneficiar de determinadas terapias, como la resincronización cardíaca o el desfibrilador. Es, por tanto, fundamental conocer cómo se calculan y evalúan las dimensiones cardíacas y la función ventricular.

Para la práctica clínica habitual, se recomienda la utilización de aplicaciones descargables en cualquier dispositivo móvil, que permiten revisar los valores de normalidad, no sólo de las dimensiones cardíacas, sino también de parámetros de las funciones sistólica y diastólica, puntos de corte en la enfermedad valvular, prótesis, evaluación del ventrículo derecho, etc. Existen gran cantidad de aplicaciones. Las dos que se señalan a continuación nos resultan prácticas, gratuitas, sencillas y completas:

• **EchoCalc** - *British Society of Echocardiography*.
• **Echocardio Notes** - *Portuguese Society of Cardiology*.

FUNCIÓN SISTÓLICA REGIONAL: SEGMENTOS CARDÍACOS

La valoración de la función sistólica regional se tratará con mayor detenimiento en el capítulo *Ecocardiografía de estrés en el diagnóstico de enfermedad coronaria*; sin embargo, es importante conocer de antemano la nomenclatura de los distintos segmentos ventriculares y en qué planos se visualizan. Para la valoración de la contractilidad segmentaria, el ventrículo se ha dividido convencionalmente en 16 segmentos: seis segmentos en posición basal, otros seis en posición media y cuatro en posición apical. Este modelo de 16 segmentos es el más usado en ecocardiografía, aunque también se ha propuesto añadir un segmento, el segmento 17, que correspondería al gorro apical o ápex verdadero, para equiparar los hallazgos de la ecocardiografía con otras técnicas de imagen como la cardiología nuclear. Cada segmento se evalúa de forma individual y, en función del engrosamiento sistólico, se clasifica como normal, hipocinesia, acinesia, discinesia o aneurismático.

Los planos donde se pueden identificar los distintos segmentos han sido descritos en la sistemática de estudio y se representan de forma esquemática en la **figura 2-24**.

La cardiopatía isquémica es la principal causa de alteraciones de la contractilidad segmentaria, por lo que conocer la distribución coronaria facilita su análisis. A pesar de la gran variabilidad en la anatomía coronaria, los territorios de cada una de las arterias están reflejados en la **figura 2-25** y serían:

- La arteria descendente anterior irriga la cara anterior, el segmento medio de la cara anteroseptal y los cuatro segmentos apicales. En ocasiones también irriga el segmento medio de la cara inferoseptal, y ramas diagonales irrigan parte de la cara anterolateral.
- La arteria coronaria derecha irriga los segmentos medio y basal de la cara inferior y el segmento basal de la cara inferoseptal. Si es dominante, también los segmentos medio y basal de la cara inferolateral.
- La arteria circunfleja suele irrigar los segmentos medio y basal de la cara anterolateral y, habitualmente, los de la cara inferolateral.

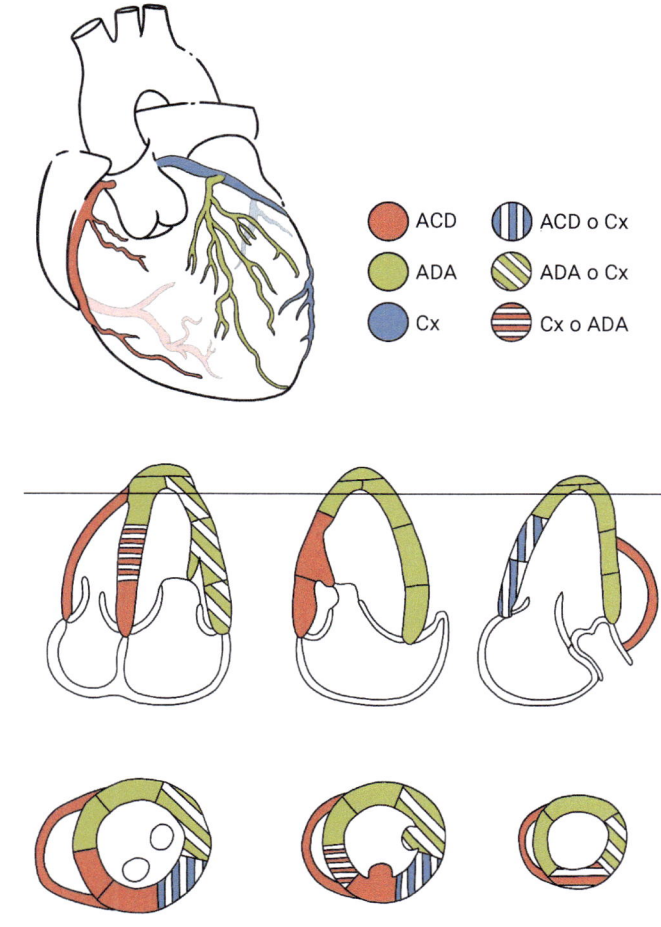

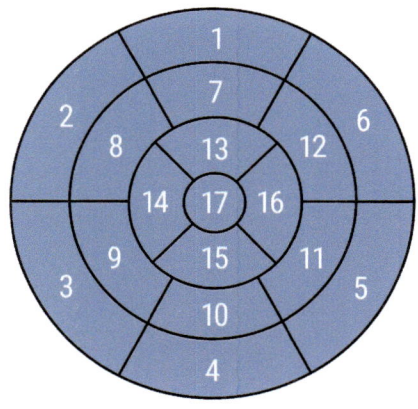

1. Anterior basal
2. Anteroseptal basal
3. Inferoseptal basal
4. Inferior basal
5. Inferolateral basal
6. Anterolateral basal
7. Anterior medio
8. Anteroseptal medio
9. Inferoseptal medio
10. Inferior medio
11. Inferolateral medio
12. Anterolateral medio
13. Anterior apical
14. Septal apical
16. Inferior apical
16. Lateral apical
17. Ápex

Figura 2-24. Representación esquemática de los distintos segmentos cardíacos.

Figura 2-25. Territorios de perfusión de las tres arterias coronarias. La distribución arterial puede variar de unos pacientes a otros. ACD: arteria coronaria derecha; ADA: arteria descendente anterior. Cx: arteria coronaria circunfleja.

 PUNTOS CLAVE

- La ecocardiografía transtorácica debe seguir siempre una sistemática de estudio, con el fin de obtener un examen completo que consiga valorar todas las estructuras.
- Existen una serie de planos y cortes estandarizados que deben adquirirse de forma secuencial, conociendo la información que se puede obtener en cada uno de ellos.

- Es importante obtener imágenes y registros de buena calidad, pues de ello dependerá, en gran medida, la validez de las medidas y los cálculos que se realicen.
- Conocer la distribución coronaria de los distintos segmentos cardíacos facilita la valoración de la contractilidad segmentaria.

BIBLIOGRAFÍA

Lang R, Badano LP, Mor-Avi V, Afilalo J, Armstrong A, Ernande L, et al. Recommendations for Cardiac Chamber Quantification by Echocardiography in Adults: An Update from the American Society of Echocardiography and the European Association of Cardiovascular Imaging. J Am Soc Echocardiogr. 2015;28(1):1-39.

Mitchell C, Rahko PS, Blauwet LA, Canaday B, Finstuen JA, Foster MC, et al. Guidelines for Performing a Comprehensive Transthoracic Echocardiographic Examination in Adults: Recommendations from the American Society of Echocardiography. J Am Soc Echocardiogr. 2019;32(1):1-64.

 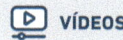

Ecocardiografía clínica. Ecografía pulmonar

3

A. Á. Oviedo García y M. Algaba Montes

OBJETIVOS

- Exponer las características de la ecocardiografía clínica.
- Comprender los objetivos de la ecocardiografía clínica.
- Explicar las bases de la ecografía pulmonar.
- Aprender a interpretar las imágenes ecográficas pulmonares básicas, así como correlacionarlas con las diferentes situaciones clínicas.

ECOCARDIOGRAFÍA CLÍNICA

La ecografía es una herramienta asistencial que permite acelerar y mejorar la precisión en el proceso diagnóstico y terapéutico. Gracias al desarrollo de equipos portátiles, con gran calidad y a un precio muy razonable, la ecografía se ha podido trasladar a la cabecera del paciente y se ha convertido en una prueba de imagen esencial en múltiples especialidades. Este hecho ha modificado la forma de utilizar los ultrasonidos, complementando la visión clásica de los servicios centrales. Hace ya algunos años se acuñó el término «ecocardioscopia» (traducción adaptada del término anglosajón *focused cardiac ultrasound*) para definir el uso de los ultrasonidos por el médico responsable del paciente, con el objetivo de mejorar la exploración física cardíaca convencional. Sin embargo, con el paso del tiempo, este término se ha ido sustituyendo por el término «ecocardiografía clínica» (EC), que elimina cierto matiz despectivo del término ecocardioscopia y, a su vez, define mejor su contenido. Una de las aproximaciones de la ecografía clínica más frecuentemente utilizada está en relación con su utilidad como prolongación de la exploración física. La ecografía, en muchas ocasiones, permite detectar de una forma objetiva y fiable alteraciones con una fiabilidad y reproducibilidad mucho mayor que mediante la exploración física.

La EC es una ecocardiografía no reglada, a pie de cama del paciente y realizada por médico clínico responsable de él, en el que se integran todos los datos clínicos y ecocardiográficos, lo que conlleva un cambio de actitud, al modificar la inercia diagnóstica o terapéutica previas.

> **!** Así pues, la EC es una exploración ecocardiográfica no exhaustiva, limitada en su espectro de valoración y en cuanto a las necesidades clínicas, breve, pero suficiente para ayudar en la toma de decisiones, y realizada por el propio clínico durante la atención al paciente. Además, puede repetirse si la situación clínica lo requiere.

Este tipo de estudios tiene alta rentabilidad diagnóstica, con una curva de aprendizaje teórico-práctica relativamente corta. Las **características fundamentales** de la EC pueden resumirse en los siguientes cinco puntos:

1. Está dirigida a responder cuestiones concretas y cruciales que buscan una orientación diagnóstica a un problema relevante. Debe integrarse en el árbol de toma de decisiones y orienta al clínico en el diagnóstico y el tratamiento de los pacientes.
2. Está indicada en situaciones clínicas específicas, definidas principalmente por los síntomas del paciente (disnea, dolor torácico, etc.) y los escenarios clínicos (paciente crítico, urgencias, paciente asintomático).
3. Tiene un carácter limitado (no exhaustivo), emplea un número de planos menor que un estudio reglado y busca principalmente un alto valor predictivo negativo. Generalmente, no son necesarios los requisitos técnicos de los equipos más avanzados (Doppler pulsado, continuo, tisular, etc.).
4. Es rápida de completar y repetible para analizar la evolución de determinados parámetros relacionados con la situación clínica del paciente.
5. Cualquier médico que tenga la formación teórico-práctica necesaria puede utilizar la EC. Para sacarle el máximo rendimiento, son imprescindibles la anamnesis y la exploración física previas para plantear un diagnóstico diferencial congruente.

Los **objetivos diagnósticos** de la EC se caracterizan por su elevada concordancia con los estudios reglados, su relativamente corta curva de aprendizaje y su utilidad en la práctica clínica. Están basados en los estudios más relevantes, realizados con diversas metodologías y con distintos niveles de evidencia, y están especificados en la **tabla 3-1**.

Desde un punto de vista técnico, aunque idealmente se debería realizar con el paciente en decúbito lateral izquierdo,

Tabla 3-1. Objetivos diagnósticos de la ecocardiografía clínica

Objetivo didáctico	Escenario clínico	Habilidades
Obtención de planos ecográficos esenciales y medición de cavidades cardíacas	• Valoración del paciente con cardiomegalia • Valoración de la dilatación de la aurícula izquierda de pacientes con ictus sin causa • En todos los casos con indicación de ecocardioscopia	• Planos ecocardiográficos básicos: paraesternal de ejes largo y corto, apical de 4, 3 y 2 cámaras y subcostal • Es conveniente medir el tamaño de los ventrículos, las aurículas (área y volumen), el septo interventricular, la aorta ascendente y la vena cava inferior
Estimación de la FEVI	• Valoración del paciente con disnea • Valoración del paciente con inestabilidad hemodinámica • Valoración del paciente con alteraciones en el ECG o la radiografía de tórax • Valoración del paciente con ictus cardioembólico • Valoración integral del paciente con alto riesgo cardiovascular	• Para reforzar el diagnóstico de disfunción ventricular sistólica, se puede incluir algún parámetro indirecto como el diámetro telediastólico del VI o la MAPSE • Detección de ausencia de actividad mecánica durante la reanimación cardiopulmonar
Valoración de la función del VD y estimación de la sobrecarga de presión o volumen del ventrículo	• Valoración del paciente con disnea • Valoración del paciente con sospecha de embolia pulmonar • Valoración del paciente con hipotensión o *shock* • Valoración del paciente con hipertensión pulmonar	• Valoración del tamaño de las cavidades derechas, la vena cava inferior, el cociente VD/VI en plano apical de 4 cámaras, el grosor del VD en el plano subcostal • Incluir la valoración visual de la función sistólica del VD y la TAPSE como dato cuantitativo de su función general
Detección de valvulopatías significativas	• Valoración del paciente con disnea • Valoración del paciente con sospecha de insuficiencia cardíaca • Valoración del paciente con hipotensión o *shock* • Valoración del paciente con soplo cardíaco significativo en la exploración • Valoración de pacientes con ictus cardioembólico	• El objetivo es identificar cuándo una lesión valvular podría estar relacionada con la clínica del paciente • Si la ecocardioscopia establece la sospecha de valvulopatía o hay dudas al respecto, debe realizarse un ecocardiograma reglado
Detección de derrame pericárdico e identificación del paciente con taponamiento cardíaco	• Valoración del paciente con disnea • Valoración del paciente con hipotensión o *shock* • Valoración del paciente con cardiomegalia radiológica • Paciente con pericarditis aguda	• Identificar la presencia de derrame pericárdico y discernir si tiene repercusión en las cavidades cardíacas (colapso de cavidades, *swinging heart*) • Insistir en que lo que marca la indicación de pericardiocentesis urgente es el estado clínico y hemodinámico del paciente y no solo los hallazgos de la ecocardioscopia
Estimación de la HVI y sospecha de disfunción diastólica	• Valoración del paciente con disnea • Sospecha de cardiopatía hipertensiva • Valoración integral del paciente con alto riesgo cardiovascular	• Para pacientes con disnea de esfuerzo cuya ecocardioscopia muestra espesores ventriculares aumentados de forma importante y dilatación de la aurícula izquierda
Evaluación de la volemia	• Hipotensión o *shock*	• Valoración de la presencia o ausencia de dilatación de las cavidades derechas y del diámetro y el colapso de la vena cava inferior
Detección de placas aórticas y masas cardíacas	• Valoración de pacientes con ictus embólico	• Placas aórticas y masas cardíacas o vasculares que requerirán confirmación mediante estudio reglado

ECG: electrocardiograma; FEVI: fabricación de eyección del ventrículo izquierdo; HVI: hipertrofia del ventrículo izquierdo; MAPSE: excursión sistólica del anillo mitral; TAPSE: excursión sistólica del anillo tricuspídeo; VD: ventrículo derecho; VI: ventrículo izquierdo.

en la práctica se asume que, dada la situación clínica/hemodinámica del paciente, en la mayoría de los casos se realizará con el paciente en decúbito supino.

> **!** Las vistas o planos que están descritos en una ecocardiografía son bastante numerosos, pero, de ellos, los que recomendamos como básicos a la hora de realizar EC son: paraesternal eje largo, paraesternal eje corto, apical cuatro y cinco cámaras, subcostal cuatro cámaras y vena cava inferior (VCI), longitudinal y transversal.

Teniendo en cuenta las características de las vistas básicas que se recomiendan, así como las situaciones clínicas en que puede ser de utilidad, la EC debería incidir en reconocer:

• Función sistólica del ventrículo izquierdo (VI), clasificándose de forma categórica en hiperdinámico, normal, reducida o gravemente reducida.
• Reconocimiento visual del aumento de tamaño del ventrículo derecho (VD).
• Reconocimiento del derrame pericárdico.

Dentro del estudio ecográfico cardíaco del paciente, se incluye la valoración de la vena cava inferior (VCI) para mejor evaluación hemodinámica, y no tanto por su cuestionable utilidad como guía para la fluidoterapia, para lo que se deben conocer las implicaciones hemodinámicas básicas de la VCI (colapsabilidad, diámetros máximo y mínimo), así como sus limitaciones.

La integración de los hallazgos ecocardiográficos con los datos clínicos del paciente es de vital importancia, y requiere un marco muy claro de aplicación, dado que no busca realizar una valoración cuantitativa de la estructura y funcionalidad cardíaca (aunque, a veces, se puede realizar alguna medición sencilla como la excursión sistólica del plano del anillo mitral [MAPSE] o la excursión sistólica del anillo tricuspídeo [TAPSE]), sino explicar el proceso fisiopatológico concreto que se está produciendo dentro de un escenario clínico. Por tanto, se trata de realizar una ecocardiografía ante una clara indicación clínica, en la que su utilización vaya a marcar un cambio de actitud, del manejo diagnóstico o terapéutico, evitando en todo momento confundir este estudio con uno reglado.

> La EC puede darnos información muy relevante en situaciones de alta gravedad, como la parada cardíaca o el *shock*, dado que la capacidad de reconocer alteraciones fisiopatológicas de forma visual es directamente proporcional a la inestabilidad clínica y hemodinámica. Su indicación principal será en caso de un paciente en *shock*, en el cual, en innumerables ocasiones, la anamnesis y la exploración física resultan insuficientes.

En este sentido, es de gran utilidad integrar la exploración cardíaca en una **evaluación multiventana**.

Ecocardiografía clínica en el paciente en *shock*

A la hora de valorar a un paciente inestable hemodinámicamente, se buscarán patrones que nos orienten a los distintos tipos de *shock*. Así pues, se debería:

1. Visualizar el ventrículo izquierdo hiperdinámico en el *shock* distributivo o hipovolémico.

2. Objetivar una contractilidad global del ventrículo izquierdo gravemente deprimida en el *shock* cardiogénico.

3. Ver un aumento del diámetro del ventrículo derecho con signos de hiperpresión derecha en el *cor pulmonale* agudo, en el *shock* obstructivo originado por un tromboembolismo pulmonar masivo.

4. Reconocer un derrame pericárdico significativo y las consecuencias hemodinámicas de la disfunción diastólica del ventrículo derecho en el taponamiento cardíaco.

> El concepto de **ecografía multiventana o multiórgano (ECM)**, es decir, la combinación y la integración de diferentes áreas ecográficas para obtener una visión global de la situación cínica, permitirá realizar una evaluación integral del paciente, acelerar su diagnóstico e incluso mejorar su pronóstico.

La ECM nos permite una comprensión más global del proceso patológico, que ayudará a tomar decisiones que, en numerosas ocasiones, suponen todo un desafío clínico. Este concepto incluye la EC, la ecografía pulmonar, la ecografía clínica abdominal y la ecografía vascular. Se recomienda la realización de una ECM en todo paciente en situación de inestabilidad hemodinámica. Su utilidad no radica únicamente en el manejo diagnóstico, sino también terapéutico, dado que proporciona información vital para la elección del paciente que se beneficia de fluidoterapia intravenosa o incluso de fármacos vasoactivos.

Ecocardiografía clínica en el paciente con parada cardíaca

Se recomienda el uso de la ecografía en situaciones de parada cardiorrespiratoria (PCR) con actividad eléctrica sin pulso (AESP), en la pausa de comprobación de pulso, tras una formación adecuada para no prolongar dicha pausa (ya que las guías de manejo de la PCR insisten en la necesidad de realizar compresiones de calidad con nulas o mínimas interrupciones), así como ante la necesidad de reconocer las causas tratables de AESP, porque estas son difícilmente reconocibles mediante signos clínicos o la exploración física. Por tanto, bajo esta recomendación, existe la necesidad específica e ineludible de una formación adecuada para el perfecto desarrollo de la técnica.

> La EC permite diferenciar entre AESP «falsa» y «verdadera», además de identificar la actividad cardíaca o su ausencia (siendo esta última el mejor predictor de mal pronóstico descrito), además de una relativa fácil identificación de las causas tratables.

Ecocardiografía clínica en el paciente con disnea

Como bien se sabe, la disnea no es un síndrome clínico que afecta exclusivamente a los pulmones, sino que existen diferentes enfermedades que pueden producirla; por tanto, la ECM cobra de nuevo especial relevancia.

El problema, especialmente en este síndrome clínico, es la dificultad de llegar a un diagnóstico etiológico claro mediante las herramientas clínicas habituales, que presentan una precisión bastante baja.

> Por ello, la ECM tiene un papel fundamental para estrechar enormemente el diagnóstico diferencial, por lo que se recomienda una valoración cardíaca-pulmonar-vascular en pacientes con disnea sin causa aparente, incluyendo, en concepto vascular, el cribado de trombosis venosa profunda y la valoración de la vena cava inferior.

Ecocardiografía clínica en el paciente politraumatizado

Probablemente, el concepto de ecografía clínica comienza en 1996, con la introducción y desarrollo del protocolo de evaluación enfocada con ecografía para traumatismo (*Focused Assessment with Sonography for Trauma*, FAST) y, posteriormente, tras incorporar la ecografía pulmonar al protocolo con la intención de diagnosticar o descartar la existencia de neumotórax, el FAST extendido (*Extended Focused Assessment with Sonography for Trauma*, eFAST). La primera ventana a realizar en el protocolo eFAST es la ventana subxifoidea, para descartar un hemopericardio que pudiera originar un taponamiento cardíaco. La introducción de estos protocolos ejemplificó cómo la ecografía, en manos de especialistas distintos a los radiólogos, puede llegar a tener impacto en la práctica clínica habitual, dado que ocasionó la desaparición de la punción-lavado peritoneal como herramienta diagnóstica en esta entidad.

> **!** El protocolo eFAST destaca porque es altamente reproducible y detecta patologías que requieren una decisión clínica *in situ*, y por su elevadísima precisión, especialmente el cribado del neumotórax y hemotórax.

En la actualidad, se recomienda la realización de un eFAST a todo paciente politraumatizado y, especialmente, si existe inestabilidad hemodinámica. Además, en el seno de la evaluación primaria, se recomienda la utilización de la ecografía en situaciones en que se sospeche neumotórax traumático, debido a su altísima sensibilidad (cercana al 100 %) para descartarlo, especificidad y valor predictivo positivo (cercano al 100 %) para confirmarlo.

ECOGRAFÍA PULMONAR BÁSICA

La ecografía del tórax (ecografía pulmonar y ecocardiografía) es un elemento central del abordaje integral de la ecografía clínica.

El pulmón y sus estados patológicos son adecuados para el análisis ecográfico en virtud de la relación recíproca existente entre el aire y el líquido presentes dentro del tórax, cuyas proporciones variables indican procesos diferenciados. En el pulmón existe un equilibrio entre la cantidad de aire y de agua. La alteración de este equilibrio, aumentando la cantidad de agua en detrimento de la cantidad de aire, va a originar cambios en la impedancia y densidad del pulmón, lo que conlleva, a su vez, cambios en los artefactos que se originan en la superficie pulmonar. La ecografía pulmonar se basa en la interpretación de estos artefactos, ya que en los últimos años hemos aprendido cómo se correlacionan estos cambios de los artefactos con distintas situaciones clínicas. Así pues, en la ecografía pulmonar resulta vital la correlación de todos los datos ecográficos y clínicos, por lo que el término ecografía clínica llega a su máxima expresión.

De hecho, la ecografía pulmonar nos aporta más información que la radiografía de tórax portátil en los pacientes graves colocados en decúbito supino para detectar y caracterizar las enfermedades pulmonares, incluidos el neumotórax, los infiltrados, el edema pulmonar y el derrame pleural.

> **💡** La ecografía en tiempo real para la visualización inmediata y dirigida, así como su interpretación, es una herramienta muy valiosa para abordar la disfunción respiratoria de nuestros pacientes.

Generalidades de la ecografía pulmonar

Por convención, se sitúa un transductor de baja frecuencia, de 3,5 a 5 MHz, preferiblemente una **sonda convexa**, con una

orientación longitudinal sobre la pared torácica en un espacio intercostal, con la marca del transductor dirigida hacia el cráneo del paciente. Los ajustes de ganancia y profundidad se fijan para centrar la atención en el espacio existente entre las sombras costales. La **línea pleural** (flecha **Fig. 3-1**), una estructura lineal horizontal hiperecoica brillante, se visualiza entre las sombras costales. El **deslizamiento pulmonar** es un signo dinámico percibido como un movimiento sutil de la línea pleural, y forma parte del patrón de aireación normal, indicando que las dos pleuras están unidas y, por tanto, descartando neumotórax en el punto donde se encuentra el transductor. La confirmación del deslizamiento pulmonar puede buscarse con el **modo M**, aunque este modo no aporta nada respecto al modo 2D. En presencia de una interacción pleural normal, el modo M mostrará un patrón que se denomina **signo de la orilla del mar** (**Fig. 3-2**). Las líneas horizontales superficiales a la superficie

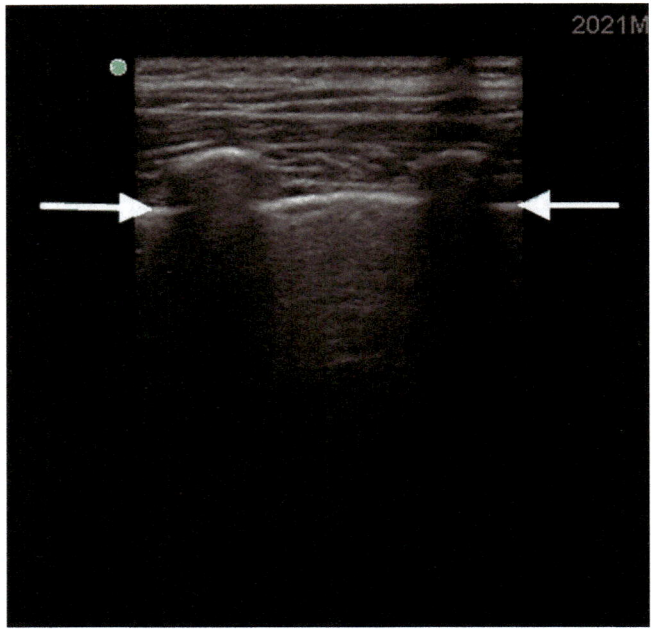

Figura 3-1. Línea pleural.

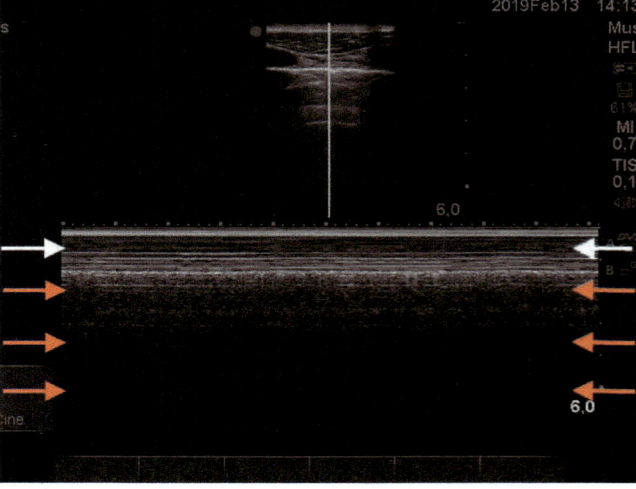

Figura 3-2. Signo de la orilla del mar.

pleural indican una falta de movimiento de las estructuras de la pared torácica con la respiración (flecha blanca **Fig. 3-2**). En un plano profundo respecto a esta línea horizontal hiperecoica brillante (que representa la superficie pleural) y a la línea pleural, inmediatamente a continuación de esta, hay un patrón granular (flecha roja **Fig. 3-2**), que son artefactos originados en la línea pleural por un pulmón correctamente aireado.

La evaluación del parénquima pulmonar se basa en la presencia de diferentes artefactos, todos los cuales emanan de la línea pleural. La *línea A* (flechas blancas **Fig. 3-3**) es una reverberación de la línea pleural y, con un ajuste de profundidad adecuado, pueden visualizarse varias de estas líneas paralelas a intervalos regulares. Cuando se visualizan en presencia de un deslizamiento pulmonar, se dice que es un **patrón A**, y hace pensar en un parénquima pulmonar normal.

> ❗ Además, se ha observado que el patrón A se correlaciona con una presión de enclavamiento capilar pulmonar baja y, por ello, representa que existe una baja probabilidad de edema pulmonar.

Indicaciones de la ecografía pulmonar

Las indicaciones de la ecografía pulmonar son cada vez más numerosas, y debido a la terrible pandemia de la COVID-19, probablemente sigan creciendo.

Evaluación del síndrome intersticial

La ecografía pulmonar puede contribuir al diagnóstico del edema pulmonar cuando se apoya en un contexto clínico adecuado. Un **patrón A** normal se ha asociado a una presión de oclusión en la arteria pulmonar baja y, probablemente, represente un pulmón «seco».

Una **línea B**, o cola de cometa (**Fig. 3-4**), es un haz **vertical** hiperecoico que emana del borde inferior de la línea pleural y se extiende a través del borde profundo de la pantalla. La línea B se despliega llegando hasta el final de la pantalla, borrando las líneas A, y se mueve con el movimiento de la línea pleural. Cuando se identifica de forma difusa, un patrón de líneas B se correlaciona con unos tabiques interlobulillares engrosados o zonas en vidrio deslustrado en la tomografía computarizada.

Se han descrito dos patrones de líneas B diferentes, cada uno correlacionado con un proceso parenquimatoso pulmonar específico.

- El primer patrón consiste en múltiples líneas B separadas 3 mm en la línea pleural lisa, denominado «**líneas B3**», y está correlacionado con lesiones subpleurales en vidrio deslustrado, como sería el caso del edema pulmonar, ya sea cardiogénico o relacionado con el síndrome de dificultad respiratoria aguda (SDRA).
- El segundo patrón consiste en menos líneas B visibles, separadas aproximadamente 7 mm, denominadas **líneas B7**, que se corresponden con tabiques interlobulillares subpleurales engrosados, como sería el caso de las enfermedades intersticiales del pulmón.

Las bases pulmonares, que tienen una mayor masa de parénquima pulmonar, mostrarán alguna línea B; por tanto, un estudio del campo pulmonar superior es más informativo en una evaluación dirigida del edema pulmonar. Las características clave de las líneas B son: surgen de la línea pleural, no se desvanecen y se extienden hasta el final de la pantalla, borran las líneas A y se mueven en sincronía con el deslizamiento pulmonar.

> ❗ El síndrome intersticial o alveolointersticial viene definido por la presencia de tres o más líneas B, en un mismo espacio intercostal, en un corte longitudinal.

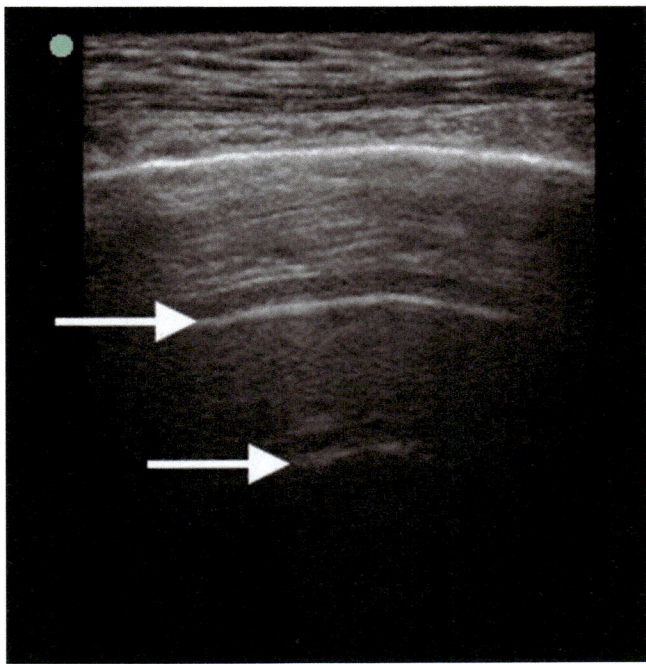

Figura 3-3. Líneas A.

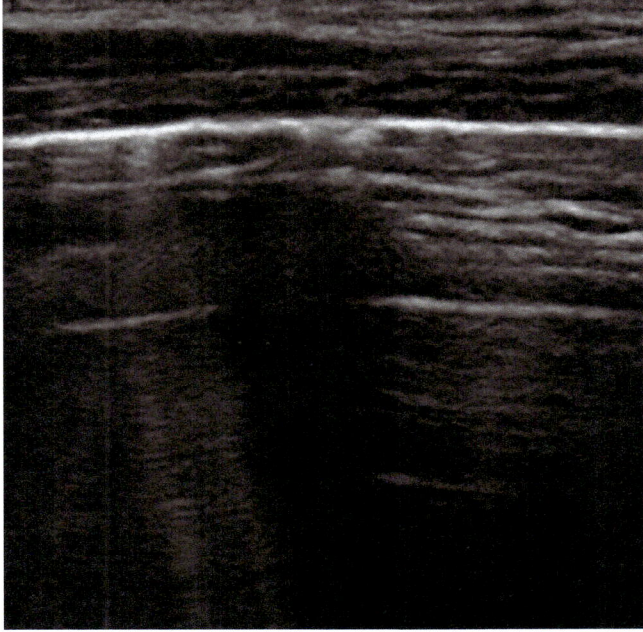

Figura 3-4. Líneas B.

Las líneas E, que se ven a menudo en el enfisema, son artefactos en cola de cometa alineados que surgen de las capas superficiales a la línea pleural y señalan una capa fina de aire formada dentro de dos capas parietales. No hay que confundirlas con las líneas B, que siempre parten de la línea pleural.

Evaluación del síndrome alveolar. La consolidación

El pulmón consolidado se debe a que hay múltiples alvéolos adyacentes llenos de líquido, facilitando la transmisión de los ultrasonidos, lo que da lugar a un aspecto tisular en la pantalla de ultrasonidos, similar a la ecogenicidad del hígado. El término **hepatización** se aplica cuando la densidad pulmonar y el patrón simulan a las del hígado. Ante toda consolidación pulmonar hay que plantearse los siguientes diagnósticos diferenciales:

• Neumonía.
• Atelectasia.
• Contusión pulmonar.
• Infarto pulmonar.
• Neoplasia.

Para su correcto diagnóstico, cobra una importancia vital la integración de los datos clínicos y ecográficos. Por ejemplo, la existencia previa de un traumatismo torácico nos orientará a que la consolidación sea debida a una contusión pulmonar.

El hallazgo de **broncogramas aéreos** es indicativo de una consolidación alveolar. Los broncogramas aéreos ecográficos (**Fig. 3-5**) son estructuras artefactuales tubulares brillantes dentro de un tejido, como ocurre en la consolidación, que corresponden a los broncogramas aéreos en las radiografías. Se deben a la acumulación de aire en los bronquios, mientras el tejido pulmonar circundante se encuentra consolidado. Estas estructuras pueden ser dinámicas o estáticas.

 Aunque en ocasiones pueden verse broncogramas aéreos estáticos en el pulmón atelectásico, los **dinámicos** se correlacionan, en mayor medida, con la neumonía (dentro de los cinco diagnósticos diferenciales a tener en cuenta ante toda consolidación pulmonar ecografía), aunque no es patognomónico.

Evaluación del síndrome alveolointersticial

Los **pulmones sanos aireados** se caracterizan por la presencia del **deslizamiento pulmonar** y de las **líneas A**, que son líneas horizontales que se repiten en profundidad a la línea pleural, paralelas a ella, y que se encuentran separadas entre sí a una distancia igual que a la piel de la pleura. Ya se sabe que las líneas A son reverberaciones de la línea pleural.

Los **pulmones enfermos** se caracterizan por presentar cantidades variables de menor aireación y edema, que se corresponden con patrones ecográficos cada vez más densos o hiperecoicos. Estos últimos se observan, sobre todo, por un incremento del número y espesor de artefactos, las llamadas líneas B (**Fig. 3-6**). Las líneas B se generan por un engrosamiento de los septos interlobulillares subpleurales, resultado del edema hidrostático o propio de la lesión, del edema inflamatorio pulmonar o de la fibrosis, o bien por ocupación de los alvéolos. Estudios anteriores sugieren que el número de líneas B es proporcional a la cantidad de agua extravascular pulmonar, por lo que es un signo sensible de síndrome alveolointersticial (SAI).

Los principales signos que pueden reconocerse en la ecografía pulmonar, en los casos de sospecha de SAI, son:

• **Líneas B**: artefactos verticales que se extienden hasta el borde de la pantalla, se mueven acompasados con el movimiento de la línea pleural y borran las líneas A. Las líneas B de origen cardiogénico deben ser bilaterales, en mayor número cuanto más grave es la situación del paciente, hasta confluir en un «pulmón blanco» completamente (v. **Fig. 3-6**).

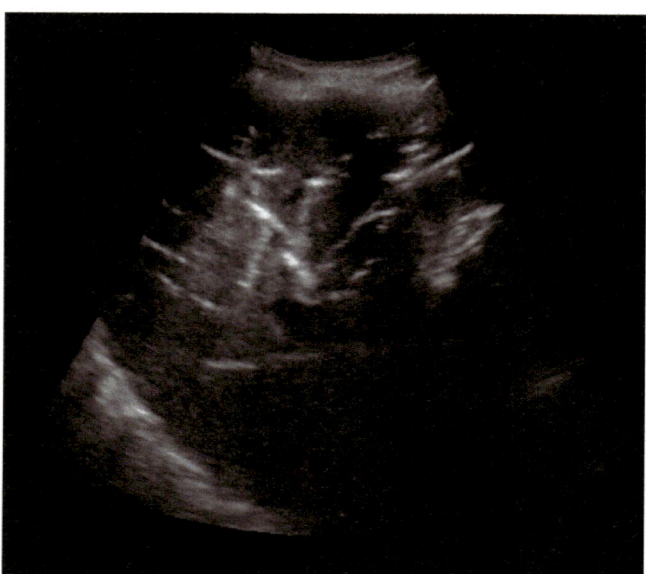

Figura 3-5. Consolidación pulmonar con broncograma aéreo.

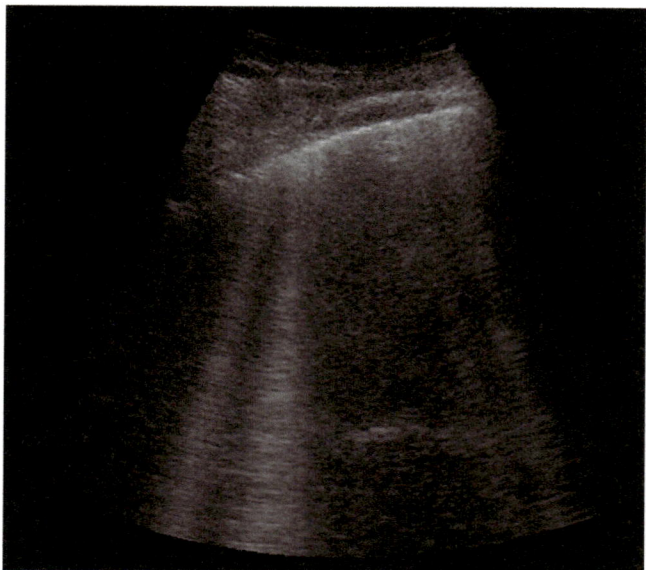

Figura 3-6. Corte oblicuo con líneas B, usando sonda convexa.

- **Zonas respetadas**: zonas de pulmón normal (**líneas A**) que se observan en al menos un espacio intercostal, rodeadas de zonas de líneas B (habitualmente en los campos pulmonares anteriores), nos orientaría a un **síndrome de dificultad respiratoria aguda** (SDRA) (**Fig. 3-7**).
- **Consolidaciones**: zonas de textura ecográfica hipoecoica con elementos puntiformes o «hepatización», con la presencia de broncogramas aéreos estáticos o dinámicos. En el SDRA, las consolidaciones pueden localizarse en cualquier zona de la superficie pulmonar (**Fig. 3-8**).
- **Anomalías de la línea pleural**: hay irregularidades en la línea pleural, así como signos de pequeñas consolidaciones subpleurales (**Fig. 3-9**). En el SDRA, la línea pleural siempre está afectada, y esto conduce a una reducción del deslizamiento pulmonar. En zonas de pulmón blanco, el deslizamiento pulmonar podría faltar y parecer que la línea pleural se mueve en relación con el latido cardíaco (llamado **pulso-pulmón**).

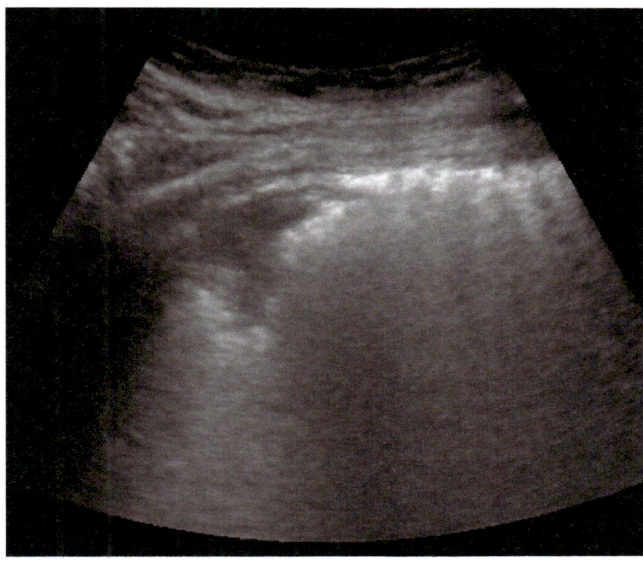

Figura 3-9. Línea irregular con condensación subpleural.

- **Derrame pleural**: zonas pleurales anecoicas y homogéneas sin signos de gas en su interior, limitadas por el diafragma y la pleura. Si el derrame pleural crea una compresión mecánica, el lóbulo pulmonar inferior puede visualizarse colapsado y flotando (**signo de la medusa**). Pocas veces se observa un derrame pleural en el SDRA.

El papel de la ecografía pulmonar en el diagnóstico del SAI se conoce bien desde 1997. El patrón inespecífico de la ecografía pulmonar (líneas B y pulmón blanco) que predomina en el SAI también se observa en otras anomalías caracterizadas por un incremento del agua extravascular pulmonar con engrosamiento de los tabiques alveolares (p. ej., edema agudo de pulmón [EAP]). En 2008, Copetti *et al.* analizaron imágenes de ecografía pulmonar de 58 pacientes consecutivos afectados por SDRA o EAP, y describieron diferentes patrones ecográficos pleuropulmonares para diferenciar los SAI. Este artículo indicó que los patrones pleuroparenquimatosos clásicos descritos con la tomografía computarizada (TC) son similares a los patrones pleuroparenquimatosos detectados con la ecografía en ambos trastornos.

En el **EAP** puede identificarse un patrón de edema hidrostático homogéneo con espesor intersticial y posteriores extravasaciones de líquido en los alvéolos, sin alteración de la membrana alveolocapilar, igual con la TC que con la ecografía. Sin embargo, en el **SDRA** está alterada la integridad de la membrana alveolocapilar, y esto da lugar a una inundación alveolar heterogénea, temprana y difusa. Por ello, en el EAP predomina un patrón de pulmón blanco, que suele observarse en los campos pulmonares anteriores y posteriores junto con signos de derrame pleural. En el SDRA, el patrón de pulmón blanco es bastante heterogéneo en los campos anteriores del pulmón (con zonas respetadas), mientras que tiende a ser más homogéneo con modificaciones bilaterales de la línea pleural y zonas consolidadas en los campos pulmonares posteriores; sin embargo, esto también depende del estadio del SDRA.

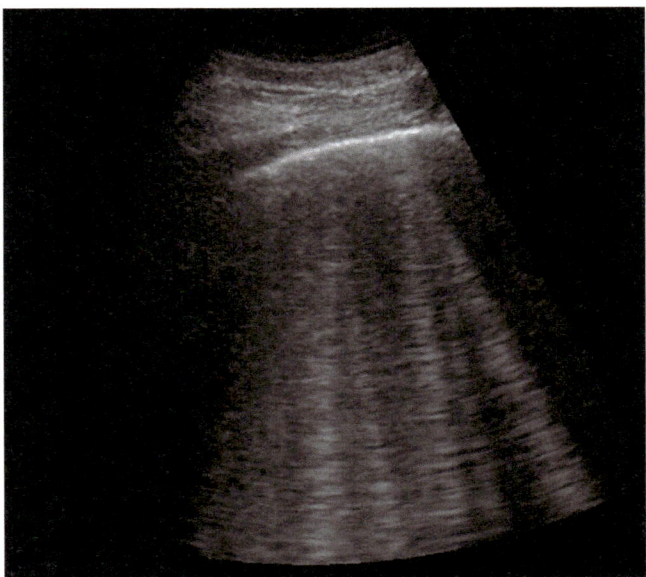

Figura 3-7. Líneas B usando la sonda convexa, en corte oblicuo, con zonas bien aireadas entre las líneas B.

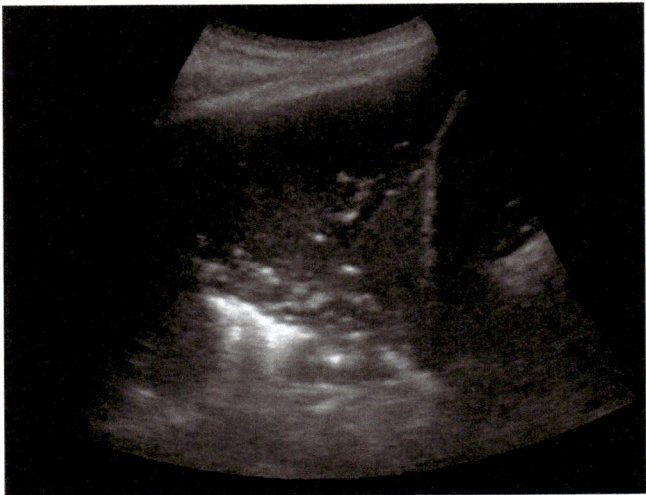

Figura 3-8. Consolidación con broncograma aéreo y fluido.

> **!** La ecografía pulmonar puede ser muy útil para eva-
> luar la morfología pulmonar. De hecho, el **SDRA** puede
> clasificarse en focal o difuso en función de la distri-
> bución de la pérdida de la aireación detectada con la
> ecografía.
> • Un patrón **focal** de SDRA se aprecia en la ecogra-
> fía como una zona con pérdida de la aireación (múl-
> tiples líneas B y zonas de consolidación) de forma
> localizada.
> • Un patrón de SDRA **difuso** se identifica en la ecogra-
> fía por una pérdida global de la aireación (múltiples
> líneas B y zonas de consolidación) en todos los cam-
> pos pulmonares pertinentes (superior, inferior, ante-
> rior/posterior y lateral).

La identificación de una pérdida focal de aireación
apunta a una aplicación más cuidadosa de la ventilación
mecánica, debido a que presiones altas podrían generar
una hiperinsuflación de las regiones pulmonares sanas, lo
que incrementaría el riesgo de estrés y tensión pulmonares.
Por el contrario, una pérdida difusa de la aireación suele
permitir la aplicación de mayores presiones para optimizar
el reclutamiento pulmonar global. Hay que señalar que el
70 % de los casos de SDRA se presentan con un patrón
morfológico pulmonar focal, y el 25 %, con un patrón
difuso. Por ello es esencial identificar los dos patrones de
aireación y ajustar las estrategias de ventilación mecánica
en función de ellos.

Bouhemad *et al*. han validado recientemente la puntuación de la ecografía para evaluar la aireación pulmonar. La
puntuación clasifica los cuatro principales trastornos de la
aireación pulmonar:

1. Un pulmón aireado con normalidad en el que se observan
   líneas A y deslizamiento pulmonar.
2. Síndrome intersticial con líneas B a intervalos de 7 mm.
3. Síndrome alveolointersticial con líneas B a intervalos de
   3 mm o menos.
4. Y, finalmente, consolidación alveolar.

La puntuación analiza 12 zonas pulmonares (seis zonas en
cada hemitórax). La suma de los resultados obtenidos de cada
zona proporciona una idea de la aireación global del pulmón
y se correlaciona bien con los patrones de aireación pulmonar
determinados con la TC cuantitativa.

> Una puntuación ecográfica inferior a 5 se asoció a la
> reaireación y al éxito del tratamiento, mientras que
> una puntuación ecográfica entre 5 y 10 se asoció a una
> exacerbación de la pérdida de la aireación y a fracaso
> terapéutico. La puntuación ecográfica de la reaireación
> parece un método fiable para monitorizar diariamente
> a los pacientes con SDRA.

Esta monitorización ecográfica también facilita la detección temprana de los resultados (p. ej., mejora de la aireación pulmonar) del tratamiento en marcha (p. ej., ventilación
protectora, tratamiento antimicrobiano, drenaje del derrame
pleural).

Aspectos destacados

• La ecografía pulmonar es una herramienta muy valiosa
  para el diagnóstico y el tratamiento de los pacientes con
  SDRA, con o sin ventilación mecánica.
• Los hallazgos ecográficos habituales en los pacientes con
  SAI son las líneas B, las zonas consolidadas, las alteraciones
  de la línea pleural y los derrames pleurales. La existencia
  de las zonas parcheadas con parénquima pulmonar normal nos orienta al SDRA.
• En el EAP suele observarse un patrón pulmonar blanco
  homogéneo en los campos anteriores y posteriores del pulmón, junto con derrame pleural.
• En el SDRA, el patrón de pulmón blanco suele ser heterogéneo en los campos pulmonares anteriores y más homogéneo en los posteriores, pero el derrame pleural es infrecuente. No obstante, con el SDRA, los patrones ecográficos
  dependen mucho de la causa primaria y del estadio.
• El SAI puede clasificarse en focal o difuso en función de
  la distribución de la pérdida de la aireación detectada
  mediante la ecografía. Esta es una importante distinción
  porque puede facilitar la optimización de las estrategias de
  ventilación mecánica en el SDRA.

Patología pleural. Evaluación del neumotórax

El diagnóstico ecográfico del neumotórax comienza con la
sospecha clínica. El traumatismo torácico en un paciente
joven y, por lo demás, sano, las alteraciones bruscas de la
presión del respirador y la hipoxemia brusca, junto con unas
constantes vitales y unos hallazgos en la exploración física
compatibles, sumado a unos datos ecográficos concretos nos
darían un diagnóstico de neumotórax con certeza. Dependiendo de la estabilidad clínica, puede recomendarse alguna
acción, solo en función de los hallazgos ecográficos.

Pueden utilizarse transductores de frecuencia baja o alta.
En niños y pacientes muy delgados se usa un transductor
lineal de frecuencia para evaluar la presencia de un neumotórax. Pero, de forma general, en el resto de situaciones se
utiliza una **sonda convexa** de baja frecuencia. Con el paciente
en decúbito supino, el examen de la pared anterior del tórax
de cada hemitórax y la identificación de un **deslizamiento
pulmonar** en cada punto excluirán un neumotórax. Por el
contrario, la falta de deslizamiento pulmonar no es necesariamente indicativa de un neumotórax. La confirmación
del deslizamiento pulmonar puede verificarse con el **modo
M**, aunque no es necesario. La zona que se investiga, entre
las sombras costales, se centra en la pantalla. El modo M se
comienza después de alinear la línea vertical a través de la
zona en cuestión, mientras se sujeta la sonda lo más quieta
posible para evitar un artefacto de movimiento. El **«signo del
código de barras»** (o **«signo de la estratosfera»**) (**Fig. 3-10**)
representa el homónimo en modo M de la ausencia de deslizamiento pulmonar, y es la aparición de líneas horizontales
paralelas, en profundidad a la línea pleural, que se extienden
a través de todo el campo de visión, e indica la falta del
movimiento entre las dos pleuras. Puede deberse a distintas
situaciones clínicas, un neumotórax, una pleurodesis, una
bulla, etc., pero no es únicamente indicativo de neumotórax.

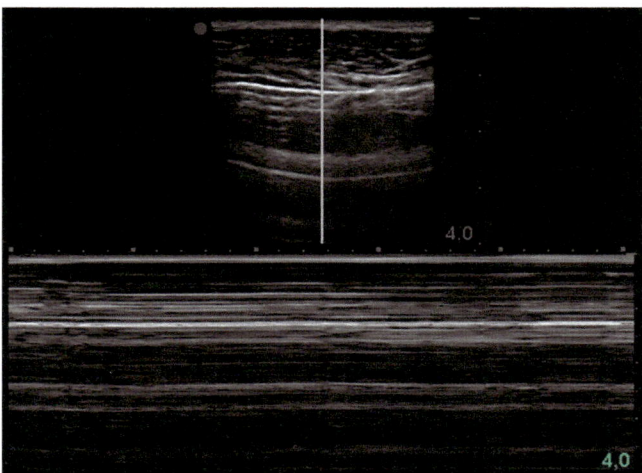

Figura 3-10. Signo del código de barras o de la estratosfera.

Aunque la falta de deslizamiento pulmonar no es específica del neumotórax, su presencia excluye totalmente el neumotórax en las localizaciones intercostales situadas debajo de la sonda ecográfica en ese momento.

El **punto pulmón** se encuentra con mucha menor frecuencia, pero es un hallazgo muy específico que diagnostica con certeza el neumotórax. El operador visualizaría hallazgos compatibles con falta de deslizamiento pulmonar yuxtapuestos a un pulmón aireado (con deslizamiento pulmonar, líneas A o B) que se mueve con cada ciclo respiratorio. Este hallazgo no solo determina el diagnóstico, sino que también, dado que un punto pulmonar define el margen del neumotórax, ayuda a cuantificar la extensión (no el volumen) del neumotórax. También puede ser útil como guía para intervenciones que evacúen un neumotórax. Un punto pulmón puede visualizarse en **modo M** (**Fig. 3-11**), con la pantalla fluctuando a lo largo del tiempo entre los patrones de la orilla del mar y de código de barras (o estratosfera) con el transductor quieto. Un neumotórax extenso con retracción de la mayor parte del pulmón produciría un punto pulmonar muy posteriormente o no lo produciría en absoluto, debido a que el pulmón no alcanzaría la pared torácica en ninguna localización. Un

neumotórax pequeño generaría un punto pulmonar en una localización anterior y caudal.

> ❗ En general, cuanto más lateral y posterior se detecte un punto pulmonar, mayor y de más relevancia clínica será el neumotórax.

Identificación de las estructuras anatómicas

Cuando se realiza una ecografía pulmonar básica, cada hemitórax suele dividirse en seis zonas (**Fig. 3-12**):

- La zona anterior está definida en su parte medial por el esternón, en su parte superior, por la clavícula, en su parte lateral, por la línea axilar anterior, y en su parte inferior, por el diafragma.
- La zona posterior se extiende desde la línea axilar posterior hasta la línea media posterior.
- La zona lateral se localiza entre las zonas anterior y la posterior.
- Ahora, cada una de estas zonas se divide por una línea imaginaria que las corta transversalmente a la altura de la mamila.

Las costillas son fáciles de identificar porque producen una sombra acústica posterior a ellas. El explorador debe mover el transductor sobre un plano longitudinal para identificar la pleura y el tejido pulmonar a través de los espacios intercostales, mientras se desplaza a través de las costillas (**Fig. 3-13**).

La exploración ecográfica de la pleura es fácil de llevar a cabo. Una línea pleural normal se localiza 0,5 cm por debajo de la cortical de las costillas, y aparece como una línea ecogénica interpuesta entre la pared torácica y el artefacto aéreo generado por el pulmón. El diafragma es fácil de visualizar en la zona lateral mediante un barrido longitudinal. La presencia de un derrame pleural facilita la apreciación del diafragma.

Deslizamiento pulmonar

La pleura aparece como una línea ecogénica en movimiento en la ecografía pulmonar. Cuando se utiliza un transductor de alta frecuencia, las pleuras visceral y parietal originan un movimiento sutil que se conoce como **deslizamiento pulmonar**. Con una sonda de baja frecuencia también puede observarse el deslizamiento, pero precisa mayor entrenamiento.

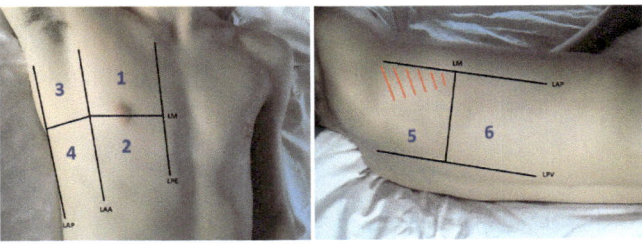

Figura 3-12. Identificación de estructuras anatómicas.
LAA: línea axilar anterior; LAP: línea axilar posterior; LM: línea media; LPE: línea paraesternal; LPV: línea paravertebral.

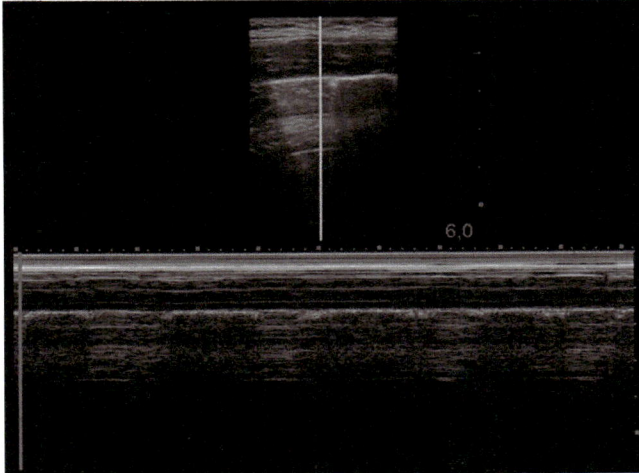

Figura 3-11. Punto pulmón en modo M.

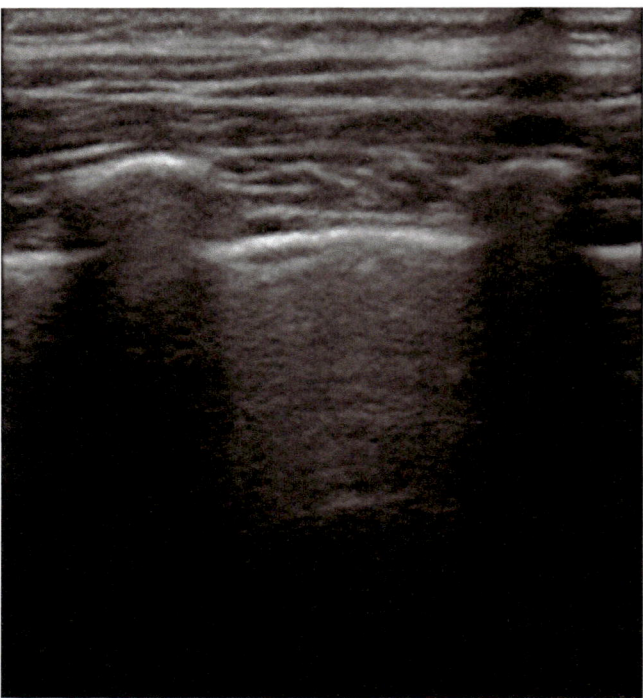

Figura 3-13. Estructuras anatómicas en ecografía pulmonar.

La visualización del deslizamiento pulmonar implica que las dos superficies pleurales son móviles, están unidas y que no hay aire entre ellas en el punto en que está el transductor. Es muy importante distinguir el deslizamiento pleural del movimiento de la pared torácica.

Un método alternativo de evaluación del deslizamiento pulmonar es el **modo M**. El deslizamiento pleural da un **«signo de la orilla del mar»** característico (v. **Fig. 3-2**). La ausencia del deslizamiento pulmonar nos da, en modo M, otro signo llamado **«signo del código de barras»** o **«signo de la estratosfera»** (v. **Fig. 3-10**), y tiene el mismo valor que la ausencia del deslizamiento pulmonar.

 La presencia del deslizamiento pulmonar, al igual que el signo de la orilla del mar, implican, con una certeza del 100 %, que no hay neumotórax en el punto que estamos explorando.

Pulso pulmón

La observación cuidadosa de la pleura revela un movimiento de temblor sutil de la línea pleural que coincide con el pulso cardíaco. Este se conoce como pulso pulmonar. El hallazgo del pulso pulmonar suele ser más destacado en el hemitórax izquierdo y en la cara inferior del tórax.

 La presencia de pulso pulmón indica que las pleuras parietal y visceral están unidas en el punto donde se encuentra el transductor; por tanto, el hallazgo del pulso pulmón descarta con fiabilidad la presencia de neumotórax.

Neumotórax

La capacidad de descartar la presencia de neumotórax con rapidez es una aplicación fundamental de la ecografía pleural, que es una prueba no invasiva y que tiene mayor especificidad que la radiografía del tórax, e igual sensibilidad en el diagnóstico del neumotórax.

En el punto del tórax en que hay un neumotórax no habrá deslizamiento pulmonar ni signo de la orilla del mar en el modo M. Como el aire sube a las zonas que no están en declive de la cavidad pleural, la ecografía debe empezar en esta zona del tórax. La presencia de deslizamiento pulmonar descarta la presencia de neumotórax. Sin embargo, no es cierto lo opuesto, y el explorador debe tener en cuenta que su falta no es específica de neumotórax. El deslizamiento pulmonar puede faltar en otros trastornos como las atelectasias, el engrosamiento pleural, la fibrosis pulmonar extensa y la pleurodesis.

 El único hallazgo que indica con total seguridad la presencia de neumotórax es el **punto pulmón** (v. **Fig. 3-11**).

El punto pulmón se observa, en **modo M**, como un patrón alternante entre el signo de la orilla del mar (fisiológico) y el signo del código de barras (patológico). De ahí que el uso de la ecografía pulmonar después de cualquier intervención que conlleve un riesgo alto de neumotórax, como los intentos de cateterización venosa central, la toracocentesis o la broncoscopia con biopsia transbronquial, sea una estrategia prudente.

Derrame pleural

La identificación de un derrame pleural es una aplicación clara de la ecografía torácica. Esta última detecta fácilmente acumulaciones de líquido en el cuerpo en forma de estructuras anecoicas o hipoecoicas. La ecografía es más sensible que la radiografía de tórax para detectar derrames pleurales. Un derrame pleural que fluye libremente suele acumularse en las zonas más en declive del tórax, y su posición puede cambiar con los cambios de postura o de posición del paciente. Es importante estudiar todo el tórax para detectar derrames pleurales que puedan estar loculados y no se acumulen en las zonas en declive del tórax.

La posición del paciente es una limitación importante a la hora de realizar la ecografía pleural en urgencias, porque los pacientes están a menudo en decúbito supino, tienen una movilidad limitada, pueden estar sometidos a ventilación mecánica y con múltiples sueros. Sin embargo, el operador puede superar estas limitaciones colocando el transductor en la línea axilar posterior, angulando el transductor ligeramente hacia posterior e intentando dirigir el haz de ultrasonidos hacia la columna vertebral. Esto facilita la visualización de pequeños derrames en zonas en declive y las anomalías coexistentes del parénquima pulmonar.

Hay **tres reglas cardinales para diagnosticar un derrame pleural**:

1. Identificación de los límites anatómicos de un derrame pleural:

– La pared torácica.
– El diafragma y los órganos subdiafragmáticos: el hígado (lado derecho), el bazo (lado izquierdo) y los riñones.
– Debe identificarse el pulmón y distinguirlo del derrame pleural.
2. Identificación del espacio relativamente anecoico, que constituirá el derrame pleural en el contexto de los límites que se acaban de indicar (**Fig. 3-14**).
3. Cambios dinámicos:
   – El «**signo de la medusa**»: se refiere al movimiento ondulante del pulmón colapsado dentro del derrame pleural. Es posible que no haya ningún aleteo pulmonar en los derrames pequeños.
   – El «**signo de la cortina**»: se refiere a un pulmón aireado que se mueve hacia dentro del campo de exploración y oculta parcialmente el derrame pleural y el aire comprimido adyacente durante la inspiración.
   – El «**signo del sinusoide**»: se refleja el movimiento respiratorio del pulmón en el **modo M** cuando se mueve hacia la pared torácica y se aleja de ella en cada respiración (como flotando). Representa el movimiento del pulmón dentro de la cavidad pleural llena de líquido.

Además, con la ecografía pleural puede determinarse el tamaño del derrame. La forma más sencilla de cuantificar el derrame pleural es determinar si es leve, moderado o grave. Los patrones complejos dentro de los derrames pleurales, como las loculaciones, los tabiques y los patrones en bandas, que se encuentran con frecuencia en los pacientes con derrames paraneumónicos complicados y empiemas, pueden determinarse con la ecografía pleural (**Fig. 3-15**).

Tipos de derrame pleural

La ecogenicidad del derrame pleural tiene relevancia clínica. El aspecto del líquido ayuda a determinar la causa del derrame. El líquido pleural suele ser anecoico, pero puede tener restos ecogénicos flotantes. Un derrame anecoico puede ser un trasudado o un exudado.

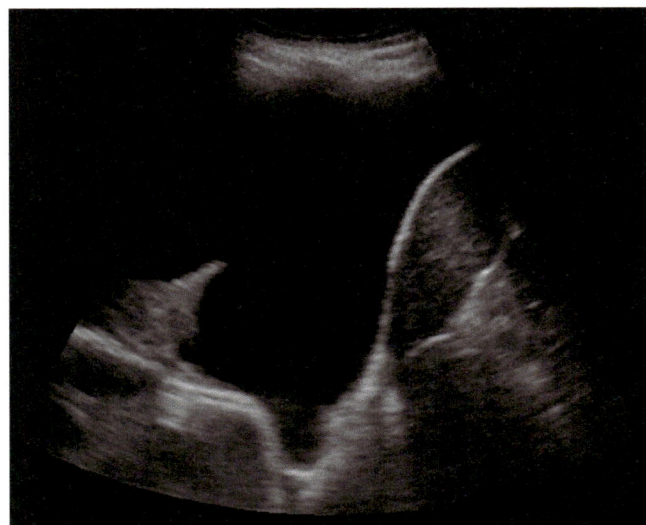

Figura 3-14. Derrame pleural.

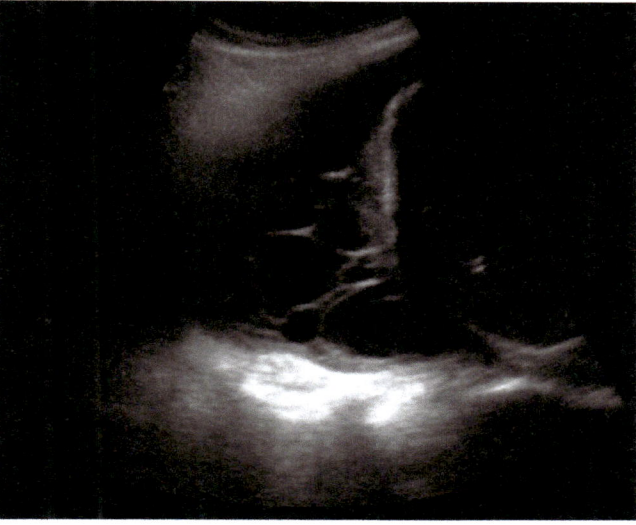

Figura 3-15. Derrame pleural tabicado.

Los derrames ecogénicos de forma homogénea, que consisten en ecos internos difusos con un aspecto gris uniforme, suelen ser exudados. Los derrames con ecogenicidad heterogénea (incluidos restos, hebras, frondas o tabiques) pueden indicar un derrame paraneumónico complicado o un empiema (v. **Fig. 3-15**). Los derrames con ecogenicidad heterogénea pueden identificarse por la presencia de los siguientes signos ecográficos:

- **Signo del hematócrito**: suele verse en derrames muy celulares, y aparece como una bicapa en la que la parte más en declive es, en gran medida, ecogénica, donde las células se acumulan debido a la gravedad.
- **Signo del plancton**: restos que forman remolinos agitados por el ciclo cardíaco o respiratorio dentro de un derrame pleural.
- **Movimientos ondulantes**: hebras que se ven agitadas por el movimiento cardíaco o respiratorio dentro del derrame pleural.

Aspectos destacados

- La identificación inicial de la pleura debe realizarse en un plano longitudinal, y el marcador del transductor debe dirigirse hacia la cabeza del paciente.
- El movimiento de la línea pleural se conoce como deslizamiento pulmonar. Su presencia descarta, de forma fiable, la presencia de neumotórax.
- La presencia de pulso pulmón indica que las pleuras parietal y visceral están adheridas. Su presencia también descarta la presencia de neumotórax.
- La ecografía pleural debe usarse después de cualquier intervención que conlleve un riesgo alto de neumotórax, como los intentos de cateterización venosa central, la toracocentesis o la broncoscopia con biopsia transbronquial.
- Un derrame pleural que se distribuye libremente suele acumularse en las zonas más en declive del tórax.
- Hay tres reglas cardinales en el diagnóstico ecográfico de un derrame pleural: la identificación de sus límites anató-

micos, la detección del espacio relativamente anecoico que constituirá el derrame pleural en el contexto de estos límites, y la visualización de signos dinámicos (de la medusa, de la cortina y del sinusoide).

- La guía ecográfica mejora el rendimiento y reduce la cifra de complicaciones de la toracocentesis.

Otras aplicaciones

Se contemplan otras aplicaciones de la ecografía pulmonar. Tras tomar medidas de **reclutamiento pulmonar**, la ecografía puede ser usada para evaluar el grado de reaireación de las regiones pulmonares en cuestión.

La colocación adecuada del **tubo endotraqueal** por encima de la carina traqueal, después de la intubación, viene indicada por la identificación de un deslizamiento pleural bilateral o del movimiento de líneas B sincronizado con la ventilación manual o con las respiraciones producidas por el respirador.

El **neumotórax** puede ser excluido inmediatamente después de determinadas intervenciones, como la colocación de una vía central o una toracocentesis, y con mayor precisión que con la radiografía de tórax estándar.

Limitaciones

La evaluación ecográfica de los pacientes urgentes plantea múltiples retos. Al contrario que los ambulatorios, estos pacientes suelen estar en posición de decúbito supino, a menudo están sedados o con múltiples medicaciones intravenosas, y muchos son incapaces de cumplir órdenes, lo que exige a los operadores adaptar su técnica. Las paredes anterior y lateral del tórax suelen estar fácilmente disponibles para la colocación del transductor, y estas regiones son, a menudo, muy informativas. Con el apoyo del personal, a los pacientes se les puede cambiar de posición temporalmente para proceder a una evaluación rápida de la pared posterior del tórax cuando sea necesario.

Los boxes de las camas de observación de urgencias suelen estar llenos de dispositivos de soporte vital, monitores, soportes de suero, etc. Hacer sitio para el ecógrafo no es siempre una tarea fácil. Hay que reorganizar el box y manipular el equipo con cuidado y con el apoyo del personal de enfermería. Los pacientes recién operados, especialmente después de una esternotomía o una intervención abdominal, presentarán vendajes que el ecografista tendrá que manejar, y el acceso a la pared torácica puede ser limitado. La presencia de edema subcutáneo puede oscurecer la visión ecográfica y dar lugar a una información subóptima. Los pacientes con traumatismos pueden tener enfisema subcutáneo, que impedirá una adecuada visualización de la superficie pleural. Los pacientes obesos también pueden tener ventanas ecográficas subóptimas.

Glosario de términos

- **Broncogramas aéreos (dinámico y estático)**: los broncogramas aéreos ecográficos son estructuras artefactuales tubulares brillantes dentro de una consolidación; corresponden a aire dentro de los bronquios. El dinámico nos orienta más a neumonía.
- **Cola de cometa**: un término general para los artefactos ecográficos verticales hiperecoicos. Las **líneas B** son un tipo de cola de cometa.
- **Deslizamiento pulmonar**: signo dinámico como un temblor o un movimiento de la línea pleural, asociado a la respiración. Descarta neumotórax en el punto donde se aprecia.
- **Hepatización**: término que se aplica cuando el aspecto del pulmón en la ecografía pulmonar simula al del hígado, debido a una consolidación.
- **Línea A**: reverberaciones ecográficas de la línea pleural. Son líneas **horizontales** hiperecoicas que aparecen a intervalos regulares en profundidad a la línea pleural y entre las sombras costales.
- **Línea B**: estos artefactos ecográficos **verticales** hiperecoicos surgen de la línea pleural y se extienden hasta el final de la pantalla sin desvanecerse. Las líneas B borran las líneas A y se mueven con el deslizamiento pulmonar. Se asocian a SAI.
- **Pulso pulmón**: similar al deslizamiento pulmonar, este signo dinámico se percibe como un temblor de la línea pleural sincronizado con el latido cardíaco, y también descarta neumotórax en el punto donde se aprecia.
- **Punto pulmón**: signo dinámico que implica la aparición cíclica de hallazgos asociados a un pulmón aireado (deslizamiento pulmonar, líneas A o B) reptando hacia el campo de visión y saliendo de él con cada ciclo respiratorio.
- **Signo del código de barras**: también llamado «**signo de la estratosfera**», *es un patrón en modo M de líneas horizontales* ininterrumpidas, indicativo de la ausencia de deslizamiento pulmonar.
- **Signo de la orilla del mar**: este signo es un patrón en modo M de líneas horizontales ininterrumpidas, superficiales a la superficie pleural, con un patrón granular profundo a la pleura; indica un patrón de aireación normal.

TÉCNICA DE LA ECOGRAFÍA PULMONAR

En la ecografía pulmonar influye, en particular, la presencia de las costillas y del pulmón aireado. Las costillas producen un artefacto de sombra que bloquea completamente la transmisión de las ondas de ultrasonidos. El pulmón aireado es un reflector poderoso de las ondas de ultrasonidos y crea un artefacto típico (deslizamiento pulmonar + líneas A). La pleura se visualiza bien con la ecografía, dado que es un límite entre dos densidades tisulares (el pulmón y el tejido subcutáneo) con diferente impedancia acústica, apareciendo como una línea hiperecoica (blanca) situada 0,5 cm por debajo de la cortical de las costillas.

> ! Es importante realizar un ajuste adecuado del equipo para maximizar el rendimiento diagnóstico, aumentar el detalle de la imagen y mejorar la precisión. Habitualmente resulta adecuada una visualización bidimensional para un estudio ecográfico del pulmón, y no suelen ser necesarias las técnicas de Doppler en color.

Tradicionalmente se había considerado ideal el transductor microconvexo (3,5-8 MHz) para la ecografía pleural, porque permite visualizar las estructuras más profundas y ocupa una zona que puede acoplarse fácilmente entre los espacios intercostales. Asimismo, puede usarse el transductor de frecuencias altas para visualizar con más detalle la superficie pleural. A pesar de lo comentado ahora mismo, la sonda que más se usa y la más extendida a nivel mundial a la hora de realizar la ecografía pulmonar es un **transductor convexo de baja frecuencia**, ajustado a una profundidad de 11-13 cm, quitando los filtros y los armónicos, con el foco situado a la altura de la línea pleural.

Además de la selección del transductor, es importante su orientación adecuada cuando se visualizan la pleura y las estructuras pulmonares. La visualización de la pleura debe iniciarse en el plano **longitudinal**, y el marcador del transductor debe dirigirse siempre hacia la cabeza del paciente. Por convención, la visualización de la pleura exigirá que el marcador esté en la esquina superior izquierda de la pantalla de ecografía.

Normalmente, en ecografía siempre se realizan cortes longitudinales y transversales, pero, en esta ocasión, los cortes transversales originarían gran cantidad de sombras acústicas al chocar con las costillas, por lo que se realizan cortes **oblicuos**, de tal manera que el haz del transductor penetra (sin oposición) por los espacios intercostales, sin que se originen, por tanto, sombras acústicas, lo que nos dará una amplia visión de la línea pleural.

Otro dato técnico a tener en cuenta es que el haz de ultrasonidos debe incidir perpendicularmente a la pleura, para tener una correcta visualización de esta y de los artefactos que se originan en ella (líneas A, B, etc.). Por tanto, al deslizar la sonda de medial a lateral en la exploración del paciente, es importante que se vaya basculando, para que el haz de ultrasonidos siempre incida perpendicularmente a la línea pleural.

 PUNTOS CLAVE

- La ecografía es una herramienta asistencial que permite acelerar y mejorar la precisión en el proceso diagnóstico y terapéutico.
- La EC es una ecocardiografía no reglada, a pie de cama del paciente y realizada por el médico clínico responsable de él, en la que se integran todos los datos clínicos y ecocardiográficos, lo que conlleva un cambio de actitud al modificar la inercia diagnóstica o terapéutica previas.
- El concepto de **ecografía multiventana** resulta imprescindible en el paciente en *shock*.
- La utilidad de la ecografía en la parada cardíaca, hoy en día, es indiscutible.
- El pulmón y sus estados patológicos son adecuados para el análisis ecográfico en virtud de la relación recíproca existente entre el aire y el líquido presentes dentro del tórax, ya que van a originar distintos tipos de artefactos.
- La ecografía pulmonar se basa en la interpretación de estos artefactos.
- La ecografía pulmonar aporta más información que la Rx de tórax para detectar el neumotórax, las consolidaciones, el edema pulmonar y el derrame pleural.

BIBLIOGRAFÍA

Copetti R, Soldati G, Copetti P. Chest sonography: a useful tool to differentiate acute cardiogenic pulmonary edema from acute respiratory distress syndrome. Cardiovasc Ultrasound. 2008;6:16.

Ding W, Shen Y, Yang J, He X, Zhang M, et al. Diagnosis of pneumothorax by radiography and ultrasonography, A meta-analysis. Chest. 2011;140(4):859-66.

Feller-Kopman D. Ultrasound-guided thoracentesis. Chest. 2006;129(6): 1709-14.

Galbois A, Ait-Oufella H, Baudel JL, Kofman T, Bottero J, Viennot S, et al. Pleural ultrasound compared with chest radiographic detection of pneumothorax resolution after drainage. Chest. 2010;138(3):648-55.

Lichtenstein DA, Menu Y. A bedside ultrasound sign ruling out pneumothorax in the critically ill. Lung sliding. Chest. 1995;108(5):1345-18.

Lichtenstein DA, Mezière G, Lascois N, Biderman P, Courret JP, Gepner A, et al. Ultrasound diagnosis of occult pneumothorax. Crit Care Med. 2005;33(6):1231-8.

Lichtenstein DA. General ultrasound in the critically ill. New York: Springer-Verlag, 2002.

Lichtenstein DA. Ultrasound in the management of thoracic disease. Crit Care Med. 2007;35(5 Suppl):S250-61.

Mayo PH, Doelken P. Pleural ultrasonography. Clin Chest Med. 2006;27(2): 215-27.

Pérez de Isla L, Díaz Sánchez S, Pagola J, García de Casasola Sánchez G, López Fernández T, Sánchez Barrancos IM, et al. Consensus Document of the SEMI, semFYC, SEN, and SEC on Focused Cardiac Ultrasound in Spain. Rev Esp Cardiol (Engl Ed). 2018 Nov;71(11):935-40.

Volpicelli G, Elbarbary M, Blaivas M, Lichtenstein DA, Mathis G, Kirkpatrick AW, et al. International Liaison Committee on Lung Ultrasound (ILC-LUS) for International Consensus Conference on Lung Ultrasound (ICC-LUS). International evidence-based recommendations for point-of-care lung ultrasound. Intensive Care Med. 2012 Apr;38(4):577-91.

Ecocardiografía en valvulopatías y aortopatías

Ecocardiografía en la valoración de la patología valvular aórtica

4

D. Villagómez Villegas y F. J. Molano Casimiro

OBJETIVOS

- Conocer e identificar las causas más prevalentes de valvulopatía aórtica.
- Aprender los cambios fisiopatológicos que ocasiona la valvulopatía aórtica (estenosis e insuficiencia) en cada fase de su evolución y cómo correlacionarlos con los hallazgos ecocardiográficos.
- Aprender la sistemática del estudio ecocardiográfico de la valvulopatía aórtica.
- Valorar la repercusión extravalvular de las valvulopatías graves.
- Identificar escenarios especiales de la estenosis aórtica (de bajos gradientes) como principal causa de cuantificación errónea de gravedad.
- Establecer el papel accesorio de la ecocardiografía transesofágica en la valvulopatía aórtica.

INTRODUCCIÓN. SISTEMÁTICA GENERAL DE ANÁLISIS ECOGRÁFICO. ANATOMÍA DE LA VÁLVULA AÓRTICA

La ecocardiografía se considera, desde hace décadas, la prueba diagnóstica inicial cuando hay sospecha clínica de valvulopatía. En los últimos años, la disponibilidad de nuevas herramientas de cuantificación, ecografías tridimensionales, análisis de deformación miocárdica y, en última instancia, la inteligencia artificial aplicable en los equipos de última generación, permite un estudio más detallado de estas patologías, reduciendo de gran manera la variabilidad interobservador e interequipo que clásicamente se ha atribuido a la técnica, y mejorando, por lo tanto, la reproducibilidad y fiabilidad diagnóstica de los estudios.

> ❗ El objetivo del presente capítulo es detallar de forma sucinta y con un enfoque práctico la identificación y cuantificación de las distintas presentaciones de la patología de la válvula aórtica (VA), mediante ecocardiografía transtorácica (ETT) y transesofágica (ETE), y las situaciones en que se precisa complementarlo con otras técnicas diagnósticas.

En la sistemática del estudio de las valvulopatías, de forma general, se establecerá una **rutina de trabajo**, que se basa en un primer análisis anatómico valvular, posteriormente el estudio funcional-hemodinámico para establecer la gravedad de la lesión, y, en último lugar, la repercusión que dicha valvulopatía ocasiona en las cámaras cardíacas, función ventricular y presiones pulmonares, lo que se podría llamar **repercusión extravalvular**. Todo ello constituye un análisis global, tanto de la valvulopatía como de sus consecuencias, que es imprescindible para la toma de decisiones terapéuticas en estos pacientes.

Debido al conocimiento más profundo de la mecánica y fisiología valvular que han permitido las técnicas de imagen en cardiología, actualmente las válvulas no se consideran como una estructura única, sino que forman parte de unos complejos anatomofuncionales más amplios, con estructuras situadas fuera de la propia válvula, pero que influyen directamente en su correcto funcionamiento, y que podría denominarse **complejo perivalvular**. En el caso que nos ocupa en este capítulo, se hablará del **complejo perivalvular aórtico** (**Fig. 4-1** y **Fig. 4-2**) formado por:

- Los **tres velos o sigmoideas aórticas**, con morfología en «corona de tres puntas», con las bases implantadas en el anillo aórtico basal y las puntas implantadas en la unión sinotubular o «2º anillo funcional aórtico». Cuando la válvula aórtica está cerrada, los bordes de las tres puntas de corona se unen entre sí, en las denominadas comisuras aórticas, adoptando, en visión frontal, una imagen en «escudo de Mercedes» invertido en diástole; y, cuando la válvula está abierta, en sístole, adopta una forma entre triángulo equilátero con los lados discretamente curvados hacia fuera y un círculo. La correcta posición de las tres comisuras en diástole permite que la válvula mantenga un cierre competente, sin presencia de insuficiencia aórtica. Por el contrario, cuando esas comisuras se fusionan entre sí, por fibrosis o calcificación, se limita su separación en sístole, dejando un orificio de apertura estrecho y generando estenosis aórtica.
- Entre ambos anillos está la **raíz de la aorta**, concretamente los senos de Valsalva, que son tres cavidades semiesféricas de concavidad interior, una situada anterior y dos posteriores, delimitadas proximalmente por el anillo aórtico basal y el 3er anillo anatómico, la unión ventriculoaórtica anatómica, la cual tiene menos influencia en la dinámica

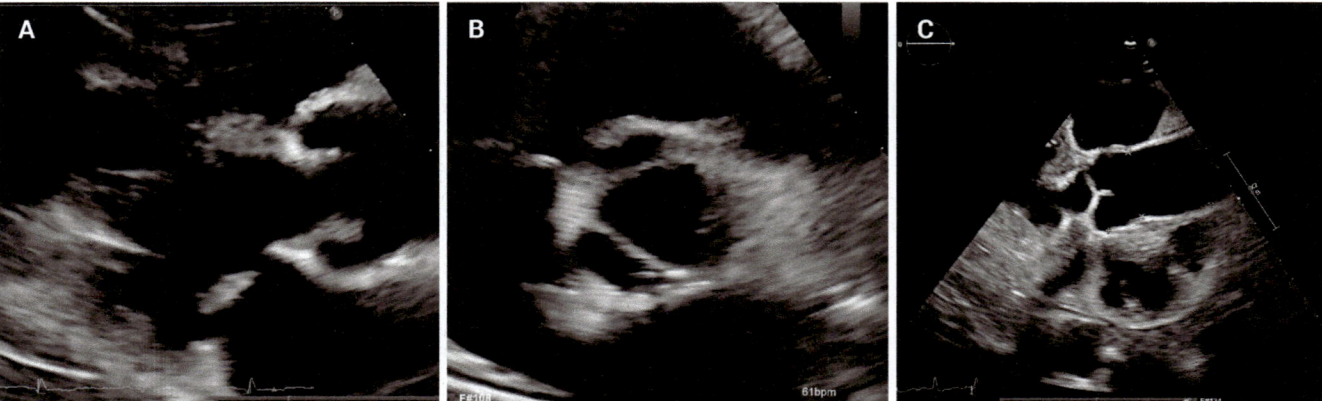

Figura 4-1. Análisis anatómico global de la válvula aórtica «complejo perivalvular aórtico»: a la izquierda **(A)**, imagen paraesternal eje largo de la raíz aórtica y sigmoideas aórticas derecha (arriba) y no coronariana (abajo), además del tracto de salida del ventrículo izquierdo. Con la tecnología 3D (Xplane™) se puede obtener la imagen ortogonal de ese plano simultáneamente (línea blanca), visible en la imagen del centro **(B)**, donde se observa la válvula en eje corto con las tres sigmoideas en apertura triangular y las tres comisuras. En la imagen derecha **(C)** se aprecia el análisis de las dimensiones del anillo aórtico, senos de Valsalva, unión sinotubular (2º anillo funcional aórtico) y aorta ascendente.

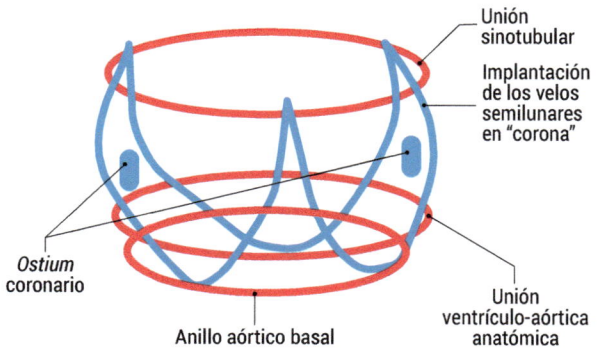

Figura 4-2. Representación gráfica de la anatomía de la raíz aórtica, anillos, sigmoideas y senos de Valsalva, con la típica morfología de «corona de tres puntas».

de los velos aórticos, y, distalmente, por la unión sinotubular aórtica, la cual se forma por la unión de las puntas de las tres sigmoideas. El calibre de los senos de Valsalva habitualmente es mayor que el de los dos anillos que la delimitan, y en el interior del seno anterior (derecho) se encuentra el *ostium* coronario derecho, y en el seno posterior izquierdo, el *ostium* coronario izquierdo. En el seno derecho posterior no hay ninguna salida coronaria. En diástole, cuando la VA está cerrada, los senos de Valsalva funcionan como reservorios de flujo sanguíneo, permitiendo la máxima apertura de los *ostium* coronarios y la máxima perfusión coronaria.
- La **aorta ascendente**, distal a la unión sinotubular.
- El **tracto de salida del ventrículo izquierdo (TSVI)**, tramo final del ventrículo izquierdo (VI), justo por debajo del anillo aórtico basal, delimitado por el septo muscular basal anterior por arriba y por la unión mitroaórtica y la base del velo mitral anterior. Habitualmente, ofrece un perfil ovoide, con eje mayor lateral y menor anteroposterior, y un cambio de calibre con el ciclo cardíaco (se estrecha en sístole, se expande en diástole).
- La repercusión extravalvular de la valvulopatía aórtica recae directamente sobre el VI, por lo que se deberá estudiar con «mimo» su morfología, volúmenes y función sistólica.

La valvulopatía aórtica se debe valorar de forma integrada con las estructuras anatómicas colindantes que se ven afectadas por la disfunción valvular y, a su vez, influyen en el correcto funcionamiento de la válvula. La valoración ecográfica debe evaluar no solo la válvula, sino el «complejo valvular»: válvula + estructuras adyacentes.

A continuación, se detallarán los hallazgos específicos de las valvulopatías aórticas más frecuentes.

ESTENOSIS AÓRTICA

Se define como la limitación significativa a la apertura de la válvula aórtica por presentar afectación estructural, con el consiguiente aumento de la poscarga y sobrecarga de presión al VI.

Etiología de la estenosis aórtica

La etiología de la estenosis aórtica (EA) más frecuente en nuestro medio es la **degenerativa/calcificada**.

Se trata de una patología con una creciente prevalencia en la población occidental, de la mano del envejecimiento de la población y la mayor incidencia de factores de riesgo cardiovasculares clásicos, que han demostrado jugar un papel importante en la degeneración valvular. Suele comenzar con calcificación y fusión de la base de las sigmoideas y de las comisuras, afectándose la parte más central de los bordes libres de las comisuras en fases más avanzadas. Se podría describir como una afectación «centrípeta», desde fuera hacia dentro (**Fig. 4-3**).

La **válvula aórtica bicúspide** (VAB) es la 2ª causa de EA en nuestro medio, y se constituye como la primera causa en menores de 65 años. Se produce por la fusión de alguna de las comisuras aórticas que queda sustituida por un rafe. El orificio de apertura es, por lo tanto, menor y de morfología habitualmente fusiforme. Presenta una degeneración acelerada frente a la VA normal, por lo que la calcificación y fusión del resto de la banda de coaptación de las comisuras

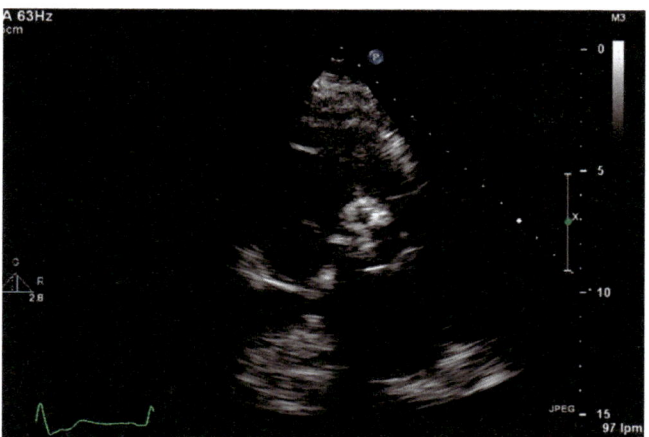

Figura 4-3. Imagen de estenosis aórtica calcificada, con la afectación principal en la base de las comisuras y menor afectación de la parte central de la válvula.

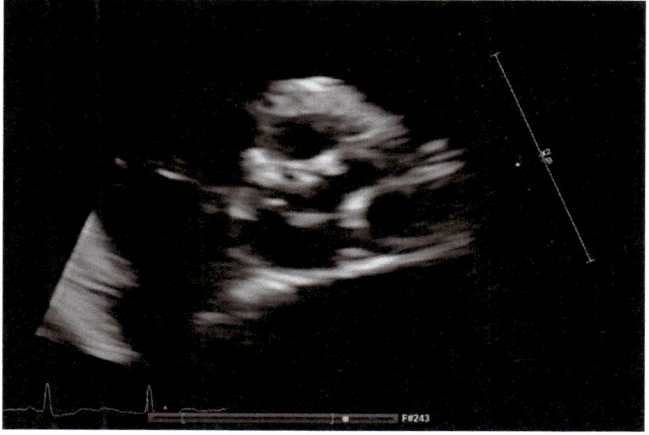

Figura 4-5. Plano PEEC de la válvula aórtica en paciente con estenosis aórtica reumática, con afectación predominante del borde libre de las sigmoideas y escasa afectación de las comisuras.

aparece a edades más tempranas. De hecho, cuando la VAB se calcifica, se hace indistinguible de una degenerativa calcificada (**Fig. 4-4**).

Otro tipo de EA congénita se debe a VA unicúspide, por fusión de dos de las tres comisuras, con un grado de estenosis más precoz e intenso que la VAB, con una apertura valvular circular y no centrado en la válvula.

La **EA reumática** suele asociarse a estenosis mitral de la misma etiología, siendo excepcional la afectación aislada aórtica. Se produce una fibrosis reumática con afectación inicial del borde de coaptación de las tres sigmoideas, que se muestran engrosadas, pero con la apertura inicialmente preservada, porque no es hasta fases avanzadas cuando la afectación llega a las comisuras y aparece EA. Se podría decir que es, a diferencia de la EA calcificada, una afectación «centrífuga», desde dentro hacia fuera. Por esta característica, la aparición de insuficiencia aórtica es más frecuente que la estenosis en fases iniciales de esta valvulopatía (**Fig. 4-5**).

En la **figura 4-6** se resume un diagrama de las distintas etiologías de EA, con la morfología de apertura típica de cada una de ellas.

Cambios fisiopatológicos de la estenosis aórtica

Los **cambios fisiopatológicos** que genera la EA cuando alcanza un grado significativo (moderada/grave) se basan en una **sobrecarga crónica de presión en el VI**, que ve dificultada, en la sístole, la expulsión de la cantidad mínima de flujo sanguíneo para mantener el gasto cardíaco necesario a través de un «orificio de salida» más estrecho. Esta sobrecarga de presión, al igual que en otras situaciones con aumento patológico de poscarga (hipertensión arterial [HTA] grave, coartación de aorta, etc.), se manifiesta mediante la aparición de **hipertrofia ventricular progresiva**, que lleva, a su vez, al incremento de rigidez ventricular y reducción del volumen ventricular, lo que posteriormente generará una **disfunción diastólica** secundaria. En este punto evolutivo de la enfermedad, el paciente suele estar asintomático o paucisintomático,

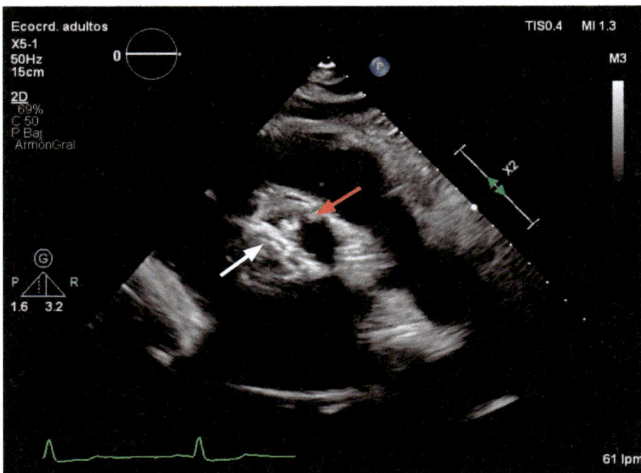

Figura 4-4. Imagen obtenida en plano paraesternal eje corto de una válvula aórtica bicúspide tipo 1 de Sievers, intensamente calcificada. Obsérvese la calcificación grave de las comisuras aórticas (flecha blanca) y el rafe de fusión de las comisuras coronáricas derecha e izquierda, igualmente calcificadas, pero en menor medida (flecha roja).

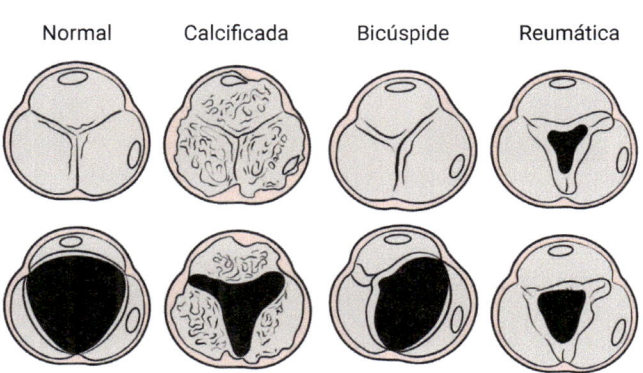

Figura 4-6. Reproducción del aspecto ecográfico típico de las causas más frecuentes de estenosis aórtica (EA) en plano paraesternal eje corto. La morfología de la apertura de la válvula aórtica normal (izquierda) presenta morfología en triángulo con los lados convexos. En la EA degenerativa calcificada es en «estrella» de tres puntas, y en la EA bicúspide es fusiforme (imágenes centrales). En la EA reumática, la apertura típica es redondeada (derecha).

y el recambio valvular puede revertir estos cambios y mejorar el pronóstico del paciente. Si no se lleva a cabo y la EA evoluciona, la hipertrofia y rigidez empeoran, y aparecen focos de fibrosis miocárdica, lo que llevará más adelante a **disfunción sistólica**. Estos cambios en el VI ocasionarán, a su vez, cambios en las estructuras adyacentes: aumento de la presión diastólica, y por ende, del tamaño de la AI, fibrilación auricular secundaria, hipertensión pulmonar poscapilar, dilatación del anillo mitral, insuficiencia mitral funcional, insuficiencia tricúspide funcional, y, finalmente, dilatación y disfunción del VD. Todas estas disfunciones progresivas en cadena se han dado en llamar **repercusión extravalvular**, que es objeto de una clasificación propia y que tiene implicaciones pronósticas claras (**Tabla 4-1**). A partir del estadio 3, cuando ya hay hipertensión pulmonar e insuficiencia tricuspídea importante, se considera la EA una enfermedad evolucionada, con mala evolución clínica (incluso tratando la valvulopatía con recambio percutáneo) y muy mal pronóstico.

Papel de la ecocardiografía

El papel de la ecocardiografía en este escenario será, por lo tanto, además de cuantificar correctamente la gravedad de la EA, valorar la presencia de esta repercusión extravalvular.

Ayudará al clínico a adoptar una actitud invasiva, indicando recambio valvular, incluso aunque el paciente esté aún asintomático en muchos casos.

La principal herramienta para valorar la gravedad de la EA es, de largo, la ecocardiografía transtorácica (ETT). Con ella se hará análisis anatómico, pero sobre todo valoración de la gravedad con técnicas Doppler que permiten un análisis hemodinámico. La ecocardiografía transesofágica (ETE) es una herramienta complementaria, que se ve condicionada negativamente por la orientación de los flujos de la VA (tanto sistólico como diastólico) en relación con el haz de ultrasonidos, totalmente perpendiculares, lo que limita el estudio Doppler por ETE. Más adelante se verán los casos en los que aporta valor diagnóstico a la ETT.

En los últimos años se han incorporado **tres nuevos escenarios**, que han cambiado sustancialmente la manera en que el ecocardiografista valora la EA:

- La incorporación de las técnicas de **tratamiento percutáneo de la EA** (implante de válvula aórtica transcatéter o **TAVI**).
- La consolidación de la entidad «**EA con bajos gradientes por bajo flujo**» (se detallan y explican estas situaciones más adelante en este capítulo).
- La asociación entre EA y **amiloidosis por transtirretina (ATTR)**, enfermedad de depósito de proteínas anómalas (amiloide) en el miocardio. Su identificación es importante tanto para el manejo clínico como para la implicación de sus familiares en las variantes hereditarias de la amiloidosis.

Graduación de la gravedad de la estenosis aórtica por ecocardiografía transtorácica

La gravedad de la EA es un espectro continuo, pero por consenso se establecen **cuatro grados de gravedad**: esclerosis, estenosis leve, moderada y severa (**Tabla 4-2**). Se usan cinco medidas para clasificar la gravedad de la EA. Los grados más leves no presentan efectos fisiopatológicos relevantes ni mal pronóstico en los pacientes, pero cuando se alcanza la EA severa, aparece repercusión extravalvular, fundamentalmente disfunción ventricular, que sí ensombrece el pronóstico del paciente si no se indica tratamiento invasivo sobre la válvula. El papel de la ETT se centra, por lo tanto, en determinar el grado de gravedad e identificar la repercusión extravalvular (**Tabla 4-3**).

Tabla 4-1. Estadios de la repercusión extravalvular de la EA

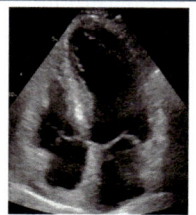 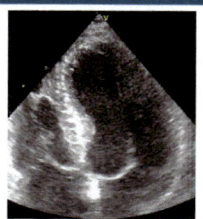 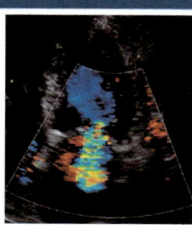 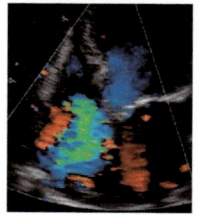 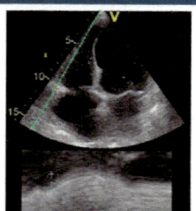

Estadio 0	Estadio 1	Estadio 2	Estadio 3	Estadio 4
Sin afectación extravalvular	Hipertrofia VI	• Dilatación de AI • Insuficiencia mitral funcional	• Hipertensión pulmonar poscapilar • Insuficiencia tricúspide funcional	Disfunción y dilatación del VD
	• Masa VI indexada > 115 g/m² en varones y > 95 g/m² en mujeres • FEVI < 50 % • E/e' *ratio* > 14	• Volumen de AI indexado > 34 mL/m² • Presencia de fibrilación auricular. Insuficiencia mitral moderada-grave	• PAPs ≥ 60 mmHg • Insuficiencia tricuspídea funcional moderada-grave	TAPSE < 16 mm

AI: aurícula izquierda; FEVI: fracción de eyección del ventrículo izquierdo; PAPs: presión sistólica de arteria pulmonar; TAPSE: excursión sistólica del anillo tricuspídeo; VD: ventrículo derecho; VI: ventrículo izquierdo.
Adaptada de: Vollema EM, Amanullah MR, Ng ACT, van der Bijl P, Prevedello F, Sin YK, et al. Staging Cardiac Damage in Patients With Symptomatic Aortic Valve stenosis. J Am Coll Cardiol. 2019;74:538-49.

Tabla 4-2. Clasificación de la estenosis aórtica (EA) según gravedad

	Esclerosis	EA leve	EA moderada	EA grave
$V_{máxima}$ (m/s)	≤ 2,5	2,6-2,9	3-4	≥ 4
Gradiente medio (mmHg)	–	< 20	20-40	≥ 40
Índice adimensional (V1/V2)	–	> 0,5	0,25-0,5	< 0,25
AVA (cm²)	–	> 1,5	1-1,5	< 1
AVA indexada (cm²/m²)	–	> 0,85	0,6-0,85	> 0,6

AVA: área valvular aórtica; $V_{máxima}$: velocidad máxima.

Tabla 4-3. Cambios acaecidos como repercusión extravalvular en la estenosis aórtica (EA) grave y cómo valorarlos con ecocardiografía transtorácica (ETT)

Cambios	Qué y cómo hay que valorarlos
Hipertrofia de VI: • Habitualmente de distribución concéntrica • Puede generar gradiente dinámico intraventricular • Si es grave, hay que considerar enfermedad de depósito miocárdico asociada a la valvulopatía (amiloidosis, etc.)	• Grosor y distribución de la hipertrofia de VI (2D en PEEL y PEEC) • Presencia de gradiente dinámico intraventricular (CW en A4C y A5C) • Patrón de deformación miocárdica (*strain*) sugestivo de amiloidosis (*strain* VI en A4C, A2C y A5C, Autostrain®)
Tamaño de la AI: la sobrecarga de presión provoca dilatación de AI	• Dimensión AI (PEEL) • Volumen AI (A4C y A2C)
Función de VI diastólica: la hipertrofia y sobrecarga crónica de presión en VI provoca disfunción diastólica, inicialmente con presiones de llenado normales y posteriormente elevadas	• Patrón de llenado mitral (PW en A4C) • Patrón Doppler tisular anillo mitral (DTI en A4C) • Volumen AI (A4C y A2C) • $V_{máx}$ insuficiencia tricúspide (CW en IT)
Función de VI sistólica: en fases avanzadas, a la disfunción diastólica le sigue la sistólica	• FEVI (método Simpson biplano en A4C y A2C) • FEVI (método automático–HeartModel®) • *Strain* longitudinal global (GLS) mediante *strain* VI en A4C, A2C y A5C, Autostrain®
Insuficiencia mitral: secundaria a la sobrecarga de VI. Suelen ser típicamente dinámicas, variando el grado según las condiciones de carga	Doppler color A4C, A2C y A3C
Insuficiencia tricúspide/HT pulmonar: • Las fases más avanzadas de EA ocasionan IT • Secundaria al incremento de las presiones pulmonares de tipo poscapilar por la afectación sistodiastólica del VI	Doppler color A4C + CW de la IT

AI: aurícula izquierda; A2C: apical dos cámaras; A4C: apical cuatro cámaras; A5C: apical cinco cámaras; CW: Doppler espectral continuo; DTI: imagen Doppler tisular; FEVI: fracción de eyección del ventrículo izquierdo; IT: insuficiencia tricúspide; PEEL: paraesternal eje largo; PEEC: paraesternal eje corto; PW: Doppler pulsado; VI: ventrículo izquierdo.

Sistemática de estudio por ecocardiografía transtorácica

Se diferencia entre el análisis anatómico y el análisis funcional.

Análisis anatómico

• Válvula tricúspide, bicúspide, unicúspide. En caso de VA bicúspide, analizar las comisuras fusionadas, rafes fusionados, morfología de la apertura, etc. Aplicar la **clasificación de Sievers** (se detalla más adelante, en el apartado de insuficiencia aórtica, ya que es la afectación más frecuente en la VA bicúspide).
• Grado y distribución de la calcificación.
• Movilidad de las sigmoideas: apertura simétrica, asimétrica.
• Anatomía «perivalvular»: TSVI, anillo aórtico, raíz aórtica.

Análisis funcional-hemodinámico

1.º ¿Qué tengo que medir?

– **$V_{máx}$, V_{media} transvalvular** y $_{Vmedia}$ **prevalvular** (en TSVI), en m/seg. Se aplica la **ecuación de Bernoulli simplificada** para calcular de ellas: **gradiente máximo** y **gradiente medio transvalvular** (**$G_{máx}$, G_{medio}**) en mmHg.
– El equipo calcula, de las velocidades, la **integral velocidad-tiempo (IVT)**, equivalente a la longitud (en cm) de la columna de sangre que pasa por un punto insonado en un tiempo determinado, es decir, en un latido. De la V_{media} transvalvular, se obtiene la **IVT_{VA}**, en adelante denominado **V2**, y de la V_{media} prevalvular, la **IVT_{TSVI}**, en adelante **V1**.
– Calcular la **medida adimensional**, cociente directo entre V1 y V2, en adelante **relación V1/V2.**
– Medir el diámetro del TSVI (**d_{TSVI}**), en cm, para calcular, aplicando la **ecuación de continuidad**, el área valvular aórtica (**AVA**), en cm², y posteriormente, usando el área de superficie corporal, el **AVA indexada** (cm²/m²).

La ecuación de Bernoulli se aplica con su modalidad simplificada para facilitar los cálculos. Para ello elimina de la fórmula original algunas medidas que se pueden considerar despreciables, como la viscosidad sanguínea, la velocidad proximal a la válvula, etc. Permite calcular el gradiente máximo de presión ($\Delta P_{máx}$), obtenido de la diferencia de presión entre dos cámaras comunicadas entre sí por un orificio (válvula), en un momento determinado del ciclo cardíaco, a partir de la velocidad. Se simplifica eliminando la velocidad previa a la válvula (V_{prox}) cuando es cercana al valor 1 m/s (este detalle es importante, ya que, cuando la V_{prox} es > 1,5 m/s, la fórmula simplificada no es aplicable para estimar el gradiente transvalvular).

A continuación, se detallarán recomendaciones prácticas para obtener estas medidas y cálculos en el orden adecuado.

$$\Delta P_{máx} = 4(V^2_{máx} - V^2_{prox})$$

$$\Delta P_{máx} = 4(V^2_{máx})$$

- **Medida 1. Área del tracto de salida del VI (área$_{TSVI}$)** (**Fig. 4-7**).
  2.º ¿En qué plano de estudio y con qué herramienta lo mido?: plano paraesternal eje largo (PEEL), 2D. En el caso de disponer de Eco 3D, se hace una planimetría directa del TSVI.
  3.º Cómo medir correctamente:
    - Optimizar la imagen 2D para obtener la mejor resolución temporal y espacial en el área de la VA: zoom con ajuste de foco a nivel, armónicos, ganancia y compresión optimizadas.
    - Medir en mesosístole el TSVI a nivel de la cara ventricular del anillo, o, a lo sumo, 2 mm hacia dentro del VI, de borde interno a borde interno.
- **Medida 2. Velocidad máxima ($V_{máx}$) y gradiente medio (G_{medio}) transaórticos** (**Figs. 4-8** y **4-9**).
  2.º ¿En qué plano de estudio y con qué herramienta lo mido?: plano apical cinco cámaras (A5C) y plano paraesternal derecho.
  3.º Cómo medir correctamente:
    - Utilizar Doppler color para localizar el chorro turbulento a través de la VA.
    - Alinear línea de Doppler espectral continuo (CW) por el orificio estenótico.

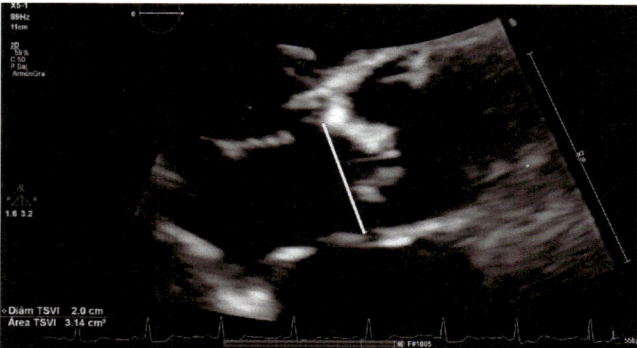

Figura 4-7. Plano PEEL con zoom en el tracto de salida del ventrículo izquierdo, con medida de su diámetro (2,0 cm). Obsérvese cómo el equipo ha aplicado la fórmula del área de la circunferencia (diámetro$_{TSVI}$/2)^2 × π, para obtener el área$_{TSVI}$ = 3,14 cm^2.

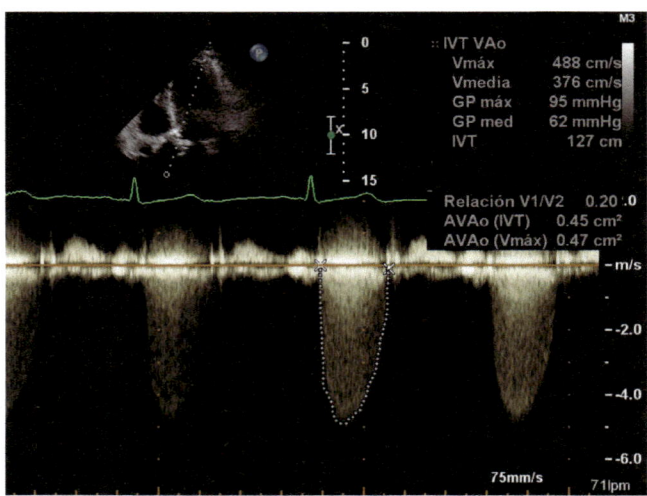

Figura 4-8. Plano apical cinco cámaras con Doppler continuo a través de la válvula aórtica estenótica. Planimetría de la evolvente Doppler, obteniéndose las medidas $V_{máx}$: 4,88 m/s, IVT$_{VA}$: 127 cm, y G_{med}: 62 mmHg, correspondientes a estenosis aórtica grave.

- Analizar señal espectral, con ajustes de ganancia y filtros Doppler que permitan delimitar la envolvente espectral con bordes lo más «limpios» posible.
- Realizar planimetría de la onda sistólica con el menú correspondiente a IVT de la VA (IVT$_{VA}$).
- Si la envolvente no es limpia, adquirir la señal desde el plano paraesternal derecho con el paciente en decúbito lateral derecho y el transductor en 2-3º espacios intercostales derechos. La envolvente se obtiene desde la aorta, no desde el VI, y la dirección es hacia arriba en lugar de hacia abajo, como se obtiene desde el plano A5C (v. **Fig. 4-9**).

  4.º Con las medidas realizadas, ¿qué cálculos debo hacer?: aplicación de la fórmula de Bernoulli. Obtención de $G_{máx}$ y G_{med}.
- **Medida 3. IVT del TSVI** (**Fig. 4-10**).
  2.º ¿En qué plano de estudio y con qué herramienta lo mido?: plano A5C con Doppler pulsado (PW).
  3.º Cómo medir correctamente:
    - Aplicar Doppler color en el TSVI.
    - Ubicar el volumen de muestra del PW en la zona donde se midió el d$_{TSVI}$ (entre anillo aórtico y 2 mm por encima de este).
    - Conectar PW. Analizar la envolvente sistólica. Válido si la onda es laminar, sin «flecos» y con bordes bien delimitados. Si se visualizan muchos «flecos», hay que subir el volumen de muestra hasta obtener señal limpia.
    - Precaución con subirla demasiado, mucho más arriba del punto donde se midió el d$_{TSVI}$: se obtiene señal limpia pero con onda de menor velocidad, con IVT, por lo tanto, infraestimado. En ese caso, se acepta envolvente con algunos «flecos», pero hay que excluirlos de la medida.
    - Planimetría de la señal con el menú IVT de TSVI del equipo.

  4.º Con las medidas realizadas, ¿qué cálculos debo hacer?: se aplicará la ecuación de continuidad para obtener el área valvular aórtica (**AVA**) y el índice adi-

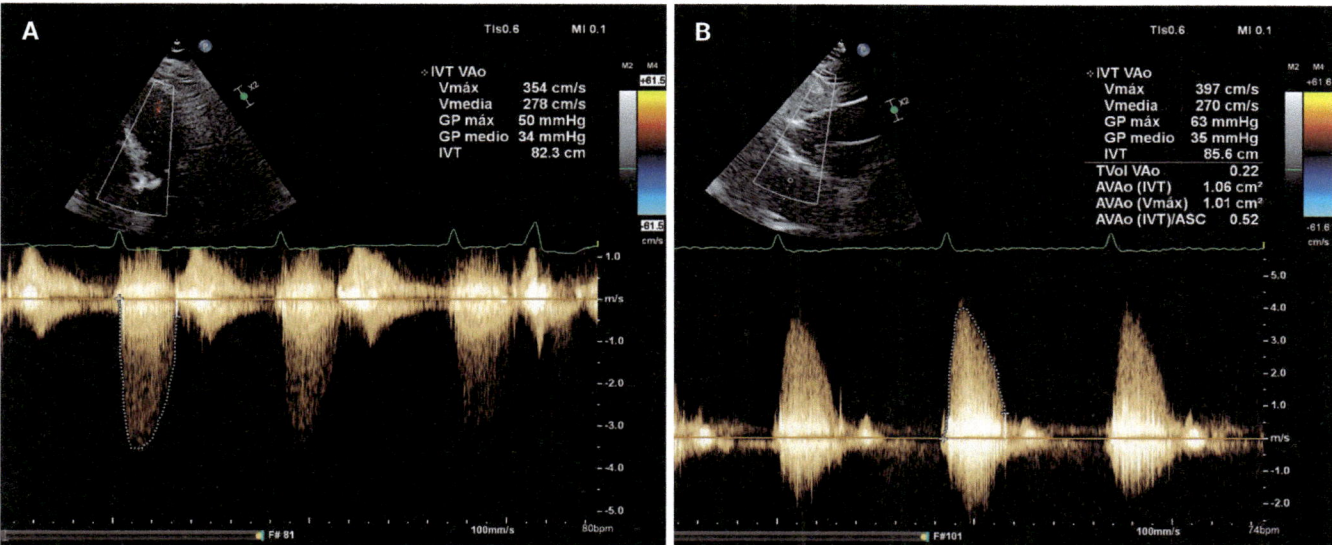

Figura 4-9. Paciente con estenosis aórtica (EA), con ventana ecográfica de planos apicales deficiente. A la izquierda **(A)** los gradientes obtenidos son de gravedad media, pero con señal envolvente espectral débil y mal delimitada, con una V_máx de 3,54 m/s. En el mismo paciente, el plano paraesternal derecho, de más calidad, en la imagen de la derecha **(B)** nos permite valorar una envolvente mejor definida y de más velocidad, obteniendo valores de EA cercanos a EA severa, en lugar de moderada.

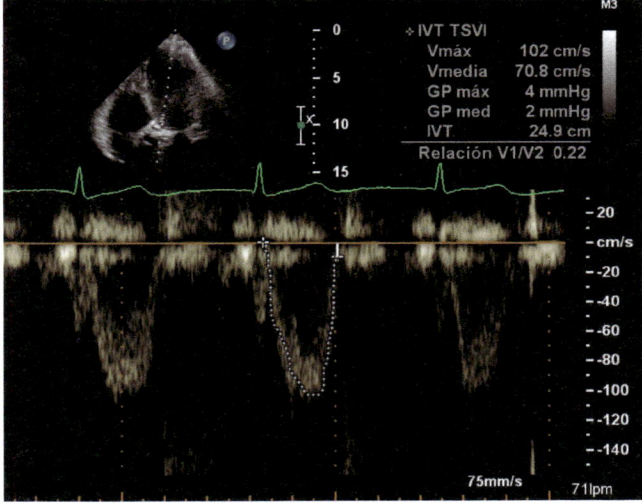

Figura 4-10. Mismo paciente de la figura 4-9. Plano A5C, imagen Doppler espectral de Doppler pulsado obtenida con volumen de muestra 1 cm proximal a la válvula aórtica. Planimetría de la envolvente (obsérvese cómo se excluye la señal deflecada periférica de la medida), obteniéndose la medida de la IVT_TSVI o V1 de 24,9 cm, así como la relación V1/V2 de 0,22, correspondiente a estenosis aórtica grave.

mensional **(relación V1/V2)**, además del **volumen sistólico del VI**:

$$\text{Volumen sistólico (mL/latido)} = \text{diámetro}_{TSVI} \times 0{,}785 \times \text{IVT}_{TSVI}$$

$$\text{Índice adimensional (relación V1/V2)} = \text{IVT}_{TSVI} / \text{IVT}_{VA}$$

$$\text{AVAo} = d_{TSVI} \times 0{,}785 \times \text{IVT}_{TSVI} / \text{IVT}_{VA}$$

El área TSVI será igual a $(\text{radio}_{TSVI})^2 \times \pi = (\text{diámetro}_{TSVI}/2)^2 \times \pi = (\text{diámetro}_{TSVI})2 \times \pi/4 = (\text{diámetro}_{TSVI})^2 \times 0{,}785$.

5.º ¿Cuáles son las limitaciones de las medidas y cálculos?: una fuente importante de error en los cálculos es asumir que el TSVI es circunferencial. Se ha podido comprobar en múltiples estudios tridimensionales de ecocardio 3D, tomografía computarizada (TC) y resonancia magnética (RM), que, con mucha frecuencia, el TSVI es de forma ovoide, con un eje anteroposterior (que es el que se mide en el plano PEEL en la eco 2D) menor que el eje horizontal, lo que ocasiona infraestimación del área del TSVI, y, por lo tanto, sobreestimación de la EA. Además, es un error que se eleva al cuadrado en la fórmula. Para mitigar ese error en la práctica rutinaria de los laboratorios de ecocardiografía, ya que las técnicas tridimensionales no suelen estar disponibles a gran escala para estos pacientes, se adoptó una medida simplificada de la ecuación de continuidad, el **índice adimensional** (comúnmente llamada **relación V1/V2**).

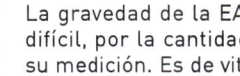

Es una medida más fácil de obtener, menos dependiente de las condiciones de ventana 2D y de las condiciones de precarga, poscarga y frecuencia cardíaca durante el estudio, reproducible y robusta, por lo que se ha aceptado e incluido dentro del arsenal de medidas de cuantificación de la EA de forma generalizada.

La gravedad de la EA es una determinación a veces difícil, por la cantidad de elementos que influyen en su medición. Es de vital importancia realizarla de una manera sistemática y cuidadosa, siendo consciente de las limitaciones de algunas de las medidas.

Repercusión extravalvular

La EA significativa evoluciona afectando de forma secundaria a otras estructuras cardíacas. Dicha afectación permite aproximarse no solo a la gravedad de la EA, sino, además, al tiempo de evolución de la misma. Cuando esos cambios extravalvulares son graves, se puede considerar que la evolución natural de la EA ha generado cambios irreversibles (aunque se corrija la valvulopatía) y un pronóstico ominoso en estos pacientes. En la **tabla 4-3** se detallan estos cambios y cómo medirlos con la ETT.

La indexación por área de superficie corporal (ASC) es fundamental, sobre todo en pacientes con valores extremadamente bajos o altos. Los pacientes obesos son una excepción, ya que su ASC es mayor de la que le corresponde por estatura, y el área valvular aórtica (AVA) indexada podría sobreestimar la EA.

Estenosis aórtica con bajos gradientes por bajo flujo

La estenosis aórtica de bajos gradientes por bajo flujo (EABGBF) es una situación hemodinámica secundaria a la EA de larga evolución. Muchos autores han dudado, en las últimas décadas, de que se trate de una situación real, aduciendo que se limitaba a errores de medida; ha dado pie a numerosas publicaciones y debates, pero, en los últimos años, se ha consolidado su consideración como una situación fisiopatológica real, intermedia entre la EA severa con buena función ventricular y la EA severa con disfunción subclínica o manifiesta por caída de la fracción de eyección del VI (FEVI). Así es reconocida por las últimas versiones de las guías de práctica clínica de valvulopatías de las principales sociedades científicas a nivel mundial.

Se constituye como una EA en la que los gradientes transvalvulares corresponden a EA moderada, pero debido a la caída de los flujos prevalvulares (volumen sistólico del VI), ya que el cálculo del área e índice adimensional corresponden a EA severa.

Se define como EA con los siguientes parámetros:

$$\text{AVA} < 1 \text{ cm}^2, \text{ AVA indexada} < 0,6 \text{ cm}^2/\text{m}^2 \text{ SC}$$

$$V_{máx} < 4 \text{ m/s}$$

$$\text{Gradiente medio} < 40 \text{ mmHg}$$

$$\text{Volumen sistólico indexado (VSI)} < 35 \text{ mL/latido/m}^2$$

Cuando se presenta esta situación, lo primero a considerar es **un error en la medida**, por lo que es necesario realizar una **recalibración**:

- Valorar la envolvente espectral de V2: asegurar una alineación correcta con el volumen de muestra de CW sobre la imagen 2D con color en A5C, en la que se aprecie la VA claramente, con señal color intensa, visible proximal y distalmente a la VA. Si no es posible, explorar otros planos (paraesternal derecho, supraesternal), utilizar ecopotenciadores o utilizar sondas ciegas.
- Valorar la envolvente espectral de V1: asegurar la alineación del volumen de muestra de PW en el TSVI, justo proximal a la válvula aórtica (VA), obteniendo la envolvente de mayor velocidad posible (a medida que se aproxima el volumen de muestra a la VA, V1 aumentará), pero manteniendo sus bordes nítidos y pico de $V_{máx}$ lo más centrado posible en mesosístole. Si se acerca demasiado a VA, apa-

rece envolvente de más velocidad, pero con bordes deflecados. Se debe tener precaución con la presencia de estenosis subaórtica (membrana, túnel fibromuscular, calcificación unión mitroaórtica, miocardiopatía hipertrófica obstructiva, rodete senil subaórtico), ya que, si la V1 supera 1,5 m/s de $V_{máx}$, como se explicó previamente, no es aplicable la fórmula de Bernoulli modificada, porque la velocidad proximal no es despreciable.

- Medición del diámetro del TSVI: es la principal fuente de error en el cálculo del AVA, al asumir, en la fórmula de la ecuación de continuidad, que el TSVI es circunferencial, como se detalló previamente.
- Las medidas del TSVI, V1 y V2, se obtienen en ciclos cardíacos diferentes. Existen situaciones hemodinámicas en las que el flujo de los distintos latidos cardíacos no es el mismo, como ocurre en ritmo cardíaco irregular (fibrilación auricular, extrasistolia frecuente) o en pacientes con pulso paradójico (IC grave, HT pulmonar grave con interdependencia ventricular, taponamiento pericárdico). Por lo tanto, las tres medidas se obtienen en situación de flujo diferente. Se acepta que el diámetro del TSVI presenta variaciones despreciables en diferentes situaciones de flujo, pero tanto V1 como V2 no son equiparables ni relacionables con la fórmula de continuidad en esta situación de variabilidad. Se recomienda, en este caso, promediar las medidas con varios latidos (medir V1 3-5 veces en latidos diferentes, y V2, 3-5 veces), lo cual, desde el punto de vista práctico, no es aplicable, ya que prolonga el estudio en demasía, sin asegurar, por otro lado, una exactitud mínima. A veces, se hace preciso repetir el estudio más adelante, si se prevé que la situación hemodinámica puede corregirse, y, en caso contrario, derivar a otras técnicas diagnósticas. Un caso particular se da en la fibrilación auricular con frecuencia ventricular controlada (entre 50 y 90 lpm), donde las variaciones de flujos pueden ser menores, y el principal condicionante de esa variación es la duración del ciclo precedente. En este caso, se puede realizar un «emparejamiento» de medidas, es decir, calcular la duración del ciclo precedente al flujo medido y valorar los demás flujos en latidos similares (p. ej., medir V1 en un latido de 700 ms y buscar, posteriormente, un latido de duración similar para medir V2).

En este escenario de bajos gradientes, a su vez, se subdividen dos situaciones según la función sistólica del ventrículo izquierdo (VI) cuantificada por la FEVI:

- EABGBF con FEVI < 50 %. Ocasionada por:
  - La propia evolución de la EA (EA grave de larga evolución).
  - Otras causas (la más frecuente, cardiopatía isquémica, seguida de miocardiopatías no isquémicas).
- EABGBF con FEVI > 50 %, también denominada **EABGBF «paradójica»**:
  - Valvulopatías asociadas, la más frecuente la insuficiencia mitral, seguida de estenosis mitral.
  - Cardiopatías con remodelado hipertrófico y reducción secundaria del volumen telediastólico ventricular (car-

diopatía hipertensiva, miocardiopatía hipertrófica, restrictiva, etc.).

En el caso de **EABGBF con FEVI < 50 %**, la EA puede ser severa (la denominamos «EA severa real»), pero también existe la posibilidad de que la EA no sea realmente severa, y que los cálculos de AVA obtenidos se deban a una incompetencia del VI para poder «forzar» a la VA a abrirse en su máxima capacidad en cada sístole. Se denomina en este caso «EA seudosevera», correspondiendo en realidad a una EA moderada. Es muy importante conocer esta circunstancia para no diagnosticar erróneamente a un paciente de EA severa y tomar medidas de tratamiento agresivas, cuando lo más probable es que aún no las necesite.

Cuando coexiste una EA seudosevera con disfunción VI, se debe considerar que la disfunción probablemente tiene otro origen distinto a la EA. Suele tratase de cardiopatía isquémica, por lo que la intervención valvular no es la primera medida recomendada, sino tratar la enfermedad coronaria y optimizar el tratamiento médico (y con dispositivos si está indicado) para la disfunción VI, y hacer seguimiento estrecho de la valvulopatía. En cambio, cuando la EA es severa real, sugiere que la disfunción VI se debe, en primera instancia, a la valvulopatía, y refleja un momento evolutivo más avanzado de esta afección, con muy mal pronóstico si no se lleva a cabo la intervención valvular en breve plazo.

Ecocardiografía de estrés

Para aclarar esta situación de EA seudosevera-severa real, se recomienda la realización de una ecocardiografía de estrés. El objetivo es incrementar el inotropismo del VI, incrementar lo más posible el volumen sistólico, y que así el VI pueda «abrir» la VA en la máxima capacidad física que esta permita, para poder medir con más exactitud el área valvular real.

La **EABGBJ paradójica, con FEVI > 50 %**, representa un escenario aún más complejo de cuantificar y con muchos interrogantes aún en cuanto al manejo clínico idóneo. Se equipara, en cierto sentido, a la IC con función sistólica preservada: pacientes habitualmente más ancianos, con más comorbilidad, frecuentemente hipertensos, con hipertrofia ventricular y volúmenes diastólicos pequeños, disfunción diastólica con elevación de presiones de llenado, y asociado con frecuencia a valvulopatía mitral. Se considera que la FEVI en estos pacientes no refleja adecuadamente la función sistólica real, y cada vez se acepta más que, en realidad, presentan disfunción sistólica denominada «subclínica», por la medida normal de FEVI. Es recomendable utilizar otras técnicas de imagen en esta situación, por un lado, para determinar la función VI real (p. ej., deformación miocárdica [*strain*] y presencia de fibrosis miocárdica en la resonancia magnética cardíaca [RMC]), y, por otro, para determinar la gravedad real de la EA (*score* calcio con tomografía computarizada [TC]). El uso de ecocardiograma de estrés en esta situación no ha demostrado añadir valor diagnóstico por la variabilidad en la respuesta a la dobutamina y la alta prevalencia

de aparición de gradiente dinámico intraventricular, que altera las medidas de velocidad y gradientes.

Estenosis aórtica con altos gradientes por alto flujo

La situación contraria se presenta cuando el VI soporta una sobrecarga de volumen y conserva la contractilidad. Según la ley de Frank-Starling, el incremento del VTDVI ocasionado por dicha sobrecarga generará más contractilidad y, por tanto, aumento del volumen eyectivo en la sístole posterior. Este aumento ocasiona un aumento de V1, y, como se argumentó anteriormente, un subsiguiente aumento de V2, pero conservando la relación V1/V2, que de nuevo es válida para estimar el AVA bruta e indexada y darnos una idea muy exacta del grado real de EA. Si solo se considera el $V_{máx}$ y el gradiente medio, se puede sobrestimar el grado de EA. Situaciones de aumento de flujo son: insuficiencia aórtica significativa, *shunts* I-D postricuspídeos, fístulas auriculoventriculares (AV) en paciente en hemodiálisis, anemia, hipertiroidismo, fiebre, hipoproteinemia, gestación, etc.

> El volumen sistólico del VI influye de manera directa en las mediciones de la gravedad de la válvula aórtica. Es importante conocer y buscar durante el estudio aquellas situaciones que provocan caída del volumen (bajos flujos) y, secundariamente, de los gradientes transvalvulares (bajos gradientes), o aumento de ellos (altos gradientes por altos flujos), para no sobrevalorar ni infraestimar la gravedad de la EA.

INSUFICIENCIA AÓRTICA

Se define como la incompetencia de la válvula aórtica para llevar a cabo un cierre eficaz en diástole, con la consiguiente sobrecarga de volumen al VI, al que llega el flujo procedente de la mitral, a la vez que el flujo que vuelve de la aorta.

Etiología de la insuficiencia aórtica

Las etiologías más frecuentes causantes de insuficiencia aórtica (IA) se pueden agrupar en dos clases:

- Causas primarias: alteración congénita o adquirida de las **sigmoideas o velos**. La más frecuente en nuestro medio es la degenerativa (calcificada, reumática), seguida de las congénitas (VA bicúspide, unicúspide), la endocarditis, post-Rt, etc.
- Causas secundarias: alteración congénita o adquirida de **raíz aórtica**. Dilatación por HTA, por enfermedades de tejido conectivo (síndrome de Marfan, Ehlers-Danlos, etc.), casos familiares o idiopáticos, enfermedades autoinmunes (espondilitis anquilosante, síndrome de Reiter, lupus, etc.), aortitis sifilítica, enfermedad de Takayasu, disección aórtica, postraumática, etc.

Clasificaciones anatómicas

Según las alteraciones anatómicas predominantes, la Sociedad Americana de Ecocardiografía sugiere la **clasificación fun-**

cional basada en la **movilidad de las sigmoideas**, sugerida por autores como El Khoury y Boodhwani, una adaptación de la clasificación de Carpentier de la insuficiencia mitral (IM) (**Fig. 4-11**).

En caso de válvula bicúspide, se plantea una clasificación diferenciada (**clasificación de Sievers**) basada en la presencia o no de rafes fusionados entre las distintas sigmoideas, su disposición y la morfología del orificio de apertura remanente (**Fig. 4-12**).

Cambios fisiopatológicos de la insuficiencia aórtica

Los cambios fisiopatológicos que ocasiona la IA se basan en la **sobrecarga de volumen en el VI**, que es el más afectado en primera instancia. En IA agudas, la sobrecarga brusca de volumen ocasiona aumento súbito de presiones intraventriculares, que impide los mecanismos de adaptación del VI, lo que genera un importante deterioro en la función VI y del gasto cardíaco, un aumento de presiones diastólicas y, por ende, deterioro clínico de rápida instauración. La IA aguda suele ser secundaria a síndrome aórtico agudo y endocarditis, como causas más frecuentes. En IA crónicas, en cambio, existe una **adaptación ventricular a la sobrecarga crónica de volumen** (recibe flujo en diástole desde la mitral y desde la VA insuficiente), que el VI gestiona mediante el incremento de la contractilidad, lo que mantiene las presiones intraventriculares en rangos normales y también el gasto cardíaco; pero con el tiempo, el mecanismo se va agotando, se va incrementando la presión, aparece dilatación y disfunción diastólica, y más tarde disfunción sistólica en el VI, con aparición de clínica lentamente progresiva (disnea de esfuerzo).

Papel de la ecocardiografía

El papel de la ecocardiografía en la IA, como en anteriores apartados, se basa en un **análisis anatómico** de los velos sigmoideos, raíz aórtica, unión sinotubular y aorta ascendente, además del TSVI. Posteriormente, se realizará un **análisis funcional-hemodinámico**, valorando características que se detallarán más adelante, y graduando su gravedad. Por último, se evaluará la **repercusión extravalvular**, en este caso muy centrada en el VI, que es el que recibe la sobrecarga volumétrica en primera instancia.

Graduación de la gravedad de la insuficiencia aórtica por ecocardiografía transtorácica

Para estimar la gravedad de la IA, determinada por el volumen regurgitante que provoca la insuficiencia en el VI, se dispone de medidas cualitativas, semicuantitativas y cualitativas. En la **tabla 4-4** se detallan los criterios de cuantificación y grados de gravedad, destacando en negrita los que presentan un mayor valor predictivo.

Sistemática de estudio por ecocardiografía transtorácica

Se diferencia entre el análisis anatómico y el análisis funcional.

Análisis anatómico

Es primordial comenzar por valorar si la IA asienta sobre una válvula trivalva (tres sigmoideas, tres comisuras) o bicúspide (se aplica la clasificación de Sievers vista anteriormente). En el primer caso, se valorará el grosor y movilidad de las sigmoideas, la fusión de las comisuras, la existencia de prolapso de alguna de ellas, la apertura en forma de triángulo simétrico o asimétrico, etc. En caso de válvula bicúspide, las opciones posibles son múltiples, y el mecanismo responsable de la IA también puede ser muy variado. Si la válvula es normal, se deberá analizar la aorta y buscar ahí la causa de la IA: tamaño de la raíz (a tres niveles: senos de Valsalva, unión sinotubular y aorta ascendente), simetría de los senos de Valsalva, *flaps* intimales sugerentes de disección, etc. En este caso, se tratará de una **IA secundaria** (v. **Fig. 4-1**).

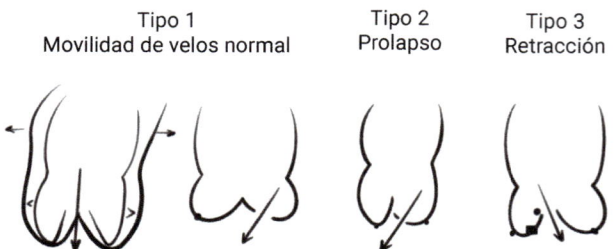

Figura 4-11. Clasificación de Boodhwani, aceptada por la Sociedad Americana de Ecocardiografía, en la que separa los mecanismos de la insuficiencia cardíaca en función de la movilidad de los velos (tipos I, II y III, según tenga movilidad normal, aumentada o restringida).

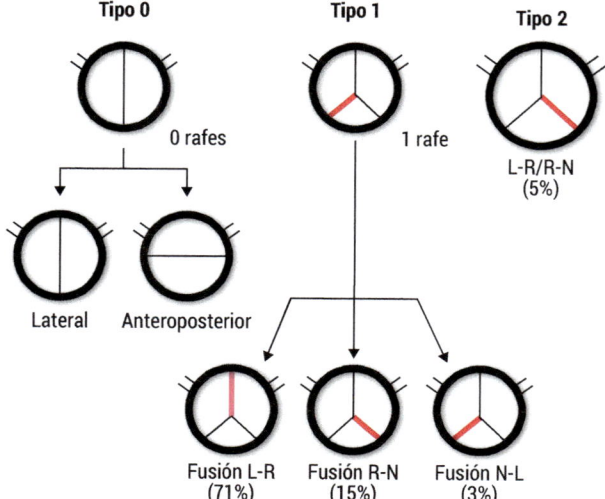

Figura 4-12. Clasificación de Sievers de la válvula aórtica bicúspide. En función del número de rafes fusionados, se distinguen: tipo 0 (sin rafes), tipo 1 (un rafe) y tipo 2 (dos rafes), junto con los subtipos derivados de cada uno de ellos. Sigmoidea L: izquierda, sigmoidea R: derecha, y sigmoidea N: no coronaria.

Análisis funcional-hemodinámico

1.º¿Qué tengo que medir?: los métodos de análisis y cuantificación de la IA se basan inicialmente en valorar el Doppler color y densidad espectral Doppler.

Tabla 4-4. Graduación de la insuficiencia aórtica (IA) según técnicas de medida

	Leve	Moderada		Severa
Anatomía	Velos finos y móviles	Variable		Velos gruesos, fijos, rotos, calcio
Tamaño VI	Normal	Variable		Habitualmente dilatado
Hemiesfera PISA	No visible, pequeña	Variable		Grande
Densidad y perfil CW	Densidad baja, envolvente no definida	Densidad intermedia		Densidad alta, refuerzo basal
Desaceleración, THP	>500 ms	200-500 ms		<200 ms
Inversión diastólica aorta torácica/abdominal	Pequeña protodiastólica	Intermedia		Holodiastólica, IVTr > 15 cm, Vel. telediastólica >20 cm/s
Vena contracta	<0,3 cm	0,3-0,6 cm		>0,6 cm
		Leve-moderada	**Moderada-severa**	
Anchura chorro/TSVI	<25%	25-45%	46-64%	>65%
Área chorro/TSVI	<5%	5-20%	21-59%	≥60%
ORE (cm²)	<0,1	0,1-0,19	0,2-0,29	≥0,30
VR (mL)	<30	30-44	45-59	≥60
FR (%)	<30	30-39	40-49	≥50

cm/s: centímetros por segundo; CW: Doppler continuo; FR: fracción regurgitante; IVTr: integral velocidad-tiempo reverso; ms: milisegundos; ORE: orificio regurgitante efectivo; PISA: área de isovelocidad proximal; THP: tiempo de hemipresión; TSVI: tracto de salida del ventrículo izquierdo; VI: ventrículo izquierdo; VR: volumen regurgitante.

! En este punto, si se valora que la IA es claramente leve, se puede concluir la valoración sin ir más allá. En cambio, si hay dudas o claramente se aprecia que las condiciones no son estas, se considerará que la IA es mayor que leve, y, en consecuencia, se deberá continuar aplicando técnicas semicuantitativas o cuantitativas.

Determinar que una IA es leve es sencillo: por Doppler color se verá un chorro de fino origen en plano PEEL, de anchura menor del 20% de la anchura del TSVI, y, en plano A5C con Doppler continuo, se verá una envolvente débil y de contornos mal definidos, ayudados por el sonido Doppler del equipo, de bajo volumen. La visualización del chorro es posible desde varios planos de exploración, pero hay variaciones sutiles: desde PEEL se valora mejor el origen, la vena contracta y la dirección: desde A5C se alinea mejor el origen con CW, se obtiene la mejor envolvente espectral; y, por último, desde apical tres cámaras (A3C) se ve mejor la «cola» del *jet*, su longitud y si llega hasta región apical del VI.

A continuación, se detallan las técnicas de medición, la sistemática, sus ventajas y limitaciones.

Métodos cualitativos

- **Medida 1. Densidad y morfología espectral, tiempo de hemipresión (THP)** (Fig. 4-13).
  - **2.º ¿En qué plano de estudio y con qué herramienta lo medimos?**: planos: A5C, A3C.
  - **3.º Cómo medir correctamente**: alinear línea de CW sobre el chorro de IA con el menor ángulo posible. Analizar la señal espectral. Ajustes de CW estándar. Escala superior a 5 m/s. Medir la pendiente de la

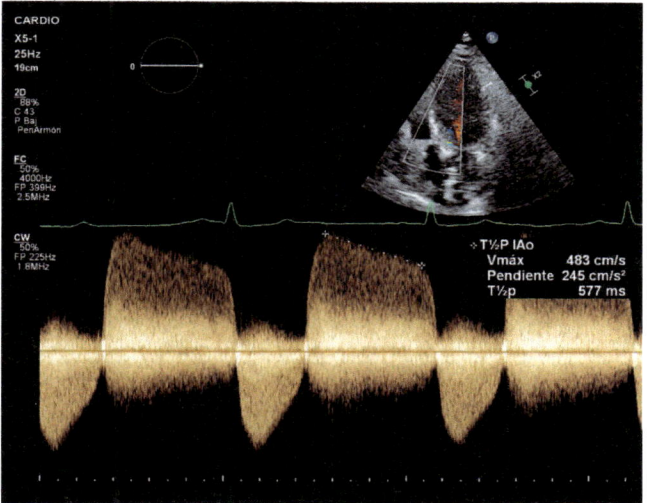

Figura 4-13. Imagen Doppler continuo de una insuficiencia aórtica con medición del tiempo de hemipresión.

envolvente con el menú de THP del equipo, desde la protodiástole a la telediástole, en la parte alta de la envolvente espectral.
  - **4.º Con las medidas realizadas, ¿qué cálculos se deben hacer?**: ninguno. Valorar cualitativamente la densidad de la envolvente espectral. El equipo calcula el THP.
  - **5.º ¿Cuáles son las limitaciones de la medida y cálculos?**: es fácil infraestimar IA si no se ve bien el origen del chorro y se alinea su «cola». El THP, pendiente de desaceleración de la envolvente, es una medida válida tan solo en las IA agudas, ya que es una medida afectada por la diferencia de presión en VI y aorta, de manera

que, en las IA crónicas, la compensación de presiones hace que la pendiente sea lenta en prácticamente todos los grados de gravedad (> 500 ms), y por tanto tiende a infraestimar la IA.

Métodos semicuantitativos

- **Medida 2. Vena contracta (VC)** (**Fig. 4-14**):
  2.º ¿En qué plano de estudio y con qué herramienta lo medimos?: plano PEEL, A5C color.
  3.º Cómo medir correctamente: localizar los tres componentes del chorro (aceleración pre-ORE, orificio regurgitante efectivo (ORE) y cola del chorro en el TSVI) y medir el más estrecho (a nivel del ORE). Ajustes de color similar a los previos. Sus ventajas son: método sencillo, aplicable en chorros ligeramente excéntricos, no influido por las condiciones hemodinámicas y robusto en la identificación de IA leve e IA grave.

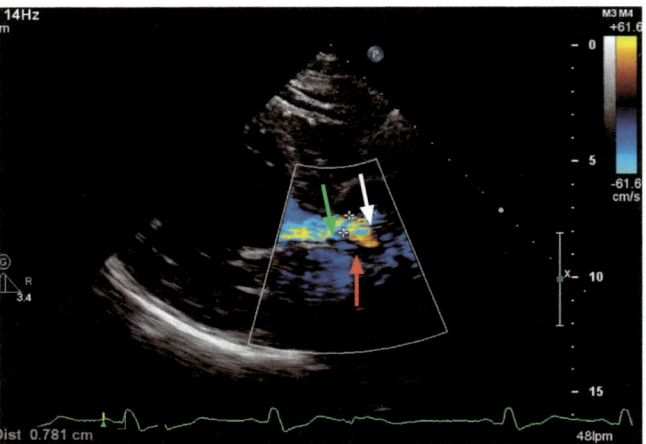

Figura 4-14. Insuficiencia aórtica grave, plano PEEL con color, medida de vena contracta (VC) de 0,78 mm. Los tres elementos del chorro que se deben ver para una medida correcta son la aceleración pre-ORE, u «hongo de PISA» (flecha blanca), el orificio regurgitante efectivo (ORE), parte más estrecha, donde se medirá la VC (flecha roja), y la cola del chorro en el TSVI (flecha verde).

4.º Con las medidas realizadas, ¿qué cálculos se deben hacer?: ninguno.

5.º ¿Cuáles son las limitaciones de la medida?: en IA de múltiples chorros, IA por VAB, la región de convergencia proximal (pre-ORE) no siempre se visualiza (en ese caso pierde mucha exactitud), y en IA con chorros intensamente excéntricos es más inexacta.

- **Medida 3. Relación anchura chorro/anchura TSVI** (**Fig. 4-15**). Localizar con Doppler color el punto/s de origen del chorro en la válvula. Se mide la anchura del chorro IA en el TSVI, en el mismo punto en el que se mide la anchura del mismo (habitualmente 1 cm proximal a la válvula). Se mide el porcentaje de anchura del TSVI ocupado por el chorro color.
  2.º ¿En qué plano de estudio y con qué herramienta se mide?: plano PEEL, zoom, color, modo M.
  3.º Cómo medir correctamente: ajustes Doppler color, límite Nyquist 50-70 cm/s. Ganancia color medio-alta (evitando la visualización de punteado color alrededor del chorro). Área de análisis lo más estrecha posible, para mejorar la resolución temporal (fotogramas por segundo [FPS] > 15 Hz). Se puede complementar con el modo-M color para mejorar la resolución temporal.
  4.º Con las medidas realizadas, ¿qué cálculos se deben hacer?:

$$\text{Relación anchura chorro/TSVI (\%)} = \frac{(\text{Anchura IA} \times 100)}{(\text{Anchura TSVI})}$$

  5.º ¿Cuáles son las limitaciones de la medida?: chorros excéntricos, chorros múltiples. En caso de mala ventana, la medida del TSVI no es fiable.
- **Medida 4. Relación área chorro/área TSVI.** Medida similar a la anterior, pero se mide por planimetría el área del chorro y el área del TSVI en plano ecocardiográfico eje corto (PEEC), en lugar de su anchura. No recomendable, en general, por su baja reproducibilidad.
- **Medida 5. Flujo reverso diastólico en la aorta descendente y su IVT (IVTr)** (**Fig. 4-16**).

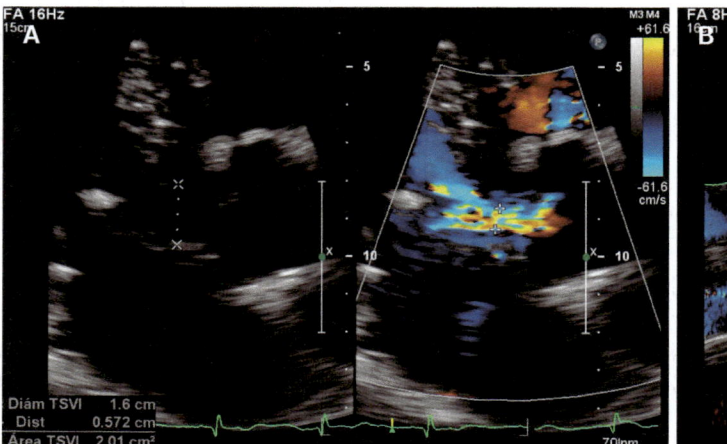
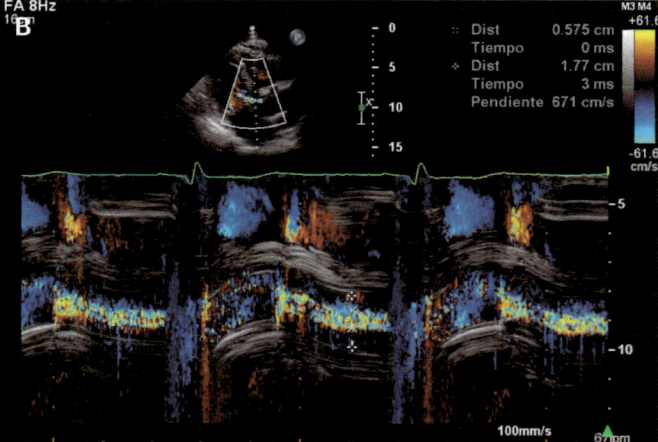

Figura 4-15. Plano PEEL en el que se mide la achura del chorro en relación con la anchura del tractos de salida del ventrículo (TSVI). En la imagen de la izquierda se mide la anchura del chorro (0,57 cm) y del TSVI (1,6 cm) en una imagen dual con color y sin color en PEEL. En la imagen de la derecha, perteneciente al mismo estudio, se mide lo mismo (chorro 0,57 cm, TSVI 1,77 cm) pero utilizando el modo M color, el cual permite valorar la anchura del chorro a lo largo de toda la diástole. Ambas medidas son fiables.

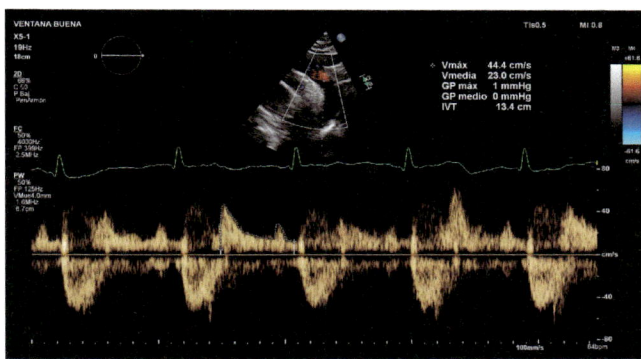

Figura 4-16. Imagen de Doppler pulsado obtenida en la aorta descendente, medida en plano supraesternal, en un paciente con IA moderada. Flujo reverso en diástole (hacia arriba), indicando inversión por el efecto de «succión» de la insuficiencia aórtica. Medición de la integral velocidad-tiempo reversa (13,4 cm).

Medir la onda diastólica reversa en la aorta torácica descendente (hacia arriba de la línea de base Doppler espectral). Cuanto más grande sea, mayor será su IVT y su velocidad telediastólica.

2.º ¿En qué plano de estudio y con qué herramienta se mide?: supraesternal y subcostal. Doppler color. PW.

3.º Cómo medir correctamente: localizar la aorta en la imagen 2D. Ayudándose con el color para ver el flujo pulsátil, se ubicará el volumen de muestra del PW en ellas con el menor ángulo posible (lo cual es especialmente difícil en la abdominal). Ajustes estándar de PW. Se mide con planimetría la IVTr (IVT del flujo diastólico superior a la línea de base) y la velocidad telediastólica. Técnica muy específica de IA grave, si la inversión es holodiastólica y tiene IVTr > 15 cm y/o $V_{máx}$ telediastólica > 20 cm/s en la torácica, y está presente (aunque no sea holodiastólica) en la abdominal.

4.º Con las medidas realizadas, ¿qué cálculos se deben hacer?: ninguno. El equipo calcula la IVTr con la planimetría.

5.º ¿Cuáles son las limitaciones de la medida y cálculo?: en pacientes de edad avanzada, con aorta menos compliante, puede estar ausente o infraestimado. En estados hiperdinámicos sin insuficiencia aórtica (IA) puede estar presente (fístulas AV). No válido en IA aguda.

Métodos cuantitativos

- **Medida 6. PISA: área de isovelocidad proximal (*Proximal Isovelocity Surface Área*) (Fig. 4-17).**
  Principio físico: el concepto PISA se basa en el comportamiento del flujo al pasar por un orificio de pequeño tamaño como es un orificio regurgitante efectivo (ORE). Unos milímetros por encima del orificio (*Proximal*), a medida que el flujo desde el VI se acerca a él, existe una convergencia en forma de hemiesfera, cuya área (*Surface Área*) se correlaciona con el tamaño del ORE. Es una hemiesfera formada por la aceleración. A la vez se iguala su velocidad (*Isovelocity*), y además, se hace menos turbulento, más «ordenado» o laminar, con lo que el Doppler color adquiere un aspecto más homogéneo. En un punto determinado de esa «aceleración» y «laminarización», el flujo alcanza una velocidad que supera el límite Nyquist (velocidad de *aliasing* [Va]) del Doppler (el cual, por consenso, se ajustará manualmente a 30 cm/s, cambiando la línea de base de la escala color), lo que provoca un cambio del color de naranja a azulado (denominado «efecto *aliasing*»), delimitando el perímetro de la hemiesfera, cuyo centro es el propio ORE. Se debe medir, por tanto, el **radio** de esa hemiesfera (**radio PISA**).
  2.º ¿En qué plano de estudio y con qué herramienta se mide?: PEEL con color, A5C, A3C.
  En caso de IA muy excéntrica, cuando la alineación del chorro con el Doppler sea mayor de la habitual, es aplicable.
  3.º Cómo medir correctamente: desplazar la línea de base color en la dirección del chorro. Localizar la hemiesfera

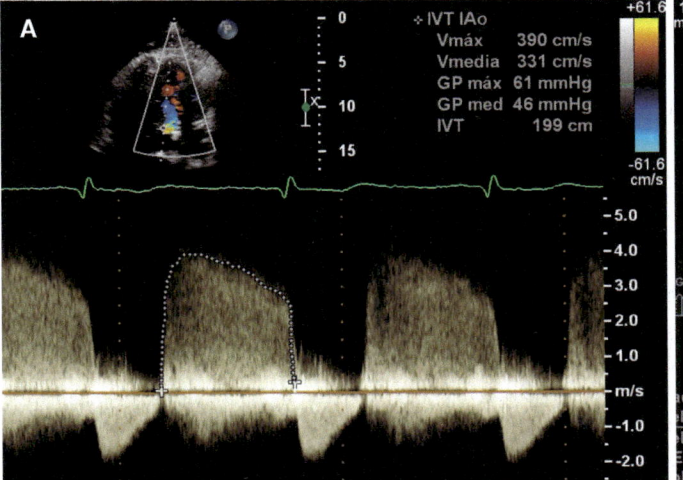
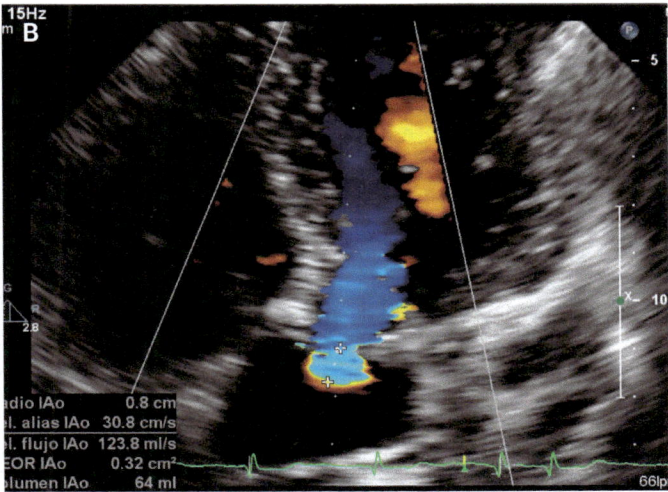

Figura 4-17. Imagen con cálculos de gravedad de la insuficiencia aórtica (IA) por método del área de isovelocidad proximal (PISA) en plano A5C: **A)** CW con medición de la $V_{máx}$ y de la IVT del flujo regurgitante (199 cm). **B)** Medición del radio PISA de la IA (Radio IAo), con desplazamiento de la línea de base color hacia arriba. Obsérvense los cálculos realizados por el equipo, demostrativos de IA severa (AEOR IA = ORE 0,32 cm², volumen regurgitante [Volumen IAo]: 64 mL).

PISA en la región proximal al ORE. En la envolvente CW de la IA, medir IVT (IVT$_{IA}$) y V$_{máx}$ protodiastólica (V$_{máx}$ IA).

4.º Con las medidas realizadas, ¿qué cálculos se deben hacer?: radio PISA con la línea de base del color en el mismo sentido del chorro, considerando la V$_{aliasing}$ la más pequeña de los dos valores de la escala (en plano PEEL, en el que el chorro va hacia abajo, la línea de base se desplaza hacia abajo, V$_{aliasing}$ inferior, y en planos apicales, en los que el chorro se dirige arriba, y V$_{aliasing}$ superior):

$$ORE = \frac{(6,25 \times \text{radio PISAx}^2 \times V_{aliasingIA})}{(V_{máx} \text{ IA})}$$

Volumen regurgitante (VR)= ORE × IVT$_{IA}$

5.º ¿Cuáles son las limitaciones de la medida y cálculo?: IA múltiples. IA excéntricos con efecto coanda en el tabique interventricular. Chorros con ORE ovoides. Chorros visibles solo en protodiástole (sobreestimación de IA). Múltiples medidas con acumulación de errores que se elevan al cuadrado en la fórmula.

- **Medida 7. Ecuación de continuidad** (**Fig. 4-18**).
Principio físico: se basa en la comparación del volumen diastólico mitral de AI a VI (VolM) con el volumen sistólico del VI a aorta (VolA). Cuando la VA es competente y no hay *shunts* entre cavidades, teóricamente VolM = VolA. Como se vio antes, la IA genera una sobrecarga de volumen en el VI, que ocasiona un aumento del volumen sistólico para «evacuar» esa sobrecarga «aguas abajo» en el sistema circulatorio y «descargar» el VI

(mecanismo de compensación del VI). Esto provoca, por tanto, un aumento del VolA en comparación con el VolM.

Se puede, por tanto, calcular el volumen regurgitante aórtico de esa diferencia (VolA – VolM). Al igual que se verá también en la IM, se medirán los volúmenes mitral (VolM) y aórtico (VolA) en los mismos planos y sistemática. Además, se medirá la IVT de la envolvente de la IA (IVT$_{IA}$). Para calcular ORE, VR y fracción regurgitante (FR), se aplicarán las fórmulas como sigue:

$$VR = VolA - VolM$$

$$FR = \frac{VR}{VolA}$$

$$ORE = \frac{VR}{(IVT\ IA)}$$

La ecuación de continuidad es la técnica que presenta más limitaciones, debido a la gran cantidad de cálculos a realizar, en varios latidos distintos (más error cuanto más irregular sea el ciclo cardíaco), y por la necesidad de elevar al cuadrado algunas medidas (y de los errores, por ende). La calcificación en los anillos genera error en cálculos de sus diámetros y su IVT. No es válida si la IA coexiste con *shunts* intracardiacos, IM o insuficiencia pulmonar (IP).

Repercusión extravalvular

El aspecto típico del VI de una IA crónica grave es un VI con morfología muy esférica (recordemos, sobrecargado de

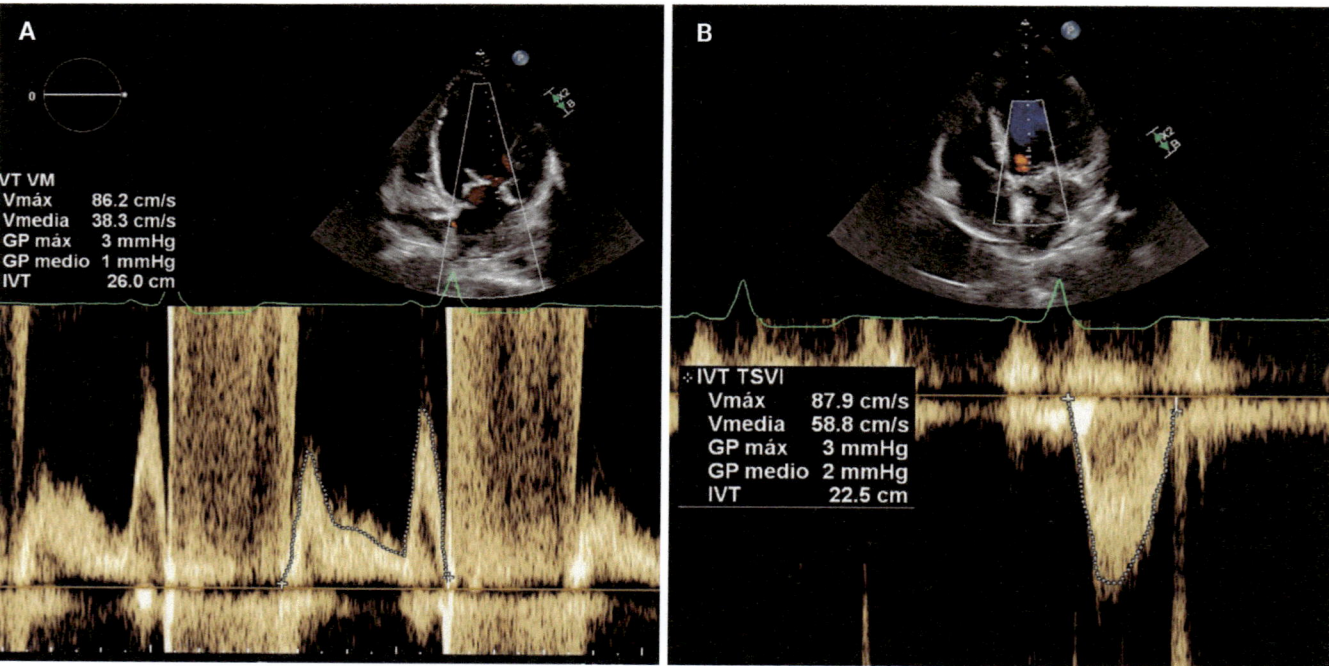

Figura 4-18. Cálculo de ecuación de continuidad. Se basa en el cálculo del flujo mitral en plano apical cuatro cámaras con PW en la válvula mitral **(A)** y del flujo aórtico (VolA) en TSVI con PW **(B)**. Calculando posteriormente el área del TSVI y el área mitral, se pueden obtener los flujos que pasan a través de cada una de estas válvulas y determinar el volumen regurgitante y el orificio regurgitante de ellas, en este caso de la insuficiencia aórtica. IVT VM = integral velocidad tiempo mitral; IVT TSVI: integral velocidad tiempo del tracto de salida del ventrículo izquierdo.

volumen), conservando hasta fases avanzadas la FEVI normal, con un volumen sistólico (VolA) aumentado en el TSVI. Se diferencia, por lo tanto, de la IM, en la que provoca primero disfunción y, posteriormente, dilatación. De hecho, el grado de dilatación VI, que es indicativo de cirugía de sustitución aórtica, es la mayor de todas las valvulopatías (en recomendaciones de guías previas llega a un diámetro diastólico de 70 y un diámetro sistólico de 50 mm).

 La graduación de la gravedad de la IA se puede hacer con métodos exclusivamente cualitativos, si es claramente leve, pero se deben aplicar métodos semicuantitativos y/o cuantitativos en grados superiores a leves para realizar una valoración correcta. La repercusión sobre el VI es particularmente importante en esta valvulopatía.

Situaciones especiales

La IA severa crónica, al ser de curso lento, genera, como en otras valvulopatías, una adaptación del paciente (a veces inadvertida, incluso), reduciendo su actividad física para evitar los síntomas.

 La utilización de la **ergometría** para valorar la clase funcional real puede ser muy útil para «desenmascarar» a pacientes supuestamente asintomáticos.

Por otro lado, dada la importancia de la anatomía de la aorta torácica en la fisiopatología de la IA, complementar la ETT con tomografía computarizada del corazón o resonancia magnética cardíaca (**RMC**) de la aorta es frecuente para una valoración más integrada. La valoración de las valvulopatías mediante estas técnicas de imagen se desarrollará en futuros temas.

PAPEL DE LA ECOCARDIOGRAFÍA TRANSESOFÁGICA EN LA VALVULOPATÍA AÓRTICA

La ecocardiografía transesofágica (ETE) ha experimentado en las últimas dos décadas un avance tecnológico «de gigantes», mediante la sustitución de la imagen bidimensional multiplano por la imagen tridimensional en «vivo». En el caso concreto de la VA, el advenimiento del TAVI para tratar la EA hace necesario, en algunos casos, realizar una ETE antes del procedimiento (en caso de que la TC torácica, prueba de elección en la planificación del procedimiento, no sea posible). La orientación de la VA, no obstante, no es la idónea para un buen análisis, sobre todo funcional, ya que los flujos, tanto de estenosis como de insuficiencia, suelen ser perpendiculares al haz Doppler en la mayor parte de los planos estándar. En el análisis anatómico, **sí es más rentable.**

Una de las indicaciones más demandadas de ETE en la valvulopatía aórtica es el diagnóstico de **endocarditis bacte-**

riana, en la que la presencia de lesiones de pequeño tamaño (2-3 mm), bien sean verrugas, abscesos, seudoaneurismas o **fístulas, pueden pasar desapercibidas en la ETT**, pero no en la ETE.

El protocolo de estudio de la VA con ETE es el siguiente:

* Plano medioesofágico:
  – Eje corto (40-60°).
  – Eje largo (110-140°).
  – Ambos simultáneos con imagen 3D biplano (Xplane®).

Permite realizar mediciones más exactas que la ETT de todas las medidas valvulares y perivalvulares detalladas anteriormente. Posibilita, además, medir la altura de salida de los *ostium* coronarios, desde el plano anular aórtico, para estimar una posible oclusión coronaria por TAVI.

* Plano transgástrico: permite una alineación del cursor Doppler con el flujo valvular y, por ello, es el plano de referencia para medir gradientes de EA o de IA.
En el caso de la EA, si la ETT tiene mala ventana, la ETE se hace imprescindible para valorar la anatomía de la válvula (bicúspide, tricúspide) y la movilidad de las sigmoideas (retracción, fusión comisural parcial, prolapso) y de la raíz aórtica. Si la calidad de imagen es buena, es fiable la realización de una planimetría del orificio aórtico para estimar la EA. El uso de la herramienta Xplane®, o similar, permite alinear en el eje largo justamente en el plano de la máxima estenosis, y medirla en el plano corto.
Si se planifica TAVI, se pueden medir el perímetro, diámetros y área del anillo aórtico con la misma herramienta, si se dispone de una frecuencia de imágenes adecuada.
En el caso de la IA, la visualización del origen del chorro en el eje largo permite medir con exactitud la vena contracta, la relación anchura chorro/ anchura TSVI y la dirección del chorro. La ETE 3D ayuda, en muchas ocasiones, a determinar el mecanismo exacto que genera la IA, si no es posible identificarlo con la ETT.

La ETE nos permite estudiar mejor la aorta torácica y descartar un síndrome aórtico agudo si se sospecha en el contexto de una IA aguda. Se puede, además, con un plano inverso (transductor girado horario), ver la aorta descendente y medir la inversión del flujo diastólico (IVTr) en la IA grave.

 La valoración de la valvulopatía aórtica con técnicas adicionales (RMC, TC, ETE) es necesaria, especialmente en la valoración previa al procedimiento de implante de TAVI y, concretamente la ETE, en casos en los que la ETT no permite determinar el mecanismo de la disfunción valvular. En caso de sospecha de endocarditis infecciosa, la ETE es una técnica aún más importante y necesaria.

PUNTOS CLAVE

- La válvula aórtica es una estructura compleja, soportada en varios puntos por la raíz de la aorta torácica, cuyas dimensiones juegan un papel clave para la competencia valvular.
- La estenosis aórtica (EA) es una valvulopatía muy prevalente en nuestro medio por el envejecimiento de la población. La determinación de la gravedad de la EA es, en ocasiones, un reto, por estar influida por varios condicionantes que le afectan directamente (contractilidad, precarga, poscarga, competencia de otras válvulas, regularidad del ritmo cardíaco, etc.).
- La entidad EA de bajos gradientes por bajo flujo es una realidad que debe ser considerada, en la valoración de la EA, cuando los cálculos iniciales la gradúan como moderada.
- La insuficiencia aórtica (IA) es una valvulopatía que se asocia a mecanismos de adaptación en el VI durante largos períodos de evolución. La valoración de la IA va íntimamente unida a una cuidadosa valoración de la raíz aórtica y la aorta ascendente.
- El apoyo de la ETE en la valoración de la valvulopatía aórtica es imprescindible, sobre todo si la ventana ETT no permite una adecuada cuantificación de gravedad o análisis anatómico, en caso de sospecha de endocarditis bacteriana y en la planificación de tratamiento percutáneo de la EA con TAVI.

BIBLIOGRAFÍA

Baumgartner H, Hung J, Bermejo J, Chambers JB, Edvardsen T, Goldstein S, et al. Recommendations on the echocardiographic assessment of aortic valve stenosis: a focused update from the european association of cardiovascular imaging and the American Society of Echocardiography. J Am Soc Echocardiogr. 2017;30(4):372-92.

Guzzetti E, Capoulade R, Tastet L, Garcia J, Le Ven F, Arsenault M, et al. Estimation of stroke volume and aortic valve area in patients with aortic stenosis: a comparison of echocardiography versus cardiovascular magnetic resonance. J Am Soc Echocardiogr. 2020 Aug;33(8):953-63.

Hahn RT, Saric M, Faletra FF, Garg R, Gillam LD, Horton K, et al. Recommended standards for the performance of transesophageal echocardiographic screening for structural heart intervention: from the American Society of Echocardiography. J Am Soc Echocardiogr. 2022 Jan;35(1):1-76.

Lancellotti P, Pibarot P, Chambers J, La Canna G, Pepi M, Dulgheru R, et al. Multi-modality imaging assessment of native valvular regurgitation: an EACVI and ESC council of valvular heart disease position paper. Eur Heart J Cardiovasc Imaging. 2022;23(5):e171-232.

Mercadal J, Borrat X, Guido RE, Zavala E, et al. Ecocardiografía funcional en la unidad de reanimación como monitor hemodinámico. Med Crit. 2017;31(2):84-92.

Nitsche C, Scully PR, Patel KP, Kammerlander AA, Koschutnik M, Dona C, et al. Prevalence and outcomes of concomitant aortic stenosis and cardiac amyloidosis. J Am Coll Cardiol. 2021;77(2):128-39.

Vahanian A, Beyersdorf F, Praz F, Milojevic M, Baldus S, Bauersachs J, et al. 2021 ESC/EACTS Guidelines for the management of valvular heart disease: Developed by the Task Force for the management of valvular heart disease of the European Society of Cardiology (ESC) and the European Association for Cardio-Thoracic Surgery (EACTS). Eur Heart J; 14 February. 2022;43(7):561-632.

Vollema EM, Amanullah MR, Ng ACT, van der Bijl P, Prevedello F, Sin YK, et al. Staging cardiac damage in patients with symptomatic aortic valve stenosis. J Am Coll Cardiol. 2019;74(4):538-49.

Zoghbi WA, Adams D, Bonow RO, Enríquez-Sarano M, Foster E, Grayburn PA, et al. Recommendations for Noninvasive Evaluation of Native Valvular Regurgitation. A Report from the American Society of Echocardiography Developed in Collaboration with the Society for Cardiovascular Magnetic Resonance. J Am Soc Echocardiogr. 2017 Apr 01;30(4):303-71.

Patología valvular mitral

5

D. Villagómez Villegas y F. J. Molano Casimiro

OBJETIVOS

- Conocer e identificar las causas más prevalentes de valvulopatía mitral.
- Reconocer los cambios fisiopatológicos que ocasiona la valvulopatía mitral (estenosis e insuficiencia) en cada fase de su evolución, y cómo correlacionarlos con los hallazgos ecocardiográficos.
- Aprender la sistemática del estudio ecocardiográfico de la valvulopatía mitral.
- Valorar la repercusión extravalvular de las valvulopatías severas.
- Establecer el papel accesorio de la ecocardiografía transesofágica en la valvulopatía mitral.

INTRODUCCIÓN. SISTEMÁTICA GENERAL DE ANÁLISIS ECOGRÁFICO. ANATOMÍA DE LA VÁLVULA MITRAL

La ecocardiografía en sus variantes transtorácica (ETT) y transesofágica (ETE) se sitúan como las pruebas diagnósticas de elección en la valoración de las válvulas cardíacas en general, incluyendo la válvula mitral.

Como se apuntaba en el capítulo anterior, las mejoras técnicas incorporadas en los últimos años en los equipos de ecocardiografía, tanto de *hardware* (sondas ecográficas con mejor resolución espacial y temporal, sondas tridimensionales), como de *software* (programas de cuantificación avanzados, inteligencia artificial, etc.), permiten estudios de mayor calidad, más automatización de análisis y, por tanto, conclusiones con mayor fiabilidad diagnóstica.

Otro elemento a destacar es la aplicación cada vez más extendida del uso de la ecografía en la monitorización de técnicas de tratamiento de las valvulopatías, tanto quirúrgicas (quirófano de cirugía cardíaca) como hemodinámicas (procedimientos de hemodinámica estructural). En el caso concreto de la valvulopatía mitral, la ecografía transesofágica tridimensional ha introducido mejoras en la fiabilidad diagnóstica y aportaciones en la monitorización de determinados procedimientos, de manera que se ha convertido en una herramienta imprescindible para su consecución, como, por ejemplo, en el tratamiento de la insuficiencia mitral con técnica de reparación borde a borde (denominada habitualmente como «clip mitral»).

El objetivo del presente capítulo es describir de manera práctica cómo valorar mediante ecocardiografía la valvulopatía mitral, en la sistemática del estudio de las valvulopatías, de forma general, tal y como se describe en el capítulo de la valvulopatía aórtica.

> ❗ Se establecerá una *rutina de trabajo*, que se debe realizar con un orden determinado, lo que repercute en un análisis más reproducible, completo e integrado. Se debe comenzar con un primer *análisis anatómico* valvular, posteriormente se realizará el *estudio funcional-hemodinámico* para establecer la *gravedad* de la lesión, y, en último lugar, se establecerá la repercusión que dicha valvulopatía tiene en las cámaras cardíacas, función ventricular y presiones pulmonares, lo que podría llamarse *repercusión extravalvular*.

Toda esta rutina constituye un análisis global, tanto de la valvulopatía como de sus consecuencias, que es imprescindible para la toma de decisiones terapéuticas en estos pacientes.

Ya se enfatizó en el capítulo anterior que, actualmente, las válvulas no se consideran como una estructura única, sino que forman parte de unos complejos anatomofuncionales más amplios, con estructuras situadas fuera de la propia válvula, pero que influyen directamente en su correcto funcionamiento, y que se denomina **complejo perivalvular.** En el tema que nos ocupa, la válvula mitral, tal como como se ilustra en la **figura 5-1**, dicho complejo incluye:

- Los propios **velos mitrales**, uno anterior, más grande y de morfología semicircular, y otro posterior, más pequeño y de morfología semilunar, que se unen en la denominada *banda de coaptación*. En sus extremos medial y lateral se unen ambos velos en las denominadas *comisuras*. Ocasionalmente aparecen, además, irregularidades en la superficie de los velos, sobre todo del posterior, denominadas *indentaciones*.
- El **anillo mitral**, el cual presenta en el plano frontal una morfología «arriñonada» y, en el plano sagital, una morfo-

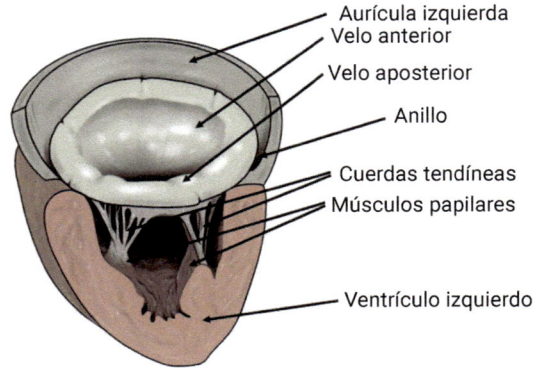

Aurícula izquierda
Velo anterior
Velo aposterior
Anillo
Cuerdas tendíneas
Músculos papilares
Ventrículo izquierdo

Figura 5-1. Esquema anatómico de la válvula mitral con la propia válvula con su velo anterior y posterior y los componentes del complejo perivalvular mitral.

logía en «silla de montar», con una parte de su circunferencia con su porción medial de consistencia más fibrosa y su porción lateral más laxa y deformable. La morfología, área, diámetros y deformación durante el ciclo cardíaco influyen de manera directa en la competencia valvular.

- El **aparato subvalvular**, compuesto por los músculos papilares anterolateral y posteromedial, de los que parten las cuerdas tendíneas, que pueden ser primarias (unen los músculos con el borde de coaptación de los velos anterior y posterior), secundarias (los unen con el cuerpo de los velos) y terciarias (los unen con la base de los velos, son más escasas y apenas influyen en la mecánica valvular). Las cuerdas sostienen la válvula mitral, impidiendo que en la sístole, cuando está cerrada, se desplace en exceso hacia la aurícula izquierda (AI), mantienen el borde de coaptación estable y contribuyen, directamente, en la competencia valvular.
- El **ventrículo izquierdo** (VI), ya que su morfología y volumen pueden alterar el aparato subvalvular, generalmente por desplazamiento de los músculos papilares, lo que repercute directamente en la competencia mitral.
- La **aurícula izquierda** (AI), porque cuando esta se dilata por diversas causas (fibrilación auricular, disfunción diastólica, la propia valvulopatía mitral) provoca una dilatación del anillo mitral que agrava, aún más, la insuficiencia.

 La válvula mitral es una estructura que debe considerarse dentro de un contexto anatómico más amplio, que se llamará complejo perivalvular mitral, y que influye directamente en su competencia.

ESTENOSIS MITRAL

La estenosis mitral (EM) es la valvulopatía ocasionada por la estrechez de la válvula mitral en su apertura diastólica.

Etiología de la estenosis mitral

La causa más prevalente en nuestro medio de EM ha sido, clásicamente, la *fiebre reumática*, enfermedad fibrótica lentamente progresiva, ocasionada en origen por la infección

por gérmenes bacterianos del tipo estreptococo, que genera un engrosamiento progresivo del borde de coaptación de los velos anterior y posterior, ocasionalmente también de las cuerdas tendíneas, con fusión de las comisuras anterior y posterior, todo lo cual limita el área de apertura de la válvula.

 En las últimas décadas, en los países en vías de desarrollo, se aprecia un declive en la incidencia de esta afectación en favor de la *degenerativa calcificada*, debido a la mejor detección y tratamiento de la fiebre reumática en la población joven y del envejecimiento de la población.

Se caracteriza por la calcificación progresiva de la válvula, habitualmente iniciada en el anillo posterior, que más tarde se puede extender a otras partes del complejo valvular mitral.

Otras causas de EM son excepcionales, como la afectación congénita (válvula en «paracaídas»), la valvulitis por uso de agentes anorexígenos, endocarditis, radiación, etc.

Cambios fisiopatológicos

Los cambios que genera la EM, provocados por una limitación al paso de flujo de la aurícula izquierda al ventrículo izquierdo, provocan inicialmente un incremento de la presión en la aurícula izquierda y, por tanto, del gradiente de presión entre AI y VI en diástole, ocasionado por una válvula con su área anatómica reducida. Dicho incremento de presión se transmite retrógradamente por las venas pulmonares al territorio vascular venoso pulmonar, generando hipertensión pulmonar poscapilar (HTPP), evidente desde la fase media de la evolución de la EM. El aumento de presión provoca, además, un aumento del tamaño auricular y favorece la aparición de fibrilación auricular. La HTPP provoca sobrecarga de presión en ventrículo derecho, que en fases avanzadas de la EM, genera dilatación del VD, dilatación del anillo tricuspídeo con incremento de insuficiencia tricúspide funcional y sobrecarga mixta en el VD, de presión y de volumen. La disfunción del VD y la HTPP severa (con cambios vasculares pulmonares que aparecen en estas fases avanzadas) supone una fase final de la valvulopatía mitral, que hace ya irreversibles los cambios, aunque esta se recambie. Se ilustran estos cambios en la **figura 5-2**.

Papel de la ecocardiografía

La ecocardiografía nos permite identificar las lesiones anatómicas y comprobar esta progresión fisiopatológica. Se valorarán, en primera instancia, las características anatómicas típicas de la EM. Para ello nos basamos sobre todo en la visualización de la válvula con eco bidimensional en planos estándar. Desde los planos iniciales (paraesternal eje largo [PEEL] y paraesternal eje corto [PEEC]), ya se pueden valorar los hallazgos típicos que se detallan más adelante. Utilizando posteriormente el Doppler color, se verá un flujo muy turbulento desde la AI al VI, que determina la gravedad. Usando el Doppler pulsado (PW) y continuo (CW) se podrán medir gradientes, velocidades y demás características hemodinámicas, que se desarrollarán más adelante en este capítulo. Por último, se

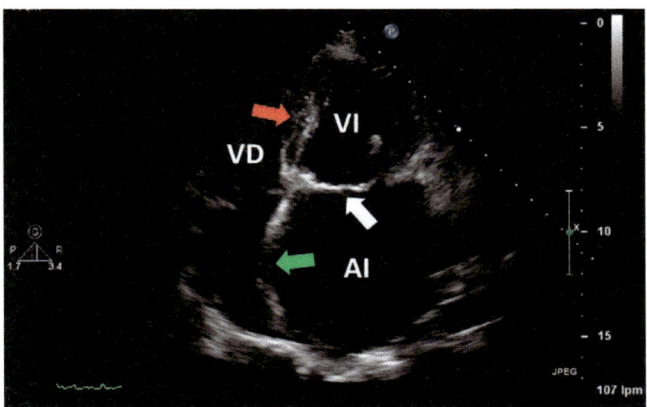

Figura 5-2. Imagen de un estudio ecográfico transtorácico en plano apical de cuatro cámaras de un típico caso de estenosis mitral evolucionada, en la que se ilustran los cambios fisiopatológicos que ocasiona. Obsérvese la calcificación de la válvula (flecha blanca), la intensa dilatación de la aurícula izquierda (AI), con marcado aumento de su presión, como se evidencia por el desplazamiento del tabique interauricular hacia la aurícula derecha (flecha verde), un ventrículo izquierdo normal o pequeño (VI), con un tabique interventricular ligeramente desplazado hacia el VI (flecha roja), debido a la hipertensión pulmonar poscapilar, con dilatación del ventrículo derecho (VD).

valorará la función sistólica del ventrículo izquierdo (FEVI) y del ventrículo derecho, y la presión arterial pulmonar sistólica (PAPs) estimada en base a la insuficiencia tricúspide, valvulopatía frecuentemente asociada a la EM.

Los datos que se obtengan de este análisis son claves para establecer el plan terapéutico. El ecocardiografista debe conocer los valores que constituyen indicación de tratamiento agresivo (quirúrgico o hemodinámico) para realizar mediciones completas y fiables.

> **!** Se considera indicación de valvuloplastia con balón o sustitución mitral por criterios clínicos la EM significativa (área valvular mitral < 1,5 cm²) asociada a síntomas (disnea, angina, fibrilación auricular de nueva aparición), o por criterios ecocardiográficos cuando el área valvular mitral (AVM) < 1,5 cm², en pacientes asintomáticos, y asociada a valores de FEVI < 50 % y/o PAPs > 50 mmHg en reposo.

Graduación de la severidad de la EM por ecocardiografía transtorácica

Clásicamente, se ha clasificado el grado de estenosis mitral como el resto de las valvulopatías (leves, moderadas y severas), en base a la medida del **gradiente medio transmitral (GMT)** y al cálculo del **área valvular mitral (AVM)**. En las últimas décadas se han acumulado nuevas evidencias que indican que las estenosis de grados moderados se asocian a eventos clínicos adversos y mayor mortalidad si no se someten a tratamiento de corrección. Por ello, en la últimas versiones de las guías de práctica clínica sobre valvulopatías de las sociedades europea y americana, se ha cambiado la nomenclatura de la graduación de severidad, considerando solo dos grados, teniendo en cuenta solo el AVM: el grado «no severo» o «progresivo» (definido por AVM > 1,5 cm²) y el «severo» o «clínicamente

significativo» (AVM < 1,5 cm²). El GMT se considera una medida secundaria para estimar la severidad.

Sistemática de estudio por ecocardiografía transtorácica

Diferencia entre el análisis anatómico y el análisis funcional.

Análisis anatómico

Cuando se identifica una estenosis mitral por ecografía, ya desde los primeros planos, la diferenciación entre EM reumática en fases avanzadas y EM degenerativa, las dos causas más frecuentes, constituye un reto para el operador, por las similitudes que presentan. Las características anatómicas en el resto de etiologías las hacen más identificables cuando se analizan por ecocardiografistas medianamente experimentados.

El perfil anatómico de la EM reumática en sus fases medias, en cambio, es muy característico. En fases precoces puede aparentar una válvula normal o con afectación degenerativa leve, y, en fases avanzadas, la calcificación enmascara los típicos cambios.

Estas **características típicas en la EM reumática** son:

- Engrosamiento predominante de los bordes de coaptación de los velos.
- Tendencia a la fusión de las comisuras mitrales, lo que hace que la apertura de los festones centrales sea curvada, con apertura en «cúpula», «domo» o «palo de Hockey» en plano paraesternal eje largo (PEEL), como se muestra en la **figura 5-3**, y apertura en «boca de pez» en plano paraesternal eje corto (PEEC), como se muestra en la **figura 5-4**.
- Engrosamiento y fusión de las cuerdas tendíneas.

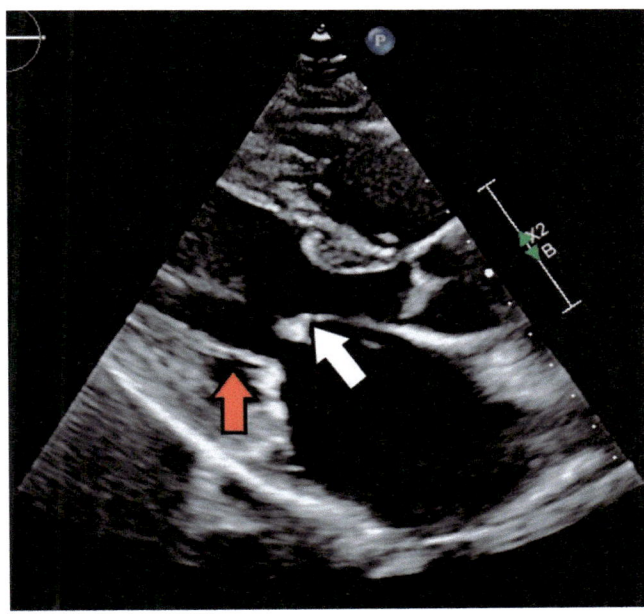

Figura 5-3. Ejemplo de las anomalías anatómicas típicas de la estenosis mitral de etiología reumática: estudio transtorácico en plano paraesternal eje largo con apertura del velo anterior en «palo de hockey» (flecha blanca) y engrosamiento del velo y cuerdas tendíneas del velo posterior (flecha roja).

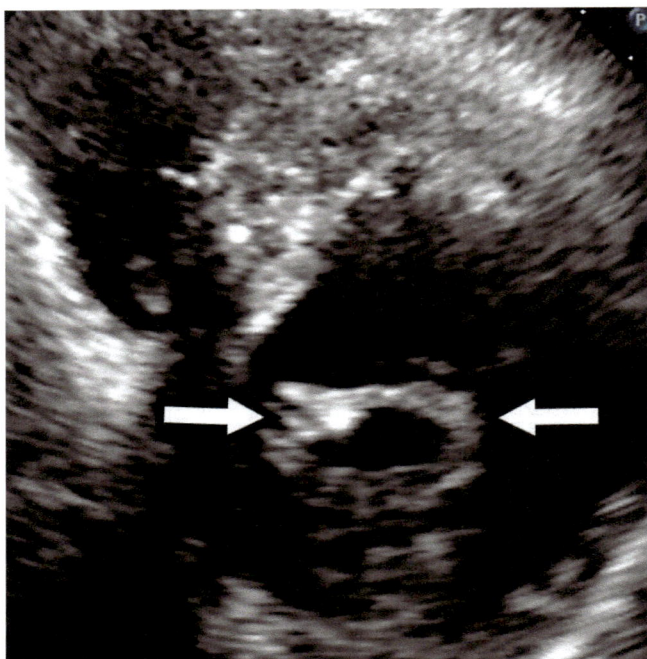

Figura 5-4. Ejemplo de las anomalías anatómicas típicas de la estenosis mitral de etiología reumática: imagen obtenida del mismo paciente de la **figura 5-3**, en este caso en plano paraesternal eje corto, con la típica imagen de apertura mitral en «boca de pez», debido a la fusión de ambas comisuras (flechas blancas).

- En fases más avanzadas, calcificación de cualquier zona del complejo mitral.

La alteración hemodinámica que genera este perfil anatómico provoca una característica forma de «embudo», ya que la máxima estrechez aparece en la banda de coaptación de los dos velos y su unión con las cuerdas tendíneas, manteniendo un área mayor a nivel del anillo.

La EM degenerativa, en cambio, presenta calcificación más extensa. Con frecuencia, si se tiene acceso a estudios previos, se ve que la calcificación empieza por el anillo posterior, sin provocar estenosis, y con los años desarrolla estenosis por extensión del calcio al velo posterior y, más tarde, al resto de las estructuras valvulares. Este tipo de EM, con tanto calcio, desde el anillo y extendido a velos y a cuerdas a veces, adquiere una morfología más parecida a un «túnel» que a un «embudo», por lo que algunos autores la han denominado «estenosis tuneliforme».

> La EM se produce por fibrosis reumática con fusión de los velos mitrales o por calcificación progresiva de la válvula desde su anillo. Estas son las dos causas más frecuentes en nuestro medio, y presentan características anatómicas típicas en fases poco evolucionadas. Por el contrario, en fases avanzadas, se asemejan, y puede resultar más difícil distinguirlas.

Análisis funcional-hemodinámico

La sistemática recomendada para el análisis funcional de la EM debe ser la siguiente:

> **!** **1.º ¿Qué tengo que medir?** La valoración funcional se establece mediante la medida del **gradiente medio transmitral (GMT, medida 1) y el área valvular mitral (AVM, medida 2)**. Para esta última, se usarán dos técnicas de medida: tiempo de hemipresión (THP) (técnica 1) y planimetría (técnica 2).
> Se utilizará la nomenclatura recomendada por las guías europeas de valvulopatías, que define la «EM leve» con AVM > 1,5 cm² y gradiente medio < 5 mmHg, y la «EM severa» con AVM ≤ 1,5 cm² y gradiente medio > 5 mmHg.

No se recomienda la indexación del AVM por superficie corporal en este caso. En EM degenerativas, los gradientes serán menores para cada nivel de estenosis que en la EM reumática, por la diferente morfología que presenta, tuneliforme en degenerativa y en embudo en la reumática, como se detalló anteriormente.

Se explica cómo medirlas:

- **Medida 1. Gradiente transmitral (GTM).**
  - **2.º ¿En qué plano de estudio y con qué herramienta se mide?** A mayor estrechez mitral, mayor diferencia de presión que se establecerá entre la AI y el VI, QUE se puede medir mediante el flujo diastólico transmitral en el plano apical cuatro cámaras (A4C) con PW.
  - **3.º Cómo medir correctamente**: el volumen de muestra del cursor del PW se situará en el orificio estenótico. Se conecta el PW. En caso de conservar ritmo sinusal, se tendrá una envolvente espectral con dos ondas, protodiastólica (E) y telediastólica (A). En caso de fibrilación auricular, solo se tendrá onda E. En ambas situaciones se pueden calcular de manera fiable los gradientes. Para ello, se hará planimetría de la/s onda/s con el menú de cálculos correspondiente. El equipo aplica la fórmula de Bernoulli y obtiene los valores de gradiente máximo y gradiente medio transmitral (GTM). Es preciso delimitar la/s onda/s, ajustándose a la señal ecodensa evitando los «flecos» (**Fig. 5-5**).
- **Medida 2. Cálculo del área valvular mitral (AVM).**
  - **Técnica 1. Tiempo de hemipresión (THP)**: se basa en la determinación del tiempo que requiere la presión de la AI y del VI para equilibrarse a lo largo de la diástole, a través del orificio estenótico. A mayor estenosis, mayor tiempo de equilibrio, y, en consecuencia, mayor valor de THP.
    - **2.º ¿En qué plano de estudio y con qué herramienta se mide?**: se calcula con la misma imagen obtenida anteriormente con Doppler pulsado (PW) para medir los gradientes.
    - **3.º Cómo medir correctamente**: es importante ajustar cuidadosamente los ajustes del Doppler para obtener una envolvente espectral limpia, con una pendiente lo más recta posible (v. **Fig. 5-5**). En el menú de cálculos, hay que seleccionar la medida correspondiente al THP; en primer lugar, se marca la velocidad máxima ($V_{máx}$) de la onda E. Sobre ella se «lanza» una línea que coincida con la pendiente de desaceleración de la onda E, hasta alcanzar la línea de base Doppler.

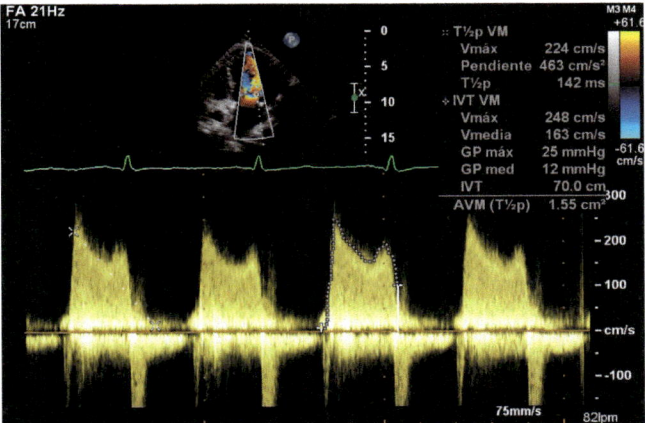

Figura 5-5. Ejemplo de medición de la severidad de la estenosis mitral (EM) con el gradiente medio transmitral (GMT) y el área valvular mitral (AVM) por tiempo de hemipresión (THP): imagen de Doppler pulsado correspondiente a un paciente con doble lesión mitral, estenosis e insuficiencia, ambas severas. Para medir el GMT se delimita la envolvente diastólica (ondas E y A), medición de la derecha de la imagen, y, para calcular el THP, se traza la pendiente desde el punto de máxima velocidad de la onda E hasta su coincidencia con la línea de base (medición de la izquierda). Obsérvese la discrepancia entre los gradientes obtenidos, muy elevados (máximo, 25; medio, 12 mmHg), en contraste con el AVM obtenida, 1,55 cm², correspondiente a EM no severa. Este último cálculo, habitualmente exacto en EM aisladas, no resulta exacto cuando se asocia EM a insuficiencia mitral significativa.

4.º Con las medidas realizadas, ¿qué cálculos se deben hacer?: se aplica la fórmula de Hale para obtener el valor del AVM en cm²:

$$AVM = 220/THP$$

5.º ¿Cuáles son las limitaciones de las medidas y cálculos?: las limitaciones del THP se basan en su dependencia de las condiciones de carga y frecuencia cardíaca. Es importante que el operador las conozca y considere a la hora de validar los resultados obtenidos:

– Situaciones con aumento de presión diastólica del VI, como cardiopatía hipertensiva e insuficiencia aórtica, provocan un acortamiento del THP y sobreestimación del AVM. La pendiente puede adoptar una forma curvada o con dos pendientes. Sin embargo, cuando se delimitan claramente dos pendientes, es aceptable medir la más horizontal, habitualmente visible en mesodiástole, desechando la $V_{máx}$ de la onda E como punto inicial de medida y estableciendo un punto más bajo, extrapolado de la pendiente medida.

– La insuficiencia mitral asociada a EM provoca inexactitud en el cálculo del THP por dos condiciones opuestas, por un lado, un aumento de la $V_{máx}$ de la onda E, con alargamiento del THP, y por otro, la sobrecarga de volumen sobre la AI que reduce su distensibilidad con acortamiento del THP, siendo difícil establecer cuál predomina. De ahí que no se recomiende calcular el AVM por

THP si existe IM significativa asociada a la EM (v. **Fig. 5-5**).

– La frecuencia cardíaca muy alta, como ocurre en la fibrilación articular con respuesta ventricular rápida (situación muy común en la EM), hace que la pendiente de desaceleración de la onda E finalice abruptamente, porque se cierra la mitral por la siguiente sístole, invalidando la validez de la fórmula de Hale, porque el tiempo de hemipresión está falsamente acortado.

- **Técnica 2. Planimetría**: la planimetría se considera la técnica *gold standard*.

  2.º ¿En qué plano de estudio y con qué herramienta se mide?: imagen 2D obtenida en PEEC basal (**Fig. 5-6**). Aplicar zoom en la mitral. Congelar imagen con la válvula en máxima apertura. Delimitación del contorno interno de la mitral para medir el área. Esa medida directamente corresponde al AVM, y no precisa cálculos adicionales.

  3.º Cómo medir correctamente: requiere una visualización completa de todo el borde de coaptación de ambos velos y comisuras. Para ello es necesario un ajuste cuidadoso de los ajustes de ganancia, compresión y harmónicos para obtener una imagen limpia de la VM.

  4.º Con las medidas realizadas, ¿qué cálculos se deben hacer?: ninguno. El equipo calcula el área de la planimetría trazada.

  5.º ¿Cuáles son las limitaciones de las medidas y cálculos?: fundamentalmente mala ventana, calcificación asimétrica (las zonas calcificadas delimitan mejor el área, las menos calcificadas se «ocultan» más en la imagen).

Repercusión extravalvular

- Dilatación de la AI. Fibrilación auricular. Formación de trombos en la AI.
- HPP, estimable mediante el gradiente máximo entre ventrículo y aurícula derechos, obtenido de la medida de la

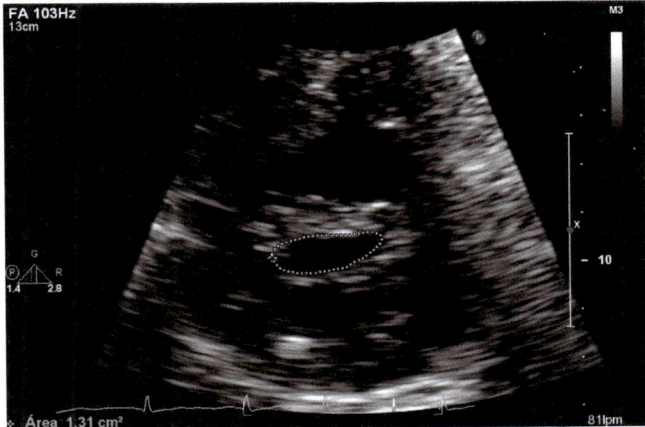

Figura 5-6. Ejemplo de medición de área valvular mitral mediante planimetría 2D: imagen ecocardiográfica transtorácica en plano paraesternal eje corto, mostrando la medición del área valvular en 1,3 cm² (línea punteada blanca).

velocidad máxima de la insuficiencia tricúspide ($V_{máx}IT$), a la que hay que sumar la presión venosa central (PVC), calculada por tamaño de la vena cava inferior (VCI).

- La propia insuficiencia tricúspide (IT). A mayor HPP, más gravedad de la IT, con dilatación secundaria de la AD y aumento de la presión venosa central.

 La severidad de la EM se cuantifica por la medida de área valvular mitral mediante planimetría y/o tiempo de hemipresión. Otra medida de apoyo es la medición del gradiente medio transmitral.

Situaciones especiales

A continuación, se explica en qué pacientes está indicado utilizar el estudio transesofágico y el ecocardiograma de ejercicio.

Indicaciones de la ecografía transesofágica

El estudio transesofágico estará indicado en pacientes con EM, básicamente en dos situaciones:

1. Pacientes con mala ventana transtorácica, con planimetría mitral de mala calidad o incluso inviable; también en caso de discrepancia en las medidas de la AVM entre distintas técnicas y del AVM con los gradientes.
2. En el caso de que se considere indicada la intervención por EM severa.

! Las guías de práctica clínica de valvulopatías proponen el abordaje de la EM mediante técnicas percutáneas en primer lugar, concretamente la valvuloplastia con balón (VPB) o técnica de Inoue, cuando se cumplen una serie de características anatómicas. En ese caso se aplica sobre la imagen de la ecocardiografía transtorácica el *score de Wilkins*, una graduación de afectación anatómica aprobada para seleccionar candidatos adecuados (Tabla 5-1).

En ocasiones, la calidad de la ventana no permite calcular dicho score y se debe recurrir a la ETE.

Existen otras escalas de valoración de candidatos a VPB más recientes, como la **escala de Nunes**, la cual predice mejor que la de Wilkins la probabilidad de insuficiencia mitral yatrógena, una complicación frecuente de la técnica, y la **escala de Sutaria**, que se centra en la calcificación comisural, incluso combinaciones de ellas, pero su uso está menos extendido y algunas aún no ha sido adecuadamente validadas.

En ocasiones, el ecocardiografista experimentado prescinde de las escalas, basándose en una valoración visual de la anatomía, en la presencia de insuficiencia mitral mayor de leve, y de trombos en la orejuela de la AI (contraindican el procedimiento), en el grado de calcificación y su distribución, y en la fusión comisural asimétrica (que no favorecen un buen resultado, por la mayor incidencia de insuficiencia mitral yatrógena).

En caso de que se determine que los criterios anatómicos son desfavorables para la valvuloplastia con balón, se debe considerar el recambio valvular por prótesis mediante cirugía con circulación extracorpórea, si bien están en desarrollo técnicas «a corazón latiente», como son el implante transapical o transfemoral de prótesis percutánea (similar al implante percutáneo de válvula aórtica [TAVI]).

Con la incorporación, en los equipos de última generación, de sondas 3D, que permiten imagen 2D simultánea en dos planos ortogonales, la imagen del plano PEEC, basado en el corte del borde de los velos mitrales en el PEEL, asegura una exacta alineación para la planimetría (Fig. 5-7).

! La planimetría 3D por ETE permite una calidad de imagen superior a la 2D, la mayoría de las ocasiones, además de una optimización del plano de corte justo en el orificio estenótico.

En ambos casos, una limitación, a veces insalvable, para el trazo correcto en el borde valvular es la morfología no plana del orificio estenótico, que adopta una morfología en «embudo», con el orificio distal más estrecho no circular u ovoideo en un plano sino en una curva, a modo de «silla de montar»; por tanto, la planimetría en un plano no es factible de manera exacta.

Tabla 5-1. *Score* de Wilkins para graduación de la candidatura a valvuloplastia con balón de la estenosis mitral

Grado	Movilidad	Afectación del aparato subvalvular	Engrosamiento de velos	Calcificación
1	Amplia movilidad de velos, salvo por leve restricción limitada al borde libre	Leve engrosamiento justo bajo los velos mitrales	Grosor normal (4 a 5 mm)	Mínima
2	Movilidad normal en base y porción media de los velos	Engrosamiento de cuerdas extendido en 1/3 de su longitud	Grosor aumentado en los bordes (5 a 8 mm)	Calcio en el borde de los velos
3	Movilidad normal solo en la base	Engrosamiento de cuerdas extendido en 2/3 de su longitud	Grosor aumentado en los velos al completo (5 a 8 mm)	Calcio hasta la porción media de los velos
4	Velos inmóviles o con mínima movilidad en diástole	Engrosamiento y fusión de cuerdas alcanzando los músculos papilares	Grosor aumentado de forma considerable en los velos al completo (8 a 10 mm)	Calcio en la práctica totalidad de los velos

La puntuación obtenida ≤ 8 identifica a candidatos óptimos para valvuloplastia con balón (VPB); puntuaciones entre 9 y 11 identifica a pacientes candidatos no óptimos, pero posibles, y puntuaciones > 12 identifican a pacientes con anatomía totalmente desfavorable, no candidatos a la técnica.

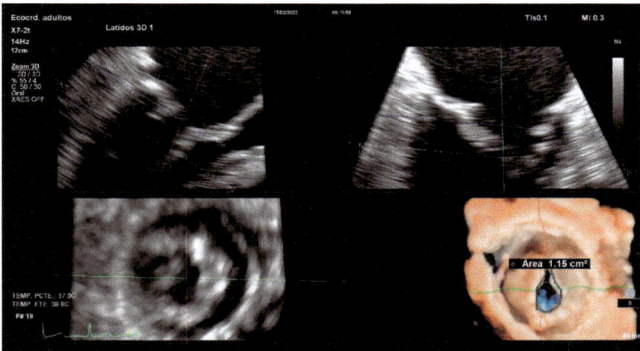

Figura 5-7. Ejemplo de medición del área valvular mitral mediante planimetría 3D: estudio transesofágico en el que se realiza una planimetría con imagen 3D (imagen inferior derecha) donde se ubica el plano de corte justo en el orificio mitral, gracias a los cortes multiplanares 2D (imágenes superiores e inferior izquierda).

Ecocardiograma de ejercicio

Se recomienda para aclarar las frecuentes discrepancias entre la severidad de la EM obtenida por ecografía y la clínica del paciente. Por un lado, es frecuente que pacientes con EM severas no manifiesten sintomatología. La autolimitación de actividad física progresiva para evitar síntomas, a veces inadvertida por el propio sujeto, es frecuente en la EM, por la lentitud en su progresión. En la situación contraria, en la que el paciente describe síntomas limitantes, se obtiene una estimación de severidad baja de la EM.

La ecocardiografía de ejercicio en cicloergómetro o cinta rodante es una técnica útil en el esclarecimiento de ambas situaciones. Es preferible al estrés farmacológico por considerarse una valoración más fisiológica y completa, ya que, además de las mediciones ecográficas, permite evaluar la capacidad funcional real del paciente.

 Los valores postejercicio con los que se considera test positivo son: gradiente medio > 15 mmHg y/o PAPs > 60 mmHg.

Como recomendación final, se quiere enfatizar la necesidad de promediar varias medidas, e integrarlas con los gradientes obtenidos, y si es posible con datos clínicos. En los casos en que no haya concordancia, se recomienda confirmar con otras técnicas (planimetría 2D por ETE, por eco3D, por tomografía computarizada, medición invasiva de gradientes, etc.).

INSUFICIENCIA MITRAL

La insuficiencia mitral (IM) consiste en la imposibilidad de la válvula de mantenerse totalmente cerrada durante la sístole cardíaca, con el consiguiente paso de flujo sanguíneo desde el VI a la AI. La cantidad de flujo determinará la gravedad de la insuficiencia.

Etiología de la insuficiencia mitral

La IM es una valvulopatía frecuente en nuestro medio y está ocasionada por un amplio número de etiologías. Como se

verá más adelante, se engloban en dos grandes grupos, las causas primarias (afectación de los velos mitrales por alteración estructural de algún tipo) y las causas secundarias, también llamadas funcionales, donde los velos mitrales presentan anatomía normal, y el fallo está en el complejo perivalvular, habitualmente en el ventrículo o en la aurícula izquierdos.

Entre las causas primarias, destacan:

- Degeneración calcificada.
- Degeneración fibroelástica.
- Afectación reumática.
- Degeneración mixoide (enfermedad de Barlow).
- Endocarditis bacteriana y abacteriana (marasmática, lesiones de Libman-Sacks).
- Posradioterapia.
- Tóxica por el uso de tratamientos anorexígenos y antihiperprolactinémicos.
- Congénita: hendidura mitral (*cleft*) asociada a comunicación interauricular tipo *ostium primum*.

Entre las causas secundarias, destacan:

- Miocardiopatía isquémica.
- Miocardiopatía dilatada no isquémica.
- Fibrilación auricular de larga evolución con dilatación intensa del anillo mitral.
- Asincronía intraventricular por bloqueo de rama izquierda y/o estimulación con marcapasos.
- Complicaciones mecánicas postinfarto: rotura de músculo papilar, de cuerda tendínea, etc.

Cambios fisiopatológicos de la insuficiencia mitral

Los cambios que genera la IM comienzan cuando existe un déficit en la coaptación entre los dos velos mitrales, con la aparición de un orificio regurgitante efectivo (ORE), con paso de una cantidad de volumen sanguíneo en sístole desde el VI a la AI, expresable como un volumen (volumen regurgitante) o como el porcentaje de volumen que regurgita a la AI respecto del total de volumen que debería avanzar «aguas abajo» por la aorta (fracción regurgitante). Este volumen entra en la AI a muy alta velocidad (entre 4 y 6 m/s), debido a que la diferencia de presión entre el VI y la AI es de gran magnitud.

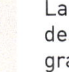 La ecocardiografía permite valorar dicha lesión, tanto desde el punto de vista anatómico como funcional, con gran exactitud y reproducibilidad, al igual que la repercusión extravalvular que genera en AI, VI, en las presiones pulmonares y, secundariamente, en el corazón derecho.

 Como se apuntó en apartados anteriores de este capítulo, es importante considerar la VM como un «complejo VM», el cual está formado por varias estructuras adyacentes a los velos mitrales, y que influyen en su adecuado funcionamiento: anillo mitral, aparato subvalvular (cuerdas tendíneas primarias, secundarias y terciarias, músculos papilares posteroseptal y anterolateral), tamaño y geometría del ventrículo izquierdo (VI) y tamaño de la aurícula izquierda (AI) (v. **Fig. 5-1**).

Papel de la ecocardiografía

La ecocardiografía, tanto transtorácica como transesofágica, tiene un papel diagnóstico central en su valoración. La ETT es suficiente en la mayoría de los casos, relegando la ETE a cuando hay imagen ETT deficiente y cuando se planifican técnicas invasivas de corrección de la valvulopatía (quirúrgicas o percutáneas). En los últimos años, la incorporación de la ETE 3D ha permitido valorar, aún mejor, valvulopatías con mecanismos complejos o mixtos. Otras técnicas de imagen (TC, resonancia magnética cardíaca [RMC], angiografía) sirven de apoyo en determinados casos complejos, pero no son imprescindibles para un adecuado diagnóstico, como lo es la ecografía.

Graduación de la severidad de la insuficiencia mitral por ecografía transtorácica

Al igual que en otras valvulopatías, se hablará de **IM leve, moderada o severa**, según la cuantía del **volumen regurgitante (VR)** y del tamaño del orificio **regurgitante efectivo (ORE)**. Cuando se utilizan medidas cuantitativas, el grado moderado se subdivide en leve-moderado y moderado-severo. En este caso, se puede usar la nomenclatura numérica, grados I (leve), II (leve-moderado), III (moderada-severa) o IV (severa).

En la **tabla 5-2** se especifican las medidas que delimitan los grados según la técnica utilizada. Se destacan en negrita las técnicas o hallazgos con mayor valor predictivo.

Sistemática de estudio por ecografía transtorácica

La IM puede presentarse en una gran variedad de escenarios clínicos, y por ello, cuando se valora con ecocardiografía, se seguirá el esquema recomendado: se hará primero un **análisis anatómico**, seguido de un **análisis funcional-hemodinámico**. En el caso de la mitral, además, es importante obtener informa-

ción clínica de la **cronología de instauración** si es posible, ya que diferencia ligeramente el protocolo de análisis ecográfico.

Para empezar, se describen las **diferencias anatómicas**, clasificando la IM desde diversos puntos de vista.

Clasificación cronológica

Se diferencia entre IM aguda y crónica.

Insuficiencia mitral aguda

La IM se establece bruscamente y en grado severo desde el inicio, lo que genera una sobrecarga de volumen brusca en AI y VI, con tendencia a igualación de presiones en ambas cámaras, y una caída del volumen sistólico anterógrado con hipotensión arterial. Suelen ser insuficiencias de predominio protosistólico y relativa baja velocidad; por tanto, el Doppler color ofrece imágenes de *jets* o chorros pequeños, FEVI hiperdinámica y AI poco/nada dilatada. El estudio anatómico tiene más valor que el hemodinámico, en este caso.

Las causas más frecuentes y las lesiones que provocan son: endocarditis (rotura de cuerda; perforación de velos), degeneración (rotura espontánea de cuerda), isquémica (IAM con rotura del papilar) y traumática.

Insuficiencia mitral crónica

La IM va evolucionando de grados leves a severos a lo largo de los años, lo que ocasiona una sobrecarga de volumen progresiva en AI y VI, permitiendo una adaptación de ellos para asegurar un gasto cardíaco adecuado sin que exista elevación de presiones intracavitarias, lo cual no ocurre hasta fases avanzadas. Las causas se pueden clasificar en primarias y secundarias, según si la etiología afecte a los velos o no.

Clasificación etiológica

Se diferencia entre IM primaria y secundaria.

Tabla 5-2. Graduación de la severidad de la insuficiencia mitral según técnicas de medida

	Leve	Moderada		Severa
Anatomía	Velos finos y móviles	Variable		Velos gruesos, fijos, rotos, cuerdas rotas, calcio, etc.
Área de color	Pequeña, breve <20% área AI	Variable 20-40% área AI		Grande en IM centrales >40% área AI
Hemiesfera PISA	No visible, pequeña	Variable		Grande, holosistólica
Densidad y perfil en CW	Densidad baja, perfil redondeado	Densidad intermedia, perfil redondeado		Densidad alta, perfil triangular
Vena contracta	<3 mm	3-7 mm		>7 mm (8 mm en biplano)
Venas pulmonares	Normal	Normal		Inversión onda S
Llenado mitral en PW	Normal - A dominante	Variable		E ≥A. IVT_{mitral}/IVT_{TSVI} >1,4
		Leve-moderada	**Moderada-severa**	
ORE (cm²)	<0,2	0,2-0,29	0,3-0,39	≥0,4 (≥0,3 en IM secund.)
VR (mL)	<30	30-44	45-59	≥60
FR (%)	<30	30-39	40-49	≥50

AI: aurícula izquierda; CW: Doppler continuo; FR: fracción regurgitante; IM: insuficiencia mitral; IVT: integral velocidad-tiempo; ORE: orificio regurgitante efectivo; PW: Doppler pulsado; TSVI: tracto de salida del VI; VR: volumen regurgitante.

Insuficiencia mitral primaria

La afectación fundamental se produce en los velos mitrales, que sufren deterioro anatómico con pérdida del contacto en sístole entre ambos, en uno o varios puntos de la banda de coaptación. Las causas más frecuentes son la valvulopatía degenerativa fibrosa, fibroelástica o fibrocalcificada, reumática, mixoide, endocarditis, posradiación, congénita, etc. A destacar:

- **Degenerativa fibroelástica frente a mixoide**: estas dos etiologías son especialmente relevantes porque son las más prevalentes en nuestro medio, y porque ambas ocasionan insuficiencia debida a prolapso de uno o varios festones de los velos (definido como movilidad del borde del velo por debajo del plano del anillo mitral hacia la AI). La diferenciación entre ambas se basa en diferencias anatómicas, ya que el grado de IM puede ser similar en ambos (**Fig. 5-8**, **Tabla 5-3**).
- **Degenerativa calcificada**: la calcificación del anillo mitral en su vertiente posterolateral es frecuente, con extensión al velo mitral posterior y a regiones colindantes del músculo del VI (**Fig. 5-9**). Ocasionalmente se «licúa» en su interior (degeneración caseosa del anillo mitral). Provoca distorsión en la coaptación del velo posterior, por lo que suele provocar insuficiencias excéntricas. En casos avanzados, se asocia a estenosis mitral.

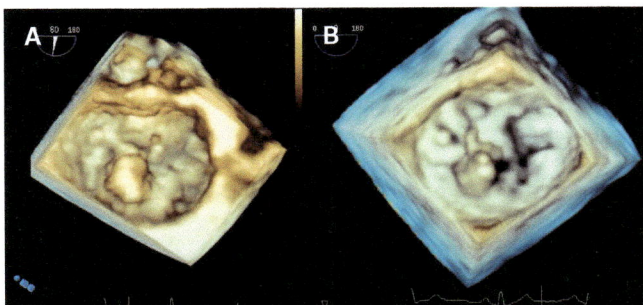

Figura 5-8. Imagen comparativa de insuficiencia mitral por prolapso degenerativo-fibroelástico **(A)** y causada por enfermedad de Barlow-prolapso mixoide **(B)**. Véanse diferencias en tabla 5-3.

Tabla 5-3. Diagnóstico diferencial del prolapso degenerativo-mixoide

Origen de la IM	Degeneración fibroelástica	Degeneración mixoide
Edad de aparición	Pacientes de edad avanzada	Pacientes jóvenes
Velos	Finos, movilidad normal	Redundantes, hipermóviles
Superficie auricular de los velos	Lisa o ligeramente «abollonada»	«Abollonada» desde la base de ambos velos
Festones afectados	Habitualmente solo uno, suele ser P2	Varios
Cuerdas	Frecuentemente rotas	Elongadas, rotas más raro
Anillo	No dilatado	Dilatado

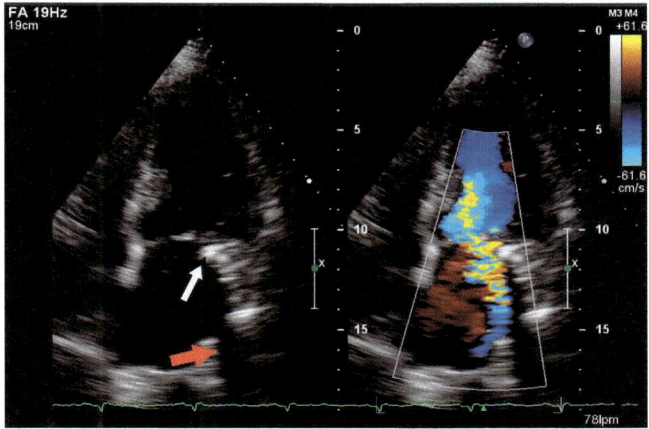

Figura 5-9. Ejemplo de una insuficiencia mitral (IM) primaria degenerativa: plano apical cuatro cámaras, donde se ve calcificación del anillo mitral posterior (flecha blanca), que genera una sombra acústica que llega al techo auricular (flecha roja). En la imagen de la derecha, el chorro de IM es visible con Doppler color, de dirección excéntrica, con efecto en la pared lateral de la aurícula izquierda.

Insuficiencia mitral secundaria

La afectación se origina en otro punto del «complejo mitral», preservando la anatomía de los velos. Las causas más frecuentes son aquellas que generan dilatación del ventrículo izquierdo (dilatación del anillo mitral, retracción al cierre, en inglés *tenting*, de las cuerdas mitrales) y/o de la aurícula izquierda (dilatación del anillo):

- **Dilatación del ventrículo izquierdo**: a su vez puede ocurrir en tres escenarios distintos:
  - **Cardiopatía isquémica**: áreas de hipocinesia o acinesia generan pérdida de funcionalidad y desplazamiento apical del músculo papilar adyacente, lo que provoca una tracción (en inglés *tethering*) de las cuerdas tendíneas tributarias, y restricción al cierre del velo o velos afectos (**Fig. 5-10**). Suele verse con más frecuencia en el velo posterior. Debido a que este no coapta con el anterior, el velo anterior cae a su posición sistólica correcta en soledad, presentando un «seudoprolapso» (al no caer por debajo del anillo mitral, no se considera prolapso verdadero). La IM generada suele ser excéntrica, dirigida al mismo lado del velo retraído.

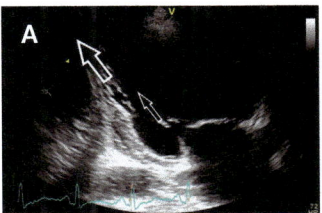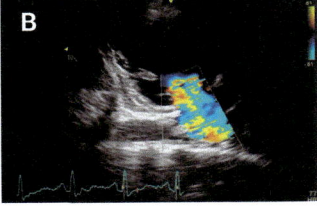

Figura 5-10. Ejemplo de insuficiencia mitral secundaria por retracción de un velo: plano apical tres cámaras de un estudio transtorácico de un paciente con infarto inferior antiguo, que genera un desplazamiento lateral y apical del músculo papilar posteroseptal (imagen de la izquierda, flecha grande) y tracción secundaria de sus cuerdas tendíneas que, a su vez, traccionan del velo posterior **(A)**, limitando su correcta coaptación con el velo anterior y generando un orificio regurgitante con insuficiencia severa **(B)**.

– **Miocardiopatía dilatada idiopática**: el aumento de esfericidad del VI aumenta la distancia interpapilar, con desplazamiento papilar fundamentalmente lateral, y tracción de las cuerdas de forma simétrica sobre ambos velos. Ahora son ambos velos los que no completan su «caída» hacia la aurícula izquierda en telediástole, fallando en su coaptación en sístole. El área triangular generada entre ambos velos y el anillo mitral se denomina «área de *tenting*», y se ha establecido un valor de normalidad < 1,5 cm^2 (medido en mesosístole). A mayor área, mayor insuficiencia mitral. Suele ser un chorro central (**Fig. 5-11**).

– **Asincronía ventricular**: la presencia de estimulación con marcapasos en el VD o de bloqueo completo de la rama izquierda del haz de His (BCRIHH) espontáneo ocasionan una asincronía entre la contracción del tabique interventricular y de la cara lateral del VI, lo que puede generar asincronía de la movilidad de los velos mitrales tributarios de los papilares adyacentes, con la pérdida de coaptación mitral consiguiente. A eso se añade la asociación frecuente de la asincronía con dilatación VI, lo que genera IM, a su vez, por el mecanismo previo. La asincronía genera chorros múltiples con frecuencia, de direcciones divergentes.

• **Dilatación de la aurícula izquierda**: en los últimos años ha ganado mucho protagonismo, en muchos tipos de cardiopatías, el análisis de la mecánica auricular izquierda. Ha sido denominada por algunos autores «IM auricular». La dispersión eléctrica que ocasiona fibrilación auricular, la propia IM y la disfunción diastólica con aumento de presiones de llenado son elementos que generan dilatación auricular progresiva y, además, dilatación de la porción auricular del anillo mitral, que a su vez ocasionará IM secundaria, al impedir la coaptación de los velos mitrales. Se aprecia en pacientes con VI no dilatados, habitualmente hipertróficos, con disfunción diastólica (sistólica generalmente normal) y frecuentemente en fibrilación auricular, con dilatación auricular importante (volúmenes > 100 mL, anillo > 40 mm) (**Fig. 5-12**).

Clasificación anatómica

Con el fin de identificar el mecanismo predominante que genera la IM para planificar la técnica de corrección más adecuada, se estandarizó, hace décadas, la **clasificación de**

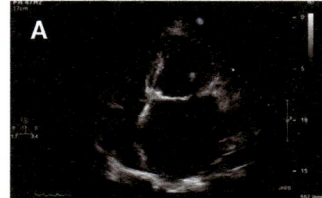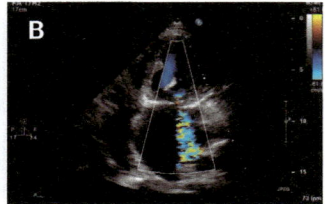

Figura 5-12. Ejemplo de insuficiencia mitral secundaria por dilatación del anillo mitral: imagen en plano A4C sin color **(A)** y con color **(B)**, de un estudio transtorácico en un paciente con fibrilación auricular de larga evolución, dilatación severa de la aurícula izquierda y dilatación secundaria del anillo mitral.

Carpentier, basada en la movilidad de los velos (normal, excesiva o restringida) (**Fig. 5-13**).

> La insuficiencia mitral puede ser clasificada según varios criterios: cronológicos, etiológicos (IM primaria y secundaria) y anatómicos (movilidad de los velos).

Sistemática de estudio por ecocardiografía transtorácica

Se deferencia el análisis anatómico del análisis funcional.

Análisis anatómico

1. En primer lugar, se debe valorar el **aspecto de los velos mitrales** por eco 2D desde plano PEEL, PEEC y los planos apicales. En condiciones normales, el velo mitral anterior es más largo que el posterior, y ambos deben tener un grosor < 3 mm, elasticidad en su movimiento, apertura amplia en diástole y adecuada coaptación de ambos en sístole, en la denominada «banda de coaptación», con una zona de contacto > 2-3 mm a lo largo de toda ella. Por consenso, se dividen los velos mitrales en tres festones o segmentos, denominados con la letra A los del velo anterior y con la P los del posterior (**Fig. 5-14**).
   Si los velos mitrales muestran engrosamiento, rigidez o calcificación, lo que puede generar una banda de coaptación irregular, con aparición de uno o varios ORE, se puede estar frente a una IM primaria.

2. Si los velos mitrales tienen apariencia normal, en segundo lugar nos fijaremos en su **movilidad** en sístole. La IM

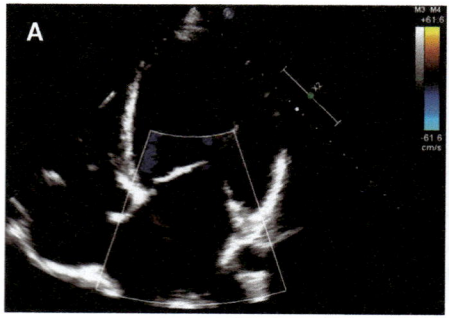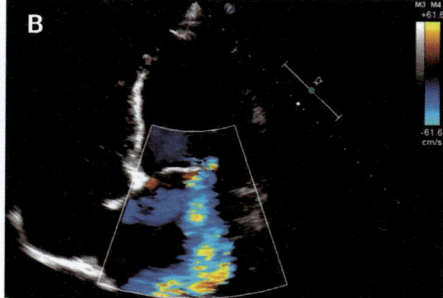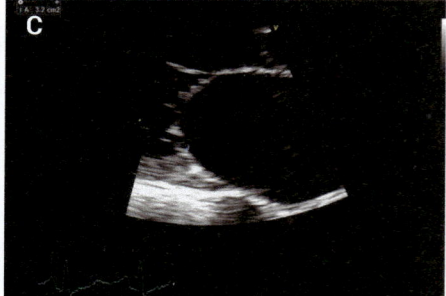

Figura 5-11. Ejemplo de insuficiencia mitral secundaria por retracción de ambos velos: plano apical cuatro cámaras de un estudio transtorácico de un paciente con miocardiopatía dilatada idiopática, sin Doppler color **(A)** y con Doppler color **(B)**, donde se aprecia una retracción simétrica de ambos velos mitrales (*tethering* simétrico) por el desplazamiento lateral y apical de ambos músculos papilares. Se incrementa el área que queda entre los velos mitrales y el plano del anillo (área de *tenting*, **C**).

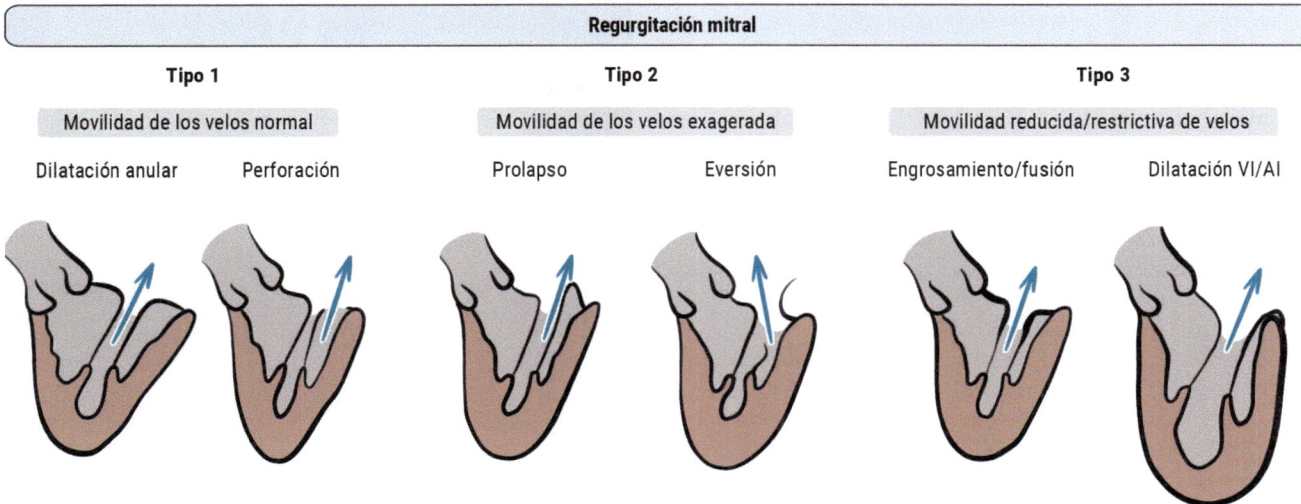

Figura 5-13. Representación gráfica de la clasificación de Carpentier, con los distintos mecanismos de IM secundaria, en función de la movilidad de los velos.
AI: aurícula izquierda; VO: ventrículo izquierdo.

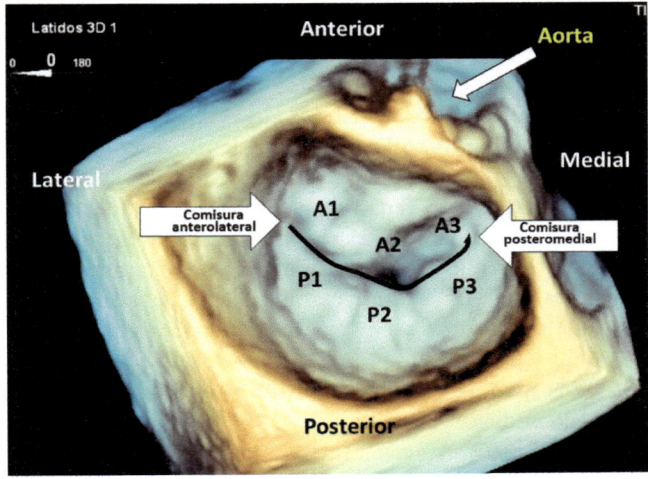

Figura 5-14. Imagen de ecocardiografía transesofágica 3D, que muestra una válvula mitral normal con la segmentación de festones.

puede aparecer si existe exceso de movilidad de algún velo hacia la AI en sístole (si es leve, se habla de *abombamiento*; si es moderada, de *prolapso*, y si es grande, de **prolapso-eversión** o *flail*), y si hay defecto de movilidad (algún velo queda demasiado alto y no coapta con el contralateral), se denomina retracción (en inglés *tethering*). En la clasificación de Carpentier sería un tipo 2 o 3, respectivamente.

3. En tercer lugar, se ha de valorar el **tamaño del anillo mitral**. El anillo mitral presenta una morfología «arriñonada» con un eje largo lateromedial o «comisural» y uno más corto anteroposterior, además de una morfología en «silla de montar» en el plano horizontal. Su parte más medial es más fibrosa y más rígida, uniéndose al anillo aórtico con los trígonos mitroaórticos, y la parte lateral es más flexible. Durante el ciclo cardíaco sufre una leve deformación en su contorno. La dilatación del anillo, sobre todo

en el eje anteroposterior, ocasiona una separación de los velos y defecto en la coaptación. Si no se asocia a defectos de su movilidad, sería el tipo 1 de Carpentier.

4. En cuarto lugar, se deben valorar los demás componentes del «complejo mitral»: dimensiones y función sistólica del VI, desplazamiento de papilares, escaras necróticas, asincronía septolateral por bloqueo de la rama izquierda del haz de His; dimensiones de la AI en proporción al VI, fundamentalmente del anillo mitral, gradiente dinámico en el tracto de salida del VI (TSVI) con efecto sobre el velo anterior (*systolic anterior motion*), etc.

Análisis funcional-hemodinámico

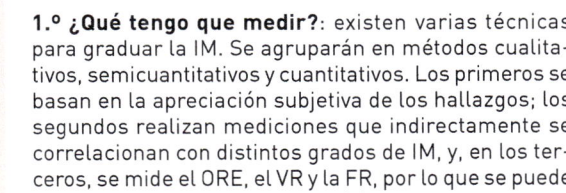

1.º ¿Qué tengo que medir?: existen varias técnicas para graduar la IM. Se agruparán en métodos cualitativos, semicuantitativos y cuantitativos. Los primeros se basan en la apreciación subjetiva de los hallazgos; los segundos realizan mediciones que indirectamente se correlacionan con distintos grados de IM, y, en los terceros, se mide el ORE, el VR y la FR, por lo que se puede cuantificar el grado de IM numéricamente.

- Comenzaremos siempre por **métodos cualitativos**, siendo el área del chorro por Doppler color y la densidad de la envolvente con CW los métodos iniciales. Si con ellos se clasifica la IM de leve, no es preciso evaluar por otros métodos.
- Si es mayor que leve, se deberá aplicar algún método semicuantitativo.
- Si se sospecha de entrada que puede ser IM severa, se deberá utilizar algún método cuantitativo para mejorar la fiabilidad de la graduación.

En el siguiente apartado, se describen los métodos, la sistemática de medición con los planos idóneos, ventajas y limitaciones de cada uno de ellos.

Métodos cualitativos

- **Medida 1. Área del *jet* (chorro) regurgitante (Fig. 5-15).**
  2.º ¿En qué plano de estudio y con qué herramienta se mide?: planos A4C, A2C y A5C. Doppler color.
  3.º Cómo medir correctamente: localizar el punto/s de origen del chorro en la válvula y el área color. Planimetría del área color limitada al área turbulenta (desechar de la medida la región de color laminar periférica). Se puede correlacionar con el área de la AI (porcentaje de ocupación AI). Ajustes Doppler color:
    - Límite Nyquist 50-70 cm/s.
    - Ganancia color media-alta (evitando la visualización de punteado color alrededor del chorro).
    - Área de análisis lo más estrecha posible para mejorar la resolución temporal (FPS > 15Hz).
  4.º Con las medidas realizadas, ¿qué cálculos se deben hacer?: ninguno. El equipo calcula el área color de la planimetría.
  5.º ¿Cuáles son las limitaciones de las medidas y cálculos?: infraestimación en chorros excéntricos y pacientes hipertensos. Sobreestimación en chorros no holosistólicos.
- **Medida 2. Densidad, duración y morfología de la envolvente del Doppler continuo (Fig. 5-16).**
  2.º ¿En qué plano de estudio y con qué herramienta se mide?: planos A4C, A2C y A5C y CW.
  3.º Cómo medir correctamente: localizar el punto/s de origen del chorro en la válvula y aplicar línea de CW con el mínimo ángulo posible entre ella y el chorro. Ajustes del CW con filtros medios, ganancia media, escala visible hasta 6 m/s y velocidad de barrido media o rápida.
  A mayor densidad y duración, mayor severidad. En severas, además la morfología de la envolvente puede adquirir forma triangular en lugar de redondeada. Velocidad máxima irrelevante.
  4.º Con las medidas realizadas, ¿qué cálculos se deben hacer?: ninguno.
  5.º ¿Cuáles son las limitaciones de las medidas y cálculos?: infraestimación en chorros excéntricos y pacientes hipertensos. Método muy dependiente del ajuste de ganancia.

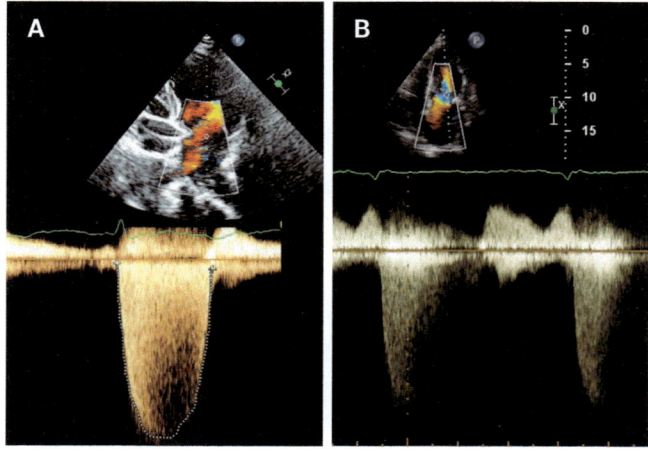

Figura 5-16. Ejemplos de medición de la insuficiencia mitral mediante la valoración de la densidad espectral con Doppler continuo. **A)** Insuficiencia severa (alta densidad espectral y *jet* (chorro) que ocupa prácticamente toda la sístole). **B)** Se aprecia una insuficiencia de menor severidad, con menor densidad y, sobre todo, duración, limitada prácticamente a la protosístole.

Métodos semicuantitativos

- **Medida 3. Vena contracta (Fig. 5-17).**
  2.º ¿En qué plano de estudio y con qué herramienta se mide?: planos: PEEL, AC4 y A5C. Doppler color.
  3.º Cómo medir correctamente: identificar con Doppler color los tres componentes de la IM: área de convergencia prevalvular, vena contracta (VC) y área del chorro. Es recomendable usar el zoom y los ajustes de color previamente descritos en el método de la planimetría del área color. En el punto exacto de la VC, habitualmente, el flujo alcanza la máxima velocidad, por lo que se codifica con una franja de color más laminar. Se considera una medida subrogada del ORE, e independiente de las condiciones hemodinámicas. Es aplicable en chorros excéntricos. A mayor anchura, mayor gravedad.
  Con eco-3D se puede medir el área de la VC, más exacta que con 2D si la ventana es de buena calidad.

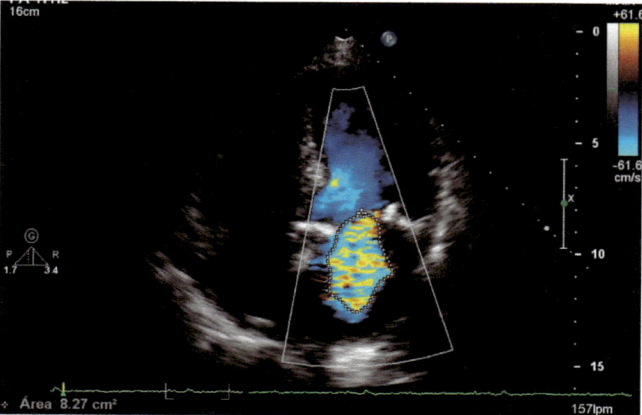

Figura 5-15. Ejemplo de medición de la insuficiencia mitral mediante planimetría del área color: plano A4C.

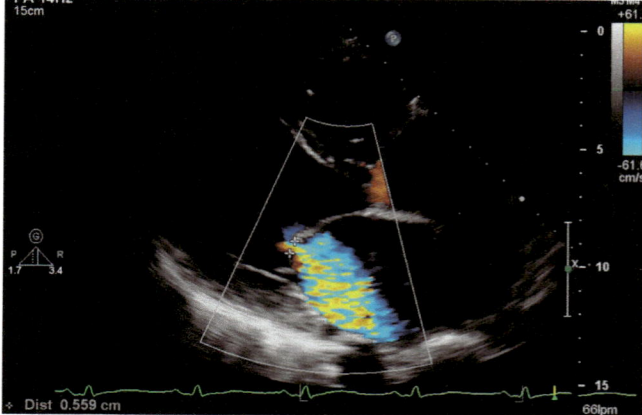

Figura 5-17. Ejemplo de medición de la insuficiencia mitral mediante la medición de la vena contracta: plano paraesternal eje largo con Doppler color; se aprecian los tres componentes de la insuficiencia: la región ventricular, o de convergencia, la vena contracta (zona a medir) y la región auricular, o cola del chorro.

4.º **Con las medidas realizadas, ¿qué cálculos se deben hacer?**: ninguno.

5.º **¿Cuáles son las limitaciones de las medidas y cálculos?**: chorros múltiples. Precisa tener una buena imagen de los tres componentes del color para una medición fiable; no siempre es posible. Sobreestimación de la IM en chorros no holosistólicos.

- **Medida 4. Flujo de venas pulmonares** (**Fig. 5-18**).

  2.º **¿En qué plano de estudio y con qué herramienta se mide?**: plano: A4C y A2C. Doppler color y PW.

  3.º **Cómo medir correctamente**: en IM severas, el chorro alcanza el techo de la AI, pudiendo invertir el flujo de entrada en sístole de una o varias venas pulmonares, lo cual se puede valorar con PW.

  - Identificar con Doppler color el flujo de entrada en la AI de las venas pulmonares derechas, que tienen la mejor alineación con el PW.
  - Ubicar el volumen de muestra 1 cm dentro de la vena.
  - Análisis de la señal espectral, identificar las ondas sistólica, diastólica y A reversa.
    - Si la sistólica se codifica hacia abajo, existe inversión; identifica una IM severa.
    - Si se codifica hacia arriba, es poco probable que sea severa.
    - Si se detecta inversión en más de una vena pulmonar, es muy específico de IM severa.

  4.º **Con las medidas realizadas, ¿qué cálculos se deben hacer?**: ninguno.

  5.º **¿Cuáles son las limitaciones de las medidas y cálculos?**: en chorros excéntricos, dirigidos directamente a una vena pulmonar, puede haber inversión de flujo en IM no severas. Si hay mucho calcio en el anillo mitral, su sombra acústica enmascara la vena pulmonar.

- **Medida 5. Patrón de llenado mitral**. Relación llenado mitral/vaciado aórtico (IVT$_{mitral}$/IVT$_{TSVI}$) (**Fig. 5-19**).

  2.º **¿En qué plano de estudio y con qué herramienta se mide?**: plano A4C y A5C. Doppler pulsado (PW).

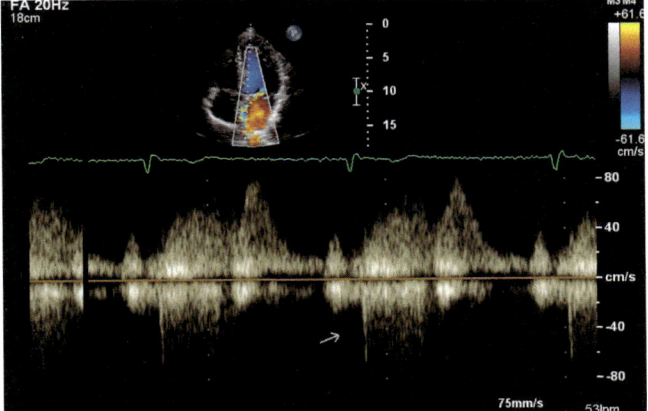

Figura 5-18. Ejemplo de medición de la insuficiencia mitral mediante el análisis del flujo de las venas pulmonares: plano A4C con volumen de muestra del Doppler pulsado localizado en la vena pulmonar superior derecha. En nuestro paciente con insuficiencia mitral severa, obsérvese la inversión de la onda sistólica del flujo de la vena (flecha blanca), que codifica hacia abajo y arriba, en lugar de exclusivamente hacia arriba (que sería lo normal, en ausencia de insuficiencia mitral) de la línea de base naranja.

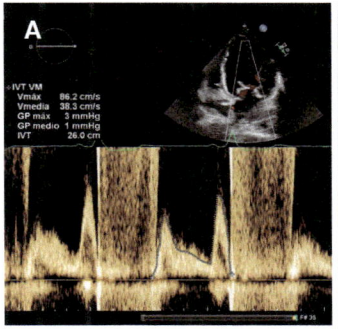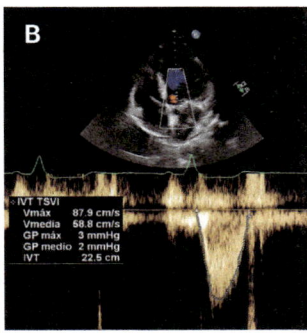

Figura 5-19. Ejemplo de medición de la insuficiencia mitral con la relación IVT$_{mitral}$/IVT$_{TSVI}$. En la imagen de la izquierda se aprecia una imagen de Doppler pulsado de la mitral **(A)**, y en la imagen de la derecha, Doppler pulsado del tracto de salida del ventrículo izquierdo **(B)**. Se mide en ambos la integral velocidad-tiempo. Ambos resultados se dividen (26/22,5 = 1,15). Por tanto, se concluye que se trata de una insuficiencia mitral moderada, ya que se considera severa si resulta >1,4.

3.º **Cómo medir correctamente**: se basa en que la IM provoca una sobrecarga de presión y volumen en la AI. Esto provoca un incremento de la velocidad de la onda E, con desaceleración rápida de ella (igualación rápida de presiones en AI y VI) y una reducción de la onda A (pérdida de capacidad contráctil de la AI, al aumentar la presión), adoptando el llenado mitral un patrón de tipo «restrictivo». La presencia de una onda A predominante virtualmente excluye una IM severa.

Se localiza el volumen de muestra del PW en la válvula mitral, a la altura de su anillo. Se mide la velocidad máxima (V$_{máx}$) de las ondas E y A y el tiempo de desaceleración de la E. Posteriormente, se hace planimetría de la envolvente de ambas ondas juntas con el menú de medición de la integral velocidad-tiempo (IVT), y el equipo nos calcula dicho valor (IVT$_{mitral}$ en cm). Después, se localiza el volumen de muestra del PW en el tracto de salida del VI (TSVI). Se hace la misma operación, y se obtiene la IVT$_{TSVI}$.

4.º **Con las medidas realizadas, ¿qué cálculos se deben hacer?**: se divide la IVT$_{mitral}$ por la IVT$_{TSVI}$. En condiciones normales, la relación es 1 porque el flujo que pasa de AI a VI en diástole debe ser similar al flujo que sale del VI a la aorta por el TSVI en sístole. En cambio, cuando hay IM significativa, aumenta el flujo mitral en detrimento del aórtico. Se podría considerar una forma simplificada de la ecuación de continuidad, que se verá más adelante. Si la relación IVT$_{mitral}$/IVT$_{TSVI}$ supera 1,4, se considera la IM severa.

Ventajas: fácil obtención y medidas de velocidad e IVT muy reproducibles.

5.º **¿Cuáles son las limitaciones de las medidas y cálculos?**: obtención de las medidas en mitral y en TSVI en latidos distintos. Puede haber variabilidad en ritmos cardíacos irregulares. Si existen otras causas de disfunción diastólica del VI, pueden alterar las medidas.

Métodos cuantitativos

Se basan en el cálculo de volúmenes, relacionando el que pasa por un orificio y por otro (mitral por un lado y tracto de salida del VI, como equivalente del flujo aórtico, por el otro), para calcular o estimar la diferencia entre ellos, con la premisa teórica de que cuando no hay regurgitaciones o insuficiencias valvulares significativas, el flujo que atraviesa una válvula es igual al que pasa por otra.

- **Medida 6. Área de isovelocidad proximal (PISA, *Proximal Isovelocity Surface Área*)** (**Fig. 5-20**).
  Principio físico: es el mismo explicado en el capítulo previo de la insuficiencia aórtica.
  2.º ¿En qué plano de estudio y con qué herramienta se mide?: planos: A4C y A5C. Doppler Color. CW.
  3.º Cómo medir correctamente:
  – Doppler continuo (CW) sobre el chorro de IM. Planimetría de la envolvente Doppler de la IM con el menú de cálculos PISA (IVTIM). Se calcula también la velocidad máxima de la IM ($V_{máx}$ IM).
  – Zoom sobre la válvula mitral.
  – Doppler color en la válvula mitral, área de exploración color lo más estrecha posible.
  – Bajar línea de base de color hasta situar la $V_{aliasing}$ a 25-40 cm/s.
  – Medir en mesosístole el radio de la hemiesfera (radio PISA) desde el cambio de color azul-naranja hasta la altura del ORE; si es preciso, ocultar el color para su mejor identificación.
  4.º Con las medidas realizadas, ¿qué cálculos se deben hacer?:

$$\text{ORE} = \frac{(6,25 \times \text{radio PISA}^2 \times V_{aliasing})}{(V_{máx} \text{ IM})}$$

$$\text{VR} = \text{ORE} \times \text{IVT}_{IM}$$

  5.º ¿Cuáles son las limitaciones de las medidas y cálculos?: menor fiabilidad en la IM de duración no holosistólica, IM de dirección excéntrica, ORE elípticos en lugar de circulares (frecuentes en IM secundarias) y ORE múltiples.
- **Medida 7. Ecuación de continuidad** (**Fig. 5-21**).
  Principio físico: tenemos que calcular el volumen de

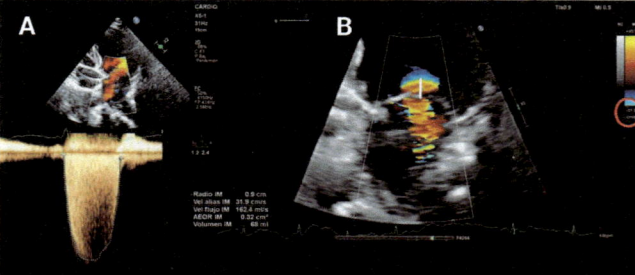

Figura 5-20. Ejemplo de medición de la insuficiencia mitral (IM) con el método PISA: en la imagen de la izquierda **(A)** se detalla el cálculo de la integral velocidad-tiempo de la insuficiencia, tras obtener la envolvente con Doppler continuo en plano apical cuatro cámaras (A4C). En la imagen de la derecha **(B)**, se detalla la medida del radio PISA (línea blanca). Obsérvese el desplazamiento de la línea de base del Doppler color hacia abajo, en la misma dirección que la IM, situando el límite Nyquist en 31,9 cm/s (círculo rojo). El equipo nos calcula el ORE (AEOR IM) y el volumen regurgitante (volumen IM).

flujo a través del tracto de salida del VI, equivalente al aórtico (VolA) y a través de la válvula mitral (VolM), establecer su diferencia para calcular el VR y la FR, y relacionándolo con el flujo de la IM, obtener el ORE, aplicando la ecuación de continuidad según las fórmulas descritas a continuación.

El método explicado anteriormente (relación llenado mitral/vaciado aórtico (IVT_{mitral}/IVT_{TSVI}), es, en realidad, una simplificación de la ecuación de continuidad, ya que también relaciona flujos; pero, en este caso, prescinde de la medición de las áreas para reducir la complejidad de medidas y potenciales fuentes de error en los cálculos.

2.º ¿En qué plano de estudio y con qué herramienta se mide?:
- Plano PEEL (**Fig. 5-21A**): medir el diámetro de TSVI (d_{TSVI}) en mesosístole.
- Plano A4C (**Fig. 5-21C**): medir el diámetro del anillo mitral (d_{mitral}) en mesodiástole.
- Plano A4C (**Fig. 5-21D**): medir la IVT mitral con PW (IVT_{mitral}).
- Plano A4C (**Fig. 5-21E**): medir la IVT de la IM con CW (IVT_{IM}).
- Plano A5C (**Fig. 5-21B**): medir la IVT del flujo en TSVI medido con PW (IVT_{TSVI}), en mesosístole.

3.º Cómo medir correctamente: mediciones en imagen 2D optimizada, con zoom, y bien centradas. Mediciones Doppler con ajustes estándar, intentando obtener envolventes Doppler «limpias» con ajuste de ganancia y rechazo adecuados, y posicionar adecuadamente el volumen de muestra del Doppler pulsado (PW), en TSVI, justo encima de la válvula aórtica (no más de 1 cm por encima), y, en la mitral, a la altura del anillo.

4.º Con las medidas realizadas, ¿qué cálculos se deben hacer?:
Cálculo de las áreas del TSVI y mitral:

$$\text{Área}_{TSVI} = 0,785 \times d_{TSVI}^2$$
$$\text{Área}_{mitral} = 0,785 \times d_{mitral}^2$$

Cálculo de volúmenes (VolM, VolA):

$$\text{VolM} = \text{Área}_{mitral} \times IVT_{mitral}$$
$$\text{VolA} = \text{Área}_{TSVI} \times IVT_{TSVI}$$

Cálculo de VR:

$$\text{VR} = \text{VolM} - \text{VolA}$$

Cálculo de FR:

$$\text{FR} = \frac{\text{VR}}{\text{VolM}}$$

Cálculo de ORE:

$$\text{ORE} = \frac{\text{VR}}{IVT_{IM}}$$

5.º ¿Cuáles son las limitaciones de las medidas y cálculos?: la ecuación de continuidad es la técnica que presenta más limitaciones, debidos a la gran cantidad de cálculos a realizar, en varios latidos distintos (más error cuanto más irregular sea el ciclo cardíaco), y por la necesidad de elevar

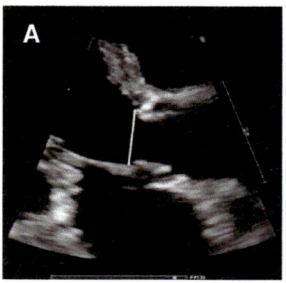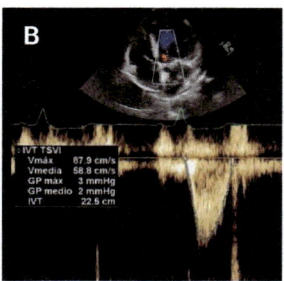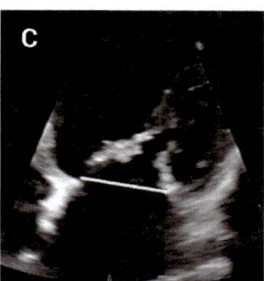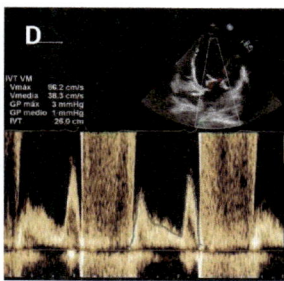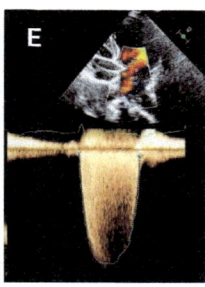

Figura 5-21. Sistemática de mediciones para calcular la insuficiencia mitral (IM) con la ecuación de continuidad: **(A)** medida del tracto de salida del ventrículo izquierdo (TSVI), **(B)** medida del anillo mitral, **(C)** integral velocidad-tiempo, (IVT) del TSVI, **(D)** IVT mitral, **(E)** IVT y velocidad máxima del chorro de IM.

al cuadrado algunas medidas (y de los errores, por ende). La calcificación en los anillos genera error en los cálculos de sus diámetros y su IVT. No es válida si la IM coexiste con *shunts* intracardíacos, o insuficiencias significativas de la válvula aórtica o pulmonar. Es una técnica, por lo tanto, de uso limitado, que se aplica tan solo en pacientes con ventanas de mucha calidad y ritmos cardíacos muy regulares. Es especialmente útil si el ORE es múltiple, en chorro muy excéntrico y en IM no holosistólicas.

 Todos los métodos descritos tienen sus limitaciones, como se han detallado en cada apartado. Eso explica que haya tantos métodos diferentes para medir lo mismo, y es importante conocerlos. Algunos de ellos, sin embargo, tienen un alto valor predictivo, y se consideran de mayor peso en la valoración de la severidad.

Repercusión extravalvular

Los hallazgos asociados a la IM se deberán enfocar desde dos puntos de vista: en caso de sospecha de IM secundaria, hay que buscar su/s causa/s, y en caso de IM severa, se deberá valorar cuidadosamente las consecuencias que la IM ocasiona en su entorno. Con frecuencia es difícil distinguir si los hallazgos son causa o consecuencia, o ambas cosas. En IM severas e IM secundarias, puede ser especialmente complejo determinar esta diferencia. No obstante, la valoración extravalvular es de crucial importancia cuando se considera el tratamiento agresivo de la valvulopatía (quirúrgico o percutáneo), sobre todo en pacientes asintomáticos.

Esta valoración incluye la medición de **volúmenes de AI**, **volúmenes y función del VI**, **insuficiencia tricúspide (IT)**, **estimación de la presión pulmonar (HTP)**, y finalmente **función del VD**.

Cuando la IM alcanza el grado severo, la afectación aparecerá progresivamente y en este orden:

Dilatación de la AI → dilatación del volumen telesistólico del VI → disfunción VI → dilatación del volumen telediastólico del VI → IT progresiva + HT pulmonar poscapilar → dilatación del VD y disfunción VD.

Situaciones especiales

La **disfunción del VI** es de especial relevancia, ya que, debido a la sobrecarga de volumen que genera la IM, el VI responde con incremento de la contractilidad para mantener el gasto cardíaco; por tanto, el valor de fracción de eyección (FEVI), obtenido mediante los métodos habituales, infraestima la función sistólica real. Por eso se ha establecido, por consenso, un valor de corte de normalidad en el valor de FEVI superior al del resto de patologías cardíacas; así, se considera disfunción VI en la IM cuando la FEVI es menor del 60 %.

El volumen telesistólico del VI se considera un subrogado de la función sistólica, de manera que valores > 40 mm se consideran indicativos de una caída inicial de la función sistólica, incluso con FEVI mayor del 60 %, medida de especial importancia en el estudio ecográfico de la IM.

Tras la corrección por cirugía o técnica percutánea, la FEVI suele caer, indicando entonces el valor «real» de función sistólica, y, cuanto más baja sea la FEVI preintervención, más caerá postintervención, estimándose una caída de hasta el 30 % si la FEVI preintervención es menor del 60 %.

La técnica de la **eco-3D** permite mejorar la fiabilidad de la medida de los volúmenes y la función VI respecto a 2D. Se recomienda si la ventana ecográfica tiene una calidad aceptable y se dispone de la herramienta.

De forma similar puede ocurrir con la **hipertensión pulmonar (HTP)**: si el nivel de HTP alcanzado antes de la intervención es alto y durante mucho tiempo, puede convertirse en irreversible, lo que empeora el pronóstico y contraindica la corrección mitral. De ahí la importancia de estimar las presiones pulmonares (PPs), tanto en reposo, como tras **prueba de esfuerzo** con medición de PPs postesfuerzo máximo.

 Se establece indicación quirúrgica si la PPs en reposo es mayor de 50 mmHg y/o tras esfuerzo mayor de 60 mmHg.

Otra circunstancia especial en la valoración de la insuficiencia mitral es la presencia de mecanismos complejos de insuficiencia, mecanismos mixtos, ventanas deficientes, incongruencias en la medición de la severidad, etc. Todo ello se puede solventar con el uso de la **ecocardiografía transesofágica**. Posiblemente, la valvulopatía mitral es la que más se beneficia de esta técnica, ya que la visualización de la válvula, por su orientación respecto del haz de ultrasonidos, es idónea, por lo que se obtienen imágenes de mucha calidad y, por tanto, alta fiabilidad diagnóstica. Además, el advenimiento de la eco-3D transesofágica se ha convertido en una auténtica revolución en esta valvulopatía en particular, por la posibilidad de obtener imágenes en tiempo real de una calidad muy alta.

PUNTOS CLAVE

- La valvulopatía mitral es una de las patologías cardíacas más prevalentes en las salas de ecocardiografía.
- La técnica de elección en la valoración inicial de esta patología es la ecocardiografía transtorácica. Por lo tanto, el ecocardiografista debe tener un profundo conocimiento anatómico y fisiopatológico de la valvulopatía mitral, para poder establecer su severidad de forma exacta, y así orientar al clínico para una adecuada planificación terapéutica.
- La valoración anatómica debe extenderse más allá de la propia válvula, analizando el complejo perivalvular mitral, que incluye anillo, aparato subvalvular, ventrículo y aurícula izquierdos.
- La estenosis mitral se debe, sobre todo, a patología reumática o degenerativa-calcificada. La adecuada gradua-ción de la severidad permite ofrecer la mejor terapia al paciente. Se establece un grado severo con un área valvular mitral $< 1,5$ cm^2.
- La insuficiencia mitral se debe a una alteración anatómica (causas primarias) o funcional del entorno o complejo perivalvular mitral (causas secundarias).
- Se considera insuficiencia severa cuando se calcula un ORE $> 0,4$ cm^2 en causas primarias, o $> 0,3$ cm^2 en causas secundarias.
- La ecocardiografía transesofágica es una técnica crucial para la valvulopatía mitral, especialmente si se plantean tratamientos basados en técnicas hemodinámicas (valvuloplastia con balón en la estenosis y clip mitral en la insuficiencia).

BIBLIOGRAFÍA

Hahn RT, Saric M, Faletra FF, Garg R, Gillam LD, Horton K, et al. Recommended standards for the performance of transesophageal echocardiographic screening for structural heart intervention: from the American Society of Echocardiography. J Am Soc Echocardiogr 2022 Jan;35(1):1-76.

Lancellotti P, Tribouilloy C, Hagendorff A, Popescu BA, Edvardsen T, Pierard LA, et al. Recommendations for the echocardiographic assessment of native valvular regurgitation: an executive summary from the European Association of Cardiovascular Imaging. Eur Heart J Cardiovasc Imaging. 2013;14(7):611-44.

O'Gara PT, Mack MJ. Secondary Mitral Regurgitation. N Engl J Med. 2020;383(15):1458-67.

Silbiger JJ, et al. Advances in Rheumatic Mitral Stenosis: Echocardiographic, Pathophysiologic, and Hemodynamic Considerations. J Am Society Echocardiogr. 2021;34(7):709-22.

Vahanian A, Beyersdorf F, Praz F, Milojevic M, Baldus S, Bauersachs J, et al. 2021 ESC/EACTS Guidelines for the management of valvular heart disease: Developed by the Task Force for the management of valvular heart disease of the European Society of Cardiology (ESC) and the European Association for Cardio-Thoracic Surgery (EACTS). Eur Heart J. 2022; 43(7):561-632.

van Wijngaarden AL, Mantegazza V, Hiemstra YL, Volpato V, van der Bijl P, Pepi M, et al. Prognostic Impact of Extra–Mitral Valve Cardiac Involvement in Patients With Primary Mitral Regurgitation. JACC Cardiovasc Imaging. 2022;15(6):961-70.

Zoghbi WA, Adams D, Bonow RO, Enriquez-Sarano M, Foster E, Grayburn PA, et al. Recommendations for Noninvasive Evaluation of Native Valvular Regurgitation. A Report from the American Society of Echocardiography Developed in Collaboration with the Society for Cardiovascular Magnetic Resonance. J Am Soc Echocardiogr. 2017 Apr;30(4):303-71.

Patología valvular tricuspídea y pulmonar

L. Sanchis Ruiz

OBJETIVOS

- Aprender la anatomía de la válvula tricúspide, así como las principales etiologías de disfunción valvular.
- Conocer los principales planos de estudio ecocardiográfico de la válvula tricúspide, mediante ecografía transesofágica y transtorácica.
- Ser capaz de realizar una cuantificación del grado de insuficiencia tricuspídea y conocer los factores que pueden influir en su cuantificación.
- Saber realizar una correcta valoración de la válvula pulmonar mediante ecocardiografía, y conocer las principales causas de disfunción de dicha válvula.

VÁLVULA TRICÚSPIDE

La válvula tricúspide (VT) es la válvula situada en posición auriculoventricular derecha. Tradicionalmente, su patología había sido considerada menos importante que aquella que afecta a cavidades izquierdas. Esto era debido a un curso más lento e insidioso de los síntomas producidos por su disfunción, así como por los pobres resultados de su tratamiento quirúrgico aislado en pacientes sintomáticos. En los últimos años, la aparición de técnicas de intervencionismo percutáneo que posibilitan su tratamiento ha producido un auge en el interés sobre esta válvula. Es necesaria la correcta valoración anatómica de la válvula y de la etiología de su disfunción para realizar un correcto diagnóstico y una buena planificación de su tratamiento. La ecocardiografía es la principal herramienta diagnóstica en la patología tricuspídea. A lo largo del presente capítulo, se describirá cómo realizar una adecuada valoración de la válvula mediante dicha técnica.

Anatomía de la válvula tricúspide

La VT se sitúa a nivel auriculoventricular, entre la aurícula y el ventrículo derecho, con una disposición anterior respecto al tórax. Es la válvula cardíaca de mayor tamaño, y se sitúa en una posición más apicalizada que la válvula mitral. Pese a que tradicionalmente se ha considerado como una válvula compuesta por tres **velos**, el número de velos y su distribución a lo largo del anillo es altamente variable. La conformación más frecuente es de tres velos, con un amplio velo anterior y septal, y un velo posterior que, en muchas ocasiones, puede ser multifestonado. Habitualmente existen dos **músculos papilares** principales, uno mayor anterior (con cuerdas a los velos anterior y posterior) y uno papilar posterior con **cuerdas** a los velos septal y posterior (de morfología más

variable, pudiendo estar conformado por más de una cabeza). En ocasiones puede encontrarse un tercer músculo papilar septal de menor tamaño (con cuerdas a los velos septal y anterior), que, cuando están ausente las cuerdas, puede originarse directamente de la pared ventricular septal. Respecto al **anillo tricúspideo**, a nivel del velo septal, se encuentra anclado al septo interventricular. El resto del anillo donde se encuentran anclados los velos anterior y posterior forma parte de la pared libre del ventrículo derecho. Estas relaciones anatómicas del anillo son importantes, ya que, cuando existe una dilatación del anillo, este suele deformarse hacia la pared libre, permaneciendo más estable la parte anclada al septo. En esto se basan algunas técnicas de reparación percutánea, como la de borde a borde con clip, en las que se intenta conectar el velo anterior o posterior al septal, que es el que sirve de ancla.

Existen otras **relaciones anatómicas** que se deben conocer, como la relación de la parte posterior de la válvula con el seno coronario a nivel de la comisura posteroseptal de la válvula, la relación del seno no coronárico aórtico con la comisura anteroseptal, la del nodo auriculoventricular con la zona media del velo septal, y la relación de toda la zona del anillo tricúspideo que discurre en la pared libre del ventrículo con la arteria coronaria derecha.

La figura 6-1 ilustra la anatomía y relaciones anatómicas de la VT.

 La válvula tricúspide presenta una importante variabilidad anatómica. La dilatación de su anillo suele producirse hace la pared libre del ventrículo derecho.

Etiología de la disfunción de la válvula tricúspide

La disfunción de la VT puede ser primaria cuando se debe a una alteración de la válvula o aparato subvalvular, o secun-

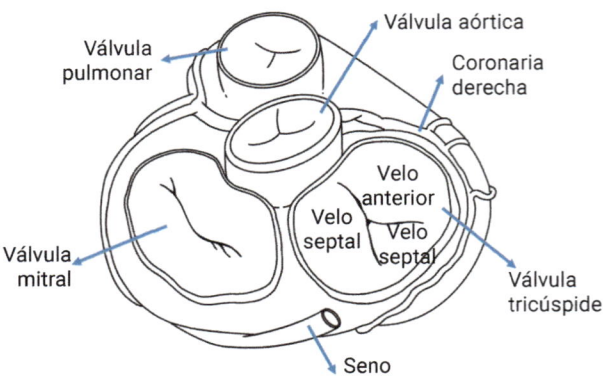

Figura 6-1. Anatomía de la válvula tricúspide y relaciones anatómicas.

daria (funcional) cuando los componentes de la válvula son normales, pero existe un mal funcionamiento de esta debido una distorsión de las estructuras sobre las que se asienta la válvula. De esta manera, cuando se habla de insuficiencia tricuspídea, se puede distinguir:

- La **insuficiencia primaria o degenerativa**: es la causada por prolapso de uno de los velos. Los prolapsos valvulares pueden ser debidos a una degeneración mixomatosa de la válvula, a traumatismos o a procedimientos invasivos que atraviesan la válvula y pueden dañarla, como los cateterismos derechos o las biopsias endomiocárdicas.
- La **insuficiencia tricuspídea secundaria o funcional** es mucho más frecuente que la primaria y se debe a una dilatación anular, a deformación o *tenting* del aparato subvalvular o combinación de ambos mecanismos. La remodelación del ventrículo derecho con dilatación de este, produce insuficiencia, tanto por *tenting* como por dilatación del anillo. La hipertensión pulmonar o enfermedades que afectan al ventrículo derecho pueden ser causas de insuficiencia tricuspídea.
  La patología izquierda (sobre todo la enfermedad valvular izquierda) es, con diferencia, la causa frecuente de insuficiencia tricuspídea funcional por diversos mecanismos, como la deformación del esqueleto cardíaco por distorsión del anillo mitral, que puede inducir dilatación anular derecha, hipertensión pulmonar, fibrilación auricular, etc.
- La **insuficiencia tricuspídea auricular** es un tipo de insuficiencia que también ha sido denominada **insuficiencia tricuspídea aislada**, y se debe a una dilatación aislada de la aurícula derecha debida a fibrilación auricular crónica, que dilata la aurícula derecha y, por ende, el anillo tricuspídeo.

Los dispositivos en las cavidades derechas (marcapasos y desfibriladores automáticos implantables) son causa de insuficiencia tricuspídea por diversos mecanismos: pueden limitar, con el electrodo, de manera directa, el movimiento de los velos valvulares; son causa de lesión directa de los velos o aparato subvalvular durante el implante, causando inflamación y lesión de manera crónica de los velos, y pudiendo adherirse a ellos. También pueden ser causantes

de insuficiencia funcional por el *pacing* crónico que induce remodelado cardíaco.

La estenosis tricuspídea es rara, suele ir asociada a insuficiencia y su causa más frecuente es la reumática (habitualmente acompañada de afectación de las válvulas izquierdas). Otras causas de estenosis son anomalías congénitas, síndrome carcinoide, tóxicos, etc.

> La causa más frecuente de disfunción de la válvula tricúspide es la insuficiencia tricuspídea funcional, y la causa más frecuente de esta es la patología izquierda.

Ecografía transtorácica

La ecocardiografía transtorácica (ETT) supone la principal herramienta para el estudio y seguimiento de la patología tricuspídea. Su amplia disponibilidad y baja invasividad la hacen idónea para dicho fin. Además, la posición anterior de la VT hace que su estudio con ETT sea especialmente agradecido.

La **figura 6-2** muestra los principales planos de estudio con ETT de la válvula tricúspide.

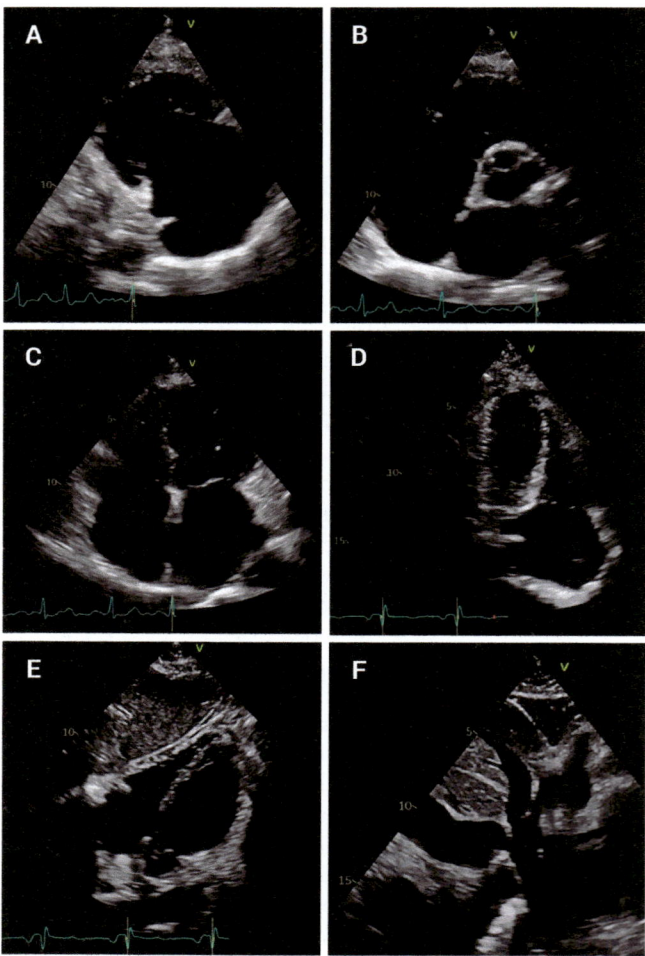

Figura 6-2. Principales planos en ecocardiografía transtorácica para el estudio de la válvula tricúspide. **A)** Paraesternal eje largo. **B)** Paraesternal eje corto. **C)** Apical cuatro cámaras modificado. **D)** Apical tres cámaras modificado. **E)** Subcostal cuatro cámaras. **F)** Subcostal vena cava inferior y venas suprahepáticas.

- Se comenzará desde el plano paraesternal. A este nivel se obtendrá el **plano paraesternal eje largo** (**Fig. 6-2A**), en el cual el velo situado a nivel más superior suele corresponder al velo anterior (el otro velo puede corresponder al velo septal o posterior).
- El siguiente plano será el **paraesternal eje corto** (**Fig. 6-2B**). En este plano se verá el eje anteroposterior de la válvula sin diferenciar claramente entre los velos.
- A nivel apical, se realizará un plano **apical cuatro cámaras modificado** (**Fig. 6-2C**), para centrarse en las cavidades derechas. En este plano, el velo que vemos junto al septo interventricular suele corresponder al septal; el otro velo, según qué angulación se realice con el transductor, puede corresponder al velo anterior o posterior.

> ! Este plano es especialmente importante, ya que nos permitirá una buena visualización del ventrículo derecho, pudiendo evaluar su función y si existe dilatación.

Desde el plano apical, también se puede realizar un **plano tres cámaras modificado** (**Fig. 6-2D**) para visualizar la válvula tricúspide. Es en este plano donde, muchas veces, también se puede conseguir una mejor alineación con el *jet* o chorro de insuficiencia tricuspídea para valorar su velocidad máxima.

- Posteriormente, se pasará al **plano subcostal**. Este plano nos dará tanto información sobre la válvula (podemos realizar un **cuatro cámaras subcostal** [**Fig. 6-2E**] como, en algunos casos, un eje corto de la válvula) como sobre la función y tamaño del ventrículo derecho. Así mismo, será importante la valoración de la **vena cava** y **venas suprahepáticas** a dicho nivel (**Fig. 6-2E**). Su análisis permitirá la estimación de la presión venosa central (como se verá en el apartado *Insuficiencia tricuspídea*), y también apoyará el diagnóstico de insuficiencia tricuspídea (IT), significativa en caso de dilatación de estas (apartado *Ecografía transesofágica*).

Además del uso de la ecografía 2D, la incorporación de la ecografía 3D en los nuevos equipos de ecocardiografía permite un estudio detallado de la anatomía de la válvula. En muchas ocasiones, el estudio 3D de la VT será más sencillo desde los planos transtorácicos que transesofágicos por su posición anterior. Habitualmente, los mejores planos para iniciar la adquisición del 3D son el plano paraesternal eje largo y el plano apical cuatro cámaras modificado. Una vez se tenga la válvula situada dentro de las «cajas» para preparar el 3D, se procederá a llevarlo a cabo. Al realizar la adquisición desde el plano transtorácico, se obtendrá una visión de la válvula con el ventrículo derecho (**Fig. 6-3A**). Si lo que se quiere es obtener una imagen más similar a la que se logra con ecografía transesofágica, se deberá cambiar la línea de traslación y el foco, o bien rotar la válvula (**Fig. 6-3B**). La imagen 3D transtorácica nos dará información tanto de la conformación de los velos de la válvula, como del intervalo en caso de regurgitación, y ayudará a valorar la insuficiencia, como se verá en el apartado *Ecografía transesofágica*. Mediante el uso de reconstrucciones multiplano,

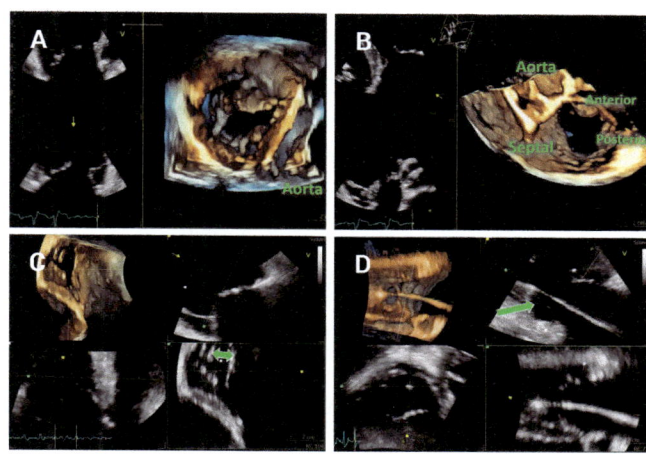

Figura 6-3. Ecografía 3D transtorácica de la válvula tricúspide. **A)** Visión 3D de la válvula tricúspide desde el ventrículo derecho. **B)** Visión 3D de la válvula tricúspide desde la aurícula derecha. **C)** Reconstrucción multiplano de la válvula para medir el intervalo de coaptación (flecha verde). **D)** Reconstrucción multiplano de la válvula para evaluar la relación del cable de marcapasos con los velos (flecha verde).

se pueden obtener imágenes del eje corto de la válvula, que permitirán la medición precisa del *gap* de regurgitación (**Fig. 6-3C**), y que también pueden ser útiles para la valoración de posibles interferencias de electrodos con los velos (**Fig. 6-3D**). Habitualmente, durante el estudio de la VT por convención, suele disponerse la imagen 3D en posición anatómica, es decir, con la aorta a las 11 horas (v. **Fig. 6-3B**).

> 💡 La disposición anterior de la válvula tricúspide hace que su estudio mediante ETT sea especialmente útil, pudiendo incluso obtener imágenes 3D de gran calidad.

Ecografía transesofágica

La ecografía transesofágica (ETE) constituye un complemento de la ETT. Nos permite realizar una valoración más precisa de la anatomía y los mecanismos de disfunción de la válvula tricúspide. Pese a ello, no siempre es fácil el estudio de la válvula tricúspide mediante ETE. Esto es debido a que se trata de una válvula situada en posición anterior, por lo que queda más alejada de la sonda de ultrasonido. Además, su variabilidad anatómica y su rotación, en caso de dilatación de la aurícula o ventrículo derechos, hacen más complejo su estudio y se requiere entrenamiento en la obtención de imágenes y su interpretación.

> ! Pese a que el estudio mediante ETE de la VT puede ser difícil y, en ocasiones, la calidad de la imagen puede ser incluso peor que en la ETT, es importante realizarlo sobre todo en aquellos casos en los que nos planteemos un tratamiento percutáneo, ya que dichos tratamientos son guiados mediante ETE, y la ausencia de una ventana ecocardiográfica transesofágica puede suponer una contraindicación para su realización.

La **figura 6-4** resume los principales planos de ETE para el estudio sistemático de la VT.

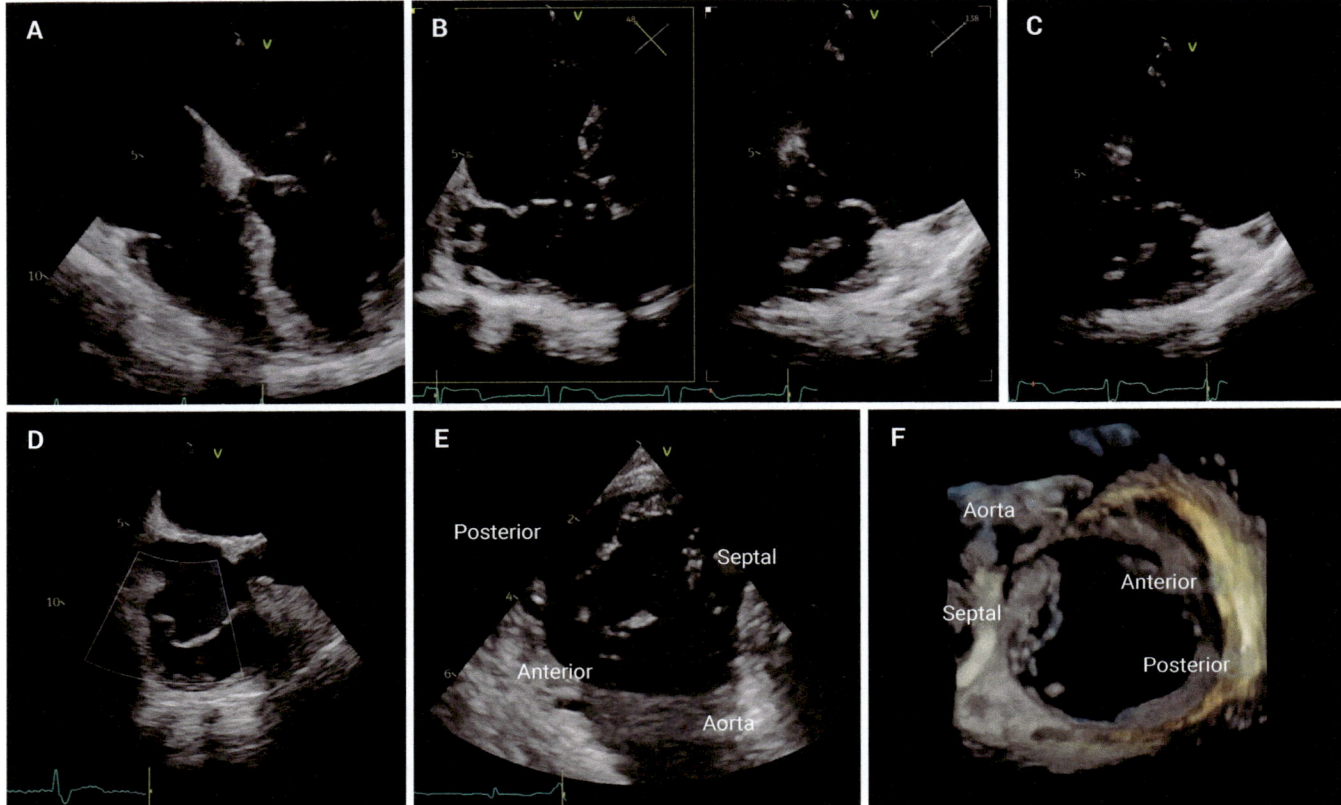

Figura 6-4. Principales planos en ecocardiografía transesofágica para el estudio de la válvula tricúspide. **A)** Medioesofágico cuatro cámaras. **B)** Medioesofágico, plano de entrada y salida del ventrículo derecho (o falso «bicomisural») con imagen biplano, que muestra el eje largo de la válvula tricúspide. **C)** Medioesofágico, plano eje largo de la válvula tricúspide. **D)** Medioesofágico, bicava modificado. **E)** Transgástrico eje corto. **F)** 3D desde aurícula derecha en posición anatómica.

- El estudio se iniciará a **nivel medioesofágico con el cristal a 0°**, obteniendo un plano de cuatro cámaras (**Fig. 6-4A**). Al igual que en la ETT, en este plano se visualizará el velo septal junto al septo interauricular; el otro velo, dependiendo de la profundidad de introducción de la sonda o ante/retroflexión, puede ser el velo anterior o el posterior. En muchas ocasiones, a nivel medioesofágico el estudio de la VT puede estar dificultado por la presencia de sombra acústica producida por una hipertrofia lipomatosa del septo interauricular o por prótesis valvulares en las cavidades izquierdas. Si es así, en muchos casos puede eliminarse dicha sombra mediante la realización de un cuatro cámaras profundo, donde habitualmente es posible ver el origen del seno coronario (a este nivel, habitualmente, los velos visualizados son el septal y el posterior).
- El siguiente plano es uno de los más útiles; se trata del plano de entrada y salida del ventrículo derecho, que se obtiene a **nivel medioesofágico rotando el cristal hasta 45-60°**. Se trataría de un plano similar al paraesternal eje corto del ETT (**Fig. 6-4B**). A este nivel, en ocasiones, es posible observar dos velos separados (anterior y posterior), pero es más habitual ver una combinación de velos. Mediante el uso de la imagen biplano sobre este plano, se obtendrá el plano de eje largo de la válvula (el plano directo suele obtenerse a partir de un giro del cristal a partir de 140° [**Fig. 6-4C**]). Si vamos barriendo con el biplano la válvula, en el plano de entrada y salida del ventrículo

derecho de la zona más anterior (es decir, más próxima a la válvula aórtica) hacia la parte posterior (hacia la pared libre del ventrículo), se podrá valorar toda la zona de coaptación de los velos. Si estamos en la zona más anterior, la imagen biplano (eje largo) nos mostrará los velos septal y anterior; si estamos en la zona más posterior, lo que nos mostrará será los velos septal y posterior; en tanto que si el cursor está en la zona central, nos mostrará el velo septal con un velo que, dependiendo de la distribución anatómica de nuestra válvula, puede ser el anterior o el posterior.
- Otros planos útiles a nivel medioesofágico son el **bicava modificado (sobre 110°)** (**Fig. 6-4D**), que muchas veces es el punto donde es más sencillo alinearnos con el chorro de regurgitación tricúspidea, y el **eje largo directo (> 140°)**.
- Los siguientes planos se realizan a nivel transgástrico. El **plano transgástrico eje corto** (**Fig. 6-4E**) es, posiblemente, el plano más importante de la ETE para el estudio de la válvula tricúspide, ya que permite ver al mismo tiempo todos los velos de la válvula, de manera que es posible identificar el número real de velos, sus comisuras, su distribución a lo largo del anillo y, en caso de insuficiencia, el intervalo entre los velos. Este plano habitualmente se obtiene a 40-60° y con cierta anteflexión de la sonda, y pese a que requiere cierto entrenamiento, ciertamente merece la pena.
- Para finalizar se puede utilizar el **eje largo transgástrico** para poder valorar el aparato subvalvular, y, en caso de electrodos, su relación con los velos.

La ETE 3D de la VT (**Fig. 6-4F**) suele ofrecer imágenes de peor calidad que las obtenidas en la válvula mitral, pero, en algunos casos, es posible obtener buenas imágenes que permiten una buena valoración de la anatomía valvular. En general, es más fácil iniciar su obtención a nivel de cuatro cámaras profundo o desde el plano bicava modificado.

 En ETE, solo es posible visualizar todos los velos tricúspideos al mismo tiempo desde el plano transgástrico eje corto o mediante el uso de ecografía 3D. En el resto de los planos 2D, es posible, en algunos casos, sospechar qué velo se está visualizando, pero dada la alta variabilidad anatómica de la VT, la certeza solo podrá tenerse en los planos en que se visualicen a la vez todos los velos de la válvula.

Insuficiencia tricuspídea

La insuficiencia tricuspídea (IT) es una valvulopatía frecuente. Pese a que hasta la irrupción de las técnicas de reparación percutánea era una valvulopatía infratratada, está asociada a un mal pronóstico a medio-largo plazo en los casos de insuficiencia significativa. La cuantificación del grado de IT puede ser más compleja que la de la válvula mitral. Esto se debe a la existencia de una mayor variabilidad latido a latido y a una mayor influencia de la volemia y la respiración sobre la válvula. Así mismo, el orificio regurgitante puede tener morfologías más complejas, lo que dificulta su cuantificación. El grado de regurgitación que son capaces de tolerar las cavidades derechas es mucho mayor

que el tolerado por las cavidades izquierdas cuando existe insuficiencia mitral. Este mayor rango de IT tolerable y la necesidad de poder realizar una medición más precisa del grado de insuficiencia ha llevado a proponer una **clasificación ampliada del grado de IT**: grado I, leve; grado II, moderada; grado III, severa; grado IV, masiva, y grado V, torrencial (**Fig. 6-5**). Diversos estudios han demostrado que esta ampliación tiene implicaciones pronósticas, por lo que esta nueva clasificación goza actualmente de una buena aceptación, sobre todo en la cuantificación de la insuficiencia previa a intervenciones percutáneas.

La gradación de la IT puede realizarse tanto de manera cualitativa como cuantitativa. La aproximación más sencilla será la evaluación del flujo regurgitante mediante Doppler color (**Fig. 6-5A**, **B** y **C**), pero, pese a lo sencillo de su valoración, es un parámetro con numerosas limitaciones y que requiere su valoración en múltiples vistas, por lo que debería utilizarse únicamente para realizar una aproximación inicial. La medición de la vena contracta en biplano (obteniendo las dimensiones anteroposterior y septal-lateral) (**Fig. 6-6A**) es un método semicuantitativo sencillo, pero más robusto. La medición del área de la vena contracta con ecografía 3D color otorga una medición más fiable y evita tener que efectuar asunciones geométricas. Es posible realizar el trazado de esta área mediante la reconstrucción multiplanar del volumen 3D (**Fig. 6-6B**). La medición PISA también puede ser utilizada, pero, en la mayoría de los casos, el orificio regurgitante de la IT no es circular (debido a la presencia de al menos tres velos), por lo que pueden existir errores en su medición. La **tabla 6-1** muestra los diversos parámetros

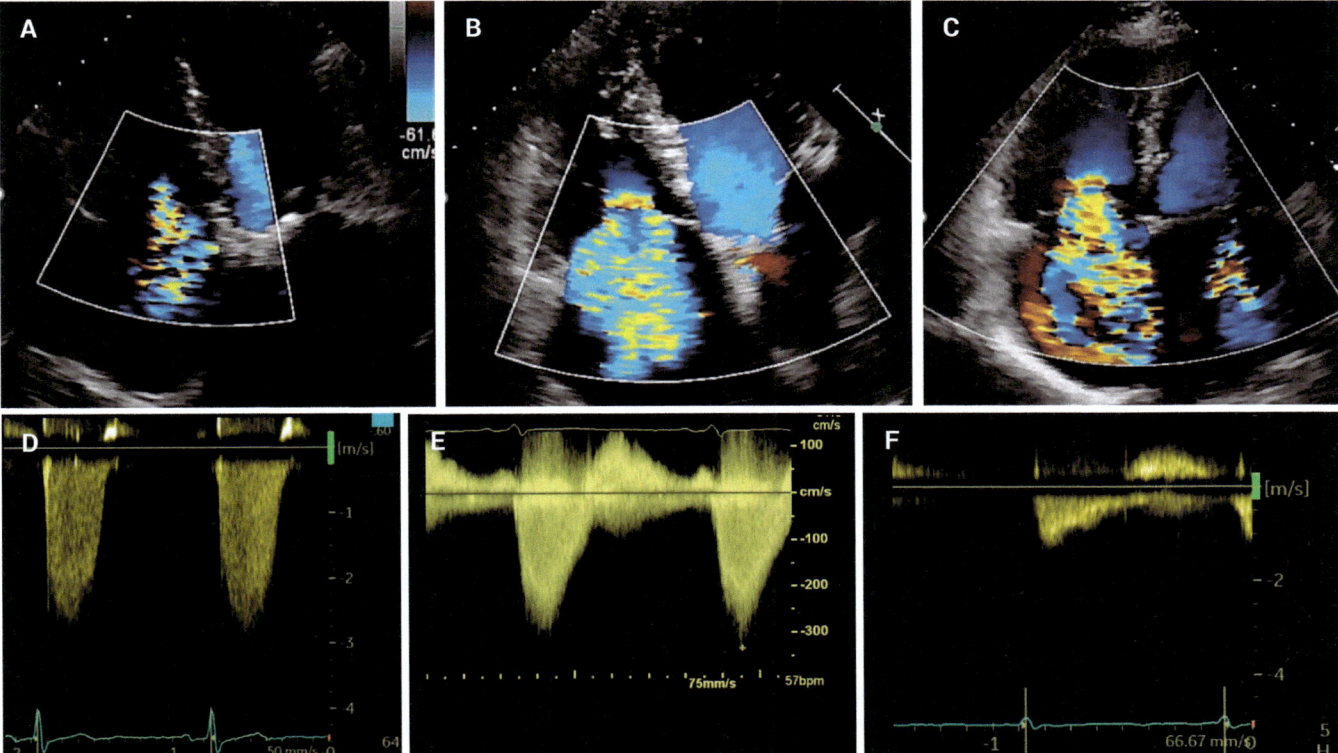

Figura 6-5. Clasificación ampliada de la insuficiencia tricuspídea severa. **A**, **B** y **C** muestran ejemplos de grados severo, masivo y torrencial (plano apical cuatro cámaras con color sobre la válvula tricúspide); **D**, **E** y **F** muestran el espectro del Doppler continuo de la insuficiencia tricuspídea.

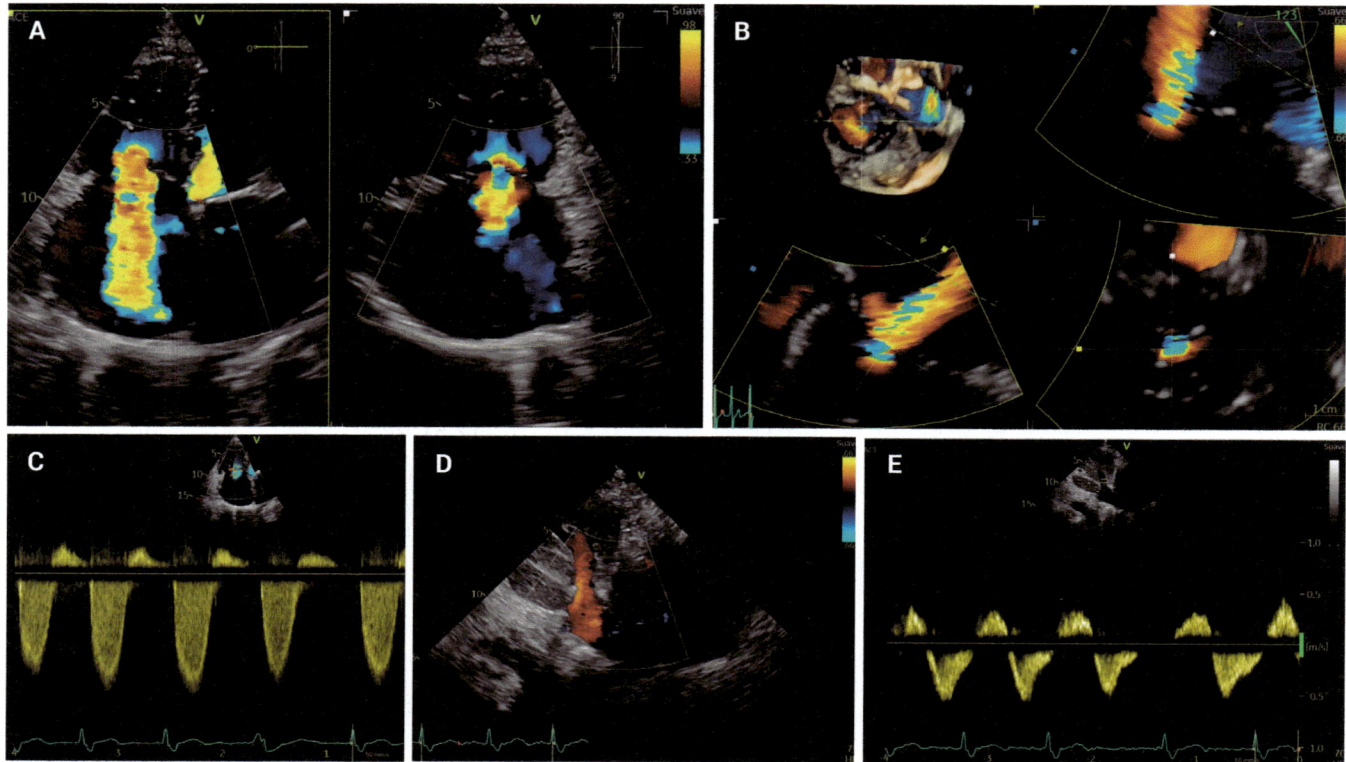

Figura 6-6. Métodos utilizados para la valoración del grado de regurgitación tricuspídea. **A)** Vena contracta biplano. **B)** Área de la vena contracta en ecocardiografía 3D color. **C)** Doppler continuo de la regurgitación tricuspídea. **D)** Flujo reverso en las venas suprahepáticas visualizado con ecografía transtorácica color. **E)** Flujo reverso en las venas suprahepáticas visualizado con Doppler pulsado.

Tabla 6-1. Parámetros para la evaluación del grado de insuficiencia tricuspídea (clasificación ampliada)

	Leve	Moderada	Severa	Masiva	Torrencial
Vena contracta (biplano)	<3 mm	3-6,9 mm	7-13 mm	14-20 mm	≥21 mm
ORE por PISA	<20 mm²	20-39 mm²	40-59 mm²	60-79 mm²	≥80 mm²
Área de la vena contracta 3D o cuantificación Doppler del ORE	-	-	75-94 mm²	95-114 mm²	≥115 mm²

Adaptado de: Hahn RT, Zamorano JL. The need for a new tricuspid regurgitation grading scheme. Eur Hear J Cardiovasc Imaging. 2017;18:1342-3.
ORE: orificio efectivo regurgitante; PISA: Proximal Isovelocity Surface Area.

propuestos para la cuantificación de la IT y los puntos de corte para cada grado.

El espectro Doppler continuo de la IT también aporta información sobre el grado de IT (**Fig. 6-6C**). A mayor densidad del espectro, mayor grado de IT. La medición del pico de velocidad del espectro del Doppler continuo de la IT no sirve para la evaluación del grado de insuficiencia, pero es útil para realizar una **estimación de la presión sistólica de la arteria pulmonar**. Utilizando la ecuación de Bernoulli modificada, se obtiene el gradiente de presión entre ventrículo y aurícula derechos, al que habrá que sumar la presión calculada de la aurícula derecha para obtener el valor estimado de la presión sistólica de la arteria pulmonar. La estimación de la presión de la aurícula derecha se realiza mediante la evaluación de la vena cava inferior (**Tabla 6-2**). En aquellos pacientes con IT mayor que grave severa (masiva o torrencial), el espectro deja de tener una morfología redondeada y comienza a presentar una morfología triangular (v. **Fig. 6-5D, E y F**), estando

Tabla 6-2. Estimación de la presión de la aurícula derecha

Diámetro y colapso inspiratorio de la vena cava inferior	Presión estimada de la aurícula derecha
<2,1 cm con colapso >50%	Normal, 3 mmHg (0-5 mmHg)
>2,1 cm con colapso <50% en inspiración profunda o <20% con inspiración superficial	15 mmHg (10-20 mmHg)
Otros	Valor intermedio de 8 mmHg (5-10 mmHg)

asociado, en muchos casos, a bajas velocidades del chorro que va disminuyendo en los mayores grados de IT debido a la igualación de presiones entre las cavidades derechas. Por ello, en estos pacientes con espectro Doppler triangular no es posible la estimación fiable por Doppler de la presión sistólica de la arteria pulmonar (PAPs).

En pacientes con IT masiva o torrencial (espectro Doppler triangular) no es posible la estimación fiable de la presión sistólica de la arteria pulmonar por Doppler.

Existen también parámetros indirectos que pueden ser sugestivos de IT severa:

- Un área de *tenting* > 1 cm^2 (medida en plano apical cuatro cámaras en sístole) en la IT secundaria.
- La dilatación de vena cava inferior y venas suprahepáticas con variaciones respiratorias reducidas.
- Flujo reverso sistólico en las venas suprahepáticas.
- Una onda E tricúspide con un pico de velocidad > 1 m/s (en ausencia de estenosis tricuspídea).

 Existe una variabilidad de la IT latido a latido, por lo que, en los métodos semicuantitativos y cuantitativos, deberá realizarse una media de dos-tres latidos para obtener resultados más reproducibles.

Estenosis tricuspídea

Como se ha comentado previamente, la estenosis tricuspídea es rara y no suele presentarse de manera aislada. En casos de enfermedad reumática sobre válvulas en posición izquierda, también deberá evaluarse de manera detallada la morfología y función de la VT para detectar afectación de esta. No existen unos punto s de corte para cada grado de estenosis tricuspídea. Se considera sugestivo de estenosis severa un gradiente medio ≥ 5 mmHg (con frecuencia cardíaca normal) (**Fig. 6-7**).

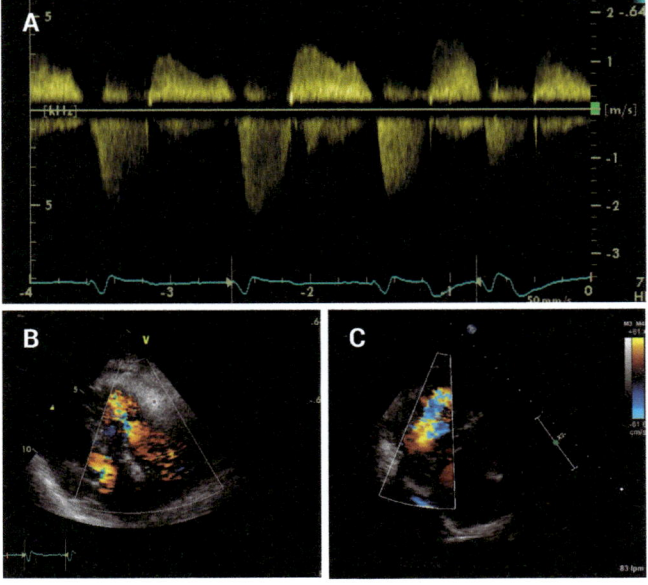

Figura 6-7. Ejemplo de paciente con doble lesión tricuspídea con una estenosis moderada y una insuficiencia masiva. **A)** Espectro Doppler continuo sobre la válvula tricúspide, donde se observa el aumento de gradiente anterógrado en la parte superior. Los paneles inferiores muestran el Doppler color durante la diástole. **(B)** Paraesternal eje largo. **(C)** Apical cuatro cámaras modificado.

VÁLVULA PULMONAR

La válvula pulmonar es la válvula menos estudiada, debido a que su patología es rara. Pese a ello, se deberá estar preparado para poder realizar una correcta evaluación de su patología mediante ecocardiografía.

Patología de la válvula pulmonar

La válvula pulmonar constituye la válvula de salida del ventrículo derecho, situándose entre este y la arteria pulmonar. Aunque habitualmente está conformada por tres velos, tiene una variabilidad anatómica mayor que la presente en la válvula aórtica, con presencia de válvulas cuatricúspides o bicúspides en algunos pacientes.

La insuficiencia pulmonar leve es fisiológica. La **insuficiencia pulmonar secundaria** suele ser debida a la dilatación de la arteria pulmonar, está habitualmente asociada a hipertensión pulmonar y no suele llegar a rangos de severidad.

La **insuficiencia pulmonar primaria** suele tener etiología congénita. También se pueden encontrar insuficiencias secundarias a cirugías reparativas de cardiopatías congénitas más complejas, como la tetralogía de Fallot. Otra causa menos frecuente de afectación primaria de la válvula pulmonar es el síndrome carcinoide (que también puede ser causa de estenosis). Tanto la endocarditis como la afectación reumática son raras, aunque posibles en esta válvula, siendo aún más rara su afectación aislada.

La estenosis de la válvula pulmonar puede encontrarse de manera aislada por malformaciones de la propia válvula (como en el síndrome de Noonan), o más raramente por degeneración de la válvula en edades avanzadas. Existen otras patologías que pueden simular una estenosis valvular pulmonar, como las obstrucciones infravalvulares o supravalvulares que se observan en algunas cardiopatías congénitas.

Ecografía de la válvula pulmonar

Debido a su posición anterior, la válvula pulmonar suele visualizarse mejor con ETT que con ETE. No siempre es fácil determinar el número de velos, ya que es difícil encontrar planos ortogonales de ella, y el hecho de que sus velos sean más finos dificulta la valoración. Tanto el plano de ETT paraesternal largo de la válvula pulmonar como el paraesternal eje corto suelen ofrecer su mejor visualización (**Fig. 6-8A** y **B**), y, en ocasiones, desde el plano subcostal también será posible su evaluación. En pacientes con buena ventana puede utilizarse la ecografía 3D transtorácica desde los planos paraesternales para completar el estudio de la válvula. El uso del biplano puede ser útil para una visualización simultánea de los velos. El uso de la ETE en la válvula pulmonar está muy limitado por su posición marcadamente anterior. Puede ser visualizada mediante el uso del eje corto medioesofágico (plano de entrada y salida del ventrículo derecho) (**Fig. 6-8C**), transgástrico profundo o próximo a cayado aórtico en un plano transesofágico superior (**Fig. 6-8D**).

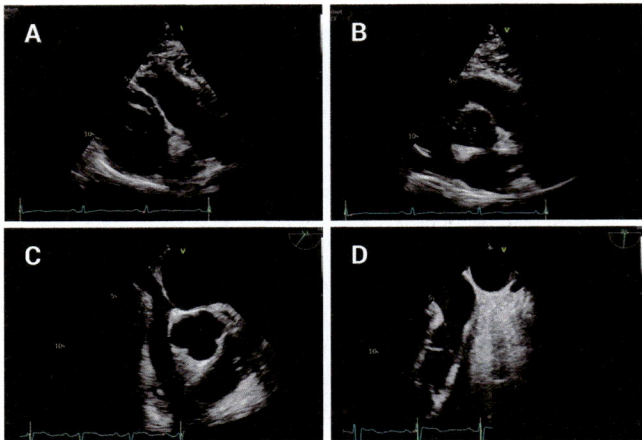

Figura 6-8. Planos más frecuentes en la visualización de la válvula pulmonar. **A)** Plano transtorácico paraesternal eje largo de la válvula pulmonar. **B)** Plano paraesternal eje corto aórtico con visualización de la válvula pulmonar. **C)** Plano medioesofágico eje corto. **D)** Plano esofágico superior de grandes vasos con visualización de válvula pulmonar.

Insuficiencia pulmonar

Los métodos para la cuantificación de la insuficiencia pulmonar (IP) están menos validados que en el caso de las otras válvulas cardíacas.

El Doppler color puede servir para realizar una primera aproximación al grado de IP patológica, que suele ser holodiastólica y de chorro más ancho que la fisiológica (chorro pequeño, central con poca penetrancia y poca turbulencia) (**Fig. 6-9A** y **B**). En casos de IP muy severa, la utilidad del Doppler color se reduce, ya que por la igualación de presiones entre cavidades es menos valorable y, en ocasiones, poco visible.

Los métodos de cuantificación de la IP por ecocardiografía no han sido validados, pero existen ciertas determinaciones ecocardiográficas que son sugestivas de IP severa:

- **Diámetro del chorro en su origen**, inmediatamente bajo la válvula pulmonar en diástole.

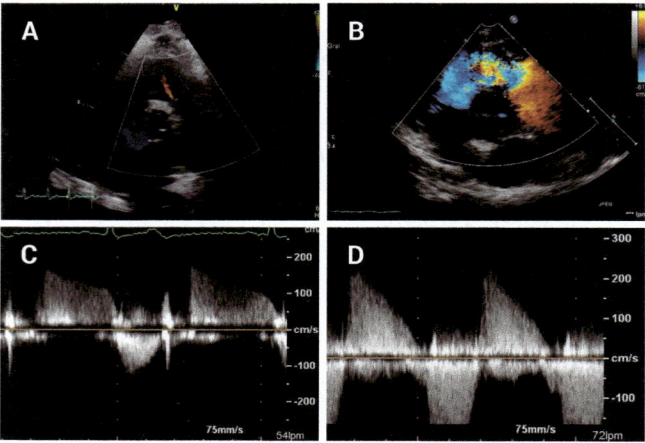

Figura 6-9. Ejemplos de insuficiencia pulmonar. **A)** Eje corto paraesternal color con insuficiencia pulmonar fisiológica. **B)** Eje corto paraesternal color con insuficiencia pulmonar severa. **C)** Espectro Doppler continuo de insuficiencia pulmonar ligera. **D)** Espectro Doppler continuo de insuficiencia pulmonar severa.

> **!** Un chorro que ocupe más del > 65 % del tracto de salida del ventrículo derecho es sugestivo de IP severa.

- **Anchura de la vena contracta**. Si esta supone ≥ 50 % del ancho del anillo, es sugestiva de IP significativa; si es ≥ 70 %, es sugestiva de IP severa.
- **El Doppler continuo puede ser de utilidad para valorar la severidad de la IP**. El espectro Doppler, en casos de IP severa, suele presentar una rápida deceleración con final abrupto en diástole media o tardía (tiempo de deceleración < 160 ms), en tanto que, en las IP leves, esta deceleración suele ser lenta. En pacientes con afectación congénita se ha propuesto un tiempo de hemipresión < 100 ms como marcador de IP severa. En casos de fisiología restrictiva del ventrículo derecho, el tiempo de hemipresión puede verse reducido.

> **!** Se ha propuesto la *ratio* de la duración de la IP respecto al total de la diástole < 0,77 como marcador de IP, aunque no es específico de ella (**Fig. 6-9C** y **D**).

- **Presencia de flujo color reverso en las ramas de las arterias pulmonares**. La presencia del flujo reverso también puede ser valorada mediante el uso del Doppler pulsado a este nivel.

Pese a los métodos previamente descritos, si se quiere realizar una cuantificación fiable de la IP, se deberá completar el estudio mediante resonancia magnética cardíaca, la cual supone actualmente el *gold standard* para la cuantificación de esta valvulopatía y, además, aporta información valiosa sobre las dimensiones y función del ventrículo derecho.

Estenosis pulmonar

La estenosis pulmonar puede ser evaluada mediante el uso del Doppler continuo, pero, para que la medida del gradiente transvalvular sea fiable, debe existir una estenosis única. En caso de obstrucción, tanto valvular como supravalvular o infravalvular, de manera simultánea, la evaluación del gradiente mediante la ecuación de Bernoulli puede sobreestimar el gradiente real.

En casos con disfunción ventricular derecha, el gradiente obtenido con Doppler puede estar infraestimado. Los puntos de corte de severidad son:

- **Leve**: gradiente pico < 36 mmHg.
- **Moderada**: gradiente pico 36-64 mmHg.
- **Severa**: gradiente pico > 64 mmHg.

> **!** La estenosis pulmonar puede «falsear» la estimación de la PAPs por Doppler, al aumentar el gradiente medido a nivel auriculoventricular derecho. Ante la presencia de un diagnóstico de PAPs elevada mediante ecocardiografía, hay que asegurarse de que no existe una estenosis pulmonar (**Fig. 6-10**).

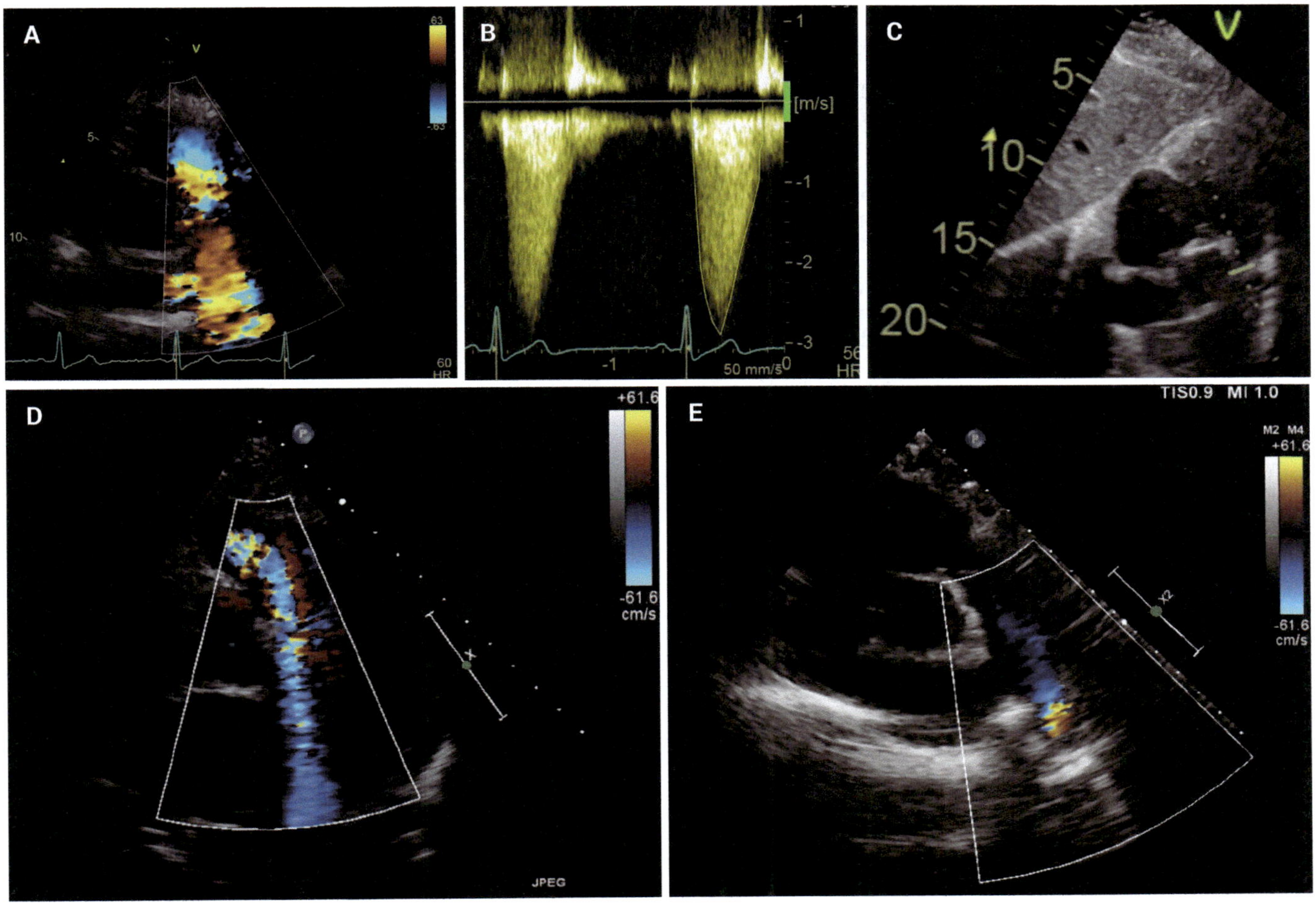

Figura 6-10. Estenosis pulmonar. Los paneles **A-C** muestran una estenosis valvular pulmonar. **A)** Paraesternal eje corto color. **B)** Doppler continuo sobre la válvula que, en este caso, ha sido obtenido desde un plano subcostal. **C)** Para una mejor alineación del Doppler en este paciente. Los paneles inferiores **D-E** muestran obstrucciones al tracto de salida del ventrículo derecho no valvulares que son identificables en el Doppler color en el eje corto paraesternal. **D)** Obstrucción subvalvular. **E)** Estenosis de una de las ramas pulmonares.

PUNTOS CLAVE

- La patología valvular derecha ha sido habitualmente infravalorada, pero tiene una importante repercusión sobre el pronóstico de los pacientes cuando es significativa.
- Tanto la válvula tricúspide como la válvula pulmonar pueden, en muchos casos, ser bien valoradas por ecografía transtorácica, dada su posición anterior.

- El estudio transesofágico de la válvula tricúspide es más difícil que el de la válvula mitral, y requiere un entrenamiento del operador. Su realización es imprescindible en aquellos casos en los que se proponga una intervención transcatéter, y puede ser de ayuda en la planificación de la cirugía convencional.

BIBLIOGRAFÍA

Agricola E, Asmarats L, Maisano F, Cavalcante JL, Liu S, Milla F, et al. Imaging for tricuspid valve repair and replacement. JACC Cardiovasc Imaging 2021;14(1):61-111.

Asmarats L, Puri R, Latib A, Navia JL, Rodés-Cabau J. Transcatheter tricuspid valve interventions: landscape, challenges, and future directions. J Am Coll Cardiol. 2018;71(25):2935-56.

Badano LP, Hahn R, Rodriguez-Zanella H, Araiza Garaygordobil D, Ochoa-Jimenez RC, Muraru D. Morphological assessment of the tricuspid apparatus and grading regurgitation severity in patients with functional tricuspid regurgitation: thinking outside the box. JACC Cardiovasc Imaging. 2019;12(4):652-64.

Baumgartner H, De Backer J, Babu-Narayan SV, Budts W, Chessa M, Diller GP, et al, ESC Scientific Document Group. 2020 ESC Guidelines for the management of adult congenital heart disease. Eur Heart J. 2021 Feb 11;42(6):563-645. doi: 10.1093/eurheartj/ehaa554.

Benfari G, Antoine C, Miller WL, Thapa P, Topilsky Y, Rossi A, et al. Excess mortality associated with functional tricuspid regurgitation complicating heart failure with reduced ejection fraction. Circulation. 2019;140(3):196-206.

Chorin E, Rozenbaum Z, Topilsky Y, Konigstein M, Ziv-Baran T, Richert E, et al. Tricuspid regurgitation and long-term clinical outcomes. Eur Heart J Cardiovasc Imaging. 2020;21(2):157-65.

Dahou A, Levin D, Reisman M, Hahn RT. Anatomy and Physiology of the Tricuspid Valve JACC Cardiovasc Imaging. 2019 Mar;12(3):458-68. doi: 10.1016/j.jcmg.2018.07.032.

Fortuni F, Dietz MF, Prihadi EA, van der Bijl P, De Ferrari GM, Knuuti J, et al. Prognostic Implications of a Novel Algorithm to Grade Secondary Tricuspid Regurgitation. JACC Cardiovasc Imaging. 2021 Jun;14(6):1085-95. doi: 10.1016/j.jcmg.2020.12.011. Epub 2021 Feb 10. PMID: 33582056.

Hahn RT, Abraham T, Adams MS, Bruce CJ, Glas KE, Lang RM, et al. Guidelines for performing a comprehensive transesophageal echocardiographic examination: recommendations from the American Society of Echocardiography and the Society of Cardiovascular Anesthesiologists. J Am Soc Echocardiogr. 2013 Sep;26(9):921-64.

Hahn RT, Saric M, Faletra FF, Garg R, Gillam LD, Horton K, et al. Recommended Standards for the Performance of Transesophageal Echocardiographic Screening for Structural Heart Intervention: From the American Society of Echocardiography. J Am Soc Echocardiogr. 2022 Jan;35(1):1-76. doi: 10.1016/j.echo.2021.07.006.

Hahn RT, Thomas JD, Khalique OK, Cavalcante JL, Praz F, Zoghbi WA. Imaging Assessment of Tricuspid Regurgitation Severity. JACC Cardiovasc Imaging. 2019 Mar;12(3):469-490. doi: 10.1016/j.jcmg.2018.07.033.

Hahn RT, Weckbach LT, Noack T, Hamid N, Kitamura M, Bae R, et al. Proposal for a Standard Echocardiographic Tricuspid Valve Nomenclature.

JACC Cardiovasc Imaging. 2021 Jul;14(7):1299-1305. doi: 10.1016/j.jcmg.2021.01.012.

Hahn RT, Zamorano JL. The need for a new tricuspid regurgitation grading scheme. Eur Hear J Cardiovasc Imaging. 2017;18(12):1342-3.

Lancellotti P, Pibarot P, Chambers J, La Canna G, Pepi M, Dulgheru R, et al. Scientific Document Committee of the European Association of Cardiovascular Imaging. Multi-modality imaging assessment of native valvular regurgitation: an EACVI and ESC council of valvular heart disease position paper. Eur Heart J Cardiovasc Imaging. 2022 Apr 18;23(5):e171-e232. doi: 10.1093/ehjci/jeab253.

Muraru D, Hahn RT, Soliman OI, Faletra FF, Basso C, Badano LP. 3-dimensional echocardiography in imaging the tricuspid valve. JACC Cardiovasc Imaging. 2019;12(3):500-15.

Prihadi EA, Delgado V, Leon MB, Enriquez-Sarano M, Topilsky Y, Bax JJ. Morphologic Types of Tricuspid Regurgitation: Characteristics and Prognostic Implications. JACC Cardiovasc Imaging. 2019 Mar;12(3):491-499. doi: 10.1016/j.jcmg.2018.09.027. PMID: 30846123.

Topilsky Y, Maltais S, Medina Inojosa J, Oguz D, Michelena H, Maalouf J, et al. Burden of Tricuspid Regurgitation in Patients Diagnosed in the Community Setting. JACC Cardiovasc Imaging. 2019 Mar;12(3):433-42. doi: 10.1016/j.jcmg.2018.06.014. Epub 2018 Aug 15. PMID: 30121261.

Ecocardiografía en la patología de aorta

7

A. Evangelista Masip y A. Marigliano

OBJETIVOS

- Aprender sobre la utilidad de la ecocardiografía en la valoración de la patología aórtica.
- Conocer las indicaciones apropiadas de la ecocardiografía en la estrategia diagnóstica y de seguimiento en las diferentes entidades nosológicas que constituyen la patología aórtica.
- Reconocer las ventajas y desventajas de la técnica en comparación con otras técnicas de imagen.
- Conocer la relevancia del uso de la técnica en los procedimientos quirúrgicos y endovasculares.

INTRODUCCIÓN

La patología aórtica constituye una importante causa de morbimortalidad que comprende un amplio y variado espectro de condiciones nosológicas, que van desde la dilatación y aneurisma asintomáticos hasta síndromes agudos que pueden comprometer la vida de los pacientes, y cuyo diagnóstico y seguimiento dependen principalmente de las técnicas de imagen.

La ecocardiografía es el método de imagen más usado para la evaluación cardiovascular y debe incluir la valoración de la aorta de manera rutinaria. La ecocardiografía transtorácica (ETT) desempeña un importante papel en su estudio desde la raíz hasta su porción descendente retroauricular y abdominal.

La ETT, la ecocardiografía transesofágica (ETE), la tomografía computarizada (TC), la resonancia magnética cardíaca (RM) y las imágenes nucleares tienen ventajas y también limitaciones en la evaluación de la aorta, por lo que hay que conocer las indicaciones precisas para cada situación clínica en particular.

Este capítulo se centra especialmente en la contribución de la ecocardiografía en sus diferentes modalidades para el diagnóstico, seguimiento y tratamiento de la enfermedad aórtica.

EVALUACIÓN ECOCARDIOGRÁFICA DE LA AORTA NORMAL

La aorta es la arteria más grande del organismo, y los factores que influyen en su tamaño son la edad, el género, la superficie corporal y, particularmente, la altura.

Esquemáticamente se la puede dividir en cinco segmentos (**Fig. 7-1**):

1. Raíz aórtica: desde la válvula aórtica hasta la unión sinotubular, comprendiendo el anillo y los senos de Valsalva.

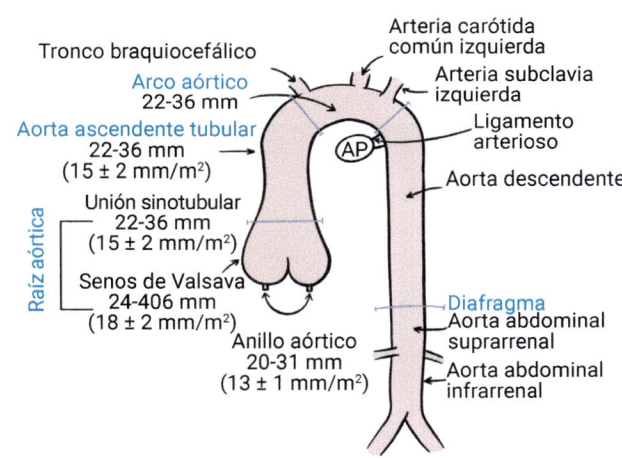

Figura 7-1. Segmentos de la aorta ascendente y descendente y valores de referencia normales.
AP: arteria pulmonar.

2. Aorta ascendente tubular: entre la unión sinotubular y el tronco braquiocefálico.
3. Arco aórtico: entre la unión sinotubular y el istmo aórtico.
4. Aorta descendente: entre el istmo y el diafragma.
5. Aorta abdominal (suprarrenal e infrarrenal): desde el diafragma hasta la bifurcación ilíaca.

En el caso de las aortopatías de origen genético, se recomienda utilizar los Z-*scores* (número de desviaciones estándar [DE] por encima o por debajo del diámetro normal) para determinar si la aorta está dilatada.

- Se considera diámetro normal a aquel que es igual o inferior a 2 DE.

- En niños hay que diferenciar el crecimiento aórtico normal del patológico, basándose en la superficie corporal y los valores de referencia pediátricos.
- La tasa de crecimiento normal de la aorta es de 0,9 mm para el hombre y 0,7 mm para mujeres por década, y se atribuye a la pérdida de propiedades elásticas de la túnica media.

Valoración ecocardiográfica transtorácica

La ETT es una técnica excelente, particularmente cuando la ventana ultrasónica es adecuada y se toman las medidas de forma cuidadosa para obtener los diámetros perpendiculares al eje mayor del vaso. Las medidas bidimensionales son preferibles a las del modo M, debido al movimiento cíclico del corazón. Las mediciones que deben quedar reflejadas en el informe son las siguientes:

- **Anillo aórtico:** es el segmento más difícil de medir, ya que su estructura no es perfectamente circular. Se utiliza el plano paraesternal eje longitudinal y se traza la distancia entre los puntos de implante de las valvas aórticas (generalmente la derecha y la no coronariana), utilizando el criterio de borde interno a borde interno en mesosístole (cuando la válvula está abierta). La medición biplanar simultánea disminuye el error derivado de asumir la esfericidad del anillo con una única medida en eje longitudinal (**Fig. 7-2**), aunque por ETT es difícil de obtener.

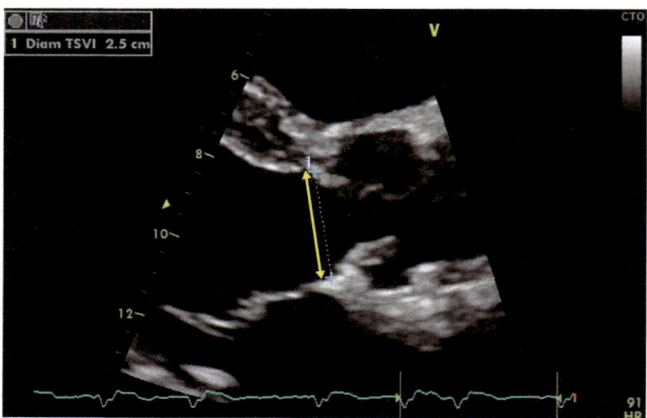

Figura 7-2. Medición del anillo aórtico en plano paraesternal longitudinal en mesosístole.

- **Senos de Valsalva:** máximo diámetro perpendicular al eje longitudinal del vaso en el plano paraesternal largo, entre los senos de Valsalva derecho, localizado en posición anterior, y el posterior (generalmente el no coronariano) en telediástole, siguiendo el criterio de primer eco (cara externa de pared anterior) a primer eco (cara interna de pared posterior). No debe medirse de borde interno a borde interno, ya que esta medición infraestima el diámetro 2-4 mm. Contrariamente, cuando se utiliza TC/RM, se deben medir los diámetros de seno a seno, siguiendo el criterio de borde interno a borde interno. Este diámetro, generalmente, es 2 mm más grande de promedio que tomado de seno a comisura contralateral (**Fig. 7-3**). Estudios que comparan el máximo diámetro aórtico obtenido por TC y ecocardiografía concluyen que las medidas ecocardiográficas tomadas de primer eco a primer eco, son concordantes con las tomadas de seno a seno, desde borde interno a borde interno, en TC y RM. Esto se debe a que la pared aórtica mide el doble de grosor por ETT que por TC o RM, debido al aumento de tamaño de las interfases, sobre todo con la implantación de la imagen armónica en la ecocardiografía. En algunas situaciones, como en la válvula aórtica bicúspide, la raíz aórtica puede ser asimétrica (diferencia > 5 mm). Esto se puede sospechar en el plano paraesternal eje corto basal, pero no siempre es posible obtener un perfecto eje transversal a este nivel. Las sondas 3D o el uso simultáneo de la modalidad biplano pueden subsanar esta limitación si se puede obtener una excelente imagen por ETT o por ETE.

> ❗ Cuando el diámetro de la aorta es ≥ 45 mm por ETT, se recomienda realizar CT/RM para confirmarlo. En pacientes con aortopatía genética se aconseja realizar una CT/RM cuando el diámetro es > 40 mm. Si la correlación entre las técnicas es aceptable (diferencia < 3 mm), el ETT será una técnica excelente para su seguimiento.

- **Unión sinotubular:** diámetro a nivel de la transición entre los senos de Valsalva y la porción tubular de la aorta ascendente. Se mide en el plano paraesternal eje largo en telediástole, de primer eco a primer eco.
- **Aorta ascendente tubular:** la evaluación de los máximos diámetros de la porción tubular de la aorta son más fáci-

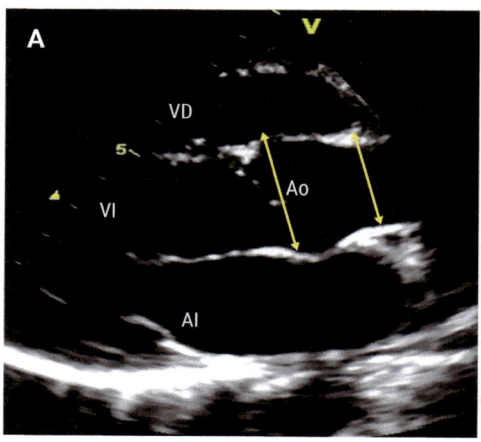
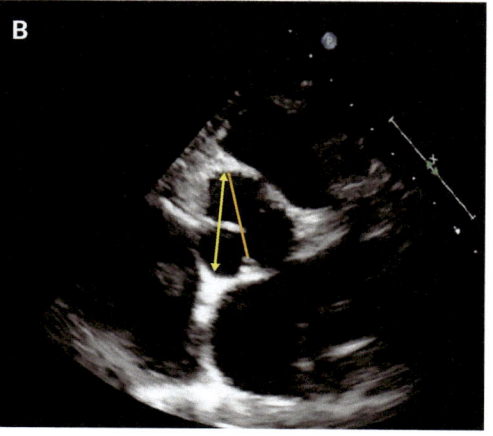

Figura 7-3. Diámetro de la raíz aórtica con el método seno a seno de Valsalva (línea amarilla). **A)** Eje paraesternal eje largo, método de primer eco a primer eco. **B)** Plano paraesternal eje corto, método de seno a seno de Valsalva (recomendado) y comisura a seno opuesto (línea naranja). Las medidas en plano paraesternal transversal son menos reproducibles por ecocardiografía transtorácica (ETT).
AI: aurícula izquierda; Ao: aorta; VD: ventrículo derecho; VI: ventrículo izquierdo.

les de obtener por su forma cilíndrica. No obstante, en el eje largo paraesternal izquierdo, habitualmente solo se alcanza a visualizar los primeros 3-4 cm desde la línea de cierre de la válvula aórtica. Por lo tanto, debería subirse el transductor uno o dos espacios intercostales para optimizar esta vista y asegurar la medición del diámetro máximo (**Fig. 7-4**). Del mismo modo que en la raíz aórtica, se debe medir en telediástole con el criterio de primer eco a primer eco, en el caso de que no se visualice adecuadamente desde la ventana paraesternal estándar.

> **!** En la práctica, un diámetro de aorta >40 mm en hombres y >34 mm en mujeres, o un diámetro indexado por superficie corporal > 22 mm/m², indica dilatación de la aorta.

En los casos en que la dilatación de la aorta sea un criterio para definir el diagnóstico de una enfermedad, los diámetros de la raíz aórtica y la aorta ascendente deben ser normalizados por edad, sexo y superficie corporal. El valor normal está dentro del rango de 2 DE del valor medio y, habitualmente, se expresa como el valor Z-*score* (**Tabla 7-1**).
- **Arco aórtico y aorta descendente**: su evaluación es posible desde la proyección supraesternal en los pacientes con buena ventana acústica. En más del 90 % de los casos, también se puede identificar el origen de la carótida y la subclavia izquierdas y, algo menos frecuentemente, el tronco braquiocefálico (arteria innominada). La aorta descendente se puede visualizar de manera incompleta en el plano paraesternal eje largo, donde se define su sección

transversal detrás de la aurícula izquierda. La porción más proximal de la aorta descendente se visualiza en la ventana supraesternal, y el segmento medio, en el apical de dos cámaras (**Fig. 7-5**). Es importante conocer que, en presencia de derrame pleural, se puede obtener una buena imagen de ella en la ventana dorsal.

El tamaño normal de la aorta descendente es menor que el de la raíz o aorta ascendente, y va disminuyendo progresivamente hasta su bifurcación. En estos segmentos, la TC y la RM son las modalidades recomendadas para su valoración.

La porción alta de la aorta abdominal puede observarse desde el plano subcostal. Esta se localiza a la izquierda de la vena cava inferior, y su valoración debería realizarse sistemáticamente en hombres mayores de 65 años y mujeres de 70 años con factores de riesgo cardiovasculares, dada la importancia que tiene el cribado de la dilatación y/o aneurisma de la aorta abdominal.

Los segmentos de la aorta y las proyecciones adecuadas para su valoración por ETT se resumen en la **tabla 7-2**.

Valoración ecocardiográfica transesofágica

La ETE es de gran utilidad en la evaluación de múltiples enfermedades que involucran a la aorta. Los transductores de alta frecuencia (5 MHz) y la proximidad entre la aorta y el esófago permiten adquirir imágenes de alta calidad desde la raíz hasta el *ostium* del tronco celíaco, con algunas limitaciones que se expondrán a continuación.

Las mejores proyecciones para visualizar la válvula aórtica, la raíz y la aorta ascendente son el eje corto (30-60°) y eje

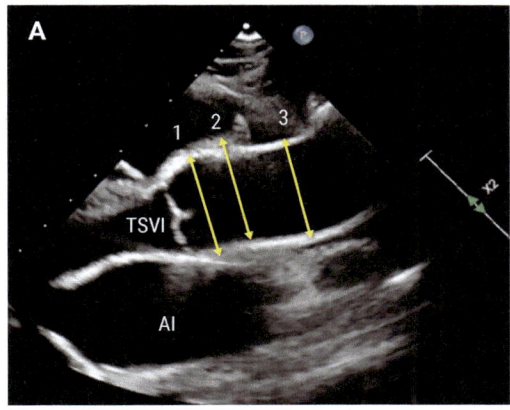
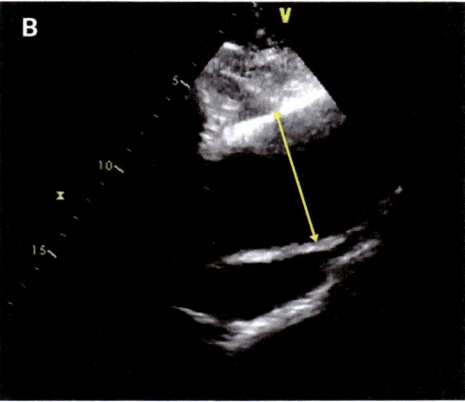

Figura 7-4. Ejemplos de mediciones de primer eco a primer eco en plano paraesternal longitudinal en telediástole. **A)** Diámetro máximo de los senos de Valsalva; 1 y 2) unión sinotubular, 3) aorta ascendente tubular. **B)** Máximo diámetro en la aorta ascendente tubular obtenido en un espacio intercostal superior. AI: aurícula izquierda; TSVI: tracto de salida del ventrículo izquierdo.

Tabla 7-1. Valores normalizados de los diámetros de la raíz aórtica

	Valores absolutos en cm (media y desviación estándar)		Valores indexados en cm/m² (media y desviación estándar)	
	Hombres	**Mujeres**	**Hombres**	**Mujeres**
Anillo	2,6 ± 0,3	2,3 ± 0,2	1,3 ± 0,1	1,3 ± 0,1
Senos de Valsalva	3,4 ± 0,3	3,0 ± 0,3	1,7 ± 0,2	1,8 ± 0,2
Unión sinotubular	2,9 ± 0,3	2,6 ± 0,3	1,5 ± 0,2	1,5 ± 0,2
Aorta ascendente proximal	3,0 ± 0,4	2,7 ± 0,4	1,5 ± 0,2	1,6 ± 0,3

Adaptada de: Lang RM, Badano LP, Mor-Avi V, Afilalo J, Armstrong A, Ernande L, et al. Recommendations for cardiac chamber quantification by echocardiography in adults: an update from the American Society of Echocardiography and the European Association of Cardiovascular Imaging. J Am Soc Echocardiogr. 2015 Jan;28(1):1-39.e14.

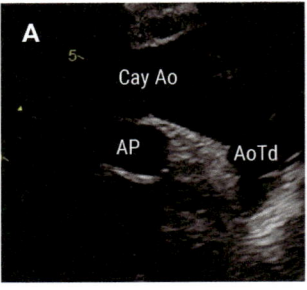

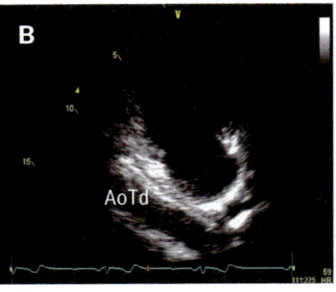

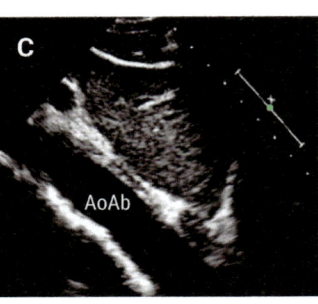

Figura 7-5. Ejemplos de imágenes de la aorta por ecocardiografía transtorácica. **A)** Plano supraesternal del cayado aórtico. **B** y **C)** Vista toracoabdominal de la aorta desde el plano apical dos cámaras modificado y el plano subxifoideo, respectivamente.
Ao: aorta; AoAb: aorta abdominal; AoTd: aorta torácica descendente; AP: arteria pulmonar; Cay: cayado.

Tabla 7-2. . Proyecciones ecocardiográficas transtorácicas y su correlación con la segmentación aórtica

Planos por ETT	Segmento de la aorta visualizable
Paraesternal longitudinal	• Raíz de aorta, 2/3 proximales de la aorta ascendente • Aorta torácica descendente (corte transversal) a nivel de aurícula izquierda
Apical 4 cámaras y 5 cámaras	• Aorta torácica descendente (corte transversal) a nivel retroauricular izquierda • Raíz y aorta ascendente (5 cámaras)
Apical 2 cámaras	• Aorta torácica descendente, segmento medio (corte longitudinal)
Supraesternal	• Aorta ascendente distal • Arco aórtico • Aorta descendente proximal
Subcostal	• Aorta abdominal • Aorta ascendente (5 cámaras)

ETT: ecocardiografía transtorácica.

largo (120-150°) (**Fig. 7-6**). El diámetro normal de la aorta ascendente por ETE es de 14-21 mm/m², y el de la aorta descendente, de 10-16 mm/m².

Con la sonda orientada para ver planos posteriores (rotación de 180°) se pueden obtener imágenes de toda la aorta descendente en eje longitudinal (90°) y eje corto (0°), desde los segmentos proximales a partir de la arteria subclavia izquierda hasta el tronco celíaco, y en un 50 % de los casos, se ve la arteria mesentérica superior. Para una correcta exploración, se debe intentar mantener el eje corto en el centro de la imagen, particularmente en los pacientes de edad avanzada que presentan aortas tortuosas. Conocer la localización exacta del segmento de la aorta torácica es difícil si no hay referencias anatómicas, como la arteria subclavia y/o mesentérica. En este caso, ayuda rotar el transductor para identificar el nivel de las estructuras cardíacas o considerar los centímetros que se tiene introducida la sonda.

A nivel del cayado, la salida de la arteria subclavia izquierda se visualiza con facilidad, pero el origen del tronco braquiocefálico, la carótida izquierda y la parte proximal del cayado constituyen la llamada «zona ciega», por su difícil visualización debida a la interposición de la tráquea. En ocasiones, esto puede resolverse parcialmente con planos longitudinales. Un plano adicional es el transgástrico profundo, desde el que pueden obtenerse imágenes de toda la aorta ascendente y el cayado aórtico proximal.

Tanto la aorta torácica descendente como el arco aórtico deben medirse en una sección transversal, evitando las medidas oblicuas.

Válvula aórtica
Nivel: medio esofágico
Ángulo de corte: 30-60°

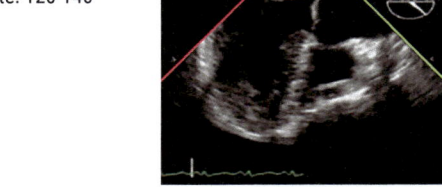

Válvula aórtica, raíz, aorta ascendente
Nivel: medioesofágico
Ángulo de corte: 120-140°

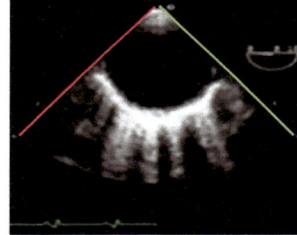

Aorta descendente
Plano medio-esofágico
Ángulo de corte: 0-10°

Aorta descendente
Plano medio-esofágico
Ángulo de corte: 90-100°

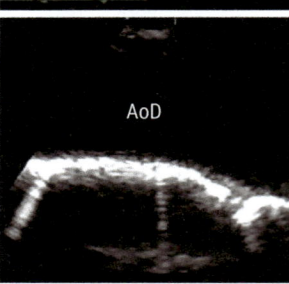

Arco aórtico
Nivel: esófago alto
Ángulo de corte: 0-10°

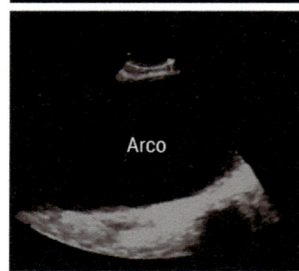

Figura 7-6. Ecocardiografía transesofágica: planos básicos recomendados para estudio de la aorta.
AoD: aorta descendente.

Avanzando la sonda hacia el estómago, se puede ver la porción proximal de la aorta abdominal y el tronco celíaco. La aorta abdominal medial y distal normalmente se visualizan mal, y debe realizarse una importante anteflexión para obtener un buen contacto con la mucosa del estómago.

DILATACIÓN DE AORTA Y ANEURISMAS

La dilatación es la patología más frecuente de la aorta. La ecocardiografía transtorácica es un método excelente para visualizar la raíz aórtica y tomar medidas seriadas, así como para evaluar el grado de regurgitación valvular y el momento adecuado para su intervención.

El concepto clásico que define aneurisma como el diámetro 1,5 veces mayor que el límite superior normal, no es aplicable a la aorta ascendente.

> **!** Actualmente se recomienda hablar de dilatación de aorta especificando su diámetro, y reservar la palabra aneurisma para una aorta ascendente ≥ de 50 mm, una aorta torácica descendente ≥ 40 mm y una aorta abdominal ≥ 30 mm.

La relación entre el diámetro de la aorta y su riesgo de disección/rotura está bien establecida, y tiene puntos de corte más bajos en enfermedades genéticas que en enfermedades aórticas adquiridas. Además del diámetro, otros factores que influyen en el riesgo son la tasa de crecimiento/progresión anual de la dilatación aórtica, los antecedentes familiares, la etiología (patologías sindrómicas o congénitas) y la sintomatología, especialmente la generada por compresión de estructuras vecinas. La tortuosidad aórtica debe considerarse particularmente en pacientes con indicación en el límite de tratamiento quirúrgico o con aortopatías genéticas.

La modalidad de imagen ideal para el seguimiento de adultos con dilatación aórtica debería ser la más disponible y reproducible para facilitar la repetición de exámenes a lo largo de la evolución de la enfermedad. La variabilidad interobservador puede reducirse utilizando la misma técnica diagnóstica. La ETT es el estudio preferido para el seguimiento de raíz aórtica y aorta ascendente. Se recomienda validar las medidas con TC o RM en alguna ocasión, y si la discordancia de las mediciones entre las técnicas es inferior a 3 mm, el seguimiento seriado con ETT puede realizarse con seguridad, con el valor agregado de brindar información sobre función ventricular, anatomía y función valvular (**Fig. 7-7**). Por el contrario, cuando la discordancia supera los 3 mm, se recomienda un seguimiento con TC/RM, especialmente si el diámetro se aproxima a 50 mm, del mismo modo que cuando la dilatación/aneurisma involucra a la porción distal de la aorta ascendente, el arco o la aorta torácica descendente.

La planificación de los intervalos de tiempo entre los estudios de control dependerá de la predicción del ritmo de crecimiento de la aorta dilatada. Se recomienda un control a los 6 meses, cuando se diagnostica una dilatación aórtica > 45 mm en un examen basal, para evaluar su estabilidad o progresión. En el caso de estabilidad, los controles pueden ser anuales e incluso a intervalos de tiempo más prolongados, si de forma repetida no se evidencia progresión. La tasa de crecimiento

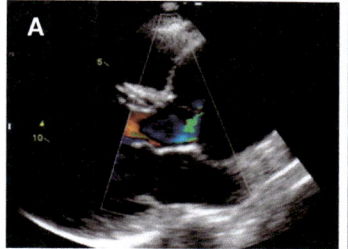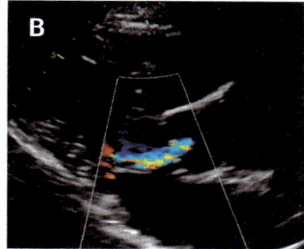

Figura 7-7. Dilatación aórtica. **A)** Dilatación del anillo aórtico secundario a dilatación de la aorta ascendente e insuficiencia aórtica secundaria. Borramiento de la unión sinotubular. **B)** Dilatación de la aorta ascendente por encima de la unión sinotubular con raíz aórtica normal.

anual de los segmentos dilatados de la aorta es mayor en la aorta descendente torácica que en la aorta ascendente (1,9 frente a 0,5 mm/año, respectivamente).

> **!** De acuerdo con las guías europeas de 2014, un aumento > 3 mm confirmado por dos modalidades de imagen, es un factor de riesgo que hace plantear la consideración de intervención quirúrgica en pacientes con diámetros máximos de 45-50 mm.

No obstante, la variabilidad de la ecocardiografía es de 2-3 mm, por lo que un cambio menor puede ser secundario a la adquisición de la imagen o de la medida, y no a un cambio biológico. Por tanto, ante una progresión de la dilatación ≥ 3 mm, lo aconsejable es repetir el estudio ecocardiográfico a los 3-6 meses, o confirmarlo con otra técnica. Siempre que sea posible, se deberían comparar los estudios ecocardiográficos, valorar si la proyección es parecida y remedir los dos diámetros que se comparan. No se debe tomar decisiones clínicas simplemente por los valores de medidas reflejadas en un informe cuando estas no son coherentes con los estudios previos.

Los familiares de primer orden de pacientes con aortopatías genéticas con mutación identificada, deberían realizarse un estudio genético y la valoración de la aorta por ETT, y además una valoración por RM/TC en caso de que pudieran estar afectados los segmentos distales de la aorta. Igualmente, se aconseja realizar un cribado con ETT a los familiares de primer orden de pacientes con aortopatías familiares con resultado genético negativo, que constituyen el 70 % de las aortopatías no sindrómicas. El coste-beneficio del cribado de los familiares de primer orden de los pacientes con válvula aórtica bicúspide es controvertido. Solo un 7 % de estos familiares tienen válvula bicúspide, pero un 10 % presentan dilatación de aorta. Por tanto, cada 10 estudios se diagnosticará una válvula bicúspide y/o dilatación de aorta ascendente. El cribado podría realizarse con un ecocardiograma rápido dirigido al diagnóstico o «FOCUS eco».

En el caso de la válvula aórtica bicúspide sin valvulopatía moderada-severa asociada, se puede realizar controles con ETT cada 3 años si la aorta es menor de 45 mm y, adicionalmente, cada 5 años con TC o RM para reconfirmar las medidas del ETT de la raíz aórtica y la aorta ascendente, así como obtener datos del arco y la aorta descendente. Se considera que el crecimiento del diámetro aórtico a nivel tubular es de una media de 0,4 mm/año, y a nivel de la raíz, de 0,2 mm/año. Esta dilatación tiende a aumentar cuando los diámetros se acercan a los 50 mm. Por tanto, si la indicación de ETT se basa solo en la dilatación de la aorta, la periodicidad será de 1 y 3 años, según el diámetro máximo sea normal, < 45 mm o entre 45 y 50 mm. De manera sistemática, debe descartarse la asociación con coartación de aorta utilizando la ventana supraesternal.

La ETE aumenta la precisión de la ETT en la valoración de los mecanismos de insuficiencia aórtica funcional, que puede ser muy útil para diseñar la mejor estrategia quirúrgica (reemplazo o reparación valvular). El diagnóstico de trombos laminares y/o placas ateroscleróticas complicadas (componentes móviles y protruyentes) es otra de las aportaciones de la ETE. No obstante, la ETE no es la técnica de elección para la medición de sus diámetros, que pueden sobrevalorarse en aortas tortuosas. Se sugiere realizar el seguimiento de los aneurismas de aorta torácica y arco aórtico con TC/RM, ya que tienen mayor reproducibilidad.

- La ETT es la técnica de elección en el seguimiento de la dilatación de aorta ascendente proximal, raíz o segmento tubular, si la ventana acústica es adecuada. Cuando los diámetros son próximos a 45 mm, debería confirmarse la exactitud de las medidas con TC/resonancia magnética (RMC) para descartar infraestimaciones por asimetrías de la aorta o ventana acústica subóptima. Es importante analizar la morfología y función de la válvula aórtica y hacer una valoración rápida de los segmentos distales de la aorta.
- Un incremento ≤ 2 mm en el diámetro aórtico puede considerarse un cambio real de su tamaño (no relacionado con la variabilidad de la medida). Entre 2 y 5 mm debería optimizarse la comparación entre los estudios y remedir cada una de las adquisiciones para descartar diferencias entre las proyecciones, errores en las medidas o mala calidad del estudio. Cualquier aumento > 3 mm por ETT debería validarse por TC/RM y compararse con las medidas basales.
- El ETE provee información importante sobre la anatomía y función valvular aórtica, de cara a planificar el tratamiento quirúrgico más apropiado.

SÍNDROME AÓRTICO AGUDO

El síndrome aórtico agudo (SAA) es un proceso agudo de la pared aórtica que cursa con un debilitamiento de la capa media que conlleva un riesgo de rotura aórtica y otras complicaciones. Está constituido por tres entidades: la disección aórtica (DA), el hematoma intramural (HIM) y la úlcera penetrante (UP). La incidencia aproximada es de 30-40 casos/millón de habitantes. Desde un punto de vista pronóstico y quirúrgico, se tiende a utilizar la clasificación de Standford tipo A o B de acuerdo con la presencia/ausencia de compromiso de la aorta ascendente (**Fig. 7-8**). Recientemente se ha agregado la clasificación tipo no A-no B que afecta solo al cayado o al cayado y la aorta descendente.

El diagnóstico precoz y el abordaje médico/quirúrgico mejoran la supervivencia del SAA. Otras entidades clínicas, como el síndrome coronario agudo, la pericarditis y el embo-

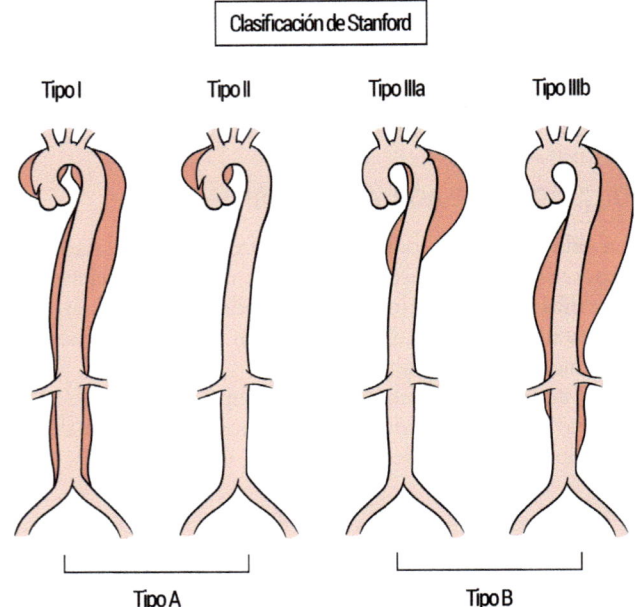

Figura 7-8. Disección aórtica. Clasificación de Standford y de De Bakey

lismo pulmonar, comparten signos y síntomas parecidos. Aunque la sensibilidad y especificidad de cada técnica de imagen en el diagnóstico del SAA son altas, hay diferencias importantes que modifican sustancialmente su aplicación en la práctica clínica (**Tabla 7-3**).

> **!** En esencia, la TC es la técnica de referencia, ya que permite valorar toda la aorta, tiene un gran campo de visión que facilita el análisis de las complicaciones periaórtica y extraaórtica (hemomediastino, derrame pleural, isquemia mesentérica, etc.), está ampliamente disponible en hospitales comarcales o no terciarios y puede ser analizada con relativa facilidad por un radiólogo no experto en aorta.

Tabla 7-3. Técnicas de imagen en el diagnóstico de síndrome aórtico agudo

	ETT	ETE	TC	RM
Disección	++	+++	+++	+++
Hematoma intramural	–	+++	++	+++
Úlcera penetrante	–	+++	+++	+++
Aneurisma	++	++	+++	+++
Puerta de entrada de la disección	+	+++	+++	++
Regurgitación aórtica	+++	+++	–	+++
Derrame pericárdico	+++	+++	+++	+++
Taponamiento	+++	+++	+	++
Sangrado periaórtico	–	+	+++	++
Afectación de ramas arteriales	–	+	+++	++

+++: muy útil; ++: útil; +: poco útil; –: no es útil

ETE: ecocardiografía transesofágica; ETT: ecocardiografía transtorácica; TC: tomografía computarizada; RM: resonancia magnética.

En varios registros se evidencia que el uso de la TC en el diagnóstico del SAA ha aumentado en los últimos 15 años, pasando del 75 % al 85 %. La segunda técnica más utilizada es la ETT. Por el contrario, el uso de la ETE ha sido prácticamente relegado a completar información antes de un tratamiento quirúrgico o a monitorizarlo, según los datos del Registro Español del Síndrome Aórtico Agudo III (RESA III).

Por lo general, la estrategia diagnóstica en los pacientes con sospecha de SAA incluye dos técnicas de imagen, siendo la combinación de la TC y la ETT la más utilizada. La ETT cuenta con la ventaja de ser una técnica rápida, ampliamente disponible y accesible para realizarse a pie de cama. La ecoscopia o «FOCUS ETT» en urgencias puede visualizar el *flap* intimal en más del 70 % de las disecciones tipo A, frecuentemente en el cayado aórtico y, también, en aorta abdominal (**Fig. 7-9**). No visualizar la íntima disecada nunca debe descartar el SAA y, de visualizarse, se puede ganar un tiempo importante para iniciar el adecuado tratamiento del paciente. En la actualidad, la ecoscopia debería utilizarse en primera línea en todo paciente que llega al servicio de urgencias con dolor torácico o disnea. Otro aporte de la ecoscopia es el diagnóstico de complicaciones asociadas como la dilatación aórtica proximal, el derrame pericárdico, el taponamiento cardíaco, la insuficiencia aórtica y la disfunción del ventrículo izquierdo. Las tres últimas complicaciones pueden no definirse correctamente por TC e influyen en el manejo terapéutico.

Se recomienda seguir un flujo de trabajo sistematizado para confirmar o descartar el diagnóstico de SAA. Esto dependerá, fundamentalmente, de tres grupos de variables mencionados en múltiples trabajos: factores predisponentes, características del dolor y examen clínico. Recientemente se ha propuesto un algoritmo diagnóstico en tres pasos (**Fig. 7-10**) para identificar a la mayoría de los pacientes con SAA:

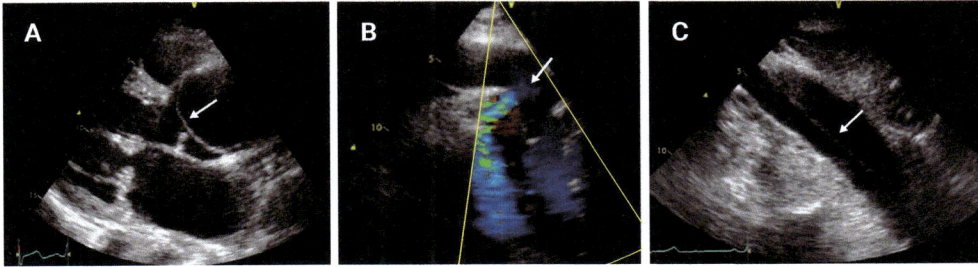

Figura 7-9. Ecocardiograma transtorácico. Disección tipo A: *flap* intimal en diferentes planos (flechas blancas). **A)** *Flap* intimal en raíz de aorta. **B)** *Flap* en tercio proximal de aorta descendente (plano supraesternal). **C)** *Flap* en tercio proximal de aorta abdominal (plano subxifoideo).

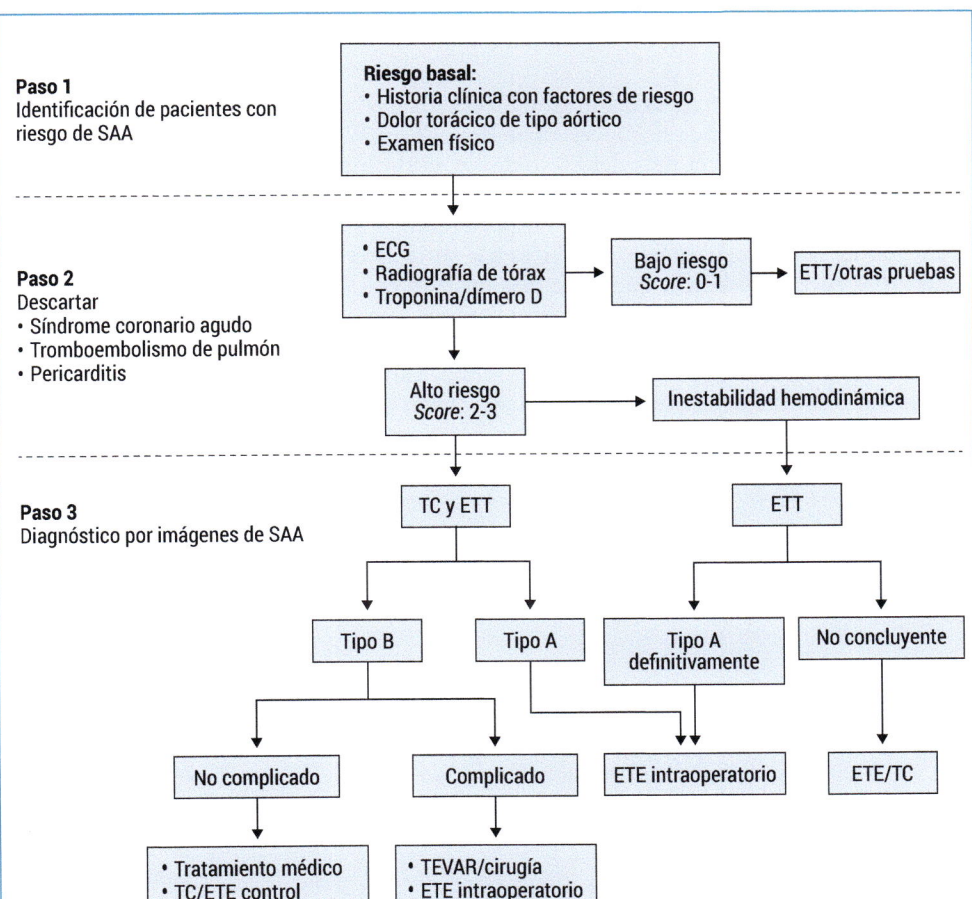

Figura 7-10. Los tres pasos de la estratificación de riesgo ante la sospecha de SAA. Algoritmo diagnóstico. Ecocardiografía transtorácica si no se ha descartado paso 2. Ecocardiografía transesofágica indicada en manos de expertos si está disponible, o en pacientes con ventilación artificial.
ECG: electrocardiograma. ETE: ecocardiografía transesofágica. ETT: ecocardiografía transtorácica. SAA: síndrome aórtico agudo. TC: tomografía computarizada. TEVAR: reparación endovascular de aorta torácica por vía aórtica transcatéter.

- Paso 1: calcular su probabilidad preprueba.
- Paso 2: esencialmente diagnóstico, con electrocardiograma (ECG), radiografía de tórax y análisis de laboratorio que incluya troponina y dímero D. En los pacientes con «dolor aórtico», la tríada de ECG y troponina normales más dímero D elevado, debe hacer sospechar SAA. El nuevo consenso de expertos de la Asociación Europea de Imagen Cardiovascular (EACVI) ha incluido, en este punto, la realización de una ecoscopia o «focus ETT» de 5 minutos de duración para detectar un *flap intimal u otros signos sugestivos de SAA, como derrame pericárdico, insuficiencia valvular no conocida previamente y* dilatación de aorta, o para contribuir a descartar diagnósticos alternativos, como infarto de miocardio (v. **Fig. 7-10**).
- Paso 3: se utiliza TC y ETT más completa, particularmente si la ecoscopia no ha analizado los aspectos requeridos para un adecuado manejo del paciente. La ETT es mucho más útil en el diagnóstico de la disección de aorta que en el diagnóstico del hematoma intramural o la úlcera penetrante.

- La ETT es de gran utilidad en el diagnóstico inicial de la disección de aorta, especialmente si el *flap* se extiende a la raíz, y aporta información adicional sobre la presencia de derrame pericárdico, insuficiencia valvular aórtica y disfunción ventricular.
- La combinación de TC y ETT presenta un alto rendimiento para el diagnóstico de disección de aorta y de sus complicaciones.

Disección aórtica

La disección aórtica (DA) es la disrupción de la capa media, que lleva a la formación de dos luces separadas por un *flap* intimomedial. Representa más del 80 % de los síndromes aórticos agudos, y en el 65 % de ellos se afecta la aorta ascendente (tipo A de Stanford). En edades avanzadas, aumenta la frecuencia de la disección que no involucra a la aorta ascendente (tipo B de Standford), que tiene más relación con la hipertensión arterial y la enfermedad aterosclerótica.

Su diagnóstico depende de la sospecha clínica y la estratificación de riesgo inicial que evalúa los tres grupos de variables mencionados previamente (**Tabla 7-4**). La aplicación de un

score de estratificación de riesgo y un algoritmo simple dedicado contribuye a disminuir la pérdida de los falsos negativos.

Ecocardiografía trantorácica

Aporta un correcto estudio de la raíz, la aorta ascendente proximal, el cayado, la primera porción de la aorta descendente y de la aorta abdominal suprarrenal. Si bien puede visualizar la mayoría de los segmentos aórticos, usualmente se requiere ampliar los estudios diagnósticos empleando otras modalidades de imagen, para suplir sus limitaciones de la mala ventana acústica. Con los avances tecnológicos actuales aplicados a la ecocardiografía y la utilización de ecografía con contraste, la sensibilidad del ETT para visualizar el *flap* intimal ronda el 75-85 %, especialmente si afecta a la aorta ascendente proximal (v. **Fig. 7-9**). El *flap* frecuentemente tiene movimientos oscilantes independientes de la pared aórtica, pero también puede estar inmóvil o seguir un movimiento similar al de ella, especialmente en disecciones retrógradas o segmentarias poco extensas.

Según nuestra experiencia, la mejor estrategia para el diagnóstico correcto de disección aórtica aguda y complicaciones asociadas es la combinación de ETT y TC, como ya se mencionó en la figura de árbol diagnóstico (v. **Fig. 7-10**).

- La ETT focalizada se debe realizar a la mayoría de los pacientes con dolor torácico en la sala de urgencias y es útil en la DA para detectar el *flap* intimal, particularmente a nivel de la aorta ascendente proximal o de la aorta abdominal, hasta en el 75-85 % de los casos.
- El hallazgo de dilatación de la raíz aórtica, insuficiencia aórtica y/o derrame pericárdico aumenta la sospecha de SAA.
- El valor predictivo negativo del ETT no permite descartar DA, por lo que debe complementarse el estudio con otros métodos de imagen si la sospecha clínica es alta.

Ecocardiografía transesofágica

La sensibilidad y especificidad de la ETE para el diagnóstico de DA es del 99 % y 89 %, respectivamente, y su valor predictivo negativo es del 86-100 %. Estudios referenciales reportaron más de un 20 % de falsos diagnósticos de disección tipo A

Tabla 7-4. *Score* de riesgo de síndrome aórtico agudo			
		Puntuación	*Score*
Historia clínica	• Síndrome de Marfan (u otra enfermedad del tejido conectivo) • Historia familiar de enfermedad aórtica • Enfermedad valvular aórtica conocida • Aneurisma de aorta torácico conocido • Intervención aórtica previa (incluida cirugía cardíaca)	• SIN factores de riesgo: 0 • Cualquier factor de riesgo (excluidos aneurismas): 1 • Aneurisma de aorta: 2	

Síntomas	• Dolor torácico, dorsal o abdominal + una de las siguientes
	  – Inicio abrupto
	  – Intensidad grave
	  – Desgarrante o lacerante
		Características del dolor :
		• «no alto riesgo»: 0
		• 1 o 2 características : 1
		• 3 o más características: 2
			0: riesgo bajo (0,5 %)
			1: riesgo moderado (0,5-5 %)
			≥2: riesgo alto (>5)

Signos de déficit de perfusión	• Diferencia de presión arterial sistólica • Déficit neurológico focal (en relación con el dolor) • Déficit de pulso • Soplo diastólico nuevo o con el dolor • Hipotensión o *shock*	• Sin hallazgos: 0 • Cualquier hallazgo: 2	

por ETE, al considerar todas las imágenes intraluminales de la aorta como *flap* intimal. Por tanto, es importante diferenciar el *flap* intimal de las reverberaciones ultrasónicas generadas por la pared de la aorta o de la arteria pulmonar. Los dos tipos de reverberaciones que se localizan en la luz de una aorta dilatada se sitúan en la raíz y en la porción ascendente tubular. La mejor forma de diagnosticarlas es mediante el corte de estas imágenes en modo M: la reverberación en la raíz se localiza a doble distancia del transductor que la pared posterior de la aorta, y tiene la característica de desplazarse con doble amplitud de movimiento. Cuando se ubica en la aorta tubular, se origina en la pared posterior de la arteria pulmonar derecha y su movimiento es en espejo respecto a esta estructura (**Fig. 7-11**). En aorta descendente, se visualizan reverberaciones simulando la aorta, pero localizadas detrás de esta, dando una imagen de cañón de escopeta.

Cuando la ETT permite hacer un diagnóstico de muy alta probabilidad de disección tipo A (especialmente utilizando contraste ecocardiográfico) en un paciente hemodinámicamente inestable o en *shock,* estaría indicado trasladarlo al quirófano aun sin la práctica de una TC para evitar retraso del tratamiento quirúrgico. En esta situación, debe realizarse la ETE bajo anestesia para confirmar el diagnóstico y ampliar información, antes de que el cirujano inicie la intervención.

Cuando la disección afecta solo a la aorta descendente, la TC permite valorar la aorta abdominal y la afectación de los troncos arteriales. No obstante, se recomienda la práctica de ETE en las disecciones complicadas candidatas a tratamiento quirúrgico/endovascular, habitualmente al cabo de 2-5 días de evolución, cuando el paciente está estable hemodinámicamente y sin dolor, con el fin de definir la puerta de entrada, puertas secundarias y dinámica de flujo en la falsa luz. Estos datos tienen un importante valor pronóstico.

Información anatómica y funcional que aporta la ecografía transesofágica

- **Puerta de entrada de la disección y comunicaciones secundarias**. La localización y tamaño de la puerta de entrada es fundamental para realizar un adecuado tratamiento quirúrgico o endovascular, y para definir el pronóstico de la disección a largo plazo:

- Disecciones tipo A: la puerta de entrada se localiza frecuentemente en la parte más proximal de la aorta ascendente, particularmente en la región superior al seno de Valsalva derecho, aunque en un 20-30 % de los casos lo hace cerca de la salida del tronco braquiocefálico y, ocasionalmente, en el cayado aórtico. Son infrecuentes las disecciones retrógradas con puerta de entrada localizada en la aorta descendente.
- Disecciones tipo B: la mayoría de puertas se localizan por debajo de la subclavia izquierda. En un 30 % de los casos está en los segmentos medios/distales de la aorta torácica y, muy ocasionalmente, en la aorta abdominal.

El hecho de que la TC de urgencia frecuentemente se realice sin sincronización con el ECG para acortar el tiempo de exploración condiciona que a menudo no se identifique la puerta de entrada, por lo que este es uno de los aportes de la ETE. Cuando la puerta de entrada es grande, con un diámetro máximo ≥ 10 mm, se debe intentar excluirla durante la cirugía o en el tratamiento endovascular. La ETE tridimensional permite valorar la morfología y el área de la puerta de entrada. Un área superior a 1,2 cm² implica una puerta de entrada de gran tamaño (**Fig. 7-12**). En los casos en los que no se visualice adecuadamente el desgarro intimal en la parte proximal del arco, la administración de un agente de contraste determinará el flujo por la falsa luz que proviene del arco proximal y progresa distalmente (**Fig. 7-13**). Mediante Doppler color se puede evidenciar la presencia de múltiples comunicaciones pequeñas entre las dos luces (< 3 mm), especialmente a nivel de la aorta descendente, que corresponden al *ostium* de las arterias intercostales o viscerales (**Fig. 7-14**). En este caso, el gradiente de presión entre ambas luces puede determinarse mediante Doppler pulsado a través del *flap*, aunque no se ha identificado su valor pronóstico y además, con frecuencia, son de tamaño insuficiente para descargar flujo de la falsa luz.

> **!** Es importante tener en consideración que la ETE es inferior a la TC en la valoración de la extensión de la disección, especialmente en la zona ciega de la aorta ascendente distal y arco proximal; solo se visualizarán la puerta de entrada y las comunicaciones que estén localizadas entre la arteria subclavia izquierda y la arteria mesentérica superior.

Figura 7-11. Reverberación en raíz aórtica y aorta ascendente. **A)** El modo M, que en la imagen lineal de reverberación se encuentra al doble de distancia del transductor que en el eco de la pared de la aurícula izquierda y la pared posterior de la aorta, y que sigue un movimiento paralelo a estas estructuras. **B)** Reverberación de la pared posterior de la arteria pulmonar derecha en la luz de la aorta ascendente.
AI: aurícula izquierda; Ao; aorta; AoA: aorta ascendente; APD: arteria pulmonar derecha; B: reverberación en la luz de la aorta; PAI: pared de la aurícula izquierda; PAoA: pared de la aorta ascendente; R: imagen lineal de la reverberación.

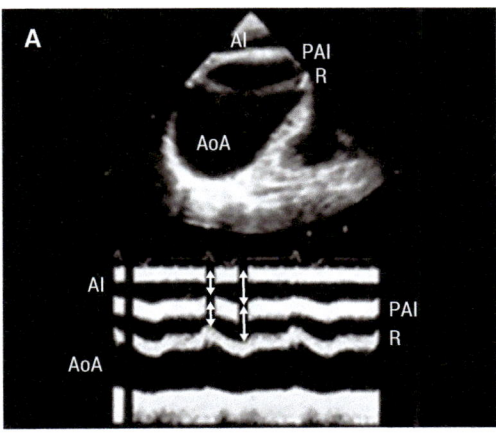
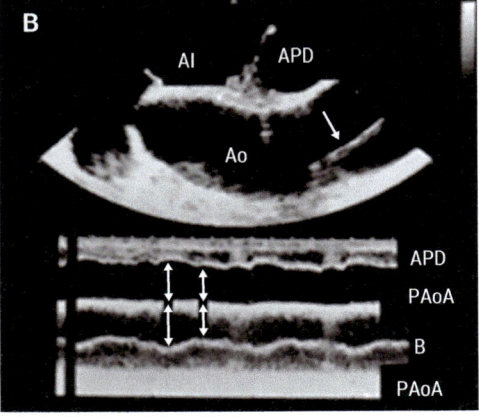

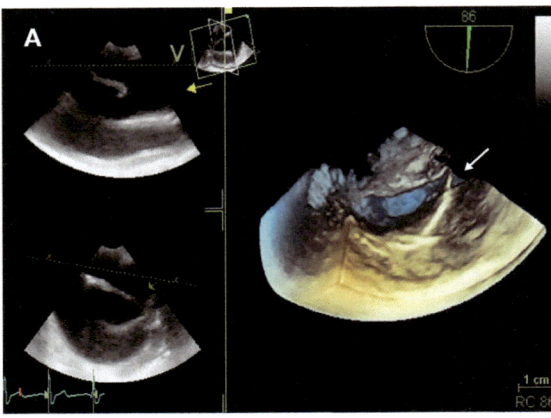

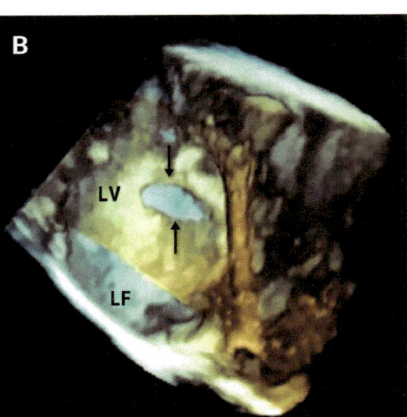

Figura 7-12. Disección aórtica. **A)** Puerta de entrada de gran tamaño no circular por ecocardiografía transesofágica (ETE) 3D (flecha). La imagen tridimensional permite comprender mejor la morfología de la puerta de entrada y la anatomía de la disección cuando la progresión de la íntima disecada tiene una trayectoria espiroidea. **B)** La ETE-3D permite visualizar desde la luz aórtica la puerta de comunicación (flechas), la luz verdadera (LV) y la falsa luz (LF) en la disección aórtica tipo B.

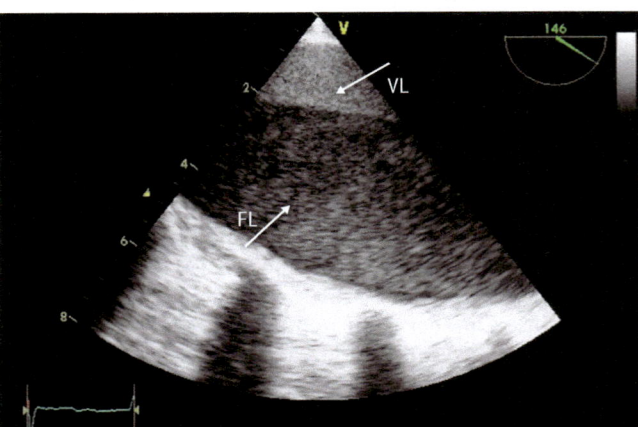

Figura 7-13. Disección aórtica tipo A con visualización por ecocardiografía transesofágica de la íntima disecada y confirmada con ecocontraste.
FL: falsa luz; VL: verdadera luz.

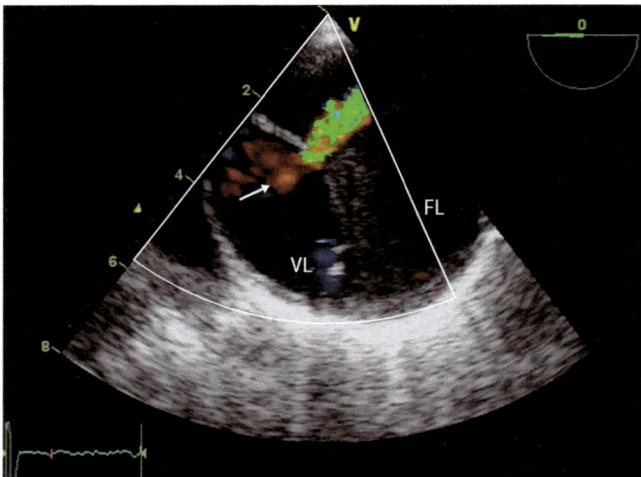

Figura 7-14. Disección tipo B diagnosticada por ecocardiografía transesofágica. Puerta de comunicación secundaria por donde pasa un flujo desde la verdadera luz a la falsa luz (flecha).
FL: falsa luz; VL: verdadera luz.

• **Identificación de la verdadera luz.** Cobra especial importancia antes del tratamiento quirúrgico o endovascular. Cuando la disección afecta al arco aórtico se debe identificar el origen de los troncos supraaórticos. A nivel de la aorta descendente, identificar la falsa luz cuando están involucradas las arterias viscerales es importante de cara al tratamiento endovascular o quirúrgico para disminuir las complicaciones isquémicas. La falsa luz generalmente es más grande y tiene menos flujo que la verdadera luz. En su interior puede visualizarse ecocontraste espontáneo de movimiento circular lento secundario a la estasis sanguínea o incluso trombos. El modo M demuestra que la íntima se desplaza hacia la falsa luz, al comienzo de la sístole, por expansión de la verdadera luz (**Fig. 7-15**), aunque en algunas circunstancias el *flap* no es móvil o tiene un desplazamiento que se retrasa a la telesístole y protodiástole. La administración de ecocontraste es la mejor manera de analizar los flujos en la verdadera y la falsa luz. La **tabla 7-5** resume sus características diferenciales.

Diagnóstico de las complicaciones de la disección aórtica

El diagnóstico de complicaciones en la valoración inicial afectará a las decisiones terapéuticas en la fase aguda, por lo que debe realizarse con precisión y celeridad.

• **Derrame pericárdico**: puede deberse a extravasación de sangre desde la aorta, a irritación de la adventicia producida por hematoma aórtico o a pequeños sangrados desde la pared. En cualquier caso, su presencia en el SAA es signo de mal pronóstico y puede deberse a rotura de la falsa luz al pericardio. La ecocardiografía es la mejor técnica para valorar la severidad del derrame y la presencia de taponamiento cardíaco.
• **Sangrado periaórtico**: el hematoma periaórtico ocurre cuando un sangrado agudo o subagudo ocupa el mediastino. El ETE identifica un aumento de la distancia entre el esófago y la aorta (> 10 mm) o la pared posterior de la aurícula izquierda. La técnica de elección para su diagnós-

Tabla 7-5. Características diferenciales entre la verdadera luz y la falsa luz

Verdadera luz	Falsa luz
• Expansión sistólica	• Expansión diastólica
• Menor tamaño	• Mayor tamaño
• Localización en curvatura menor	• Localización en curvatura mayor
• Ausencia de trombosis	• Trombosis

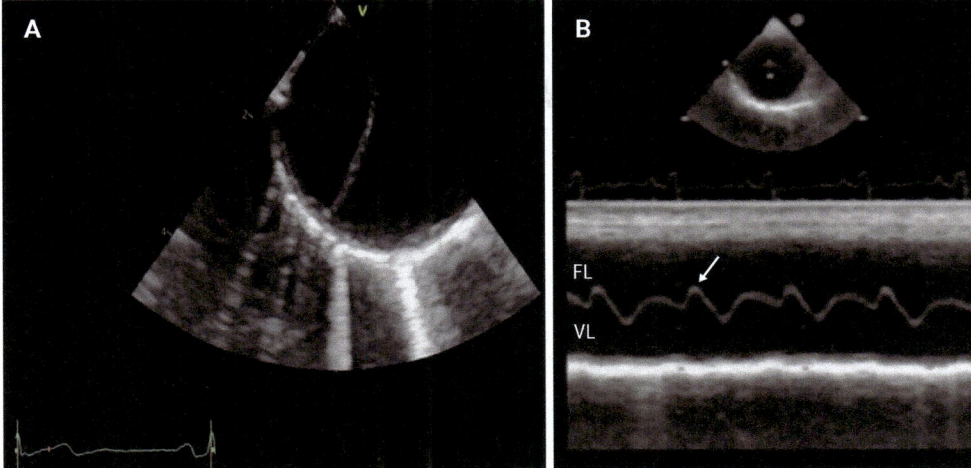

Figura 7-15. Ecocardiografía transesofágica identificando la luz verdadera. **A)** Expansión sistólica. **B)** Disección aórtica mediante el análisis del movimiento de la íntima en modo M. La verdadera luz se expande inmediatamente después de la onda R del electrocardiograma (flecha).
FL: falsa luz; VL: verdadera luz.

tico, así como la del derrame pleural, es la TC. La presencia de hematoma periaórtico se asocia con un aumento de mortalidad.

- **Regurgitación aórtica:** ocurre en el 40-76 % de los pacientes. Si bien, tanto la ETT como la ETE son útiles para su diagnóstico y cuantificación, la ETE aporta información relevante sobre sus posibles mecanismos facilitando la elección de la estrategia terapéutica (reparación o reemplazo valvular) más ajustada a cada situación. Son varios los mecanismos posibles:
  - Dilatación del anillo aórtico secundaria a dilatación de la aorta ascendente.
  - Rotura del soporte del anillo por continuidad del desgarro intimal, hasta el implante de una de las valvas sigmoideas aórticas.
  - Desplazamiento de una de las sigmoideas por debajo de su punto de coaptación por efecto del propio hematoma.
  - Prolapso de la íntima en el tracto de salida a través del orificio valvular.
  - En los tres primeros mecanismos, las sigmoideas aórticas tienen estructura normal, por lo que el manejo conservador mediante reparación valvular puede ser beneficioso para el paciente. El prolapso de la íntima debe ser tratado con reemplazo valvular en el momento en que esté indicado.
- **Afectación de las ramas principales de la aorta:** una información que puede ser de interés antes del tratamiento quirúrgico o endovascular es si los vasos están conectados a la verdadera o a la falsa luz, debido a que esto puede generar isquemia si se pretende colapsar la falsa luz. En la gran mayoría de los casos, la ETE permite valorar el origen de las arterias coronarias, de la subclavia izquierda y del tronco celíaco. Los troncos supraaórticos afectados con mayor frecuencia son la arteria innominada (tronco braquiocefálico) y la carótida común izquierda, que son difíciles de visualizar. La ETT puede ser de utilidad desde la ventana supraesternal.

El síndrome de mala perfusión periférica o visceral y el accidente cerebrovascular son complicaciones que se asocian con alta morbimortalidad. Es importante conocer los dos mecanismos que pueden condicionarlos, sea por una configuración estática o dinámica:

- Extensión de la disección a la luz del vaso: «obstrucción estática».
- Compresión del *ostium* del vaso por compresión de la falsa luz sobre la verdadera: «obstrucción dinámica».

La estrategia terapéutica dependerá de diferenciar adecuadamente ambas situaciones.

La extensión de la disección a los troncos arteriales no siempre se acompaña de isquemia. Si la falsa luz se rompe distalmente, apenas se produce alteración del flujo del vaso. No obstante, si la falsa luz del vaso termina en el fondo de saco o se trombosa, condiciona una configuración isquémica estática.

El compromiso del origen de las arterias coronarias se observa en un 10-15 % de los casos y afecta con mayor frecuencia a la coronaria derecha. La ETE permite evaluar su segmento más proximal y verificar si el *ostium* se origina en la falsa luz o si hay extensión de la disección a la luz del vaso.

Cuando la disección progresa, involucra a las ramas de las arterias del lado izquierdo de la aorta torácica descendente y la abdominal. El tronco celíaco puede estar involucrado por disección o compresión; el ETE permite su diagnóstico en el 90 % de los casos, así como en el 64 % de los casos que involucran a la arteria mesentérica superior, pero no visualiza la mesentérica inferior.

- La ETE no debería utilizarse para el diagnóstico del SAA, excepto cuando la inestabilidad del paciente impida su traslado para realizarse una TC y cuando pueda aportar información esencial para la toma de decisiones terapéuticas. En este caso, debe ser realizada por un ecocardiografista experto bajo sedación profunda o anestesia general, para evitar una respuesta hipertensiva grave.
- La ETE está recomendada en quirófano durante la reparación de la DA tipo A y se considera esencial para guiar el tratamiento endovascular (TEVAR), ya que identifica la localización de las puertas de entrada, las comunicaciones secundarias, la buena aposición de los extremos de la endoprótesis a la pared de la aorta, los cambios de flujo y trombosis de la falsa luz, y la presencia de fugas postimplante de la endoprótesis, tanto con Doppler color (disminuyendo el rango de velocidades) como con ecocontraste.

- La principal limitación de la ETE es la falta de información en las zonas ciegas.
- El ultrasonido intravascular (IVUS) aporta información de toda la aorta, pero no permite el uso del Doppler color ni de contraste ecocardiográfico, por lo que no puede valorar flujos ni definir fugas de gran tamaño.
- La TC es la técnica de imagen de elección en la evaluación del SAA y debe realizarse inicialmente sin contraste para mejorar la sensibilidad en el diagnóstico del HIM. Ofrece información precisa y detallada de toda la aorta, desde la raíz hasta las arterias ilíacas, y valora la presencia y mecanismos de isquemia visceral o periférica, así como los signos de sangrado periaórtico.

Valoración funcional pronóstica de la disección aórtica tras superar la fase aguda

En esta fase, está indicado determinar las características funcionales de la disección, debido a que la hemodinámica de los flujos y las presiones, dentro de la verdadera luz y la falsa luz, tienen implicaciones pronósticas a largo plazo. La ETE con contraste es clave para valorar la magnitud del flujo que ingresa a la falsa luz a través de las puertas de entrada, la presencia de puertas de comunicación secundarias y el posible drenaje distal. Existen tres patrones hemocinéticos:

- **Patrón I**: flujo anterógrado bajo en la falsa luz.
- **Patrón II**: flujo anterógrado alto en la falsa luz que progresa de forma rápida por la presencia de una puerta grande distal.
- **Patrón tipo III**: flujo anterógrado sistólico alto de entrada en la falsa luz, pero con progresión muy lenta por la ausencia de drenaje distal. Este patrón debe diferenciarse del que condiciona un enlentecimiento del contraste por una severa dilatación de la falsa luz. En estas circunstancias, apenas hay vaivén del contraste, que se asemeja a un remanso.

Una vez superada la fase aguda, el seguimiento de la disección aórtica se realiza habitualmente por TC o RM, y solo se practica ETE cuando se precisa información concreta que aporte esta técnica.

Hematoma intramural

El hematoma intramural (HIM) constituye del 5 % al 25 % de los SAA. Es una entidad clínica que se caracteriza por presentar una hemorragia en la pared de la aorta, provocando un engrosamiento circular o semicircular > 5 mm, en ausencia de *flap* intimal o falsa luz. Ocurre típicamente en pacientes de mayor edad (promedio 65-70 años) y con hipertensión arterial. El HIM tipo A implica al 30-40 % de los casos y, el tipo B, al 60-70 %.

El ETT generalmente es poco útil para la detección del engrosamiento de la pared de la aorta más allá de la raíz y la aorta tubular proximal por su baja sensibilidad. La sospecha de SAA con ETT normal obliga a realizar otras técnicas de imagen, habitualmente la TC. En caso de dudas, la RMC con secuencias en T2 puede ayudar a definir el sangrado agudo de la pared. Uno de criterios diagnósticos es el grosor de pared > 5 mm y, en el caso de aterosclerosis grave, > 7 mm. La ETE puede ser de utilidad en este diagnóstico, aunque frecuentemente el HIM no es tan extenso como la DA, y pudiera estar localizado en las zonas ciegas para la ETE.

Las claves para distinguirlo de otras condiciones patológicas de la aorta incluyen su morfología circular o en semiluna y la adecuada identificación de la íntima, que se encuentra desplazada y calcificada con un margen interno liso, que le confiere un aspecto ecodenso y refringente (**Fig. 7-16**).

Se han reportado zonas de ecolucencia intraparietal hasta en el 70-80 % de los casos, a pesar de que característicamente no se encuentra flujo ni se evidencia contraste en su interior. Las complicaciones más frecuentes del hematoma intramural en la fase aguda son la dilatación de la aorta debido a la pérdida de consistencia de la pared, la aparición de roturas intimales superiores a 3 mm (imágenes úlcera-*like*) que pueden evolucionar a disecciones localizadas o a seudoaneurisma, y el sangrado periaórtico que, cuando es más que ligero, puede interpretarse como un signo de rotura aórtica contenida. En esta fase, es importante diferenciar las roturas intimales de disrupciones de tamaño inferior a 3 mm, que corresponden a los *ostium* de los troncos arteriales. La presencia de derrame pericárdico o pleural y hematoma periaórtico o mediastínico,

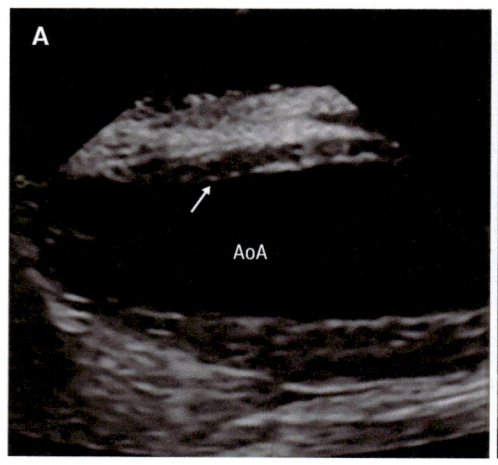 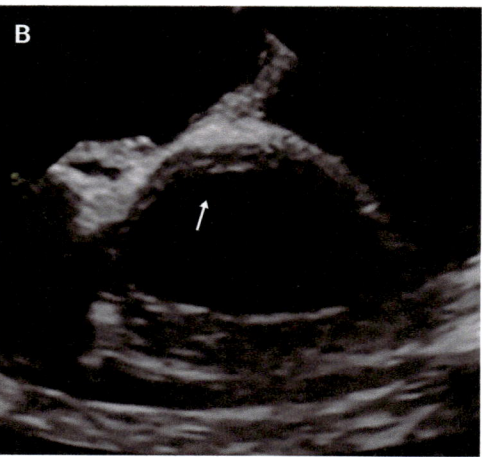

Figura 7-16. Hematoma intramural en vistas ortogonales de la ecocardiografía transesofágica que muestran un engrosamiento de la pared aórtica (flechas). **A)** Eje longitudinal; **B)** Eje corto. AoA: aorta ascendente.

son más frecuentes que en la DA, y no siempre son predictores de complicaciones en la evolución; habitualmente se diagnostican mejor por TC.

El hecho de que el engrosamiento de la pared puede ser progresivo constituye una de las limitaciones del diagnóstico inicial del HIM que, a menudo, requerirá de técnicas de imagen seriadas. Los datos del registro IRAD (*International Registry of Acute Aortic Dissection*) mostraron que, en más del 12 % de los pacientes con HIM, la primera prueba de imagen fue negativa, llegándose al diagnóstico en un segundo estudio horas o días después.

La evolución del HIM es muy dinámica, puede observarse su completa reabsorción en más de la mitad de los casos, o evolucionar a disección localizada o clásica (30 %) en los primeros seis meses. Las disecciones localizadas que se observan en la fase subaguda o crónica, que no se acompañan de síntomas, son relativamente frecuentes y deben ser seguidas por TC y ser tratadas, según el diámetro aórtico, como si fueran aneurismas saculares. Por este motivo, se recomienda un seguimiento más estrecho que en los pacientes con DA clásica.

- La tomografía computarizada multicorte (TCMD) sin contraste es el método de imagen de elección para el diagnóstico de HIM, que se basa en el hallazgo de un engrosamiento circular o en semiluna de alta atenuación de la pared aórtica >5 mm en el contexto de un SAA. El diagnóstico diferencial incluye la aterosclerosis grave, la trombosis total de la falsa luz y la aortitis.
- Aunque la ETE permite hacer el diagnóstico del HIM, no define adecuadamente toda su extensión ni las complicaciones de sangrado periaórtico. La TC sin contraste y con contraste y la RMC son las técnicas diagnósticas de elección.
- La evolución del HIM es dinámica, por lo que su seguimiento en la fase aguda y subaguda debe ser estrecho y basarse en imágenes de TC/RMC.

Úlcera aterosclerótica penetrante

Se denomina úlcera aterosclerótica penetrante (UAP) a la presencia de una ulceración en una placa aterosclerótica que penetra en la lámina elástica interna de la capa media de la aorta, y puede asociarse con algún grado de hematoma intramural. Aunque se desconoce su exacta prevalencia, se considera que es la causa del 2 % al 7 % de todos los SAA.

A menudo son múltiples, de tamaño variable (diámetro y profundidad), y pueden aparecer en cualquier punto de la aorta, siendo más comunes en los tercios medio y distal de la porción descendente. Son algo menos frecuentes en el arco y aorta abdominal, y muy raras en aorta ascendente. Típicamente, los pacientes son mayores que los que sufren una DA (>70 años) y a menudo presentan enfermedad aterosclerótica extensa y difusa que involucra tanto a la aorta como a las arterias coronarias. La propagación del proceso ulcerativo puede llevar al HIM, seudoaneurismas o incluso a la rotura aórtica. La ETE es menos sensible en el diagnóstico de la úlcera aórtica que la TC y la RM, pero, una vez localizada, puede ser de gran utilidad en el diagnóstico diferencial entre los tres tipos de úlceras aórticas (placas ateroscleróticas ulceradas, úlcera penetrante y úlcera-*like* en el contexto evolutivo de un hematoma intramural) (**Fig. 7-17**). La TC es la modalidad diagnóstica ideal, ya que visualiza toda la aorta y puede identificar tanto las placas ateroscleróticas calcificadas rodeando la úlcera como las anomalías extraluminales (seudoaneurismas, derrame pleural o líquido en mediastino). La UAP puede permanecer quiescente, pero la debilidad de la pared aórtica circundante puede evolucionar a dilataciones focales saculares o seudoaneurismas.

Los predictores de complicaciones en la fase aguda son el diámetro aórtico máximo, el hematoma periaórtico, el derrame pleural y el tamaño de la úlcera (diámetro máximo >12,5 mm o profundidad >9,5 mm).

- El término úlcera aórtica incluye una serie de imágenes en sacabocados que tienen etiopatogenia y pronóstico diferentes.
- La ETE permite diferenciar los distintos tipos de úlcera:
  - Placa arterioesclerótica ulcerada: solo afecta a la íntima y no tiene alto riesgo de mortalidad.
  - Úlcera arterioesclerótica penetrante: deforma la adventicia y la silueta de la aorta. Cuando es sintomática o tiene signos de sangrado periúlcera, comporta un alto riesgo de rotura aórtica.
  - Roturas intimales o disecciones localizadas en el contexto de un hematoma intramural: tienen mal pronóstico en la fase aguda del SAA y, llamativamente, evolución benigna si aparecen en la fase subaguda o crónica con la regresión del HIM.
- La ETE y la TC son los métodos de imagen de elección para realizar estos diagnósticos diferenciales.

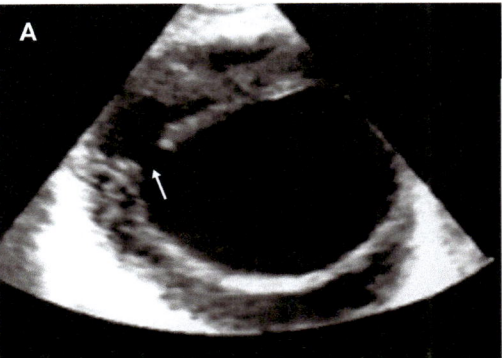
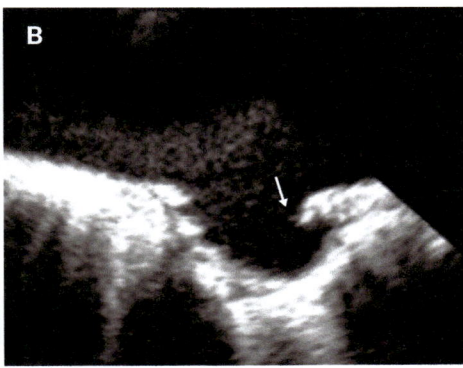

Figura 7-17. Úlcera aórtica. **A)** Imagen de rotura intimal en la evolución de un hematoma intramural; **B)** Penetración de la úlcera en la aorta descendente proximal.

TRAUMATISMO Y LESIÓN YATROGÉNICA DE LA AORTA

El traumatismo cerrado puede condicionar un amplio espectro de lesiones aórticas, entre ellas la transección aórtica, el seudoaneurisma, el HIM y la DA. La localización más común de una lesión traumática es el istmo aórtico, a nivel del conducto arterioso, distal a la emergencia de la arteria subclavia. La segunda localización es la porción supravalvular de la aorta ascendente. La TC con contraste es la técnica de imagen de elección para el diagnóstico, especialmente para pacientes con múltiples lesiones. El ETE y el aortograma podrían ser de utilidad en caso de hallazgos no concluyentes con la TC.

La lesión yatrogénica puede ocurrir durante maniobras invasivas con catéter, cirugía o tratamiento endovascular. Usualmente, el diagnóstico se realiza durante la angiografía y se caracteriza por la retención de contraste a nivel de la raíz aórtica o aorta descendente, o por el desarrollo de un HIM. En este caso, se necesita imágenes adicionales de ETE o TC.

La **rotura de la aorta** es el último episodio en la evolución de un aneurisma aórtico, un SAA o un traumatismo-lesión aórticos. Es un acontecimiento de presentación aguda y cuadro clínico catastrófico que requiere intervención emergente. La rotura contenida puede manifestarse como un seudoaneurisma (falso aneurisma), es decir, una dilatación de la aorta debida a la disrupción de todas las capas de la pared que está solo contenida por la capa elástica, acompañada de sangrado periaórtico. La TC es superior a la ETE, evidencia una dilatación localizada de la aorta con un hematoma periaórtico y, en algunos casos, puede identificar la discontinuidad en la pared de la aorta, con extravasación de contraste o sin ella.

ECOCARDIOGRAFÍA INTRAOPERATORIA Y POSTOPERATORIA

La ecocardiografía tiene un papel fundamental en todas las fases del manejo de la enfermedad aórtica. El conocimiento de las características de la válvula aórtica y de la aorta permitirá planificar la mejor estrategia terapéutica y la preparación del adecuado material quirúrgico o de intervencionismo. La ETE puede evitar las reoperaciones tempranas comprobando la correcta conexión entre la parte distal del tubo protésico y la luz verdadera, y valorando la gravedad de la insuficiencia aórtica residual y la ausencia de una puerta de entrada residual de gran tamaño en la aorta ascendente distal o el cayado. También es de utilidad en el postoperatorio inmediato, ya que puede detectar complicaciones como la formación de seudoaneurismas, comunicación de la parte distal del tubo protésico con la falsa luz, insuficiencia aórtica significativa, hemorragia periaórtica o anomalías en la contracción ventricular.

La ETE permite monitorizar adecuadamente el tratamiento endovascular. Es más útil en la reparación de las disecciones que en los aneurismas. Permite confirmar que la guía esté localizada en la verdadera luz, a la altura del diafragma, y que el *stent se libere cerrando la puerta de entrada,* con aposición de los extremos de la endoprótesis en la aorta sana. En caso necesario, también es muy útil para monitorizar la balonización de los extremos de la endoprótesis.

ATEROSCLEROSIS AÓRTICA

La aterosclerosis aórtica es una causa frecuente de fuente embólica, sobre todo en personas mayores de 65 años con factores de riesgo cardiovascular. Es importante considerar esta causa en pacientes con accidente vascular cerebral de origen embólico y embolias periféricas, especialmente ante la ausencia de una causa cardioembólica bien definida.

La localización y las características de las placas ateroscleróticas aórticas pueden ser estudiadas parcialmente con ETT cuando son grandes y localizadas en el cayado aórtico. Esta técnica es el método de elección en la práctica clínica, ya que permite definir su extensión, tamaño y movilidad.

> ❗ Una de las clasificaciones más aceptada para su cuantificación considera aterosclerosis leve (grado I) al engrosamiento intimal (difuso o localizado) de 2-3 mm, moderada (grado II) cuando el grosor del ateroma es < 4 mm, severa (grado III) cuando es ≥ 4 mm, y compleja (grado IV) cuando, en cualquier grado, el ateroma tiene componentes móviles o ulcerados asociados.

Los componentes móviles pueden ser pequeños (1-2 mm), largos y finos con movimiento libre en la luz del vaso siguiendo el flujo pulsátil de la aorta, o grandes masas que se balancean con el flujo de la sangre.

La TC es muy útil para diferenciar la placa ateromatosa calcificada de la placa no calcificada o fibrolipídica. La RM es la técnica más adecuada para determinar la composición de la placa ateromatosa. No obstante, la ETE tiene la ventaja de valorar la movilidad de la placa en tiempo real.

El trombo aórtico es una masa ecodensa adherida a la pared que protruye hacia la luz, y es más frecuente en la porción proximal de la aorta descendente, aunque la mayoría de las masas son fijas y asociadas a dilataciones de la aorta. De forma infrecuente se pueden observar trombos móviles y pedunculados, a veces extensos, que condicionan embolias periféricas. La ETE es la mejor técnica de imagen para el estudio de las masas trombóticas en la aorta.

>
> • Aunque la ventana supraesternal de la ETT permite la valoración de placas ateroscleróticas en el arco aórtico, la ETE es la modalidad de imagen de referencia, ya que permite visualizar la mayor parte de la aorta y evaluar las placas complejas y móviles.
> • La TC y la tomografía por emisión de positrones (PET) son útiles para detectar la carga y la actividad de la enfermedad aterosclerótica.

AORTITIS

La inflamación de la pared aórtica se asocia a enfermedades infecciosas e inflamatorias. Su diagnóstico puede ser difícil y generalmente es casual (**Fig. 7-18**). Los diagnósticos diferenciales más importantes son el HIM y la aterosclerosis aórtica severa.

La ETT puede ser útil en el estudio de la aorta ascendente proximal y, en ocasiones, del arco aórtico y los troncos supraaórticos. Cuando la válvula aórtica está afectada, puede

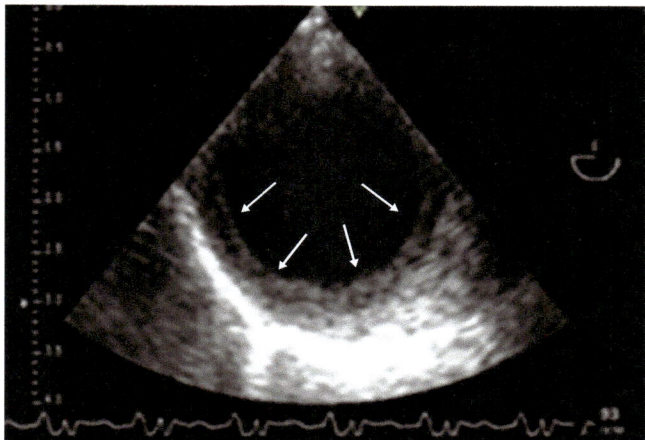

Figura 7-18. Arteritis de Takayasu: la ecocardiografía transesofágica evidencia un marcado engrosamiento circular de la pared de la aorta torácica descendente (flechas).

observarse engrosamiento de los velos e insuficiencia valvular. La ETE mejora la información de la afectación de la aorta ascendente y descendente, evidenciando un engrosamiento circunferencial de la pared que alcanza los 5 mm.

El TC es una técnica muy sensible para su diagnóstico, ya que puede detectar el engrosamiento de toda la pared aórtica y las complicaciones vasculares. La definición de aortitis por este método exige que se observe un engrosamiento circunferencial de la pared de al menos 3 mm y puede establecer el diagnóstico diferencial con el HIM. La técnica de referencia para valorar la actividad inflamatoria es la tomografía por emisión de positrones con tomografía computarizada con ¹⁸F-fluorodesoxiglucosa (¹⁸F-FDG-PET), que detecta el aumento de captación de glucosa en las células inflamatorias de la pared vascular y aporta información pronóstica.

- El engrosamiento circunferencial de la pared de la aorta ≥ 5 mm en un paciente sin sospecha de SAA, traumatismo o yatrogenia debe hacer sospechar el diagnóstico de aortitis.
- Aunque la TC y la RMC son útiles para el diagnóstico, la ¹⁸F-FDG-PET aporta información sobre inflamación que contribuye a establecer el diagnóstico más precozmente, monitorizar la progresión de la enfermedad y el tratamiento, y evaluar las complicaciones vasculares.

Figura 7-19. Coartación aórtica por ecocardiografía transtorácica plano supraesternal. **A)** Aorta descendente con segmento estenótico y aceleración de flujo a ese nivel (flecha). **B)** Doppler continuo del flujo que atraviesa la obstrucción en la aorta descendente con evidencia de aumento de la velocidad sistólica y rampa diastólica. **C)** Doppler pulsado a nivel de la aorta descendente con flujo anterógrado de baja velocidad sistólico y diastólico.

COARTACIÓN AÓRTICA

La coartación es un estrechamiento congénito de la luz de la aorta que puede presentarse como una estenosis localizada o como un largo segmento hipoplásico/estenótico en la pared posterolateral de la aorta, generalmente yuxtaductal. La mayoría de las veces se asocia a otras lesiones o forma parte de un síndrome establecido. Debe descartarse la asociación con la válvula aórtica bicúspide y la hipoplasia del arco (**Fig. 7-19**).

La evaluación con ETT se realiza desde la ventana supraesternal y debe incluir el Doppler color y el Doppler continuo. Se debe valorar la parte distal del arco, el istmo y la parte proximal de la aorta descendente para obtener la velocidad máxima a través de la coartación, la velocidad preestenótica y el tamaño del segmento estenótico. Un flujo sistólico de alta velocidad > 2 m/s, un flujo diastólico anterógrado de baja velocidad y una dilatación de la aorta proximal a la estenosis establecen la sospecha diagnóstica. La prolongación diastólica de la onda de flujo a través de la coartación es un signo más específico que el gradiente a través de la coartación, particularmente cuando las velocidades sistólicas máximas están entre 2 y 3 m/s. Cuando la zona de coartación es larga o la circulación colateral es extensa, los gradientes pueden infraestimarse

La coartación de aorta siempre debe confirmarse por otras técnicas de imagen. Los pacientes intervenidos deben ser seguidos estrechamente con técnicas de imagen por la incidencia de reestenosis, aneurismas en la región de la reparación y complicaciones en la aorta ascendente, sobre todo cuando se asocia la presencia de una válvula aórtica bicúspide. La tortuosidad en la región del istmo, sin una obstrucción hemodinámicamente significativa, se conoce como seudocoartación. Característicamente, esta anomalía no se acompaña de circulación colateral. Existen otras anomalías congénitas como el arco aórtico izquierdo con arteria subclavia derecha aberrante, arco aórtico derecho con una arteria subclavia izquierda aberrante o el doble arco aórtico. La ecocardiografía es útil para realizar el diagnóstico de coartación de aorta, pero está claramente limitada para el diagnóstico de las otras anomalías. Sin duda, la RM es la técnica de elección para valorar las patologías congénitas del arco y de la aorta descendente, y para el seguimiento después del tratamiento quirúrgico o endovascular.

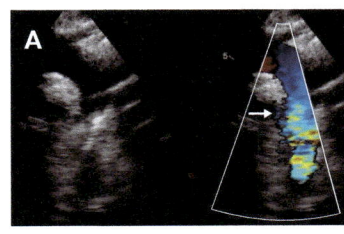 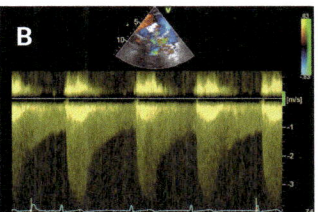 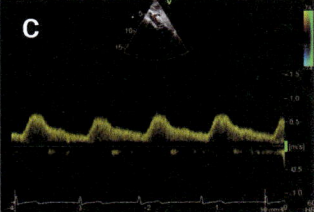

PUNTOS CLAVE

- La ecocardiografía transtorácica es una técnica muy útil para valorar la dilatación y la progresión del tamaño de la raíz de la aorta y la aorta ascendente proximal, dando una información importante de la anatomía y disfunción valvular aórtica.
- En el síndrome aórtico agudo, particularmente en la disección que afecta la aorta ascendente proximal, la ETT tiene una alta sensibilidad en la visualización del *flap* intimal.
- La combinación ETT y TC aporta información adicional en el diagnóstico de las complicaciones asociadas en el SAA, que facilita un mejor manejo terapéutico.

- La ecocardiografía transesofágica es una técnica excelente en los casos de disección de aorta para identificar la localización y tamaño de la puerta de entrada, la dinámica de flujos de la falsa luz, la monitorización del tratamiento quirúrgico y endovascular, y la arteriosclerosis aórtica.
- En otras patologías, como el hematoma intramural, la úlcera penetrante, la aortitis o anomalías congénitas de la aorta, la ecocardiografía tiene un valor secundario en comparación con la TC o la RM.

BIBLIOGRAFÍA

Amsallem M, Milleron O, Henry-Feugeas MC, Detaint D, Arnoult F, Vahanian A, et al. Comparative assessment of ascending aortic aneurysm in Marfan patients using ECG-gated computarized tomographic angiography versus trans-thoracic echocardiography. Int J Cardiol. 2015;184:22-7.

Bons LR, Duijnhouwer AL, Boccalini S, van den Hoven AT, van der Vlugt MJ, Chelu RG, et al. Intermodality variation of aortic dimensions: How, where and when to messure the ascending aorta. Int J Cardiol. 2019;276:230-5.

Borger MA, Fedak PWM, Stephens EH, Gleason TG, Girdauskas E, Ikonomidis JS, et al. The American Association for Thoracic Surgery consensus guidelines on bicuspid aortic valve-related aortopathy: Full online-only version. J Thorac Cardiovasc Surg 2018;156: e41-e74.

Campens L, Demulier L, De Groote K, Vandekerckhove K, De Wolf D, Roman MJ, et al. Reference values for echocardiogaphic assessment of the diameter of the aortic root and ascending aorta spanning all age categories. Am J Cardiol. 2014 Sep 15; 114 (6):914-20. doi:10.1016/j.amjcard.2014.06.024. Epub 2014 Jul 3.

Carino D, Songh M, Molardi A, Agostinelli A, Goldoni M, Pacini D, et al. Non A-Non B aortic dissecction: a systematic review and meta-analysis. Eur J Cardiothorac Surg. 2019;55(4):653-59.

Dijkema EJ, Leiner T, Grotenhuis HB. Diagnosis, imaging and clinical management of aortic coarctation. Heart. 2017;103(15):1148-55.

Erbel R, Aboyans V, Boileau C, Bossone E, Bartolomeo RD, Eggebrecht H, et al. ESC Committee for Practice Guidelines. 2014 ESC Guidelines on the diagnosis and treatment of aortic diseases: Document covering acute and chronic aortic diseases of the thoracic and abdominal aorta of the adult. The Task Force for the diagnosis and Treatment of Aortic Diseases of the European Society of Cardiology (ESC). Eur Heart J. 2014 Nov 1;35(41):2873-926. doi: 10.1093/eurheartj/ehu281. Epub 2014 Aug 29. Erratum in: Eur Heart J. 2015 Nov 1;36(41): 2779. PubMed PMID: 25173340

Evangelista A, Aguilar R, Cuellar H, Thomas M, Laynez A, Rodríguez-Palomares J, et al. Usefulness of real-time three-dimensional transoesophageal echocardiography in the assessment of chronic aortic dissection. Eur J Echocardiogr. 2011 Apr;12(4):272-7. doi: 10.1093/ejechocard/jeq191. Epub 2011 Jan 25.

Evangelista A, Avegliano G, Aguilar R, Cuellar H, Igual A, González-Alujas T, et al. Impact of contrast-enhanced echocardiography on the diagnostic algorithm of acute aortic dissection. Eur Heart J. 2010 Feb;31(4):472-9. doi: 10.1093/eurheartj/ehp505. Epub 2009 Dec 25.

Evangelista A, Dominguez R, Sebastia C, Salas A, Permanyer-Miralda G, Avegliano G, et al. Long-term follow-up of aortic intramural hematoma: predictors of outcome. Circulation. 2003;108(5):583-9.

Evangelista A, Flachskampf FA, Erbel R, Antonini-Canterin F, Vlachopoulos C, Rocchi G, et al. Echocadiograpfhy in aortic diseases: EAE recommendations for clinical practice. Eur J Echocardiography. 2010. 11(8):645-58. doi: 10.1093/ejechocard/jeq056.

Evangelista A, Garcia-del-Castillo H, Gonzalez-Alujas T, Dominguez-Oronoz R, Salas A, Permanyer-Miralda G, et al. Diagnosis of ascending aortic dissection by transesophageal echocadiography; utility of M mode in recognizing artifacts. J Am Coll Cardiol. 1996 Jan;27(1):102-7. doi: 10.1016/0735-1097(95)00414-9.

Flachskampf FA, Wouters PF, Edvardsen T, Evangelista A, Habib G, Hoffman P, et al. Recommendations for transoesophageal echocardiography : EACVI update 2014. Eur Heart J Cardiovasc Imaging. 2014;15(4):353-65.

Franken R, el Morabit A, de Waard V, Timmermans J, Scholte AJ, van den Berg MP, et al. Increased aortic tortuosity indicates a more severe aortic phenotipe in adults with Marfan Syndrome. Int J Cardiol. 2015;194:7-12.

Hartlage GR, Palios J, Barron BJ, Stillman AE, Bossone E, Clements SD, et al. Multimodality imaging of aortitis. JACC: Cardiovascular Imaging. 2014. 7(6):605-19.

Lang RM, Badano LP, Mor-Avi V, Afilalo J, Armstrong A, Ernande L, et al. Recommendations for cardiac chamber quantification by echocardiopgraphy in adults: an update from the American Society of Echocardiography and the European Association of Cardiovascular Imaging. J Am Soc Echocardiogr. J Am Soc Echocardiography. 2015 Jan;28(1)-39.e14.

Mariscalco G, Debiec R, Elefteriades JA, Samani NJ, Murphy GJ. Systematic review of studies that have evaluated screening tests in relatives of patients affected by nonsyndromic thoracic aortic disease. J Am Heart Assoc 2018;7(15).009302.

Milleron O, Arnoult F, Delorme G, Detaint D, Pellenc Q, Raffoul R, et al. Pathogenic FBN1 Genetic Variation and Aortic Dissection in Patients With Marfan syndrome. J Am Coll Cardiol. 2020;75(8):843-53.

Neskovic AN, Hagendorff A, Lancellotti P, Guarrancino F, Varga A, Cosyns B, et al. European Association of Cardiovascular Imaging. Emergency echocardiography: The European Association of Cardiovascular Imaging recommendations. Eur Heart J Cardiovasc Imaging. 2013;14(1):1-11.

Rodríguez-Palomares JF, Teixidó-Tura G, Galuppo V, Cuéllar H, Laynez A, Gutiérrez L, et al. Multimodality Assessment of Ascending Aortic Diameters: Comparison of Different Meassurement Methods. J Am Soc Echocardiogr. 2016;29(9):819-926.e4.

Shiga T, Wajima Z, Apfel CC, Inoue T, Ohe Y. Diagnostic accuracy of transesophageal echocardiography, helical computed tomography, and magnetic resonance imaging for suspected thoracic dissection:systematic review and meta-analysis. Arch Intern Med. 2006 Jul 10;166(13):1350-6. doi: 10.1001/archinte.166.13.1350. PMID: 16831999.

Vilacosta I, Aragoncillo P, Cañadas V, San Román JA, Ferreirós J, Rodríguez E. Acute aortic syndrome: a new look at an old conundrum. Heart. 2009;95(14):1130-9. doi: 10.1136/hrt.2008.153650.

Ecocardiografía transesofágica en el quirófano de cirugía cardíaca

8

P. Cabeza Lainez y D. Mialdea Salmerón

OBJETIVOS

- Familiarizarse con las principales indicaciones de la ecocardiografía transesofágica quirúrgica intraoperatoria y los planos exploratorios.
- Aprender cuáles son los criterios para definir como exitosa una cirugía de reparación valvular.
- Reconocer las complicaciones más frecuentes que debe afrontar el experto en imagen cardíaca en el quirófano de cirugía cardíaca.

INTRODUCCIÓN

La ETE intraoperatoria (IO-ETE) es una técnica consolidada que ha evolucionado de forma paralela a los avances de la cirugía cardíaca. La IO-ETE permite imágenes de alta resolución en bidimensional (2D), tridimensional (3D), color y de espectral Doppler del corazón con un riesgo muy bajo de complicaciones. El potencial de la IO-ETE la convierte en una parte integral de la sala de operaciones, donde se utiliza para potenciar los planos prequirúrgicos y optimizar el resultado de los procedimientos de cirugía cardíaca. Este tema pretende proporcionar una aproximación práctica y comprensible a la práctica moderna del IO-ETE en cirugías realizadas habitualmente.

PRINCIPIOS GENERALES

Utilización de la ecocardiografía transesofágica previa a la entrada en bomba y tras la circulación extracorpórea (CEC).

Ecografía transesofágica previa a la entrada en bomba

El tiempo disponible para completar una ETE previa a la entrada en circulación extracorpórea (antes de la CEC) es, con frecuencia, limitado y debe ser usado de forma cuidadosa. Por ello, habitualmente es necesario adoptar una aproximación de la IO-ETE enfocada y ajustada a la operación planeada. Sin embargo, si nos lo permite el tiempo, se debería realizar una completa revisión con ETE.

> ! El objetivo de la ETE previa a la CEC centrada en objetivos debe ser evaluar la función biventricular, definir la anatomía específica y la patología, para planear el procedimiento, e identificar anomalías estructurales casuales que pudieran cambiar la intervención programada (Tabla 8-1).

Tabla 8-1. Objetivos generales de la ecografía transesofágica intraoperatoria cardíaca

Antes de la cirugía	Después de la cirugía

- Estudiar la función sistólica ventricular izquierda (VI) y ventricular derecha (VD) (global y segmentaria)
- Buscar R-Ao para planear la cardioplejía
- Buscar ateromas en la aorta ascendente que pueden aumentar el riesgo de la canulación aórtica
- Confirmar la severidad de las lesiones valvulares/estructurales y su mecanismo para el planteamiento quirúrgico Cribado de hallazgos casuales que puedan cambiar la intervención programada.
  – Trombos (en orejuela izquierda o sobre dispositivos)
  – Masas (p.ej., fibroelastoma papilar)
  – Disfunción valvular inesperada
- Búsqueda de comunicación interauricular
	- Estudio de posibles fuentes de aire intracardíaco
	- Revaluar la función sistólica VI y VD
	- Estudiar los resultados de las intervenciones quirúrgicas relevantes valvulares/estructurales
	- Comunicar la severidad de las lesiones valvulares residuales o disfunción estructural, incluyendo la localización anatómica y el mecanismo de la disfunción cuando sea necesario
	- Valoración de los hematomas intramurales de aorta ascendente o disección tras la decanulación
	- Estudio de las causas cardíacas de inestabilidad hemodinámica persistente, si es necesario

R-Ao: anillo aórtico.

El ecocardiografista que realiza la IO-ETE debe estar familiarizado con los dispositivos comunes y las técnicas quirúrgicas que se emplean en quirófano, para ser capaz de anticiparse de forma efectiva y reconocer las complicaciones relacionadas con el procedimiento.

Los hallazgos en la ETE previa a CEC alteran el procedimiento quirúrgico en un 11 % de los casos, aproximadamente. La severidad de la insuficiencia mitral (IM) y tricuspídea (IT), antes y después de la CEC, debe ser estudiada en condiciones de precarga casi fisiológicas; la hemodinámica del paciente en la sala de operaciones fluctúa habitualmente a causa de la anestesia general, el uso de vasoactivos, cambios rápidos en el volumen intravascular, alteraciones del ritmo cardíaco y otros factores. Con la excepción de la IM debida a un prolapso (*flail*) de un velo, tanto la IM por otras causas como la IT pueden aparecer como de menor gravedad a la previamente registrada. La inversión del flujo sistólico Doppler en las venas pulmonares puede corroborar la presencia de una IM grave, pero su sensibilidad es limitada (▶**Vídeo 8-1** y ▶**Vídeo 8-2**). Puede ser necesario administrar noradrenalina intravenosa para normalizar la poscarga ventricular izquierda (VI) y la infusión de volumen para restaurar la precarga, para el estudio adecuado de la IM, particularmente en aquellos casos en que la etiología sea secundaria o funcional. Esto resalta la importancia de la ecocardiografía transtorácica preoperatoria para estudiar la severidad de la valvulopatía.

La indicación primaria de la cirugía (por ejemplo, la severidad de la valvulopatía) debería determinarse preoperatoriamente, aunque pueden ocurrir cambios en el plan quirúrgico en la sala de operaciones, debido a hallazgos casuales antes de la CEC o por una mejor comprensión del mecanismo de la disfunción valvular y su reparabilidad. En el momento actual, en el que la reparación valvular quirúrgica es un procedimiento efectivo y duradero para muchas valvulopatías, son puntos críticos tanto la comprensión precisa del mecanismo de disfunción valvular como el estudio de la probabilidad de lograr una reparación valvular exitosa.

La comunicación con el equipo quirúrgico debe emplear una nomenclatura común que relacione los hallazgos patológicos con las referencias anatómicas conocidas. Por ejemplo, al referirnos a la válvula mitral o a una prótesis mitral, la válvula aórtica es anterior, la orejuela izquierda es anterolateral, el velo posterior mitral es posterior y el tabique interauricular es medial. Para las patologías estructurales complejas, en particular la patología mitral, el 3D ETE es muy útil para transmitir al cirujano cardíaco la extensión de las lesiones patológicas y su mecanismo, con el corazón lleno y latiendo.

Los hallazgos habituales en la IO-ETE antes de la CEC que pueden modificar el plan quirúrgico pueden ser un foramen oval permeable, masas intracardíacas o trombos, ateroma aórtico y regurgitaciones valvulares inesperadas que no se relacionan con la cirugía prevista. Por ejemplo, en un reemplazo valvular aórtico, el hallazgo de una IM o IT significativa debe hacernos considerar su reparación concurrente. Es importante comunicar grados mayores que ligeros de una insuficiencia aórtica (IA) antes de la circulación extracorpórea, porque esto podría modificar la cardioplejía elegida (retrógrada en lugar de anterógrada) y/o la colocación de un aspirador ventricular para evitar la sobredistensión del VI intraoperatoriamente.

Las calcificaciones importantes o los ateromas de la aorta ascendente, arco aórtico y aorta descendente son importantes también, pues incrementan el riesgo de ictus y de complicaciones en el sitio de canulación, y la aterosclerosis del arco aórtico es un importante factor de riesgo para el ictus perioperatorio. El uso de ultrasonidos epiaórticos se ha asociado con una reducción del riesgo de ictus perioperatorio en ciertos escenarios, y las guías existentes recomiendan su uso en pacientes con alto riesgo de ictus perioperatorio. El estudio de la aorta en porce-

lana con ETT y ETE es limitado y se aprecia mejor mediante otras técnicas, como las radiografías de tórax, fluoroscopia o tomografía computarizada (TC), y debe ser realizado antes de la cirugía. La presencia de ateromas grandes y/o móviles en la aorta torácica descendente podría prohibir el uso del balón de contrapulsación intraaórtico, si fuese necesario.

Los datos indican que el rendimiento de la IO-ETE para determinar una segunda entrada en circulación extracorpórea durante la cirugía coronaria de *bypass* es bajo (0,8-1 %). Por este motivo, y particularmente cuando la función VI y las válvulas son normales en el ETT preoperatorio, no creemos que el uso rutinario de la IO-ETE sea obligatorio durante la cirugía de *bypass* coronario. Sin embargo, sí recomendamos su uso selectivo en pacientes con anomalías basales de la función VI y anomalías de la contractilidad segmentaria, y puede ser muy útil tras la CEC (siempre que esté clínicamente indicado) para determinar las presiones de llenado del VI y del VD, y para identificar la aparición de nuevas alteraciones segmentarias que puedan indicar isquemia en progreso. De forma similar, se recomienda el uso selectivo de la IO-ETE en pacientes que van a ser sometidos a pericardiectomía.

> **!** La IO-ETE se utiliza frecuentemente en aquellos pacientes con pericardiectomía que requieren paso por la bomba de CEC, pacientes con función VI anormal y en aquellos con función valvular basal anormal que pueden requerir monitorización o una intervención potencial concurrente.

Ecografía transesofágica tras circulación extracorpórea

El estudio inicial tras CEC debería incluir la búsqueda de aire intracardíaco, que tiende a acumularse en lugares de alta flotabilidad (estructuras anteriores), como pueden ser, habitualmente, el margen anterior de la aurícula izquierda, en la orejuela izquierda (**Fig. 8-1**) y en las venas pulmonares superiores. Las burbujas de aire pueden acumularse también en el tracto de salida del ventrículo derecho (VD), aunque habitualmente no son clínicamente significativas. Debido a su origen anterior, el embolismo aéreo coronario habitualmente ocurre en la coronaria derecha (en contraposición a la coronaria izquierda, cuyo nacimiento es más posterior) y

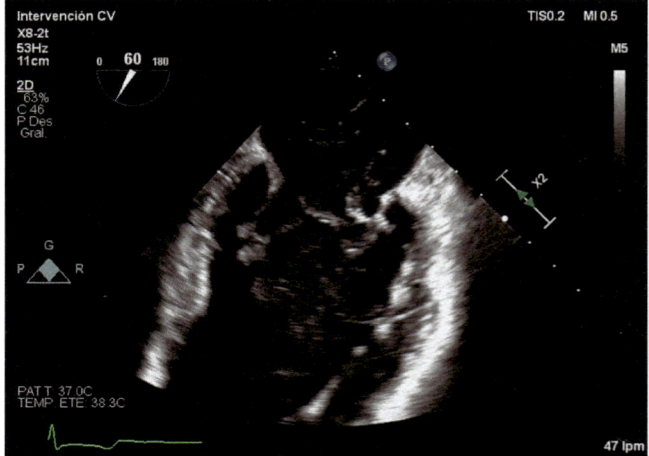

Figura 8-1. Detección de aire en las cavidades izquierdas.

suele manifestarse, por tanto, con anomalías segmentarias en la cara inferior con una pared inferior brillante o ecogénica junto con ascenso de ST. La disfunción aguda ventricular derecha, debido al embolismo aéreo en la coronaria derecha que ocurre en el momento de la desconexión de la CEC, no es infrecuente, y habitualmente conduce a un reingreso temporal en CEC. Por lo tanto, el ecografista no solo identifica aire intracardíaco, sino que valora su impacto en la función ventricular y la eficacia de la aspiración.

El estudio de la eficacia del resultado quirúrgico y la búsqueda de complicaciones potenciales son necesarios para determinar si se precisa la reentrada en CEC. La IO-ETE proporciona estudio en tiempo real del llenado de las cámaras cardíacas y de la función ventricular cuando se desarrolla el «despertar» de la CEC. El rendimiento de la ETE tras CEC es mayor en la cirugía valvular (principalmente mitral o aórtica), en la que la entrada repetida en CEC por resultados subóptimos puede ser necesaria hasta en el 4 % de los casos. Al igual que la exploración antes de la CEC, el examen después de la CEC debe hacerse en condiciones fisiológicas de carga o lo más cercanas a ellas. De forma general, una regurgitación valvular residual de grado mayor que ligero debe ser corregida antes de salir de quirófano, debido al peor pronóstico y al riesgo aumentado de reoperación si queda sin tratar. La continuidad fibrosa mitroaórtica y su proximidad anatómica también implican que la reparación quirúrgica o el reemplazo de una válvula pueda alterar de forma significativa la anatomía, geometría y función de la otra.

Finalmente, la IO-ETE debe excluir traumatismo yatrogénico sobre la aorta ascendente tras la retirada de la cánula. La disección aórtica o el seudoaneurisma son complicaciones raras, pero bien conocidas, que ocurren tras la decanulación y requieren reintervención inmediata. En contraposición, la aparición de engrosamiento alrededor de la raíz aórtica posterior y la aorta ascendente proximal es un hallazgo frecuente en los procedimientos que incluyen aortotomía, como pueden ser el reemplazo valvular aórtico y la miectomía septal. En ausencia de expansión del hematoma o documentación de flujo en la zona, estos hematomas subadventicios representan un hallazgo común y benigno.

- La IO-ETE dirigida a objetivos es un componente crítico de la cirugía cardíaca contemporánea.
- Los expertos en IO-ETE comprenden las técnicas quirúrgicas y sus potenciales complicaciones.
- El oportuno estudio tras CEC y su comunicación son puntos críticos para optimizar los resultados.

REEMPLAZO VALVULAR AÓRTICO POR ESTENOSIS AÓRTICA

El reemplazo valvular aórtico para la estenosis aórtica (EA) es muy habitual.

Ecografía transesofágica antes de circulación extracorpórea

La EA degenerativa calcificada se caracteriza por presentar calcificaciones groseras que afectan al cuerpo de las cúspides aórticas, mientras que la EA postinflamatoria habitualmente provoca engrosamiento preferencial de la punta de las cúspides aórticas, fusión comisural y retracción de cúspides.

El plano transgástrico permite medir el gradiente medio valvular aórtico, pero la alineación del Doppler puede ser subóptima y así infraestimar su severidad. El estudio cuantitativo del área aórtica por planimetría directa es posible en la mayoría de los pacientes, aunque la precisión de la planimetría aórtica es controvertida, debido a sombras acústicas por la calcificación y a la dependencia de planos de imagen precisos. La 3D ETE puede resultar útil para una más precisa alineación con el orificio estenótico, utilizando la reconstrucción multiplanar.

El examen IO-ETE en la estenosis aórtica debería incluir también el estudio del tracto de salida del VI (TSVI) y del anillo aórtico. El diámetro del anillo aórtico por ETE se correlaciona mejor con la medida intraoperatoria. Un anillo calcificado y pequeño (menor de 2 cm) puede precisar un amplio desbridamiento del anillo y/o colocar un parche pericárdico de ampliación de la aorta antes de implantar una prótesis del tamaño adecuado para evitar la incompatibilidad protésica (*mismatch*). Raras veces puede estar presente una membrana subaórtica, la cual requiere resección. La presencia de una hipertrofia septobasal significativa o de una marcada angulación anterior de la raíz aórtica puede incrementar el riesgo de obstrucción al TSVI tras la CEC, por lo que podría requerir la realización de una miectomía septal adjunta. Para todos los pacientes, pero particularmente en aortas bicúspides, es importante confirmar el tamaño de la raíz aórtica, aorta ascendente y arco aórtico para considerar la reparación de estas estructuras (p. ej., diámetro mayor de 45 mm). En casos de dilatación asimétrica de la raíz aórtica, la ecocardiografía 3D es útil para una medición más precisa en eje corto.

Ecografía transesofágica tras circulación extracorpórea

El estudio debería realizarse en condiciones de carga fisiológicas (Tabla 8-2). Es importante excluir la presencia de regurgitación perivalvular significativa desde múltiples planos, tanto a nivel del anillo como justo debajo de él (en el TSVI). Debido a la sombra acústica que genera la prótesis aórtica, los *jets* perivalvulares anteriores son más difíciles de visualizar desde la ventana medioesofágica. El anillo anterior de sutura se ve mejor habitualmente desde un plano esofágico bajo o desde planos transgástricos. Las regurgitaciones perivalvulares de grado mayor a leve necesitan reconsiderar la entrada en CEC. Las fugas perivalvulares ligeras o menores apenas tienen relevancia clínica y pueden mejorar tras la administración de protamina. Una dehiscencia (*leak*) perivalvular con una vena contracta menor de 3 mm es probable que se resuelva tras la reversión de la anticoagulación con protamina.

El gradiente protésico aórtico medio se estudia desde la ventana transgástrica tras la CEC, aunque puede estar infraestimado. La visualización del movimiento de los velos o de los discos protésicos confirma la normofunción de la prótesis, y habitualmente se obtiene mejor en planos transgástricos profundos. La función sistólica VI es frecuentemente hiperdinámica tras CEC y es una consideración importante al inter-

Tabla 8-2. Estudio específico de reemplazo valvular tras circulación extracorpórea

- Verificar la movilidad normal del oclusor (mecánicas) o la movilidad de los velos (biológicas)
- Valorar la regurgitación perivalvular usando múltiples planos de imagen (escala color >60 cm/s)
- Estudio Doppler color de regurgitación protésica anormal
- Comunicación efectiva de la severidad y localización de la regurgitación protésica o periprotésica, si está presente
- Estudiar el gradiente medio protésico con alineación paralela al flujo color, mediante múltiples vistas
- Estudiar las fístulas yatrogénicas o el daño yatrogénico al seno coronario o velos aórticos tras reemplazo valvular mitral
- Para la prótesis aórtica:
  - Las vistas transgástricas multiplanares son útiles para evitar las sombras acústicas e identificar regurgitación paravalvular o valvular y la movilidad del oclusor
  - Considerar la función VI y la alineación Doppler cuando se interpreta el gradiente sistólico medio
- Para las prótesis mitrales:
  - Informar del gradiente medio diastólico, presión arterial y frecuencia cardíaca en el momento de la adquisición
  - Valorar obstrucción del tracto de salida del VI (TSVI)
  - Valorar daño/oclusión de la arteria circunfleja

Tabla 8-3. Ecografía transesofágica en la reparación valvular aórtica

Antes de la cirugía	Después de la cirugía
• Número y movilidad de cúspides aórticas • Confirmar mecanismo y severidad de la IA • Coexistencia de insuficiencia mitral o tricúspide • Precisar mecanismo de la IA para el plan quirúrgico: – Calcificación, fibrosis o restricción de cúspides aórticas – Prolapso (*flail*) de cúspides – Reportar altura efectiva de cúspides y longitud de coaptación ■ Angulo de la cúspide no fusionada en válvulas bicúspides ■ Dilatación de anillo aórtico, raíz, UST y aorta ascendente ■ Disección aórtica coexistente con mecanismos asociados de IA	• Severidad de la IAo residual: usar vena contracta siempre que sea posible • Confirmar mecanismo y severidad de la regurgitación cuando sea relevante • Presencia de chorros excéntricos de IAo residual (se asocian con riesgo incrementado de IAo recurrente) • Gradiente sistólico aórtico medio en transgástrico profundo

IA: insuficiencia aórtica; R-Ao: anillo aórtico; UST: unión sinotubular.

pretar los gradientes: cuando el volumen latido sea bajo, el gradiente medio puede ser normal, a pesar de la existencia de una *mismatch* protésico o una obstrucción. Por el contrario, un volumen latido incrementado puede producir la elevación del gradiente medio en prótesis normales. La concurrencia de anemia o el uso de inotrópicos puede contribuir a los gradientes elevados. En estas situaciones, la medida del flujo en TSVI para corregir el gradiente medio protésico y el tiempo de aceleración de la envolvente Doppler (normal < 100 ms) ayuda en la evaluación hemodinámica.

El engrosamiento de la raíz aórtica posteriormente a la cirugía, debido a edema o a hematoma, es muy común tras el reemplazo valvular aórtico y es un hallazgo benigno en ausencia de expansión sistólica (seudoaneurisma), perforación de raíz aórtica o disección. El desbridamiento de un anillo aórtico gravemente calcificado puede resultar en una fístula de TSVI a aurícula derecha (tipo Gerbode). Por la estrecha proximidad de las válvulas mitral y aórtica, otro tipo de complicaciones infrecuentes de la cirugía valvular aórtica incluyen una IM severa por perforación de la base del velo anterior mitral o disrupción del anillo mitral. Un seudoaneurisma aórtico se puede extender hacia el tabique IV, con rotura hacia el VD (fístula aporto-VD) o resultar en una fístula entre la aorta y la aurícula izquierda.

REPARACIÓN AÓRTICA PARA LA INSUFICIENCIA AÓRTICA

En pacientes seleccionados se puede considerar la reparación. El estudio previo se realiza en plano esofágico de eje corto y eje largo, y se resume en la **tabla 8-3**.

Para una óptima comunicación con el equipo quirúrgico, el mecanismo de la regurgitación se clasifica según Khoury-Boodhwani en **tipo I** (movilidad normal de cúspides), **tipo II** (aumento de movilidad) y **tipo III** (movilidad restringida), nomenclatura similar a la clasificación de Carpentier empleada para la mitral. La presencia de una disección aórtica puede dar lugar a mecanismos adicionales de insuficiencia.

Los mecanismos mixtos de la insuficiencia aórtica (IA) son frecuentes, principalmente en el caso de válvulas bicúspides en las que puede suponer más del 80 % de los casos, e incluyen el prolapso de cúspides, dilatación anular y de la raíz o la unión sinotubular. Cuando el anillo está dilatado (mayor de 26 mm), la reparación exitosa requiere alguna forma de anuloplastia. La dilatación significativa de la raíz aórtica o de la aorta ascendente implica la realización de técnicas de reparación sobre estas estructuras para conseguir el éxito (**Fig. 8-2**).

Las válvulas bicúspides son más asequibles para la reparación que las tricúspides, porque en ellas solo se debe mantener una línea de coaptación, y la IO-ETE es importante para predecir la durabilidad y posibilidad de reparación de la válvula bicúspide. En válvulas bicúspides, un ángulo > 160° entre las comisuras no fusionadas aumenta

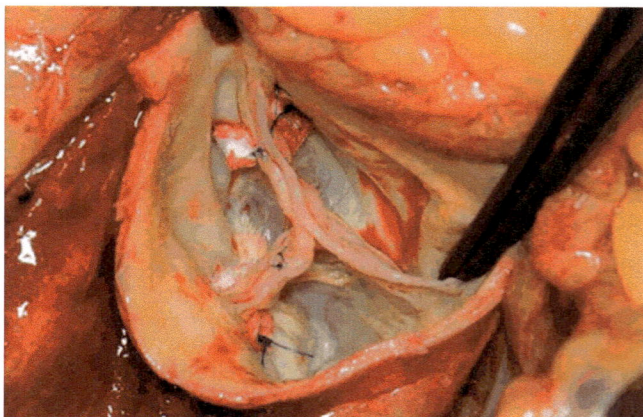

Figura 8-2. Imagen en la que se observa una plastia sobre válvula aórtica trivalva y anuloplastia subcomisural.

la probabilidad de reparación. Tras la CEC, los siguientes datos son **predictores de recurrencia significativa de IA** en dos años: punto de coaptación localizado por debajo del plano del anillo, IAo residual mayor de ligera, longitud de coaptación < 4 mm y altura efectiva de las cúspides < 9 mm (**Fig. 8-3**). El hallazgo de una regurgitación residual de grado mayor a ligero debería hacer considerar la reentrada en bomba para su corrección o para reemplazo valvular. Los *jets* residuales excéntricos tras la reparación sugieren prolapso de cúspides, que también deben ser corregidos (**Fig. 8-4**).

- Es necesario estudiar de modo sistemático la válvula aórtica, la raíz aórtica y la aorta ascendente siguiendo la clasificación funcional de El Khoury.
- Un *jet* regurgitante excéntrico casi siempre indica prolapso de alguna cúspide.
- En la ETE tras reparación se debe hacer especial hincapié en valorar la altura efectiva de las cúspides y la longitud de la coaptación. No se debería aceptar más de una IA ligera residual.
- La coaptación debe estar por encima del plano del anillo, con altura efectiva de las cúspides > 8 mm, longitud de coaptación > 4 mm, y la IA debe ser mínima, como mucho.

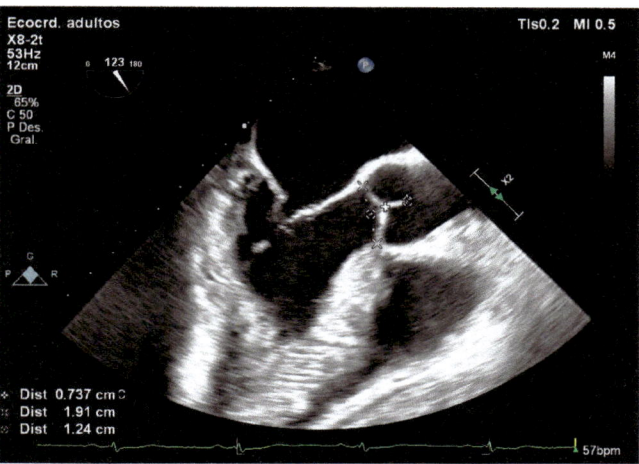

Figura 8-3. Ecografía transesofágica en la que se muestran las medidas de la altura aórtica: anillo aórtico, altura efectiva de coaptación y longitud de coaptación de los velos.

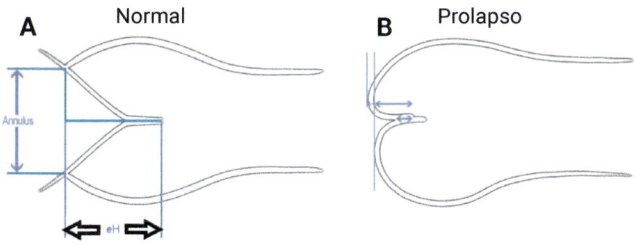

Figura 8-4. A) Esquema de una altura efectiva (eH) de coaptación normal, medida desde el plano anular hasta la punta de la coaptación de los velos (valor normal 8-10 mm). **B)** Esquema de un prolapso valvular aórtico: reducción de la altura efectiva de coaptación de la cúspide prolapsante (flecha grande), reducción de la longitud de coaptación (flecha intermedia) y extensión del prolapso (flecha pequeña).

REPARACIÓN MITRAL PARA LA INSUFICIENCIA MITRAL

La **clasificación de Carpentier** se utiliza, en general, para tipificar y comunicarse de forma precisa con el equipo quirúrgico.

- La IM **tipo I** ocurre en el contexto de movilidad normal de los velos mitrales.
- El **tipo II** se observa en los casos de exceso de movilidad del velo mitral.
- Y el **tipo III** es debido a una restricción de la movilidad de los velos, y se subdivide en:
  - **IIIa**, que implica restricción de movilidad sistólica y diastólica.
  - **IIIb**, en el cual hay restricción sistólica de la movilidad del velo (el *jet* se dirige hacia el velo afectado).

La localización precisa de la patología del velo mitral debe comunicarse al equipo quirúrgico utilizando la nomenclatura estándar, que divide el velo posterior en tres festones. Un estudio concienzudo de la válvula mitral en 2D, visualizando todos los festones valvulares, se puede realizar manipulando la profundidad del transductor a nivel medioesofágico, mientras que se mantiene un ángulo de 0° en el multiplano, o bien utilizando múltiples ángulos para estudiar la válvula desde múltiples planos de imagen (▶ **Vídeo 8-3**). Los hallazgos se resumen en la **tabla 8-4**.

La ETE3D es útil para definir patologías más complejas, como la presencia de hendiduras (*clefts*) congénitas, indentaciones que simulan *cleft* (*cleftlike*) y *gaps* que pueden precisar cierre en el momento de la reparación. Las indentaciones *cleftlike* son indentaciones prominentes entre festones del velo posterior en la zona de las comisuras menores, que pueden asociarse o no con insuficiencia mitral. Estas indentaciones son frecuentes en la válvula mixoide y deben distinguirse de los *clefts* congénitos, los cuales afectan al cuerpo del velo mitral (habitualmente el anterior) y se expanden por todo el anillo mitral. Los *gaps* son espacios anormales entre dos velos, con frecuencia en la zona de una comisura mayor, y son causa de IM comisural. La vista «en fase» de la válvula mitral en ETE3D, tanto desde la vertiente auricular («vista del cirujano») como ventricular, ayudan a transmitir al cirujano la presencia de *gaps*, *clefts* y otras patologías complejas. El plano «en *face*» con Doppler color desde el VI es particularmente útil para localizar el lugar y extensión del *jet* de IM. Con el ETE3D se puede conseguir fácilmente priorizar el origen del *jet* predominante de IM en la enfermedad de Barlow, lo cual ayuda al cirujano a ajustar la reparación a la anatomía patológica del defecto. El cirujano también debe ser advertido de la presencia de patología del velo anterior y/o del anillo mitral, así como de calcificaciones de los velos, porque estos hallazgos incrementan la dificultad de la reparación si se compara con la patología aislada del velo posterior o con la ausencia de calcificación. Cuando está presente una severa calcificación del anillo y, particularmente si esta se extiende hacia el cuerpo del velo mitral, puede no ser posible la reparación. La extensión de la calcificación anular se aprecia mejor normalmente en ETT.

Tabla 8-4. Evaluación ecocardiográfica transesofágica intraoperatoria en la cirugía de reparación mitral

Antes de la cirugía	Después de la cirugía

• Identificar el mecanismo y severidad de la IM
• Evaluar severidad de la RT y medir el diámetro del anillo tricuspídeo
• Incorporar datos de ETT prequirúrgico puede ser útil en algunos casos, porque la anestesia general puede reducir la severidad de la RM (más frecuentemente en RM secundarias)
• Afinar el mecanismo de la RM, combinando estudios 2D y 3D
  – Identificar segmento/s prolapsante (*flail*) y festón/es afectado
  – Identificar hendiduras, localización e implicación en la RM
  – Identificar festones en los que se originan los chorros mayores e identificar relación del defecto anatómico con el origen del chorro (principalmente en la enfermedad de Barlow)
  – Identificar la calcificación anular mitral y su extensión hacia el velo mitral (revisar ETT preoperatorio, donde se estudia mejor la calcificación mitral)
  – Evaluar relación longitud velo posterior/velo anterior, grosor septal y distancia desde la coaptación mitral hasta el septo como predictores de SAM tras reparación mitral
	• Evaluar la gravedad de la RM residual
	• Comunicar el mecanismo y gravedad de la RM residual
	• Una RM mayor de ligera debería requerir reentrada en CEC
	• Excluir SAM mitral con obstrucción asociada en TSVI
	• Medida del gradiente mitral en relación con la frecuencia cardíaca
	• Excluir daño/oclusión en la arteria circunfleja (nueva aparición de anomalía en la contractilidad lateroposterior)

CEC: circulación extracorpórea; ETT: ecografía transtorácica; IM: insuficiencia mitral; RM: reparación mitral; RT: regurgitación tricuspídea; SAM: movimiento sistólico anterior mitral; TSVI: tracto de salida del ventrículo izquierdo.

> **!** La ETE previa a CEC es también útil para identificar la probabilidad de obstrucción en el TSVI tras CEC: una *ratio* velo posterior/velo anterior > 1,3, una distancia desde la coaptación de los velos mitrales hasta el septo > 2,5 cm, y la hipertrofia septal basal asimétrica son parámetros que se asocian a riesgo de aparición de obstrucción en el TSVI tras reparación mitral.

Como se ha mencionado previamente, el ecografista debe ser conocedor de la naturaleza dinámica de la IM en el contexto de hemodinámicas alteradas. La IM secundaria se ve particularmente influida por la precarga y la poscarga, las cuales se alteran en la anestesia general. Cuando haya dudas sobre la severidad de la insuficiencia mitral, se debe hacer un esfuerzo, junto al anestesista, para reproducir las condiciones normales de carga a fin de confirmar la severidad de la regurgitación. Puede ser útil incorporar la ETT preoperatoria a la toma de decisiones.

La cirugía mitral está asistiendo a un crecimiento de procedimientos mínimamente invasivos o robóticos en pacientes seleccionados. En estos casos, la canulación periférica se utiliza para la CEC, y la IO-ETE resulta de utilidad para guiar la posición de las cánulas en la mayoría de casos. Habitualmente, la cánula venosa se inserta a través de la vena femoral, y la cánula arterial, vía arteria femoral. Se debe prestar mucha atención para evitar daños en el tabique interauricular, fosa oval y orejuela derecha durante la inserción de la cánula venosa, y para monitorizar la posibilidad de daño aórtico durante la inserción de la cánula arterial de gran calibre.

Evaluación tras la cirugía

El manejo inicial tras la cirugía de reparación mitral incluye la evaluación de la insuficiencia mitral residual o de la aparición de estenosis mitral yatrogénica. La insuficiencia mitral residual mayor que de grado ligero se asocia con un aumento del riesgo de reintervención y, generalmente, requiere una segunda circulación extracorpórea (CEC) para la corrección quirúrgica. De forma similar, la presencia de estenosis mitral yatrogénica nos debe hacer considerar la necesidad de una nueva reintervención (nueva reparación valvular mitral o un reemplazo). En general, con las condiciones fisiológicas apropiadas y una frecuencia cardíaca inferior a 100 lpm, suele registrarse un gradiente diastólico medio transmitral de 3-5 mmHg; los gradientes medios > 6-7 mmHg deben hacernos plantearnos la necesidad de reevaluación (**Fig. 8-5**, **Fig. 8-6**, **Fig. 8-7**, **▶Vídeo 8-4**, **▶Vídeo 8-5**).

El estudio de la función sistólica del ventrículo izquierdo, posterior a la intervención debe realizarse en los planos transgástricos y de esófago medio para optimizar la visualización de las paredes lateral y posterior, que pueden presentar trastornos de la contractilidad segmentaria secundarios al daño de la arteria circunfleja, que se encuentra muy próxima a la zona de sutura de la anuloplastia posterior. Otra de las complicaciones que pueden ocurrir, aunque es extremadamente rara, es una fístula desde el ventrículo izquierdo hasta el seno coronario, aurícula derecha o ventrículo derecho, o la retracción de la cúspide coronaria izquierda o no coronaria, que son las más cercanas a la válvula mitral.

Ante la existencia de una insuficiencia mitral significativa, la identificación del mecanismo causal y la localización de la zona de regurgitación es fundamental para guiar la intervención posterior.

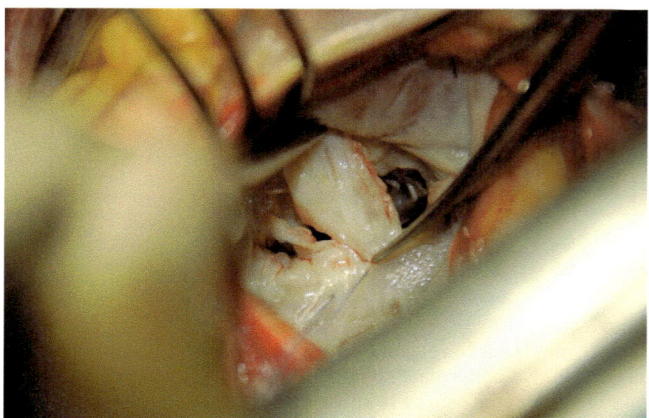

Figura 8-5. Resecado durante anuloplastia mitral.

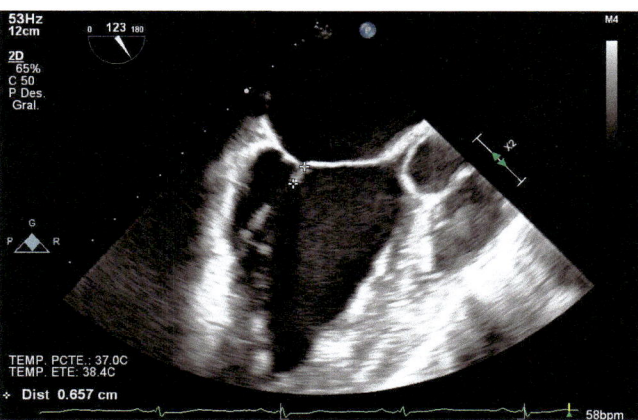

Figura 8-6. Coaptación mitral en plano de salida del ventrículo izquierdo. Se miden 6,5 mm.

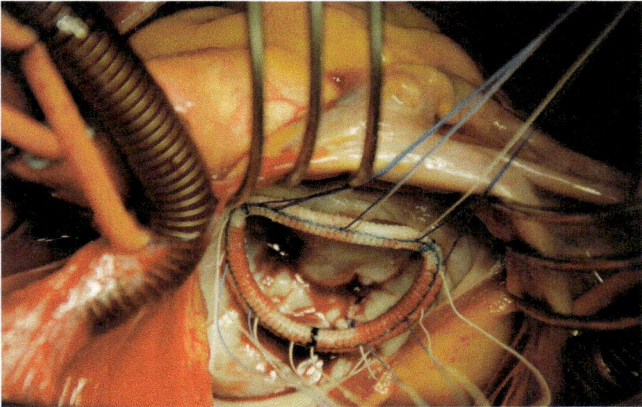

Figura 8-7. Resultado final tras la implantación del anillo de la plastia mitral.

- En primer lugar, se descartarán complicaciones generales de la circulación extracorpórea.
- Se valorará el éxito de la reparación mitral.
- Finalmente, se descartarán complicaciones de la técnica de reparación, como son estenosis mitral, movimiento sistólico anterior mitral (SAM) y alteraciones segmentarias de la contractilidad (circunfleja).

La obstrucción dinámica del TSVI con SAM asociado ocurre en el 1-9 % de los pacientes después de la reparación valvular mitral. La identificación de este mecanismo de regurgitación es importante porque la terapia médica dirigida a tratar la obstrucción del TSVI subyacente suele resolver la insuficiencia mitral (expansión de volumen, tratamiento con betabloqueantes, aumento de la poscarga o una combinación de estos). En raras ocasiones, el SAM y la insuficiencia mitral residuales pueden requerir una reintervención y, en más raras ocasiones, el reemplazo de la válvula. Cuando la causa del SAM es una valva anterior excesivamente grande, esto puede implicar la inserción de una neocuerda en la valva mitral anterior o una reparación de *edge to edge* (puntada de Alfieri). Otras posibles complicaciones son la dehiscencia del anillo de la anuloplastia mitral temprana, prolapso de la valva mitral residual, regurgitación comisural y regurgitación a través de una hendidura mitral no cerrada.

REEMPLAZO VALVULAR MITRAL

Los pacientes con insuficiencia mitral tipo IIIa con frecuencia tienen algún grado de estenosis mitral y/o calcificación o retracción de las valvas, lo que reduce la probabilidad de reparación valvular, y en tal caso, el reemplazo de la válvula mitral suele ser el procedimiento de elección. De manera similar, cuando la insuficiencia mitral tipo IIIb muestra un *tenting* severo o una dilatación importante del ventrículo izquierdo, el reemplazo valvular mitral suele ser el procedimiento de elección.

Tras el reemplazo valvular mitral, la prótesis mitral se evalúa principalmente desde el plano esofágico medio (v. **Tabla 8-2**). Hay que hacer una revisión de los 360° de la circunferencia de la sutura mitral para excluir la presencia de regurgitación paravalvular. La ETE tridimensional con imágenes Doppler color es útil para ver simultáneamente la circunferencia completa del anillo de sutura de la prótesis mitral y para determinar el alcance y la ubicación de la regurgitación transvalvular y paravalvular (▶ **Vídeo 8-6** y ▶ **Vídeo 8-7**). Por su parte, la localización de la regurgitación paravalvular en referencia a los puntos anatómicos previamente determinados se usa para guiar al cirujano, en caso de que sea necesaria una reintervención quirúrgica (v. **Tabla 8-3**). Cuando la regurgitación paravalvular es moderada o severa, a menudo se requiere una reintervención para su corrección.

Los discos protésicos mitrales u oclusores normalmente se visualizan bien desde el plano esofágico medio, que también se utiliza para evaluar la función de la prótesis. Las cuerdas tendinosas residuales de la válvula mitral, el tejido residual de la valva mitral o la calcificación subanular pueden interferir potencialmente con el movimiento normal de las valvas protésicas. Es de vital importancia que se confirme el movimiento normal de los discos mediante ETE. El gradiente diastólico medio se debe evaluar a frecuencias cardíacas fisiológicas, y se deben tener en cuenta los niveles de hemoglobina posteriores a la intervención al interpretar el gradiente diastólico medio, ya que las frecuencias cardíacas rápidas o la anemia significativa pueden aumentar significativamente el flujo diastólico y las velocidades Doppler y, por tanto, el gradiente diastólico medio.

De manera similar a la reparación de la válvula mitral, la función del VI debe evaluarse desde el plano esofágico medio y el plano transgástrico, prestando especial atención a la pared lateral para excluir el compromiso de la arteria circunfleja. Aunque es una complicación rara de la cirugía de la válvula mitral, puede ocurrir un compromiso agudo de la arteria circunfleja, debido a la colocación de suturas adyacentes a la misma. La mayoría de las veces, estas suturas no cruzan la arteria circunfleja, sino que crean suficiente tensión para distorsionar o retorcer dicho vaso. Si tal distorsión del vaso, después de la reparación o el reemplazo de la válvula mitral, ocurre y crea un compromiso en el flujo, se suele revascularizar de forma percutánea. Otras complicaciones raras incluyen fístula yatrogénica a cámaras cardíacas adyacentes (aurícula derecha, ventrículo derecho, seno coronario, seno de Valsalva) o el daño potencial a las cúspides de la válvula aórtica.

REPARACIÓN DE LA VÁLVULA TRICÚSPIDE

Evaluación antes de la cirugía

La IT secundaria o funcional (dilatación del anillo y/o *tenting* de las valvas) se encuentra con más frecuencia que la IT primaria (afectación primaria de la válvula por prolapso o rotura de los velos). Sin embargo, particularmente en el contexto de una valvulopatía izquierda coexistente, la IT residual posterior a cirugía no debe pasarse por alto, ya que empeora la supervivencia a largo plazo según diferentes estudios. La gravedad de la IT puede subestimarse en la ETE intraoperatoria debido a la anestesia general, y, por lo tanto, la evaluación ecocardiográfica transtorácica previa siempre debe considerarse en los casos en que la gravedad es incierta. La dilatación del anillo tricuspídeo, incluso en presencia de una IT leve, puede ser un factor de riesgo para el empeoramiento de la IT en el futuro. Como tal, la dilatación anular tricuspídea medida en diástole en el plano esofágico de cuatro cámaras (> 40 mm o > 21 mm/m^2) en un paciente sometido a una cirugía simultánea de la válvula del lado izquierdo, tiene una indicación de clase IIa para la reparación simultánea de la válvula tricúspide (**Fig. 8-8**).

La introducción de guías, catéteres y cánulas también puede causar una IT significativa, debido al desplazamiento de las valvas tricuspídeas, rotura de cuerdas o rotura del músculo papilar. Al evaluar una IT de nueva aparición y significativa, antes o después de la cirugía, se debe prestar especial atención para determinar el mecanismo de la regurgitación. En ocasiones, un catéter en la arteria pulmonar colocado antes de la cirugía puede restringir el cierre de alguna de las valvas y causar una regurgitación significativa, que se resuelve después de ajustar la posición del catéter o retraerlo temporalmente hacia la aurícula derecha.

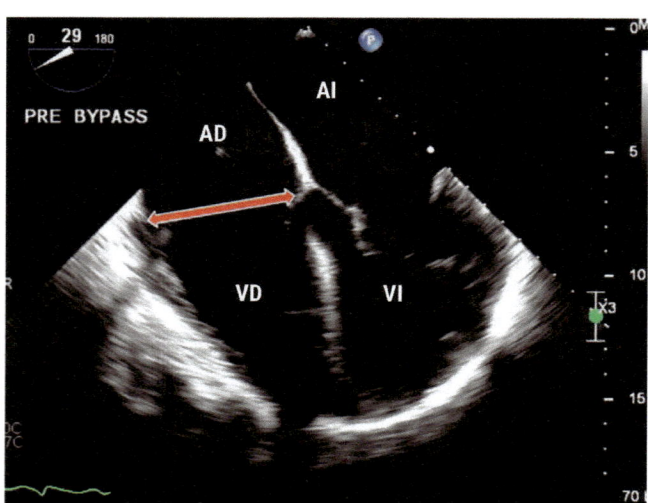

Figura 8-8. Plano de ecografía transesofágica cuatro cámaras para medición del anillo tricuspídeo en diástole.
AD: aurícula derecha; AI: aurícula izquierda; VD: ventrículo derecho; VI: ventrículo izquierdo.

Evaluación tras la cirugía

La evaluación posterior a la cirugía debe incluir una evaluación de la IT residual y el gradiente diastólico medio, obtenidos en el plano esofágico medio y esofágico bajo. La lesión yatrogénica de la arteria coronaria derecha durante la anuloplastia es poco común, pero puede ocurrir después de la reparación de la válvula tricúspide y debe sospecharse en el contexto de una disfunción inexplicable del VD y anomalías regionales de la contractilidad a nivel inferior.

ECOCARDIOGRAMA TRANSESOFÁGICO EN EL IMPLANTE DE ASISTENCIA VENTRICULAR IZQUIERDA

Es necesario llevar a cabo una evaluación previa a la cirugía y una evaluación del llenado posterior.

Evaluación antes de la cirugía

Un componente crítico de la evaluación previa a la cirugía de los pacientes que se someten a la implantación de un dispositivo de asistencia ventricular izquierda (LVAD, por sus siglas en inglés) es un examen exhaustivo en busca de trombos intracardíacos (**Tabla 8-5**). La presencia de cámaras cardíacas agrandadas, disfunción sistólica que resulta en flujo reducido y fibrilación auricular frecuente ponen a estos pacientes en mayor riesgo de trombos intracardíacos. La identificación de un trombo intracardíaco antes de la cirugía, en particular cuando se encuentra dentro de la circulación del lado izquierdo, requiere inspección quirúrgica para su extracción intraoperatoria.

La evaluación del *shunt* intracardíaco es particularmente importante en pacientes que se someten a la implantación de un LVAD para excluir un foramen oval permeable o un defecto atrioseptal. La reducción de las presiones de llenado del lado izquierdo posterior a la implantación puede facilitar la derivación de derecha a izquierda, lo que predispone a la hipoxemia sistémica y/o aumenta el riesgo de embolia paradójica.

Tabla 8-5. Evaluación ecocardiográfica transesofágica intraoperatoria en la implantación de asistencia ventricular izquierda	
Antes de la cirugía	**Después de la cirugía**
• Evaluar la presencia de trombos intracavitarios prestando especial atención al ápex del VI	• Evaluar la posición del septo intraventricular en el plano de cuatro cámaras
• Evaluar la presencia de *shunts* intracardíacos, ya sea con Doppler color o con suero salino agitado	• Evaluar la posición de la cánula de entrada en el ápex del VI
• Evaluar la presencia y gravedad de insuficiencia aórtica	• Evaluar la apertura sistólica residual de la válvula aórtica
• Evaluar la presencia y gravedad de insuficiencia tricuspídea	• Evaluar la presencia y la gravedad de insuficiencia aórtica
• Evaluar el tamaño y la función sistólica del VD	• Evaluar la presencia y gravedad de insuficiencia tricuspídea
	• Evaluar el tamaño y la función sistólica del VD
	• Valorar de nuevo la presencia de *shunts* intracardíacos
	• Evaluar las velocidades de entrada y de salida de las cánulas en Doppler espectral

VD: ventrículo derecho; VI: ventrículo izquierdo.

La valoración de la función de la válvula aórtica y la aorta ascendente debe realizarse de forma rutinaria antes de la implantación del LVAD. La insuficiencia aórtica puede empeorar después de la activación del dispositivo, debido a un aumento simultáneo de la presión aórtica junto con una disminución de la presión del VI. El efecto neto puede ser la creación de un bucle de flujo ineficaz entre la aorta ascendente y la cánula de entrada del dispositivo en el ventrículo izquierdo.

La disfunción de la válvula tricúspide y del ventrículo izquierdo clínicamente significativa es común en los receptores de LVAD. El volumen sistólico anterógrado del VD afecta directamente la precarga del VI; por lo tanto, la evaluación de la función del VD y la función de la válvula tricúspide son componentes críticos del examen previo a la cirugía. Una IT moderada-severa debe hacer pensar en la reparación simultánea de la válvula tricúspide.

Evaluación tras la cirugía

La evaluación del llenado relativo del VI y el VD es fundamental después de la cirugía, cuando ayuda a guiar los cambios de velocidad de la bomba, la reposición de líquidos y la selección de inotrópicos (v. **Tabla 8-5**). Idealmente, el tabique interventricular, como se ve en el plano esofágico medio de cuatro cámaras, debería estar en la línea media al final de la diástole, lo que indica un llenado adecuado de los ventrículos izquierdo y derecho. El desplazamiento del tabique ventricular hacia la izquierda puede indicar falta de llenado del ventrículo izquierdo y/o dilatación e insuficiencia del ventrículo derecho. El llenado insuficiente del VI extremo y/o las velocidades de bomba del LVAD excesivamente altas pueden predisponer a un suceso de «succión», en el que la punta de la cánula de entrada se apoya en la superficie endocárdica del ventrículo izquierdo, lo que obstruye el flujo de la bomba y provoca un infarto agudo de miocardio con disminución en la salida de la bomba. La posición de la cánula y el interrogatorio Doppler espectral también se pueden lograr desde el plano esofágico medio. Se debe tener cuidado para evaluar la posición de la punta de la cánula de entrada en relación con el tabique ventricular; si se dirige hacia la pared del miocardio, puede aumentar el riesgo de obstrucción del flujo de entrada de la bomba. La cánula de salida a menudo se ve mejor en una ventana de imagen esofágica alta, cerca de su anastomosis con la aorta ascendente. Tanto el estudio con Doppler-Color como con Doppler espectral de las cánulas de entrada y salida suelen ser factibles.

La reevaluación del tabique interauricular también es fundamental después de la cirugía. La presencia de un foramen oval permeable puede no ser siempre evidente antes de la cirugía, debido a la presión auricular izquierda persistentemente alta, que fuerza el cierre de este foramen. Después de la implantación del LVAD, la presión de la aurícula izquierda disminuye de forma aguda, lo que puede desenmascarar un foramen oval permeable y un cortocircuito de derecha a izquierda asociado.

La evaluación de la insuficiencia aórtica y la apertura sistólica de la válvula aórtica debe repetirse después de la cirugía. Como se indicó anteriormente, es posible que los receptores de LVAD no toleren bien una insuficiencia aórtica mayor que leve, y cuando se presente, se debe considerar la revisión quirúrgica. La apertura sistólica de la válvula aórtica también debe describirse al equipo quirúrgico. Por lo general, en un ventrículo izquierdo adecuadamente descomprimido, la apertura sistólica de la válvula aórtica es mínima o nula.

Asistencia ventricular con membrana de oxigenación extracorpórea

El ecocardiograma transesofágico juega un papel fundamental en todos los aspectos del tratamiento de los pacientes que reciben una asistencia ventricular mediante membrana de oxigenación extracorpórea (ECMO), puesto que se utiliza para valorar al paciente y elegir el tipo de asistencia (univentricular/biventricular) durante el implante, y para la detección de complicaciones tanto durante el implante como durante el tiempo que el paciente precise el dispositivo, así como para valorar la recuperación cardíaca.

La utilidad de la ECMO se debe a su versatilidad y a su inmediatez de resultados. La ETE es imprescindible para guiar la colocación de cánulas en ambas venas cavas, evitando el desplazamiento de las cánulas o la aparición de fenómenos de succión (▶ **Vídeo 8-8**). Entre las complicaciones que puede generar su empleo, se deben vigilar las perforaciones y la formación de trombos.

PUNTOS CLAVE

- La ETE intraoperatoria es parte integral de la práctica contemporánea de la cirugía cardíaca y se ha desarrollado en paralelo con los avances de la cirugía estructural cardíaca. En el campo particular de las valvulopatías y otros procedimientos estructurales, la IO-ETE optimiza el plan prequirúrgico, identifica anomalías casuales que pueden precisar atención en el momento de la intervención, proporciona un estudio en tiempo real y crítico de los resultados quirúrgicos inmediatamente después de la bomba extracorpórea, e identifica complicaciones asociadas.

- La comunicación efectiva y ajustada al tiempo de los hallazgos pertinentes al equipo quirúrgico proporciona una oportunidad para mejorar los resultados subóptimos e identificar complicaciones antes de que el paciente abandone la sala de operaciones y, por lo tanto, optimiza el pronóstico de los pacientes.

BIBLIOGRAFÍA

Aicher D, Kunihara T, Abou Issa O, Brittner B et al. Valve configuration determines long-term results after repair of the bicuspid aortic valve. Circulation. 2011;123(2):178-85.

Benedetto U, Melina G, Angeloni E, Refice S, Roscitano A, Comito C, et al. Prophylactic tricuspid annuloplasty in patients with dilated tricuspid annulus undergoing mitral valve surgery. J Thorac Cardiovasc Surg. 2012;143(3):632-8.

Boodhwani M, de Kerchove L, Glineur D, Poncelet A, Rubay J, Astarci P, et al. Repair-oriented classification of aortic insufficiency: impact on surgical techniques and clinical outcomes. J Thorac Cardiovasc Surg. 2009;137(2):286-94.

Click RL, Abel MD, Schaff HV. Intraoperative transesophageal echocardiography: 5-year prospective review of impact on surgical management. Mayo Clin Proc. 2000;75(3):241-7.

de Kerchove L, Mastrobuoni S, Froede L, Tamer S, Boodhwani M, van Dyck M, et al. Variability of repairable bicuspid aortic valve phenotypes: towards an anatomical and repair-oriented classification. Eur J Cardiothorac Surg. 2019;56:351-9.

Eltzschig HK, Rosenberger P, Löffler M, Fox JA, Aranki SF, Shernan SK. Impact of intraoperative transesophageal echocardiography on surgical decisions in 12,566 patients undergoing cardiac surgery. Ann Thorac Surg. 2008;85(3):845-52.

Hang D, Schaff HV, Nishimura RA, Lahr BD, Abel MD, Dearani JA, et al. Accuracy of jet direction on Doppler echocardiography in identifying the etiology of mitral regurgitation in obstructive hypertrophic cardiomyopathy. J Am Soc Echocardiogr. 2019;32(3):333-40.

Hahn RT, Abraham T, Adams MS, Bruce CJ, Glas KE, Lang RM, et al. Guidelines for performing a comprehensive transesophageal echocardiographic examination: recommendations from the American Society of Echocardiography and the Society of Cardiovascular Anesthesiologists. J Am Soc Echocardiogr. 2013;26(9):921-64.

Joo HC, Youn YN, Kwak YL, Yi GJ, Yoo KJ. Intraoperative epiaortic scanning for preventing early stroke after off-pump coronary artery bypass. Br J Anaesth. 2013;111(3):374-81.

Lau WC, Carroll JR, Deeb GM, Tait AR, Bach DS, et al. Intraoperative transesophageal echocardiographic assessment of the effect of protamine on paraprosthetic aortic insufficiency immediately after stentless tissue aortic valve replacement. J Am Soc Echocardiogr. 2002;15(10 Pt 2):1175-80.

Lazam S, Vanoverschelde JL, Tribouilloy C, Grigioni F, Suri RM, Avierinos JF, et al. Twenty-year outcome after mitral repair versus replacement for severe degenerative mitral regurgitation: analysis of a large, prospective, multicenter, international registry. Circulation. 2017;135(5):410-22.

le Polain de Waroux JB, Pouleur AC, Robert A, Pasquet A, Gerber BL, Noirhomme P, et al. Mechanisms of recurrent aortic regurgitation after aortic valve repair: predictive value of intraoperative transesophageal echocardiography. JACC Cardiovasc Imaging. 2009;2(8):931-9.

Mantovani F, Clavel MA, Vatury O, Suri RM, Mankad SV, Malouf J, et al. Cleft-like indentations in myxomatous mitral valves by three-dimensional echocardiographic imaging. Heart. 2015;101(14):1111-7.

Marschall K, Kanchuger M, Kessler K, Grossi E, Yarmush L, Roggen S, et al. Superiority of transesophageal echocardiography in detecting aortic arch atheromatous disease: identification of patients at increased risk of stroke during cardiac surgery. J Cardiothorac Vasc Anesth. 1994;8(1):5-13.

Michelena HI, Abel MD, Suri RM, Freeman WK, Click RL, Sundt TM, et al. Intraoperative echocardiography in valvular heart disease: an evidencebased appraisal. Mayo Clin Proc. 2010;85(7):646-55.

Michelena HI, Suri RM, Malouf J, Enriquez-Sarano M, Mankad SV. Adult perioperative echocardiography: anatomy, mechanisms and effective communication. Prog Cardiovasc Dis. 2014;57(1):74-90.

Nishimura RA, Otto CM, Bonow RO, Carabello BA, Erwin JP 3rd, Guyton RA, et al. 2014 AHA/ACC guideline for the management of patients with valvular heart disease: a report of the American College of Cardiology/American Heart Association Task Force on Practice Guidelines. J Am Coll Cardiol. 2014;63(22):e57-185.

Nowrangi SK, Connolly HM, Freeman WK, Click RL. Impact of intraoperative transesophageal echocardiography among patients undergoing aortic valve replacement for aortic stenosis. J Am Soc Echocardiogr. 2001;14(9):863-6.

Oh JK, Kane GC, Tajik AJ. Adult intraoperative echocardiography. En: The Echo Manual. Philadelphia: Lippincott Williams & Wilkins, 2018.

Qaddoura FE, Abel MD, Mecklenburg KL, Chandrasekaran K, Schaff HV, Zehr KJ, et al. Role of intraoperative transesophageal echocardiography in patients having coronary artery bypass graft surgery. Ann Thorac Surg. 2004;78(5):1586-90.

Sponga S, Perron J, Dagenais F, Mohammadi S, Baillot R, Doyle D, et al. Impact of residual regurgitation after aortic valve replacement. Eur J Cardiothorac Surg. 2012;42(3):486-92.

Suri RM, Clavel MA, Schaff HV, Michelena HI, Huebner M, Nishimura RA, et al. Effect of recurrent mitral regurgitation following degenerative mitral valve repair: long-term analysis of competing outcomes. J Am Coll Cardiol. 2016;67(5):488-98.

Truby LK, Garan AR, Givens RC, Wayda B, Takeda K, Yuzefpolskaya M, et al. Aortic insufficiency during contemporary left ventricular assist device support: analysis of the INTERMACS registry. JACC Heart Fail. 2018;6(11):951-60.

Tsuchida K, Nishida K, Oda H, Hosaka Y, Takahashi K, Nakazawa S. Right coronary artery stenosis associated with tricuspid valve ring annuloplasty. Cardiovasc Interv Ther. 2017;32(4):420-4.

Yang LT, Michelena HI, Maleszewski JJ, Schaff HV, Pellikka PA. Contemporary etiologies, mechanisms, and surgical approaches in pure native aortic regurgitation. Mayo Clin Proc. 2019;94(7):1158-70.

 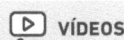 VÍDEOS

Ecocardiografía en el intervencionismo estructural

9

D. Mesa Rubio, M. Ruiz Ortiz y M. Delgado Ortega

OBJETIVOS

- Conocer el alto porcentaje de pacientes con valvulopatías graves que no se intervienen mediante cirugía por elevado riesgo quirúrgico y/o comorbilidades, lo que justifica la necesidad de realizar técnicas percutáneas para tratarlas, exponiendo cuáles están disponibles en la actualidad y son las más usadas.
- Aprender las indicaciones actuales de cada procedimiento valvular percutáneo, así como las características anatómicas idóneas de cada válvula según el procedimiento que se pretenda realizar, valoradas y estudiadas mediante ecocardiografía transtorácica (ETT) y transesofágica (ETE) para seleccionar al candidato óptimo, o, por el contrario, conocer aquellas características valvulares que hacen el caso intratable percutáneamente.
- Saber la importancia de la ETE en cada paso de cada uno de los procedimientos percutáneos valvulares más ampliamente utilizados en la actualidad, así como en la valoración del resultado final y detección de posibles complicaciones, con especial atención a aquellas imágenes o vistas imprescindibles en cada procedimiento.

INTRODUCCIÓN. PAPEL DE LA ECOCARDIOGRAFÍA TRANSESOFÁGICA EN EL INTERVENCIONISMO ESTRUCTURAL

Las distintas intervenciones percutáneas estructurales, a nivel valvular, requieren una visualización anatómica de las cámaras cardíacas que no está al alcance de la fluoroscopia ni la cineangiografía, por lo que la ecocardiografía, en especial la transesofágica bidimensional (ETE 2D) y tridimensional (ETE 3D), es imprescindible en este escenario. Esta técnica posee las ventajas de su portabilidad, alta resolución espacial y temporal, posibilidad de obtener imágenes multiplano y, más recientemente, el desarrollo de la ecocardiografía tridimensional en tiempo real, que aporta un innegable valor adicional.

Las imágenes preprocedimiento deben identificar la gravedad, la anatomía y el mecanismo específico de la disfunción valvular, permitiendo identificar al candidato idóneo a cada procedimiento percutáneo disponible. Por otro lado, cada valvulopatía exige un protocolo de imagen ecocardiográfica específico enfocado a planificar el procedimiento con el dispositivo específico o más apropiado.

Recientemente, las **técnicas de fusión** mediante inteligencia artificial aportan un valor adicional durante las técnicas estructurales percutáneas, permitiendo la visualización ecocardiográfica de los tejidos sobre las vistas fluoroscópicas de forma simultánea, mejorando la comunicación entre hemodinamistas y ecocardiografistas, y la comprensión y navegación con los catéteres.

PAPEL DEL ECOCARDIOGRAMA EN EL IMPLANTE DE PRÓTESIS AÓRTICA PERCUTÁNEA

La estenosis aórtica de origen degenerativo es, a día de hoy, la valvulopatía más frecuente en el mundo occidental. Dada la asociación entre origen degenerativo y edad avanzada, su escenario clínico es cada vez más frecuente. Las indicaciones actuales del implante percutáneo de válvula aórtica (TAVI), según las últimas guías tanto europeas como americanas de práctica clínica en pacientes con estenosis aórtica severa sintomática o en asintomáticos con fracción de eyección < 50 %, están claras y se extienden cada vez más a un mayor número de pacientes; concretamente, las guías europeas son: edad ≥ 75 años, independientemente del riesgo quirúrgico (IA), pacientes con alto riesgo quirúrgico (IA), factores clínicos o anatómicos concomitantes que contraindiquen la cirugía (IA) y para pacientes de riesgo intermedio que, por sus características clínicas, anatómicas y del procedimiento, sean más favorables a TAVI que a cirugía, según el *heart team* (IB).

 El uso de las pruebas de imagen cardíaca (en concreto, el ecocardiograma) resulta imprescindible para la evaluación inicial de la valvulopatía, sirve de apoyo en la monitorización del procedimiento de implante de la prótesis dentro de la sala de cateterismo, y permite la evaluación de su correcto funcionamiento de la misma, una vez ha sido implantada.

Evaluación ecocardiográfica previa al implante percutáneo de válvula aórtica

El ecocardiograma transtorácico permite la evaluación anatómica inicial de la válvula aórtica: número y movilidad de velos, calcificación y localización de la válvula, así como aproximación inicial al tamaño y forma del anillo valvular. En este punto, el papel del ETE se limita a pacientes con alta sospecha de membrana subaórtica. El estudio Doppler es la herramienta más útil para la valoración de la fisiología valvular, siendo la técnica inicial ideal para evaluar la gravedad de la estenosis. Además, el ETT permite valorar otros hallazgos como el grado de hipertrofia ventricular, el tamaño de las cámaras cardíacas y la función ventricular izquierda global y regional, tanto por métodos clásicos (Teichholz o Simpson biplanar) como por otros más novedosos, como el *strain* o deformación miocárdica. A su vez, nos aportará información sobre el tamaño de la raíz de la aorta y la aorta ascendente, de la posibilidad de obstrucción subvalvular aórtica, de la presión de la arteria pulmonar y de la posible coexistencia de otras valvulopatías.

Evaluación ecocardiográfica periprocedimiento

La medida precisa del anillo aórtico para la elección del tamaño de la prótesis es uno de los aspectos más importantes para el éxito del procedimiento.

> **!** Las medidas exactas del anillo aórtico son esenciales para evitar complicaciones debidas a discordancias entre el tamaño del anillo nativo y el de la prótesis, como son regurgitación aórtica paravalvular, embolización del dispositivo, rotura del anillo aórtico, oclusión coronaria y/o disfunción de la prótesis.

La tomografía computarizada multicorte (TCMC) es la técnica *gold standard*, recomendada por las casas comerciales de los distintos dispositivos, para la medición del anillo aórtico y posterior selección del tamaño de la prótesis a implantar. En este punto, el ETE con imagen tridimensional (ETE-3D) también proporciona una adecuada valoración anatómica del tamaño y forma anular, teniendo como ventaja frente a la TCMC la ausencia de irradiación al paciente y la no necesidad de uso de contrastes yodados, aunque, dado que se trata de un procedimiento semiinvasivo para el enfermo, no se recomienda su realización de rutina previa al implante valvular. Si el implante de la prótesis se realiza guiado con ETE, las técnicas de imagen ETE-3D pueden ser consideradas como apoyo para la confirmación del tamaño protésico. Para ello, se dispone en el mercado de *software* automatizados ETE-3D que permiten una estimación dinámica del tamaño del anillo y raíz de la aorta, con un alto grado de acuerdo con la TCMC (**Fig. 9-1**).

Evaluación ecocardiográfica durante el procedimiento

Una vez seleccionado el tamaño protésico adecuado, el implante de TAVI se realiza mediante guía fluoroscópica. En relación con la opción de monitorización con ETE asociada al uso de anestesia general o sin ella, en pacientes sometidos a implante de TAVI, estudios observacionales recientes informan de la seguridad del «enfoque minimalista», prescindiendo del uso de anestesia y ETE de rutina durante el procedimiento.

> **!** En los pacientes sometidos a anestesia general, la monitorización con ETE es una alternativa adecuada no solo para optimizar el correcto posicionamiento protésico, sino también para la evaluación de *jets* o chorros de regurgitación o la aparición de otras complicaciones, siendo esta opción especialmente útil en procedimientos que impliquen un riesgo añadido, como los implantes protésicos *valve in valve*.

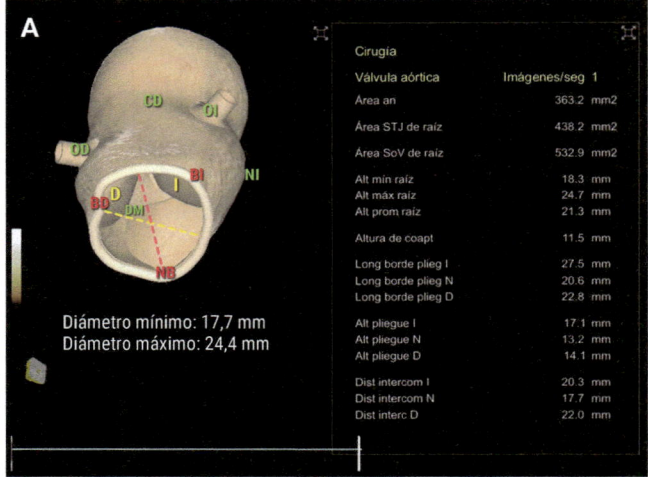

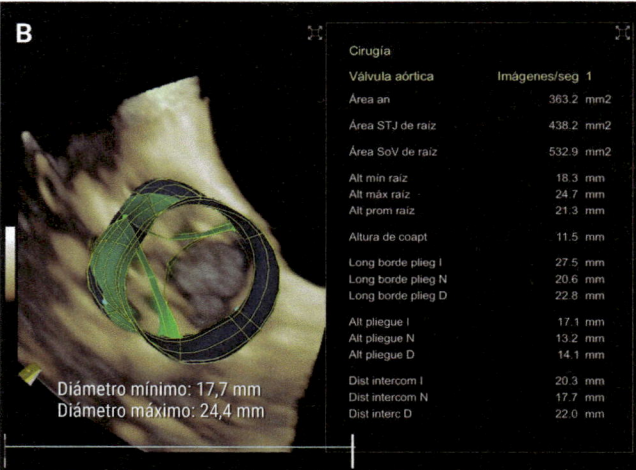

Figura 9-1. Medida automatizada y dinámica de la raíz de la aorta y del anillo valvular con software ETE-3D. **A)** Reconstrucción automática de la anatomía de la raíz de la aorta. **B)** Análisis dinámico durante el ciclo cardíaco de las medidas del anillo aórtico.

- **Detección de chorros de regurgitación protésicos:** la detección de chorros de regurgitación por ETE intraprocedimiento, tras soltar el dispositivo, permite conocer su localización y gravedad, pudiendo distinguir los chorros intraprotésicos provocados por inadecuado despliegue o daño de los velos valvulares, de los localizados a nivel paravalvular, posibles beneficiarios de procedimientos de sobreexpansión con balón de la prótesis implantada (**Fig. 9-2**).
- **Detección de complicaciones intraprocedimiento:** el uso de ETE intraprocedimiento ayuda a la identificación y tratamiento inmediatos de posibles complicaciones, que suelen ser relativamente frecuentes durante el procedimiento de implante protésico. Entre ellas, se debe reseñar la rotura del anillo o perforación ventricular, asociada a derrame pericárdico y taponamiento, rápidamente detectable por ETE; la oclusión coronaria asociada a disfunción ventricular global o regional, o la aparición de insuficiencia mitral tras soltar el TAVI, debida a diversos mecanismos que pueden ser definidos de forma muy precisa por la ETE, siendo así posible ofrecer una respuesta terapéutica adecuada y precoz.

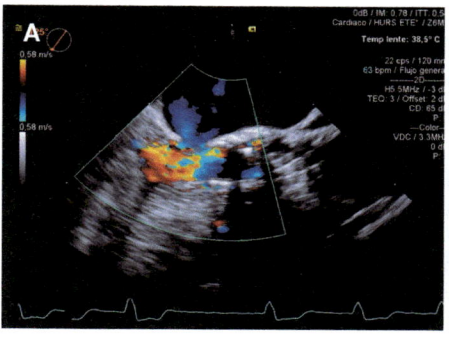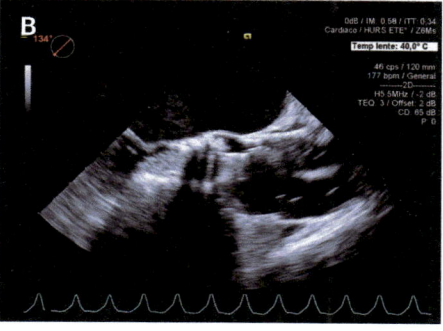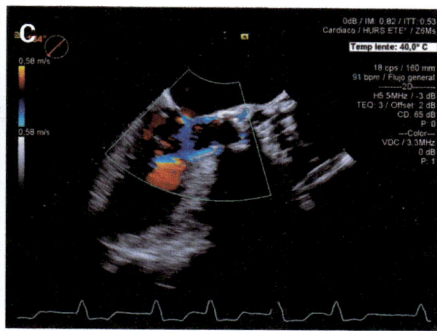

Figura 9-2. Monitorización intraprocedimiento de implante percutáneo de válvula aórtica (TAVI) mediante de ecocardiograma transesofágico. **A)** Regurgitación paravalvular visualizada por ETE-Doppler color tras soltar la prótesis. **B)** Sobreexpansión de TAVI mediante dilatación con balón tras soltar la prótesis y confirmación de presencia de regurgitación paravalvular. **C)** Confirmación de reducción del grado de regurgitación paravalvular tras sobreexpansión protésica con balón.

Evaluación ecocardiográfica posprocedimiento

Tras el procedimiento de TAVI, y antes del alta, se recomienda la realización de ETT para confirmar el normal funcionamiento de la prótesis implantada, debiendo incluirse en el estudio la medida de la velocidad máxima y el gradiente medio transprotésico, el área valvular efectiva, así como la confirmación de la existencia y localización de *leaks* paravalvulares. Asimismo, debe evaluarse la función ventricular izquierda regional y global, las presiones pulmonares y la función ventricular derecha.

Se aconseja repetir el ETT a los 30 días del implante y, al menos, una vez al año tras el procedimiento. Dado que la durabilidad a largo plazo de las prótesis percutáneas es limitada, efectuar un ETT anual permite estudiar los datos de degeneración protésica, como aparición de posibles chorros de regurgitación, vigilar la evolución de aquellos chorros regurgitantes ya presentes al alta del paciente, estudiar la evolución de los gradientes transprotésicos y la aparición de calcificación o trombosis de velos protésicos. También permite evaluar los cambios en el remodelado cardíaco.

- La estenosis aórtica de origen degenerativo se ha convertido en un escenario clínico cada vez más frecuente, por lo que se han ampliado sus indicaciones de tratamiento percutáneo en las últimas guías de práctica clínica. Las técnicas de imagen son esenciales en la evaluación previa al TAVI.
- Aunque no se considera absolutamente necesaria la monitorización con ETE intraprocedimiento, su realización puede ser particularmente útil en la detección precoz de complicaciones, debiendo considerarse su uso de forma obligada ante procedimientos de alto riesgo, como los implantes *valve in valve*.

TRATAMIENTOS PERCUTÁNEOS EN LA INSUFICIENCIA MITRAL

La insuficiencia mitral (IM) es la segunda valvulopatía más frecuente en nuestro medio, con una prevalencia que va en aumento, con un 10 % de personas mayores de 75 años con grados moderados-graves. Sin embargo, datos del *Euro Heart Survey* muestran que, hasta el 50 % de los pacientes con indicación quirúrgica, no son intervenidos, fundamentalmente

por la edad avanzada, comorbilidades y disfunción ventricular, con un riesgo quirúrgico que se considera demasiado alto, por lo que existe una gran necesidad de técnicas de reparación valvular no quirúrgicas menos invasivas.

En la actualidad, las técnicas percutáneas para el tratamiento de la IM son variadas y actúan a diferentes niveles del aparato valvular mitral: *a)* aproximación de las valvas mitrales; *b)* anuloplastia mitral indirecta vía seno coronario y *c)* anuloplastia mitral directa; *d)* implante de neocuerdas y *e)* prótesis mitral percutánea mediante implante transapical o transeptal. Sin embargo, es la técnica borde a borde la más utilizada y con unas indicaciones definidas en las guías actuales de valvulopatías, por lo que nos ceñiremos a ella en este capítulo.

Tratamiento percutáneo de la insuficiencia mitral con la técnica borde a borde. Papel de la ecocardiografía en el procedimiento percutáneo borde a borde de la insuficiencia mitral

Se basa en la técnica quirúrgica de Alfieri, de manera que, cuando se implanta el clip, se unen las porciones mediales de los velos anterior y posterior, quedando dos orificios cuando la válvula mitral (VM) está abierta (**Fig. 9-3**). En la actualidad existen dos dispositivos disponibles para esta técnica, el **dispositivo MitraClip®** (Abbott Laboratories, Abbott Park, Illinois, USA), (**Fig. 9-4A**), con el que se tiene más experiencia, tanto en ensayos clínicos como en la práctica

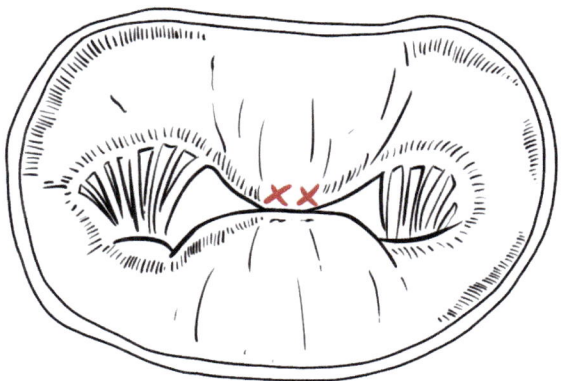

Figura 9-3. Esquema de la técnica de Alfieri que muestra una válvula mitral con puntos uniendo el velo anterior y el posterior a nivel central.

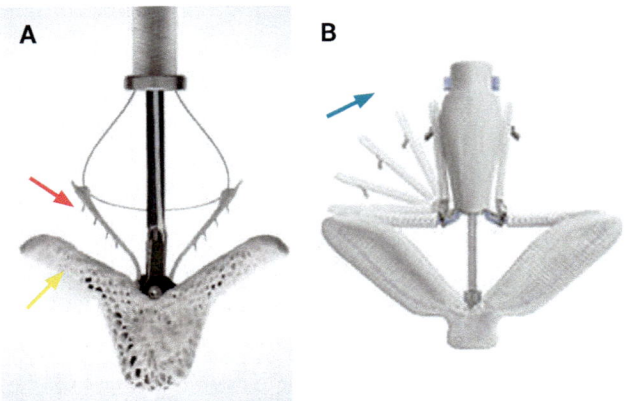

Figura 9-4. Muestra de los dos dispositivos de clip mitral comercializados. **A)** MitraClip® con *grippers* abiertos (flecha amarilla, brazos; flecha roja, *grippers*) (cortesía de Abbott Vascular mod.). **B)** Dibujo que representa la posibilidad del dispositivo Pascal® de movilizar independientemente cada cierre o *clasps* (flecha azul) (cortesía de Edwards Lifesciences).

clínica, y el **dispositivo Pascal®** (Edwards Lifesciences; USA) (**Fig. 9-4B**). La utilización de la reparación mitral percutánea borde a borde, en pacientes con insuficiencia cardíaca e IM, ha supuesto un gran avance en los últimos años, al demostrar una mejoría pronóstica en pacientes seleccionados. Los resultados de los ensayos clínicos, tanto el *The Endovascular Valve Edge-to-Edge Repair Study* (EVEREST II) como el *Percutaneous Repair with the MitraClip Device for Severe Functional/Secondary Mitral Regurgitation* (MITRA-FR) y el *Cardiovascular Outcomes Assessment of the MitraClip Percutaneous Therapy for Heart Failure Patients with Functional Mitral Regurgitation* (COAPT) (estos dos últimos en pacientes con **IM funcional**), han servido para establecer las indicaciones de intervencionismo percutáneo en esta patología.

Tras los resultados de ambos estudios, las guías europeas indican que se debe considerar reparación mitral percutánea borde a borde en los pacientes con IM severa sintomática que cumplan los criterios de inclusión COAPT y que reciben terapia médica óptima (IIa). Además, se debe considerar también cuando el paciente precise intervención sobre otra válvula o revascularización coronaria y sea subsidiario de tratamiento percutáneo y tenga elevado riego quirúrgico (IIa). Por último, puede ser considerada solo en casos seleccionados cuando no se cumplen los criterios COAPT, con el objetivo de mejorar los síntomas y calidad de vida (IIb).

> ! La ecocardiografía en este procedimiento se puede considerar imprescindible en distintos pasos: *1)* selección del paciente idóneo desde el punto de vista anatomofuncional; *2)* guía de la intervención en el laboratorio de hemodinámica, así como la evaluación del resultado final; *3)* diagnóstico e identificación de posibles complicaciones durante el procedimiento, y *4)* valoración en el seguimiento de la regurgitación mitral residual, y evolución de la misma, así como efectos sobre el tamaño y función de las distintas cavidades cardíacas.

Con respecto al tratamiento de la **IM primaria**, la reparación mitral percutánea borde a borde puede ser considerada

en pacientes con IM grave sintomática, una vez evaluadas las características anatómicas de la válvula por ecocardiografía transesofágica y que sean considerados inoperables o de alto riesgo quirúrgico por el *heart team* (IIb).

Papel de la ecocardiografía transesofágica en la selección de pacientes idóneos

Es importante hacer una selección ecocardiográfica apropiada del candidato «idóneo» para obtener a los resultados deseados de mejoría de la clase funcional y la supervivencia. Aunque la ETT sería una primera herramienta en la selección de estos pacientes, permitiendo descartar aquellos casos en que sin duda la IM es leve o cuando las características anatómicas de la válvula la hagan claramente descartable, la ETE es claramente superior para valorar tanto la gravedad y el mecanismo de la IM como las características anatómicas favorables de la válvula.

La cuantificación de la gravedad de la IM mediante ETT, tanto como con ETE, debe ser integrar e incluir parámetros cualitativos, semicuantitativos y cuantitativos. A la luz de los resultados de los estudios MITRA-FR y COAPT, con respecto a la IM funcional, IM más graves, con orificios regurgitantes iguales o mayores a 30 mm² y/o volumen regurgitante mayor a 45 mL, se beneficiarían más de la terapia borde a borde con clip mitral.

La VM es una estructura muy compleja, y su adecuado funcionamiento depende de la integridad de todos sus componentes; las características anatómicas de la VM y el mecanismo de la IM son los datos fundamentales que determinarán la factibilidad y el éxito del procedimiento; así, varios estudios han demostrado que el éxito del procedimiento, entendiendo como tal una IM final menor o igual a grado II sin estenosis significativa (menos de 5 mmHg), son predictores independientes de la evolución de los pacientes tratados con esta técnica.

Los criterios anatómicos propuestos actualmente, menos restrictivos que los inicialmente utilizados en el estudio EVEREST, fueron publicados por Boekstegers *et al.* y se recogen en la **tabla 9-1**. Identifican tres categorías de morfología valvular a reparar: una morfología *óptima* para los centros que empiezan con el dispositivo y que agrupa los criterios EVEREST, una morfología valvular *posible*, reservada para centros con experiencia, y una morfología valvular *difícil* o *imposible*.

El procedimiento es susceptible de ser realizado cuando la IM sea moderada-grave o grave (▶**Vídeo 9-1**). El chorro regurgitante debe ser idealmente central en su origen (festones A2/P2) (**Figs. 9-5A** y **9-5B**, ▶**Vídeo 9-1**) (aunque es posible tratar también los festones periféricos 1 o 3) (▶**Vídeo 9-2**), y el área valvular mitral > 4 cm², para no provocar estenosis una vez puesto el dispositivo (aunque, en casos seleccionados con buena movilidad de velos, podrían tratarse áreas de 3-4 cm²). La longitud móvil de los velos (sobre todo el posterior) debe ser, al menos, de 7 mm, aunque idealmente sería más de 10 mm (véanse columnas 1 y 2 de la **Tabla 9-1**; **Figs. 9-6A** y **9-6B**, ▶**Vídeo 9-3**). Por último, y como condición fundamental, debe existir suficiente tejido de coaptación entre ambos velos mitrales para que puedan ser atrapados por el dispositivo (**Fig. 9-7** y **Fig. 9-8**; véanse también las columnas 1 y 2 de la **Tabla 9-1**).

Tabla 9-1. Criterios morfológicos de la válvula mitral para idoneidad de candidatos en el tratamiento percutáneo de la insuficiencia mitral mediante técnica borde a borde

Óptima	Subóptima pero posible	Inapropiada
Patología en el segmento 2 mitral	Patología en los segmentos 1 o 3 mitral	Perforación de velos o *cleft*
Ausencia de calcificación	• Escasa calcificación de la zona de soporte del clip (*grasping*) • Calcificación del anillo • Anuloplastia con anillo	Calcificación severa en la zona de soporte del clip (*grasping*)
Área valvular > 4 cm²	Área valvular > 3 cm² y buena movilidad de los velos	Estenosis mitral (área valvular < 3 cm², gradiente medio > 5 mmHg)
Longitud del velo posterior móvil > 10 mm	Longitud del velo posterior móvil de 7-10 mm	Longitud del velo posterior móvil < 7 mm
Tenting mitral: • Profundidad de coaptación < 11 mm • Longitud de coaptación > 2 mm	*Tenting* mitral: • Profundidad de coaptación > 11 mm • Longitud de coaptación < 2 mm	Sin coaptación
Grosor y movilidad de velos normales	Restricción (Carpentier IIIB)	Engrosamiento reumático y restricción sisto-diastólica (Carpentier IIIA)
Insuficiencia mitral con prolapso: • *Gap* del *flail* < 10 mm • Anchura del *flail* < 15 mm	Insuficiencia mitral con prolapso: • *Gap* del *flail* ≥ 10 mm • Anchura del *flail* ≥ 15 mm solo para anillos mitrales grandes y opción de poner más de un clip	Enfermedad de Barlow con múltiples segmentos valvulares afectados

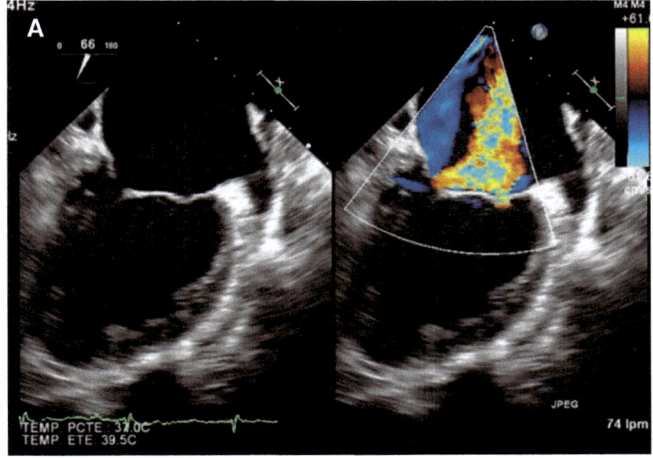

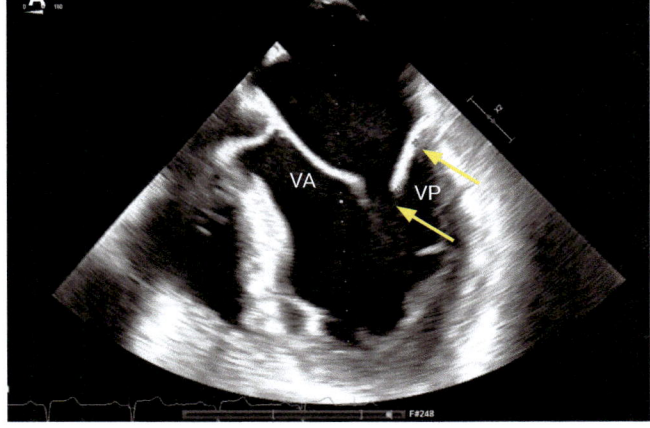

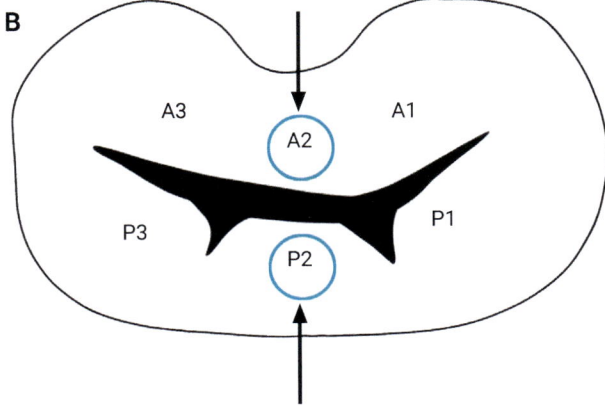

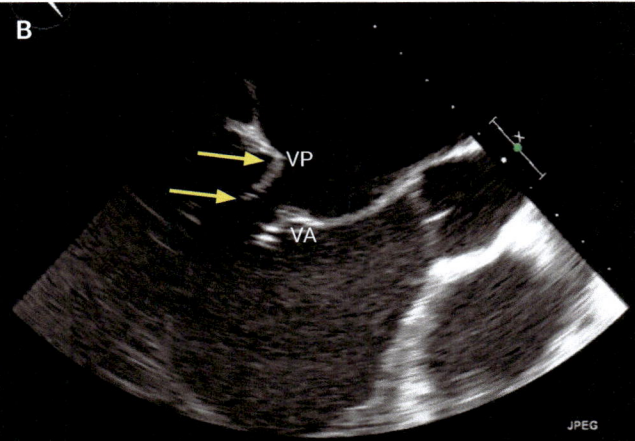

Figura 9-5. Estudio de la válvula mitral. **A)** Chorro de regurgitación mitral con origen central entre los festones A2-P2 de la válvula mitral en la proyección intercomisural. **B)** Esquema de la válvula mitral con los festones de los velos mitrales anterior y posterior. Los círculos azules y flechas negras señalan los festones centrales A2-P2 donde se origina la regurgitación mitral en los casos idóneos para tratamiento con clip mitral.

Figura 9-6. Estudio mediante ecocardiografía transesofágica de la válvula mitral. **A)** Imagen de ecocardiografía transesofágica (ETE) 2D en proyección cuatro cámaras, donde se mide el velo posterior (flecha amarilla). **B)** Imagen ETE2D en proyección tracto de salida de ventrículo izquierdo donde también se mide el velo posterior (flechas amarillas). VA: velo anterior; VP: velo posterior.

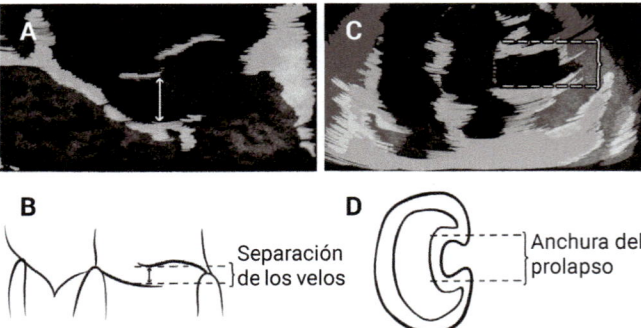

Figura 9-7. Criterios para tratamiento borde a borde con clip mitral en insuficiencia mitral degenerativa. **A)** Ilustración de una ecocardiografía transesofágica (ETE) 2D con medida del máximo desplazamiento entre ambos velos mitrales. Debe medirse en todos los planos utilizando la medida mayor. **B)** Representación esquemática de dicha medida. **C)** Ilustración de un ETE-2D de plano transgástrico eje corto, tomando la mayor medida del prolapso o *flail*. **D)** Representación esquemática de dicha medida.

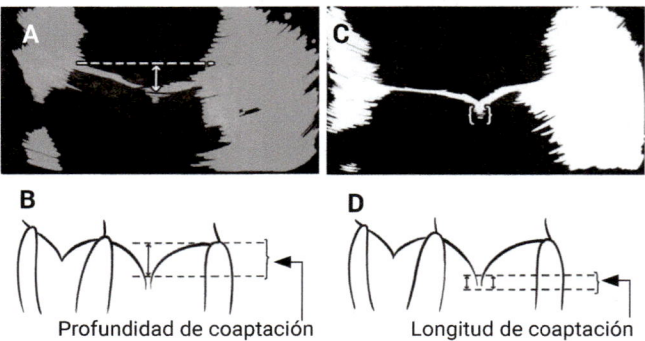

Figura 9-8. Criterios para tratamiento borde a borde con clip mitral en insuficiencia mitral (IM) funcional. **A)** Ilustración de una ecocardiografía transesofágica (ETE) 2D con medida de la máxima profundidad del punto de coaptación de ambos velos mitrales (profundidad tenting). **B)** Representación esquemática de dicha medida. **C)** Ilustración de ETE-2D con medida de longitud de coaptación entre ambos velos mitrales. **D)** Representación esquemática de dicha medida.

Por el contrario, el procedimiento no se podría realizar cuando (véase columna 3 de **Tabla 9-1**): exista una afectación orgánica importante de la VM, como ocurre en la enfermedad reumática, con restricción importante de la movilidad sistodiastólica de los velos (▶**Vídeo 9-4**), o exista calcio en la zona central de velos o zona de *grasping* de los mismos (**Fig. 9-9**), valva posterior pequeña (menor de 7 mm) o muy inmóvil, enfermedad de Barlow con varios segmentos afectados (▶**Vídeo 9-5**), endocarditis activa y/o verruga en velos y perforación valvular.

En casos de *cleft* de algún festón (▶**Vídeo 9-6**), pérdida de cuerdas mitrales primarias y secundarias con gran prolapso (▶**Vídeo 9-7**), falta de coaptación de velos en insuficiencia mitral funcional (IMF) (▶**Vídeo 9-8**) a pesar de tratamiento médico intensivo, o cirugía de reconstrucción mitral previa, se trataría de anatomías complejas que supondrían un gran reto, pero que en centros con mucha experiencia se podrían abordar en pacientes con alto riesgo quirúrgico.

La presencia de trombos y masas también contraindicarían el procedimiento.

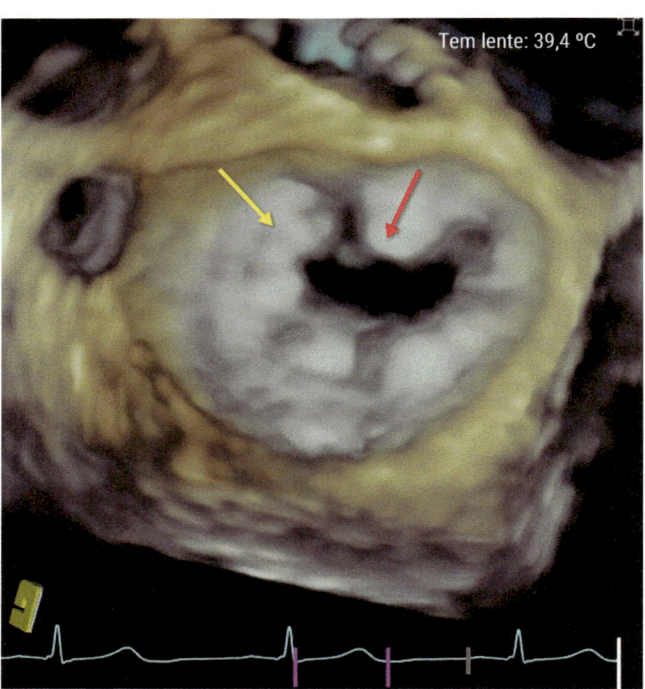

Figura 9-9. Imagen de ecocardiografía transesofágica 3D, visión en *face*, desde aurícula izquierda, de válvula mitral con fibrosis/calcio a nivel de velos, pero sobre todo en segmento A2 (flecha roja).

Además de los criterios anatómicos de la válvula, y a la luz de los estudios MITRA-FR y COAPT, se obtendrán mejores resultados en pacientes con fracción de eyección del ventrículo izquierdo (FEVI) del 20-50 % y con diámetro de fin de sístole menor de 70 mm.

> 💡 Como conclusión, se puede decir que, a medida que los grupos aumentan su experiencia, son abordadas anatomías mitrales más complejas para su tratamiento con los dispositivos de clip mitral, y se admiten áreas mitrales más limítrofes (en ocasiones, algo inferiores a 4 cm²) y mayor amplitud en la excursión de los velos mitrales cuando hay un prolapso o estos tienen una localización excéntrica.

Para poder evaluar todos los requisitos anatómicos y morfológicos de la VM y restos de estructuras cardíacas que juegan un papel importante en el éxito del procedimiento, es necesario realizar un examen mediante ETE-2D sistemático y riguroso, que se describirá a continuación. El estudio anatómico de la VM está basado en la descripción realizada por Foster, *et al.*, en 1998. Para el estudio pormenorizado de la VM son necesarias las siguientes proyecciones: **visión de cuatro cámaras** a 0° (**Fig. 9-10**); **proyección intercomisural** (**Fig. 9-11**); la **visión de eje largo**, también denominado tracto de salida del ventrículo izquierdo (TSVI) (**Fig. 9-12**), y la **proyección de eje corto transgástrica** (▶ **Vídeo 9-9**). Sin embargo, se deben estudiar proyecciones adicionales sistemáticamente para visualizar otras estructuras anatómicas cardíacas que también son importantes durante el procedimiento: la **visión del eje corto basal** (**Fig. 9-13A**) y el **plano de bicavas** (**Fig. 9-13B**). Ambas proyecciones son muy importantes para visualizar las características anatómicas del

Figura 9-10. Estudio mediante ecocardiografía transesofágica de los distintos festones de los velos mitrales. **A)** Imagen de una ecocardiografía transesofágica (ETE) 2D visión de cuatro cámaras, donde se visualizan los segmentos mitrales A1 y P1 en la posición más superior o angulación anterior de la sonda (sin y con color y sin color). **B)** Segmentos mitrales A2 y P2, visualizados en la misma proyección con una posición más central de sonda. **C)** Visualización de los segmentos A3 y P3 con una posición más inferior y/o de retroversión de la sonda.

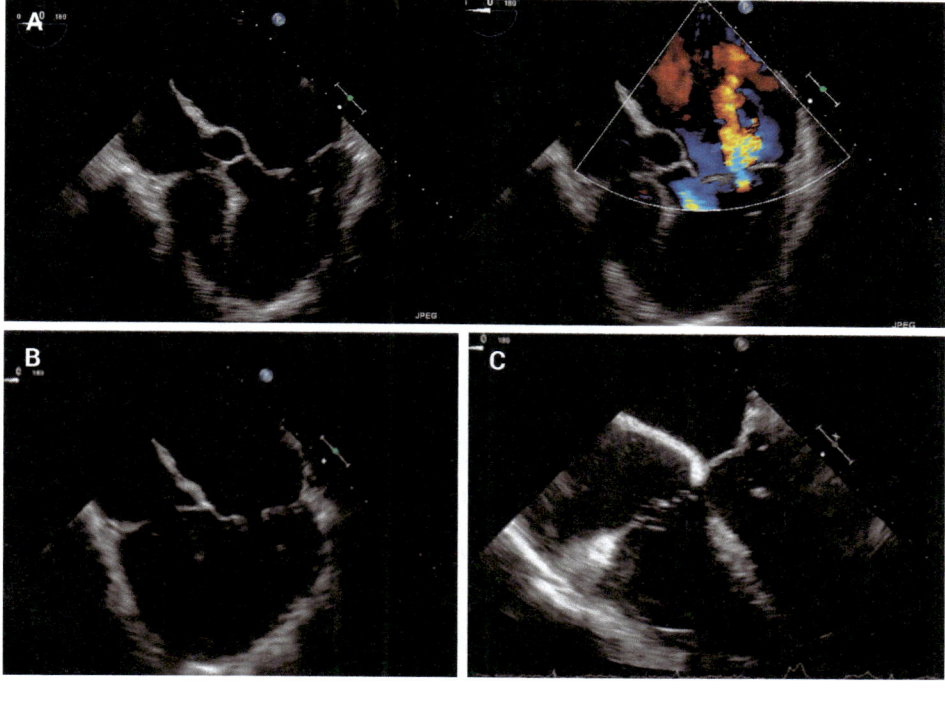

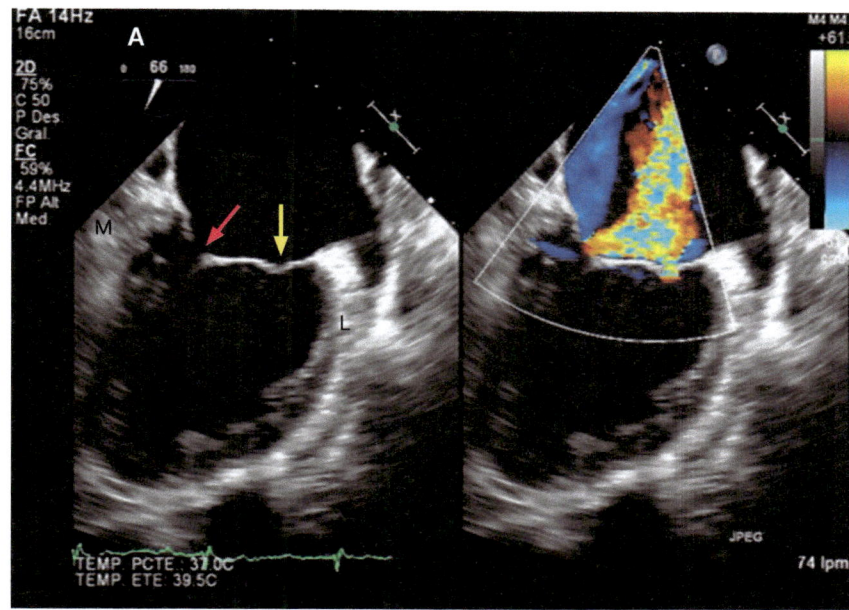

Figura 9-11. Imagen de una ecocardiografía transesofágica (ETE) 2D en la proyección intercomisural (entre 60° y 90°). **A)** Segmentos P1, A2 y P3 de la válvula mitral, visualizados cuando el plano corta ambas comisuras adecuadamente, tanto la anterolateral (flecha roja) como la posteromedial (flecha amarilla), con chorro de regurgitación mitral intenso central con Doppler color. **B)** Desde la misma proyección, con una rotación anterior de la sonda, se visualizan todos los segmentos del velo anterior (A1, A2 y A3). **C)** De nuevo desde la misma proyección, con una rotación posterior, se visualizan los tres segmentos del velo posterior P1, P2 y P3.

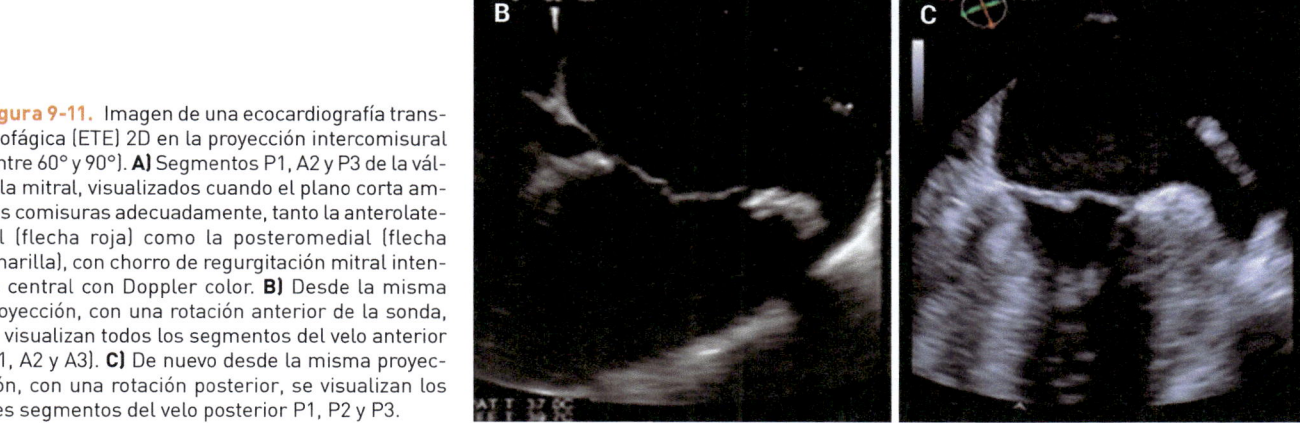

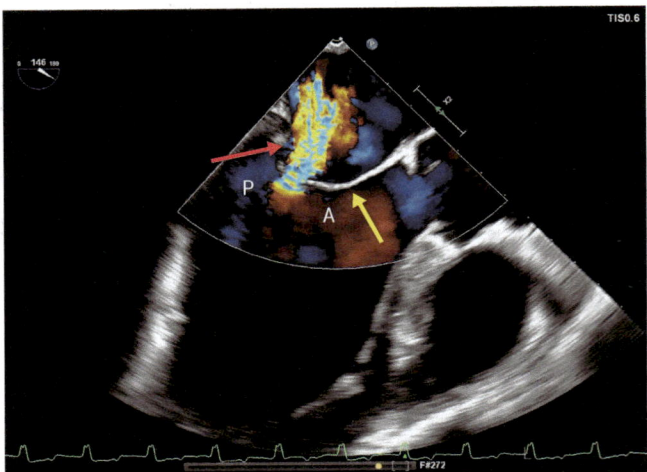

Figura 9-12. Imagen de una ecocardiografía transesofágica (ETE) 2D en la visión de eje largo de ventrículo izquierdo (de 120°-140°), en la que se visualizan los segmentos A2 (flecha amarilla) y P2 (flecha roja). A: anterior; P: posterior.

septo interauricular con vistas a obtener una precisa punción transeptal durante el procedimiento. Por último, también se debe visualizar la vena pulmonar superior izquierda y el ligamento de Marshall (**Fig. 9-13C**), así como la vena pulmonar superior derecha para el estudio del Doppler pulsado en la cuantificación de la gravedad de la IM (**Fig. 9-13D**).

La ETE tridimensional (ETE-3D) añade una innegable información adicional a la ETE-2D en la valoración de la morfología de la VM, así como de otras estructuras cardíacas, permitiendo simplificar esta sistemática en muchos pasos del procedimiento. El desarrollo matricial de las sondas tridimensionales permite visualizar dos planos ortogonales simultáneamente (**Fig. 9-14**). Finalmente, y para completar el estudio, se obtiene la visión 3D de la VM, lo que se logra con la visión en *face*, que es posible hacer con los equipos actuales, tanto desde la aurícula izquierda (AI) como desde el ventrículo (▶ **Vídeo 9-10**), visualizando todos los festones de la válvula, su anatomía y función, así como de las estructuras que la circundan. Además, la ETE-3D es claramente superior a la ETE-2D en la detección de *clefts* y

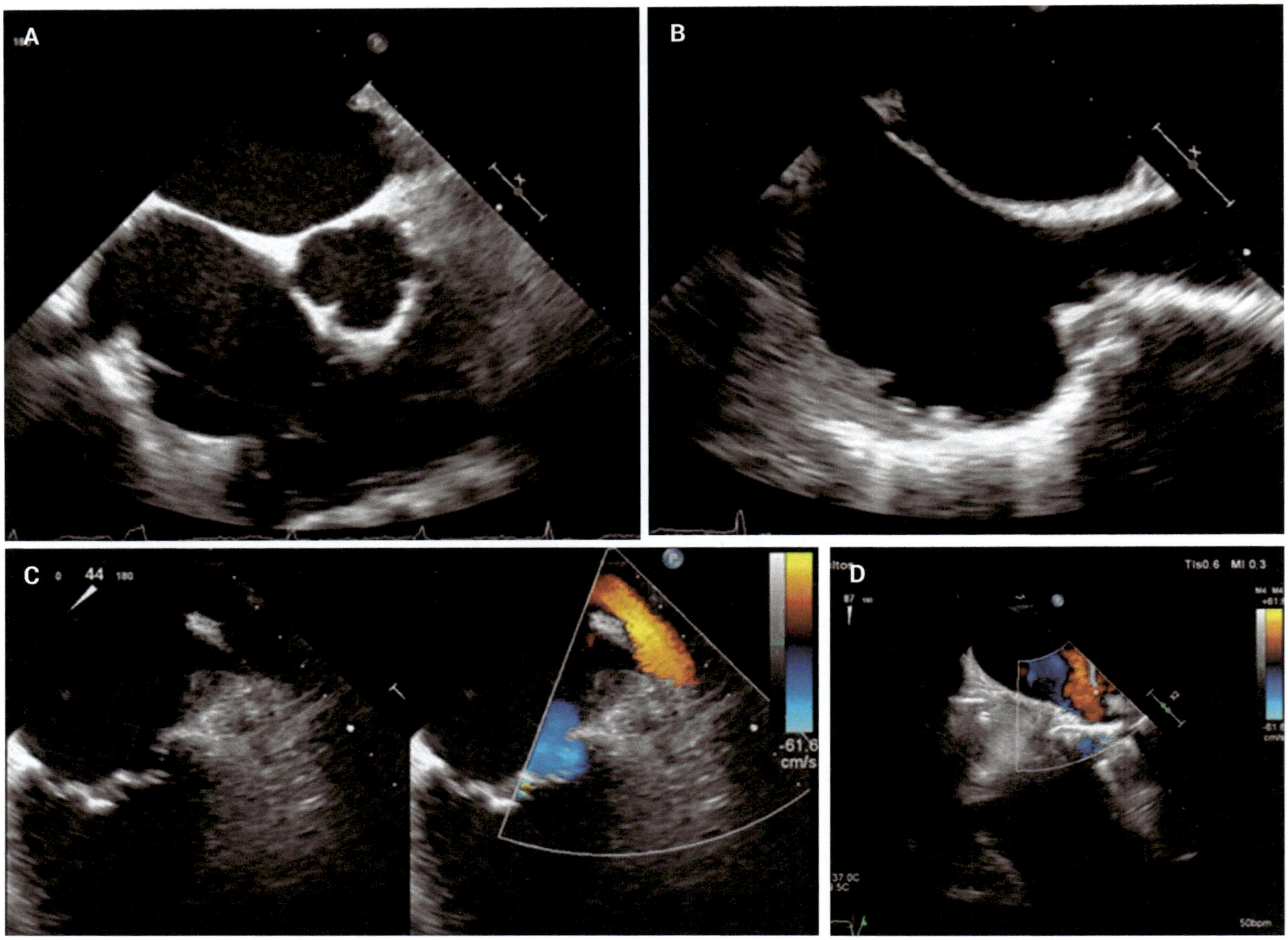

Figura 9-13. Imagen de una ecocardiografía transesofágica (ETE) 2D con proyecciones de estudio adicionales, útiles en la selección de candidato idóneo a tratamiento con clip mitral. **A)** Visión de eje corto basal (15°-45°), que visualiza el septo interauricular retroaórtico. **B)** Plano de bicavas (80°-110°), visualizándose el septo interauricular y la entrada de ambas venas cavas en la AD. **C)** Visualización de la vena pulmonar superior izquierda y el ligamento de Marshall (sonda entre 0°-30°). **D)** Visualización de la vena pulmonar superior derecha, entre 90° y 120°, rotando posteriormente la sonda desde el plano de bicava.
AD: aurícula derecha.

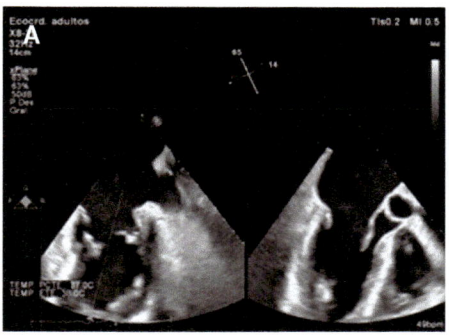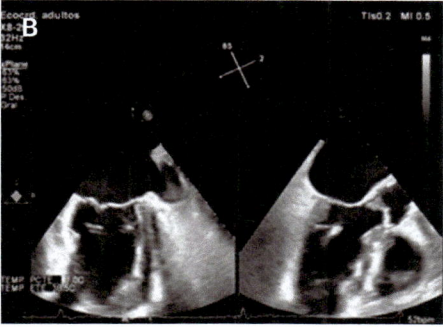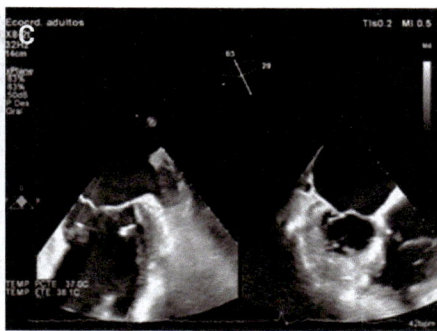

Figura 9-14. Imagen de ecocardiografía transesofágica (ETE) con modalidad X-plane, desde intercomisural visualizándose en panel **(A)** los festones A2-P2, tanto en intercomisural como en el plano ortogonal de tracto de salida de ventrículo izquierdo; **B)** Igual que la anterior, pero con corte a nivel de los festones A1-P1; **C)** Igual que anteriores con corte en festones A3-P3 (el corte de X-plane está representado con la línea de puntos blanca.

perforaciones presentes en los velos mitrales. También el anillo mitral, en toda su circunferencia, se visualiza en la proyección en *face* desde la AI, lo que hace que se puedan cuantificar los cambios dinámicos que se producen en él, forma y tamaño, antes y después del procedimiento (▶Vídeo 9-11). Estos análisis permitirán comprender mejor la eficacia de los distintos procedimientos percutáneos sobre la IM. El rápido desarrollo de la tecnología ha permitido la comercialización de nuevos *software* que posibilitan una mejora sustancial de la calidad de la imagen 3D, con técnicas como la *transiluminación* (▶Vídeo 9-12), o la *visión de vidrio* (▶Vídeo 9-13), así como la disponibilidad de color en tiempo real con un elevado *frame rate* (▶Vídeo 9-12 y ▶Vídeo 9-13).

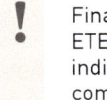 Finalmente, hay que recalcar que la importancia de la ETE en este procedimiento es tal que, cualquier contraindicación para realizar el estudio transesofágico, así como dificultades para obtener imágenes ecocardiográficas adecuadas (neumectomía, dextrocardia, etc.), lo contraindicaría.

 Hacen falta seis proyecciones de ETE-2D, más la visión en *face* tridimensional de la VM, para la valoración precisa de su anatomía en la selección del candidato idóneo a tratamiento de la IM mediante técnica borde a borde.

Papel de la ecocardiografía transesofágica en la guía del procedimiento borde a borde con clip mitral

El ETE es imprescindible en cada paso de este procedimiento, sin él no podría realizarse, sin embargo, excede los objetivos de este capítulo.

Papel de la ecocardiografía transesofágica en la valoración del resultado final postimplante de clip mitral

La valoración residual de la regurgitación mitral, tras el procedimiento borde a borde, es complejo y supone un reto; por una lado, pueden existir cambios en las condiciones hemodinámicas del paciente antes y después del tratamiento (ya que se realiza bajo anestesia general), y a esto se unen otras dificultades. Por un lado, y dado que lo que se crea es una VM de dos o más orificios

(si se implanta más de un dispositivo), pueden aparecer múltiples chorros de regurgitación, muchos de los cuales, además, pueden ser excéntricos y pegados a la pared auricular, minimizándose su gravedad. Además, el catéter-guía puede producir sombras que dificultan aún más la valoración. Recientemente, se han publicado unas recomendaciones para la cuantificación de las regurgitaciones valvulares tras procedimientos terapéuticos percutáneos mediante técnicas de imagen, muy especialmente con ecocardiografía, que vienen a ordenar de una manera sistemática y completa el estudio de las regurgitaciones tras procedimientos intervencionistas, aportando un lenguaje común y una unificación de criterios. En ellas, se especifican las limitaciones de la valoración de la IM residual mediante los parámetros Doppler, debiendo tener presentes unas consideraciones especiales: que la valoración por área de color cuando hay múltiples chorros (Fig. 9-15A) sobreestima el grado de regurgitación, así como que la cuantificación por el método del área del flujo de isovelocidad proximal (*Proximal Isovelocity Surface Area*, PISA) no está validado cuando hay más de un orificio regurgitante (Fig. 9-15A). También hay que tener presente que la velocidad de la onda E se incrementa a medida que lo hace el grado de estenosis valvular tras el implante del clip o clips. Así mismo, la medida sumatoria de venas contractas tampoco está validada cuando hay más de un orificio regurgitante. Por todo ello, en estas recomendaciones se insiste en que, al igual que recomiendan las guías para la cuantificación de la IM sobre una válvula nativa, la cuantificación de la IM residual posprocedimiento debe realizarse con una valoración multimodal e integrada de todos los parámetros ecocardiográficos. Cuando existan dudas sobre la gravedad de uno o varios chorros regurgitantes, puede ser necesaria la valoración mediante parámetros de ecocardiografía 3D, como la valoración 3D de la vena contracta (Fig. 9-15B), habiendo sido publicada su utilidad, aunque actualmente no está totalmente validada. En la tabla 9-2 aparecen descritos los principales parámetros ecocardiográficos para la valoración de la IM residual tras este procedimiento.

Papel de la ecocardiografía transesofágica en las complicaciones del implante de clip mitral

Las complicaciones propias del procedimiento han sido descritas por algunos autores, entre las que se encuentran daño por el catéter-guía en distintas estructuras cardíacas como pared

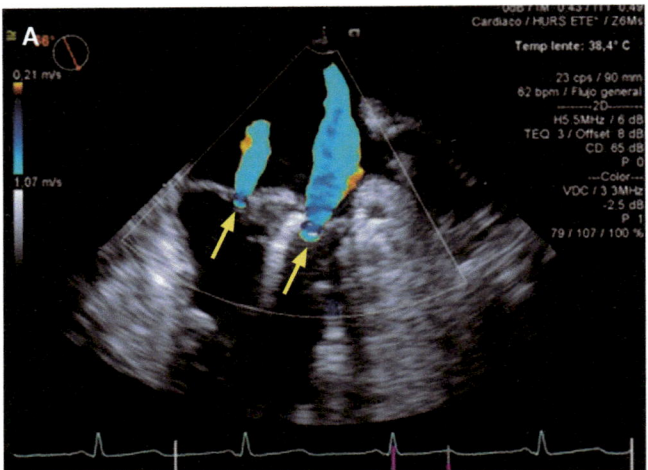

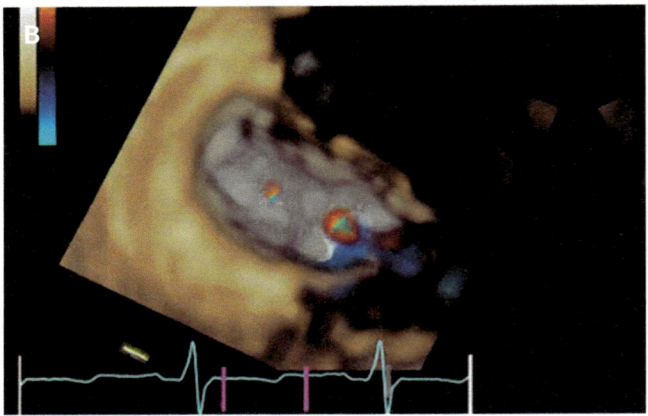

Figura 9-15. Estudio mediante ecocardiografía transesofágica de la regurgitación mitral residual tras el implante de clip mitral. **A)** Imagen de ecocardiografía transesofágica (ETE) 2D de dos chorros residuales que se valoran como leves tras el implante de dos MitraClips (las flechas amarillas señalan el PISA de ambos chorros de regurgitación). **B)** Medida de la vena contracta mediante ETE-3D, en el mismo caso, en ambos chorros (líneas rojas).

auricular, venas pulmonares, orejuela, aparato subvalvular mitral o valvas mitrales, con la consiguiente aparición de hemopericardio y taponamiento, o bien taquiarritmias supraventriculares o ventriculares. Otras complicaciones descritas son la embolización del dispositivo o la pérdida de fijación de uno de los velos valvulares (▶Vídeo 9-14), atrapamiento del dispositivo entre las cuerdas mitrales, formación de trombos o aparición de un embolismo aéreo, o una comunicación interauricular significativa tras la punción transeptal (▶Vídeo 9-15).

En todas las complicaciones, la ETE juega un papel primordial en su detección precoz y ayuda a su manejo terapéutico. Por otro lado, las complicaciones debidas a la monitorización con sonda transesofágica son similares a las descritas para otros procedimientos, por lo que son poco frecuentes, y se trata, en su mayoría, de sangrados orofaríngeos leves, aunque están relacionados con la duración del procedimiento y las imágenes subóptimas.

ECOCARDIOGRAMA EN EL TRATAMIENTO PERCUTÁNEO DE LA ESTENOSIS MITRAL

La ecocardiografía juega un papel crucial en la selección de candidatos, puede ser de una gran ayuda durante el procedimiento y es imprescindible para la valoración del resultado y el seguimiento de los pacientes.

Valoración de la estenosis mitral reumática para valvuloplastia mitral

La valvuloplastia mitral percutánea (VMP) con balón es, en la actualidad, el tratamiento de elección para la mayoría de pacientes con estenosis mitral reumática.

Antes del procedimiento, los objetivos de la ecocardiografía son valorar la gravedad de la estenosis mitral, descartar la presencia de insuficiencia mitral significativa y trombos intracavitarios, estimar la presión sistólica pulmonar, evaluar la idoneidad anatómica de la válvula para el procedimiento, valorar el septo interau-

Tabla 9-2. Parámetros ecocardiográficos utilizados en la determinación de la gravedad de la insuficiencia mitral (IM) residual durante las intervenciones en la válvula mitral (VM)

Parámetro		Evaluación de la gravedad de la IM residual
Hallazgos ecocardiográficos generales	Ecocontraste espontáneo en AI	La aparición de contraste espontáneo después de la intervención en VM sugiere reducción significativa de la gravedad de la IM
Doppler color	Doppler color del *jet* o chorro (tamaño, número, localización, excentricidad)	• Fácil de obtener con un enfoque sistemático, exhaustivo • Dificultad en la evaluación de chorros múltiples y excéntricos • El área del chorro se afecta por la excentricidad, factores técnicos y hemodinámicos
	Flujo de convergencia	• Un flujo de convergencia grande denota IM residual significativa, mientras que un flujo pequeño o ausente sugiere IM leve • Difícil de utilizar en presencia de múltiples chorros o chorros muy excéntricos, o puede estar enmascarado por el dispositivo
	Ancho de VC	• Ancho de VC ≥ 0,7 cm es específico para IM grave • Difícil de utilizar en presencia de múltiples chorros pequeños o chorros muy excéntricos, para los que la forma del orificio no está bien delineada
	Área de vena contracta (planimetría 3D)	• Permite mejor delineación de la forma del orificio excéntrico y, posiblemente, la adición de AVC de múltiples chorros (no validado) • Propenso a artefactos brillantes

(Continúa)

Tabla 9-2. Parámetros ecocardiográficos utilizados en la determinación de la gravedad de la insuficiencia mitral (IM) residual durante las intervenciones en la válvula mitral (VM) (*cont.*)

Parámetro		Evaluación de la gravedad de la IM residual
Doppler espectral	Patrón del flujo de venas pulmonares	• Flujo sistólico reverso en > 1 vena es específico para IM grave • El incremento en la velocidad sistólica anterógrada, después de la intervención en VM, ayuda a confirmar la reducción de la IM
	Perfil del chorro de IM por DC (contorno, densidad, velocidad pico)	• Patrón denso, triangular, sugiere IM grave • Puede ser difícil alinearse correctamente con DC en valva *flail* o chorro muy excéntrico después de la intervención
	Patrón de llenado mitral	• En ritmo sinusal, un flujo mitral con onda A dominante excluye IM grave • Disminución en la velocidad E mitral e IVT sugiere reducción en la gravedad de la IM
	Doppler pulsado del TSVI (vista transgástrica profunda)	Incremento en la velocidad del TSVI e IVT después de la intervención, sugiere reducción de la IM
Parámetros cuantitativos		En general, más difícil de realizar; algunas limitaciones específicas de procedimiento en cuantificación
	AEOR por PISA	• No recomendado después de la reparación borde a borde (clip) porque la suposición del flujo de convergencia proximal hemiesférico está alterada por el dispositivo • El método PISA con frecuencia infraestima la gravedad de la IM en presencia de múltiples chorros o chorros marcadamente excéntricos
	Volumen regurgitante	Dificultad para realizar la medición del VolR volumétrico con Doppler pulsado por ETE

Modificado de Zoghbi *et al*.

AEOR: área efectiva del orificio regurgitante; AI: aurícula izquierda; AVC: área de vena contracta; DC: Doppler continuo; ETE: ecocardiografía transesofágica; IM: insuficiencia mitral; IVT integral velocidad-tiempo; PISA: área de superficie proximal de isovelocidad; TSVI: tracto de salida del ventrículo izquierdo; VC: vena contracta; VM: válvula mitral; VolR: volumen regurgitante.

ricular con vistas a la punción transeptal y aportar información al hemodinamista para la selección del tamaño del balón. Para ello es preciso un estudio completo transtorácico y transesofágico. La valoración de la gravedad de la estenosis e insuficiencia mitral y la estimación de la presión arterial pulmonar deben realizarse de acuerdo con las recomendaciones de las sociedades científicas. Existen diferentes *scores* ecocardiográficos que permiten analizar la idoneidad anatómica de la válvula para la VMP, siendo el más utilizado en la práctica clínica el *score* de Wilkins. Esta puntuación ha demostrado ser un predictor importante del resultado inmediato y a largo plazo de la VMP (**Fig. 9-16**, ▶ **Vídeo 9-16**, ▶ **Vídeo 9-17** y ▶ **Vídeo 9-18**). El aumento del área de la válvula mitral tras la VMP está inversamente relacionado con la puntuación ecocardiográfica obtenida con el *score* de Wilkins. También se ha descrito que la distribución asimétrica del engrosamiento y la calcificación de las valvas, el grado y la simetría de la enfermedad comisural, y la gravedad de la enfermedad del aparato subvalvular se correlacionan con mayores grados de insuficiencia mitral tras la valvuloplastia. Por otro lado, algunas características anatómicas pueden anticipar una mayor dificultad a la hora de la punción transeptal, como un aneurisma muy móvil de la fosa oval o bien una hipertrofia lipomatosa grave del septo.

! La medición directa del anillo mediante ecocardiografía transtorácica se ha mostrado útil para la elección del diámetro del balón. A tal fin, debe valorarse la distancia máxima intercomisural medida en la proyección de eje corto paraesternal en mesodiástole.

Para descartar trombos intracavitarios es imprescindible la ecocardiografía transesofágica. Aunque las guías de práctica clínica de valvulopatías consideran contraindicada la VMP ante la presencia de trombo en la aurícula izquierda, se han descrito casos con éxito, realizados por operadores expertos, en pacientes seleccionados con trombo laminar circunscrito a la orejuela izquierda. En estos casos, se recomienda monitorizar el procedimiento mediante ecografía transesofágica y utilizar dispositivos de protección cerebral.

Papel de la ecocardiografía durante el procedimiento

Un paso clave en la VMP es la punción transeptal, y aunque tradicionalmente se ha realizado guiada por fluoroscopia, actualmente la tendencia es a realizarla guiada por ecografía transesofágica, siguiendo las mismas recomendaciones que para la reparación mitral percutánea (zonas posterior y superior de la fosa oval). De esta manera, el procedimiento es más seguro, se reducen las probabilidades de complicaciones y se asegura una localización idónea de la punción que facilita el acceso al orificio mitral. La guía del procedimiento por ecocardiografía transesofágica permite, también, realizar una valoración inmediata del resultado de la dilatación, así como evaluar la aparición de regurgitación mitral. Toda esta serie de ventajas conlleva como peaje la necesidad de anestesia general durante la intervención.

Ecocardiografía en la valoración del resultado de la valvuloplastia mitral

La ecocardiografía es imprescindible tras el procedimiento para evaluar el resultado en cuanto a gradiente y área valvu-

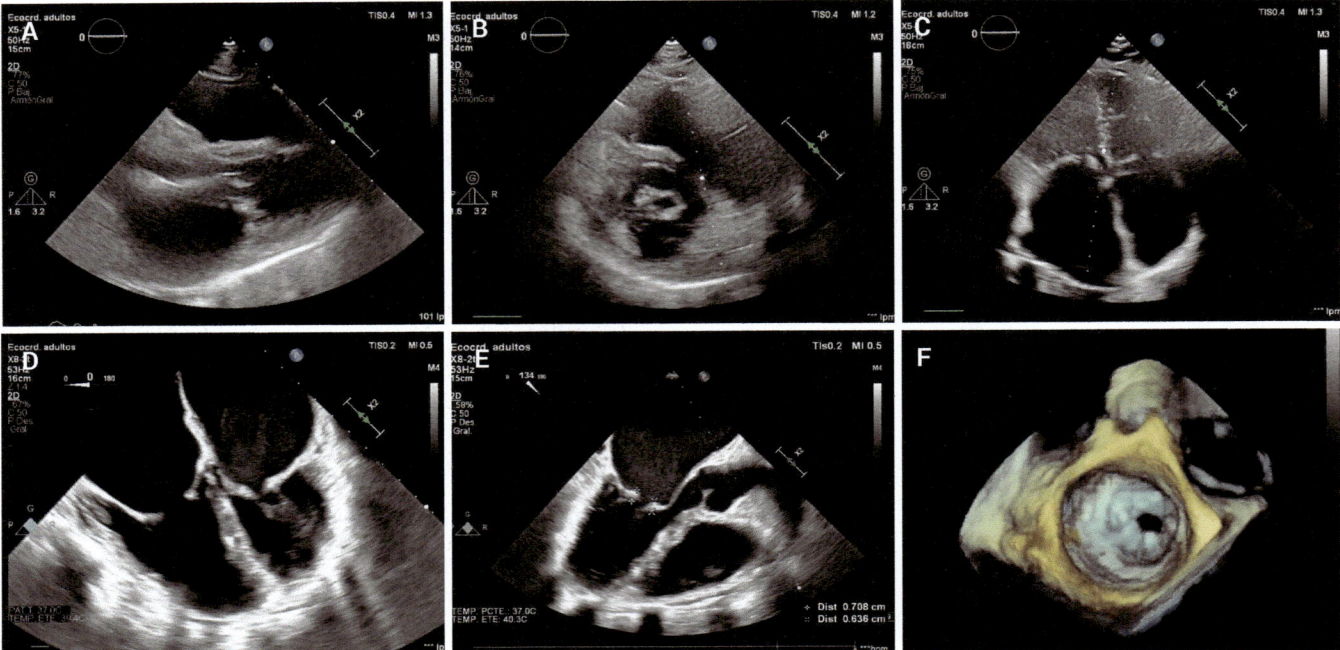

Figura 9-16. Ecocardiografías transtorácica y transesofágica que muestran una válvula mitral con apertura en cúpula, fusión comisural, sin calcio, con velos engrosados solo en su tercio distal y con cuerdas tendinosas normales. En los **vídeos 9-1** a **9-6** se puede apreciar la flexibilidad y movilidad de los velos. En su conjunto corresponde a un *score* 4 de Wilkins.

lar mitral, presencia y grado de insuficiencia mitral residual, posible aparición de comunicación interauricular yatrógena en la zona de punción y presión sistólica pulmonar. Durante el seguimiento, la ecocardiografía permite la detección de la reestenosis, que puede aparecer hasta en un 40 % de los casos después de 7 años, y también valorar la posibilidad de una nueva VMP, que podría considerarse cuando la reestenosis ocurre varios años después de un procedimiento inicialmente exitoso y si el mecanismo predominante de dicha reestenosis es la refusión comisural.

Otros procedimientos como el **implante de válvulas percutáneas** en anillo mitral calcificado con estenosis mitral degenerativa han comenzado a describirse recientemente con buenos resultados, pero no serán tratados en este tema.

 La ecocardiografía juega un papel crucial tanto para establecer la indicación como para guiar las diferentes etapas del procedimiento de VMP, facilitándolo y haciéndolo más seguro, así como para valorar su resultado inmediato y tardío. Recientemente, también está teniendo un papel importante en la selección de candidatos a procedimientos de implante de válvula protésica percutánea en anillos mitrales calcificados.

ECOCARDIOGRAMA EN EL CIERRE DE FUGAS PARAVALVULARES

Las fugas paravalvulares (FPV) son una complicación que puede aparecer tras la sustitución valvular quirúrgica o percutánea, y hasta en el 5 % de los casos pueden tener consecuencias graves, como insuficiencia cardíaca congestiva y anemia hemolítica. La reintervención quirúrgica ha sido el tratamiento habitualmente empleado en los pacientes

sintomáticos con FPV y sin contraindicación a la cirugía (indicación clase I, nivel de evidencia C, de las guías europeas de manejo de valvulopatías). Sin embargo, se asocia con un alto riesgo de morbimortalidad, y la opción percutánea ha surgido como una alternativa menos invasiva. En general, el cierre percutáneo de una FPV se considera indicado en pacientes con regurgitación significativa debido a la FPV, y síntomas de insuficiencia cardíaca congestiva o hemólisis (indicación clase IIb, nivel de evidencia C, en pacientes de alto riesgo quirúrgico, tras decisión consensuada multidisciplinar). Las principales contraindicaciones son la presencia de infección local o sistémica activa, isquemia activa, inestabilidad mecánica de la válvula protésica, trombo intracardíaco y pacientes con una pobre esperanza de vida por comorbilidades. En el registro multicéntrico español de cierre de FPV, con una muestra de 469 pacientes, el éxito técnico del procedimiento se consiguió en el 86,6 % de los casos, con una mortalidad del 4,5 %; sin embargo, en centros seleccionados, estas cifras llegan al 94,1 % y nula mortalidad tras superar la curva de aprendizaje.

Evaluación previa y planificación del procedimiento

La ETE, especialmente la ETE-3D, es la técnica de imagen de elección en el cierre percutáneo de FPV. Su papel es fundamental en la evaluación previa del defecto, planificación y guía del procedimiento, detección de las complicaciones agudas y evaluación del resultado inmediato.

Específicamente, el cierre de la FPV mitral es una intervención altamente dependiente del eco. Una evaluación exhaustiva de la anatomía de la FPV es fundamental para el éxito del procedimiento, siendo las imágenes de ETE-3D especialmente útiles para este fin. Sin embargo, los defectos paravalvulares deben confirmarse con Doppler color para evitar confusiones con áreas de pérdida de eco debido a la baja resolución espacial. La identificación de los marcadores anatómicos (raíz aórtica, orejuela de la aurícula izquierda, septo interauricular, etc.) es fundamental para la descripción de la localización (anterior/posterior y lateral/septal) de las FPV mitrales en la visión en *face* de la prótesis por ETE-3D (**Fig. 9-17**). Debe, además, valorarse el número de FPV, la forma del área de la sección transversal de la vena contracta (redondeada, oval, semilunar, irregular, etc.), sus diámetros y la longitud del canal, que determinarán la elección y el tamaño de los dispositivos de oclusión, para lo cual es muy útil la ecocardiografía tridimensional con reconstrucción multiplanar (**Fig. 9-18**). Debe descartarse la presencia de suturas quirúrgicas que crucen el defecto, pues puede influir en la selección del dispositivo.

Además, durante la evaluación ecocardiográfica previa al procedimiento, que debe incluir también un estudio transtorácico, es importante evaluar la gravedad de la regurgitación, la presencia de derrame pericárdico y trombo intracardíaco, y el gradiente transprotésico. En presencia de trombo intracardíaco, el procedimiento se ha de posponer. Deben descartarse datos sugestivos de endocarditis infecciosa (vegetaciones, abscesos, etc.). También se documentará el flujo de entrada de la vena pulmonar para las fugas mitrales o el flujo de la aorta descendente para las fugas aórticas, con vistas a compararlas tras el procedimiento para evaluar el resultado. Finalmente, se debe examinar la relación con las estructuras adyacentes (arterias coronarias, calcio, etc.).

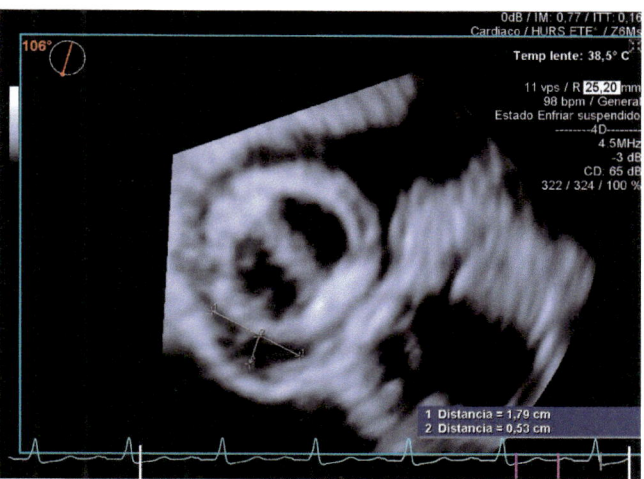

Figura 9-18. Medida de las dimensiones de la fuga paravalvular de morfología semilunar, por ecocardiografía tridimensional con reconstrucción multiplanar.

Técnicas de imagen para la guía del procedimiento de cierre percutáneo de fugas paravalvulares

El procedimiento se realiza bajo guía fluoroscópica y por ETE (**Fig. 9-19**, **Tabla 9-3**, ▶**Vídeo 9-19**, ▶**Vídeo 9-20**, ▶**Vídeo 9-21**, ▶**Vídeo 9-22**, ▶**Vídeo 9-23**, ▶**Vídeo 9-24**, ▶**Vídeo 9-25** y ▶**Vídeo 9-26**). Durante el procedimiento, la ETE permite confirmar el tamaño, la forma y la ubicación de la fuga. Además, se utiliza la ETE para:

- Guiar la punción transeptal.
- Ayudar a cruzar la guía y el catéter a través del defecto.
- Asegurar un posicionamiento adecuado del dispositivo sobre el defecto.
- Evaluar la función de la válvula protésica e identificar complicaciones.

> **!** Para evaluar los resultados, la ausencia o reducción del flujo por Doppler color es el signo más precoz y sencillo sugestivo de un resultado óptimo.

Se puede comparar el área transversal 3D de la vena contracta antes y después del procedimiento, así como el gradiente de la prótesis y el flujo sistólico en la vena pulmonar (fuga mitral) o en la aorta descendente (fuga aórtica) en condiciones hemodinámicas similares. En algunos pacientes con FPV aórtica y contraindicaciones para ETE, se podría realizar un procedimiento monitorizado únicamente por ETT, pero, en este caso, es obligatoria una TCMC previa. La imagen de fusión ecofluoroscópica ha simplificado los procedimientos percutáneos de cierre transcatéter de FPV, particularmente en casos de válvulas protésicas radiotransparentes. Al superponer las modalidades 2D, Doppler color y 3D en la fluoroscopia, la fusión puede ayudar a realizar la punción transeptal, identificar la localización de la fuga en la proyección fluoroscópica, pasar la guía por el orificio de la fuga, implantar el dispositivo y evaluar la interferencia con la prótesis.

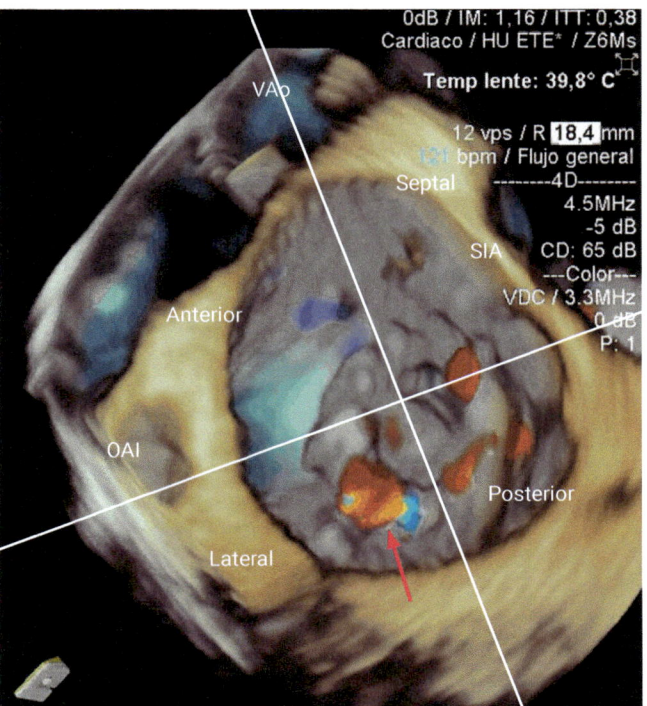

Figura 9-17. Localización de las fugas paravalvulares. Visión en *face* de la prótesis mitral, con aorta situada a las 12, e identificación de marcadores anatómicos (válvula aórtica, orejuela de la aurícula izquierda, septo interauricular). Flecha roja: fuga paravalvular.
OAI: orejuela de la aurícula izquierda; SIA: septo interauricular; VAo: válvula aórtica.

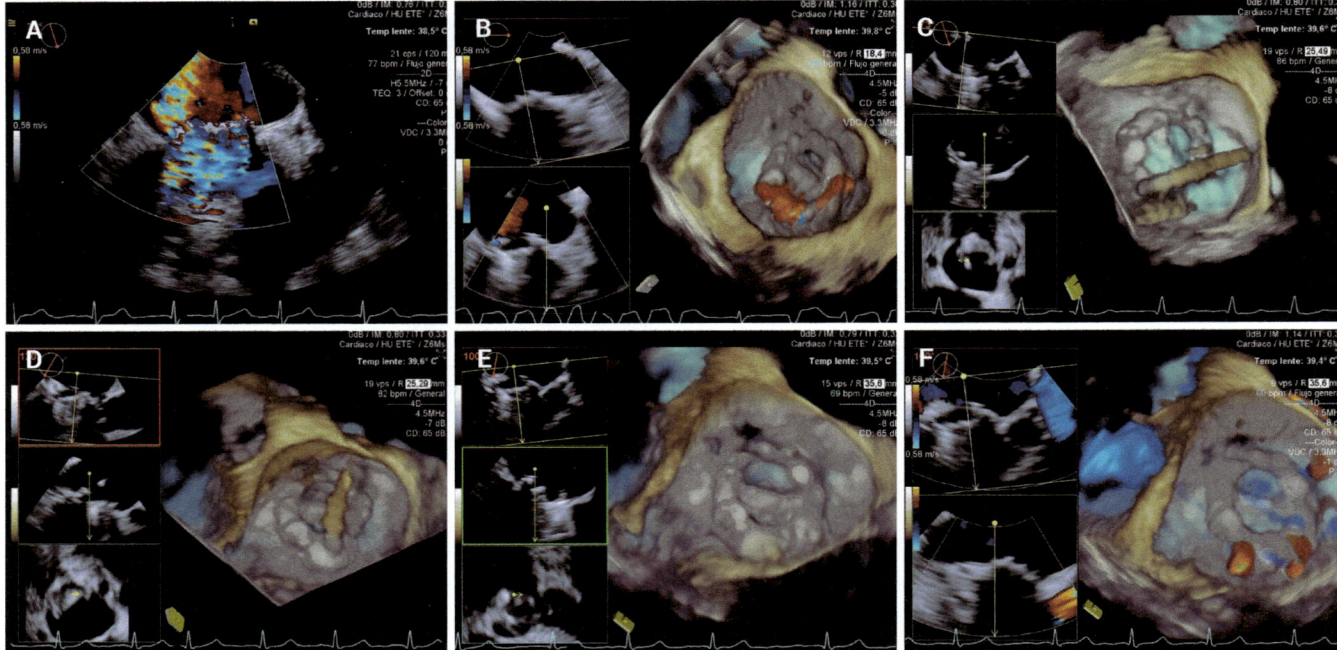

Figura 9-19. Guía por ecocardiografía transesofágica durante el procedimiento de cierre percutáneo de fuga paravalvular mitral (**Vídeos, 9.11 a 9.18**). **A)** Fuga paravalvular lateral por Doppler color. **B)** Dos fugas paravalvulares por ecocardiografía tridimensional y Doppler color, una mayor, lateral, y otra más pequeña, posterior. **C)** Sondaje de la fuga lateral con catéter guía pasado a través del septo interauricular. **D)** Posicionamiento de un primer dispositivo de Amplatz en la fuga lateral. **E)** Dos dispositivos de Amplatz liberados en la fuga lateral. **F)** Resultado final: dos pequeños chorros de regurgitación en la fuga lateral y persistencia de la fuga posterior; en su conjunto ocasionan una regurgitación leve.

Tabla 9-3. Guía por técnicas de imagen cardíaca del cierre percutáneo de fugas paravalvulares mitrales

Pasos del procedimiento	Técnica de imagen			Comentarios
	ETE-2D	**ETE-3D**	**Fluoroscopia**	
1. Punción transeptal	Proyecciones bicava, eje corto basal y biplano («X-plane») mostrando eje corto y bicava a la vez	Proyección lateral 3D del SIA	Proyecciones OAI, OAD y AP	
2. Paso del catéter a través de la fuga	Imágenes biplano («X-plane») a nivel ME	Proyección en face 3D de la VM desde el punto de vista de la AI y el VI	Proyección optimizada	
3. Posicionamiento del dispositivo	Imágenes biplano a nivel ME	Proyección en face 3D de la VM desde el punto de vista de la AI y el VI	Proyección optimizada	Es fundamental una coordinación óptima entre el ecocardiografista y el hemodinamista en la identificación de estructuras anatómicas que permitan una correcta orientación de las imágenes ecocardiográficas y una posición apropiada de los catéteres
4. Evaluación de la regurgitación residual	Imágenes biplano a nivel ME con Doppler color	Doppler color 3D		
5. Evaluación de la función protésica	• Imágenes biplano a nivel ME con Doppler color • Gradiente transprotésico por Doppler continuo	Proyección en face 3D de la VM con Doppler color y sin él	Cinefluoroscopia (valoración de la movilidad de las valvas)	
6. Soltar el dispositivo	Imágenes biplano («X-plane») a nivel ME	Proyección en face 3D de la VM desde el punto de vista de la AI	Proyección optimizada	
7. Evaluación del resultado	• Imágenes biplano a nivel ME con Doppler color • Gradiente transprotésico por Doppler continuo	Proyección en face 3D de la VM con Doppler color	Proyección optimizada	

AI: aurícula izquierda; AP: anteroposterior; ETE: ecocardiografía transesofágica; ME: medio esofágico; OAD: oblicua anterior derecha; OAI: oblicua anterior izquierda; SIA: septo interauricular; VI: ventrículo izquierdo; VM: válvula mitral.

El cierre percutáneo de fugas paravalvulares es una intervención en la que la ecocardiografía transesofágica, especialmente la tridimensional, juega un papel fundamental en la planificación y guía del procedimiento, y en la evaluación de sus resultados inmediatos.

PAPEL DE LA ECOCARDIOGRAFÍA EN LOS PROCEDIMIENTOS PERCUTÁNEOS SOBRE LA VÁLVULA TRICÚSPIDE

La presencia de insuficiencia tricuspídea (IT) moderada o grave se asocia con un aumento de la mortalidad, independientemente de otras variables, como la fracción de eyección o las presiones pulmonares, y la tasa de mortalidad es mayor del 25 % anual. Desde hace pocos años, varias técnicas transcatéter (aproximación de velos borde a borde, anuloplastia directa, implante heterotópico de válvulas biológicas sobre *stent* en las cavas y válvulas percutáneas en posición ortotópica) están en estudio y desarrollo para tratar de mostrar si el tratamiento de la IT grave sintomática, con elevado riesgo quirúrgico, proporciona una alternativa a estos pacientes.

! En la actualidad, la técnica más realizada es la reparación borde a borde de la válvula tricúspide, y estudios recientes muestran que esta técnica es una alternativa eficaz y segura con mejoría clínica y funcional en el seguimiento a un año.

Las guías actuales de la Sociedad Europea de Cardiología dan por primera vez una indicación IIb con nivel de evidencia C a esta opción percutánea, en pacientes con IT grave sintomática e inoperables. En comparación con los procedimien-tos mitrales, el tratamiento percutáneo de la VT presenta varios desafíos técnicos y anatómicos, debido, en primer lugar, a la compleja anatomía de la VT, siendo esta además muy variable, sobre todo en los velos, a lo que se suman las dificultades de visualización mediante ecocardiografía. En la actualidad existen dos dispositivos comercializados para esta técnica borde a borde: el **TriClip™** (Abbott Vascular, Santa Clara, CA, EE.UU.) y los **sistemas PASCAL** (Edwards Lifesciences, Irvine, CA, EE.UU.). La ecocardiografía tiene un papel crucial en: 1) selección de pacientes idóneos para esta técnica y planificación del procedimiento; 2) guiar dicho procedimiento en la sala de hemodinámica, y 3) evaluar sus resultados.

Papel de la ecocardiografía en la selección de candidatos a tratamiento borde a borde

La valoración ecocardiográfica completa de la VT, con vistas a plantear procedimientos terapéuticos, requiere, según las últimas recomendaciones de las guías vigentes, múltiples planos tanto transtorácicos como transesofágicos. Las imágenes previas al procedimiento deben: 1) cuantificar la gravedad de la IT; 2) identificar adecuadamente el mecanismo responsable de la misma, y 3) cuantificar la función ventricular derecha y la hipertensión arterial pulmonar.

Valoración ecocardiográfica transtorácica de la válvula tricúspide

La ETT es la primera técnica diagnóstica a realizar en la valoración de candidato a tratamiento borde a borde, y su localización anterior suele permitir una buena visualización de la VT. Las vistas ecocardiográficas transtorácicas sistemáticas que se deben realizar han sido publicadas en varios artículos y se muestran en la **figura 9-20**.

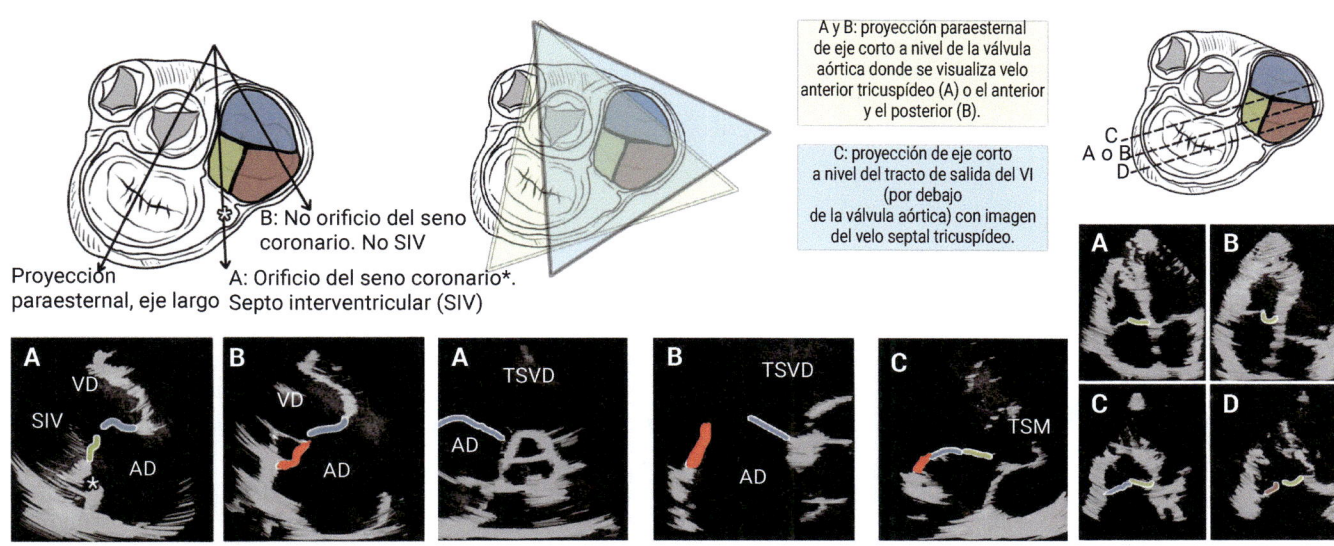

Figura 9-20. Esquemas que muestran las distintas vistas de ecocardiografía transtorácica para el estudio de la válvula tricúspide con sus tres velos (azul: velo anterior; amarillo: velo septal; rojo: velo posterior).
AD: aurícula derecha; SIV: septo interventricular; TSVD: tracto de salida del ventrículo derecho; VD: ventrículo derecho.

En todas las proyecciones se debe valorar detenidamente el número de velos, su movilidad, el origen del chorro regurgitante, y tener en cuenta los gradientes medios posprocedimiento quirúrgico, considerándose, en la actualidad, aceptables hasta 3 mmHg. Por último, en caso de que exista un cable de marcapasos o desfibrilador, valorar su posición en relación con los velos tricúspídeos, así como su movilidad.

Valoración ecocardiográfica transesofágica preprocedimiento de válvula tricúspide

Si el ETT sugiere la idoneidad de la VT para su tratamiento percutáneo borde a borde, es obligado realizar un estudio ETE que, además, permite evaluar la calidad de las ventanas acústicas esofágicas y transgástricas, imprescindibles para la guía del procedimiento. Las recomendaciones actuales para la realización de un ETE en pacientes sometidos a procedimientos estructurales de la VT incluyen múltiples planos a distintos niveles de estudio, para poder estudiar todos los velos de la VT y su relación con las estructuras circundantes. La **figura 9-21** explica los planos transesofágicos que permiten el estudio completo ETE de la VT, y el ▶ **Vídeo 9-27** la proyección transgástrica que completaría el estudio mediante ETE.

El objetivo del tratamiento percutáneo borde a borde de la VT es la aproximación de los velos en la zona de máximo gap o separación, restableciendo la coaptación entre los velos y reduciendo el orificio regurgitante. La selección de pacientes para la reparación tricúspídea debe incluir una combinación de características clínicas, hemodinámicas y anatómicas. En la **tabla 9-4** se indican los criterios anatómicos y/o ecográficos que definen al candidato óptimo para la reparación de la IT con clip, basados en la experiencia actual y que corresponderían a los de la columna 1. En la columna 2 aparecerían los casos subóptimos pero tratables, mientras que en la columna 3 aparecerían los candidatos no tratables o muy difíciles de tratar. Por otro lado, una función ventricular derecha gravemente reducida o la dilatación grave de dicho ventrículo, junto a hipertensión pulmonar grave (>60-65 mmHg o resistencias pulmonares <4 unidades Wood) también contraindicarían este procedimiento.

 Es importante destacar que todos los pacientes deben tener una IT sintomática, a pesar de recibir un tratamiento médico óptimo, un alto riesgo quirúrgico y una IT grave.

 Un estudio protocolizado y exhaustivo, tanto con ETT como con ETE, para estudiar los tres velos tricúspídeos, es imprescindible para plantear la idoneidad de un posible tratamiento percutáneo borde a borde.

Papel de la ecocardiografía transesofágica durante el procedimiento: vistas esenciales

De todas las proyecciones de ETE explicadas en el apartado anterior (**Fig. 9-21**), existen cuatro que podrían considerarse esenciales para guiar el implante del clip en la VT:

- La de cuatro cámaras (**Fig. 9-21** y ▶**Vídeo 9-28**).
- La de tracto de entrada-tracto de salida del VD, también llamada intercomisural (**Fig. 9-21** y ▶ **Vídeo 9-29**).
- La transgástrica (▶**Vídeo 9-27**).
- Y el llamado plano de grasping, imprescindible para realizar la captura de los velos tricúspídeos (**Fig. 9-21** y ▶**Vídeo 9-30**).

Se explican, a continuación, los pasos esenciales del procedimiento, empezando por el *grasping* de los velos tricúspídeos. Encontrar el mejor plano de *grasping* para el implante de un clip en posición tricúspídea es uno de los pasos más complejos e importantes durante el procedimiento, y, para ello, primero hay que asegurar la correcta alineación del clip con la zona de los velos donde se quiere implantar, por lo que se debe utilizar la visión transgástrica, que en este paso es fundamental (▶**Vídeo 9-31**), o bien realizar un ETE-3D en tiempo real que, en muchas ocasiones, puede ser útil para la orientación del clip, aunque en menor medida que en el intervencionismo mitral (▶**Vídeo 9-32**). Tras encontrar

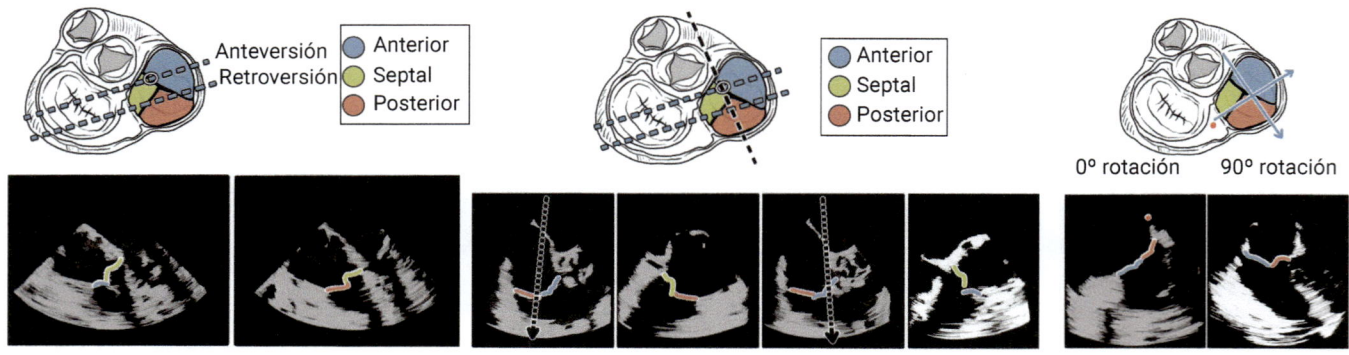

Figura 9-21. Esquemas que muestran las vistas de ecocardiografía transesofágica para el estudio de la válvula tricúspide con sus tres velos. Anteversión: movimiento anterior de la punta de la sonda transesofágica. Retroversión: movimiento posterior de la punta de la sonda transesofágica. Punto rojo en figura derecha es el seno coronario VD: ventrículo derecho.

Tabla 9-4. Criterios de idoneidad en candidatos para tratamiento de insuficiencia tricuspídea mediante tratamiento percutáneo borde a borde

Óptimo	Posible	No recomendado o difícil
• IT secundaria con velos normales	• IT secundaria con apariencia normal de los velos o IT primaria con prolapso valvular	• Engrosamiento significativo de los velos (reumática) o acortamiento o destrucción, o prolapso valvular grave
• Defecto de coaptación pequeño (< 4 mm) y velos flexibles	• Defecto moderado de coaptación (4-7,2 mm), movilidad de los velos reducida	• Defecto de coaptación grande (> 7,2 mm) o restricción grave de los velos
• Chorro de IT central	• Chorro de IT central con extensión a comisuras anteroseptal o posteroseptal	• Chorro de IT muy excéntrico o con origen en comisura anteroposterior
• Buena ventana ETE	• Ventana ETE subóptima pero suficiente para visualizar los velos	• Insuficiente ventana ecocardiográfica para visualizar los velos
• Sin cables de MCP o DAI	• Cable de MCP o DAI, sin interacción significativa con velos y sin interacción con el clip	• IT inducida por cable de MCP o DAI

DAI: desfibrilador automático implantable; ETE: ecocardiograma transesofágico; IT: insuficiencia tricuspídea; MCP: marcapasos; UW: unidades Wood; VD: ventrículo derecho. Modificada de Hausleiter *et al.*

esta alineación en el plano transgástrico, se retira la sonda para buscar el plano de *grasping* que muestre con más claridad los velos que deben tratarse y el clip con los brazos completamente abiertos (▶Vídeo 9-33); esto se puede hacer bien a partir de la imagen del tracto de entrada y del tracto de salida, y con el biplano encontrar la mejor visión en torno a los 160° (▶Vídeo 9-33), o bien directamente desde el cuatro cámaras, dando grados de 0° a 180° hasta encontrar la mejor visualización del clip abierto y los dos velos con el *gap* (▶Vídeo 9-34).

La posición más frecuente de implante de clips tricuspídeos y con más tasa de éxito es entre los velos anterior y septal, y se puede usar la estrategia de ir de más comisural a más central, sobre todo cuando el *gap* es grande y se prevé poner más de un clip, o bien empezar por uno más central y, posteriormente, y según el chorro residual, colocar otro más comisural.

Valoración ecocardiográfica transesofágica del resultado del procedimiento

Tras implantar uno o más clips, se debe evaluar su estabilidad, así como la IT residual (▶Vídeo 9-35).

Al igual que en el tratamiento borde a borde percutáneo de la IM, el éxito del procedimiento, entendido como la reducción significativa de la IT, es el mayor determinante de la evolución de estos pacientes; sin embargo y al igual que en la IM, su valoración es un reto, especialmente cuando quedan múltiples chorros residuales regurgitantes, y de nuevo se deben usar de forma conjunta parámetros cualitativos, semicuantitativos y cuantitativos, aunque con pocos estudios que los avalen.

Teóricamente, solo el área de isoconvergencia proximal (PISA) y la vena contracta 3D se considerarán apropiados para la valoración cuantitativa de múltiples orificios regurgitantes mediante sumación de ellos. Adicionalmente, también resultan útiles los cambios de los patrones del flujo de las venas hepáticas, como la reducción del flujo venoso hepático sistólico.

El objetivo del tratamiento percutáneo borde a borde de la VT es la aproximación de los velos en la zona de máximo *gap* o separación, restableciendo la coaptación entre los velos y reduciendo el orificio regurgitante. La selección de pacientes para la reparación tricuspídea debe incluir una combinación de características clínicas, hemodinámicas y anatómicas, y todos los pacientes deben tener una IT sintomática a pesar de recibir un tratamiento médico óptimo, un alto riesgo quirúrgico y una IT grave.

PUNTOS CLAVE

- La ecocardiografía juega un papel central en la toma de decisiones clínicas en los procedimientos valvulares percutáneos, previamente, para decidir su idoneidad y viabilidad, así como para la guía de las intervenciones y, sin duda, en la evaluación del resultado y seguimiento.
- Estamos asistiendo al crecimiento continuo y de forma simultánea de distintos dispositivos percutáneos para el tratamiento de las valvulopatías, así como al desarrollo de la imagen cardíaca y de la ecocardiografía, con la relativamente reciente introducción de las imágenes de fusión mediante inteligencia artificial de ultrasonidos y fluoroscopia que, indudablemente, aportan un valor adicional, contribuyendo al éxito de los procedimientos.
- Esto, sin duda, conlleva una formación muy especializada y compleja para los cardiólogos dedicados a la imagen.

BIBLIOGRAFÍA

Agricola E, Meucci F, Ancona F, Pardo Sanz A, Zamorano JL. Echocardiographic guidance in transcatheter structural cardiac interventions. EuroIntervention. 2022 Feb 18;17(15):1205-226.

Altiok E, Hamada S, Brehmer K, Kuhr K, Reith S, Becker M, et al. Analysis of procedural effects of percutaneous edge-to-edge mitral valve repair by 2D and 3D echocardiography. Circ Cardiovasc Imaging. 2012;5(6): 748-55.

Avenatti E, Mackensen GB, El Tallawi C, Reisman M, Gruye L, Barker C, et al. Diagnostic value of 3D Vena Contracta Area for the quantification of residual mitral regurgitation after MitraClip procedure. JACC Cardiovasc Interv. 2019;12(6)582-91.

Bakker AL, Swaans MJ, van der Heyden JA, Eefting FD, Rensing BJ, Post MC. Complications during percutaneous edge-to-edge mitral valve repair. Herz. 2013;38(5):484-89.

Ben Zekry S, Nagueh SF, Little SH, Quinones MA, McCulloch ML, Karanbir S, et al. Comparative accuracy of two-and three-dimensional transthoracic and transesophageal echocardiography in identifying mitral valve pathology in patients undergoing mitral valve repair: initial observations. J Am Soc Echocardiogr. 2011;24(10):1079-85.

Boekstegers P, Hausleiter J, Baldus S, Von Bardeleben RS, Beucher H, Butter C, et al. Germany Society of Cardiology Working Group on Interventional Cardiology Focus Group on Interventional Mitral Valve Therapy. Percutaneous interventional mitral regurgitation treatment using the Mitra-Clip system. Clin Res Cardiol. 2014;103(2):85-96.

Corti R, Biaggi P, Gaemperli O, Bühler I, Felix C, Bettex D, el al. Integrated x-ray and echocardiography imaging for structural heart interventions. Euro-Intervention. 2013;9(7):863-9.

Dall'Ara G, Eltchaninoff H, Moat N, Laroche C, Goicolea J, Ussia GP, et al. Transcatheter Valve Treatment Sentinel Registry (TCVT) Investigators of the EurObservational Research Programme (EORP) of the European Society of Cardiology. Local and general anaesthesia do not influence outcome of transfemoral aortic valve implantation. Int J Cardiol. 2014;177(2):448-54.

Feldman T, Foster E, Glower DD, Kar S, Rinaldi MJ, Fail PS, et al. EVEREST II Investigators. Percutaneous repair or surgery for mitral regurgitation. N Engl J Med. 2011;364(15):1395-406.

Foster GP, Isselbacher EM, Rose GA, Torchiana DF, Atkins CW, Picard MH. Accurate localization of mitral regurgitant defects using multiplane transesophageal echocardiography. Ann Thorac Surg. 1998;65(4):1025-31.

Freitas-Ferraz A, Bernier M, Vaillancourt R, Ugalde PA, Nicodème F, Paradis JM et al. Safety of Transesophageal Echocardiography to Guide Structural Cardiac Interventions. J Am Coll Cardiol. 2020;75(25):3164-73.

García E, Arzamendi D, Jimenez-Quevedo P, Sarnago F, Martí G, Sanchez-Recalde A, et al. Outcomes and predictors of success and complications for paravalvular leak closure: an analysis of the SpanisH real-wOrld paravalvular LEaks closure (HOLE) registry. EuroIntervention. 2017;12(16):1962-8.

Gavazzoni M, Taramasso M, Zuber M, Russo G, Pozzoli A, Miura M, et al. Conceiving MitraClip as a tool: percutaneous edge-to-edge repair in complex mitral valve anatomies. Eur Heart J Cardiovasc Imaging. 2020 Oct 1;21(10):1059-67.

Hahn RT, Saric M, Faletra FF, Garg R, Gillam LD, Horton K, et al. Recommended Standards for the Performance of Transesophageal Echocardiographic Screening for Structural Heart Intervention: From the American Society of Echocardiography. J Am Soc Echocardiogr. 2022;35(1):1-76.

Hahn RT, Weckbach LT, Noack T, Hamid N, Kitamura M, Bae R, et al. Proposal for a Standard Echocardiographic Tricuspid Valve Nomenclature. JACC Cardiovasc Imaging. 2021;14(7):1299-305.

Hahn RT, Zamorano JL. The need for a new tricuspid regurgitation grading scheme. Eur Heart J Cardiovasc Imaging. 2017 Dec 1;18(12):1342-3.

Hahn RT. State-of-the-Art Review of Echocardiographic Imaging in the Evaluation and Treatment of Functional Tricuspid Regurgitation. Circ Cardiovasc Imaging. 2016 Dec;9(12):e005332.

Hausleiter J, Braun D, Orban M, Latib A, Lurz P, Boekstegers P, et al. Patient selection, echocardiographic screening and treatment strategies for interventional tricuspid repair using the edge-to-edge repair technique. EuroIntervention. 2018;14(6):645-53.

Lang RM, Badano LP, Tsang W, Adams DH, Agricola E, Buck T, et al. American Society of Echocardiography; European Association of Echocardiography. EAE/ASE recommendations for image acquisition and display using three-dimensional echocardiography. Eur Heart J Cardiovasc Imaging. 2012; 13(1):1-46.

López Aguilera J, Mesa Rubio D, Ruiz Ortiz M, Delgado-Ortega M, Villanueva-Fernández E, Romo-Peña E, et al. Mitral regurgitation during transcatheter aortic valve implantation: the same complication with a different mechanism. J. Invasive Cardiol. 2014;26(11):603-8.

Lurz P, Stephan von Bardeleben R, Weber M, Sitges M, Sorajja P, Hausleiter J, et al. Transcatheter Edge-to-Edge Repair for Treatment of Tricuspid Regurgitation. J Am Coll Cardiol. 2021;77(3):229-39.

Mirabel M, Iung B, Baron G, Messika-Zeitoun D, Détaint D, Vanoverschelde JL, et al. What are the characteristics of patients with severe, symptomatic, mitral regurgitation who are denied surgery? Eur Heart J. 2007;28(11): 1358-65.

Moñivas Palomero V, Mingo Santos S, Li CH, Sanchis Ruiz L, Arzamendi D, Freixa X, et al. Tratamiento percutáneo de la insuficiencia tricuspídea. Procedimiento detallado guiado por imagen con MitraClip. REC Interv Cardiol. 2020;2(2):118-28.

Nath J, Foster E, Heidenreich PA. Impact of tricuspid regurgitation on long-term survival. J Am Coll Cardiol. 2004;43(3):405-9.

Neuss M, Schau T, Isotani A, Pilz M, Schöpp M, Butter C. Elevated Mitral Valve Pressure Gradient After MitraClip Implantation Deteriorates Long-Term Outcome in Patients With Severe Mitral Regurgitation and Severe Heart Failure. J Am Coll Cardiol Interv. 2017;10(9)931-39.

Obadia JF, Messika-Zeitoun D, Leurent G, Iung B, Bonnet G, Piriou N, et al. MITRA-FR Investigators Percutaneous repair or medical treatment for secondary mitral regurgitation. N Engl J Med. 2018;379(249:2297-306.

Otto CM, Kumbhani DJ, Alexander KP, Calhoon JH, Desai MY, Kaul S, et al. 2017 ACC Expert Consensus Decision Pathway for Transcatheter Aortic Valve Replacement in the Management of Adults With Aortic Stenosis: A Report of the American College of Cardiology Task Force on Clinical Expert Consensus Documents. JACC. 2017;69(10): 1313-46.

Otto CM, Nishimura RA, Bonow RO, Carabello BA, Erwin JP 3rd, Gentile F, et al. 2020 ACC/AHA Guideline for the Management of Patients With Valvular Heart Disease: A Report of the American College of Cardiology/American Heart Association Joint Committee on Clinical Practice Guidelines. Circulation. 2021;143(5):e72-e227.

Queirós S, Morais P, Fehske W, Papachristidis A, Voigt JU, Fonseca J C, et al. Assessment of aortic valve tract dynamics using automatic tracking of 3D transesophageal echocardiographic images. Int J Cardiovasc Imaging. 2019;35(5):881-95.

Silvestry FE, Kerber RE, Brook MM, Carroll JD, Eberman KM, Goldstein SA, et al. Echocardiography-guided interventions. J Am Soc Echocardiogr. 2009;22(3):213-31.

Sorajja P, Vemulapalli S, Feldman T, Mack M, Holmes DR Jr, Stebbins A, et al. Outcomes With Transcatheter Mitral Valve Repair in the United States: An STS/ACC TVT Registry Report. J Am Coll Cardiol. 2017;70(19):2315-27.

Stone GW, Lindenfeld J, Abraham WT, Kar S, Lim DS, Mishell JM, et al. COAPT Investigators. Transcatheter mitral-valve repair in patients with heart failure. N Engl J Med. 2018; 379(24):2307-18.

Taramasso M, Hahn RT, Alessandrini H, Latib A, Attinger-Toller A, Braun D, et al. The International Multicenter TriValve Registry: which patients are undergoing transcatheter tricuspid repair? JACC Cardiovasc Interv. 2017;10(19):1982-90.

Vahanian A, Beyersdorf F, Praz F, Milojevic M, Baldus S, Bauersachs J, et al. 2021 ESC/EACTS Guidelines for the management of valvular heart disease. Eur Heart J. 2021;43(7):561-632.

Wilkins GT, Weyman AE, Abascal VM, Block PC, Palacios IF. Percutaneous balloon dilatation of the mitral valve: an analysis of echocardiographic variables related to outcome and the mechanism of dilatation. Br Heart J. 1988;60(4):299-308.

Zamorano JL, Gonçalves A, Lang R. Imaging to select and guide transcatheter aortic valve implantation. Eur Heart J. 2014;35(24):1578-87.

Zoghbi WA, Asch FM, Bruce C, Gillam LD, Grayburn PA, Hahn RT, et al. Guidelines for the Evaluation of Valvular Regurgitation After Percutaneous Valve Repair or Replacement: A Report from the American Society of Echocardiography Developed in Collaboration with the Society for Cardiovascular Angiography and Interventions, Japanese Society of Echocardiography, and Society for Cardiovascular Magnetic Resonance. J Am Soc Echocardiogr. 2019 Apr;32(4):431-75.

 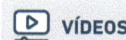

Ecocardiografía en cardiopatía isquémica e insuficiencia cardíaca

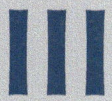

Ecocardiografía en la valoración de la insuficiencia cardíaca

10

M. González Correa

OBJETIVOS

- Comprender el concepto de fracción de eyección.
- Entender las distintas metodologías ecocardiográficas para valorar la función sistólica del ventrículo izquierdo.
- Analizar las limitaciones que se pueden dar a la hora de aplicar un determinado método de cuantificación de la función sistólica.
- Conocer los distintos parámetros de valoración de la función diastólica del ventrículo izquierdo, su metodología de medida y las limitaciones de cada uno.
- Realizar una valoración integrada de distintos parámetros ecocardiográficos de función diastólica que ayuden a determinar las presiones de llenado ventriculares.

INTRODUCCIÓN

Desde un punto de vista fisiopatológico, se denomina insuficiencia cardíaca a la incapacidad del corazón para mantener un gasto cardíaco suficiente para el organismo en sus diferentes situaciones (en reposo o durante la realización de determinadas actividades), sin necesidad de aumentar sus presiones de llenado. Supone un problema médico mundial de primer nivel, dada la morbimortalidad que conlleva y los gastos directos e indirectos en políticas sanitarias. Su prevalencia va en claro ascenso, asociado al envejecimiento de la población, al aumento de la incidencia de diabetes *mellitus* y a las mejoras en terapias de patologías cardíacas agudas, fundamentalmente los avances en el manejo del infarto agudo de miocardio, con el resultado de una mayor prevalencia de pacientes crónicos con mayor predisposición a desarrollar insuficiencia cardíaca con el tiempo.

Dentro del arsenal de pruebas diagnósticas, el ecocardiograma se posiciona como la prueba de imagen fundamental y de primera línea en la evaluación de pacientes con sospecha de insuficiencia cardíaca. Así pues, el ecocardiograma (en la valoración de las funciones sistólica y diastólica del ventrículo izquierdo) y la determinación de los péptidos natriuréticos son un paso fundamental en la cascada diagnóstica de la insuficiencia cardíaca, como rezan las guías de práctica clínica.

DETERMINACIÓN DE LA FRACCIÓN DE EYECCIÓN DEL VENTRÍCULO IZQUIERDO EN LA INSUFICIENCIA CARDÍACA

Desde un punto de vista sindrómico, se clasifica la insuficiencia cardíaca según los datos obtenidos de la fracción de eyección del ventrículo izquierdo (FEVI) en:

- **Insuficiencia cardíaca con FEVI conservada**: fracción de eyección del VI ≥ 50 %.
- **Insuficiencia cardíaca con FEVI reducida**: fracción de eyección del VI ≤ 40 %.
- **Insuficiencia cardíaca con FEVI ligeramente reducida**: fracción de eyección del VI de 41-49 %.

Esta clasificación es de suma importancia, pues implica aspectos fisiopatológicos, evolutivos y terapéuticos fundamentales en el manejo de los pacientes con insuficiencia cardíaca. Desde un punto de vista terapéutico, la insuficiencia cardíaca con fracción de eyección deprimida y la fracción de eyección conservada se pueden considerar como dos entidades casi independientes, pues, bien es conocido el gran desarrollo terapéutico en los últimos años que ha demostrado beneficios clínicos con gran impacto en el grupo de pacientes de fracción de eyección deprimida, estos no se han mostrado en similar magnitud en el grupo de pacientes con FEVI conservada. Por tanto, la adecuada valoración de la fracción de eyección del ventrículo izquierdo supone un aspecto clave en la valoración de esta patología.

ECOCARDIOGRAFÍA BIDIMENSIONAL EN EL CÁLCULO DE LA FRACCIÓN DE EYECCIÓN DEL VENTRÍCULO IZQUIERDO

Se llama fracción de eyección del ventrículo izquierdo al porcentaje del volumen telediastólico ventricular que el ventrículo es capaz de mover durante todo la sístole ventricular. Por tanto, para su cálculo nos servimos de la siguiente fórmula:

Volumen telediastólico-volumen telesistólico/volumen telediastólico × 100

Por tanto, se debe saber que este parámetro de función ventricular sistólica responde a una relación de volúmenes ventriculares, por lo que su valoración nos da una visión parcial de la función sistólica global. Ello lo convierte en un parámetro poco sensible en el diagnóstico de la disfunción sistólica del VI (en la etapa precoz de la enfermedad, en la que existe en una merma en la capacidad contráctil de las fibras miocárdicas, se pueden presentar valores de FEVI normales), y su valoración está influida por las distintas situaciones de carga hemodinámica del ventrículo. No obstante, con el paso de los años, la FEVI se ha mantenido como el parámetro funcional más importante y un fuerte predictor de pronósticos en gran variedad de cardiopatías de distinta naturaleza o etiología.

En la actualidad, las técnicas de cuantificación de la FEVI mediante mediciones lineales en modo M (mediante el empleo de fórmula/método de Teicholz) están totalmente desaconsejadas, pues está demostrada su baja precisión en la determinación de los volúmenes ventriculares o la función sistólica del VI a partir de medidas unidimensionales, sobre todo en aquellos ventrículos de geometría distorsionada, como pueden ser ventrículos con aneurismas postinfarto agudo de miocardio que afecta a la porción septal anterior o la pared inferior lateral, que son las que se utilizan en la cuantificación de la fracción de eyección mediante este método.

Está desaconsejado el empleo de técnicas de cuantificación de volúmenes o función sistólica de ventrículo izquierdo basándose en mediciones lineales mediante modo M.

La modalidad de imagen bidimensional, y sirviéndonos de los planos de la ventana apical, es la más utilizada, pues reúne las mejores condiciones para una correcta cuantificación de la función sistólica ventricular izquierda. No obstante, resulta importante resaltar que se están utilizando imágenes bidimensionales para obtener un resultado de volumen (tridimensional), por lo que es obligado realizar presunciones geométricas sobre las imágenes bidimensionales obtenidas en nuestro estudio, las cuales, a veces, no reflejan la geometría real de cada ventrículo en concreto, pudiendo incurrir en medidas que se desvían de la realidad por una presunción geométrica falsa. Este concepto se debe tener siempre en cuenta cuando nos enfrentemos a los distintos estudios de función ventricular sistólica, en la práctica clínica diaria, mediante métodos de cuantificación bidimensionales.

Las fórmulas más empleadas en la cuantificación de la fracción de eyección del ventrículo izquierdo en ecocardiografía bidimensional son las siguientes.

Método longitud-área (AL)

Mediante este método se calcula un volumen a partir del área ventricular y el eje longitudinal determinados en cuatro cámaras y asociados a planimetría de la cavidad ventricular en eje corto a nivel de corte de segmentos medios. Este cálculo se realizará en telediástole (a nivel del QRS del electrocardiograma) y en telesístole (justo antes de la apertura de la válvula mitral). Este método presenta los defectos de aplicar presunciones geométricas rígidas y la posibilidad de error en geometrías distorsionadas, así como errores de medida por mal corte de la punta del ventrículo izquierdo (VI) (**Fig. 10-1**).

Método de Simpson modificado

Mediante este método se obtienen los volúmenes telesistólico y telediastólico a partir de la suma de los volúmenes de los discos de isoaltura que componen la cavidad ventricular que hemos marcado mediante el trazado de su borde endocárdico, y estableciendo la altura en su eje mayor tanto en telesístole como en telediástole. La relación de los volúmenes resultantes nos dará la fracción de eyección ventricular. Se puede realizar en plano de cuatro cámaras o combinarlo con el cálculo asociado en plano de dos cámaras (método biplano), siendo esta segunda opción la más recomendada y precisa de las dos.

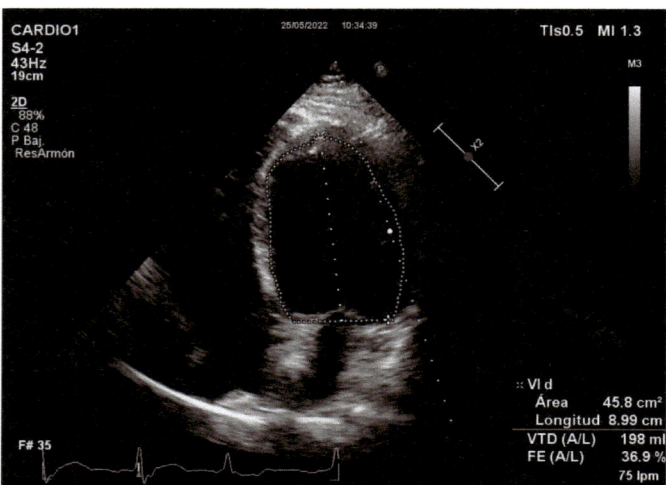
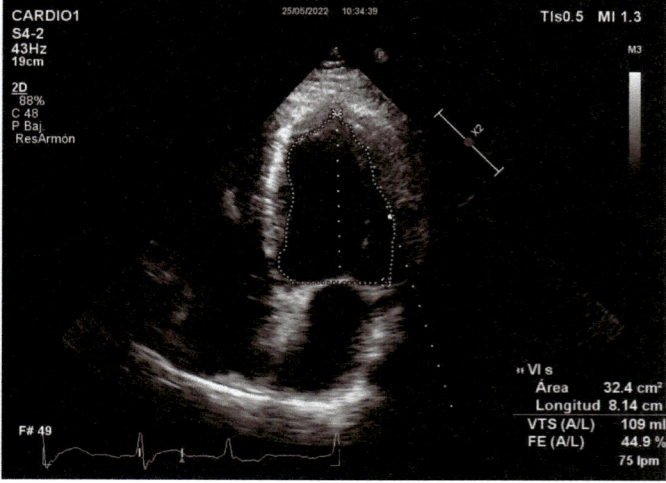

Figura 10-1. Valoración de la fracción de eyección del ventrículo izquierdo mediante el método longitud-área (AL).

> ❗ Esta subdivisión de la cavidad ventricular en volúmenes de isoaltura hace que la técnica de Simpson, realizada en planos apicales de manera apropiada, sea un método preciso, incluso con geometrías distorsionadas del ventrículo izquierdo, pues cada volumen de disco es independiente en su presunción geométrica, lo que la hace menos rígida en este sentido que el método AL (**Fig. 10-2**) Por tanto, es el **método de elección en la cuantificación mediante imágenes bidimensionales lineales de los volúmenes ventriculares y la fracción de eyección del ventrículo izquierdo.**

Es importante tener en cuenta las circunstancias que encontraremos en nuestro estudio ecocardiográfico, sobre las que aplicaremos las fórmulas de cuantificación bidimensionales mediante los métodos comentados, pues de ellas depende que se realice una valoración precisa de la función sistólica del ventrículo izquierdo:

• Calidad de ventana apical suficiente que permita la visualización del borde endocárdico en todo un ciclo cardíaco, desde la telediástole hasta la telesístole. Si en alguna de dichas fases se pierde el seguimiento, es muy probable que se incurra en error de medida.

> ❗ Siempre es mejor asumir que no se puede dar un valor de fracción de eyección del ventrículo izquierdo (FEVI) por mala visualización del borde endocárdico, que realizar estimaciones subjetivas, las cuales han demostrado presentar gran variabilidad interobservador (de hasta un 17 %) y errar en la estimación precisa de la función sistólica.

Es por ello que, en las directrices actuales sobre la cuantificación de cámaras cardíacas, está desaconsejada la valoración visual/subjetiva. Para paliar esta limitación se pueden emplear métodos de contraste mediante microesferas de gas que potencian la señal de rebote, permitiendo un adecuado contraste del borde endocárdico y, por tanto, una valoración más precisa de la fracción de eyección del ventrículo izquierdo.

> 💡 Ante una mala visualización del borde endocárdico en la cuantificación de la FEVI, está completamente desaconsejado someterla a estimación visual/subjetiva. Se deben emplear agentes potenciadores de señal ecocardiográfica u otras técnicas de imagen de cuantificación de FEVI (cardiorresonancia magnética [RMC], tomografía por emisión de fotón único [SPECT]).

• Asegurarse de cortar con el haz de ultrasonidos perpendicularmente el VI, en los planos apicales de dos y cuatro cámaras, por lo que la punta cardíaca debe estar incluida en las dos proyecciones. Desviarse de este aspecto conlleva a infraestimar los volúmenes ventriculares y sobrevalorar la fracción de eyección por un fenómeno de acortamiento sistólico de la punta ventricular. Existen varias características que permiten asegurar que se está cortando la punta real del VI, y que se deben tener en cuenta: *a)* La punta cardíaca se mantiene en la misma posición en el ciclo cardíaco, es decir, existe un escaso acortamiento del eje longitudinal del ventrículo izquierdo (trazado desde la punta hasta la altura del anillo mitral) entre telediástole y telesístole. Un acortamiento exagerado nos indica que estamos cortando de forma oblicua el ventrículo izquierdo y se está sobreestimando la FEVI. *b)* Fuera del contexto de la miocardiopatía hipertrófica de distribución apical (la punta cardíaca es el segmento más adelgazado del VI), un grosor similar al resto de paredes indica oblicuidad en el corte.

• Trastornos del ritmo cardíaco que provocan gran irregularidad en los tiempos de llenado ventricular que repercuten, sobre todo, en los volúmenes telediastólicos, como, por ejemplo, ocurre en la fibrilación auricular o situaciones de extrasistolia muy frecuentes. En el primero de los casos, siempre que no presente frecuencias exageradamente elevadas, se promediarán cinco ciclos cardíacos para tener una fracción de eyección ventricular promedio, y en el segundo caso, se esperará a tener dos ciclos regulares seguidos normales, con la precaución de no considerar el latido postextrasistólico, lo que conllevará a una sobreestimación de la fracción de eyección por un mayor tiempo de llenado diastólico y a la aplicación de la ley de Frank-Starling,

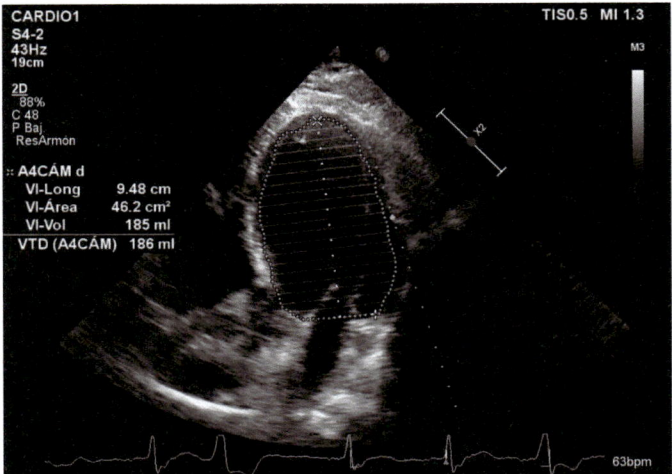
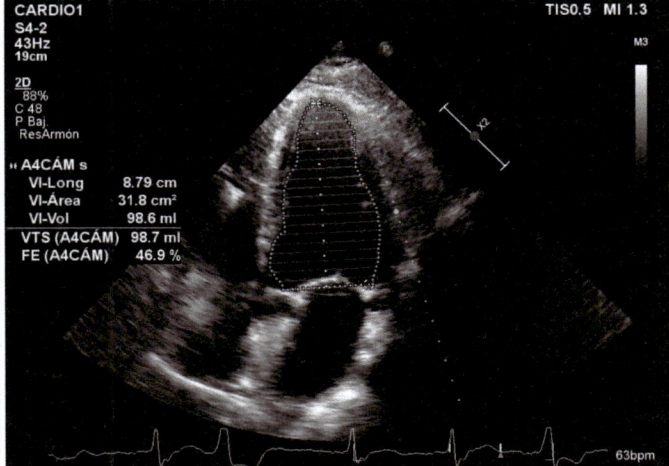

Figura 10-2. Valoración de la fracción de eyección del ventrículo izquierdo mediante el método de Simpson modificado biplano.

con el consiguiente aumento de la fuerza contráctil de las fibras miocárdicas.

ECOCARDIOGRAFÍA TRIDIMENSIONAL EN LA CUANTIFICACIÓN DE LA FRACCIÓN DE EYECCIÓN DEL VENTRÍCULO IZQUIERDO

Si bien la valoración de la fracción de eyección del ventrículo izquierdo, mediante ecocardiografía bidimensional, es el método más extendido en la cuantificación de la función sistólica del VI, se deben tener en cuenta las limitaciones inherentes que pueden mermar, en algunos casos, la precisión de los cálculos.

Como se ha comentado, un porcentaje no desdeñable de pacientes presentan mala calidad de ventana transtorácica en planos apicales, lo que entraña gran dificultad para delimitar de forma correcta el borde endocárdico o errar al excluir los músculos papilares del área trazada. Se añade la dificultad de incluir la punta del ventrículo izquierdo tanto en el plano de dos cámaras como en el de cuatro cámaras, la necesidad de realizar los trazados manuales en cada plano para la telesístole y la telediástole (lo que aumenta la tasa de variabilidad interobservardor e intraobservador), y que los cálculos se hacen a partir de cortes transversales, a partir de los cuales se realizan estimaciones volumétricas por presunciones geométricas que pueden alejarse de la morfología ventricular real en algunos casos.

La modernización de las sondas de ecocardiografía nos permite, hoy en día, obtener imágenes tridimensionales en tiempo real que, junto con los paquetes informáticos de cuantificación automática o semiautomática, han hecho de la cuantificación de volúmenes ventriculares y de la fracción de eyección mediante ecocardiografía tridimensional la modalidad más exacta y reproducible. Tan solo es necesario utilizar uno o varios ciclos ventriculares desde la ventana apical que engloben el ventrículo en su totalidad y, mediante paquetes de cálculo informático, realizar una detección automática del borde endocárdico y su incursión a lo largo de uno o varios ciclos cardíacos (indicado en caso de arritmias y ciclos irregulares). De esta manera, se evita gran parte de las fuentes de error de estimación de las técnicas bidimensionales, pues se escapa de la presunción geométrica, ya que calcula directamente el volumen ventricular, detecta de forma correcta la punta cardíaca y evita los errores de posición de plano. Su cualidad de realizar un cálculo de forma automática o semiautomática con una mínima actuación de la mano humana lo convierte en un método de cuantificación altamente preciso y reproducible, con bajas tasas de variabilidad intraobservador o interobservador. Numerosos son los estudios que han comparado los volúmenes y la fracción de eyección del ventrículo izquierdo, obtenidos mediante ecocardiografía tridimensional con la RMC, la cual es la técnica oro en la valoración de volúmenes ventriculares y fracción de eyección. Presenta, por tanto, un nivel de precisión muy alto, con una leve infraestimación de los volúmenes por parte de la ecocardiografía 3D respecto a la RMC, pero prácticamente exactos a la hora de determinar la FEVI.

Las limitaciones de la ecocardiografía tridimensional son, fundamentalmente, la menor disponibilidad de sondas matriciales que no están al alcance de todos los centros sanitarios; la dependencia de ventana apical de una calidad mínima que permita una adecuada delimitación del borde endocárdico durante el ciclo cardíaco ventricular en el análisis, y los distintos programas informáticos de cuantificación existentes, según los distintos desarrolladores, que requieren de personal cualificado y entrenado (▶ **Vídeo 10-1**).

VALORACIÓN DE LA FUNCIÓN SISTÓLICA DEL VENTRÍCULO IZQUIERDO MEDIANTE LA VALORACIÓN DE LA DEFORMACIÓN MIOCÁRDICA

El análisis de la deformación (*strain*) de la pared miocárdica ventricular en su eje longitudinal circunferencial y radial, a partir de imágenes bidimensionales, supone, desde su desarrollo hace más de 10 años, un avance importante en el análisis de la función sistólica de los ventrículos izquierdo y derecho, tanto global como regional. Se basa en el análisis del distanciamiento espacial de las distintas unidades funcionales (llamadas *kernels*), compuestas por los ecos que se generan por la interacción del haz de ultrasonidos y las fibras miocárdicas. Es un método de sencilla aplicación, con curvas de aprendizaje cortas.

El análisis de la deformación ventricular es un marcador más sensible que la fracción de eyección, por lo que permite detectar alteraciones de la función sistólica subclínicas aun con valores de fracción de eyección normales.

En el análisis de la sístole ventricular, y tomando como referencia la relación espacial de los *kernels* en telediástole, según el eje de deformación que se quiera analizar, se obtendrán valores de *strain* positivos (tal es así en el *strain* radial, pues se analiza el engrosamiento miocárdico que provoca un alejamiento de los *kernels* en sístole) o negativos (como ocurre en el *strain* longitudinal y circunferencial, pues existe un acercamiento de los *kernels* en sístole).

Strain longitudinal global

El *strain* longitudinal global (SLG) refleja el *strain* en el eje longitudinal (de base a punta cardíaca) de todos los segmentos miocárdicos en sístole a partir de imágenes obtenidas desde ventana apical, y es un potente marcador de la función sistólica. Su valor depende, fundamentalmente, de la capacidad contráctil de las fibras miocárdicas subendocárdicas, cuya conformación tridimensional las hacen responsables de prácticamente todo el componente longitudinal de la contractilidad, y son las más propensas al daño ante noxas de distinta naturaleza, como puede ser la isquemia miocárdica o determinados agentes antineoplásicos.

La obtención del *strain* longitudinal del ventrículo izquierdo se realiza mediante la adquisición de secuencias en los tres planos habituales de ventana apical (cuatro cámaras, dos cámaras y tres cámaras), y así se obtienen los valores de deformación regional (análisis de cada segmento del VI) y global del VI. Estos parámetros pueden representarse mediante mapas polares de deformación segmentaria o curvas de deformación/ tiempo) (▶ **Vídeo 10-2**).

Según los distintos estudios que han analizado el SLG en población normal, su valor medio obtenido fue de $-19,7\,\%$, con un límite bajo de la normalidad de –18 %. Al igual que la fracción de eyección, su valor está influido por las condiciones de carga, y en estudios secuenciales, en el mismo paciente se pueden obtener diferentes valores de *strain* por encima o por debajo del valor normal medio. Por tanto, para aumentar la especificidad en la detección de disfunción sistólica subclínica, algunos laboratorios han bajado el corte de normalidad en –18 %, considerando de –16 % a –18 % el límite bajo de la normalidad, y patológico por debajo del –16 %.

> **!** El *strain* longitudinal global ha demostrado ser un factor pronóstico en pacientes con insuficiencia cardíaca, y se ha observado, en unos de los estudios de mayor tamaño muestral que analizan este aspecto, que sus valores se encuentran alterados hasta en el 95 % de pacientes diagnosticados de insuficiencia cardíaca, independientemente de que presentaran fracción de eyección preservada/levemente deprimida (≥ 40 %) o deprimida (< 40 %).

Bien conocidos son los beneficios y aplicaciones clínicas del *strain* longitudinal global del ventrículo izquierdo como diagnóstico sensible, precoz y directo de la disfunción sistólica ventricular frente a la fracción de eyección empleada universalmente, las cual ha demostrado ser un parámetro de disfunción visible en fases más avanzadas de la enfermedad, utilizando una relación de volúmenes ventriculares como estimador de su función contráctil global que conlleva retrasos en el diagnóstico de la disfunción ventricular sistólica, lo que puede repercutir en retrasos de las intervenciones terapéuticas. No obstante, en el momento actual, no existen directrices sobre su uso o incorporación a las guías de práctica clínica por falta de homogeneización de su análisis por parte de los diferentes desarrolladores.

En el momento actual, la única aplicación clínica que recomienda el empleo del *strain* longitudinal global en la determinación del daño miocárdico subclínico, teniendo en cuenta sus cambios relativos respecto al estudio basal, es en el campo de la cardiooncohematología y el cribado precoz de cardiotoxicidad por agentes antineoplásicos.

Strain radial del ventrículo izquierdo

El *strain* radial mide la deformación miocárdica dirigida hacia el centro de la cavidad ventricular. Se emplearán, para su obtención, imágenes bidimensionales adquiridas en eje corto paraesternal, a la altura de los músculos papilares (segmentos medios del VI). Como se ha comentado previamente, los valores de *strain* radial se expresan en positivo si se toma como referencia la diástole, pues se produce un engrosamiento sistólico del miocardio y los *kernels* se separan entre sí, al contrario de lo que ocurre en el *strain* longitudinal o circunferencial, en el que se acercan en sístole. Su utilidad actual es menos sólida en la valoración de la función ventricular sistólica que el *strain* longitudinal.

Strain circunferencial del ventrículo izquierdo

El *strain* circunferencial mide la deformación ventricular en la dirección de su circunferencia en sístole ventricular. Se expresa en valores negativos, pues los *kernels* se aproximan

entre sí en sístole, tomando la diástole como referencia. Su aplicación clínica en la insuficiencia cardíaca está en desarrollo. Su análisis se obtiene con adquisiciones de ciclos ventriculares completos en eje corto paraesternal, al igual que el *strain* radial.

DIÁSTOLE VENTRICULAR IZQUIERDA

La diástole ventricular comienza con el cierre de la válvula aórtica y termina con el cierre de la válvula mitral. En este período de tiempo, en el que acontece el llenado ventricular, intervienen varios aspectos fundamentales, como el gradiente de presión del eje venoauriculoventricular, las propiedades elásticas de la pared ventricular y la función contráctil de la pared auricular izquierda, que van a ser fundamentales en la forma en que el ventrículo izquierdo alcanza su volumen telediastólico, y estos aspectos se pueden analizar mediante ecocardiografía.

En la diástole se identifican tres fases bien diferenciadas:

- **Fase de llenado rápido ventricular (llenado pasivo):** dependiente del gradiente pasivo de presión entre la cámara compuesta por las venas pulmonares y la aurícula izquierda, que produce un llenado de alta velocidad al VI hasta igualar sus presiones.
- **Fase de diástasis auriculoventricular:** en la que las presiones auricular y ventricular están igualadas y no hay flujo hacia el VI en condiciones normales de llenado.
- **Fase de sístole auricular (llenado activo):** la activación y contracción de la pared auricular generan un nuevo gradiente de presión que permite al VI alcanzar su volumen telediastólico. En condiciones normales, la fase de llenado activo supone el 20 % del volumen de llenado diastólico del VI.

Estas tres fases de la diástole ventricular se encuentran flanqueadas por la fase de relajación isovolumétrica (inicio de la relajación previo a la apertura de la válvula mitral) y la fase de contracción isovolumétrica (contracción del VI con válvula mitral cerrada y antes de la apertura de la válvula aórtica, que pertenece ya a la fase de sístole ventricular).

DISFUNCIÓN DIASTÓLICA VENTRICULAR IZQUIERDA

La disfunción diastólica del VI nos indica que, para conseguir un adecuado llenado diastólico, que garantice un volumen latido correcto, tanto en situación de reposo como en ejercicio, este se realiza a costa de aumentar las presiones de llenado, según el mecanismo de Frank-Starling. Los mecanismos fundamentales que intervienen en la disfunción diastólica del ventrículo izquierdo implican mecanismos moleculares (deficiente manejo del calcio intracelular) o físicos (aumento de la rigidez de la pared y, por consiguiente, una cavidad menos distensible; atenuación de las fuerzas de recuperación, lo que limita la capacidad de succión tras la sístole), y la elevación de las presiones de llenado es el mecanismo por el cual el ventrículo compensa esta disfunción. Un aumento de los gradientes de presión provoca un incremento en las velocidades diastólicas de llenado ventricular, a través del eje venoauriculoventricular, como se verá más adelante (**Fig. 10-3**).

ECOCARDIOGRAFÍA EN LA VALORACIÓN DE LA FUNCIÓN DIASTÓLICA DEL VENTRÍCULO IZQUIERDO

Si bien la valoración de la función sistólica se basa en análisis de imágenes bidimensionales o tridimensionales del VI, a partir de las cuales se determinan los volúmenes ventriculares o parámetros de deformación sistólica, para el estudio de la función diastólica nos basaremos fundamentalmente en análisis, tanto de volúmenes como de parámetros Doppler a distintos niveles del eje venas pulmonares-aurícula izquierda-ventrículo izquierdo durante la diástole, para obtener información sobre la relajación, rigidez y presión de llenado ventricular. Si bien los beneficios del tratamiento de la insuficiencia cardíaca con fracción de eyección deprimida (FEVI < 40 %) son patentes, en el campo de la insuficiencia cardíaca con fracción de eyección preservada (FEVI ≥ 50 %) estos beneficios están ausentes o se muestran en menor magnitud en ciertos análisis *post hoc*.

Se han postulado varios motivos que explican esta disparidad de resultados, siendo el más extendido la gran heterogeneidad de los pacientes catalogados como con fracción de eyección preservada que va más allá del diagnóstico clínico de ICC y tener una FEVI > 50 %. Por tanto, la correcta valoración de la función diastólica del VI es, en la actualidad, uno de los principales retos diagnósticos en la imagen cardíaca. En los últimos años se ha asistido a una revolución en la valoración de la diástole ventricular izquierda, con un enfoque más global, integrando aspectos ecocardiográficos

(Doppler, Doppler tisular, volúmenes auriculares, *strain*), analíticos (porción N-terminal del propéptido natriurético tipo B [NT-proBNP]) y hemodinámicos (medida directa de presiones telediastólica del VI en reposo/ejercicio) para clasificar mejor a los pacientes con ICC preservada y diseñar estudios, en esta población concreta, que permitan conseguir beneficios con terapias dirigidas. En lo que respecta a la ecocardiografía, se ha asistido en los últimos años a la aparición de nuevos parámetros que intentan afinar para conseguir una valoración más exacta de las condiciones de llenado ventricular.

VALORACIÓN ECOCARDIOGRÁFICA DE LA DISFUNCIÓN DIASTÓLICA DEL VENTRÍCULO IZQUIERDO

La valoración de la función diastólica del ventrículo izquierdo es, posiblemente, uno de los aspectos más complejos a la hora de enfrentarnos a un estudio ecocardiográfico, por la cantidad de parámetros a adquirir, medir e integrar para obtener una conclusión determinada. Si bien se ha comentado que, en la determinación mediante eco bidimensional de la fracción de eyección, puede mermar la precisión por aspectos metodológicos (incorrecta delimitación del borde endocárdico, mala inclusión de la punta cardíaca o morfología ventricular alejada de la presunción geométrica en el método de medida), en la valoración de la función diastólica ventricular se deben integrar varios parámetros (tanto anatómicos como de Doppler de flujos o Doppler tisular) que se miden a distintos niveles y en distintos momentos del estudio, hecho que aumenta la probabilidad de cometer imprecisiones.

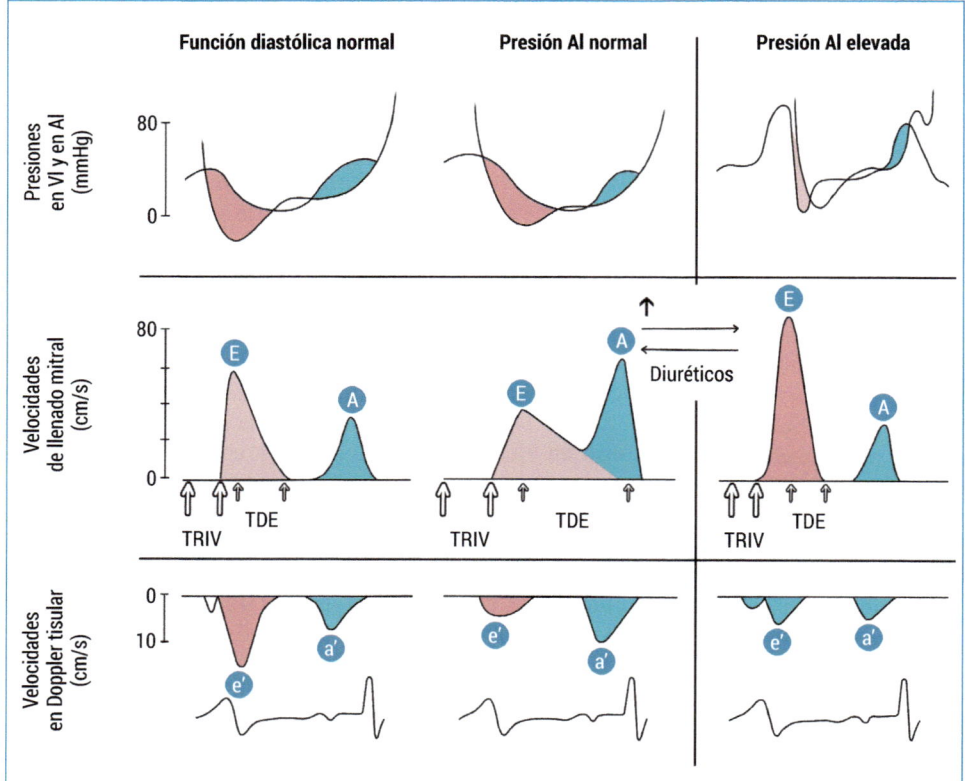

Figura 10-3. Esquema de la relación de presiones entre aurícula izquierda y ventrículo izquierdo según la situación de las presiones de llenado y su relación con patrones de llenado mitral por Doppler pulsado y Doppler tisular. AI: aurícula izquierda; TDE: tiempo de desaceleración de la onda E; TRIV: tiempo de relajación isovolumétrica; VI: ventrículo izquierdo.

! Es importante resaltar que ningún parámetro de los que se utilizarán en la determinación de la función diastólica del VI es concluyente para determinar las presiones de llenado ventricular, por lo que es necesario integrarlo en un algoritmo diagnóstico con el resto de parámetros disponibles, aspecto que no ocurre con la determinación de la fracción de eyección del VI, en la que su cálculo correcto nos indica las condiciones de función sistólica ventricular sin necesidad de integrarlo con otros parámetros de función sistólica.

Como se ha comentado antes, para entender la valoración de la función diastólica del ventrículo izquierdo, se considerará anatómicamente en la diástole el **eje venas pulmonares-aurícula izquierda-ventrículo izquierdo**, pues se realizarán mediciones a distintos niveles de este eje durante el llenado ventricular. Como bien es sabido, el aumento de presiones de llenado en las cámaras izquierdas se transmite retrógradamente a las cámaras derechas a través de la circulación venosa pulmonar, por lo que se introducirá un cuarto elemento, que es el ventrículo derecho, quedando el esquema de llenado ventricular izquierdo de la siguiente manera:

Ventrículo derecho-venas pulmonares-aurícula izquierda-ventrículo izquierdo

Para la valoración ecocardiográfica de la función diastólica del VI, se emplearán de forma general planos apicales de cuatro cámaras y de dos cámaras, tanto para realizar las determinaciones Doppler (de flujo y tisular) como anatómicas, no siendo necesario el empleo de ventanas paraesternales, subcostales o supraesternales.

Desde un punto de vista práctico y acorde a las actuales directrices de valoración de la función diastólica, se enumerarán los parámetros fundamentales que no deben faltar a la hora de valorar ecocardiográficamente la función diastólica del VI (**Fig. 10-4**); posteriormente, se enumerarán otros parámetros de valoración de la función diastólica que ayudan a complementar la valoración si con la aplicación de los parámetros principales no ha sido concluyente.

Doppler del llenado mitral

La diástole ventricular se inicia con la apertura de la válvula mitral, dando lugar a las tres fases del llenado, las cuales pueden ser registradas mediante Doppler. Es importante que se utilice el Doppler pulsado, pues es necesario localizar el lugar donde se miden las distintas ondas de llenado diastólicas. Desde un punto de vista técnico, es de suma importancia realizar los registros con electrocardiograma, para poder orientarnos en la fase del ciclo que nos encontramos. Se obtendrá un adecuado plano de cuatro cámaras y se colocará nuestro volumen de registro Doppler interpuesto entre los bordes de los velos mitrales abiertos. Se puede utilizar el Doppler color para guiarse, pero se prefiere no hacerlo, pues el color puede dificultar la correcta posición de la muestra en altura si no se aprecian de forma correcta los bordes de los velos mitrales por la coincidencia del color, y acercarse o alejarse del lugar de medida produce variaciones en las velocidades de las onda de

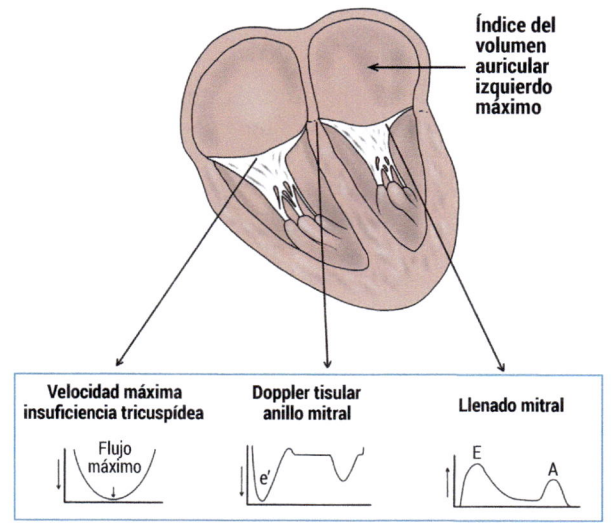

Parámetro	Valor de corte
• Velocidad máxima de la insuficiencia tricuspídea	• > 2,8 m/s
• E/e'	• > 14
• Índice de volumen máximo de aurícula izquierda	• > 34 mL/m²

Figura 10-4. Parámetros más habituales en la valoración de la función diastólica del ventrículo izquierdo.

llenado, aspecto fundamental en la valoración de la diástole ventricular, por lo que se debe ser riguroso en este aspecto. Si, aun así, se prefiere utilizar el color como referencia, se pueden utilizar imágenes de comparación en tiempo real, en las que se pueda ver en pantalla la imagen con color y sin color. Mediante este método sencillo se obtiene un patrón de llenado compuesto, en general, de dos ondas positivas, las cuales deben tener un aspecto de flujo laminar (señal espectral con borde bien definido, lo que indica la igualdad de velocidad en los eritrocitos, y un interior con ausencia de señal) para que su cálculo sea válido:

- **Onda E**: onda de llenado rápido (aparece después de la onda T del electrocardiograma), indica la primera fase de llenado ventricular. Se debe medir su velocidad máxima en el borde externo del espectro que describa. Posteriormente, se medirá el **tiempo de desaceleración de la onda E**, que es el intervalo de tiempo que transcurre entre la máxima velocidad de la onda E hasta la línea base, discurriendo por su pendiente descendente de desaceleración. La velocidad de la onda E tiene una relación directa con las diferencias de presiones auriculoventriculares al inicio de la diástole. Por tanto, ondas E de baja velocidad ($\leq 0,5$ m/s) indican bajo gradiente de presión y presiones de llenado diastólico normal, y a mayor velocidad de la onda E, mayor elevación en presiones de llenado, aspecto que se cumple en pacientes con disfunción sistólica del VI o presencia de miocardiopatías, independientemente de la fracción de eyección. Por otro lado, el tiempo de desaceleración de la onda E es un marcador de la distensibilidad ventricular, por lo que, a menor valor, mayores presiones de llenado. Un valor < 150 ms indica elevación en presiones de llenado, lo que indica que, a mayores presiones de llenado, la onda E aumenta su velocidad y acorta su duración.

- **Onda A**: onda de sístole auricular que aparece después de la onda P en el electrocardiograma e indica la última fase del llenado ventricular. Se debe medir su velocidad máxima en el borde externo del espectro que describe. Se correlaciona directamente con la compliancia ventricular: a menor velocidad (al contrario que ocurre con la onda E, pues al final de la diástole las presiones de llenado altas del VI repercuten en un peor vaciado auricular) o duración, menor compliancia y mayores presiones de llenado.

- **Cociente E/A**: a partir de las mediciones previas, se obtendrá una relación entre ellas mediante un cociente de ambas velocidades. Esta relación nos permite diferenciar patrones de llenado ventricular con distintos grados de elevación en las presiones de llenado.

> ! Se describen cuatro patrones, de menor a mayor afectación, en la función diastólica:
> - **Patrón normal**: relación E/A > 0,8 sin otros datos de disfunción diastólica o $V_{máx}$ de onda E < 50 cm/s.
> - **Patrón de alteración en la relajación (grado I)**: relación E/A ≤ 0,8.
> - **Patrón seudonormal (grado II)**: relación E/A > 0,8 y ≤ 2, con otros datos de disfunción diastólica.
> - **Patrón restrictivo (grado III)**: relación E/A > 2. Indica el mayor grado de disfunción diastólica.

Una relación ≤ a 0,8 con onda E ≤ a 50 cm/s asegura que el ventrículo izquierdo funciona bajo condiciones normales de presiones de llenado. Si esta relación ocurre con velocidades de onda E de > 50 cm/s, se necesitan otros parámetros para establecer las condiciones de llenado del VI. Una relación > 2, junto con otros parámetros de disfunción, indican, de forma segura, elevaciones en las presiones ventricular y auricular. Personas jóvenes con corazones normales y muy elásticos, con una relajación eficaz y rápida en la fase de llenado precoz, presentan una gran fuerza de recuperación, generando una presión negativa ventricular en diástole temprana, por lo que pueden presentar un patrón de llenado con cociente E/A > 2; sin embargo, presentan presiones de llenado normales, pues carecen de otros parámetros de disfunción. Este fenó-

meno se explica por un aumento de gradiente de presión por presión negativa ventricular, dada su buena capacidad de succión en diástole temprana, mientras que, en una relación E/A > 2 patológica, el aumento de gradiente de presión se explican por un aumento de presiones auriculares en este mismo período.

- **Tiempo de relajación isovolumétrica**: en este caso, se debe mover levemente el volumen de muestra Doppler pulsado hacia el tracto de salida del VI, para poder coger en la señal espectral el flujo sistólico y las ondas de llenado ventricular; de esta manera, se puede medir el intervalo de tiempo desde el final de la onda de eyección hasta el inicio de la onda de llenado rápido (onda E).

- **Onda diastásica, onda L**: la presencia de una onda positiva en la fase diastólica de diástasis se ha mostrado como un indicador de elevación de las presiones de llenado del VI, con riesgo de desarrollo de descompensación congestiva e ingreso hospitalario. Es más evidente en bajas frecuencias cardíacas con mayor separación de las principales ondas de llenado diastólico mitral. No obstante, no es un parámetro exclusivo de disfunción diastólica, y la presencia de una onda L < 20 cm/s en corazones normales (sobre todo adaptados a la práctica deportiva), puede acontecer en condiciones de llenado normales.

Los parámetros de Doppler de llenado mitral son muy sensibles a las variaciones de volúmenes ventriculares y son dependientes de la edad, pues, a mayor edad, menor valor, y, en paciente con enfermedad coronaria o miocardiopatía hipertrófica con FEVI conservada no se correlacionan con las presiones de llenado del VI. En situaciones de taquicardia, alteraciones en la conducción auriculoventricular o estimulación por marcapasos, las ondas E y A pueden estar fusionadas y no ser posible su medida o cociente (**Fig. 10-5**).

Doppler tisular del anillo mitral

Mediante el Doppler tisular en el anillo mitral, se determinan las ondas de velocidades en la incursión longitudinal del anillo mitral, el cual presenta una incursión hacia la punta en sístole y dos incursiones hacia la base en diástole, siendo la incursión diastólica inicial la que se analizará para determinar las presiones de llenado ventriculares. Es un parámetro de fácil adquisición y menos dependiente de las condiciones de carga.

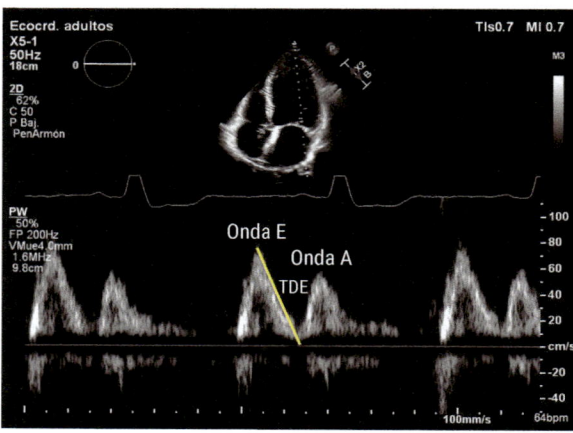
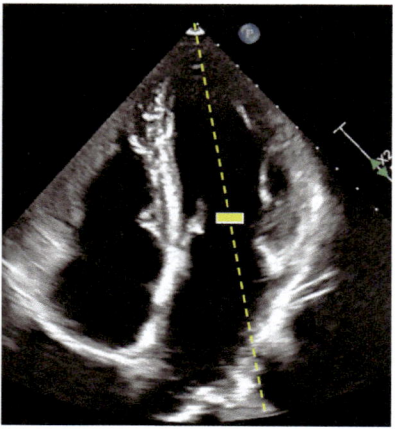

Figura 10-5. Registro Doppler pulsado de llenado mitral. TDE: tiempo de desaceleración de la onda E.

Al contrario de lo que ocurre con la onda E, a mayor velocidad, mejores condiciones de llenado ventricular. Como limitaciones, carece de valor en situaciones que modifican la movilidad correcta del anillo mitral dependiente de presiones de llenado, como anillos valvulares muy calcificados por afectación degenerativa, bloqueo completo de la rama izquierda del haz de His, ventrículos estimulados por marcapasos, situaciones de valvulopatía mitral significativa o implante de prótesis/anillos valvulares mitrales o aórticos (por su estrecha relación con el anillo mitral medial). Para su adquisición, se colocará el volumen de muestra Doppler, con el Doppler tisular activado, en los lugares se insertan los velos mitrales posterior (anillo lateral) y anterior (anillo medial o septal). Una vez obtenida la señal, en ocasiones se debe bajar la ganancia del registro, pues las señales Doppler tisular presentan una mayor magnitud de ganancia basal que el Doppler de flujo, y así obtener una señal nítida que permita una adecuada valoración. Mediante Doppler tisular se obtendrán los siguientes parámetros para determinar la función diastólica del VI:

- **Onda e'**: onda negativa de la fase de llenado rápido. Es uno de los parámetros más importantes en la determinación de las presiones de llenado. Se medirá su velocidad máxima en el borde externo de la señal espectral. Es un marcador de relajación de las fibras ventriculares. Se obtendrán las velocidades máximas de incursión longitudinal en los anillos mitrales medial y lateral.
- **Cociente E/e' de anillos medial y lateral**: promedio de los cocientes obtenidos entre la $V_{máx}$ de la onda E en Doppler mitral y las ondas e' lateral y medial. Si bien los valores absolutos de e' lateral y medial disminuyen con la edad, la relación E/e' es menos dependiente de este fenómeno.

 Un valor promedio del cociente E/e' > 14 es muy improbable en individuos sanos, independientemente de su edad, por lo que es un marcador muy específico de elevación en presiones de llenado. Valores < 8 indican presiones de llenado normales. Valores intermedios necesitan de otros parámetros de confirmación (**Fig. 10-6** y **Fig. 10-7**).

💡 De todos los parámetros de valoración de la función diastólica, el cociente E/e', por sí solo, es el que mejor relación directa tiene con la medida invasiva de las presiones de llenado. Su determinación es obligada en toda valoración de función diastólica, en general.

Valoración volumétrica de la aurícula izquierda

Como se ha comentado antes, la valoración de la función diastólica ventricular implica integrar aspectos de registros Doppler con datos anatómicos.

La valoración del volumen de la aurícula izquierda es el único parámetro anatómico actual validado para la determinación de las presiones de llenado del VI, y uno de los que más valor tiene, pues presenta importantes implicaciones pronósticas demostradas. Nos muestra el efecto acumulativo de la elevación de las presiones de llenado del VI a lo largo del tiempo, pues la aurícula se dilata, como mecanismo adaptativo, para evitar el aumento de presiones en circulación pulmonar que den lugar a la fase sintomática de la enfermedad.

Para el cálculo del volumen auricular, se utilizarán métodos biplanos en focos apicales (cuatro cámaras y dos cámaras)

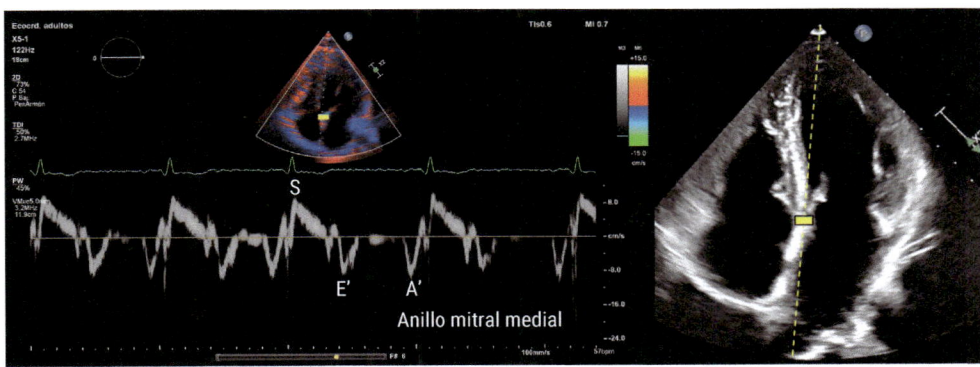

Figura 10-6. Registro Doppler tisular en anillo mitral medial.

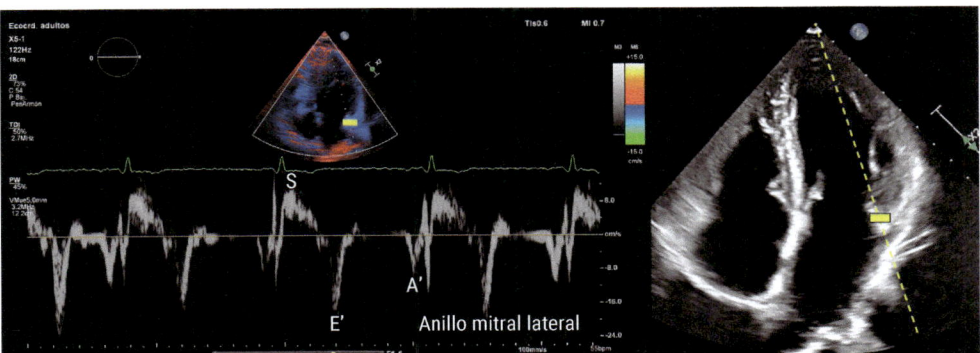

Figura 10-7. Registro Doppler tisular en anillo mitral lateral.

y en el momento de mayor llenado auricular (telesístole). Para determinar el volumen máximo de la aurícula izquierda, se pueden utilizar los métodos de Simpson, longitud-área o volumétrica tridimensional. En este aspecto, se debe tener la precaución de no incluir parte del ventrículo (morfología en silla de montar del anillo mitral), las venas pulmonares o la orejuela izquierda.

> ❗ Este volumen debe ser indexado por superficie corporal siempre, por lo que es importante pesar y medir a los pacientes antes de comenzar el estudio ecocardiográfico. Un índice de volumen de aurícula izquierda de >34 mL/m² indica que las presiones de llenado se encuentran elevadas a largo plazo.

Se debe tener precaución en su interpretación en situaciones que dilatan la aurícula de forma independiente a la influencia de las presiones de llenado, como es el caso de las taquiarritmias auriculares o las situaciones de alto gasto cardíaco (**Fig. 10-8**).

Valoración de la velocidad máxima de la insuficiencia tricuspídea

Las presiones elevadas en las cámaras izquierdas se transmiten a la circulación pulmonar y esta, a su vez, a las cámaras derechas, por lo que se puede utilizar la insuficiencia tricuspídea como parámetro subrogado de las presiones de llenado izquierdas. En este caso, se utilizará Doppler continuo, pues nos interesa la velocidad máxima. Si bien se ha comentado que, en la valoración de la función diastólica del ventrículo izquierdo, se trabajará en ventana apical, en el caso de la valoración de las velocidades de la insuficiencia tricuspídea, se utilizará aquella ventana transtorácica que permita una correcta visualización y alineación de la muestra Doppler en la dirección del flujo de regurgitación, y así evitar infravalorarlo. Se medirá la máxima velocidad de la señal espectral.

> ❗ Una velocidad máxima de >2,8 m/s confirma la elevación de presiones de llenado, junto con otros parámetros.

Los pacientes con hipertensión arterial pulmonar presentan velocidades elevadas del chorro de insuficiencia tri-

cuspídea, por la influencia de las presiones elevadas en la circulación pulmonar en sístole, por lo que se deben valorar las cámaras derechas e izquierdas de forma minuciosa para dar valor a este parámetro como indicador de las presiones de llenado del VI (**Fig. 10-9**).

OTROS PARÁMETROS ADICIONALES DE LA VALORACIÓN DE LA FUNCIÓN DIASTÓLICA DEL VENTRÍCULO IZQUIERDO

Si bien los algoritmos de los diagnósticos de disfunción diastólica se basan en los hallazgos del Doppler de llenado mitral, Doppler tisular de anillo mitral, volumen máximo de aurícula izquierda (AI) y velocidad de insuficiencia tricuspídea, puede que, a pesar de ello, se tenga una valoración indeterminada de la función diastólica. Además, existen determinadas cardiopatías (como la miocardiopatía hipertrófica) o condiciones de llenado ventricular especiales en las que no existe buena correlación entre las presiones de llenado ventriculares y las características de las ondas Doppler o volúmenes auriculares. También, algunas situaciones con alteraciones del ritmo, como la fibrilación auricular, en la que la irregularidad de ciclos, altas frecuencias con diástoles acortadas y la necesidad de determinar distintos parámetros de forma no simultánea y relacionarlos entre ellos, hacen que la utilidad los algoritmos explicados en estos supuestos sea cuestionable.

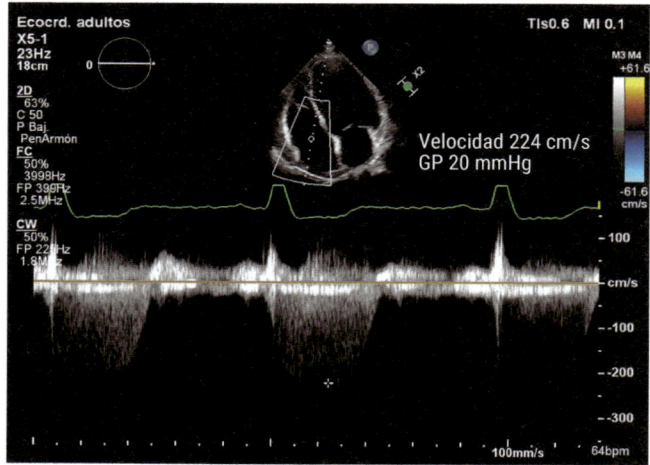

Figura 10-9. Registro Doppler continuo de insuficiencia tricuspídea.

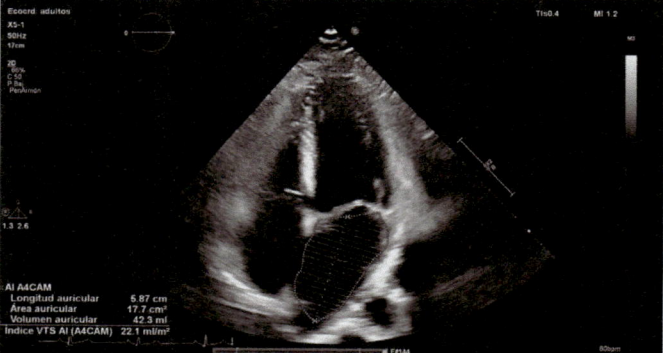
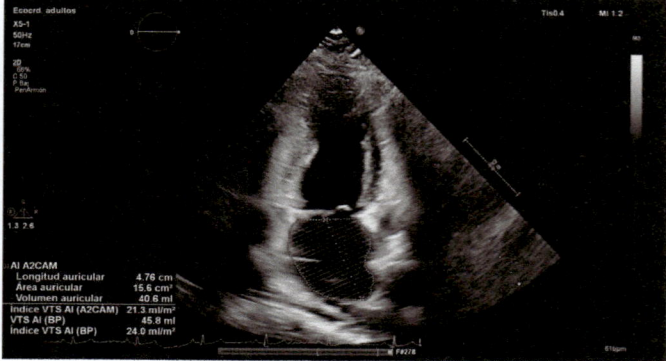

Figura 10-8. Valoración del volumen máximo (telesistólico) de la aurícula izquierda por el método de Simpson biplano.

Existen otros parámetros de medida del llenado ventricular, no introducidos en los algoritmos de medidas de las directrices actuales, que pueden permitir apoyar o descartar el diagnóstico de disfunción diastólica, o que pueden reflejar mejor las condiciones de llenado del ventrículo izquierdo en determinadas patologías.

Doppler del llenado de venas pulmonares

Desde un plano apical de cuatro cámaras, usaremos la señal Doppler color para localizar el drenaje de las venas pulmonares. Se puede utilizar la vena pulmonar superior izquierda o derecha, seleccionando la que mejor se vea y presente una dirección de flujo paralela al volumen de muestra de Doppler pulsado, el cual se colocará a 2 mm desde la desembocadura en la aurícula izquierda. Las ondas de llenado de las venas pulmonares y sus relaciones presentan gran especificidad para el diagnóstico de elevación de las presiones de llenado. Como limitaciones a destacar, presenta cierta dificultad para la correcta colocación de la sonda Doppler en la vena pulmonar que corresponda. Se obtendrá, de esta manera, un registro de tres ondas:

- **Onda S**: onda de sístole ventricular. Indica la fase de llenado auricular en la sístole ventricular, como resultado del desplazamiento apical del anillo mitral, produciendo un fenómeno de succión auricular. Se calculará su $V_{máx}$ en el borde externo de su señal espectral. A mayores presiones de llenado, menor velocidad de la onda S.
- **Onda D**: onda de diástole ventricular. Indica la fase de llenado rápido ventricular con la apertura de válvula mitral. En este caso, el fenómeno de succión procede del ventrículo izquierdo, pues la válvula mitral está abierta. Calcularemos su $V_{máx}$ en el borde externo de su señal espectral. A mayores presiones de llenado, mayor velocidad de la onda D.
- **Relación S/D**: cociente entre velocidades máximas de la onda S y la onda D. A mayores presiones de llenado, menor es este cociente. Cociente S/D < 1 es compatible con elevación en las presiones de llenado.
- **Onda A reversa (Ar)**: indica la fase tardía de llenado, de sístole auricular, consistente en una onda de dirección opuesta a las ondas S y D, con dirección hacia la circulación pulmonar, por el aumento activo de las presiones auriculares debido a la activación de su pared y a la ausencia de válvula, lo que hace posible la presencia de un flujo reverso. En este caso, se recogerá su duración para compararla con la onda A del llenado mitral. Una diferencia de tiempo entre Ar y la onda A del llenado mitral > 30 ms, a favor de la Ar, es compatible con elevación en las presiones de llenado y sugiere una reducida distensibilidad ventricular (**Fig. 10-10**).

Respuesta del registro Doppler del llenado mitral con maniobra de Valsalva

De esta manera, mediante la maniobra de Valsalva se baja el llenado ventricular izquierdo por el aumento de las presiones intratorácicas. Este menor llenado produce variaciones en las ondas Doppler del llenado mitral, lo que nos permite diferenciar patrones de llenados normales (se mantiene un cociente E/A > 1, a pesar de bajar las velocidades de ambas) o seudonormales (se invierte el cociente con E/A < 1, obteniendo un patrón de alteración en la relajación). Se considera una adecuada maniobra de Valsalva aquella que consigue bajar, al menos, 20 cm/s la $V_{máx}$ de la onda E.

Velocidad de propagación del flujo de llenado mitral en modo M

En ventana apical, en un plano de cuatro cámaras, se realiza registro Doppler pulsado color del llenado ventricular. Se coloca la línea de registro del modo M en el centro de la columna de color y se baja el límite Nyquist del flujo anterógrado, para conseguir una columna central de color azul. Se obtendrá, de esta manera, una imagen de la propagación del Doppler color en el tiempo. Así, se podrá determinar la pendiente de propagación desde la primera señal de *aliasing* en el comienzo de la diástole. Esta pendiente se mide trazando una línea desde el plano del anillo mitral hasta 4 cm hacia el ventrículo izquierdo. La pendiente, que indica la velocidad de propagación, se expresa en cm/s. Este parámetro presenta limitaciones metodológicas que lo hacen escasamente reproducible y está expuesto a muchas fuentes de error, por lo que en la actualidad su uso rutinario tiene una recomendación marginal en la valoración de la función diastólica (**Fig. 10-11**).

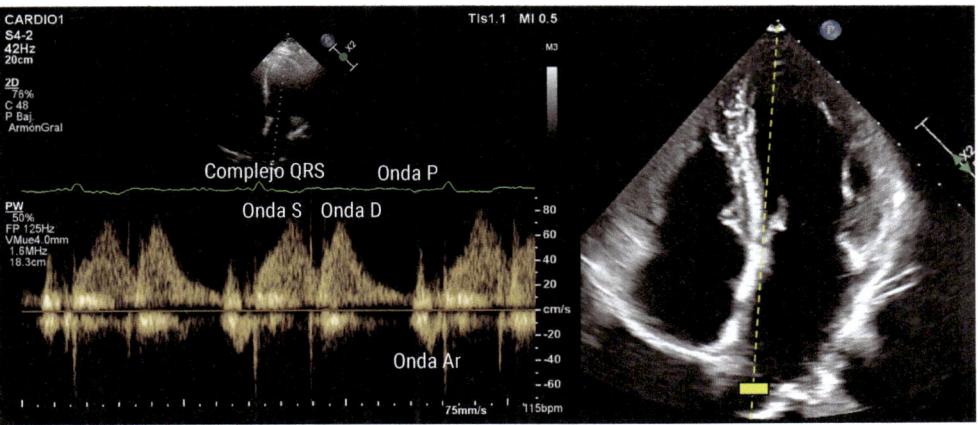

Figura 10-10. Registro Doppler pulsado de llenado de venas pulmonares.

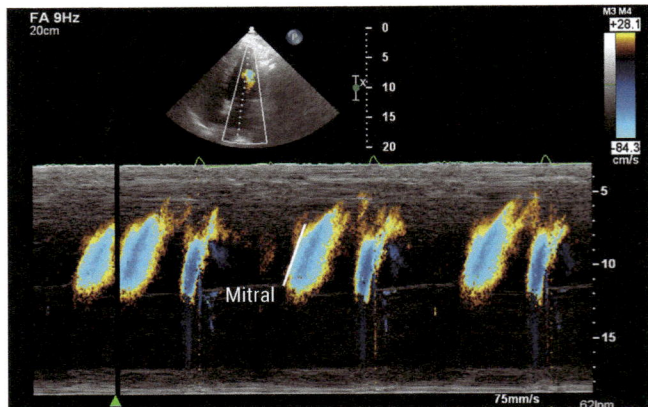

Figura 10-11. Registro en modo M del llenado mitral. Valoración de la velocidad de propagación del flujo de llenado mitral.

Strain auricular en la valoración de la función diastólica del ventrículo izquierdo

Si bien se ha comentado que un volumen telesistólico de la aurícula izquierda elevado (> 34 mL/m^2) presenta una fuerte correlación con presiones de llenado ventriculares elevadas, este parámetro indica un largo tiempo de evolución y presenta limitaciones a la hora de detectar elevaciones precoces de las presiones de llenado ventriculares, por lo que es un marcador poco sensible. Al igual que ocurre con la fracción de eyección, las técnicas de deformación (*strain*) aplicadas a la pared auricular han demostrado ser marcadores más precoces de disfunción diastólica del VI que el volumen auricular máximo. La evaluación funcional de la aurícula izquierda mediante el *strain* medido en fase de reservorio, ha demostrado tener mayor correlación con presiones de llenado del VI elevadas, comparado con el volumen telesistólico de la aurícula izquierda. Esta relación es indirecta, a menor *strain* de reservorio auricular, mayores presiones de llenado del VI, siendo los valores < 19-23 % anormalmente bajos. Su mayor sensibilidad ha permitido detectar elevaciones de presiones de llenado ventriculares, aun con volúmenes máximos de aurícula izquierda normales. La valoración del *strain* auricular es un parámetro fácil y reproducible, con curvas de aprendizaje cortas, y no es de extrañar que se incluya en los algoritmos de valoración de la función diastólica del VI en el futuro, cuando

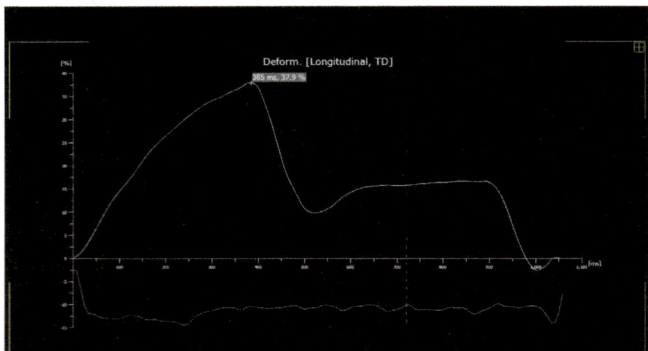

Figura 10-12. Valoración del *strain* longitudinal auricular en fase de reservorio.

se consiga vencer la heterogeneidad en la valoración de los parámetros de deformación por los distintos desarrolladores (▶**Vídeo 10-3** y **Fig. 10-12**).

Strain longitudinal global (SLG) del ventrículo izquierdo

Como se ha comentado en el apartado de valoración de la función sistólica del ventrículo izquierdo, si bien el *strain* longitudinal global es un parámetro de la función sistólica, se encuentra alterado en un porcentaje de pacientes con insuficiencia cardíaca y fracción de eyección conservada, y, por tanto, con disfunción diastólica, por lo que su uso está recomendado como marcador de la disfunción diastólica del ventrículo izquierdo.

ECOCARDIOGRAFÍA DE EJERCICIO EN LA VALORACIÓN DE LA FUNCIÓN DIASTÓLICA DEL VENTRÍCULO IZQUIERDO

A veces nos encontramos con casos de pacientes que presentan sintomatología con esfuerzos, pero presentan unas condiciones de llenado normales en ecocardiograma de reposo. Esto ocurre porque este ecocardiograma presenta una menor sensibilidad que el eco de ejercicio, sobre todo en estadios precoces del daño diastólico. La valoración del cociente E/e′ o la determinación de la V$_{máx}$ de la insuficiencia tricuspídea, durante el ecocardiograma de ejercicio, se han correlacionado de forma firme con la elevación de presiones de llenado, probadas de forma invasiva. Recientes estudios han mostrado que añadir la determinación del E/e′ y V$_{máx}$ de la insuficiencia tricuspídea, durante el ecocardiograma de ejercicio, al estudio basal estándar en reposo, aumenta la sensibilidad diagnóstica de la insuficiencia cardíaca con FEVI preservada, incluso en pacientes que presentan una valoración de presión de llenado ventricular izquierdo normal en reposo.

VALORACIÓN ECOCARDIOGRÁFICA INTEGRADA DE LA FUNCIÓN DIASTÓLICA DEL VENTRÍCULO IZQUIERDO

Una vez obtenidos los valores de Doppler mitral, Doppler tisular de anillo mitral, volumen telediastólico de aurícula izquierda y velocidad máxima de la insuficiencia tricuspídea, se puede realizar, de forma sencilla y según las directrices actuales, la valoración por ecocardiografía de la función diastólica.

Hay que tener en cuenta que se utilizarán dos algoritmos diagnósticos según se esté ante corazones normales con fracción de eyección conservada, o ante corazones con cardiopatía sospechada o fracción de eyección deprimida.

VALORACIÓN DE LA FUNCIÓN DIASTÓLICA DEL VENTRÍCULO IZQUIERDO CON FRACCIÓN DE EYECCIÓN CONSERVADA SIN SOSPECHA DE MIOCARDIOPATÍA

En esta situación, menos estudiada y validada, se realizará la valoración de la función diastólica mediante la integración de los parámetros que se enumeran a continuación:

! • Doppler mitral: $V_{máx}$ de onda E.
  • Doppler tisular anillo mitral: $V_{máx}$ de E/e' lateral, $V_{máx}$ E/e' medial.
  • Volumen indexado telesistólico de aurícula izquierda.
  • Doppler continuo de insuficiencia tricuspídea: presencia y $V_{máx}$ de la insuficiencia tricuspídea.

Si, tras aplicar el algoritmo diagnóstico, no se tiene clara la situación de la función diastólica, se utilizarán otros parámetros de valoración, como la diferencia de tiempos entre Ar-A mitral o el ecocardiograma de ejercicio de valoración de la función diastólica.

VALORACIÓN DE LA FUNCIÓN DIASTÓLICA DEL VENTRÍCULO IZQUIERDO CON FRACCIÓN DE EYECCIÓN DEPRIMIDA Y MIOCARDIOPATÍAS CON FRACCION DE EYECCIÓN DEL VENTRÍCULO IZQUIERDO CONSERVADA

En este caso, se considera que pacientes con miocardiopatías o fracción de eyección del VI deprimida presentan, por definición, una relajación alterada. Es el algoritmo que más se empleará en la práctica clínica diaria, pues se ha realizado a partir de las conclusiones obtenidas en la valoración de las ondas de llenado en población de pacientes cardiópatas.

Si, tras aplicar dicho algoritmo, no se obtienen conclusiones definitivas sobre la situación de la función diastólica (resulta indeterminada), se pueden emplear métodos adicionales como el *strain* auricular en fase de reservorio, o el registro Doppler de venas pulmonares (cociente S/D) y su relación con las ondas de llenado mitral (diferencia de tiempos AR-A), cuyos valores patológicos han demostrado asociarse a presiones de llenado ventriculares elevadas en pacientes con FEVI deprimida. También se puede acudir al ecocardiograma de ejercicio para afinar más el diagnóstico.

! Mediante la valoración del cociente E/A y $V_{máx}$ de la onda E, se establecerán tres grados de disfunción diastólica, desde el grado 1 ($V_{máx}$ onda E < 50 cm/s y E/A < 0,8), en el que las presiones de llenado son normales, hasta el grado 3 (cociente E/A > 2), que expresa el mayor grado de disfunción diastólica o llenado de tipo restrictivo. Los valores intermedios del cociente E/A requieren el uso de otros parámetros para determinar la situación de las presiones de llenado del VI.
Los parámetros claves a determinar en este caso son:
  • Doppler mitral: $V_{máx}$ de onda E, $V_{máx}$ de onda A, cociente E/A.
  • Doppler tisular del anillo mitral: $V_{máx}$ de e' lateral, $V_{máx}$ e' medial, relación E/e' promedio.
  • Volumen indexado telesistólico de aurícula izquierda.
  • Doppler continuo de la insuficiencia tricúspide: presencia y $V_{máx}$ de la insuficiencia tricuspídea.

Este algoritmo fue testado en un estudio de 450 pacientes, mediante obtención de medidas invasivas de presiones de llenado, demostrando una eficacia diagnóstica (área bajo la curva [*receiver operating characteristic*, ROC]) del 87 %.

Existen determinadas circunstancias en las que el presente algoritmo no puede ser aplicado, por lo que se emplearán parámetros alternativos en la valoración de las presiones de llenado del ventrículo izquierdo (**Fig. 10-13** y **Fig. 10-14**).

VALORACIÓN DE LA FUNCIÓN DIASTÓLICA DEL VENTRÍCULO IZQUIERDO EN SITUACIONES ESPECIALES

Existen determinadas patologías cardíacas, situaciones hemodinámicas especiales (alteraciones en el ritmo cardíaco) o disfunciones inherentes al aparato valvular mitral que, por su naturaleza e interferencia en el comportamiento normal de los distintos parámetros de medida de la función diastólica, invalidan los algoritmos diagnósticos, por lo que se debe acudir a otro tipo

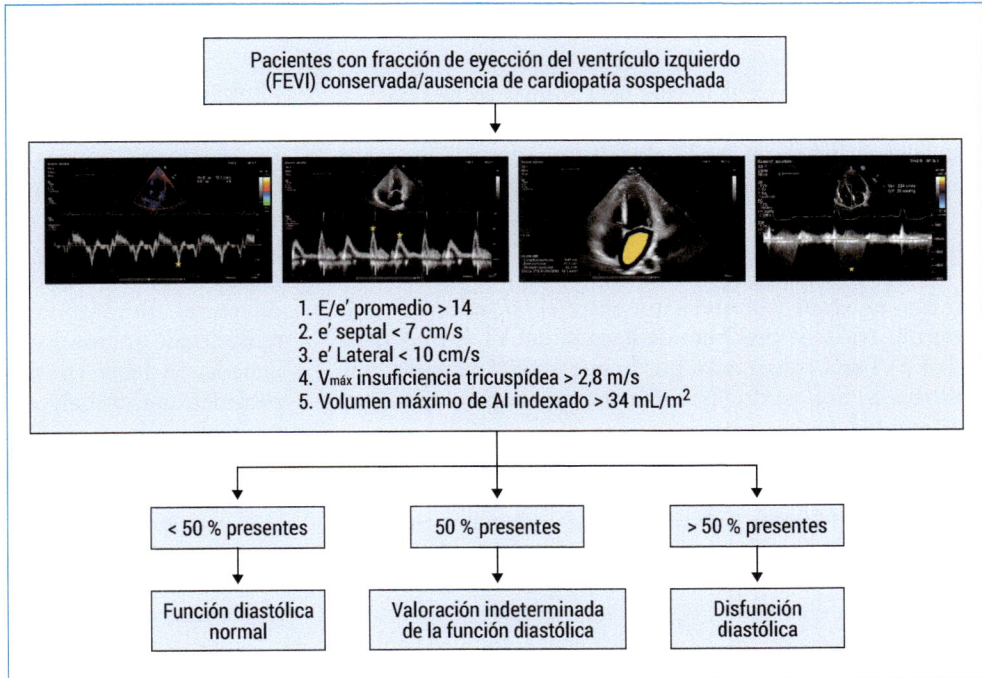

Figura 10-13. Valoración de la función diastólica del VI en pacientes con FEVI conservada y sin sospecha de cardiopatía.
AI: aurícula izquierda; VI: ventrículo izquierdo.

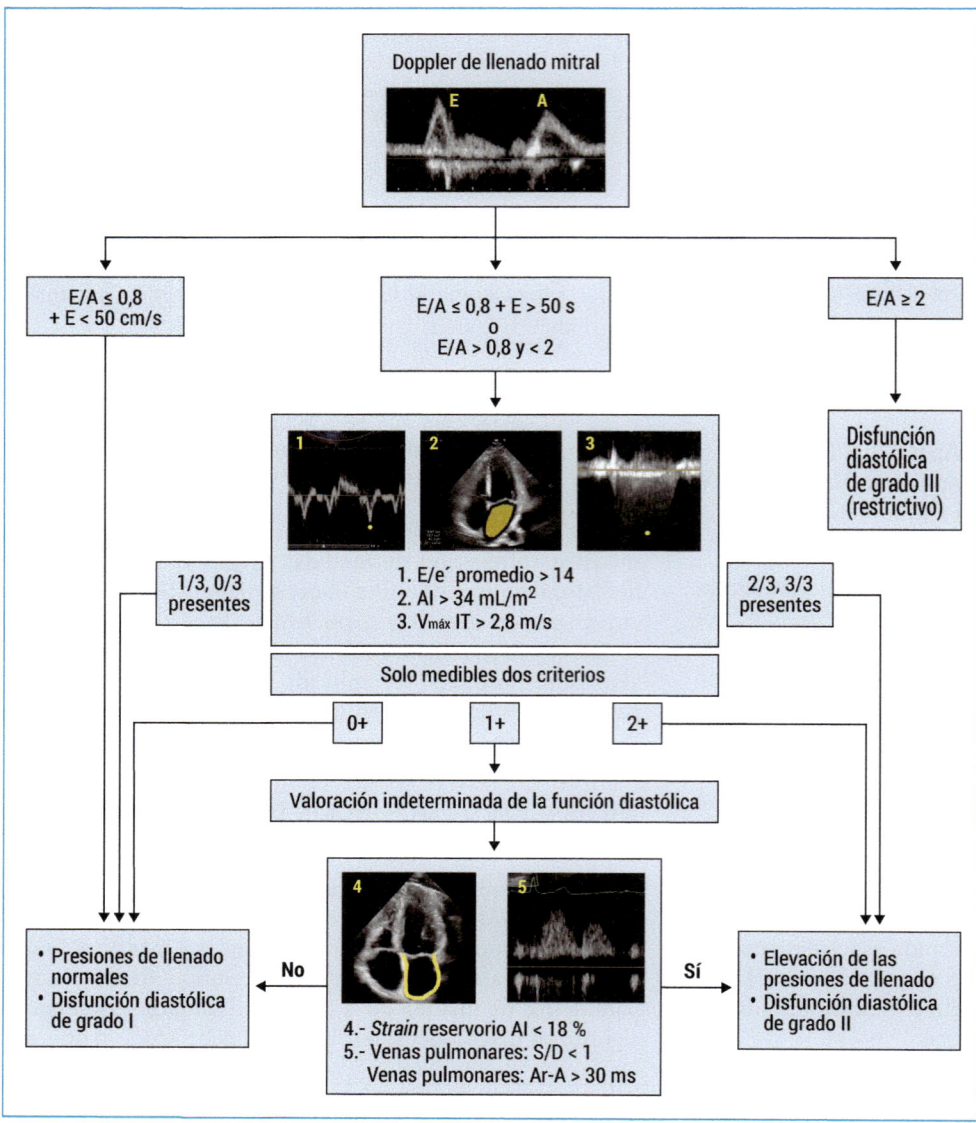

Figura 10-14. Valoración de la función diastólica del VI en pacientes con FEVI deprimida, o FEVI preservada con sospecha de cardiopatía. «Este algoritmo no puede ser aplicado en pacientes con corazón normal, fibrilación auricular, terapia de resincronización cardíaca, estimulación por marcapasos, bloqueo completo de la rama izquierda del haz de His, miocardiopatía hipertrófica, patología valvular mitral con insuficiencia/estenosis significativas, prótesis valvular/reparación mitral, calcificación degenerativa significativa del anillo mitral, situaciones de alto gasto cardíaco o dispositivos de asistencia ventricular».
AI: aurícula izquierda; Ar-A: duración onda A reversa menos duración de onda A de llenado mitral; E/A: cociente onda E/onda A; IT: insuficiencia tricuspídea; S/D: relación onda sistólica/onda diastólica de venas pulmonares; $V_{máx}$: velocidad máxima.

de parámetros menos habituales para estimar las presiones de llenado ventricular. A continuación, se enumeran una serie de patologías y situaciones con la relación de parámetros que se han asociado a presiones ventriculares de llenado elevadas.

Miocardiopatía hipertrófica

En esta entidad, la correlación entre el cociente E/A y la determinación de presiones de llenado del VI es muy débil si la FEVI está conservada, por lo que no está aconsejada su valoración. Son parámetros anormalmente patológicos, en esta entidad, los siguientes:

- **Doppler tisular**: E/e' > 14.
- **Doppler de venas pulmonares**: Ar-A duración > 30 ms.
- **Doppler de insuficiencia tricuspídea**: $V_{máx}$ > 2,8 m/s.
- **Volumen telesistólico de aurícula izquierda**: > 34 mL/m².

En la fracción de eyección deprimida, sí se puede aplicar el algoritmo de valoración.

Fibrilación auricular

La ausencia de onda auricular imposibilita realizar el cociente E/A. Los tiempos de diástole son irregulares, con velocidades de ondas de llenado precoz variables latido a latido. Se añade que, para establecer la relación E/e', esta se realiza a partir de latidos irregulares con ciclos de llenado diferentes. También la aurícula izquierda está dilatada por remodelado anatómico y no por elevación en presiones de llenado. Se deben considerar, en esta entidad, los siguientes parámetros anormales como signos de elevación en presiones de llenado:

- **Doppler de flujo mitral**:
  - Tiempo de relajación isovolumétrica < 65 ms.
  - Tiempo de desaceleración de onda E < 160 ms en pacientes con FEVI baja.
  - Una escasa variabilidad de las ondas de llenado mitral, con la variación de los tiempos de diástole, indica elevación en las presiones de llenado.

- **Doppler de venas pulmonares**: tiempo de desaceleración de la onda diastólica (D) en venas pulmonares < 220 ms.
- **Doppler tisular**: E/e' medial ≥ 11 .

Bloqueo completo de rama izquierda o latidos estimulados por marcapasos

- **Doppler tisular**: E/e' >14 presenta una débil correlación con las presiones de llenado, por lo que no se debe considerar.
- **Doppler de venas pulmonares**: Ar-A duración >30 ms.
- **Doppler de insuficiencia tricuspídea**: $V_{máx}$ >2,8 m/s.
- **Volumen telesistólico de aurícula izquierda**: >34 mL/m².

Taquicardia sinusal

Suele presentar una fusión de ondas de llenado, lo que hace indistinguible y difícil la cuantificación de su velocidad máxima y su cociente. En caso de latidos extrasistólicos con pausas compensadoras, se puede utilizar esta para determinar las velocidades de las ondas de llenado y su relación como marcador de las presiones de llenado.

- **Doppler de llenado mitral**: tiempo de relajación isovolumétrica (TRIV) < 70 ms, en pacientes con FEVI deprimida es muy específico.
- **Doppler de venas pulmonares**: cociente S/D ≤0,4.
- **Doppler tisular**: E/e' >14 alta especificidad, pero escasa sensibilidad.

Estenosis mitral

Invalida por completo el análisis de las ondas de llenado ventricular, ya que sus velocidades se encuentran influidas por un orificio de apertura estrecho con mayor velocidad de la que corresponde por las condiciones ventriculares de llenado aisladas. En este supuesto, se considerarán como parámetros anormales:

- **Doppler mitral**: TRIV < 60 ms (muy alta especificidad) o velocidad máxima de onda A >1,5 m/s.

- **Doppler de insuficiencia tricuspídea**: $V_{máx}$ > 2,8 m/s. Parámetro poco específico.

Insuficiencia mitral

Al igual que en la estenosis, la insuficiencia mitral hemodinámicamente significativa invalida la valoración de la función diastólica basándose en determinaciones de las ondas de llenado transmitral o Doppler tisular. En este supuesto, se considerarán como parámetros de función diastólica anormales:

- **Doppler de venas pulmonares**: duración Ar-A > 30 ms, presenta buena correlación con medidas invasivas.
- **Doppler mitral**: TRIV < 60 ms en pacientes con FEVI deprimida, presenta gran especificidad.
- **Doppler tisular**: E/e' > 14, solo si la FEVI está deprimida.

Calcificación moderada-grave del anillo mitral

Afecta, sobre todo, a los parámetros de Doppler tisular por una mala incursión longitudinal debido a la propia calificación. En este caso, se emplearán datos del Doppler de llenado mitral para establecer las presiones de llenado:

- **Doppler mitral**: cociente E/A > 1,8 asegura elevación en presiones de llenado. Un cociente entre 0,8 y 1,8, junto con un TRIV < 80 ms, indica disfunción diastólica.

Pacientes con hipertensión pulmonar

En este subgrupo de pacientes, a veces es difícil determinar si la hipertensión pulmonar es debida a patología vascular pulmonar o secundaria a la cardiopatía izquierda. Valores de cociente E/e' > 13 hacen probable una cardiopatía izquierda como responsable (o asociada) de hipertensión pulmonar, mientras que un cociente E/e' < 8, prácticamente la descarta.

 PUNTOS CLAVE

- La fracción de eyección del ventrículo izquierdo es un parámetro de medida de la función sistólica del ventrículo izquierdo de gran importancia pronóstica y terapéutica.
- Para la cuantificación de la fracción de eyección del ventrículo izquierdo se dispone de métodos bidimensionales y tridimensionales de medida, siendo los segundos los de mayor precisión y baja variabilidad. El método de Simpson es el método de elección en métodos bidimensionales.
- La valoración de la función diastólica del ventrículo izquierdo requiere de una valoración integral de diferentes parámetros anatómicos y relacionados con el llenado ventricular para establecer el estado de la relajación y las presiones de llenado ventriculares.
- El cociente E/e', cuando puede ser aplicado, es el parámetro más potente de valoración de las presiones de llenado del ventrículo izquierdo.

BIBLIOGRAFÍA

Andersen OS, Smiseth OA, Dokainish H, Abudiab MM, Schutt RC, Kumar A, et al. Estimating Left Ventricular Filling Pressure by Echocardiography. J Am Coll Cardiol. 2017 Apr 18;69(15):1937-48. doi: 10.1016/j.jacc.2017.01.058. PMID: 28408024.

Lang RM, Badano LP, Mor-Avi V, Afilalo J, Armstrong A, Ernande L, et al. Recommendations for cardiac chamber quantification by echocardiography in adults: an update from the American Society of Echocardiography and the European Association of Cardiovascular Imaging. Eur Heart J Cardiovasc

Imaging. 2015 Mar;16(3):233-70. doi: 10.1093/ehjci/jev014. Erratum in: Eur Heart J Cardiovasc Imaging. 2016 Apr;17(4):412. Erratum in: Eur Heart J Cardiovasc Imaging. 2016 Sep;17 (9):969. PMID: 25712077.

Marwick TH, Shah SJ, Thomas JD. Myocardial Strain in the Assessment of Patients With Heart Failure: A Review. JAMA Cardiol. 2019 Mar 1;4(3):287-94. doi: 10.1001/jamacardio.2019.0052. PMID: 30810702.

Nagueh SF, Smiseth OA, Appleton CP, Byrd BF 3rd, Dokainish H, Edvardsen T, et al. Houston, Texas; Oslo, Norway; Phoenix, Arizona; Nashville, Tennessee; Hamilton, Ontario, Canada; Uppsala, Sweden; Ghent and Liège, Belgium; Cleveland, Ohio; Novara, Italy; Rochester, Minnesota; Bucharest, Romania; and St. Louis, Missouri. Recommendations for the Evaluation of Left Ventricular Diastolic Function by Echocardiography: An Update from the American Society of Echocardiography and the European Association of Cardiovascular Imaging. Eur Heart J Cardiovasc Imaging. 2016 Dec;17(12):1321-1360. doi: 10.1093/ehjci/jew082. Epub 2016 Jul 15. PMID: 27422899.

Nagueh SF. Left Ventricular Diastolic Function: Understanding Pathophysiology, Diagnosis, and Prognosis With Echocardiography. JACC Cardiovasc Imaging. 2020 Jan;13 (1 Pt 2):228-44. doi: 10.1016/j.jcmg.2018.10.038. Epub 2019 Apr 12. PMID: 30982669.

Park JJ, Park JB, Park JH, Cho GY. Global Longitudinal Strain to Predict Mortality in Patients With Acute Heart Failure. J Am Coll Cardiol.

2018 May 8;71(18):1947-57. doi: 10.1016/j.jacc.2018.02.064. PMID: 29724346.

Pieske B, Tschöpe C, de Boer RA, Fraser AG, Anker SD, Donal E, et al. How to diagnose heart failure with preserved ejection fraction: the HFA–PEFF diagnostic algorithm: a consensus recommendation from the Heart Failure Association (HFA) of the European Society of Cardiology (ESC). Eur Heart J. 2019;40(40):3297-317. doi: 10.1093/eurheartj/ehz64.

Shimada YJ, Shiota T. A meta-analysis and investigation for the source of bias of left ventricular volumes and function by three-dimensional echocardiography in comparison with magnetic resonance imaging. Am J Cardiol. 2011 Jan;107(1):126-38. doi: 10.1016/j.amjcard.2010.08.058. PMID: 21146700.

Smiseth OA, Morris DA, Cardim N, Cikes M, Delgado V, Donal E, et al. Reviewers: This document was reviewed by members of the 2018–2020 EACVI Scientific Documents Committee. Multimodality imaging in patients with heart failure and preserved ejection fraction: an expert consensus document of the European Association of Cardiovascular Imaging. Eur Heart J Cardiovasc Imaging. 2022 Jan 24;23(2):e34-e61. doi: 10.1093/ehjci/jeab154. PMID: 34729586.

Welch TD, Ling LH, Espinosa RE, Anavekar NS, Wiste HJ, Lahr BD, et al. Echocardiographic diagnosis of constrictive pericarditis: Mayo Clinic criteria. Circ Cardiovasc Imaging. 2014;7(3):526-34. doi: 10.1161/CIRCIMAGING.113.001613. Epub 2014 Mar 14.

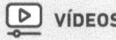 VÍDEOS

Ecocardiografía de estrés en el diagnóstico de enfermedad coronaria

11

D. Villagómez Villegas

OBJETIVOS

- Encuadrar la ecocardiografía de estrés (EE) dentro del arsenal de pruebas diagnósticas no invasivas para el estudio de la cardiopatía isquémica. Establecer sus indicaciones y contraindicaciones.
- Detallar, paso a paso, el procedimiento de la EE en sus distintos protocolos.
- Explicar los posibles resultados y cómo interpretarlos.

INTRODUCCIÓN. ISQUEMIA Y VIABILIDAD MIOCÁRDICA

El estudio de la cardiopatía isquémica, fuera del escenario del síndrome coronario agudo, se realiza en nuestro medio mediante varias técnicas diagnósticas, algunas invasivas y otras no invasivas (según si existe o no acceso físico al sistema vascular arterial). Se podrían agrupar, también, según la faceta de la isquemia a evaluar:

- **Faceta anatómica** (visualizar directamente las estenosis coronarias): tomografía computarizada cardíaca, coronariografía.
- **Faceta funcional** (visualizar la repercusión de la isquemia sobre el miocardio sometido a un estrés): a su vez, estas se pueden subdividir en técnicas según la modalidad de análisis de la isquemia:
  - Según su expresividad eléctrica, basada en cambios electrocardiográficos (ECG): ergometría en tapiz, cicloergometría.
  - Según la mayor o menor perfusión del miocardio a través de la microcirculación coronaria:
    - Técnicas de imagen cardíaca de detección de isquemia: administración intravenosa de agentes que son captados por el miocardio (con menor captación si hay isquemia) y, así, pueden ser detectados por diversas modalidades de imagen:
      - Radioisótopos: SPECT de perfusión miocárdica, PET de perfusión miocárdica.
      - Contraste paramagnético (gadolinio): resonancia magnética cardíaca (RMC) de estrés.
      - Ecopotenciadores: EE con estudio de perfusión.
  - Según la repercusión de la isquemia sobre la funcionalidad contráctil del miocardio isquémico: ecocardiograma de estrés (EE) de ejercicio o estrés farmacológico, el cual es el objeto del presente capítulo.

La EE es una técnica diagnóstica *no* invasiva, que valora la faceta funcional de la isquemia mediante su repercusión en la contractilidad del miocardio ventricular.

En condiciones normales, el estrés farmacológico o por ejercicio provoca, en el miocardio del ventrículo izquierdo, un incremento del engrosamiento sistólico de todos sus segmentos respecto al engrosamiento basal, de manera que el grosor de un segmento en el máximo estrés es > 50 % que en situación de reposo. Es la llamada «reserva contráctil». Ocurre, fundamentalmente, a expensas de la mitad interna o endocárdica de la pared. La reserva contráctil, a su vez, se ve precedida de una vasodilatación coronaria inducida por el aumento de demanda miocárdica de oxígeno, que se produce, sobre todo, en el lecho capilar y arteriolar coronario (arterias de resistencia), y, en menor medida, en las arterias principales (de conducción), efecto mediado, entre otros, por adenosina y óxido nítrico endógenos. Esta vasodilatación, denominada «reserva coronaria», aumenta el aporte de flujo sanguíneo al miocardio para que haga frente al aumento de demanda y mejore la contractilidad.

El miocardio irrigado por arterias estenóticas, en situación basal de baja demanda, puede tener una perfusión suficiente para su correcto funcionamiento y metabolismo, pero, ante situaciones de estrés, el flujo disponible es insuficiente, bien sea por aporte insuficiente o por demanda excesiva, apareciendo la **isquemia**. Las arteriolas y capilares (vasos de resistencia) tributarios de la arteria epicárdica (vaso de conducción) estenótica tienen mermada su reserva coronaria vasodilatadora por disfunción endotelial (resistencia endotelial a los vasodilatadores endógenos, reducción en la producción local de vasodilatadores endoteliales), con lo que no se consigue compensar el déficit de aporte de flujo. Los acontecimientos que ocurren posteriormente a la instauración de la isquemia se han descrito en la llamada «**cascada isquémica**»:

- En primer lugar aparecen alteraciones metabólicas en el miocardio isquémico (cambio de metabolismo aerobio a anaerobio, acumulando lactatos y otros productos metabólicos que producen acidosis celular), y posteriormente alteraciones funcionales, que se ponen de manifiesto, en primer lugar, por disfunción diastólica regional, y, más tarde, por deterioro de la reserva contráctil, es decir, de su capacidad de engrosamiento sistólico (hipocinesia).
- Más tarde, aparecerá alteración eléctrica (cambios isquémicos en el ECG, habitualmente descenso del segmento ST).
- Y, por último, la manifestación clínica, habitualmente angina clásica o equivalente anginoso (disnea, astenia intensa, presíncope, etc.).

> ❗ El EE es una técnica que es capaz de detectar estos tres últimos componentes, la pérdida de engrosamiento sistólico (llamada **hipocinesia**), los cambios ECG y la aparición de angina.

La hipocinesia ocurre «de dentro afuera», es decir, inicialmente aparece una pérdida de engrosamiento endocárdico (capa o *layer* miocárdica más sensible a la isquemia), y, si la isquemia es grave, pérdida total del engrosamiento. La excepción la constituyen los segmentos basales de la cara inferior y del tabique interventricular (IV). Estos segmentos ven reducida en todos los sujetos la reserva contráctil con estrés, debido a la tracción del tejido fibroso de los anillos mitroaórticos a la que están sometidos. Es importante diferenciar el engrosamiento sistólico del desplazamiento pasivo de un segmento: segmentos isquémicos que han perdido el engrosamiento sistólico normal pueden desplazarse hacia el interior de la cavidad por la tracción que le ejercen los segmentos colindantes.

La enfermedad coronaria crónica es la principal causa de isquemia miocárdica. Se puede manifestar de distintas maneras. Las tres variantes más frecuentes son:

1. La clásica, **estenosis aterosclerótica de las arterias epicárdicas** (o arterias de conducción).
2. La **angina microvascular** o estenosis de múltiples arteriolas o capilares coronarios (o arterias de resistencia) con vasos epicárdicos sanos. Es frecuente la asociación con disfunción endotelial de arteriolas coronarias.
3. La **angina vasoespástica**, en la que no hay estenosis significativas de arterias de conducción ni resistencia, pero sí espasmos ante determinados *triggers*, que según su extensión y duración pueden ocasionar un síndrome coronario agudo (SCA) o una angina vasoespástica (clásicamente denominada angina variante o angina de Prinzmetal).

La EE es una prueba con elevada fiabilidad diagnóstica en la 1ª variante, pero no así en la 2ª variante, donde son frecuentes los falsos negativos. Para la 3ª variante se diseñó un protocolo específico de EE, en el que usa la ergonovina como agente provocador de vasoespasmo.

Al igual que las otras técnicas mencionadas, la EE, para el estudio de la cardiopatía isquémica, es útil en tres escenarios clínicos diferentes: el estudio de dolor torácico tras descartar síndrome coronario agudo (SCA), en pacientes con disnea de esfuerzo, en la que se sospecha equivalente anginoso, y en la valoración de isquemia inducible y/o viabilidad, en pacientes con cardiopatía isquémica conocida.

1. En el estudio de pacientes con **dolor torácico**, como se recomienda en las guías de práctica clínica sobre la estratificación diagnóstica del dolor torácico, el EE (junto con las otras técnicas funcionales) es una técnica adecuada y útil cuando el paciente presenta una probabilidad antes de la prueba intermedia o intermedia-alta de enfermedad coronaria, en mayores de 65 años, y cuando se han obtenido resultados no concluyentes en pruebas anatómicas previas. Más concretamente, en el caso de pacientes con capacidad de ejercicio, el ECG de esfuerzo podría ser una prueba inicial, pero el EE de ejercicio sería la técnica más adecuada cuando se busca más sensibilidad y especificidad, siendo el EE farmacológico la prueba reservada a pacientes que no tienen adecuada capacidad motriz.
2. Estudio de pacientes con **disnea de esfuerzo**: pacientes adecuados para EE de ejercicio, en los cuales, además de poder analizar la presencia de isquemia miocárdica (la denominada angina silente o equivalente anginoso), se evalúa la presencia de otras causas de disnea, como la presencia de disfunción diastólica con ejercicio, hipertensión pulmonar y/o valvulopatías basalmente leves en las que se incrementa la gravedad con el esfuerzo.
3. Estudio de pacientes con **cardiopatía isquémica conocida**: en ellos, la prueba de EE pretende no solo detectar la presencia de isquemia inducible, sino además localizarla para estimar qué arteria coronaria está estenótica, y también para estratificar el pronóstico de los pacientes. Adicionalmente, en los pacientes con trastornos de la motilidad basales, permite valorar la presencia de **viabilidad miocárdica**, es decir, si hay segmentos afectos de isquemia en reposo, pero que conservan reserva contráctil ante bajos niveles de estrés, y, por lo tanto, son potencialmente recuperables si se restablece el adecuado flujo coronario.

En la mayoría de los laboratorios, el estudio de viabilidad se realiza mediante EE con dobutamina, con protocolo adaptado. Los escenarios posibles en la valoración de viabilidad son:

- **Ausencia de viabilidad**: segmentos necróticos o fibróticos, secundarios a infartos previos o miocardiopatías causantes de fibrosis (hipertrófica, dilatada no isquémica, posmiocardítica, etc.). Presentan hipoaquidiscinesia basal, no mejoran con estrés, y no tienen reserva contráctil.
- **Presencia de viabilidad**: se puede distinguir:
  - **Miocardio aturdido**: aquel sometido durante un corto período de tiempo a un daño isquémico intenso, pero transitorio (espasmos coronarios graves, infarto agudo de miocardio [IAM] con fibrinólisis eficaz y/o revascularización emergente precoz, etc.), tras el cual, el segmento afecto mantiene un comportamiento hipocinético

durante un período limitado (días o semanas habitualmente), pero conserva la integridad anatomofuncional de los miocardiocitos; en consecuencia, conserva reserva contráctil, y, por lo tanto, mejora su contractilidad con dosis/cargas bajas de estrés.

- **Miocardio hibernado**: segmentos normoperfundidos en reposo, pero sometidos a isquemia en situaciones de media o alta demanda (p. ej., ejercicio físico), siendo esta situación mantenida durante tiempo prolongado (p. ej., oclusiones coronarias con colaterales insuficientes, miocardiopatía dilatada por enfermedad multivaso, etc.). Su respuesta a esta situación de escasa perfusión crónica es que reducen su motilidad para consumir menos energía, pero conservan reserva contráctil. Al igual que el aturdido, presenta hipocinesia basal y mejora con dosis/cargas bajas de estrés. En ocasiones, se manifiesta un nuevo empeoramiento a dosis más altas de estrés, indicando que son segmentos sometidos a isquemia activa a alto nivel de estrés (respuesta bifásica), lo que confirma, aún con más contundencia, la necesidad de revascularización.

Es evidente que para distinguir entre ellos, es preciso conocer la anatomía coronaria y los eventos clínicos previos a la prueba.

Información pronóstica

Además del objetivo diagnóstico, el EE aporta una valiosísima información pronóstica. En casos positivos, las variables que indicarían mal pronóstico (eventos cardiovasculares mayores y mortalidad) son:

- **Variables cronológicas**: precocidad de aparición de trastornos isquémicos. Tiempo que precisan en la recuperación para normalizarse.
- **Variables de extensión**: número de segmentos afectados por trastornos isquémicos, cuantificados mediante el índice de contractilidad segmentaria (WMSI, *wall motion score index*), que se verá ver más adelante, y alteraciones graves y extensas del segmento ST en el ECG.
- **Variables asociadas**:
  - Dilatación ventricular izquierda, en lugar de reducción de volúmenes en respuesta a estrés.
  - Disfunción ventricular izquierda (VI) basal que no se puede normalizar con estrés.
  - Hipotensión en el máximo estrés, sin evidencia de gradiente dinámico intraventricular.
  - Aparición de arritmias ventriculares complejas (taquicardia ventricular no sostenida [TVNS], taquicardia ventricular sostenida [TVS]).
  - En el caso de EE de ejercicio, mala capacidad funcional, imposibilidad de alcanzar la frecuencia cardíaca (FC) submáxima teórica.

¿Cuál es el candidato ideal para EE? Indicaciones

- Paciente **sin cardiopatía isquémica** conocida con probabilidad antes de la prueba intermedia-alta de enfermedad coronaria, sobre todo >65 años, con dolor torácico suge-

rente de angina, tras descartar SCA de alto riesgo (sin alteraciones ECG claras ni de biomarcadores):
  - Con alteraciones del ECG basal (alteraciones de segmento ST/ondas T basales, marcapasos, bajo terapia con digoxina y cubeta digitálica, bloqueo completo de rama izquierda del haz de His [BCRIHH]).
  - Con ECG de ejercicio previo de resultado dudoso o no concluyente.
  - Con imposibilidad de realizar un ejercicio adecuado y suficiente para considerar concluyente un ECG de ejercicio o una EE de ejercicio (candidato a EE farmacológico).
  - En la estratificación de riesgo previa a cirugía no cardíaca (cirugía de alto riesgo, sobre todo cirugía vascular mayor).
- Paciente **con cardiopatía isquémica** conocida:
  - Con angiografía coronaria previa con lesiones de gravedad intermedia o dudosa.
  - Con angiografía coronaria previa con alguna oclusión total crónica (OTC), para evaluar la viabilidad del territorio tributario de dicha oclusión.
  - Con ecocardiografías transtorácicas (ETT) previas con evidentes regiones acinéticas, sospechosas de necrosis miocárdica, con el fin de determinar la viabilidad y diferenciarlas de regiones afectas por aturdimiento o hibernación miocárdica.
  - Ante la sospecha de vasoespasmo coronario (EE farmacológico con ergonovina).
- Paciente con ventana ecocardiográfica de calidad buena o intermedia (con uso de ecopotenciadores). Especialmente necesario es que haya buena calidad en el EE de ejercicio.
- Paciente con volumen ventricular normal o alto. Los pacientes con volumen ventricular pequeño, sobre todo con distancia entre los músculos papilares <40 mm, y/o hipertrofia de la pared ventricular, sobre todo a nivel basal, son propensos al desarrollo de gradiente dinámico durante el EE, lo cual, como se verá más adelante, puede ser causa de finalización precoz de la prueba.

 La EE permite detectar isquemia en pacientes *sin* cardiopatía previa, estratificar el riesgo y el pronóstico de los pacientes con cardiopatía previa, y *guiar* la necesidad de revascularización en ambos grupos.

METODOLOGÍA

La EE es una prueba diagnóstica basada fundamentalmente en la ecocardiografía, si bien se apoya en la información adicional que aporta el ECG de 12 derivaciones, así como en la aparición de síntomas compatibles con isquemia, con el fin de aumentar su sensibilidad. Por tanto, se obtendrá de ella un triple resultado: ecocardiográfico (que es el que tiene más «peso»), electrocardiográfico y clínico.

Tanto el EE de ejercicio como el EE farmacológico se deben iniciar con un estudio transtorácico convencional, enfocado a valorar la motilidad global y regional del ventrículo izquierdo (VI), las dimensiones del VI, el grosor de la pared miocárdica, así como la presencia de otras causas de dolor torácico (miocardiopatías, enfermedad pericárdica, valvulopatías graves, etc.). En ocasiones, estos hallazgos hacen el estudio de estrés inviable, innecesario o inadecuado.

Ajustes de imagen 2D y adquisición

Una vez descartadas las causas que desaconsejen la EE, se debe llevar a cabo un ajuste de la imagen 2D para optimizarla al máximo. Se recomienda usar imagen armónica, un mapa de color 2D adaptado a la preferencia del operador, una frecuencia de emisión/recepción de ultrasonidos adecuada a la fisonomía del paciente, anchura del sector mínima necesaria (se aumenta con ello la resolución temporal), profundidad de campo mínima necesaria centrada en el VI, niveles de ganancia y compresión adecuados, y ajuste cuidadoso del foco y de la ganancia transversal. Una vez realizados estos ajustes, si la calidad de imagen no es óptima (definido como la imposibilidad de visualizar el borde endocárdico de ≥ 2 segmentos miocárdicos), existe la opción de complementar el estudio con ecopotenciadores, los cuales permiten una adecuada visualización del borde endocárdico en todo el contorno ventricular, especialmente en segmentos medios y apicales del VI.

Los protocolos de adquisición varían entre las distintas modalidades de estrés, pero tienen en común la utilización de cuatro planos estándar: paraesternal eje largo (PEEL) y eje corto (PEEC), y apical cuatro cámaras (A4C) y dos cámaras (2C). En las **figuras 11-1** y **11-2** se señalan los segmentos visibles en cada plano y las arterias coronarias que los perfunden.

El VI es una cavidad con morfología de elipsoide truncada en la región basal y puntiaguda en la región apical. En el plano A4C se aprecian las caras lateral y tabique interventricular, quedando el ventrículo derecho (VD) a su izquierda en la imagen. En el plano A2C, se ven las caras anterior e inferior. En el plano PEEC, se ven todos los segmentos medios, y en el PEEL, los segmentos basales y medios de las caras inferolateral y septal anterior, no

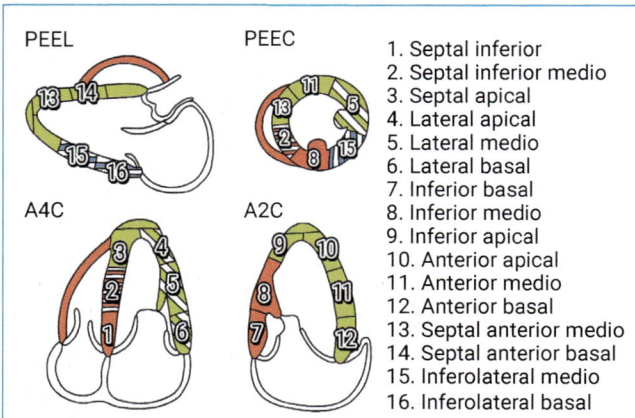

Figura 11-1. Diagrama topográfico para correlacionar los planos de estudio de ecocardiograma de estrés (EE) (paraesternales eje largo [PEEL], eje corto [PEEC], apicales cuatro cámaras [A4C], dos cámaras [A2C], con los segmentos del ventrículo izquierdo [VI] identificables en el modelo de 16 segmentos. Obsérvese cómo hay algunos segmentos que pueden recibir perfusión de distintas arterias coronarias, en función de la dominancia (v. **figura 11-2**).

1. Septal inferior
2. Septal inferior medio
3. Septal apical
4. Lateral apical
5. Lateral medio
6. Lateral basal
7. Inferior basal
8. Inferior medio
9. Inferior apical
10. Anterior apical
11. Anterior medio
12. Anterior basal
13. Septal anterior medio
14. Septal anterior basal
15. Inferolateral medio
16. Inferolateral basal

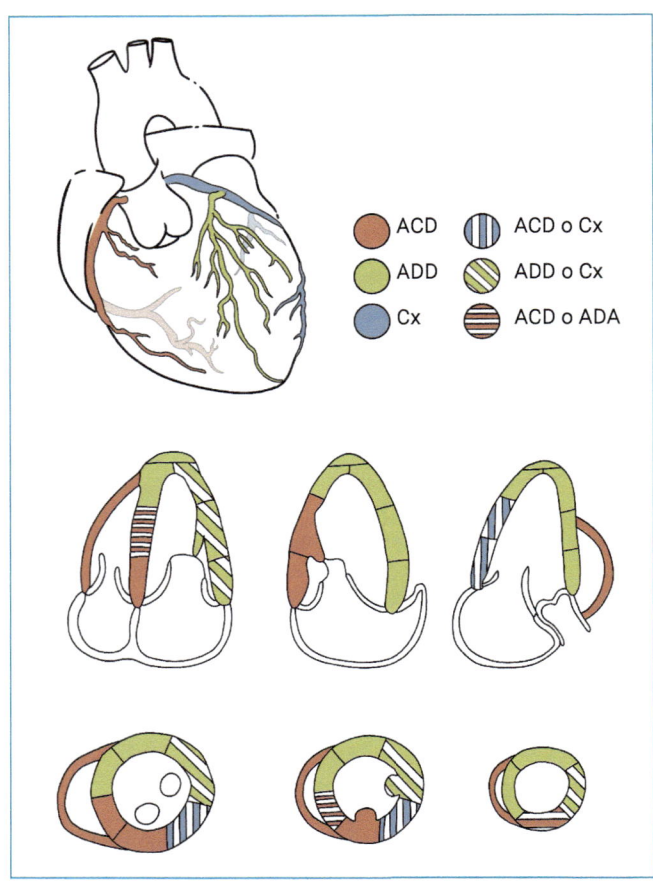

Figura 11-2. Anatomía coronaria y correspondencia con los 16 segmentos del ventrículo izquierdo (VI).
ACD: coronaria derecha; ADA: descendente anterior; Cx: circunfleja.

visibles en los planos apicales. Algunos segmentos se visualizan en más de un plano, lo cual es útil para corroborar los hallazgos dudosos.

Se adquieren los planos antes de comenzar el estrés (fase basal). El equipo los identifica como imágenes de referencia, memoriza un latido completo y lo reproduce de manera continua en *loop* para su revisión inmediata. Según los fabricantes, algunos tienen la posibilidad de mostrarlos, a lo largo de la prueba, para ayudar a mantener los planos de estrés con la angulación lo más parecida posible, y analizar comparativamente las posibles anomalías de la contractilidad que puedan aparecer (*head to head*). Se van adquiriendo los mismos planos en fases de estrés baja (también denominada de «viabilidad») y máxima (fase «máxima» o *peak stress*); opcionalmente, también pueden incluir una o dos fases medias (fases «media-baja», «media-alta»), y, por último, la fase posterior a la normalización hemodinámica («recuperación», «postestrés», tras la medicación para la «vuelta a la normalidad»); por tanto, hay protocolos farmacológicos de cuatro o de seis fases. El equipo memoriza los ajustes de los planos basales y los mantiene en los planos posteriores. La idea es que las imágenes adquiridas sean lo más comparables posible.

En la EE de ejercicio, la adquisición se hace en tramos más largos; en lugar de un latido en cada adquisición, son períodos de tiempo con muchos latidos. Se detalla en el apartado específico, más adelante.

Protocolo de análisis

El análisis de la contractilidad regional es la principal herramienta para determinar la presencia de isquemia miocárdica, es decir, la identificación y localización de la hipocinesia. Hay otras respuestas patológicas, como la tardocinesia (retraso en la contracción), y la contracción postsistólica (pequeña contracción que ocurre en el período de relajación isovolumétrica), pero requieren análisis *off line* con herramientas de cuantificación avanzadas para su estudio. Nos centraremos, por lo tanto, en las alteraciones de la contractilidad regional estándar.

> ❗ Como se explicó anteriormente, el grosor miocárdico en sístole deberá incrementarse >50 % respecto a su valor basal en respuesta al estrés; pero en presencia de isquemia miocárdica, aparecen los distintos grados de hipocinesia. Según su gravedad, de menos a más, se puede diferenciar: la **hipocinesia** (engrosamiento <40 %), la **acinesia** o hipocinesia intensa (<10 %), la **discinesia** o expansión sistólica (en lugar de contracción) y el **aneurisma** o discinesia asociada a adelgazamiento de la pared.

Para cuantificar la extensión de estos trastornos se aceptan modelos de segmentación del VI de 16 o 17 segmentos (v. **Fig. 11-1** y **Fig. 11-2**), que permiten correlacionar las alteraciones con la topografía coronaria, y así poder localizar la arteria estenótica que provoca la isquemia, según los segmentos afectos. Nosotros recomendamos el modelo de 16 segmentos, ya que el numerado como 17 es el ápex puro, segmento pequeño, de difícil visualización en ocasiones, con reserva contráctil reducida y perfundido por distintas arterias, lo que hace que su análisis no aporte sensibilidad a la prueba.

Se ha establecido un sistema de puntuación para cuantificar de manera global la respuesta, llamado índice de contractilidad segmentaria (WMSI). Para ello, se le adjudica al segmento normal o hipercinético 1 punto, al hipocinético, 2 puntos, al acinético, 3 puntos, al discinético, 4 puntos, y al aneurisma, 5 puntos. Así, se calcula el WSMI como el cociente de la suma de todas las puntuaciones entre el número de segmentos analizados (16 o 17). El valor normal, por lo tanto, será 1, y cuanto mayor sea, más extensión tendrá la isquemia. Se pueden establecer tres grados de riesgo:

1. Bajo riesgo del WMSI = 1. Riesgo de eventos, 0,9 %/año.
2. Intermedio riesgo del WMSI = 1,1-1,7. Riesgo de eventos, 3,1 %/año.
3. Alto riesgo del WMSI ≥ 1,7. Riesgo de eventos, 5,2 %/año.

> ❗ Se considera una prueba positiva para isquemia cuando aparecen trastornos de la contractilidad regional en dos o más segmentos colindantes (**Fig. 11-3**).

Por otro lado, además del número de segmentos afectos, como se señaló anteriormente, hay otros datos que nos informan de la gravedad de la isquemia de manera indirecta, como son la precocidad de aparición de estos, el tiempo de recuperación que precisan al finalizar la prueba, y la asociación con dilatación VI en el máximo estrés, en lugar de reducción de volúmenes. Este último dato, en concreto, apunta a enfermedad coronaria multivaso, grave, con información pronóstica ominosa.

Se aceptan algunas **excepciones** a los criterios generales de positividad:

- Si aparece discinesia sobre un segmento basalmente hipocinético o acinético (se interpreta como ausencia de viabilidad y efecto expansivo, por el aumento de presión intraventricular causada por el aumento de contractilidad del resto de segmentos).
- Positividad de segmentos aislados no colindantes.
- Positividad del segmento apical puro (segmento n° 17) y los segmentos basales inferior y septal.
- Aparición de asincronía septolateral marcada en pacientes con BCRIHH, tuvieran o no asincronía en situación basal.

Se pueden obtener, por tanto, distintos resultados ecográficos de la prueba, que implican diferentes interpretaciones,

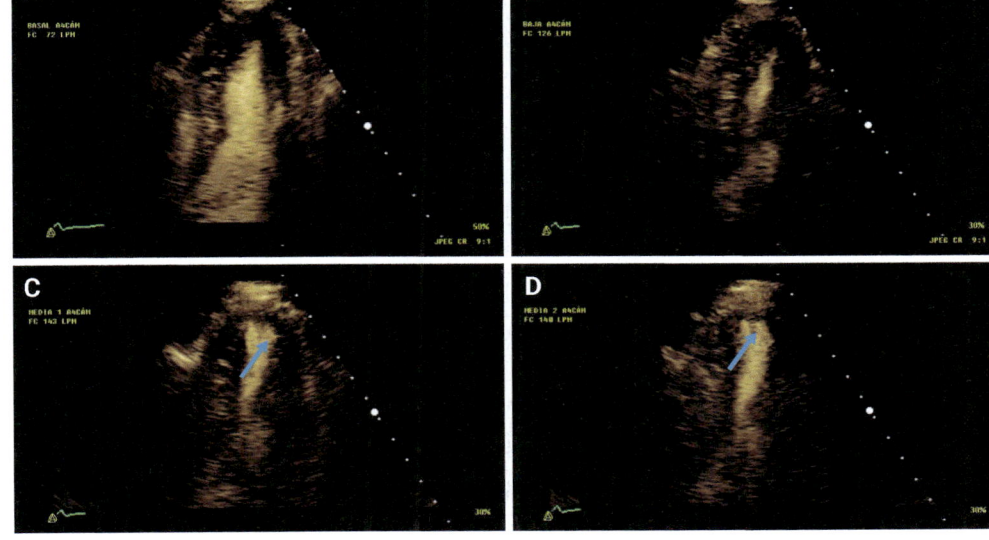

Figura 11-3. Ejemplo de estudio de ecocardiograma de estrés (EE) con dobutamina, en un plano apical cuatro cámaras (A4C) en sístole. Se aprecia una hipocinesia media y apical de la cara lateral que aparece en las fases de estrés medio-alto **(C)** y máximo **(D)**, señaladas con flechas, respecto a la contractilidad aumentada en fases iniciales de estrés **(B)**. Situación basal **(A)** con contractilidad conservada.

en función del engrosamiento sistólico de los distintos segmentos analizados en reposo y tras estrés, como se detalla en la tabla 11-1.

A este resultado ecográfico se añadirá, en el reporte final, información sobre los resultados ECG y clínicos, y las variables con información pronóstica, y todo ello nos dará una idea más global sobre el resultado de la prueba.

La presencia de resultado positivo para isquemia, para viabilidad y la respuesta bifásica indican, en la mayor parte de los casos, la necesidad de coronariografía y revascularización posterior de las lesiones detectadas.

 La EE detecta alteraciones de la contractilidad segmentaria, concretamente el engrosamiento sistólico, tanto su comportamiento con el estrés cuando están presentes desde el inicio, como su aparición durante la prueba, y su extensión es directamente proporcional a la gravedad de la cardiopatía y al pronóstico.

Contraindicaciones generales de la EE

- SCA reciente: IAM, angina inestable.
- Arritmias cardíacas asociadas a inestabilidad hemodinámica o síntomas.
- Estenosis aórtica grave (para estudio de isquemia, ya que se acepta su uso para el estudio de capacidad funcional asociada a la valvulopatía).
- Fallo cardíaco sintomático.
- Miocarditis/pericarditis aguda.
- Presión arterial (TA) > 200/100 inicial.

Fiabilidad diagnóstica

La comparación del valor diagnóstico de la EE se ha realizado, clásicamente, con la angiografía coronaria como *gold standard*. La fiabilidad diagnóstica ha demostrado ser superior al ECG de ejercicio, y similar entre las distintas modalidades de estrés y con las técnicas nucleares (con algo menos de especificidad en esta última). En la tabla 11-2 se detallan los valores de sensibilidad y especificidad publicados entre 2007 y 2017.

Los valores varían en función del perfil del paciente, protocolo utilizado y, sobre todo, del uso de agentes ecopotenciadores.

Tabla 11-2. Valores de sensibilidad y especificidad de las distintas modalidades de ecocardiograma de estrés, según metaanálisis de estudios publicados entre 2007 y 2017

	Sensibilidad	Especificidad
EE dobutamina	70-88%	73-96%
EE dobutamina-viabilidad	75-80%	80-85%
EE vasodilatadores	85-96%	64-91%
EE ejercicio	66-88%	63-89%

 La EE destaca por su elevado valor predictivo negativo (VPN), es decir, su capacidad de descartar enfermedad.

Han sido muy numerosos los estudios en los que EE negativas se asociaron a una prolongada supervivencia libre de episodios (0,9% episodios/año), similar a la de pacientes sin enfermedad coronaria demostrada. Esta información pronóstica es especialmente valiosa en el estudio de pacientes con dolor torácico sin cardiopatía isquémica previa, en los que la realización del estudio en el contexto de unidades de dolor torácico (UDT) o ingresos hospitalarios de cortas estancias permite un estudio rápido, con altas precoces o, incluso, evitando ingresos, con seguridad, en pacientes que consultan por dolor torácico en los servicios de urgencias. El VPN es sensiblemente superior en el caso de EE de ejercicio frente a EE farmacológico, atribuible al perfil de pacientes de edad avanzada y con más comorbilidades, referenciados a EE farmacológico.

En cuanto al valor predictivo positivo (VPP), los valores son muy buenos, pero sensiblemente inferiores al VPN. Se puede aumentar, mejorando la sensibilidad con el uso de ecopotenciadores, con la selección adecuada de pacientes y ventanas, con la suspensión previa de fármacos antianginosos antes de la prueba, con el uso de atropina para alcanzar la FC submáxima teórica, y con protocolos con más adquisiciones (seis en lugar de cuatro, en el caso de la dobutamina). La sensibilidad aumenta, también, con un mayor número de vasos afectos, y cuando hay afectación de la arteria descendente anterior. Una causa frecuente de falsos positivos es cuando aparece gradiente dinámico intenso en segmentos basales y medios asociado a discinesia de apicales.

ECOCARDIOGRAMA DE ESTRÉS DE EJERCICIO

Si el paciente es capaz de realizar ejercicio, y la técnica está disponible en el centro, es de elección en la mayoría de los pacientes en estudio por isquemia miocárdica, debido a ser un estrés más fisiológico que el provocado por fármacos, ya que tiene una mayor participación del árbol vascular periférico (fundamentalmente con más precarga), y, además, nos da información pronóstica adicional sobre la capacidad funcional del paciente. Además de valorar la isquemia y la clase funcional, permite analizar la función diastólica, lo que aporta aún más información diagnóstica, muy útil sobre todo en pacientes con síntomas equívocos de disnea/dolor torácico de esfuerzo. Muchos pacientes con insuficiencia cardíaca en fases

Tabla 11-1. Posibles resultados del ecocardiograma de estrés en función del engrosamiento sistólico basal y su respuesta al estrés, así como la implicación resultante

Respuesta	Reposo	Estrés	Implicación
Normal	Normal	Hiperdinámica	No isquemia
Isquémica	Normal	Empeora	Isquemia
Fija	Anormal	Igual	No viable
Mixta	Anormal	Empeoran otras zonas	EMV
Bifásica	Normal	1º mejora	Isquemia
	Anormal	2º empeora	Viabilidad

EMV: Enfermedad multivaso.

iniciales solo presentan síntomas y alteraciones ecográficas compatibles tras ejercicio.

 El ejercicio se puede realizar con cinta rodante o cicloergómetro supino/erguido.

En ambos casos, se considera la prueba concluyente cuando se alcanza la FC submáxima teórica (85 % de la máxima); pero, si es posible, se debe intentar alcanzar el 100 % (máxima teórica, calculada por 220-edad), lo que aumenta la sensibilidad de la prueba. También se puede utilizar el objetivo de clase funcional basándose en el consumo de oxígeno estimado, mediante los equivalentes metabólicos alcanzados (MET), definiendo un mínimo ideal de 7 MET en varones y 5 MET en mujeres.

Protocolos de ejercicio

Existen dos modalidades de ejercicio utilizadas en la mayoría de laboratorios de imagen.

Cinta rodante

Se utiliza, por regla general, el protocolo de Bruce (**Tabla 11-3**). A veces, el protocolo de Bruce modificado (algo más suave) es mejor para pacientes con menor capacidad física y el Bruce «acelerado» (anulando la fase I) en pacientes bien entrenados.

- Adquisiciones: basal, en el pico de ejercicio (opcional), e inmediatamente tras el pico de ejercicio (no más de 1-2 minutos).

Cicloergómetro

El paciente se coloca en camilla en semisupino con pedalera. Se utiliza el protocolo reflejado en la **tabla 11-3**, inicialmente con 25 W de resistencia y fases de 2-3 minutos de incremento, con mantenimiento de una cadencia de 60 rpm.

- Adquisiciones: basal, al final de la fase de 25 W y de 50 W (opcionales) y en el pico de ejercicio. Se pueden complementar con *hand-grip* o atropina 1 mg iv para aumentar la FC.

Tiene la ventaja respecto a la cinta rodante de que es más factible prolongar los períodos de valoración ecográfica y más fácil obtener imágenes ecográficas diagnósticas. Algunos centros usan un protocolo más corto para valorar la viabilidad en pacientes con trastornos regionales basales.

Metodología

El ecocardiograma de ejercicio es una técnica de especial dificultad, debido al desafío que supone para el operador obtener planos de calidad en un paciente en movimiento, con dinámica respiratoria aumentada y en bipedestación. En el caso de cicloergómetro, la dificultad es algo inferior. Se insta al paciente a alcanzar el máximo esfuerzo del que sea capaz, y, antes del momento de encontrarse exhausto, se le realiza la adquisición de «pico estrés» (si es cita rodante, se le indica que camine en lugar de correr, si es posible). Se debe aplicar presión en el tórax con el transductor, y el operador puede presionar con la mano contraria en la espalda del paciente para aumentar la estabilidad. Las adquisiciones «postestrés» se hacen con el paciente en decúbito lateral en una camilla.

A diferencia del ecocardiograma con fármacos, la adquisición se realiza con una sucesión de muchos ciclos, durante aproximadamente 50 segundos, para aumentar la sensibilidad.

El uso de ecopotenciadores es obligatorio en más casos que en el ecocardiograma con fármacos, por este motivo. Si, además, se añade la adquisición del plano «pico estrés» con la máxima intensidad de ejercicio, la dificultad se multiplica. Por tanto, requiere una especial experiencia y pericia por parte del operador.

Tabla 11-3. Protocolo de Bruce para el ecocardiograma de estrés de ejercicio en cinta rodante y protocolo de cicloergómetro							
	Protocolo Bruce				**Protocolo cicloergómetro****		
Fase	**% Inclinación**	**Velocidad (km/h)**	**Tiempo total (min)**	**MET***	**Resistencia (W)**	**Tiempo total (min)**	**MET***
1	10	2,7	3	5	25	2	2,4
2	12	4,0	6	7	50	4	3,7
3	14	5,4	9	10	75	6	4,9
4	16	6,7	12	13	100	8	6,1
5	18	8,0	15	15	125	10	7,3
6	20	8,8	18	18	150	12	8,6
7	22	9,6	21	20	175	14	9,8
8					200	16	11
9					225	18	12,2
10					250	20	13,5

*Equivalente metabólico = gasto de energía de una persona en reposo, 1 MET = 3,5 mL O$_2$/kg/min; ** Cadencia de pedaleo constante de 60 rpm.

ECOCARDIOGRAMA DE ESTRÉS FARMACOLÓGICO

Existe la posibilidad de realizar el EE con distintos agentes farmacológicos. La elección de uno u otro dependerá, sobre todo, del objetivo fundamental del estudio (localizar isquemia, detectar isquemia sin más, valorar espasmo coronario, etc.), del perfil del paciente (véanse contraindicaciones), y de la disponibilidad de cada centro.

El protocolo de estudio con todos ellos está bien establecido desde hace décadas, si bien hay variaciones sutiles que han realizado distintos laboratorios de imagen para adaptarlo al perfil del paciente y a la idiosincrasia de cada centro. Los equipos ecográficos dotados de *software* de estrés tienen preconfigurados varios protocolos, lo que facilita el procedimiento y análisis posterior.

Desarrollo de la prueba farmacológica

El estudio se desarrolla durante aproximadamente 45 minutos, requiere un mínimo de dos operadores (ecocardiografista y enfermera, ideal con apoyo de un técnico en cuidados auxiliares de enfermería [TCAE]-auxiliar de enfermería) (**Fig. 11-4**) y consta de las siguientes fases:

Fase de preparación

- El paciente será advertido de que deberá suspender la medicación. En el caso de la EE con dobutamina, la medicación antianginosa (betabloqueantes, nitratos y antagonistas del calcio no dihidropiridínicos) se deberá suspender idealmente 48 horas antes de la prueba, si bien, en los pacientes con cardiopatía crónica establecida, se puede considerar mantenerla, pero hay que considerar que realizar la prueba bajo terapia

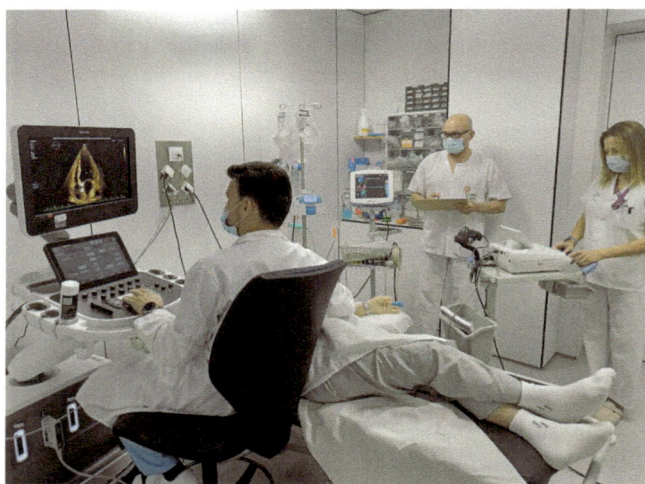

Figura 11-4. Sala de ecocardiografía de estrés de nuestro centro, con la distribución del personal implicado: ecografista a la izquierda, enfermera en el centro controlando el monitor de constantes y la bomba de infusión de dobutamina, y técnico en cuidados auxiliares de enfermería (TCAE) (opcional) a la derecha, imprimiendo el electrocardiograma (ECG) de 12 derivaciones, para, posteriormente, mostrarlo al ecografista al final de cada fase. Obsérvese la cajonera de medicación y fungibles al fondo, y la bolsa con material de acceso a vía aérea (Guedel, ambú) en el soporte de la bomba, todo convenientemente a la mano e identificado.

antianginosa se asocia, de forma altamente significativa, con pérdida de sensibilidad y de especificidad (si la prueba es negativa con medicación, el pronóstico es peor que sin ella; si es positiva con medicación, es peor el pronóstico que sin ella). En el caso de los vasodilatadores, 24 horas antes no se debe tomar cafeína (metilxantinas) ni teofilinas.
- Comprobar la disponibilidad de material de reanimación cardiopulmonar (RCP) avanzada *in situ* (carro de parada con desfibrilador, convenientemente dotado y revisado). Es deseable contar con contacto rápido y asistencia de unidad de cuidados intensivos en el mismo centro.
- Informar al paciente sobre el objetivo y desarrollo de la prueba. Cumplimentación de *check-list* para detección de contraindicaciones. Firma de consentimiento informado.
- Preparación de la bomba de infusión en función del fármaco y protocolo elegido, y del peso del paciente.
- Canalizar una vía venosa periférica en flexura o dorso de antebrazo en el miembro superior izquierdo (MSI).
- Monitorización inicial:
  - Presión arterial, pulsioximetría, monitorización cardíaca con el ECG del ecógrafo (muy importante para la correcta adquisición y sincronización de los *loops* de vídeo en cada fase).
  - ECG de 12 derivaciones. Es preciso desplazar los electrodos de su posición habitual para despejar el área de exploración del ecocardiograma.
  - Interrogar sobre los síntomas y situación global del paciente (no es infrecuente que estén nerviosos, a veces con dolor torácico, incluso). Tranquilizar al paciente informándole sobre el desarrollo de la prueba. Instarle a informar de la aparición de nuevos síntomas.
  - Valoración ecográfica basal. Determinar si se precisa el uso de ecopotenciadores.

Desarrollo de la prueba

- Mantener el control ecocardiográfico constante, intercambiando entre los cuatro planos de exploración cada 20-30 segundos, aproximadamente. Adquisición de imágenes para análisis *off-line* basalmente, al final de cada fase, en el máximo estrés y al final del estudio (postestrés). Hay protocolos predefinidos con fases intermedias.
- ECG de 12 derivaciones al final de cada fase.
- Registro de constantes y síntomas declarados por el paciente al final de cada fase.
- Instilación de ecopotenciadores mediante bolos intravenosos de aproximadamente una cuarta parte del contenido en el inicio, fase inicial, fase media de estrés y justo antes de finalizar el estudio, en el máximo estrés.

Motivos de finalización

- Aparición de anomalías de la contractilidad segmentaria.
- Descenso del ST > 2 mm en el ECG.
- Elevación del ST > 2 mm en ausencia de IAM previo.
- Angina grave.
- Reducción sintomática de la presión arterial (TA) > 40 mmHg respecto a la previa.
- Hipertensión arterial (HTA) > 220/110 mmHg.

- Taquiarritmias, extrasístoles ventriculares (EV) complejos-dobletes.
- Efectos colaterales graves y mal tolerados por el fármaco (temblores, náuseas, etc.).
- Alcanzar la frecuencia cardíaca máxima teórica (220-edad). Si se alcanza la FC submáxima (85 % de la máxima), la prueba se puede considerar concluyente.

Control posterior

- Valoración clínica del paciente. Mantener el control ECG y de constantes en la sala durante 5 minutos después de haber conseguido las normalización total de las constantes de la situación basal.
- Retirar monitorización. Sentar al paciente lentamente (es frecuente el ortostatismo tras la prueba).
- Mantener al paciente en observación (puede estar en alguna sala colindante) durante 15 minutos más, con la vía periférica, antes de la valoración final.

Protocolo de dobutamina

Es el agente farmacológico más utilizado para la EE. En muchos laboratorios es, de hecho, el único protocolizado. La dobutamina es un fármaco conocido por su efecto inótropo en pacientes críticos. Su utilización en la EE farmacológica se basa en su efecto inótropo positivo a dosis bajas y efecto inótropo (hasta 4-5 veces el basal) + cronótropo a dosis altas, gracias al efecto sinérgico sobre los receptores β_1 del miocardio. Además, tiene efecto estimulante de los receptores vasculares periféricos β_2 con efecto levemente vasodilatador, y de los receptores α con moderado efecto vasoconstrictor; por tanto, presenta un efecto variable sobre la presión arterial, aunque, por regla general, la aumenta a dosis altas. Todo esto provoca un aumento de la demanda de consumo de oxígeno y nutrientes a nivel miocárdico, que, en caso de que estén suplidos por arterias con estenosis hemodinámicamente significativas, provocará una isquemia a ese nivel, que llevará, según se indica en la **cascada isquémica**, a alteraciones metabólicas en el miocardiocito isquémico, seguidas de reducción en su función contráctil (ocasionando hipocinesia, que es lo que se verá con el ecocardiograma). Posteriormente, aparecerán alteraciones del ECG (descensos del ST) y, en última instancia, angina.

Su máximo efecto aparece a los 10 minutos de su administración. Presenta metabolización en el hígado y eliminación renal.

El protocolo se complementa con **atropina** cuando, al finalizar la infusión de dobutamina, no se ha alcanzado la FC submáxima, por su efecto cronótropo puro, para alcanzar la sensibilidad y especificidad mínimas para considerar la prueba concluyente.

Cuando se desea estudiar la viabilidad, el protocolo incluye una fase de baja dosis (2,5 o 5 µg/kg/min), en la que se busca un incremento del inotropismo, pero no del cronotropismo. Se pretende, por lo general, alcanzar FC < 100 lpm. En caso de presencia de viabilidad, la mejoría de los segmentos basalmente hipocinéticos aparece en las primeras dos fases de estrés.

Contraindicaciones del EE con dobutamina

- Gradiente dinámico intraventricular basal (pacientes con miocardiopatía hipertrófica, con hipertrofia moderada o grave de otro origen, o con estenosis a nivel subaórtico).
- Síndrome coronario agudo en curso o reciente.
- Arritmias graves: taquicardia ventricular (TV), fibrilación auricular (FA) con respuesta ventricular (RV) rápida, EV de alta densidad, taquicardia supraventricular (TSV), bloqueo auriculoventricular (AV) completo.
- HTA sistémica grave (TA sistólica basal > 180 mmHg).

Estadios de estudio

Véanse **figura 11-5** y **tabla 11-4**.

Medicación para «vuelta a la normalidad»

El objetivo es alcanzar la situación de constantes basal. Esta medicación no es imprescindible, a veces con esperar unos minutos desaparece el efecto inótropo, pero es muy recomendable en la mayor parte de los casos:

- Metoprolol intravenoso, bolos de 2,5 mg/minuto, hasta un máximo de 10 mg.

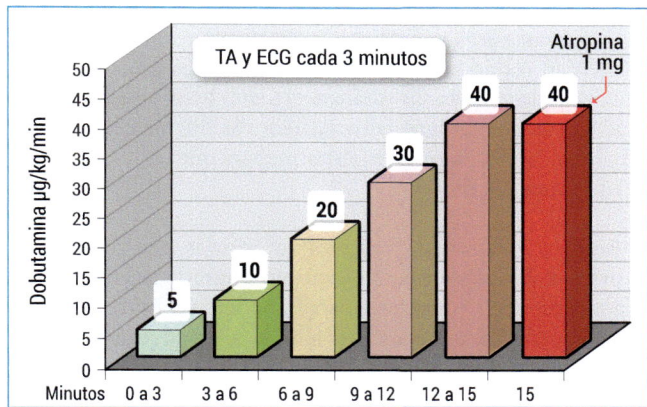

Figura 11-5. Protocolo de infusión de dobutamina.

Tabla 11-4. Estadios del protocolo del ecocardiograma de estrés con dobutamina		
Estadio	**Dosis**	**Duración**
0	5 µg/kg/min (solo en viabilidad)	3 minutos
1	10 µg/kg/min	3 minutos
2	20 µg/kg/min	3 minutos
3	30 µg/kg/min	3 minutos
4	40 µg/kg/min	6 minutos*
5	Atropina 0,5 mg**	1 minuto
6	Atropina 0,5 mg	Final

* Ocasionalmente se aprecia un «estancamiento» del proceso de progresión de estrés en esta fase, que puede acompañarse de cierto deterioro sintomático en el paciente. En ese caso, se puede acortar esta fase a 3 minutos para pasar a la fase siguiente, adelantando la administración de atropina, alcanzándose mejor la frecuencia cardíaca submáxima teórica, y con mejor tolerancia clínica. Algunos protocolos «cortos» descritos en la literatura, incluso eliminan la 3ª y 4ª fase, añadiendo atropina al finalizar la 2ª fase.
** Opcional, dos bolos de 0,5 mg o un único bolo de 1 mg.

- Propranolol intravenoso, bolos de 2,5 mg/minuto, hasta un máximo de 0,15 mg/kg.
- Esmolol intravenoso, 0,5 mg/kg/minuto, seguida de 0,05 mg/kg cada minuto durante 4 minutos.

En nuestro laboratorio, preferimos metoprolol, por su perfil de seguridad y tolerancia, y por ser un betabloqueante cardioselectivo, utilizable en pacientes con broncopatía crónica y/o antecedentes de broncoespasmo.

Planos de análisis

PEEL, PEEC a nivel de segmentos medios, A4C y A2C, todos ellos enfocados al VI. En caso de planos PEEL de mala calidad, se puede sustituir por A3C.

Protocolo de adquisición

- Adquisición basal de los cuatro planos de análisis.
- Adquisición en fase baja, media y máxima de estrés (protocolo de cuatro adquisiciones) o añadiendo una fase premáxima y otra de recuperación (protocolo de seis adquisiciones).

El protocolo instalado, en la mayor parte de los equipos, permite mantener los ajustes de la imagen basal de cada plano en los planos sucesivos, evitando tener que realizar ajustes de imagen en mitad de la prueba. También existe la opción de visualizar, de manera simultánea, el plano basal adquirido con el actual, para mantener exactamente la misma orientación del plano, lo cual es muy importante para que la comparación de imágenes sea exacta.

- Análisis *off line* de imágenes adquiridas tras finalizar la prueba. El *software* de los equipos y estaciones de trabajo actuales permite realizar un análisis comparativo simultáneo (*side by side*) de todas las fases (cuatro o seis adquisiciones) de cada plano. Además, sincroniza los *loops* de imagen usando el ECG, para que los basales y los de estrés tengan la misma duración, independientemente de la frecuencia cardíaca en cada uno de ellos, lo que facilita mucho dicha interpretación.

La adquisición de imágenes bien optimizadas *antes* de comenzar la prueba nos permitirá obtener imágenes de calidad *durante* ella, siendo todas comparables y, por tanto, de alto valor diagnóstico. Hay que tomarse su tiempo y ser cuidadoso y exigente con las adquisiciones previas a las fases de estrés en sí.

Motivos para finalizar la prueba

En algunas circunstancias, se debe finalizar precozmente el protocolo, si bien es conveniente poder alcanzar antes la FC submáxima teórica, si las condiciones de tolerancia y seguridad lo permiten, para que la prueba sea concluyente:

- **Hipotensión sintomática**: no existen unas cifras de referencia claras en las recomendaciones que indiquen la finalización. Se acaba fundamentalmente cuando la hipotensión es sintomática (el paciente manifiesta malestar general, mareos, disnea, náuseas o vómitos), independientemente de las cifras (algunos documentos hablan de bajadas de 40 mmHg de la presión arterial sistólica [PAS]). Las causas de hipotensión son:
  - Desarrollo de gradiente dinámico intraventricular por aumento exagerado de la contractilidad, con marcada reducción de los volúmenes ventriculares. Se presenta, con mayor frecuencia, en casos negativos para isquemia, ventrículos pequeños e hipertróficos, mujeres con baja superficie corporal y deshidratación previa. Se puede monitorizar y detectar con Doppler continuo (CW) a través del VI en plano A4C. Se aprecia una morfología típica en la envolvente del Doppler, con pico tardío en la sístole, adoptando una morfología denominada gráficamente «en daga» (**Fig. 11-6**). Cuando la velocidad telesistólica supera los 4 m/s, puede ir acompañado de caída en el volumen sistólico del VI e hipotensión.
  - Pacientes con enfermedad coronaria grave (enfermedad de tronco izquierdo, enfermedad multivaso), en los que la positividad se manifiesta con disfunción y dilatación global del VI en respuesta a la dobutamina, asociado a bajo gasto e hipotensión secundaria.
  - En ocasiones, se dan efectos paradójicos a la dobutamina, con aparición de hipotensión y bradicardia refleja, atribuible al reflejo vagal denominado **Bezold-Jarisch**: debido al reducido retorno venoso al corazón que ocasiona el acortamiento de la diástole por la taquicardización, se estimulan por vía neural aferente desde el corazón, y también por varios barorreceptores no cardíacos que se activan de forma paradójica ocasionando un efecto parasimpático potente.
- Positividad ecográfica clara con aparición de trastornos regionales de la contractilidad.
- Arritmias significativas.
- HTA grave.
- Síntomas no tolerables por el paciente, en general.

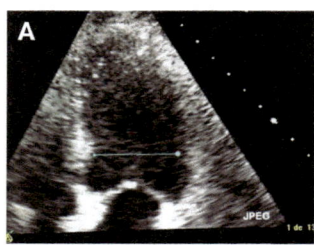
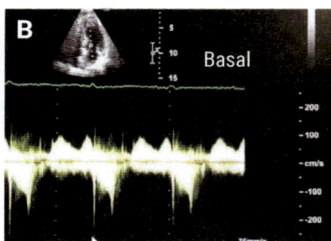
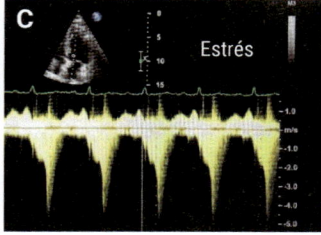

Figura 11-6. Ejemplo de EE con dobutamina con aparición de gradiente dinámico intraventricular: a la izquierda, medida transpapilar menor de 40 mm (predisponente al gradiente); en la imagen central, gradiente dinámico basal no significativo (V~máx~ 1,8 m/s); a la derecha, gradiente dinámico en máximo estrés grave (V~máx~ 5 m/s) asociado a hipotensión, por lo que se precisa suspender la prueba.

Seguridad de EE con dobutamina

Se considera, en general, una prueba muy segura, con una baja incidencia de complicaciones leves y excepcional de complicaciones graves. No obstante, el operador y el equipo de enfermería deben estar preparados y formados para situaciones de emergencia, y la sala donde se realiza la EE debe estar dotada de material de RCP avanzada, incluido un desfibrilador. Por orden de gravedad se han descrito:

- Mortalidad: < 0,01 %.
- Rotura cardíaca: < 0,01 %. Habitualmente en enfermos con infartos previos.
- Infarto de miocardio: 0,02 %.
- Accidente cerebrovascular: < 0,01 %.
- Asistolia: < 0,01 %. Debida a isquemia del nodo o a un reflejo vagal importante (reflejo Bezold-Jarisch).
- Fibrilación ventricular: 0,04 %.
- Taquicardia ventricular sostenida: 0,15 %. Sobre todo en pacientes con isquemia grave o arritmias previas.
- Arritmias supraventriculares:
  - Extrasístoles supraventriculares: 7,8 %.
  - Taquicardia supraventricular: 1,3 %
  - Fibrilación auricular: 0,9 %.
- Bloqueo auriculoventricular: 0,23 %. Mismos motivos que la asistolia.
- Espasmo coronario: 0,14 %. Predispone a la disfunción endotelial por hipertensión y/o diabetes.
- Hipotensión: como causa para finalizar la prueba aparece en 1,7 % (véase apartado anterior).
- Hipertensión: como causa para finalizar la prueba (1,3 %).
- Intoxicación por atropina: 0,03 %. Consiste en un cuadro anticolinérgico central con alteraciones cognitivas (confusión, delirio, alucinaciones) o sedación prolongada.
- Extravasación de dobutamina: puede producir vasoconstricción local.
- Hipersensibilidad a la dobutamina: excepcional. Lesiones dérmicas y asma.

Protocolo de vasodilatadores

El efecto farmacológico que se obtiene es el de los vasodilatadores comúnmente utilizados (dipiridamol, adenosina y reganedosón). Son, fundamentalmente, vasodilatadores coronarios que aumentan el flujo coronario hasta 3-5 veces el basal («hiperemia coronaria»). Actúan sobre los receptores A_{2A} vasculares coronarios. En los segmentos isquémicos, la reserva vasodilatadora está atenuada, por lo que aparece un efecto de «trasvase» o «robo coronario» desde segmentos isquémicos (sin capacidad de hiperemia), hacia segmentos sanos (con hiperemia aumentada).

Provocan un incremento discreto del cronotropismo y no varía el inotropismo. El efecto vasodilatador sistémico produce bajada de la TA respecto a la inicial.

El último agente incorporado a la EE es el regadenosón, cuyo uso aún no está generalizado. Es un fármaco agonista de la adenosina más selectivo que el dipiridamol, con eficacia similar, con menos efectos adversos y una mayor facilidad de administración.

Se recomienda evitar el consumo previo de metilxantinas (p. ej., cafeína) y teofilina.

Contraindicaciones

- Broncoespasmo intenso activo o reciente. Obstrucción grave al flujo aéreo.
- Hipotensión basal.
- Síndrome coronario agudo en curso o reciente.
- Arritmias graves: TV, FA con RV rápida, EV de alta densidad, TSV, etc. Bloqueo AV completo.

Estadios del estudio

- **Dipiridamol** (Fig. 11-7 y Tabla 11-5).
- **Adenosina** (Fig. 11-8 y Tabla 11-6).
- **Regadenosón**: inyección única de 400 microgramos (5 mL), de forma rápida (10 s). No es necesario realizar un ajuste de la dosis en función del peso corporal. Monitorización durante 20 minutos.

Medicación para «vuelta a la normalidad»

Se utiliza aminofilina, 240 mg, a pasar en 3 minutos. Revierte el efecto vasodilatador, pero puede provocar, a su vez, un estrés adicional por su efecto taquicardizante, por lo que hay que prolongar unos minutos la monitorización por si aparece resultado positivo tardío.

Planos de análisis y protocolo de adquisición

No se diferencian del protocolo de la dobutamina. Destacar que, al presentarse menos taquicardización, la pérdida de cali-

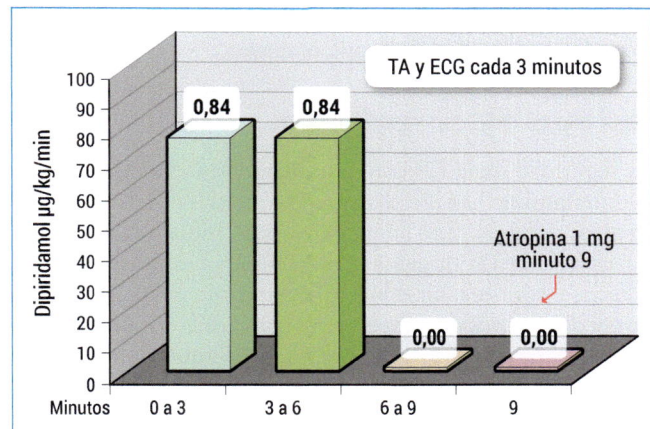

Figura 11-7. Protocolo de infusión de dipiridamol. TA: presión arterial.

Tabla 11-5. Estadios del protocolo del ecocardiograma de estrés con dipiridamol

Estadio	Dosis	Duración
1	0,84 µg/kg/min*	6 minutos
2	0 µg/kg/min	3 minutos
3	Atropina 0,5 mg*	1 minuto
4	Atropina 0,5 mg	1 minuto

*Existe otro protocolo de dosis creciente, similar al usado en tomografía por emisión de fotón único (SPECT). Nosotros recomendamos este. ** Opcional, dos bolos de 0,5 mg o un único bolo de 1 mg.

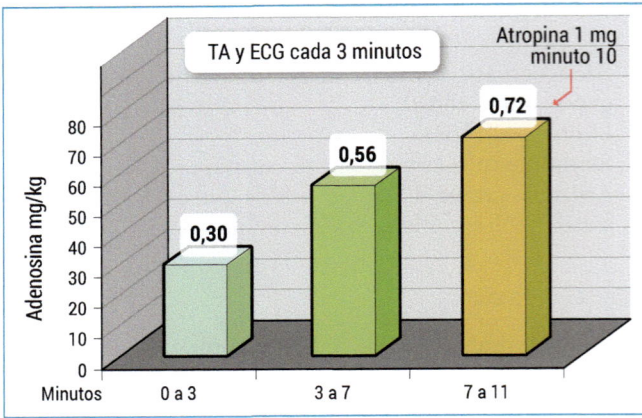

Figura 11-7. Protocolo de infusión de dipiridamol. TA: presión arterial.

Tabla 11-6. Estadios del protocolo de ecocardiograma de estrés con adenosina

Estadio	Dosis	Duración
1	0,3 µg/kg/min	3 minutos
2	0,56 µg/kg/min	4 minutos
3	0,72 µg/kg/min	4 minutos
4	Atropina 0,5 mg*	1 minuto
5	Atropina 0,5 mg	1 minuto

* Opcional dos bolos de 0,5 mg o un único bolo de 1 mg en el minuto 10 u 11.

dad de ventana, que a veces va apareciendo en las fases finales de la dobutamina, no es tan intensa con vasodilatadores, por lo que la calidad de la ventana es mayor.

Seguridad de la EE con vasodilatadores

La seguridad de la EE con vasodilatadores es similar a la de la dobutamina. Los efectos secundarios más usuales son leves (mareos, cefaleas, *flash* facial, parestesias, hipoestesias, disgeusia, opresión en la garganta, palpitaciones, molestias gástricas, náuseas y vómitos, hiperhidrosis), en torno al 10-20 %, pero de pocos minutos de duración tras concluir la administración, por su corta vida media. Las más graves son:

- Hipotensiones sintomáticas (1-10 %). Más frecuentes si hay disfunción autónoma, hipovolemia, estenosis aórtica, pericarditis o derrames pericárdicos, o insuficiencia cerebrovascular. A veces aparecen, en cambio, reacciones hipertensivas.
- Bloqueos AV y/o bradicardia sinusal (1-10 %), por su efecto depresor de los nódulos sinusal y auriculoventricular (NAV).
- Crisis convulsivas (0,1-1 %), sobre todo si se usa también con aminofilina, ya que puede prolongar una convulsión o provocar múltiples convulsiones, debido a su efecto proconvulsivante.
- Broncoconstricción y parada respiratoria (leves, aproximadamente 1-10 %, solo con disnea y taquipnea asociada a opresión en la garganta, siendo muy infrecuente los bron-

coespasmos graves), aunque más frecuentes en pacientes con enfermedad pulmonar obstructiva crónica (EPOC) o asma.
- Alargamiento del QTc (1-10 %) por el efecto estimulante de la salida simpática, con leve aumento del riesgo de taquiarritmias ventriculares tipo *torsade de pointes*, más frecuentes en los pacientes con síndrome de QT largo.

Protocolo de ergonovina

Consiste en la inducción de vasoespasmo coronario con ergonovina o ergobasina, alcaloides de la ergotamina; son medicamentos utilizados en obstetricia para prevenir sangrados uterinos posparto, por su efecto vasoconstrictor y oxitócico, actuando sobre los receptores alfa-adrenérgicos, dopaminérgicos y de serotonina. Se utiliza en la ecocardiografía de estrés para inducción de vasoconstricción coronaria.

Es recomendable la exclusión previa de enfermedad esteótica coronaria, mediante TC o coronariografía. El espasmo puede ocurrir en segmentos arteriales sanos o, lo más frecuente, con lesiones coronarias de escasa entidad, asociado a disfunción endotelial. Es necesaria la suspensión previa a la prueba de toda medicación antianginosa, especialmente los nitratos y antagonistas del calcio. La TA no puede ser superior a 150/90 mmHg antes de comenzar.

Se administran bolos de ergonovina a intervalos de 5 minutos, manteniendo control ecográfico continuo y ECG tras cada bolo.

Se considera que la prueba es positiva, por criterios ECG cuando aparece ascenso o descenso del segmento ST ≥ 1 mm en ≥ 2 derivaciones contiguas, y ecográficos, al igual que en pruebas previas si aparece hipoaquidiscinesia transitoria de ≥ 2 segmentos ventriculares colindantes.

Su uso, en general, es muy escaso en los laboratorios de imagen cardíaca, por las dudas sobre su seguridad y su utilidad clínica.

Contraindicaciones

- Hipersensibilidad a derivados ergotamínicos.
- Hipertensión no controlada.
- Insuficiencia renal o hepática.

Estadios del estudio

El protocolo de infusión con **maleato de ergonovina** se describe en la **tabla 11-7**.

Medicación para «vuelta a la normalidad»

Se utiliza nitroglicerina intravenosa (0,25 mg) o sublingual (0,6 mg) tan pronto se detecte positividad de la prueba, y en caso negativo, 5 minutos después del último bolo de ergonovina. También se puede administrar, en casos positivos, nifedipino, 10 mg, sublingual. En el 60 % de los casos se regula adecuadamente; en el resto, las dosis pueden repetirse hasta tres veces para casos positivos graves o persistentes.

Planos de análisis y protocolo de adquisición

No se diferencian del protocolo de la dobutamina.

Tabla 11-7. Estadios del protocolo de ecocardiograma de estrés con ergonovina

Estadio	Dosis	Duración
1	Bolo de 50 µg	5 minutos
2	Bolo de 100 µg	5 minutos
3	Bolo de 100 µg	5 minutos
4	Bolo de 100 µg	5 minutos

Seguridad de la EE con ergonovina

En la mayor serie de estudios publicada, con más de 14.000 pruebas realizadas, se ha descrito una incidencia de efectos secundarios total del 1,4 %, siendo el dolor torácico en pruebas negativas el más frecuente (0,5 %). Se han descrito las siguientes complicaciones y otros efectos secundarios que obligaron a finalizar de forma precoz: mareos, cefaleas, náuseas, dolor abdominal, disnea, TA ≥ 200 mmHg (todas entre 0,02 y 0,4 %), bradiarritmias (0,1 %), taquiarritmias supraventriculares y ventriculares (< 0,1 %, alcanzando el 1,8 % en las pruebas positivas), sin casos de infarto o mortalidad asociada a la prueba.

 Se dispone de variantes de EE con fármacos inotrópicos, vasodilatadores e inductores de vasoespasmo. La selección de la prueba más adecuada para nuestro paciente dependerá, sobre todo, de su perfil.

ECOPOTENCIADORES

Son agentes de uso intravenoso con impedancia acústica distinta a la sangre, con gran capacidad reflectora de ultrasonidos, debido a su composición, que forman microburbujas de sustancias (habitualmente gas libre o encapsuladas), estables, duraderas y prácticamente inocuas en sangre, con capacidad de traspasar el filtro pulmonar, accediendo a las cavidades cardíacas izquierdas.

 • Permiten obtener imágenes de calidad de la cavidad ventricular izquierda y delimitación de la interfase miocardio-sangre (borde endocárdico) (**Fig. 11-9**).
• El uso de agentes ecopotenciadores se ha generalizado en múltiples estudios ecocardiográficos, pero ha sido en los estudios de estrés donde más ampliamente se ha extendido su uso.

Con el transcurso de las pruebas de estrés, la calidad de la ventana inicial va decayendo, debido a la taquicardización, taquipnea y, a veces, cierto grado de inquietud que presentan los pacientes, siendo a veces muy difícil mantener una mínima calidad diagnóstica, precisamente en las fases en que más se necesita, en el pico de estrés. Con los agentes ecopotenciadores, la calidad se mantiene invariable durante toda la prueba. Se recomienda su uso cuando no se visualizan bien más de dos segmentos miocárdicos.

 Varios estudios han demostrado mejoría del valor predictivo, tanto positivo como negativo, con su uso. Además, también han demostrado reducir la duración de la curva de aprendizaje de los operadores en formación.

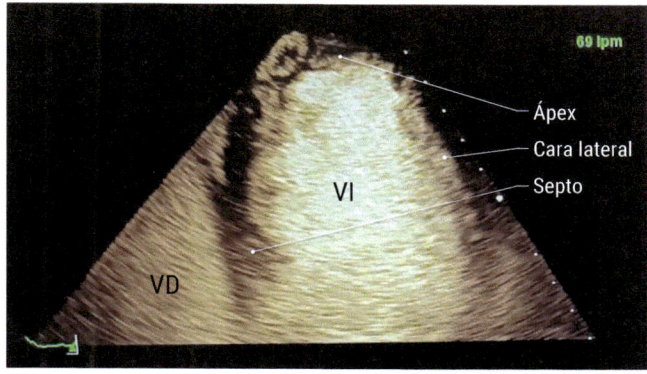

Figura 11-9. Imagen de ecocardiograma de estrés (EE) con dobutamina del plano apical cuatro cámaras (A4C), optimizada con ecopotenciador.
VD: ventrículo derecho. VI: ventrículo izquierdo.

Por otro lado, han demostrado seguridad, con una muy baja tasa de efectos secundarios, fundamentalmente de origen anafiláctico.

Existen varias moléculas aprobadas para su uso clínico en ecocardiografía, pero las tres más ampliamente utilizadas en la actualidad son:

- Hexafluoruro de azufre (SonoVue®).
- Microesferas de albúmina humana tratada con calor, que contienen perflutrén (Optison®).
- Microesferas lipídicas que contienen perflutrén (Luminity®).

Es preciso seleccionar un programa en el equipo, acorde con los ecopotenciadores, que mantenga bajas potencias de emisión de ultrasonidos, para tener un bajo índice mecánico (preferible < 0,3), porque, con mayores valores, el propio ultrasonido deteriora precozmente el compuesto, reduciendo su presencia en la cavidad y, por ende, la calidad de imagen.

El contraste se puede usar también para técnicas de perfusión. Mediante un *software* específico, durante la infusión de contraste, el equipo emite un pulso de alto índice mecánico (*flash*) que destruye las burbujas que han penetrado por las arterias coronarias, por lo que el espesor miocárdico se vuelve «negro» (vacío de burbujas anecoicas). En los segundos posteriores al flash, se rellenan de contraste las zonas miocárdicas normoperfundidas, pero las isquémicas lo harán de forma más tardía e incompleta, lo que se puede detectar con el eco. Es una técnica que incrementa la sensibilidad de la prueba respecto al análisis de la motilidad regional únicamente, sobre todo en la población de pacientes con alteraciones basales de la motilidad secundarias a asincronía por BCRIHH o marcapasos. Se puede usar en todas las variantes de estrés farmacológico.

TÉCNICAS DE CUANTIFICACIÓN. RESERVA DE FLUJO CORONARIA

Los equipos actuales de ecocardiografía disponen de herramientas de cuantificación *off line* que pueden, en determinados casos, aportar fiabilidad diagnóstica y aumentar la reproducibilidad de los estudios, al realizar análisis más objetivos de la imagen, evitando la interpretación exclusivamente subjetiva del operador. En otros escenarios clínicos, son técnicas ampliamente estandarizadas en la práctica habitual, pero en la EE aún no han demostrado superioridad frente a la valoración visual, por lo que se consideran en proceso de validación. Otras circunstancias por las que no se ha generalizado su uso son: porque no todos los equipos tienen el *software*, por la necesidad de aplicar mediciones adicionales durante la adquisición de las imágenes (por ejemplo, con imagen Doppler tisular [DTI]) que la dificultan, por el prolongado tiempo de análisis *off line* que requieren a veces, y por la necesidad de una calidad de ventana excelente hasta el final de la prueba para que las herramientas funcionen.

Por todo ello, nos vamos a limitar a apuntar algunos conceptos sobre las técnicas de cuantificación disponibles, sin entrar en detalles de adquisición y análisis.

Los elementos analizados por el *software* de **cuantificación** y las herramientas que utiliza para ello son:

- Función sistólica global y volumen ventricular izquierdo por modelos automatizados 3D.
- Trastornos regionales con color-quinesis (codificación por diferentes colores en diferentes *frames* de imagen del borde endocárdico, en función de su ubicación), Doppler tisular color (codificación de la pared miocárdica para medir la duración y magnitud de la contracción y relajación).
- *Strain* y *strain-rate*, medido con Doppler tisular y *speckle-tracking*: permite medir la deformación miocárdica regional basal en comparación con la de estrés. La defor-

mación es una propiedad del miocardio que se altera más precozmente que la hipocinesia cuando aparece la isquemia. Se puede detectar reducción en el *strain-rate* sistólico, retraso en el inicio de la relajación y contracción postsistólica, como marcadores de isquemia. Se puede aplicar con curvas de modo M, que facilitan la valoración visual de los hallazgos. La herramienta *speckle-tracking* ha sido la más recientemente introducida en los paquetes de cuantificación, con mayor capacidad de automatización y mejor reproducibilidad. Permite valorar el *strain* de todos los segmentos simultáneamente, no depende tanto de la angulación como el Doppler tisular y tiene mejor relación señal-ruido.

La **reserva de flujo coronaria** es la capacidad vasodilatadora del árbol coronario ante los agentes vasodilatadores. Mediante el Doppler pulsado se puede medir en la coronaria descendente anterior y en la circunfleja, comparando flujo basal y flujo en máxima hiperemia. Es una técnica de alta dificultad cuyo uso no está generalizado en la práctica clínica de la mayoría de los laboratorios de imagen, pero puede ser útil en algunos casos para el estudio de isquemia miocárdica como complemento a la EE con vasodilatadores convencional.

 El futuro de la EE pasa por implementar mejoras técnicas en la adquisición y análisis de la imagen que permitan añadir información objetiva a la valoración subjetiva (visual) de los trastornos de la contractilidad, que se basan, sobre todo, en la experiencia del operador.

 PUNTOS CLAVE

- La EE, en sus distintas variantes, permite valorar de manera no invasiva la presencia de enfermedad coronaria en pacientes con dolor torácico o equivalentes, con elevada fiabilidad diagnóstica.
- En pacientes con enfermedad coronaria conocida permite estratificarla, aportando una completa información pronóstica.
- Hay una prueba de estrés adecuada para todo tipo de pacientes. Las distintas variantes nos permiten limitar al mínimo sus contraindicaciones.

- La EE de ejercicio es de primera elección si el paciente puede llevar a cabo una actividad física de media intensidad, por ser más fisiológica.
- La EE con fármacos inotrópicos o vasodilatadores permite ampliar el número de pacientes candidatos incluyendo a aquellos con limitaciones de ejercicio o alteraciones del ECG basal.
- El uso de ecopotenciadores amplía, aún más, los posibles candidatos, incluyendo a aquellos con ventana ecográfica subóptima.

BIBLIOGRAFÍA

García MA, Zamorano JL. Práctica de la Ecocardiografía de Contraste. Editorial ENE, 1999. ISBN 84-85395-57-3.

Pellikka PA, Arruda-Olson A, Chaudhry FA, Chen MH, Marshall JE, Porter TR, et al. Guidelines for Performance, Interpretation, and Application of Stress Echocardiography in Ischemic Heart Disease: From de American Society of Echocardiography. J Am soc Echocardiogr. 2020;33(1):1-41.

Pérez de Isla L, Zamorano J, Almería C, Rodrigo JL, Villagómez D, Florit J, et al. Long-term prognostic importance of transient left ventricular dilation during pharmacologic stress echocardiography. J Am Soc Echocardiogr. 2005;18(1):57-62.

Peteiro J, Monserrat L, Perez R, Vazquez E, Vazquez JM, Castro-Beiras A. Accuracy of peak treadmill exercise echocardiography to detect multivessel coronary artery disease: comparison with post-exercise. Eur J Echocardiogr. 2003 Sep;4(3):182-90.

Porter TR, Smith LM, Wu J, Thomas D, Haas JT, Mathers DH, et al. Patient outcome following 2 different stress imaging approaches: a prospective randomized comparison. J Am Coll Cardiol. 2013;61(24):2446-55.

Rodríguez García MA, Iglesias-Garriz I, Corral Fernández F, Garrote Coloma C, Alonso-Orcajo N, Branco L, et al. Evaluación de la seguridad de la ecocardiografía de estrés en España y Portugal. Rev Esp Cardiol. 2001;54(8):941-8.

Om SY, Yoo SY, Cho GY, Kim M, Woo Y, Lee S, et al. Diagnostic and Prognostic Value of Ergonovine Echocardiography for Noninvasive Diagnosis of Coronary Vasospasm. JACC Cardiovasc Imaging. 2020;13(9):1875-87.

Steeds RP, Wheeler R, Bhattacharyya S, Reiken J, Nihoyannopoulos P, Senior R, et al. Stress echocardiography in coronary artery disease: a practical guideline from the British Society of Echocardiography. Echo Res Pract. 2019;6(2):G17-33.

Velázquez EJ, Lee KL, Deja MA, Jain A, Sopko G, Marchenko A, et al. Coronary-artery bypass surgery in patients with left ventricular dysfunction. N Engl J Med. 2011;364(17):1607-16.

Vilacosta I, San Román Calvar JA. Ecocardiografía del estrés farmacológico. Ed. Mosby-Doyma Libros, 1996.

Yao SS, Qureshi E, Sherrid MV, Chaudhry FA. Practical applications in stress echocardiography: risk stratification and prognosis in patients with known or suspected ischemic heart disease. J Am Coll Cardiol. 2003;42(6):1084-90.

Ecocardiografía en la valoración de la toxicidad por antineoplásicos

12

I. M. Estrada Parra

OBJETIVOS

- Conocer la disciplina de la cardiooncohematología y sus objetivos.
- Aprender qué es la cardiotoxicidad, con especial interés en la disfunción ventricular asociada a cardiotóxicos.
- Definir el daño subclínico y cómo identificarlo mediante ecocardiografía.
- Reconocer la utilidad de las técnicas de imagen en la valoración y seguimiento de los pacientes en tratamiento antitumoral.
- Aplicar el método de análisis del *strain* longitudinal global mediante ecocardiograma.
- Plantear el protocolo de seguimiento ecocardiográfico de los pacientes en tratamiento antineoplásico y de los supervivientes a largo plazo a dicho tratamiento.

INTRODUCCIÓN

Los avances en el tratamiento de los pacientes con cáncer han logrado mejorar su supervivencia, aunque con un incremento paralelo de la mortalidad y la morbilidad debida a los efectos secundarios. Las enfermedades cardiovasculares representan uno de los efectos secundarios más frecuentes de los tratamientos antineoplásicos, favorecidas además por el aumento de la prevalencia de factores de riesgo cardiovascular (FRCV) en la población. Es por ello que, independientemente del tratamiento previsto, debe promocionarse un estilo de vida cardiosaludable y se han de identificar y tratar adecuadamente los FRCV antes, durante y después de la terapia oncológica.

La cardiotoxicidad se define como el conjunto de enfermedades cardiovasculares derivadas de los tratamientos onco-hematológicos, con criterios diagnósticos similares a los utilizados en la población general. No todos los tratamientos intervienen sobre el sistema cardiovascular de la misma forma, por lo que resulta de interés conocer los principales efectos de los diferentes grupos de fármacos. Tradicionalmente, se ha diferenciado entre dos tipos de cardiotoxicidad:

- La **cardiotoxicidad tipo I** se encuentra clásicamente representada por las antraciclinas y otros fármacos con mecanismo de acción similar, caracterizada por un daño cardíaco irreversible que es independiente de la dosis.
- La **cardiotoxicidad tipo II** ha estado clásicamente representada por el trastuzumab, provocando un daño potencialmente reversible y dependiente de la dosis, que frecuentemente permite la recuperación de la funcionalidad si es detectado precozmente.

Aunque algunos aspectos de las enfermedades cardiovasculares inducidas por el tratamiento quimioterápico y/o radiote-rápico no han sido completamente aclarados, los principales mecanismos descritos como responsables del daño miocárdico son las alteraciones en la homeostasis del calcio, la oxidación mitocondrial, la síntesis de proteínas contráctiles, la expresión de genes, la apoptosis, la activación neurohormonal y la generación de radicales libres de oxígeno.

Uno de los tipos más frecuentes y conocidos de cardiotoxicidad es la **disfunción ventricular secundaria a cardiotóxicos**, con o sin insuficiencia cardíaca, aunque se reconoce que hay una amplia variedad de patologías, tales como hipertensión arterial, arritmias, cardiopatía isquémica, valvulopatías, miocarditis y pericarditis, hipertensión pulmonar, enfermedad tromboembólica o vascular periférica.

El momento en que la cardiotoxicidad se hace clínicamente manifiesta es variable; algunas terapias inducen efectos secundarios que aparecen precozmente tras la exposición, pudiendo por tanto influir sobre el plan terapéutico, mientras que otras inducen daños que se manifiestan años más tarde.

La disciplina de la cardiooncología nace con el objetivo de prevenir, mitigar y manejar las complicaciones cardiovasculares o toxicidad de las terapias oncológicas, debido a su impacto pronóstico. En la última década ha experimentado un enorme desarrollo, recomendándose la creación de equipos multidisciplinares de cardiooncohematología y el desarrollo de protocolos locales de prevención y tratamiento precoz de la cardiotoxicidad, que han demostrado evitar suspensiones precoces de terapias antitumorales, optimizar los resultados en la salud y reducir costes.

Las diferentes técnicas de imagen cardíaca constituyen un instrumento valioso en la evaluación del paciente cardiooncohematológico. Pueden ser de utilidad en la estratificación del riesgo inicial, para el diagnóstico de enfermedades cardiovasculares y de disfunción cardíaca, tanto durante como después del tratamiento, en la identificación de pacientes que pueden beneficiarse de tratamientos cardioprotectores mientras continúan con el tratamiento oncológico, y de aquellos que pueden requerir un seguimiento de enfermedades cardiovasculares a largo plazo.

> La ecocardiografía aporta una valoración cardíaca general y es la técnica de elección para la evaluación seriada de la fracción de eyección del ventrículo izquierdo (FEVI). Por falta de disponibilidad, el uso de la resonancia magnética cardíaca, patrón oro de referencia para la cuantificación de la FEVI, está limitado a pacientes con dudas en la valoración ecocardiográfica.

Actualmente se recomienda limitar el uso de la ventriculografía isotópica (MUGA) para monitorizar tratamientos oncohematológicos, por el riesgo que conlleva la radiación ionizante, de 5-10 mSv por estudio (equivalente a 50-100 radiografías), aunque hace años era la herramienta empleada para la evaluación seriada de la FEVI, debido a su reproducibilidad.

En este capítulo nos centraremos en la utilidad del ecocardiograma en la valoración del paciente oncológico con riesgo de desarrollo de cardiotoxicidad.

> • La cardiotoxicidad se define como el conjunto de enfermedades cardiovasculares derivadas de los tratamientos oncohematológicos, con criterios diagnósticos similares a los utilizados en la población general.
> • La cardio oncología nace con el objetivo de prevenir, mitigar y manejar las complicaciones cardiovasculares o toxicidad de las terapias oncológicas.
> • Se recomienda la creación de equipos multidisciplinares de cardiooncohematología y el desarrollo de protocolos locales de prevención y tratamiento precoz de la cardiotoxicidad, ya que evitan suspensiones precoces de antitumorales, optimizan los resultados en la salud y reducen costes.

DEFINICIÓN DE DISFUNCIÓN VENTRICULAR SECUNDARIA A CARDIOTÓXICOS

La disfunción ventricular secundaria a cardiotóxicos se define como una reducción del valor de la FEVI > 10 % respecto al valor basal, con fracción de eyección del ventrículo izquierdo inferior al límite normal. La Sociedad Europea de Cardiología identifica el 50 % como punto de corte de normalidad, aunque las recomendaciones ecocardiográficas actuales de la Sociedad Europea de Imagen Cardiovascular (EACVI) y la Sociedad Americana de Ecocardiografía (ASE) sitúan como valores inferiores de la normalidad, evaluados mediante FEVI 2D, el 54 % en mujeres y el 52 % en hombres. En concordancia con estos valores y con los del límite inferior de lo normal, queda fijado en el 53 %.

DEFINICIÓN DE DAÑO SUBCLÍNICO

A pesar de que la fracción de eyección del ventrículo izquierdo se ha establecido como marcador pronóstico de eventos cardíacos, su reducción en el contexto de cardiotoxicidad puede manifestarse tardíamente, hasta transcurridos 3 meses desde el tratamiento y una vez el daño miocárdico es irreversible por agotamiento de los mecanismos de compensación, siendo por tanto, en ocasiones, demasiado tarde para modificar el tratamiento y la evolución de la enfermedad.

Nuevas tecnologías como el *speckle-tracking*, mediante el estudio de la deformidad miocárdica o *strain*, permiten un estudio más preciso de la función ventricular. La medida más utilizada basada en la deformación es el ***strain* longitudinal global (SLG)**. El pico de SLG describe el cambio de longitud relativa del miocardio del VI entre el final de la diástole y telesístole, representado a través de la siguiente fórmula:

$$\text{SLG (\%)} = (\text{LMs} - \text{LMd})/\text{LMd}$$
donde LM es la longitud del miocardio al final de la sístole (LMs) y al final de la diástole (LMd).

El análisis del *strain* radial y circunferencial no es lo suficientemente reproducible como para considerarlo parte de la rutina diaria de trabajo en el laboratorio de ecocardiografía, por lo que no se recomienda.

La estrategia ideal para la detección de disfunción subclínica de ventrículo izquierdo es la determinación y comparativa del valor de SLG basal con los obtenidos durante el tratamiento quimioterápico.

> Descensos del SLG > 15 % respecto al basal y/o el aumento de troponinas son sugestivos de daño estructural cardíaco, disfunción VI o daño subclínico, situando al paciente en un estadio B de la clasificación de insuficiencia cardíaca de la *American Heart Association* (AHA).

EVALUACIÓN DE LA FUNCIÓN VENTRICULAR EN EL PACIENTE EN TRATAMIENTO ANTITUMORAL

En la evaluación y seguimiento de los pacientes onco-hematológicos en tratamiento potencialmente cardiotóxico, se reconoce la importancia de la monitorización precisa y reproducible de la función ventricular del VI mediante ecocardiografía, con el objetivo de detectar precozmente cambios en la función ventricular, que permitan iniciar el tratamiento para favorecer la recuperación funcional, y evitar, en la medida de lo posible, suspender el tratamiento quimioterápico.

El método más frecuentemente empleado para la valoración de la función ventricular del VI es la FEVI. La cuantificación la de fracción de eyección del ventrículo izquierdo mediante ecocardiograma bidimensional (2D) ha mostrado baja sensibilidad para detectar pequeños cambios en la función cardíaca, fundamentalmente debido a que su variabilidad está próxima al intervalo diagnóstico de disfunción ventricular secundaria a cardiotóxicos (8-11 %). Dicha variabilidad viene determinada por distintos factores, como asunciones incorrectas de la geometría del ventrículo izquierdo, dificultad en la visualización del ápex y la falta de consideración de sutiles alteraciones del movimiento regional. El uso de contrastes (potenciadores de señal) y la revisión sistemática de estudios previos (comparativos) mejora la precisión diagnóstica. Adicionalmente, el análisis mediante métodos de inteligencia artificial automáticos o semiautomáticos permite mejorar la precisión de los estudios.

> **!** Siempre que esté disponible, en centros con experiencia, la cuantificación de la fracción de eyección del ventrículo izquierdo mediante ecografía tridimensional (3D) presenta menos variabilidad que la FEVI 2D (5,8 %), con valores más próximos a los obtenidos mediante resonancia magnética (RM) cardíaca, por lo que es la técnica ecocardiográfica recomendada para monitorizar el tratamiento cardiotóxico.

El cálculo de la fracción de eyección de ventrículo izquierdo mediante ecocardiografía 3D permite detectar diferencias mínimas del 6 %, frente al 10-13 % en los estudios mediante FEVI 2D. Su determinación se llevará a cabo calculando los volúmenes telesistólico y telediastólico biplano del ventrículo izquierdo en planos apicales, según recomendaciones habituales. La **figura 12-1** muestra un ejemplo de cuantificación de FEVI mediante ecocardiografía transtorácica tridimensional.

En situación basal, la evaluación ecocardiográfica del *strain* mejora la estratificación del riesgo de disfunción ventricular secundaria a cardiotóxicos frente a la valoración mediante determinación de FEVI-2D. Durante el tratamiento antitumoral, la determinación del SLG permite la identificación del daño miocárdico en una fase más precoz, reconociéndose como marcador de disfunción sistólica subclínica, correlacionándose con fibrosis difusa o focal. Su determinación presenta las ventajas adicionales de una menor variabilidad que la FEVI, estimada intraobservador < 4 % e interobservador < 6 %, una alta sensibilidad y no ser dependiente del ángulo. Como inconvenientes, existe una variabilidad reconocida entre los *software* de diferentes vendedores, por lo que no se ha definido un valor absoluto marcador de normalidad. Es por ello que se recomienda evaluar los cambios relativos en el SLG, en lugar de valores absolutos.

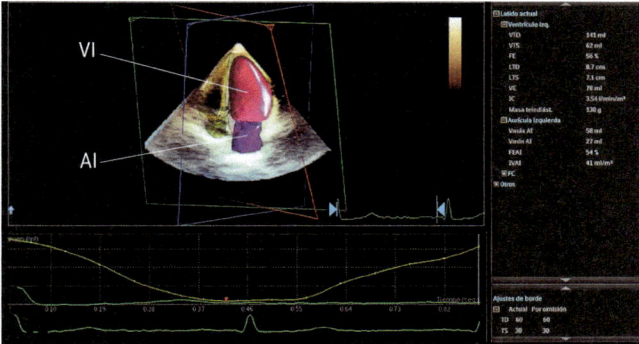

Figura 12-1. Cuantificación de la fracción de eyección del ventrículo izquierdo mediante ecocardiografía transtorácica tridimensional. AI: aurícula izquierda; FE: fracción de eyección; FEAI: fracción de eyección de aurícula izquierda; IC: índice cardíaco; IVAI: volumen indexado de la aurícula izquierda; LTD: longitud telediastólica del ventrículo izquierdo; LTS: longitud telesistólica de ventrículo izquierdo; VE: volumen eyectivo; VI: ventrículo izquierdo; V$_{máx}$ AI: volumen máximo de la aurícula izquierda ; V$_{mín}$ AI: volumen mínimo de la aurícula izquierda; VTD: volumen telediastólico del ventrículo izquierdo; VTS: volumen telesistólico del ventrículo izquierdo.

VALORACIÓN ECOCARDIOGRÁFICA INICIAL DEL PACIENTE EN TRATAMIENTO ANTITUMORAL

El estudio ecocardiográfico basal es de utilidad para la evaluación del riesgo cardiovascular de los pacientes antes del inicio del tratamiento quimioterápico, especialmente de aquellos con historia previa reconocida de disfunción sistólica o hallazgos clínicos sugestivos de dicha disfunción, y en pacientes con alto riesgo de episodios cardíacos, fundamentalmente con factores de riesgo cardiovascular clásicos (edad, hipertensión, dislipemia, historia familiar de enfermedad coronaria precoz). De esta manera, los pacientes serán estratificados en tres categorías: alto, medio y bajo riesgo de cardiotoxicidad.

Además, se considera esencial la evaluación de la función ventricular mediante ecocardiografía antes de iniciar del tratamiento, para conocer el punto de partida que permita identificar un deterioro de dicha función durante o al finalizar el tratamiento. Una fracción de eyección del ventrículo izquierdo ligeramente reducida al inicio del tratamiento, con valores tan próximos a la normalidad como 50-54 %, puede representar un elevado riesgo de cardiotoxicidad.

En la **tabla 12-1** se muestra la estratificación basal del riesgo de cardiotoxicidad.

PROTOCOLO RECOMENDADO PARA LA EVALUACIÓN ECOCARDIOGRÁFICA DE LA ESTRUCTURA Y FUNCIÓN CARDÍACAS EN EL PACIENTE CON CÁNCER

La Sociedad Europea de Cardiología recomienda, en concordancia con las guías de la Sociedad Americana de Eco-

Tabla 12-1. Estratificación basal del riesgo de cardiotoxicidad

	Factores derivados del tratamiento	Factores derivados del paciente
Bajo riesgo	• Dosis bajas de AC • Monoterapia con trastuzumab	• Edad entre 18 y 50 años
Medio riesgo	• Dosis intermedias de antraciclinas • Tratamiento secuencial con AC + trastuzumab • Tratamiento con VEGF, ITK, Bcr-Abl ITK, IP, ICIs	• Edad 50-64 años • 1-2 FRCV (hipertensión, dislipemia, obesidad, resistencia a la insulina, hábito tabáquico) • FEVI 50-54 % • Valores basales elevados de troponina y/o NT-ProBNP o BNP
Alto riesgo	• Altas dosis de AC • Tratamiento simultáneo con AC+ trastuzumab • Tratamiento con AC + RT torácica • Altas dosis de radiación torácica • Tratamiento con VEGF tras AC	• Edad >65 años (especialmente >80 años) • Más de 2 FRCV • Enfermedad cardiovascular reconocida (arteriopatía coronaria, miocardiopatía, valvulopatía severa, enf. arterial periférica) • FEVI ≥50 % • Tratamiento antitumoral previo

AC: antraciclinas; BNP: péptido natriurético cerebral; FEVI: fracción de eyección del ventrículo izquierdo; FRCV: factores de riesgo cardiovascular; IP: inhibidores del proteosoma; ICIs: inhibidores de puntos de control inmunitario; proteosoma ICIs; ITK: inhibidores de la tirosina-cinasa; RT: radioterapia; VEGF: factor de crecimiento endotelial.

cardiografía (ASE) y la Sociedad Europea de Ecocardiografía (EAE), la adquisición de al menos tres ciclos cardíacos en los tres planos apicales estándar (cuatro cámaras, dos cámaras y tres cámaras), manteniendo un *frame-rate* de 40-90 *frames/* segundo o ≥ 40 % de la frecuencia cardíaca.

Evaluación ecocardiográfica

Se debe cuantificar el *strain* segmentario y global, la integral velocidad-tiempo (IVT) aórtica, los volúmenes del VI y la fracción de eyección de ventrículo izquierdo en plano apical cuatro cámaras, mediante método 2D o idealmente 3D. Ante la imposibilidad de determinar el SLG, se debe medir la S' lateral y medial del VI mediante Doppler tisular o el MAPSE (desplazamiento longitudinal del anillo mitral en sístole mediante modo M). La evaluación de la movilidad de las paredes miocárdicas, según el modelo de 16 segmentos, permite mejorar la sensibilidad diagnóstica de cardiotoxicidad.

Aunque el valor pronóstico de la disfunción del ventrículo derecho en el escenario del paciente oncohematológico no ha sido aclarado, se recomienda evaluar la función del ventrículo derecho mediante la determinación de la fracción de acortamiento, la excursión sistólica del anillo tricuspídeo (TAPSE) y el S'. También aconseja incluir el análisis del tamaño del anillo al menos el diámetro basal, del área de la aurícula derecha, y estimar la presión sistólica de arteria pulmonar, especialmente en pacientes bajo tratamiento con fármacos que puedan inducir hipertensión pulmonar.

A pesar de que no ha demostrado claramente su utilidad para predecir cardiotoxicidad, se recomienda la evaluación convencional de la función diastólica del VI y la estimación no invasiva de las presiones de llenado dentro del protocolo de estudio. Concretamente, la determinación de la relación E/e' en este grupo de pacientes resulta controvertida, ya que sus fluctuaciones pueden ser consecuencia de cambios en las condiciones de precarga, frecuentes como consecuencia de los efectos secundarios (náuseas, vómitos, diarrea), más que de verdaderos cambios en la función diastólica.

El informe debe contener información acerca del tiempo transcurrido entre la administración del tratamiento quimioterápico y la realización del estudio ecocardiográfico, así como de la presión arterial y la frecuencia cardíaca documentadas durante dicho tratamiento. En cuanto a las características del equipo, se debe hacer constar el modelo de ecocardiógrafo, el *software* empleado para el análisis y su versión.

> **!** La evaluación de la FEVI mediante estudio ecocardiográfico tridimensional en pacientes en tratamiento potencialmente cardiotóxico constituye la técnica de elección para el seguimiento, siempre que se encuentre disponible.

Cálculo del *strain* longitudinal global (SLG)

Las técnicas de *speckle tracking* están basadas en el rastreo del borde endocárdico o de cambios en el patrón ecocardiográfico en imagen bidimensional de un segmento miocárdico, permitiendo el análisis de la deformación miocárdica en las tres direcciones de deformación, longitudinal, circunferencial y radial, en todos los segmentos miocárdicos.

Al tratarse de un valor que traduce acortamiento, el valor del *strain* longitudinal global (SLG) va precedido de un signo negativo. Por tanto, cuanto más bajo sea el valor absoluto de SLG, más probabilidad hay de que este sea anormal.

Aunque se trata de un método semiautomático, el cálculo del SLG exige una adecuada técnica que asegure la precisión y reproducibilidad del método. Como numerosas técnicas, el cálculo del *strain* conlleva una curva de aprendizaje. Se recomiendan un mínimo de 50 estudios para adquirir la competencia necesaria para el cálculo del SLG.

Tras optimizar la calidad de la imagen para reducir la variabilidad, las mediciones de SLG deben realizarse en los tres planos apicales estándar (cuatro cámaras, dos cámaras y tres cámaras), comenzando con la vista apical tres cámaras para visualizar el cierre de la válvula aórtica, procurando que el borde endocárdico sea claramente visible durante la totalidad del ciclo cardíaco. Es imprescindible una monitorización electrocardiográfica de calidad durante la adquisición de imágenes, ya que de ello dependerá la correcta evaluación de las fases del ciclo cardíaco. El SLG compara la longitud basal, generalmente establecida al final de la diástole (justo antes de que la válvula mitral se cierre por completo, al inicio del complejo QRS), con la longitud sistólica, detectada automáticamente o de forma manual (tras el cierre de la válvula aórtica). Se recomienda que los programas de *software* permitan la modificación de la telediástole de manera manual, ya que puede ser necesario en caso de asincronía y retraso en la conducción.

La adecuada ubicación de la región de interés (ROI) es un factor determinante para el cálculo del *strain*, debido a que el valor del SLG depende de la posición de medición en el miocardio. Se debe ajustar la anchura a la pared verdadera, evitando áreas de interés muy estrechas o muy anchas; se ha de asegurar la adecuada inclusión del ápex y evitar la inclusión del pericardio, limitando el área de estudio al endocardio, ya que, de lo contrario, los valores del SLG se verán falsamente reducidos. El anillo mitral debe marcarse en el punto de inserción de los velos mitrales, evitando su inclusión, y asegurando, de este modo, la adecuada valoración de los segmentos ventriculares sin incluir entre ellos segmentos auriculares. Así mismo, se deben evitar las estructuras anatómicas adyacentes, tales como los músculos papilares o trabéculas, persiguiendo siempre mantener la morfología ventricular. Por último, el tracto de salida de ventrículo izquierdo se debe excluir del análisis en el plano apical tres cámaras. La **figura 12-2** muestra la adquisición de las imágenes y el cálculo de SLG mediante métodos automáticos (*software* AS de Phillips).

Cuando el seguimiento regional no es óptimo en más de dos segmentos de miocardio en una sola vista, el cálculo de SLG debe evitarse. En dicho contexto, el empleo de potenciadores de señal no mejora el estudio de los *speckles*, e incluso puede empeorarlo, debido a que sus pequeñas burbujas pueden ser confundidas con *speckles* miocárdicos.

Se debe cuantificar el *strain* segmentario y el global (SLG), analizando diferentes vistas. Los valores pueden ser visualizados en gráficos de curvas lineales de *strain*, o en imágenes paramétricas, en las que los valores de *strain* se expresan en una escala de colores. Pueden presentarse como modo M curvado o en un mapa polar tipo ojo de buey, representando

Figura 12-2. Ejemplo de adquisición de las imágenes en planos apicales de cuatro, tres y dos cámaras y cálculo de *strain* longitudinal global mediante métodos automáticos (*software* AS de Phillips).

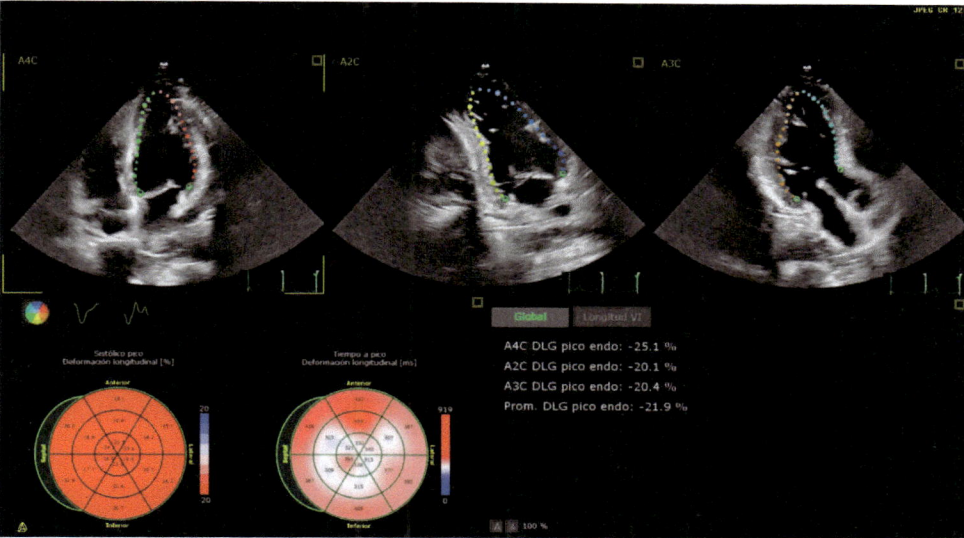

en una imagen circular bidimensional todos los segmentos del ventrículo izquierdo. Los valores de deformación se determinan para cada segmento y de forma global para cada corte o para todos los segmentos en conjunto. La **figura 12-3** muestra una representación del *strain* longitudinal global mediante mapa polar.

Para asegurar el adecuado seguimiento de las paredes miocárdicas, resulta de utilidad la comparativa de las diferentes vistas y la revisión de las imágenes en movimiento, puesto que permite detectar posibles anomalías no correlacionables en los valores segmentarios, indicativas de posibles errores de medición. En la **tabla 12-2** se muestran los puntos esenciales para una adecuada valoración del SLG.

Como posibles alternativas para determinar el valor de SLG en pacientes con deficiente ventana apical, en un estudio sobre 110 pacientes con cáncer de mama en tratamiento con antirreceptor tipo 2 del factor de crecimiento epidérmico humano (HER2), proponen la adquisición de imágenes en plano subcostal de tres y cuatro cámaras, demostrando buena concordancia con los valores obtenidos mediante el estudio convencional en planos apicales de tres y cuatro cámaras y reproducibilidad de las medidas.

El valor de SLG también viene determinado por el proveedor y la versión del *software* de análisis, fundamentalmente a expensas del posprocesado, hecho que resulta en una considerable heterogeneidad en la literatura médica publicada y obliga al seguimiento comparativo seriado con el mismo proveedor y versión del *software*. Las diferencias detectadas en la actualidad son demasiado relevantes como para recomendar valores normales universales y límites inferiores de normalidad, si bien, de manera orientativa, en una persona sana se puede esperar un valor en torno a -20 ± 2 %. Las mujeres muestran valores absolutos de SLG ligeramente más altos que los hombres y los valores disminuyen con la edad. En la **tabla 12-3** se muestran los valores normales de SLG en función de la edad y sexo del paciente.

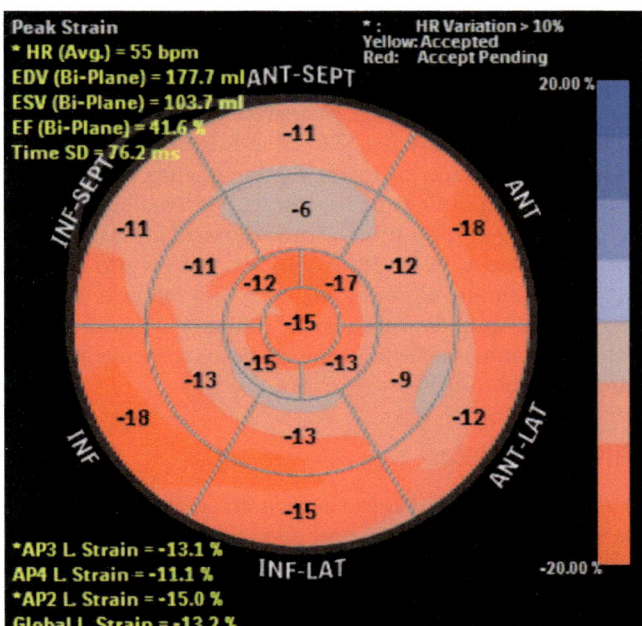

Figura 12-3. Representación de *strain* longitudinal global del ventrículo izquierdo mediante mapa polar.

💡 • La disfunción ventricular secundaria a cardiotóxicos se define como una reducción del valor de FEVI > 10 % respecto al valor basal, con FEVI < 53 %.
   • Descensos del SLG > 15 % respecto al basal son sugestivos de daño estructural cardíaco o disfunción VI subclínica.

SEGUIMIENTO DE LOS PACIENTES EN TRATAMIENTO ANTITUMORAL

La frecuencia de los estudios debe planificarse en función del riesgo cardiovascular del paciente, el esquema terapéutico planteado y la disponibilidad local. La **tabla 12-4** muestra la periodicidad propuesta para la evaluación de la fracción de eyección del ventrículo izquierdo y de *strain* longitudinal global, en función del tratamiento antitumoral recibido.

Tabla 12-2. Puntos clave en la adecuada evaluación del *strain* longitudinal global (SLG)

Selección y adquisición de las imágenes de calidad óptima	Visualización adecuada del borde endocárdico durante todo el ciclo cardíaco
Selección del área de interés	Especial atención al ápex y al anillo mitral Evitar el pericardio
Evaluación del adecuado seguimiento de los diferentes segmentos	

> **!** El uso combinado de SLG y biomarcadores (troponinas) mejora el valor predictivo negativo para el diagnóstico de disfunción ventricular y, por lo tanto, la estratificación del riesgo, por lo que se recomienda la determinación de troponinas en situación basal y antes de cada ciclo.

La elevación de troponinas y/o disminución de SLG > 15% con FEVI normal identifican, como ya se ha mencionado previamente, a pacientes con daño estructural asintomático o subclínico y en riesgo de progresión a insuficiencia cardíaca (IC). Se recomienda el inicio de tratamiento cardioprotector antirremodelado, inhibidores de la enzima convertidora de la angiotensina (IECA) o antagonistas de los receptores de la angiotensina II (ARAII), con betabloqueantes o sin ellos, que evite la progresión del daño y la suspensión de tratamientos potencialmente curativos. Una reducción del valor de SLG < 8% carece de relevancia clínica. Un descenso del 10-15% del valor basal se considera el parámetro de *strain* más útil para la predicción de cardiotoxicidad. En la **figura 12-4** se representa el tratamiento y la monitorización de pacientes en tratamiento potencialmente cardiotóxico y con una fracción de eyección de ventrículo izquierdo < 53%, según el documento consenso generado mediante la colaboración de la Sociedad Española de Cardiología, la Sociedad Española de Oncología Médica, la Sociedad Española de Oncología Radioterápica y la Sociedad Española de Hematología.

Ante la detección de cardiotoxicidad, es necesario individualizar la indicación de suspender y/o retrasar el tratamiento onco-hematológico, valorando el riesgo de IC frente al de recidiva o progresión del cáncer. El paciente debe ser evaluado en consulta de cardiología, idealmente de cardiooncohematología, y la fracción de eyección de ventrículo izquierdo debe revaluarse transcurridas 2-3 semanas, con la finalidad de asegurar el diagnóstico antes de tomar decisiones definitivas sobre posibles cambios de tratamiento, determinar si se acompaña o no de síntomas y su reversibilidad.

- Se considera reversible si la fracción de eyección del ventrículo izquierdo mejora hasta encontrarse dentro del 5% con respecto al valor basal.
- Se clasifican como parcialmente reversibles aquellos casos en los que existe un incremento de la fracción de eyección del ventrículo izquierdo ≥ 10% respecto al menor valor cuantificado, pero persisteun 5% inferior al valor basal.
- Por último, se considera irreversible aquella disfunción en la que la fracción de eyección del ventrículo izquierdo mejora < 10% con respecto al valor más bajo, persistiendo un 5% inferior al valor basal.

Ante una reexposición a un fármaco que previamente ha provocado cardiotoxicidad, se recomienda mantener la terapia cardioprotectora con IECA y betabloqueantes. El esquema de la **figura 12-5** representa el algoritmo de monitorización del tratamiento con fármacos antitumorales propuesto por la EACVI y la ASE.

Además de la fracción de eyección del ventrículo izquierdo y el *strain* longitudinal global, para llevar a cabo un adecuado seguimiento y evaluación de los pacientes en tratamiento antitumoral, se propone la evaluación de otros parámetros relevantes, que permitan predecir o identificar precozmente cardiotoxicidad.

Volúmenes del ventrículo izquierdo

El incremento del volumen telesistólico del VI de 15 mL o de 30-35mL del volumen telediastólico del VI se considera un deterioro clínicamente significativo, por lo que deben revaluarse en cada estudio de seguimiento de la fracción de eyección del ventrículo izquierdo.

Parámetros de la función diastólica

El valor pronóstico de los cambios en la función diastólica en relación con la identificación de cardiotoxicidad no está bien establecido en la actualidad. No obstante, se han identificado modificaciones precoces tras la administración de quimioterapia en los valores de la velocidad de la onda E, la relación E/A, las velocidades tisulares y el *strain* diastólico. A pesar de ello, se recomienda evaluar la función diastólica durante el seguimiento.

Función del ventrículo derecho

Se recomienda evaluar la función del ventrículo derecho y estimar las presiones pulmonares como vigilancia ecocardiográfica, especialmente en los pacientes en tratamiento con antraciclinas, trastuzumab, ciclosporina y dasatinib, debido al riesgo de desarrollo de hipertensión pulmonar.

El deterioro del SLG del VD parece desarrollarse simultáneamente al deterioro del SLG del VI. En un estudio sobre pacientes con cáncer de mama en tratamiento con trastuzumab, con antraciclinas o sin ellas, el porcentaje de cambio del SLG de –14,8% predijo cardiotoxicidad, clasificando correctamente al 90% de las mujeres. Este punto de corte es bastante similar al cambio del 15% del valor del SLG del ventrículo izquierdo, reconocido predictor de cardiotoxicidad, sugiriendo un efecto uniforme de los tratamientos antitumorales sobre el VD.

Válvulas cardíacas

Los agentes quimioterápicos no causan afectación directa de las válvulas cardíacas, pero estas pueden alterarse en pacientes con cáncer por múltiples razones, como, por ejemplo, lesiones preexistentes, endocarditis infecciosa, disfunción ventricular o radioterapia.

La radioterapia provoca daño del endocardio valvular, con fibrosis, engrosamiento y calcificación, teniendo rela-

Tabla 12-3. Parámetros ecocardiográficos 2D *speckle tracking* según sexo y edad

	Edad 20-40 (n : 5202)		Edad 40-60 (n : 5252)		Edad ≥60 (n : 595)		Valor P		Hombre		Mujer	
	Hombre	Mujer	Hombre	Mujer	Hombre	Mujer	Hombre	Mujer	R	Valor P	R	Valor P
	Media ± DE		Media ± DE		Media ± DE							
***Strain* longitudinal, %**												
Apical cuatro cámaras	−21,7 ± 3	−23,4 ± 2,9*	−22,3 ± 3,2	−23,3 ± 3,1*	−21,7 ± 1,9	−22,7 ± 2,9	0,5	0,5	0,01	0,9	0,11	0,054
Apical dos cámaras	−22,9 ± 2,8	−24,7 ± 3*	−21,5 ± 3,1	−23,6 ± 3,4*	−21,8 ± 3,2	−22,6 ± 3,5	0,2	0,004	0,12	0,1	0,26	<0,001
Apical tres cámaras	−21,4 ± 3,5	−21,7 ± 3,2	−21,1 ± 2,7	−22,1 ± 3,2*	−20,4 ± 3,3	−22,5 ± 3,4*	0,4	0,5	0,09	0,3	0,04	0,6
Media	−22 ± 2,7	−23,3 ± 2,7*	−21,6 ± 2,6	−23 ± 2,6*	−21,4 ± 2,2	−22,4 ± 2,9*	0,4	0,2	0,07	0,3	0,15	0,01
***Strain* circunferencial, %**												
Basal	−29,3 ± 4,1	−29 ± 3,7	−30 ± 4,2	−30 ± 3,8	−29,8 ± 3,9	−30,4 ± 3,2	0,6	0,2	−0,06	0,5	−0,18	0,02
Medio	−29,8 ± 4,2	−29,8 ± 4,1	−30,8 ± 5,4	−31,4 ± 4,3	−30,9 ± 4,9	−32,4 ± 5,2	0,4	0,003	−0,14	0,08	−0,21	<0,001
Apical	−35,7 ± 7	−36,3 ± 6,4	−34,7 ± 6,4	−36,5 ± 5,9	−35,1 ± 6,2	39,8 ± 5,8*	0,8	0,04	0,01	0,9	−0,13	0,07
Media	−31,1 ± 4,3	−31,1 ± 4	−31,6 ± 5	−32,4 ± 4,4	−31,6 ± 4,6	−34 ± 4,5*	0,7	0,001	−0,07	0,3	−0,22	<0,001
***Strain* radial, %**												
Basal	37,2 ± 8,6	38,2 ± 10,9	39,3 ± 10,7	40,8 ± 11	41,7 ± 6,2	41,5 ± 13,5	0,2	0,4	0,19	0,05	0,19	0,03
Medio	36,6 ± 10,3	38,4 ± 8,5	39,7 ± 10,2	41,4 ± 10,5	37,1 ± 7,6	39,5 ± 10,3	0,2	0,08	0,09	0,3	0,1	0,1
Apical	31,9 ± 8,9	36,9 ± 13,2*	30,3 ± 10,5	34,2 ± 9,5*	32,7 ± 9,2	32,5 ± 12,5	0,6	0,2	−0,03	0,8	−0,16	0,04
Media	35,6 ± 8,1	37,5 ± 8,1	37 ± 8,6	38,8 ± 8,6	36,5 ± 6,1	37,6 ± 9,1	0,5	0,5	0,07	0,4	0,05	0,4
Giro, grados	7,7 ± 2,9	7,8 ± 3,3	6,9 ± 2,3	8,6 ± 3,2	7,6 ± 2,5	9,6 ± 3,4	0,4	0,2	−0,07	0,5	0,18	0,058

DE, desviación estándar.
*P <0,05 frente a hombre.

Tabla 12-4. Recomendaciones para la evaluación de la fracción de eyección del ventrículo izquierdo (FEVI) y *strain* longitudinal global (SGL) en función del tipo de fármaco, antes, durante y tras la finalización del tratamiento quimioterápico

Farmaco	Evaluación incial	Evaluacion durante el tratamiento	Evaluación tras finalizar el tratamiento
Trastuzumab	Sí	• Cada 4 ciclos en bajo riesgo • Cada 3 ciclos en medio riesgo • Cada 2 ciclos en alto riesgo	• A los 6 meses tras el final del tratamiento en bajo riesgo • A los 3 y 12 meses en alto riesgo
Trastuzumab en enfermedad metastásica, como terapia a largo plazo	Sí	• Cada 4 ciclos • Cada 6 meses si está estable • Cada 2-3 ciclos si hay alto riesgo	No indicado salvo síntomas
Antraciclinas		• Tras dosis acumulada de 240 mg/m² de doxorrubicina si bajo riesgo • Cada 2 ciclos en riesgo medio o alto	• A los 6-12 meses tras el final del tratamiento. • Reevaluación a los 5 años (previamente si alto riesgo)
VEGF e ITK Bcr-ABl	En pacientes de alto riesgo	• Cada 4 meses el primer año • Cada 6-12 si es tratamiento a largo plazo	Sin claras recomendaciones
Inhibidores del proteosoma	Sí	Semestral	Sin claras recomendaciones
Inhibidores *checkpoint*	Sí	En caso de síntomas	Sin claras recomendaciones

ITK: inhibidores de la tirosina-cinasa; VEGF: factor de crecimiento endotelial.

ción directa el grado de afección con el tiempo transcurrido desde la radioterapia.

Hipertensión pulmonar

El desarrollo de hipertensión pulmonar, aunque poco frecuente, es una grave complicación. Puede aparecer transcurridos meses o años tras la exposición a algunos agentes quimioterápicos, especialmente inhibidores de la tirosina-cinasa (ITK), como el dasatinib o la ciclofosfamida, por lo que cada 3-6 meses o ante cambios significativos en la clase funcional debe vigilarse mediante ecocardiografía a estos pacientes. En ocasiones, el cese de tratamiento es suficiente para su reversión.

Pericardio

El tratamiento quimioterápico, frecuentemente con antraciclinas, ciclofosfamida o bleomicina, puede provocar pericarditis aguda, en ocasiones con derrame pericárdico e incluso taponamiento cardíaco. Dicha afectación es menos frecuente en pacientes en tratamiento radioterápico activo, si bien, hasta en un 20 % de los casos, pueden desarrollar enfermedades del pericardio trascurridos de 6 a 15 años, incluido el derrame pericárdico crónico o la pericarditis constrictiva, cursando frecuentemente asintomáticos.

En caso de sospecha de enfermedad pericárdica, el ecocardiograma transtorácico es de elección para el diagnóstico y seguimiento.

SEGUIMIENTO A LARGO PLAZO DE LOS SUPERVIVIENTES AL CÁNCER

Los supervivientes al cáncer tienen un riesgo de 2 a 7 veces mayor de fallecer de enfermedad cardiovascular que la población general. Esta mortalidad se produce, sobre todo, durante el primer año, o tras supervivencias prolongadas (curva en U), y es mayor en las edades extremas (infancia o juventud y > 60 años) y en la enfermedad metastásica.

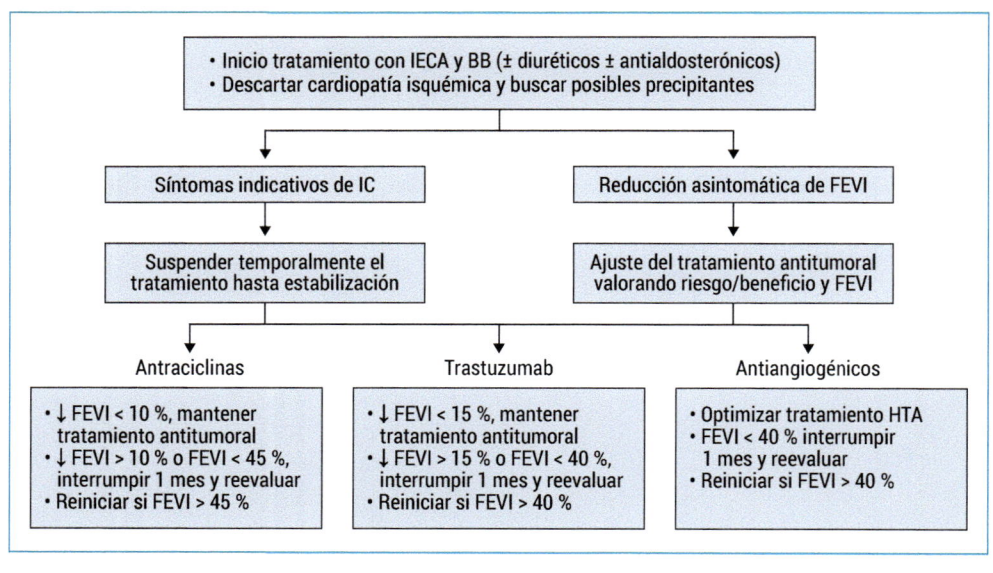

Figura 12-4. Algoritmo de tratamiento sugerido en pacientes que toman fármacos potencialmente cardiotóxicos y presentan FEVI < 53 % en el seguimiento.
BB: betabloqueantes; FEVI: fracción de eyección del ventrículo izquierdo; HTA: hipertensión arterial; IC: insuficiencia cardíaca; IECA: inhibidor de la enzima convertidora de la angiotensina.

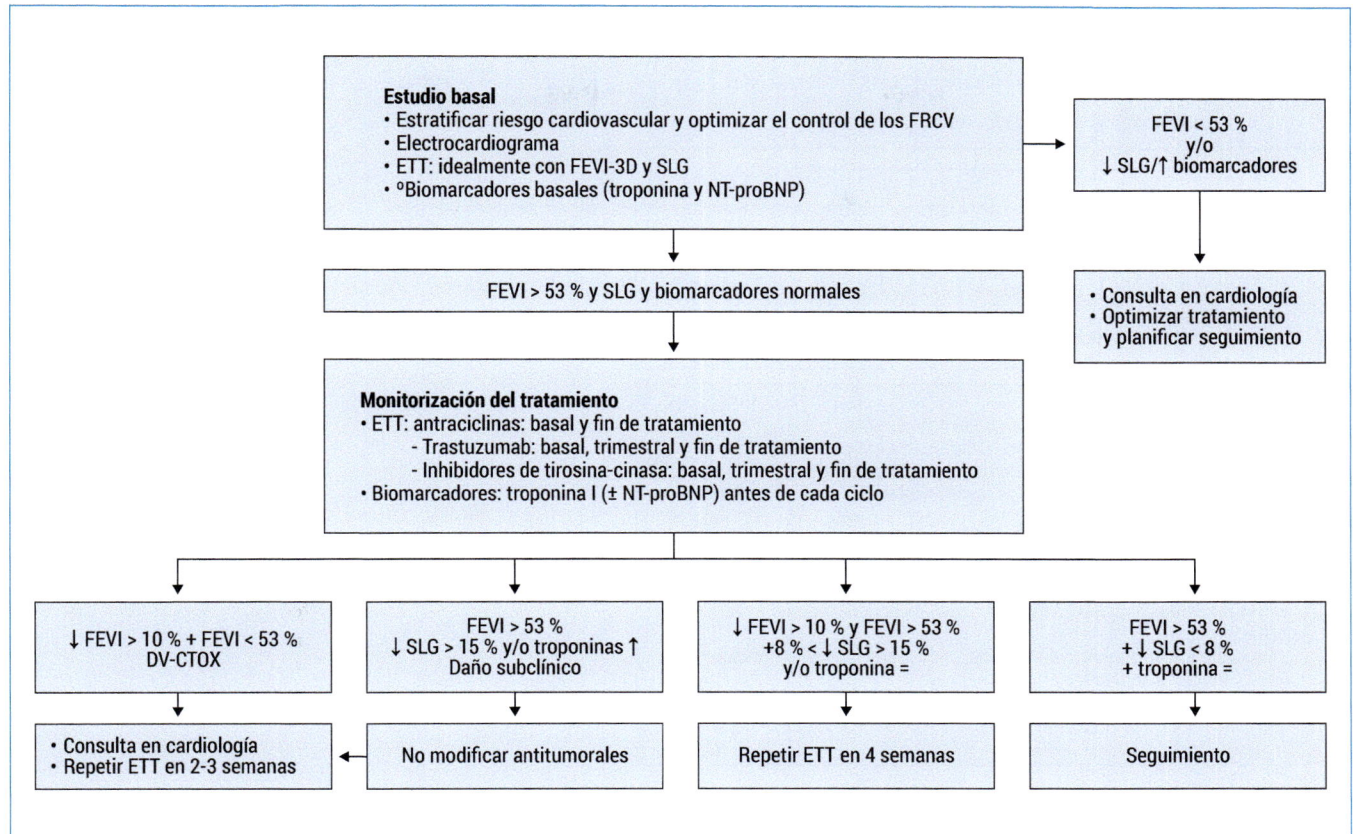

Figura 12-5. Algoritmo de monitorización del tratamiento con fármacos antitumorales propuesto por la Sociedad Europea de Imagen Cardiovascular (EACVI) y la Sociedad Americana de Ecocardiografía (ASE).
DV-CTOX: disfunción ventricular secundaria a carditoxicidad; ETT: ecocardiografía transtorácica; FEVI: fracción de eyección del ventrículo izquierdo; FRCV: factores de riesgo cardiovascular; NT-proBNP: porción N-terminal del propéptido natriurético tipo B; SLG: *strain* longitudinal global.

El tiempo transcurrido desde la administración de quimioterapia potencialmente cardiotóxica hasta el desarrollo de insuficiencia cardíaca puede ser de hasta 10 años, especialmente en aquellos tratados con antraciclinas.

> **!** El cribado sistemático reduce la incidencia de IC hasta en un 18 %, y es por ello que existe consenso en que debe realizarse un seguimiento mediante imagen cardíaca y biomarcadores incluso a pacientes asintomáticos, aunque la periodicidad no está claramente establecida.

El riesgo depende de la edad en el momento de la exposición y del tratamiento recibido (dosis acumulada, agentes y sus combinaciones), por lo que se recomienda el seguimiento de los supervivientes que hayan recibido dosis de antraciclinas ≥ 250 mg/m^2 o radioterapia torácica ≥ 35 Gy o tratamiento combinado con ≥ 100 mg/m^2 de antraciclinas y ≥ 15 Gy.

En el caso de los pacientes que iniciaron tratamiento con inhibidores del sistema renina-angiotensina-aldosterona, betabloqueantes o antagonistas de los receptores mineralocorticoides por desarrollo de disfunción ventricular, deben someterse a un ecocardiograma de control a los 3-6 meses tras la finalización del tratamiento del cáncer, para evaluar la función ventricular y planificar el seguimiento

y el tratamiento. La duración del tratamiento de IC tras normalización de la FEVI es motivo de controversia. Podría considerarse, bajo vigilancia estrecha, para pacientes asintomáticos sin FRCV y con parámetros normales y estables de función ventricular durante más de 1 año (FEVI, SLG, troponina (TnI) y porción N-terminal del propéptido natriurético tipo B [NT-proBNP]).

En supervivientes de cáncer infantil, se propone la realización de un ecocardiograma transcurridos 2 años desde el final del tratamiento y, posteriormente, cada 5 años. En el caso de que sea mujer, se recomienda realizar un ecocardiograma antes y después de la gestación.

En el caso se supervivientes a cáncer de mama, se propone realizarlo al finalizar el tratamiento para planificar el seguimiento posterior.

En supervivientes adultos asintomáticos con riesgo de cardiopatía por radiación, se recomienda realizar un ecocardiograma a los 5 años y una prueba de detección de isquemia a los 5-10 años, reevaluando posteriormente cada 5 años. Para los demás pacientes, se recomienda un ecocardiograma a los 10 años.

La **figura 12-6** representa el algoritmo de seguimiento a largo plazo sugerido para pacientes supervivientes al cáncer tratados mediante radioterapia, cuyo volumen de radiación incluya parcial o totalmente el corazón.

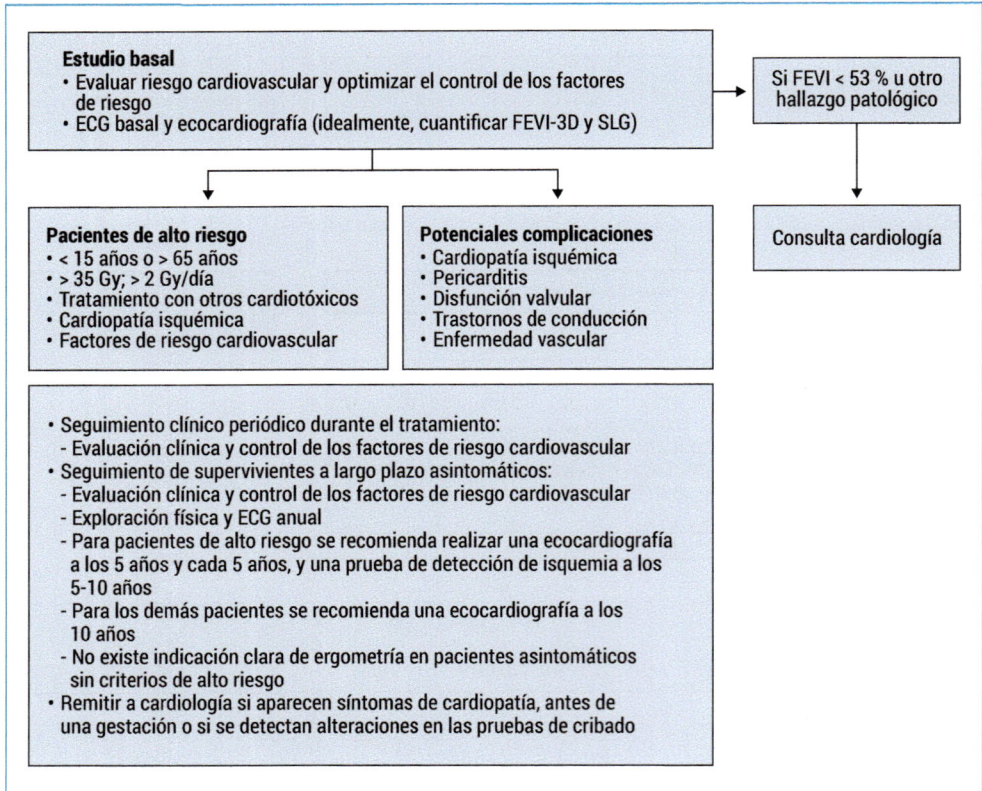

Figura 12-6. Algoritmo de seguimiento a largo plazo, sugerido para pacientes supervivientes al cáncer tratados mediante radioterapia, cuyo volumen de radiación incluya parcial o totalmente el corazón. ECG: electrocardiograma; FEVI: fracción de eyección del ventrículo izquierdo; SLG: *strain* longitudinal global.

PUNTOS CLAVE

- La cardio-onco-hematología surge como necesidad para mejorar el pronóstico de los pacientes con cáncer, con el objetivo de prevenir, mitigar y manejar las complicaciones cardiovasculares o toxicidad de las terapias.
- En la evaluación y seguimiento de los pacientes en tratamiento antitumoral, se reconoce la importancia de la monitorización precisa y reproducible de la función ventricular del VI, que permita la detección precoz de cambios y el inicio de tratamiento cardioprotector, evitando, en la medida de lo posible, suspender el tratamiento quimioterápico.
- Las diferentes técnicas de imagen cardíaca constituyen un instrumento valioso en la evaluación del paciente cardiooncohematológico.
- La ecocardiografía aporta una valoración cardíaca general y es la técnica de elección para la evaluación seriada de la FEVI.

- La disfunción ventricular secundaria a cardiotóxicos se define como una reducción del valor de la fracción de eyección de ventrículo izquierdo > 10 % respecto al valor basal, con FEVI < 53 %.
- El valor de SLG en una persona sana se puede esperar que se sitúe en torno a −20 ± 2 %.
- Descensos del SLG > 15 % respecto al basal son sugestivos de daño estructural cardíaco o disfunción subclínica del ventrículo izquierdo.
- El uso de biomarcadores mejora el valor predictivo negativo para el diagnóstico de disfunción ventricular y la estratificación del riesgo.
- Se recomienda el seguimiento a largo plazo de supervivientes atendiendo a la edad de exposición, los agentes recibidos y las dosis de exposición.

BIBLIOGRAFÍA

Beldhuis IE, Lam CSP, Testani JM, Voors AA, Spall HGC van, Ter Maaten JM, et al. Evidence-Based Medical Therapy in Patients With Heart Failure With Reduced Ejection Fraction and Chronic Kidney Disease. Circulation. 2022;145(9):693-712.

Čelutkienė J, Pudil R, López-Fernández T, Grapsa J, Nihoyannopoulos P, Bergler-Klein J, et al. Role of cardiovascular imaging in cancer patients receiving cardiotoxic therapies: a position statement on behalf of the Heart Failure Association (HFA), the European Association of Cardiovascular Imaging (EACVI) and the Cardio-Oncology Council of the European Society of Cardiology (ESC). Eur J Heart F. 2020;22(9):1504-24.

Chuzi S, Rangarajan V, Jafari L, Vaitenas I, Akhter N. Subcostal View-Based Longitudinal Strain in Patients With Breast Cancer Is an Alternative to Conventional Apical View-Based Longitudinal Strain. J Am Soc Echocardiogr. 2019;32(4):514-20.e1.

Collier P, Phelan D, Klein A. A Test in Context: Myocardial Strain Measured by Speckle-Tracking Echocardiography. J Am Coll Cardiol. 2017;69(8):1043-56.

Ewer MS, Ewer SM. Cardiotoxicity of anticancer treatments. Nat Rev Cardiol. 2015;12(9):547-58.

Frey MK, Bergler-Klein J. Echocardiographic evaluation of patients undergoing cancer therapy. Eur Heart J Cardiovasc Imaging. 2021;22(4):375-82.

Herrmann J, Lenihan D, Armenian S, Barac A, Blaes A, Cardinale D, et al. Defining cardiovascular toxicities of cancer therapies: an International Cardio-Oncology Society (IC-OS) consensus statement. Eur Heart J. 2022 Jan 31;43(4):280-99.

Klaeboe LG, Edvardsen T. Echocardiographic assessment of left ventricular systolic function. J Echocardiogr. 2019;17(1):10-6.

Lang RM, Badano LP, Mor-Avi V, Afilalo J, Armstrong A, Ernande L, et al. Recommendations for Cardiac Chamber Quantification by Echocardiography in Adults: An Update from the American Society of Echocardiography and the European Association of Cardiovascular Imaging. Eur Heart J Cardiovasc Imaging. 2015;16(3):233-71.

Lida N, Tajiri K, Ishizu T, Sasamura-Koshizuka R, Nakajima H, Kawamatsu N, et al. Echocardiography image quality of global longitudinal strain in cardio-oncology: a prospective real-world investigation. J Echocardiogr. 2022;20(3):159-65. doi: 10.1007/s12574-022-00567-8. Epub 2022 Mar 4.

López-Fernández T, Martín García A, Santaballa Beltrán A, Montero Luis Á, García Sanz R, Mazón Ramos P, et al. Cardio-Onco-Hematology in Clinical Practice. Position Paper and Recommendations. Rev Esp Cardiol. 2017;70(6):474-86.

Lyon AR, Dent S, Stanway S, Earl H, Brezden-Masley C, Cohen-Solal A, et al. Baseline cardiovascular risk assessment in cancer patients scheduled to receive cardiotoxic cancer therapies: a position statement and new risk assessment tools from the Cardio-Oncology Study Group of the Heart Failure Association of the European Society. Eur J Heart Fail. 2020;22(11):1945-60.

Martin Garcia A, Mitroi C, Mazón Ramos P, García Sanz R, Virizuela JA, Arenas M, et al. Stratification and management of cardiovascular risk in cancer patients. A consensus document of the SEC, FEC, SEOM, SEOR, SEHH, SEMG, AEEMT, AEEC, and AECC. Rev Esp Cardiol. 2021;74(5):438-48.

Negishi K, Negishi T, Kurosawa K, Hristova K, Popescu BA, Vinereanu D, et al. Practical guidance in echocardiographic assessment of global longitudinal strain. JACC Cardiovasc Imaging. 2015;8(4):489-92.

Siegel R, DeSantis C, Virgo K, Stein K, Mariotto A, Smith T, et al. Cancer treatment and survivorship statistics. CA Cancer J Clin. 2012;62(4):220-41.

Sugimoto T, Dulgheru R, Bernard A, Ilardi F, Contu L, Addetia K, et al. Echocardiographic reference ranges for normal left ventricular 2D strain: results from the EACVI NORRE study. Eur Heart J Cardiovasc Imaging. 2017;18(8):833-40.

Thavendiranathan P, Grant AD, Negishi T, Plana JC, Popović ZB, Marwick TH. Reproducibility of echocardiographic techniques for sequential assessment of left ventricular ejection fraction and volumes: application to patients undergoing cancer chemotherapy. J Am Coll Cardiol. 2013;61(1):77-84.

Zamorano L, Lancellotti P, Rodriguez Muñoz D, Aboyans V, Asteggiano R, Galderisi M, et al. 2016 ESC Position Paper on cancer treatments and cardiovascular toxicity developed under the auspices of the ESC Committee for Practice Guidelines. The Task Force for cancer treatments and cardiovascular toxicity of the European Society of Cardiology (ESC). Eur Heart J. 2016;37(36): 2768-801.

Ecocardiografía en la valoración de hipertensión pulmonar

13

R. Luna López y C. Jiménez López-Guarch

OBJETIVOS

- Conocer las indicaciones principales del ecocardiograma en la evaluación diagnóstica y pronóstica de la hipertensión pulmonar.
- Comprender la utilidad del ecocardiograma en el diagnóstico etiológico del tipo de hipertensión pulmonar.
- Aprender los diferentes parámetros ecocardiográficos de evaluación de remodelado y función del corazón derecho en el contexto de la hipertensión pulmonar.

INTRODUCCIÓN

La hipertensión arterial pulmonar (HAP) afecta a la vascularización pulmonar y conlleva una disfunción endotelial fundamentada en fenómenos de vasoconstricción, hiperproliferación y protrombosis que producen un aumento progresivo de las resistencias vasculares pulmonares. Conforme avanza la enfermedad, el corazón derecho sufre un remodelado desfavorable, con un cambio en su estructura y un deterioro de su función sistodiastólica que va a marcar el pronóstico de la enfermedad. La evaluación de la gravedad de la enfermedad mediante técnicas de imagen es esencial para valorar el pronóstico y seleccionar un tratamiento adecuado. Uno de los factores pronósticos más importantes en la hipertensión pulmonar (HP) es la función del ventrículo derecho (VD).

La definición de HP viene determinada por la evaluación hemodinámica mediante la realización de un cateterismo derecho y la medición de la presión arterial pulmonar media (PAPm) en reposo.

Desde el simposio de hipertensión pulmonar en 2018, actualmente avalado en las guías de práctica clínica de hipertensión pulmonar de las sociedades europeas de cardiología y neumología (ESC/ERS) de 2022, se modificó el punto de corte de la PAPm para establecer el diagnóstico de la HP, sustituyéndose el límite original y arbitrario de 25 mmHg por 20 mmHg.

Para el diagnóstico de HAP se requeriría este valor de PAPm asociado a una resistencia vascular pulmonar (RVP) ≥ 2 unidades Wood (UW) y una presión de enclavamiento pulmonar (PCP) < 15 mmHg. La HP poscapilar se define con una PAPm > 20 mmHg en reposo, secundaria a una elevación de la PCP ≥ 15 mmHg. A su vez, se puede subclasificar como HP poscapilar aislada o combinada.

La HP puede presentarse en distintos procesos clínicos que se agrupan en cinco grupos:

- Grupo 1: hipertensión arterial pulmonar (HAP).
- Grupo 2: HP asociada a enfermedad cardíaca izquierda (HPCI).
- Grupo 3: HP asociada a enfermedad respiratoria y/o a hipoxemia.
- Grupo 4: HP tromboembólica crónica (HPTC).
- Grupo 5: HP por mecanismos poco claros o multifactoriales.

Esta clasificación (**Tabla 13-1**) está basada en datos clínicos, categorizando los procesos y enfermedades en diferentes grupos que comparten mecanismos fisiopatológicos, presentación clínica y opciones terapéuticas. A pesar del ascenso análogo de la PAP y la RVP en los diferentes grupos clínicos, los mecanismos subyacentes, los planteamientos diagnósticos y las implicaciones terapéuticas y pronósticas son completamente distintos.

MECANISMOS DE ADAPTACIÓN DEL VENTRÍCULO DERECHO AL AUMENTO DE POSCARGA

La adaptación del VD a un aumento de la poscarga depende de varios aspectos, como la etiología específica y la progresión de la enfermedad, la complejidad del paciente y factores como la señalización neurohormonal. El VD y la vasculatura pulmonar actúan como una sola unidad (unidad ventriculoarterial [V-A]). La interacción entre las características intrínsecas del VD y su contraparte de poscarga influye en la función del VD, evaluada comúnmente por el gasto cardíaco y la fracción de eyección. La transferencia de energía del VD a la arteria pulmonar es una forma especial de interacción para la que se utiliza el término «acoplamiento». Esta adaptación representa un continuo. Mientras que el VD adaptado se caracteriza por presentar un patrón de remodelado concén-

Tabla 13-1. Clasificación etiológica de la hipertensión pulmonar.

Hipertensión arterial pulmonar	• Idiopática – No respondedores a prueba vasodilatadora – Respondedores a prueba vasodilatadora • Hereditaria • Inducida por drogas o toxinas • Asociada a: – Enfermedad del tejido conectivo – Infección por VIH – Hipertensión portal – Cardiopatía congénita – Esquistosomiasis • Con afectación de capilares/vénulas (EVOP) • Hipertensión pulmonar persistente del recién nacido
Hipertensión pulmonar por enfermedad del corazón izquierdo	• Por insuficiencia cardíaca: – con FEVI preservada – con FEVI reducida • Por valvulopatía • Enfermedad congénita/adquirida que conlleva hipertensión pulmonar postcapilar
Hipertensión pulmonar por enfermedad pulmonar/ Hipoxia	• Enfermedad pulmonar obstructiva • Enfermedad pulmonar restrictiva • Afectación mixta restrictiva y obstructiva • Síndromes de hipoventilación • Hipoxia sin enfermedad pulmonar (altitud, etcétera) • Alteraciones en el desarrollo pulmonar
Hipertensión pulmonar por obstrucción de arterias pulmonares	• Hipertensión pulmonar tromboembólica crónica • Otras obstrucciones arteriales pulmonares
Hipertensión pulmonar de mecanismo incierto o multifactorial	• Enfermedades hematológicas • Enfermedades sistémicas • Enfermedades metabólicas • Microangiopatía trombótica pulmonar • Fibrosis mediastínica

EVOP: enfermedad venooclusiva pulmonar; FEVI: fracción de eyección del ventrículo izquierdo; VIH: virus de la inmunodeficiencia humana

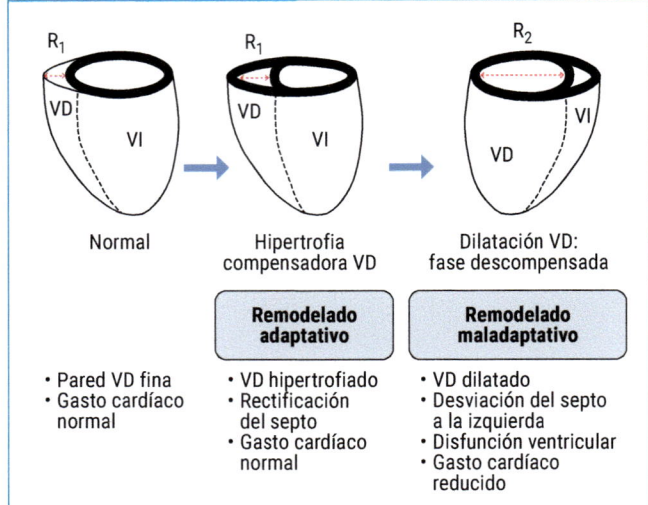

Figura 13-1. Respuesta del ventrículo derecho a la sobrecarga de presión crónica.
VD: ventrículo derecho. VI: ventrículo izquierdo.

trico y un acoplamiento V-A, los VD mal adaptados muestran hipertrofia excéntrica, presiones de llenado elevadas y desacoplamiento V-A. Por lo tanto, pueden distinguirse dos fenotipos diferentes de VD en relación con la respuesta de adaptación del VD a la sobrecarga de presión crónica (**Fig. 13-1**):

1. Un VD bien adaptado, con mayor masa ventricular, hipertrofia de la pared libre, fibrosis limitada, menor dilatación de las cámaras, mayor función sistólica y un adecuado acoplamiento V-A (respuesta adaptativa).
2. Un VD peor adaptado, con dilatación esférica, mayores volúmenes, menor masa de la pared libre, fibrosis extensa y peor rendimiento sistólico en términos de función contráctil y acoplamiento V-A (remodelado maladaptativo).

 La respuesta adaptativa del VD a la sobrecarga de presión crónica es muy importante, ya que los pacientes con un remodelado adverso grave y disfunción ventricular tienen peor pronóstico, independientemente de la hemodinámica pulmonar.

Con el objetivo de evaluar de forma conjunta la adaptación del ventrículo derecho a la dinámica pulmonar, en los últimos años se ha puesto el foco en lo que se conoce como el «acoplamiento ventriculoarterial». La unidad cardiopulmonar está compuesta por dos subsistemas funcionales principales: el ventrículo derecho y la vasculatura pulmonar, cada uno con sus propias características intrínsecas. En el caso del ventrículo derecho, el análisis de las curvas de presión-volumen es fundamental para entender la fisiología, y sus características intrínsecas incluyen la contractilidad, la rigidez de la cámara y la constante del tiempo de relajación ventricular. Para el sistema vascular, la fisiología se basa en un análisis de presión-flujo, y la resistencia y la complianza son las principales propiedades de la carga constante y pulsátil. La interacción de ambos subsistemas da lugar a la función global, descrita habitualmente por el gasto cardíaco (GC) y la fracción de eyección (FE), por un lado, y la presión pulmonar, por otro. Existen parámetros subrogados no invasivos (ecocardiográficos), sencillos de calcular, como la *ratio* excursión sistólica del anillo tricuspídeo/presión arterial pulmonar sistólica (TAPSE/PSAP), de uso clínico cada vez más expandido, que se correlacionan bien con la medición invasiva hemodinámica.

! La interacción en la que el ventrículo derecho transfiere la energía a la carga pulmonar se conoce como «acoplamiento ventriculoarterial», un concepto especialmente importante para comprender la eficiencia de la adaptación del sistema a los cambios estructurales o hemodinámicos. Este acoplamiento se describe mediante la elastancia sistólica ventricular y arterial (Ees/Ea).

La fenotipificación de la HP es, por tanto, sinónimo de evaluación del VD, y el remodelado del VD puede evaluarse con precisión con técnicas de imagen no invasivas como la ecocardiografía transtorácica (ETT) y la resonancia magnética cardíaca (RMC). La ETT desempeña un papel importante en la práctica clínica diaria debido a su disponibilidad y coste, pero su exactitud y precisión para evaluar los volúmenes, la masa y la función del VD con un enfoque bidimensional es baja, debido a la compleja geometría de esta cámara y a la limitación de la ventana acústica. La RMC, sin embargo, proporciona una evaluación multimodal de la unidad VD-arteria pulmonar, que incluye un análisis de: 1) la geometría, con una evaluación precisa de la esfericidad, el volumen y la masa; 2) la función, con la fracción de eyección del VD, la deformación miocárdica y el índice cardíaco como métodos indirectos para evaluar la contractilidad del VD; 3) la distensibilidad y la rigidez de la arteria pulmonar; 4) el acoplamiento VD-arteria pulmonar (AP), obtenido mediante un enfoque volumétrico, y 5) la caracterización del tejido miocárdico, en el que el edema, la fibrosis y el volumen extracelular pueden cuantificarse mediante secuencias de realce tardío o mapeo T1.

Hoy en día, la ecocardiografía 3D ofrece la posibilidad de realizar una valoración volumétrica global reproducible a la resonancia magnética, con unos beneficios que se basan básicamente en su mayor accesibilidad y menor coste, lo que permite su utilización para el seguimiento rutinario de los pacientes. Pese a ello, la ecocardiografía transtorácica convencional (2D y estudio Doppler) sigue siendo, a día de hoy, la técnica de evaluación anatómica y funcional principal en la hipertensión pulmonar, en la que se basa la evaluación diagnóstica y pronóstica de la enfermedad, según las recomendaciones fundamentadas en su fácil acceso y realización.

PRINCIPALES PLANOS DE EVALUACIÓN DEL VENTRÍCULO DERECHO

Debido a la compleja estructura y geometría del VD, para su completa evaluación es necesario realizar múltiples planos y, en la mayoría de los casos, modificaciones de la proyección orientadas al VD. Además del VD, es importante analizar otras estructuras relacionadas: la aurícula derecha, la válvula tricúspide, la válvula pulmonar, el tronco pulmonar y sus ramas, el pericardio y la vena cava inferior.

El plano más utilizado en la evaluación inicial es el apical cuatro cámaras (4C, ▶ **Vídeo 13-1**). Desde este plano se puede visualizar la pared libre del VD y el septo interventricular (SIV), así como el tamaño de la aurícula derecha y la insuficiencia tricuspídea (▶ **Vídeo 13-2**). Angulando el transductor se puede realizar un plano 4C modificado, focalizado en el ventrículo derecho, con una visualización completa de la pared libre (**Fig. 13-2,** ▶ Vídeo 13-3). Este sería el plano recomendado para realizar las mediciones de función sistólica del ventrículo derecho.

Desde el plano paraesternal eje largo, con una angulación interna y medial, se puede obtener un plano paraesternal modificado o de tracto de entrada del ventrículo derecho, que permite evaluar la aurícula y el ventrículo derechos (▶ **Vídeo 13-3**), y permite una visualización adecuada de la válvula tricúspide con su velo posterior. Continuando con el plano paraesternal eje corto, a nivel de los músculos papilares, se puede valorar el índice de excentricidad del ventrículo izquierdo o grado de aplanamiento septal (▶ **Vídeo 13-4**). En el plano de los grandes vasos se visualiza el tracto de salida del ventrículo derecho, así como la válvula pulmonar, donde se podrá valorar la insuficiencia pulmonar y realizar una estimación

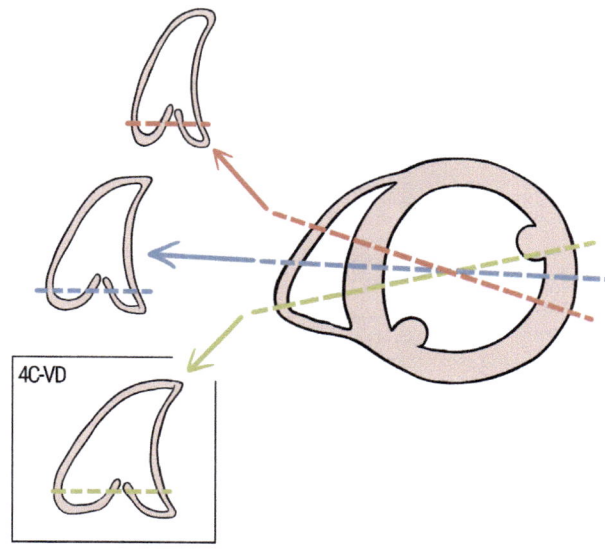

Figura 13-2. Plano cuatro cámaras modificado, focalizado en el ventrículo derecho, con una visualización completa de la pared libre. Pequeños cambios en la angulación del plano pueden dar error en la medición.

derivada de la presión y resistencias pulmonares, así como el Doppler pulsado del tracto de salida del VD.

INDICACIÓN DE LA PRUEBA. ¿CUÁNDO SOLICITAR UN ECOCARDIOGRAMA TRANSTORÁCICO?

La sospecha de hipertensión pulmonar es fundamentalmente clínica, basada en la sintomatología, la presencia de factores de riesgo, los hallazgos de la exploración física y los resultados de exámenes simples como la radiografía de tórax y el electrocardiograma (ECG).

 Si en la valoración inicial se sospecha HP, el siguiente paso en el estudio diagnóstico será la realización de un ecocardiograma transtorácico (**Fig. 13-3**).

 El ecocardiograma transtorácico es la primera prueba de imagen a realizar tras la sospecha clínica de hipertensión pulmonar.

Además, se trata de la técnica de elección en el cribado de HP en poblaciones de riesgo (esclerosis sistémica, portadores asintomáticos de variantes patogénicas, hipertensión portal, con cirrosis o sin ella, previa valoración de derivación portosistémica intrahepática transyugular (*transjugular intrahepatic portosystemic shunt*, TIPS) o trasplante hepático cada 6 meses, o pacientes con cortocircuitos sistémico-pulmonares sin HP significativa).

VALORACIÓN ECOCARDIOGRÁFICA DIAGNÓSTICA EN LA HIPERTENSIÓN PULMONAR

La detección de la hipertensión pulmonar mediante el ecocardiograma se fundamenta en un conjunto de parámetros

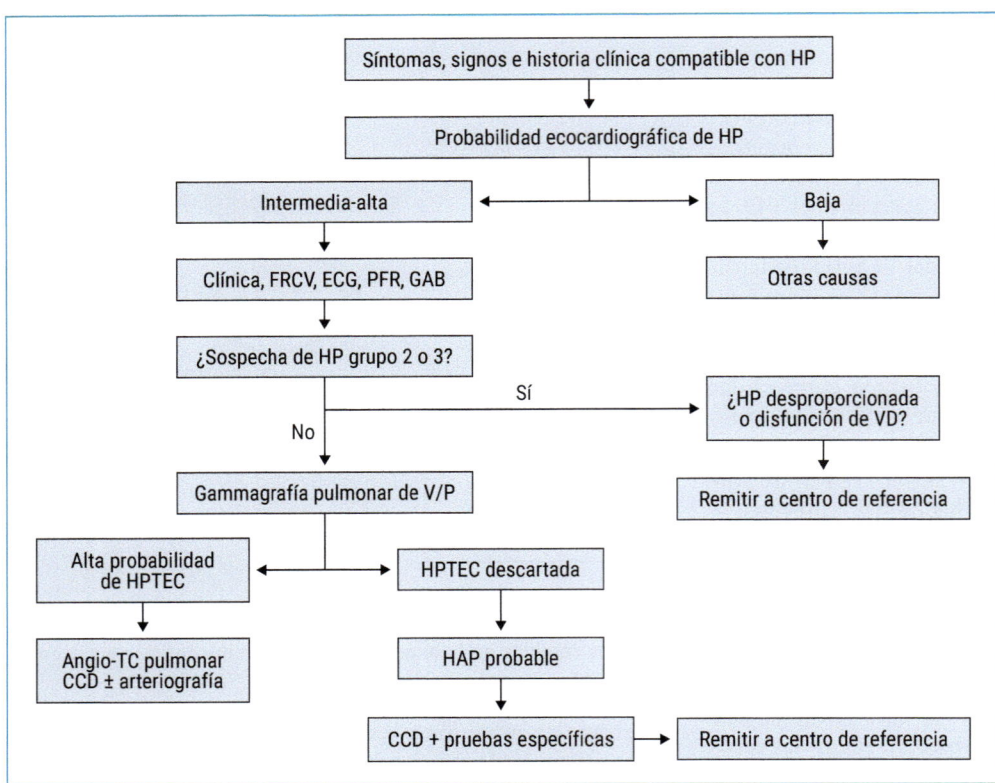

Figura 13-3. Algoritmo diagnóstico de la hipertensión pulmonar. Adaptado de: Protocolos de actuación clínica en HP del Hospital 12 de Octubre. Edición 2022.
Angio-TC: angiografía por tomografía computarizada; CCD: cateterismo cardíaco derecho; ECG electrocardiograma; FRCV: factores de riesgo cardiovascular; GAB: gasometría arterial basal; HAP: hipertensión arterial pulmonar; HP: hipertensión pulmonar; HPTEC: hipertensión pulmonar tromboembólica crónica; PFR: pruebas de función respiratoria; V/P: ventilación perfusión; VD: ventrículo derecho.

que se utilizan para evaluar la probabilidad de hipertensión pulmonar, tanto directos como indirectos:

- **La presión sistólica de la arteria pulmonar (PSAP).** Se estima calculando el gradiente de presión entre el VD (**Fig. 13-4**) y la aurícula derecha (AD) a través del flujo de insuficiencia tricuspídea (IT), mediante la formula simplificada de Bernoulli (PSAP = 4V² + PADm, siendo V la velocidad máxima de la insuficiencia tricuspídea y PADm la presión media en la AD). En general, existe una probabilidad intermedia para la presencia de HP si la velocidad

máxima de regurgitación tricuspídea es mayor de 2,8 m/s. La probabilidad de HP es alta y la V de la IT es > 3,8 m/s. En general, la correlación entre la PSAP estimada en el ecocardiograma y la medida en el cateterismo derecho (CCD) es buena (r= 0,57 - 0,85); aunque puede existir una sobreestimación mediante el ecocardiograma, con una diferencia > 10 mmHg hasta en el 48 % de los casos, especialmente si la evaluación con Doppler es incompleta o de mala calidad. Hay que tener en cuenta, en este sentido, que la presencia de insuficiencia tricuspídea no es general (un 80 % de los pacientes con PSAP > 35 mmHg) y la capacidad

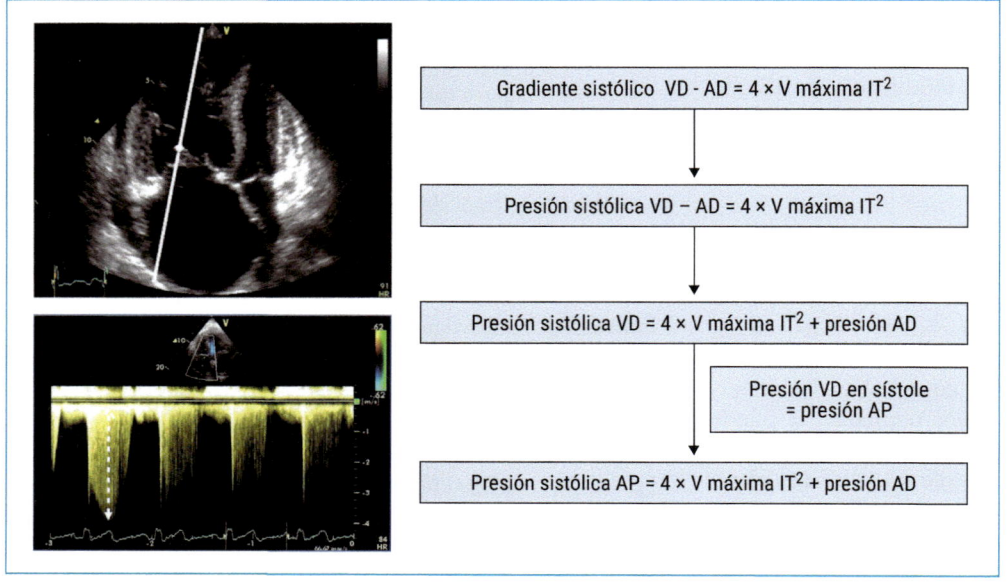

Figura 13-4. Estimación de la presión sistólica de la arteria pulmonar mediante la ecuación de Bernoulli modificada.
AD: aurícula derecha; AP: arteria poulmonar; IT: insuficiencia tricuspídea; V: velocidad; VD: ventrículo derecho.

de obtener un flujo que pueda ser analizado varía según la patología subyacente del paciente, siendo más difícil, por ejemplo, en pacientes con enfermedad pulmonar. Además, las cifras de PSAP varían con la edad y el peso del paciente. Por todo ello, la HP no puede definirse con precisión por un único valor de corte de la PSAP estimada por ecocardiografía, por lo que se propone valorarla en función de su probabilidad baja, intermedia o alta.

La **PAPm** puede estimarse, de la misma manera, calculando el gradiente de presión entre la arteria pulmonar (AP) y el VD con la fórmula referida (PAPm = $4V^2$ + PADm, siendo V la velocidad inicial o protodiastólica del flujo de la insuficiencia pulmonar). Además, la PAPm también se puede estimar multiplicando la PSAP obtenida por 0,6.

- **La estimación de la presión de la aurícula derecha** necesaria para el cálculo de las presiones se fundamenta en la dilatación y colapsabilidad de la vena cava inferior.
  - Un diámetro ≤ 21 mm con colapso inspiratorio > 50 % indica presiones en AD normales (0-5 mmHg).
  - Un diámetro ≤ 21 mm con colapso inspiratorio < 50 %, o un diámetro mayor con colapso > 50 % indicará aumento de presión intermedio (5-10 mmHg).
  - Un diámetro > 21 mm con colapso < 50 % indicará aumento grave de presiones (entre 10-15 mmHg).
- En cuanto a los **parámetros ecocardiográficos indirectos** (**Tabla 13-2**) se incluyen los siguientes:
  - La dilatación, hipertrofia o disfunción sistólica del ventrículo derecho.
  - La dilatación de la aurícula derecha (> 18 cm²) en plano 4 cámaras.
  - El aplanamiento del septo interventricular (ventrículo izquierdo con forma de "D" en plano paraesternal eje corto.

- Una *ratio* de tamaño VD/VI > 1.
- El acortamiento del tiempo de aceleración del flujo en la arteria pulmonar (< 105 ms) o la presencia de muesca mesosistólica en este.
- La dilatación del tronco de la arteria pulmonar (> 25 mm).
- La presencia de una *ratio* TAPSE/PSAP < 0,55 mm/mmHg.

Así, se establecerá la probabilidad de HP de la siguiente manera (**Tabla 13-3**):

- **Probabilidad baja de HP**: velocidad de insuficiencia tricuspídea (IT) ≤ 2,8 m/s, PSAP ≤ 36 mmHg sin signos indirectos ecocardiográficos.
- **Probabilidad intermedia de HP**:
  - Velocidad IT ≤ 2,8 m/s, pero con signos indirectos ecocardiográficos.
  - Velocidad IT entre 2,8 y 3,4 m/s, independientemente de los signos indirectos ecocardiográficos.
  - Imposibilidad de determinar la velocidad de IT (ausencia de IT), pero en presencia de signos indirectos ecocardiográficos.
- **Probabilidad alta de HP**: velocidad de IT ≥ 3,4 m/s, independientemente de los signos indirectos ecocardiográficos.

EVALUACIÓN DE LAS POSIBLES CAUSAS DE LA HIPERTENSIÓN PULMONAR MEDIANTE EL ECOCARDIOGRAMA

Dentro del diagnóstico de la hipertensión pulmonar también se incluye una valoración de sus posibles causas. Para ello, es necesario realizar una evaluación completa del lado izquierdo del corazón, teniendo en cuenta que la hipertensión pulmonar por enfermedad del lado izquierdo del corazón

Tabla 13-2. Parámetros ecocardiográficos indirectos sugestivos de hipertensión pulmonar

Ventrículos	Arteria pulmonar	Vena cava inferior y aurícula derecha
Diámetro basal VD/VI > 1,0	Tiempo de aceleración Doppler en tracto de salida de VD < 105 ms y/o *notch* mesosistólico	Vena cava inferior > 21 mm con colapso inspiratorio disminuido (< 50 % con *sniff* o < 20 % con inspiración tranquila)
Aplanamiento septal (índice de excentricidad sistólico y/o diastólico > 1,1	Velocidad de insuficiencia pulmonar > 2,2 m/s	Área de la aurícula derecha (telesistólica) > 18 cm²
	Diámetro de arteria pulmonar > 25 mm	

VD: ventrículo derecho; VI: ventrículo izquierdo.

Tabla 13-3. Probabilidad de hipertensión pulmonar (HP) en función del ecocardiograma y estrategia diagnóstica sugerida

Velocidad pico de la insuficiencia tricuspídea (m/s)	Presencia de otros datos indirectos de HP en el eco	Probabilidad ecocardiográfica de HP
≤ 2,8 o no valorable	No	Baja: • Seguimiento ecocardiográfico
≤ 2,8 o no valorable	Sí	Intermedio: • Valorar otros diagnósticos • Valorar realizar CCD
2,9-3,4	No	
2,9-3,4	Sí	Alto: • Completar estudio de HP, incluido CCD
> 3,4	No necesarios	

CCD: cateterismo cardíaco derecho.

(disfunción sistólica, diastólica o valvular) es la primera causa de hipertensión pulmonar en nuestro entorno. La dificultad radica en que, en un mismo paciente, pueden coexistir factores de riesgo de HAP (grupo 1) y de enfermedad del corazón izquierdo, siendo difícil en ocasiones establecer el mecanismo en la evaluación ecocardiográfica, especialmente cuando no hay disfunción sistólica del ventrículo izquierdo o una valvulopatía izquierda significativa. En este sentido, datos como la hipertrofia del ventrículo izquierdo, la dilatación de la aurícula izquierda con desviación del septo interauricular a la derecha o la presencia de insuficiencia mitral > grado 2/4 orientarán hacia un componente poscapilar de la HP.

Por otro lado, se debe sistematizar la prueba de suero salino agitado en el primer estudio diagnóstico ecocardiográfico, ante la sospecha de HP, para el cribado de cortocircuito intracardíaco o extracardíaco. El ecocardiograma transesofágico (ETE) solo se realizará en caso de sospecha de defecto anatómico del septo interauricular, que suele asociarse a cortocircuito derecha-izquierda moderado-grave en la prueba de suero salino fisiológico agitado (SSF). En ocasiones, un foramen oval permeable puede generar un cortocircuito significativo si existe elevación de la presión de la aurícula derecha.

Por último, la ecocardiografía permite, a su vez, realizar un estudio anatómico de las estructuras cardíacas y los principales vasos, permitiendo diagnosticar anomalías congénitas asociadas o establecer el diagnóstico diferencial de la elevación de presiones en las cavidades derechas, como la estenosis pulmonar.

EVALUACIÓN PRONÓSTICA ECOCARDIOGRÁFICA

Dentro de la valoración pronóstica mediante el ecocardiograma, se realizará una valoración de la repercusión de la sobrecarga de presión a nivel del ventrículo, es decir, del tipo de remodelado que presenta, mediante una valoración anatómica de este, pero, sobre todo, una estimación de la función ventricular, la poscarga pulmonar, la interdependencia ventricular y el acoplamiento V-A.

Para la valoración anatómica se utilizarán los siguientes valores, tomados de las guías de cuantificación de cámaras cardíacas de la Asociación Europea de Imagen Cardiovascular (2015):

- **Ventrículo derecho**: las mediciones se harán en telediástole, sin incluir las trabéculas:
  - En un plano de 4C centrado en el ventrículo derecho, en el que se visualice su ápex, se miden los diámetros y se estima el área. Se considerará dilatado si el diámetro basal es > 41 mm, medio > 35 mm o longitudinal > 83 mm. Una *ratio* de diámetro basal VD/VI > 1 sugiere dilatación.
  - En el plano paraesternal eje corto de grandes vasos, un diámetro > 27 mm a nivel de la inserción valvular indica dilatación del tracto de salida de ventrículo derecho (TSVD).
  - La ecocardiografía 3D permite la valoración del tamaño por volúmenes, considerándose dilatado si > 87 mL/m² en hombres y > 74 mL/m² en mujeres.
  - La medición del espesor muscular se realiza, preferiblemente, desde la ventana subcostal, en un plano de 4C, midiendo el grosor del VD en diástole a nivel de la unión

entre el tercio proximal y medio de la pared libre. Se considera hipertrofia cuando el grosor de la pared libre supera los 5 mm.

- **Aurícula derecha**: la medición se realizará en telesístole (la válvula tricúspide debe estar cerrada) en el plano 4C (**Fig. 13-5**). Se considera dilatada cuando el área supera los 18 cm².

Para la valoración de la función del ventrículo derecho hay que tener en cuenta que la compleja geometría complica su evaluación por ecocardiografía convencional. Por ello, se han derivado parámetros no geométricos, que se correlacionan bien con la fracción de eyección del VD (FEVD) en la resonancia y que se utilizan en la práctica clínica. Estas mediciones se realizan en el plano de 4C centrado en el ventrículo derecho.

- **TAPSE o excursión sistólica del anillo tricuspídeo** (*Tricuspid Annulus Plane Systolic Excursion*): refleja el acortamiento longitudinal de la pared libre del VD de una forma sencilla y reproducible (normal si > 17 mm) (**Fig. 13-6**). Si bien como medida única no es precisa para estimar la función sistólica en pacientes con HP, puede ser útil como referencia en el mismo paciente para su seguimiento en el tiempo.
- **Índice Tei o índice de rendimiento miocárdico global**: representa la relación entre la suma de tiempos de contracción, el tiempo de relajación isovolumétrica (TRIV) y el tiempo de eyección (**Fig. 13-7**). Conforme avanza la disfunción del VD, el tiempo de eyección se acorta y se alarga principalmente el TRIV (Tei por imagen Doppler tisular [DTI] normal si < 0,54, y los valores de normalidad son menores < 0,43 si se cuantifica por Doppler pulsado convencional).
- **Onda sistólica del Doppler tisular pulsado en anillo tricuspídeo lateral**: una onda S´ < 9,5 cm/s se correlaciona con una reducción de la FEVD. Al igual que el TAPSE , es una medida fácil y reproducible que resulta especialmente útil para el seguimiento de los pacientes.
- *Strain* **longitudinal global de pared libre del VD**: representa el grado de deformación miocárdica durante la sístole con respecto a la posición inicial (telediástole). Evalúa las anomalías de la contracción regional del VD, pero se considera como global cuando se mide la media en los tres

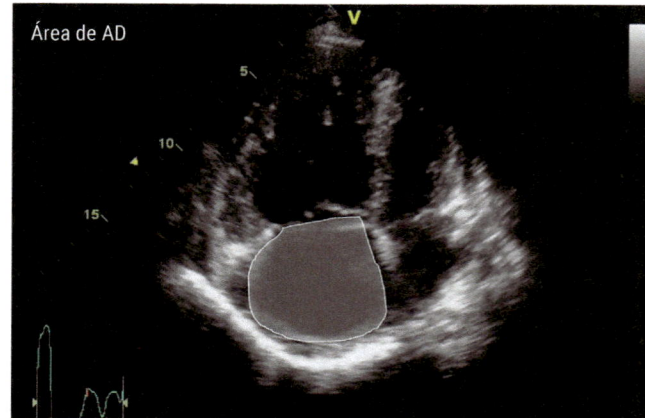

Figura 13-5. Delimitación del área de la aurícula derecha en un plano de cuatro cámaras.

Figura 13-6. Medición de la excursión sistólica del anillo tricuspídeo (TAPSE) mediante modo M.

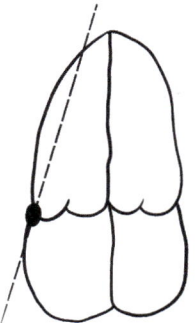
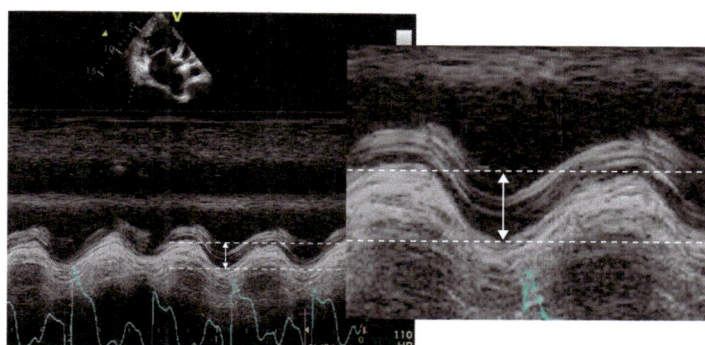

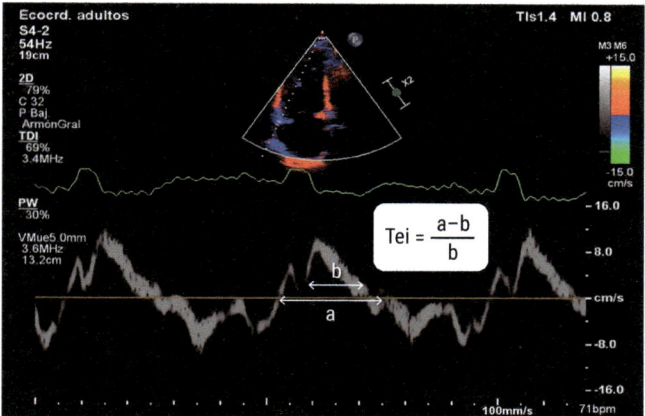

Figura 13-7. Doppler tisular pulsado en anillo tricuspídeo lateral. Medición del índice de Tei del ventrículo derecho.

segmentos de la pared libre en plano 4C. Generalmente, el *strain* es menor en los segmentos basales y apicales de la pared libre del VD en comparación con el segmento medio, pero de forma global el *strain* de VD es superior al *strain* del VI. Se considera patológico cuando es superior a –20 %.

- **Acortamiento fraccional de área (FAC):** evalúa la función sistólica global del VD mediante la diferencia entre las áreas del VD en telediástole y telesístole (FAC = [área telediástole – área telesístole] x 100/área telediástole) (**Fig. 13-8**). Para obtener unas áreas completas, se realiza desde el plano cuatro cámaras «focalizado» en el VD. Se considera patológico cuando es < 35 %.

- **Ecocardiograma 3D:** hoy en día es la técnica de referencia ecocardiográfica para la estimación de los volúmenes y la función del VD (**Fig. 13-9**). Se considera que existe disfunción ventricular con una FEVD < 45 %. Las principales limitaciones que presenta esta técnica son, por un lado, la necesidad de un *software* especializado, el tiempo que precisa, y que requiere una buena ventana ecocardiográfica.

> La compleja morfología del ventrículo derecho dificulta su evaluación y, por ello, es conveniente valorar la función ventricular mediante varios parámetros diferentes, evaluando tanto el acortamiento longitudinal como el radial y el regional.

- La estimación de la resistencia vascular pulmonar (RVP), como medida de poscarga estática, se puede realizar mediante el índice de resistencias vasculares (IRV), un parámetro que se correlaciona bien con la RVP obtenida invasivamente (IRV = $V_{máx}$/IVT$_{TSVD}$, donde IVT del TSVD es la integral velocidad-tiempo a nivel del tracto de salida del VD). Si el IRV > 0,38, se estima una RVP > 8 UW, con una alta sensibilidad y especificidad.

- La evaluación de la interdependencia ventricular se realiza mediante el índice de excentricidad (en sístole y en diástole) del VI (**Fig. 13-10**): este parámetro mide el grado de aplanamiento y compresión del septo interventricular hacia el VI, que es un reflejo del remode-

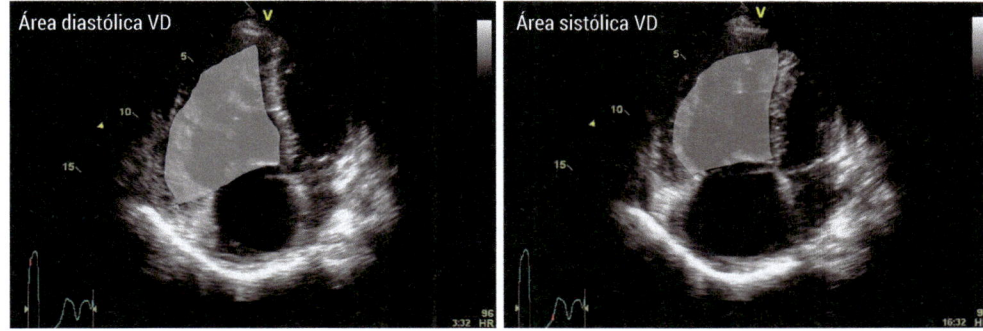

Figura 13-8. Cálculo del acortamiento fraccional del área del ventrículo izquierdo (VD).
FAC: acortamiento fraccional del área.

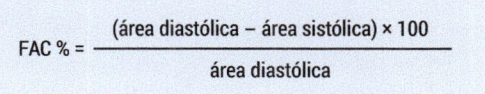

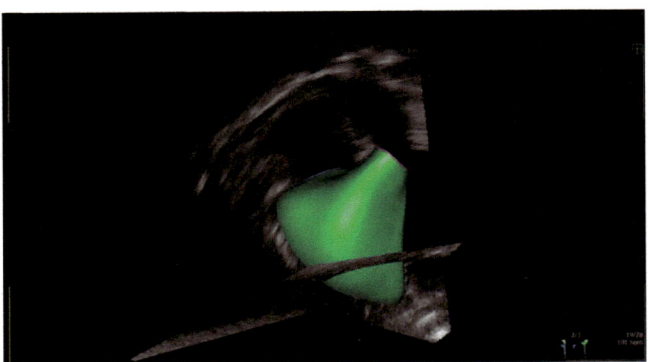

Figura 13-9. Reconstrucción 3D del ventrículo derecho mediante ecocardiografía.

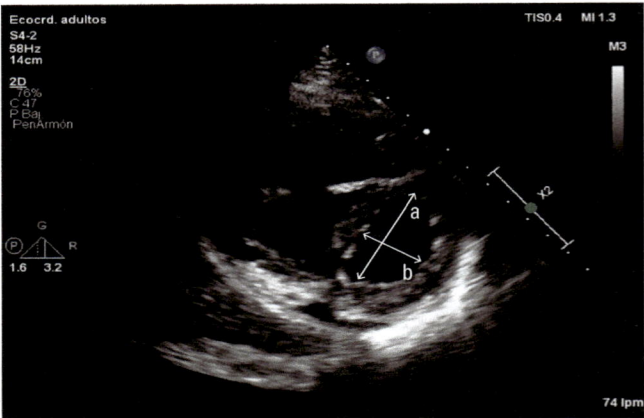

Figura 13-10. Cálculo del índice de excentricidad diastólico del ventrículo izquierdo (VI): diámetro mayor (a) y diámetro menor (b) en diástole.

lado del VD en un saco pericárdico no distensible y del gradiente de presión transeptal que existe entre el VD y el VI (normal = 1).

• Para la evaluación del acoplamiento V-A se utiliza la *ratio* TAPSE/PSAP, en la que el TAPSE representa la contractilidad del VD y la estimación de la presión sistólica de la arteria pulmonar refleja la poscarga del VD. Un desacoplamiento implica ineficiencia mecánica del VD. Un valor < 0,32 implica mal pronóstico.

Por otro lado, hay **otros hallazgos indicadores de gravedad dentro de la hipertensión pulmonar** (Tabla 13-4):

• El derrame pericárdico es un signo de muy mal pronóstico en los pacientes con hipertensión arterial pulmonar (HAP) idiopática y refleja insuficiencia cardíaca derecha avanzada. Sin embargo, hay que tener en cuenta que, dentro de las colagenopatías, también puede ser una inflamación pericárdica (pericarditis) en el cuadro de serositis en el seno de la enfermedad autoinmune, por lo que en estas patologías hay que contextualizar su aparición.

• La presencia de una insuficiencia tricuspídea moderada/grave supone un incremento de la precarga en un ventrículo, ya de por sí sobrecargado y disfuncional. En el contexto de la hipertensión pulmonar, el mecanismo de insuficiencia tricuspídea más frecuente es el funcional por dilatación del anillo tricuspídeo y del ventrículo derecho. La insuficiencia pulmonar, así mismo, suele ser consecuencia de la dilatación del anillo pulmonar, frecuente en pacientes con un tronco de la arteria pulmonar aneurismático.

ENTRE EL TROMBOEMBOLISMO PULMONAR Y LA HIPERTENSIÓN PULMONAR CRÓNICA. ¿CÓMO DIFERENCIAR UNA SOBRECARGA DE PRESIÓN AGUDA DE UNA SITUACIÓN DE SOBRECARGA CRÓNICA?

Ante las sospecha de un tromboembolismo pulmonar (TEP) agudo, existen varios signos ecocardiográficos con elevada especificidad, como la visualización de trombo en cavidades derechas, el signo del 60/60 (tiempo de aceleración en el flujo pulmonar < 60 ms y gradiente VD-AD obtenido de la velocidad máxima de la insuficiencia tricuspídea menor de 60 mmHg) o el signo de McConnell (hipocinesia de la pared libre del ventrículo derecho con contractilidad del segmento apical conservada), pero con escasa sensibilidad para el diagnóstico. Así, en una situación de inestabilidad clínica o de parada cardíaca (TEP de alto riesgo), la valoración mediante ecocardiograma presentaría un alto valor predictivo negativo, es decir, en esta situación, en ausencia de alteraciones del ventrículo derecho, se podría excluir un TEP agudo.

Tabla 13-4. Parámetros ecocardiográficos pronósticos en hipertensión arterial pulmonar

	Ventrículos	Arteria pulmonar	Vena cava inferior y aurícula derecha
Tamaño		Área AD	• Bajo < 19 cm² • Intermedio 19-26 cm² • Alto > 26 cm²
Función sistólica		TAPSE *Strain* longitudinal	• < 17 mm • < −12,5 %
Precarga		Insuficiencia tricuspídea Derrame Vena cava inferior	• Alto: moderada-grave • Alto: presencia • Alto: > 21 mm, colapso < 50 %
Interdependencia ventricular		Índice de excentricidad diastólico	• > 1,80
Acoplamiento ventriculoarterial		TAPSE/PSAP	• Bajo > 0,32 • Intermedio 0,19-0,32 • Alto < 0,19

AD: aurícula derecha; PSAP: presión sistólica arterial pulmonar; TAPSE: *Tricuspid Annulus Plane Systolic Excursion*.

Dentro del papel diagnóstico de la ecocardiografía en este contexto es importante diferenciar entre los hallazgos que orientan a un TEP agudo, donde la adaptación del VD a la elevación de presiones es mínima, frente a los que orientan más a una patología crónica, de especial relevancia en el manejo de los pacientes críticos, en los que el protocolo cambiará en función de si la sobrecarga se debe a un evento agudo, como un TEP, o a una sobrecarga crónica por hipertensión pulmonar. Los siguientes hallazgos permiten interpretar y realizar un diagnóstico diferencial entre TEP agudo y un remodelado crónico:

- Estimación de la PSAP: en el contexto de un TEP, la PSAP rara vez excede los 60-65 mmHg, y nunca supera los 80 mmHg. Hallazgos por encima de estos valores apoyarán la hipótesis de un componente crónico de la HP.
- Disfunción marcada del VD para el grado de elevación de la presión pulmonar: así, en contexto de TEP, se puede encontrar un FAC por debajo del 30 %, o incluso del 20 %, o *strain* longitudinal de la pared libre por debajo de –15 %, que son excepcionales en la HP crónica, salvo en situaciones muy avanzadas.
- La dilatación de la aurícula derecha o de la arteria pulmonar orientan hacia un componente crónico de sobrecarga de presión o volumen. De la misma forma, la hipertrofia del VD refleja una sobrecarga de presión mantenida, con un mecanismo de adaptación a largo plazo, mientras que una dilatación del VD sin hipertrofia orienta hacia una causa aguda de la sobrecarga de presión.

Por otro lado, más allá del valor del ecocardiograma en los pacientes con sospecha de TEP de alto riesgo, el ecocardiograma tiene valor pronóstico en los casos que presentan TEP de riesgo intermedio-alto (datos de compromiso del VD en la tomografía computarizada [TC] o elevación de biomarcadores). Dentro de este grupo de pacientes, la presencia de varios marcadores de mal pronóstico puede ayudar a identificar a aquellos que se podrían beneficiar de una escalada en el tratamiento. Dentro de estos **marcadores de mal pronóstico ecocardiográfico** destacan los siguientes:

- TAPSE < 17 mm.
- Trombo en tránsito en cavidades derechas.
- Relación VD/VI ≥ 0,9.
- Onda S′ del Doppler tisular del anillo tricuspídeo < 9,5 cm/s.
- FAC < 35 %.
- *Strain* longitudinal global de la pared libre del VD < –20 %.

EL PAPEL DEL ECOCARDIOGRAMA TRANSESOFÁGICO EN LA HIPERTENSIÓN PULMONAR

El estudio transesofágico en el contexto de la hipertensión pulmonar presenta la dificultad añadida de la sedación de riesgo asociada a esta patología. Teniendo en cuenta que, además, la mayoría de las estructuras derechas se valoran de forma adecuada por ecocardiograma transtorácico, su uso actual se limita a la evaluación de cardiopatías congénitas cuando hay sospecha de defecto del septo interauricular, tanto anatómica con el ecocardiograma transtorácico, como por la presencia de un *shunt* intracardíaco significativo en la prueba de suero salino agitado.

> Dado el riesgo que conlleva la sedación en pacientes con hipertensión pulmonar, el uso del ecocardiograma transesofágico se limita a aquellos casos en que se sospecha que hay defectos del septo interauricular significativos, tras la realización de un ecocardiograma transtorácico con prueba de suero salino agitado o pruebas de imagen avanzada (TC cardíaca o RMC).

Para su realización, en el contexto de hipertensión pulmonar grave, se debe monitorizar de forma estrecha la saturación de oxígeno periférica y la presión arterial no invasiva. La sedación debe realizarse con precaución, evitando fármacos con efecto hipotensor.

DIRECCIONES FUTURAS

La compleja estructura del ventrículo derecho, tanto por su anatomía como por la distribución de las fibras musculares, hace que su evaluación mediante técnicas basadas en la ecocardiografía bidimensional sea incompleta. El desarrollo de la tecnología de ecocardiografía 3D y su implementación en la rutina de evaluación ecocardiográfica va a ser una de las vías de evolución del ecocardiograma en esta patología. En este sentido, como se ha explicado previamente, una de las dificultades para valorar mejor la historia natural de la disfunción del VD es la variabilidad de la adaptación de este entre los pacientes expuestos a una sobrecarga crónica de presión o volumen según la etiología. Basándose en la diferencia de adaptación estructural y sus implicaciones para el pronóstico, la ecocardiografía 3D puede ofrecer una evaluación completa y reproducible, no invasiva, que puede añadir parámetros de interés con implicaciones pronósticas.

El desarrollo de la inteligencia artificial y de nuevos *software* de análisis permitirá obtener, en los próximos años, una mayor precisión estructural y hemodinámica del ecocardiograma y un menor tiempo de adquisición de imágenes y de posprocesado.

PUNTOS CLAVE

- Ante la sospecha de hipertensión pulmonar, la evaluación ecocardiográfica es el primer paso para valorarla utilizando varios parámetros, además de posibilitar la realización de un diagnóstico etiológico.

- Además, el papel del ecocardiograma en la hipertensión pulmonar no radica exclusivamente en el diagnóstico, sino que forma parte de la evaluación pronóstica rutinaria de los pacientes con HP.

(Continúa)

PUNTOS CLAVE (*cont.*)

- Para ello, dada la compleja anatomía del ventrículo derecho, su evaluación funcional es compleja y no debe fundamentarse en un único parámetro, sino en un conjunto de valores y su evolución en un paciente en concreto.

- Nuevas herramientas, como el *strain* y la ecocardiografía 3D, permiten, de una forma asequible y disponible, realizar una valoración anatómica y funcional más completa del ventrículo derecho en este contexto.

BIBLIOGRAFÍA

Galiè N, Channick RN, Frantz RP, Grünig E, Jing ZC, Moiseeva O, et al. Risk stratification and medical therapy of pulmonary arterial hypertension. Eur Respir J. 2019 Jan 24;53(1):1801889. doi: 10.1183/13993003.01889-2018. PMID: 30545971; PMCID: PMC6351343.

Ghio S, Mercurio V, Fortuni F, Forfia PR, Gall H, Ghofrani A, et al. TAPSE in PAH investigators. A comprehensive echocardiographic method for risk stratification in pulmonary arterial hypertension. Eur Respir J. 2020;56(3):2000513.

Humbert M, Kovacs G, Hoeper MM, Badagliacca R, Berger RMF, Brida M, et al. ESC/ERS Scientific Document Group. 2022 ESC/ERS Guidelines for the diagnosis and treatment of pulmonary hypertension. Eur Heart J. 2022 Oct 11;43(38):3618-3731. doi: 10.1093/eurheartj/ehac237.

Hurdman J, Condliffe R, Elliot CA, Davies C, Hill C, Wild JM, et al. ASPIRE registry: assessing the Spectrum of Pulmonary hypertension Identified at a Referral centre. Eur Respir J. 2012;39(4):945-55.

Kazimierczyk R, Malek LA, Szumowski P, Nekolla SG, Blaszczak P, Jurgilewicz D, et al. Multimodal assessment of right ventricle overload-metabolic and clinical consequences in pulmonary arterial hypertension. J Cardiovasc Magn Reson. 2021 May 10;23(1):49. doi: 10.1186/s12968-021-00743-2.

Lang RM, Badano LP, Mor-Avi V, Afilalo J, Armstrong A, Ernande L, et al. Recommendations for cardiac chamber quantification by echocardiography in adults: an update from the American Society of Echocardiography and the European Association of Cardiovascular Imaging. J Am Soc Echocardiogr. 2015 Jan;28(1):1-39.e14. doi: 10.1016/j.echo.2014.10.003. PMID: 25559473.

Sanz J, Sánchez-Quintana D, Bossone E, Bogaard HJ, Naeije R. Anatomy, Function, and Dysfunction of the Right Ventricle: JACC State-of-the-Art Review. J Am Coll Cardiol. 2019 Apr 2;73(12):1463-82. doi: 10.1016/j.jacc.2018.12.076.

Sharifi Kia D, Kim K, Simon MA. Current Understanding of the Right Ventricle Structure and Function in Pulmonary Arterial Hypertension. Front Physiol. 2021 May 28;12:641310. doi: 10.3389/fphys.2021.641310.

Simonneau G, Montani D, Celermajer DS, Denton CP, Gatzoulis MA, Krowka M, et al. Haemodynamic definitions and updated clinical classification of pulmonary hypertension. Eur Respir J. 2019;53(1):1801913.

Surkova E, Cosyns B, Gerber B, Gimelli A, La Gerche A, Ajmone Marsan N. The dysfunctional right ventricle: the importance of multi-modality imaging. Eur Heart J Cardiovasc Imaging. 2022 Jun 21;23(7):885-897. doi: 10.1093/ehjci/jeac037.

Vonk Noordegraaf A, Chin KM, Haddad F, Hassoun PM, Hemnes AR, Hopkins SR, et al. Pathophysiology of the right ventricle and of the pulmonary circulation in pulmonary hypertension: an update. Eur Respir J. 2019 Jan 24;53(1):1801900. doi: 10.1183/13993003.01900-2018.

Vonk-Noordegraaf A, Haddad F, Chin KM, Forfia PR, Kawut SM, Lumens J, et al. Right heart adaptation to pulmonary arterial hypertension: physiology and pathobiology. J Am Coll Cardiol. 2013 Dec 24;62(25 Suppl):D22-33. doi: 10.1016/j.jacc.2013.10.027. PMID: 2435563

Vonk Noordegraaf A, Westerhof BE, Westerhof N. The Relationship Between the Right Ventricle and its Load in Pulmonary Hypertension. J Am Coll Cardiol. 2017 Jan 17;69(2):236-43. doi: 10.1016/j.jacc.2016.10.047.

Wright LM, Dwyer N, Celermajer D, Kritharides L, Marwick TH. Follow-up of pulmonary hypertension with echocardiography. JACC Cardiovasc Imaging. 2016;9(6):733-46.

Zaidi A, Knight DS, Augustine DX, Harkness A, Oxborough D, Pearce K, et al. Education Committee of the British Society of Echocardiography. Echocardiographic assessment of the right heart in adults: a practical guideline from the British Society of Echocardiography. Echo Res Pract. 2020 Feb 27;7(1):G19-G41. doi: 10.1530/ERP-19-0051. PMID: 32105053; PMCID: PMC7077526.

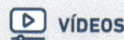

Ecocardiografía en otras patologías cardíacas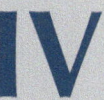

Ecocardiografía en las miocardiopatías y corazón de atleta

14

T. M. Matajira Chia

OBJETIVOS

- Conocer los principales hallazgos ecocardiográficos diagnósticos y pronósticos de las principales miocardiopatías.
- Averiguar los principales hallazgos ecocardiográficos de los cambios adaptativos del atleta.
- Identificar los criterios que permiten diferenciar el corazón del atleta de las principales miocardiopatías.

INTRODUCCIÓN

Las miocardiopatías son un conjunto muy amplio de enfermedades en las que el músculo cardíaco es estructural y funcionalmente anormal, en ausencia de enfermedad arterial coronaria, valvulopatías o cardiopatías congénitas de gravedad suficientes para causar la anomalía miocárdica observada. La Sociedad Europea de Cardiología (ESC), 2008, clasifica estas enfermedades en cinco grupos principales:

- Miocardiopatía hipertrófica (MCH).
- Miocardiopatía arritmogénica (MCA).
- Miocardiopatía dilatada (MCD).
- Miocardiopatía restrictiva (MCR).
- Miocardiopatías no clasificadas.

Adicionalmente, las subclasifica en dos grupos: familiares (genéticas)/ o no familiares (no genéticas).

- Las **causas familiares** incluyen las mutaciones conocidas de MCH, MCA, MCD, pero también enfermedades lisosomales (p. ej., enfermedad de Anderson-Fabry), infiltrativas (amiloidosis, sarcoidosis y hemocromatosis) y enfermedades neuromusculares (p. ej., distrofia muscular de Duchenne y de Becker).
- Las causas **no familiares** incluyen tóxicos (alcohol, cocaína, etc.), fármacos (quimioterapia con antraciclinas), enfermedades infecciosas/inflamatorias y miocardiopatía periparto. Existe un quinto grupo de miocardiopatías no clasificadas entre las que se incluye la miocardiopatía no compactada (MNC) y la miocardiopatía por estrés o síndrome de *tako-tsubo*.

En los pacientes con miocardiopatías, el ecocardiograma transtorácico (ETT) es la herramienta de imagen inicial para su diagnóstico, estratificación pronóstica y seguimiento.

En este capítulo se describirán los principales hallazgos de las miocardiopatías más frecuentes.

MIOCARDIOPATÍA ARRITMOGÉNICA

La MCA es una miocardiopatía hereditaria progresiva, con una prevalencia de 1 entre 5.000 adultos. Hasta en un 60 % de los casos, se encuentra una mutación genética que afecta principalmente a los genes desmosómicos. Los pacientes presentan un riesgo elevado de arritmias ventriculares potencialmente mortales, siendo una causa frecuente de muerte súbita en pacientes jóvenes. Menos frecuente mente y en fases más avanzadas desarrollan disfunción sistólica e insuficiencia cardíaca congestiva (ICC).

La principal característica anatomopatológica es un reemplazo progresivo de la pared miocárdica del ventrículo derecho (VD) por tejido graso, produciendo un adelgazamiento de la pared y/o aneurismas típicamente localizados en el tracto de entrada, ápex y tracto de salida del VD (triángulo de la displasia). Sin embargo, se ha reconocido que la afectación del ápex del VD se encuentra en formas más avanzadas de la enfermedad, siendo este lado del triángulo reemplazado por la pared lateral del ventrículo izquierdo (VI).

El diagnóstico de MCA se realiza, en base al Task Force 2010, mediante una combinación de hallazgos en ETT, resonancia magnética cardíaca (RMC), electrocardiograma (ECG), Holter ECG, antecedentes familiares, pruebas genéticas y biopsia endomiocárdica. El Task Force carece de criterios para el compromiso del VI, el cual está presente hasta en un 50 % de los casos. Mediante un consenso de expertos, recientemente se han propuesto los **criterios de Padua**, (Tabla 14-1) redefiniendo la enfermedad en tres variantes: variante con afectación predominante del VI, biventricular, y la clásica afectación del VD. Al tratarse de una enfermedad progresiva, los pacientes y familiares con prueba genética positiva o familiares de primer grado sin mutación identificada requerirán controles cada 1 a 3 años, según si son portadores de desfibrilador automático (DAI) y si hay síntomas de ICC.

El protocolo de ETT se debe iniciar con una valoración cualitativa mediante ecografía 2D de la función del VD y

Tabla 14-1. Criterios ecocardiográficos para el diagnóstico de la miocardiopatía arritmogénica

			Criterios mayores	Criterios menores
Criterios Task Force 2010			Acinesia, discinesia o aneurisma regional del VD y uno de las siguientes* • PEL: TSVD ≥ 32 mm (corregido por tamaño corporal ≥ 19 mm/m²) • PEC: TSVD ≥ 36 mm (corregido por tamaño corporal ≥ 21 mm/m²) • Cambio del área fraccional ≥ 33 %	Acinesia, discinesia o aneurisma regional del VD y una de las siguientes* • PEL: TSVD ≥ 29 mm a < 32 mm (corregido por tamaño corporal ≥ 16-19 mm/m² • PEC: TSVD ≥ 32 a < 36 mm (corregido por tamaño corporal ≥ 18 a 21 mm/m²) • Cambio del área fraccional > 33 a ≤ 40 %
Criterios de Padua	Por ecocardiografía, RMC o angiografía	Ventrículo derecho	• Acinesia, discinesia o abultamiento del VD, más uno de los siguientes: – Dilatación global del VD (aumento del VFD del VD según los nomogramas específicos de la prueba de imagen) – Disfunción sistólica global del VD (reducción de la FE del VD según los nomogramas específicos de la prueba de imagen)	• Acinesia, discinesia o aneurisma del VD regional de la pared libre
		Ventrículo izquierdo		• Disfunción sistólica global del VI (depresión de la FE del VI o reducción de la deformación longitudinal global ecocardiográfica), con o sin dilatación del VI (aumento del VFD del VI según los nomogramas específicos de la prueba de imagen para la edad, el sexo y el ASC) o • Hipocinesia regional del VI o acinesia de la pared libre del VI, el SIV o ambos

*Medidas realizadas en telediástole.
ASC: área de superficie corporal; RMC: resonancia magnética cardíaca; FE: fracción de eyección; PEC: paraesternal eje corto; PEL: paraesternal eje largo; SIV: septo interventricular; TSVD: tracto de salida del ventrículo derecho; VD: ventrículo derecho; VFD: volumen de fin de diástole; VI: ventrículo izquierdo; VTD: volumen telediastólico.

sus dimensiones, seguido de una valoración cuantitativa. En la detección de los criterios diagnósticos de MCA, la identificación de las zonas de discinesia, acinesia o aneurisma requiere cierta experiencia del operador, además del uso de planos modificados; la dimensión del tracto de salida del VD (TSVD) puede ser medido en plano paraesternal eje largo o en eje corto, siendo este último una valoración más consistente, y la fracción de acortamiento (FAC) en el plano apical cuatro cámaras (**Fig. 14-1**). Se deben reportar parámetros, como la evaluación de la función sistólica del VD mediante

el TAPSE (excursión sistólica del anillo tricuspídeo) y el Doppler tisular (onda s´ del anillo tricuspídeo).

Los parámetros de deformación miocárdica, el *strain* longitudinal global y el *strain* de la pared libre del VD, al igual que en otras miocardiopatías, son marcadores en fases tempranas de la enfermedad. Además de los parámetros de amplitud, los parámetros temporales como el tiempo hasta la deformación máxima (tiempo desde el inicio de R en el ECG hasta el máximo acortamiento longitudinal del VD por *strain*) y la dispersión mecánica del VD (desviación estándar del tiempo

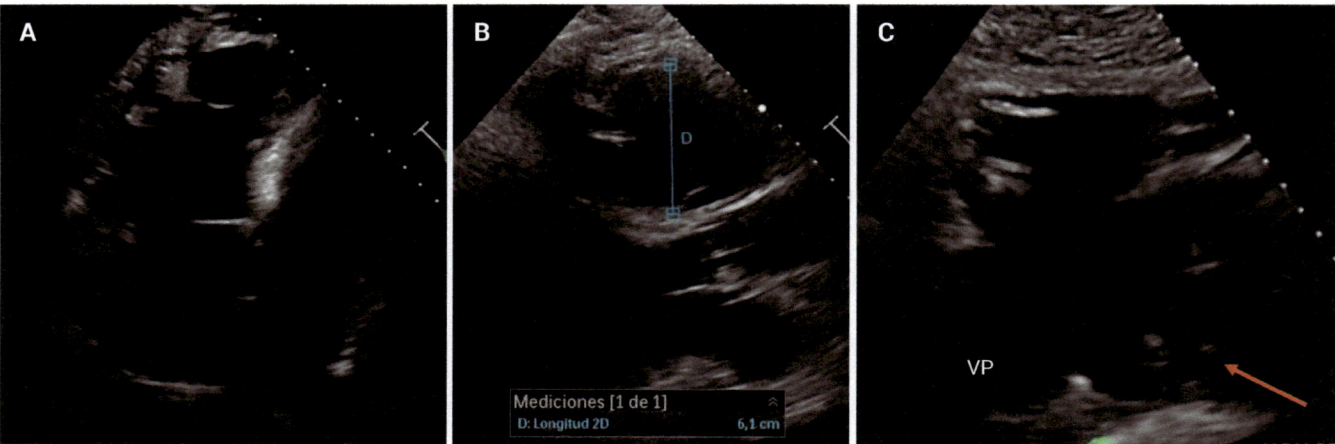

Figura 14-1. Hallazgos ecocardiográficos en la miocardiopatía arritmogénica. **A)** Plano apical cuatro cámaras: dilatación de ventrículo derecho con desplazamiento del ventrículo izquierdo. **B)** Paraesternal eje largo: dilatación del tracto de salida del ventrículo derecho (TSVD). **C)** Plano subcostal modificado: válvula pulmonar (VP) y aneurismas en TSVD (flecha roja).

hasta la deformación máxima) permiten identificar a pacientes con riesgo elevado de arritmias ventriculares.

La ecocardiografía 3D permite medir los volúmenes del VD superando las limitaciones de la valoración 2D convencional con respecto a la orientación y los puntos de referencia. Sin embargo, los volúmenes aumentados son raros en las primeras fases de la MCA, y además, en los ventrículos derechos muy dilatados es especialmente laboriosa su realización. Aunque estas técnicas no forman parte de los criterios diagnósticos, una evaluación cuidadosa de la morfología del VD y la función por ecocardiograma 3D ayudan a tener una mayor precisión del diagnóstico de MCA.

MIOCARDIOPATÍA DILATADA

La MCD se define por la presencia de dilatación del VI, o biventricular, y por la disfunción sistólica en ausencia de condiciones hemodinámicas de sobrecarga o enfermedad arterial coronaria suficiente para causar disfunción sistólica; es una de las principales causas de ICC con fracción de eyección reducida y la principal indicación para el trasplante cardíaco en todo el mundo.

LA MCD afecta a 1:2.500 adultos. Las causas pueden ser clasificadas como genéticas o no genéticas, y en los últimos años se evidencia un crecimiento de las causas genéticas (30-50 % de los casos), principalmente alteraciones del gen de la titina y de la lámina A/C. También hay circunstancias en las que una predisposición genética puede interactuar con factores medioambientales, provocando una MCD.

Entre las causas no genéticas se encuentran la asociada a fármacos o toxinas, miocardiopatía dilatada por consumo de alcohol o la asociada a tratamiento quimioterápico, miocarditis y la miocardiopatía periparto.

En los pacientes con MCD de origen genético, se ha observado que la presentación puede variar en el tiempo y que algunas mutaciones pueden presentar fenotipos intermedios que no cumplen estrictamente los criterios diagnósticos de MCD, por lo cual se ha introducido el concepto de *miocardiopatía hipocinética no dilatada* en un intento de catalogar a estos pacientes.

La identificación de un paciente con MCD de origen genético obliga a evaluar a los familiares de primer grado, en los cuales se pueden encontrar fenotipos intermedios como una dilatación aislada del VI.

> **! Criterios diagnósticos de MCD**
> - Disfunción sistólica del VI o biventricular (fracción de eyección del ventrículo izquierdo [FEVI] menor 45 %) y dilatación del VI: volúmenes o diámetros telediastólicos del VI mayor es de 2 desviaciones estándar corregidos por superficie corporal y edad/sexo. No justificado por condiciones de sobrecarga ventricular o enfermedad coronaria.
>
> **Miocardiopatía no dilatada hipocinética**
> - Disfunción sistólica del VI o biventricular (FEVI menor del 45 %) no justificada por otras causas.

El ETT permite una valoración anatómica y funcional. En la MCD, el ecocardiograma 3D tiene como ventaja una determinación de la FEVI no basada en presunciones geométricas (FEVI por Simpson o método área/longitud y sus valores son más concordantes con los obtenidos en resonancia magnética (RM); no obstante, depende de una muy buena calidad de imágenes de ecocardiograma 2D (**Fig. 14-2**).

Los parámetros de deformación miocárdica son pronósticos. El deterioro del *strain* longitudinal global (SLG) y del *strain* circunferencial global (SCG) se asocian con procesos cardiovasculares y con la presencia de fibrosis miocárdica detectada mediante RM.

En la MCD, el remodelado ventricular provoca un desplazamiento apical y lateral de ambos músculos papilares, provocando una retracción de los velos mitrales y dilatación del anillo, impidiendo la adecuada coaptación y cierre valvular en una válvula mitral estructuralmente normal, generando IM secundaria o funcional, que está asociada con un peor pronóstico. El ETT permite su diagnóstico, evaluación de la gravedad, además de evaluar su comportamiento tras la optimización del tratamiento médico óptimo.

MIOCARDIOPATÍA RESTRICTIVA

Es el grupo de miocardiopatías menos frecuentes y su prevalencia es desconocida. Se define por una fisiología ventricular restrictiva en presencia de volúmenes diastólicos normales o reducidos, con una función sistólica del ventrículo izquierdo normal y un grosor de la pared normal (o aumentado en enfermedades infiltrativas). Según su principal mecanismo fisiopatológico, se subclasifican en enfermedades infiltrativas, no infiltrativas, enfermedades de depósito o enfermedades endomiocárdicas.

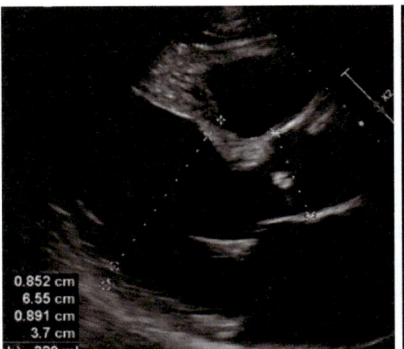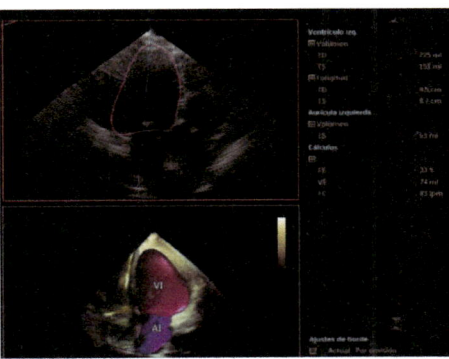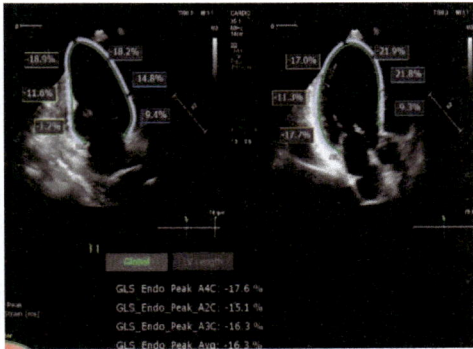

Figura 14-2. Valoración ecocardiográfica de la miocardiopatía dilatada. **A)** Paraesternal eje largo: ventrículo izquierdo dilatado. **B)** Valoración de la fracción de eyección del ventrículo izquierdo mediante técnica 3D. **C)** Valoración del *strain*.

Características ecocardiográficas

Se caracterizan por presentar una cavidad ventricular izquierda normal o pequeña (< 40 mL/m²) con FEVI conservada, crecimiento biauricular y disfunción diastólica.

Clásicamente, la FEVI conservada es criterio diagnóstico de la MCR. Aunque la función sistólica sea normal, la valoración mediante técnicas de deformación miocárdica pone de manifiesto una contractilidad alterada con disminución del SLG. Además, en fases avanzadas, pueden evolucionar a disfunción sistólica del VI o biventricular.

El ecocardiograma es la técnica de imagen de elección en la evaluación de la función diastólica. De acuerdo con las actuales guías se valora mediante cuatro criterios, y sus valores anormales son:

- Velocidad de onda E′ septal < 7 cm/s, lateral < 10 cm/s.
- Relación E/e′ > 14.
- Volumen de la aurícula izquierda indexado > 34 mL/m².
- Velocidad pico de insuficiencia tricuspídea > 2,8 m/s.

Aunque la MCR es definida por la fisiología restrictiva, puede manifestar diferentes grados de disfunción diastólica, presentando en estados avanzados la típica fisiología restrictiva que se asocia a un peor pronóstico.

AMILOIDOSIS

Es la forma más frecuente de MCR. La amiloidosis cardíaca (AC) es una enfermedad infiltrativa causada por la acumulación de fibrillas insolubles de amiloide en el espacio intersticial a nivel cardíaco. Puede ser debida a raras variantes genéticas en las formas hereditarias o como consecuencia de condiciones adquiridas. En más del 98 % de los casos diagnosticados corresponde al amiloide transtirretina, incluso si no es hereditaria. Aunque previamente se consideraba una enfermedad rara, con el desarrollo de las técnicas de imagen su incidencia está aumentando.

El diagnóstico se lleva a cabo mediante la identificación del amiloide mediante una biopsia endomiocárdica, con una posterior tipificación de la proteína amiloide o también mediante la identificación del amiloide extracardíaco, junto con características específicas ecocardiográficas en ausencia de una causa alternativa que produzca aumento del grosor miocárdico.

Recientemente, la Sociedad Europea de Cardiología publicó un documento de consenso, en donde se especifican criterios clínicos y electrocardiográficos como signos de alarma «bandera roja», junto con un grosor miocárdico superior o igual a 12 mm para investigar la presencia de AC.

Además, se propone un *score* basándose en las características del ETT, donde un grosor del VI ≥ 12 mm, junto con dos de las siguientes características: disfunción diastólica grado 2 o mayor, disminución del Doppler tisular, S′, e′ y a′ < 5 cm/s, disminución del SLG < −15 % o un recuento superior a 8 en el *score* multiparamétrico, además de la identificación de amiloide en una biopsia extracardíaca, se puede considerar diagnóstico de AC.

> **!** **Score multiparamétrico mayor o igual a 8 puntos:**
> - Relación de los grosores ventriculares: (septo interventricular + pared posterior)/diámetro telediastólico del VI > 0,6: **3 puntos**
> - Doppler onda. E/e′ > 11: **1 punto**
> - TAPSE < 19 mm: **2 puntos**
> - SLG ≤ −13 %: **1 punto**
> - *Strain* longitudinal sistólico ápex a base > 2,9: **3 puntos**

El fenotipo amiloidosis cardíaca se caracteriza por engrosamiento del VI o biventricular, aunque la AC, especialmente de tipo amiloidosis primaria por cadenas ligeras (AC-AL), puede estar presente en ausencia de aumento de la masa del VI, además del aspecto «moteado» y «centelleante» del miocardio, hipertrofia lipomatosa del tabique interauricular y engrosamiento de las válvulas cardíacas auriculoventriculares.

Dentro de los parámetros de deformación miocárdica en la AC, la función longitudinal suele verse afectada antes que la función radial y, por lo tanto, la fracción de eyección no se puede utilizar como una medida fiable de la función ventricular. Las mediciones del SLG han surgido como un método para distinguir entre la AC y otras causas de engrosamiento miocárdico, como la miocardiopatía hipertensiva o hipertrófica. Además, la reducción del SGL tiene implicaciones pronósticas, donde un SLG < −14,8 % ha sido asociado con aumento de la mortalidad global. La valoración de la deformación miocárdica demuestra, característicamente, una preservación relativa de la función apical que conduce a un patrón de *apical sparing* (**Fig. 14-3**). Aunque este patrón es bastante sugestivo de AC, puede no estar presente en los pacientes con estenosis aórtica, entidad también frecuente en la AC. El deterioro relativamente temprano de la función longitudinal con función radial conservada, que afecta predominantemente a los segmentos basales sobre los segmentos apicales, es poco común en otras miocardiopatías y es muy característico de la AC.

La función diastólica suele verse gravemente afectada en pacientes con enfermedad avanzada, con un E/e′ que a menudo es significativamente elevado, lo que refleja disfunción diastólica y presiones de llenado elevadas. Por otro lado, la infiltración de amiloide a nivel cardíaco afecta comúnmente a las aurículas, causando engrosamiento de la pared auricular y dilatación auricular (aunque la dilatación grave es poco común, probablemente reflejando el aumento de la rigidez de la pared auricular).

La infiltración de amiloide frecuentemente afecta a las válvulas cardíacas, donde generalmente se asocia con insuficiencia de predominio en la válvula mitral y tricúspide. Por otro lado, la coexistencia de amiloidosis cardíaca y estenosis aórtica confirió, de forma independiente, una reducción significativa de la supervivencia en pacientes con AC por transtirretina (AC-ATTR), y en aproximadamente un 10 % de los pacientes mayores con estenosis aortica valorados para TAVI se presenta una AC asociada.

Se ha demostrado en estudios que la estasis sanguínea, tanto ventricular como auricular, es sustrato de trombos intracardíacos. Además, el derrame pleural y/o el pericárdico no son hallazgos infrecuentes en la AC, especialmente en la AC-AL. Si bien, no es posible distinguir entre AC-AL

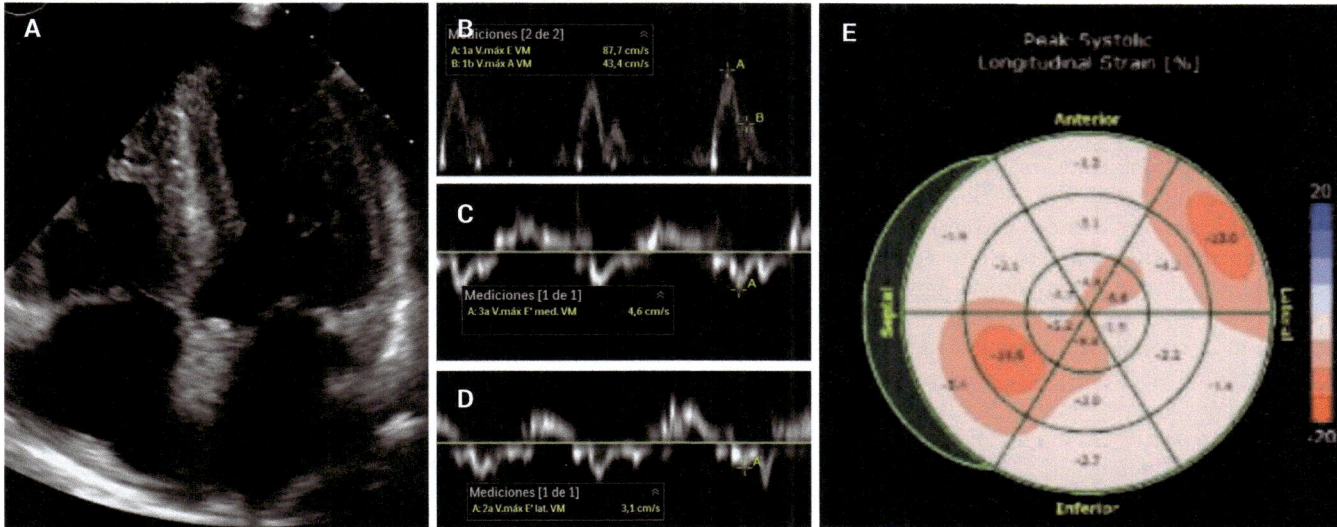

Figura 14-3. Hallazgos ecocardiográficos de amiloidosis cardíaca. **A)** Plano apical cuatro cámaras: hipertrofia biventricular; engrosamiento valvular e hipertrofia del septo interauricular. **B, C** y **D)** Parámetros de disfunción diastólica: relación E/A: 2; onda e´medial 4,6 cm/s; E/e´: 18. **E)** *Strain* longitudinal disminuido.

y AC-ATTR solo mediante ecocardiografía, existen ciertos aspectos diferenciadores, como un aumento más simétrico en el grosor de la pared del VI en AC-AL frente a un engrosamiento asimétrico y mayor en AC-ATTR.

Debido al bajo coste y la fácil interpretación, el ecocardiograma es la herramienta de imagen de primera línea para la valoración y seguimiento de la cardiomiopatía amiloide. Pavía *et al.*, en 2021, publicaron un consenso sobre el seguimiento de pacientes con AC-ATTR mediante la valoración de tres parámetros: clínicos, biomarcadores, hallazgos en electrocardiograma y pruebas de imagen. Dentro de los parámetros por imágenes con implicación pronostica se describe:

- Aumento en el grosor de la pared del ventrículo izquierdo (2 mm) o,
- Aumento en el grado de disfunción diastólica o,
- Cambios en los parámetros de función sistólica:
  – Disminución ≥5 % de FEVI.
  – Disminución ≥5 mL del volumen latido.
  – Disminución mayor o igual 1 % en SLG.

Hemocromatosis

La miocardiopatía por sobrecarga de hierro resulta de una acumulación de hierro en el miocardio, principalmente por un trastorno genético de su metabolismo (hemocromatosis primaria) o por un incremento en su aporte por múltiples transfusiones en pacientes con talasemia o síndromes mielodisplásicos (hemocromatosis secundaria), siendo más frecuente la afectación miocárdica en la forma secundaria. En fases iniciales predomina la fisiología restrictiva con disfunción diastólica; posteriormente, el 90 % de los casos sin tratamiento efectivo, presentan disfunción sistólica y fenotipo de MCD. En el 10 % restante, el patrón restrictivo favorece el desarrollo de hipertensión pulmonar y disfunción ventricular derecha con FEVI conservada.

El ecocardiograma, más que una herramienta diagnóstica, tiene un papel fundamental esta en el seguimiento de estos pacientes. Es frecuente el hallazgo de un patrón de flujo transmitral seudonormal; además, la disfunción sistólica y diastólica puede ser difícil de valorar, dado que se encuentra enmascarada por los estados de alto gasto cardíaco por anemia en pacientes hematológicos.

Enfermedad de Anderson-Fabry

La enfermedad de Anderson-Fabry (EF) es un raro trastorno de almacenamiento lisosomal progresivo hereditario ligado al cromosoma X, causado por una actividad deficiente de la alfa-galactosidasa A que conduce a una acumulación de globotriaosilceramida (Gb3) en los tejidos afectados, incluido el corazón. Su prevalencia en varones varía de 1:40.000-170.000.

El compromiso cardíaco suele manifestarse como hipertrofia ventricular izquierda (HVI) por acumulación de glucolípidos, fibrosis miocárdica, ICC y arritmias, que representan las causas más frecuentes de muerte. Tras la introducción de la sustitución enzimática como tratamiento, el diagnóstico temprano es primordial para retrasar la progresión de la enfermedad y prevenir complicaciones.

> **⚠ Principales hallazgos clínicos y ecocardiográficos de la enfermedad de Anderson-Fabry:**
> - Historia familiar de HVI.
> - Intervalo PR corto en etapas tempranas de la enfermedad. Los bloqueos auriculoventriculares (BAV) y de rama son más comunes en estados avanzados de la enfermedad.
> - HVI con función sistólica normal.
> - SLG reducido.
> - Dilatación de la raíz aórtica.
> - Engrosamiento mitral y aórtico con insuficiencia de leve a moderada.
> - Otros: antecedentes personales y familiares de insuficiencia renal, angioqueratomas, pérdida auditiva.

La hipertrofia concéntrica es el patrón predominante en estos pacientes y es más prevalente en varones. Sin embargo, otros patrones como la hipertrofia septal asimétrica y apical se pueden presentar, conduciendo a un diagnóstico erróneo de MCH hasta en un 12 % de los casos. La hipertrofia ventricular derecha también es frecuente en estos pacientes y se ha reportado en hasta en el 71 % de los casos.

El *signo binario* corresponde a una apariencia del borde endocárdico hiperecogénico adyacente a una capa subendocárdica hipoecogénica, donde el componente hiperecogénico incluye el endocardio engrosado por las células musculares lisas enriquecidas con glucolípidos. Inicialmente se consideró un signo patognomónico, sin embargo, con los posteriores estudios, su sensibilidad quedo reducida al 28 % y la especificidad al 80 %.

También se describe la hipertrofia de los músculos papilares, los cuales, a diferencia de lo que ocurre en la MCH, no están desplazados, y, además, en comparación con otras causas de HVI, los pacientes con EF presentaron una relación mayor del área de los músculos papilares respecto a la circunferencia ventricular (**Fig. 14-4**).

A nivel valvular se ha demostrado la acumulación de glucolípidos que produce engrosamiento valvular, afectando principalmente a la válvula mitral (57 %), seguida de la válvula aórtica (47 %). Su afectación funcional predominante suele ser la insuficiencia, aunque hay pocos casos reportados de estenosis. Raramente un paciente con EF y afectación valvular requiere intervención quirúrgica.

La dilatación de la aorta ocurre más frecuentemente en hombres y no está relacionada con otras causas (por ejemplo, hipertensión arterial). Un paciente con una raíz aórtica mayor de 40 mm e HVI sugestiva de EF sugiere un estado avanzado de la enfermedad. No se han descrito complicaciones como disección, rotura o necesidad de cirugía de la aorta.

La FEVI está generalmente conservada; sin embargo, en estados avanzados de la enfermedad y debido a la fibrosis, la función sistólica se reduce. La dilatación auricular está presente en una tercera parte de los estudios y suele ser moderada.

El Doppler tisular (DTI) es un método sensible para la identificación de estos pacientes, incluso antes de presentar HVI. El DTI está disminuido y la relación E/e´ está aumentada. Los parámetros de *speckle-tracking* inicialmente demuestran reducción del *strain* longitudinal en la pared lateral y, posteriormente, en la pared septal, seguido de un deterioro del *strain* radial con el desarrollo de la HVI. Los pacientes con EF muestran más bajas magnitudes de *strain* global longitudinal y de *strain* circunferencial, comparados con sujetos sanos.

Labombarda describió un patrón específico para la miocardiopatía por EF, presente en pacientes con y sin HVI; determinó el gradiente de *strain* circunferencial base-ápex, definido por la diferencia del promedio del *strain* circunferencial basal y el *strain* circunferencial apical, encontrando una pérdida de este gradiente (0,5 ± 8) en pacientes con EF, a diferencia de los controles sanos y pacientes con MCH.

Sarcoidosis cardíaca

La sarcoidosis es una enfermedad sistémica inflamatoria de origen desconocido, cuya característica histopatológica es la presencia de granulomas no caseificantes, y la afectación cardíaca puede estar presente hasta en el 25 % de las formas sistémicas. Clínicamente, puede presentar episodios de ICC asociados a disfunción sistólica o arritmias potencialmente mortales, por lo cual forma parte del diagnóstico diferencial de la MCD o la MCA. Aunque la ecocardiografía es el método de imagen inicial en el diagnóstico, en muchas ocasiones requiere utilizar otras técnicas de imagen más específicas (RM, tomografía por emisión de positrones [PET/TC]). Se debe sospechar sarcoidosis cardíaca en pacientes con FEVI menor del 40 %, con diagnóstico extracardíaco y clínica sugestiva.

! **Sarcoidosis cardíaca. Principales hallazgos ecocardiográficos**
- Grosor de miocárdico mayor de 13 mm durante la fase inflamatoria y grosores miocárdicos <7 mm de distribución no coronaria en la enfermedad crónica debido a fibrosis.
- Aneurismas, especialmente a nivel de las paredes inferior y posterior, o alteraciones en la contractilidad sin un patrón coronario.

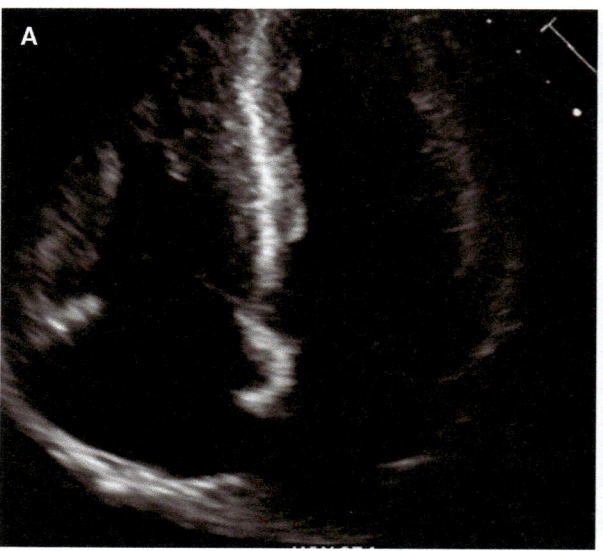

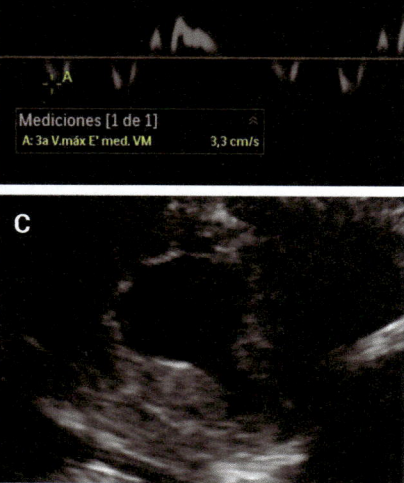

Figura 14-4. Signos ecocardiográficos en la enfermedad de Fabry. **A)** Hipertrofia biventricular. Signo binario. **B)** Disfunción diastólica. **C)** Hipertrofia de músculos papilares.

Fibrosis endomiocárdica

La fibrosis endomiocárdica es una forma rara de MCR caracterizada por un engrosamiento del endocardio debido al depósito de tejido fibroso secundario a infecciones (típicamente en las regiones tropicales), inflamación, malnutrición o agentes tóxicos, entre otros. Además del diagnóstico, el ETT es útil en la identificación de alteraciones estructurales, principalmente en la fase crónica. Los principales hallazgos ecocardiográficos incluyen obliteración apical (VI o VD) debido al engrosamiento endocárdico, una cavidad ventricular pequeña y un patrón diastólico restrictivo, afectando principalmente al ventrículo izquierdo, aunque su afectación puede ser también biventricular o de predominio en el VD. El trombo apical también es un hallazgo frecuente.

Síndromes hipereosinofílico

Es una rara causa de MCR, producida por una infiltración por eosinófilos que daña el miocardio por liberación de proteínas tóxicas estimulantes de los fibroblastos. Puede ser primario o secundario a otras causas de hipereosinofilia mantenida (infección por parásitos, procesos inflamatorios, neoplasias o hipersensibilidad a fármacos). Se desarrolla en tres fases: primera fase de inflamación y necrosis, seguida de una fase intermedia «protrombótica» y, por último, una fase fibrótica. Los principales hallazgos ecocardiográficos incluyen un engrosamiento del endocardio con obliteración apical, formación de trombos apicales y compromiso del velo mitral posterior e insuficiencia mitral secundaria. El ecocardiograma también es útil en la monitorización del tratamiento farmacológico. Kleinfeldt propone un *score* diagnóstico y de gravedad basado en criterios ecocardiográficos, donde los criterios mayores son la presencia de placas endomiocárdicas, la obliteración del ápex, la presencia de trombo o contraste espontáneo en ausencia de disfunción ventricular, retracción del ápex del VD e insuficiencia de las válvulas auriculoventriculares por adhesión del aparato valvular a la pared ventricular.

MIOCARDIOPATÍAS NO CLASIFICADAS

Miocardiopatía no compactada

La miocardiopatía no compactada (MNC) representa una anomalía de la morfología miocárdica. El miocardio patológicamente no compactado se caracteriza por presentar una estructuración en dos capas: una capa endocárdica de aspecto esponjoso con trabeculaciones prominentes, y otra capa epicárdica, de aspecto más delgado, denominada capa compactada (**Fig. 14-5**). Esta anomalía se produce por una detención del proceso de compactación normal del miocardio, que se produce de epicardio a endocardio, dando como resultado la persistencia de una capa trabecular prominente. Puede tener un patrón hereditario, pero también puede aparecer de forma esporádica, bien de forma aislada o asociada con otras alteraciones (anomalía de Ebstein, obstrucción del TSVI, válvula aórtica bicúspide, anomalías de las arterias coronarias). Así mismo, al igual que otras miocardiopatías, su presentación puede variar en la edad adulta. El VD tam-

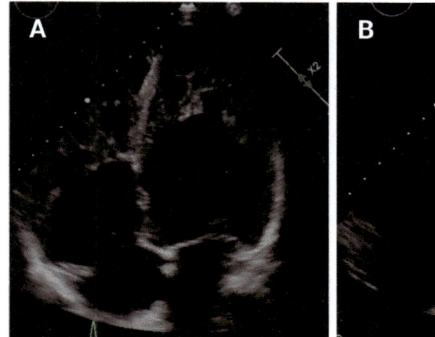
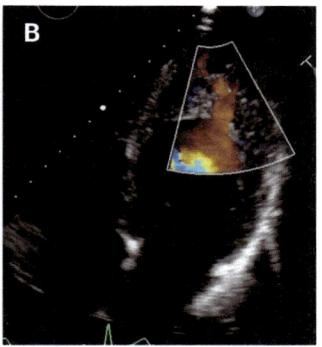

Figura 14-5. Hallazgos ecocardiográficos en la miocardiopatía no compactada. **A)** Plano apical cuatro cámaras: sin compactación del ápex biventricular. **B)** Relleno de los espacios interventricular con Doppler color.

bién puede verse afectado, aunque los criterios diagnósticos no están bien establecidos. La presentación clínica es variable y sus tres principales complicaciones son la ICC, la presentación de arritmias y complicaciones tromboembólicas.

A nivel de los hallazgos en el ETT, se han descrito tres criterios diagnósticos diferentes (**Tabla 14-2**). Kohli *et al.* realizaron una comparación entre los tres criterios diagnósticos en pacientes con MNC, donde el 79 % de los casos cumplían con los criterios de Chin, un 64 % los criterios de Jenni y un 53 % los criterios de Stollberger. Solo el 30 % de los pacientes del estudio presentaban los tres criterios. Los criterios de Chin se consideran como los de mayor sensibilidad, pero con alta tasa de falsos positivos. Todo esto ha llevado a un sobrediagnóstico de MNC, ya que se observa cierto grado de hipertrabeculación en pacientes con miocardiopatía dilatada, enfermedad valvular y en pacientes deportistas. Los hallazgos de hipertrabeculación ventricular deben ser valorados en un contexto clínico y teniendo en cuenta los antecedentes familiares del paciente. Nuevamente, la resonancia cardíaca permite un mejor diagnóstico mediante la cuantificación de la masa miocárdica no compactada y su relación con la masa miocárdica compactada.

En los parámetros de deformación miocárdica, el *strain* puede evidenciar una rotación anómala de los segmentos basales y apicales en la misma dirección, cuando normalmente los segmentos basales rotan en el sentido de las manecillas del reloj, mientras que el ápex lo hace en sentido antihorario. Se ha descrito que, en estos pacientes, el *strain* longitudinal es mayor en los segmentos basales respecto al ápex, hallazgos que podrían diferenciarla de la miocardiopatía dilatada.

 Se debe tener precaución con el sobrediagnóstico en la miocardiopatía no compactada. Hay que valorar la hipertrabeculación como hallazgo fisiológico en un paciente deportista o como presentación de otras miocardiopatías (miocardiopatía dilatada).

Síndrome de *tako-tsubo*

También es conocido como miocardiopatía por estrés, o discinesia apical transitoria. Se caracteriza clínicamente por dolor torácico con cambios en el electrocardiograma y elevación de

Tabla 14-2. Criterios diagnósticos ecocardiográficos de miocardiopatía no compactada

Chin	Jenni	Stöllberger
Relación x/y ≤ 0,5, siendo «x» la distancia entre la superficie epicárdica y la parte más profunda del receso intertrabecular, e «y» la distancia entre la superficie epicárdica y el pico de la trabécula	Relación N/C > 2, siendo N: la capa no compactada y C: la capa más gruesa miocárdica compactada	• Presencia de más de tres trabeculaciones protruyendo desde la pared ventricular, localizadas apicalmente a los músculos papilares y visibles en un único plano ecocardiográfico • Perfusión de los espacios intertrabeculares en la cavidad ventricular izquierda • Relación ente la capa no compactada y la compactada > 2
Medidas realizadas en telediástole en plano paraesternal eje corto	Medidas realizadas en telesístole en plano paraesternal eje corto	Medidas realizadas en plano apical cuatro cámaras en telediástole

los marcadores de necrosis miocárdica, junto con las alteraciones de la contractilidad, simulando un síndrome coronario agudo, pero con estudio angiográfico sin evidencia de lesiones coronarias.

En la mayoría de los casos, las alteraciones segmentarias se extienden a más de un territorio coronario, y según su distribución, se han identificado cuatro subtipos:

1. Tipo discinesia apical (81,7 %), el más frecuente.
2. Alteración de la contractilidad de los segmentos medios (14,6 %).
3. *Tako-tsubo* inverso: alteración de la contractilidad de los segmentos basales (2,2 %).
4. Alteración segmentaria focal (1,5 %).

El ETT muestra anomalías del movimiento de las paredes ventriculares apical y media, que aparecen acinéticas o discinéticas, en comparación con los segmentos basales. En la fase inicial, la función del VI se reduce; sin embargo, esta disfunción se recupera con la resolución del aturdimiento miocárdico. El ETT también es importante para identificar complicaciones agudas, como la formación de trombos en el ventrículo izquierdo debido a disfunción apical, insuficiencia mitral por disfunción del músculo papilar, obstrucción dinámica del TSVI por hipercinesia de los segmentos basales y, en casos muy raros, rotura de la pared ventricular.

CORAZÓN DE ATLETA

El termino de «corazón de atleta» comprende un cuadro clínico caracterizado por dos principales mecanismos de adaptación inducidos por un programa de entrenamiento físico sostenido y regular. El primero de ellos es la disminución de la frecuencia cardíaca, y el segundo, un crecimiento armónico de las cavidades cardíacas.

Desde un punto de vista fisiológico, a largo plazo los cambios hemodinámicos durante el ejercicio conducen a un aumento tanto del tamaño interno del ventrículo izquierdo (dilatación del VI) como del grosor de su pared, o hipertrofia del VI (HVI), como mecanismo de adaptación para disminuir el estrés parietal del VI durante el ejercicio. La dilatación del VI y la HVI pueden ser lo suficientemente pronunciadas y presentar un fenotipo igual a las principales miocardiopatías, por lo que, es importante realizar un adecuado diagnóstico, ya que la actividad deportiva competitiva está restringida en estos pacientes.

La Sociedad Europea de Cardiología define al atleta como aquel individuo profesional o aficionado que realiza un entrenamiento físico regular y participa en competiciones oficiales. Sin embargo, en la práctica clínica cada vez es más frecuente encontrar a individuos con elevada intensidad de entrenamiento físico sin carácter competitivo que exigen una detallada evaluación. Otro factor a tener en cuenta en la valoración del atleta es que los cambios adaptativos están influidos por diferentes factores, como la edad, el género, la raza, la duración del ejercicio, el uso de esteroides, la carga estática o dinámica de la actividad deportiva y el momento de la evaluación (temporada de competición frente a temporada de mantenimiento).

La clasificación del tipo de deporte se explicaba antiguamente mediante la hipótesis de Morganroth, que consideraba dos respuestas adaptativas: los deportes dinámicos o de resistencia (ciclismo, natación, atletismo), en los que predomina la dilatación de las cavidades cardíacas, y el deporte de fuerza o estático (lucha libre, levantamiento de pesas), donde el uso de la resistencia para inducir la contracción muscular produce hipertrofia ventricular izquierda. No obstante, todos los deportes combinan fuerza y resistencia en diferentes proporciones, como lo explica la **clasificación de Mitchell** (Tabla 14-3). Lo importante es identificar el tipo de ejercicio predominante para identificar su respuesta adaptativa.

La ecocardiografía es la herramienta inicial en la valoración del corazón del atleta; la adquisición de las imágenes no difiere de la realizada para otras miocardiopatías; no obstante, sus valores normales son diferentes a los de la población normal. En la literatura médica existen diferentes series con parámetros de referencia en atletas, por lo que se remite al lector a la bibliografía para ampliar información en este sentido.

Ventrículo izquierdo

La función sistólica del VI permanece normal o levemente disminuida, pero nunca es menor del 45 %. Esta infraestimación puede ser debida a la propia fórmula matemática de la FEVI, que está basada en pacientes con cámaras cardíacas normales, a diferencia de los atletas, quienes tienen un diámetro telediastólico aumentado. Además, la FEVI aumenta en los atletas durante el esfuerzo con la elevación de la precarga y un llenado diastólico más rápido (ley de Frank-Starling). En los atletas con FEVI disminuida, en los cuales existen dudas sobre la presencia de una MCD, se puede plantear evaluar al

Tabla 14-3. Clasificación de Mitchell

	Dinámico bajo	Dinámico moderado	Dinámico alto
Estático	• Billar • Bolos • Tiro • Golf	• Béisbol • Tenis de mesa • Tenis dobles • Voleibol	• Bádminton • Esquí de fondo • Marcha • *Hockey* hierba • Fútbol • *Squash* • Tenis
Estático moderado	• Tiro con arco • Motociclismo • Automovilismo • Hípica	• Esgrima • Patinaje artístico • Futbol americano • Atletismo • *Rugby* • Natación sincronizada	• Baloncesto • *Hockey* hielo • Esquí de fondo • Atletismo • Natación
Estático alto	• Atletismo • Halterofilia • Gimnasia • Karate • Escalada • Esquí • Vela	• Culturismo • Esquí • Lucha	• Boxeo • Piragüismo • Ciclismo • Remo

atleta durante el esfuerzo, momento en que la FEVI aumentará, a diferencia del paciente con MCD.

La dilatación de las cámaras cardíacas es el hallazgo más característico de los atletas. Un diámetro telediastólico del VI (DTDVI) superior a 55 mm, con FEVI normal, es frecuente; así mismo, se han descrito diámetros por encima de 60 mm y hasta 70 mm en ciclistas de élite, en los cuales un DTDVI superior a 60 mm puede llevar a sospechar la presencia de una MCD cuando la dilatación es desproporcionada a la condición atlética del deportista.

La otra principal respuesta adaptativa es la HVI. En los atletas afrocaribeños se ha descrito un remodelado ventricular caracterizado por aumento desproporcionado de los grosores miocárdicos, comparados con los caucásicos. Por otro lado, Spirito, en una cohorte de atletas de élite describió en el 1,7 % de los casos un grosor septal superior a 13 mm, hasta un grosor máximo de 16 mm, y en la mayoría de los atletas, un grosor por debajo de los 12 mm y aún menor en la mujer (9 mm). En términos generales, un grosor inferior a 13 mm es lo normal en deportistas; un grosor de 13-16 mm entra en la denominada zona gris, donde se debe realizar un diagnóstico diferencial con la MCH. Además, en los atletas el aumento de grosores es simétrico, a diferencia de la MCH, donde también se pueden encontrar otras alteraciones, por ejemplo, a nivel de la válvula mitral, y la dilatación del VI (DTDVI > 55 mm) que, aunque infrecuente, indica una fase avanzada de la enfermedad asociada a disminución de la FEVI.

Otra herramienta que permite llegar a un diagnóstico es realizar una evaluación después del cese del entrenamiento físico («desacondicionamiento físico»). Durante un período de aproximadamente 3 meses, se puede observar una reducción del grosor máximo de la pared septal en atletas sanos, mientras que la reducción que afecta tanto al grosor septal

como a la dimensión de la cavidad del VI ocurre después de 1 a 13 años de interrupción del entrenamiento. Por el contrario, la remodelación inversa del VI no ocurre en la HVI patológica ni en la HVI relacionada con el abuso de sustancias anabólicas, la cual, normalmente, no es reversible, incluso después de 12 meses de desacondicionamiento.

La función diastólica en el atleta es normal o supranormal, especialmente en deportistas de resistencia; típicamente la relación E/A es superior a 2, la onda e´ y a´ suelen estar por encima del rango normal y la relación E/e´ es baja. Así mismo, los parámetros de deformación miocárdica (SLG) se encuentran conservados en el atleta, con un valor límite del −15 %.

Aurícula izquierda

La dilatación de la aurícula izquierda es un hallazgo común como respuesta al aumento de presión en esta cámara durante el ejercicio, y es más frecuente en los atletas de deportes que combinan resistencia y fuerza. El límite superior para el diámetro anteroposterior es de 50 mm para hombres y 45 mm para mujeres. Aunque es preferible la valoración de la AI mediante volúmenes (área-longitud), donde el límite superior es 34 mL/m² en la población general, puede llevar a un mal diagnóstico de dilatación patológica de AI, ya que no hay valores estandarizados para los atletas.

Ventrículo derecho

El VD es afectado por el aumento del retorno venoso, siendo capaz de adaptarse con una progresiva dilatación, y presenta mayor en los atletas con más número de horas de entrenamiento a la semana y en los deportes de resistencia. También se asocia con una insuficiencia tricuspídea, y dilatación de la vena cava inferior, con preservación de las variaciones respiratorias. No queda clara la presencia de remodelado concéntrico.

La dilatación del VD en un atleta, junto con la clínica de palpitaciones, puede llevar a sospechar la presencia de MCA e incluso se ha descrito que un pequeño porcentaje de los diámetros indexados del TSVD pueden cumplir los criterios mayores o menores de la MCA. Pequeñas claves para el diagnóstico diferencial son: la valoración de la contractilidad segmentaria, presente en MCA (aneurismas, acinesias) y ausente en el deportista, y los parámetros de deformación miocárdica, que son normales en el atleta. Por otro lado, la MCA también puede afectar al VI con ausencia de dilatación equilibrada de las cámaras cardíacas, como ocurre en el corazón de atleta.

En la tabla 14-4 se describen las principales características que permiten diferenciar la MCD y la MCH del corazón del atleta

Anomalías de las arterias coronarias

Las anomalías del origen de las arterias coronarias son la tercera causa de muerte súbita en el deportista, después de la MCH y MCA. Mediante ETT se pueden evaluar los segmentos proximales de las arterias coronarias (90 % de los casos), logrando identificar orígenes anómalos de las arterias coronarias.

Tabla 14-4. Criterios ecocardiográficos corazón atleta frente a miocardiopatías

		Miocardiopatía hipertrófica	Corazón de atleta
Características ecocardiográficas de las miocardiopatías frente al corazón de atleta	Diámetro telediastólico VI	<50 mm	>55 mm
	Función diastólica	Disfunción diastólica	Función diastólica normal
	Relación volumen VI/masa VI	Reducida	Normal/supernormal
	E´ mitral lateral	<12 cm/segundo	>12 cm/segundo
	Strain radial y circunferencial	Reducido	Normal
	Hipertrofia ventricular	Asimétrica	Simétrica y concéntrica
		Miocardiopatía arritmogénica	Corazón de atleta
Características ecocardiográficas de la miocardiopatía arritmogénica y del corazón de atleta	Dilatación del VD	Predominio TSVD, fases avanzadas global	Global
	Alteraciones segmentarías de la contractilidad	Discinesias, aneurismas	(-)
	Relación VD/ VI	>0,9	<0,9
	Onda S´ del anillo tricuspídeo	<10 cm/segundo	>10 cm/segundo
	Fracción de acortamiento	<32%	>32%

TSVD: tracto de salida del ventrículo derecho; VD: ventrículo derecho; VI: ventrículo izquierdo

RESONANCIA MAGNÉTICA CARDÍACA

La dilatación de las cámaras cardíacas como mecanismo de adaptación que se presenta en los pacientes deportistas es una característica compartida con otras miocardiopatías. El uso de la resonancia magnética cardíaca (RMC) está creciendo para evaluar otras características que permiten aclarar el diagnóstico final. Así, D´Ascenzi publica los valores de referencia de la resonancia cardíaca en los pacientes deportistas. Cabe destacar que los atletas de deportes de fuerza están poco representados en los estudios, encontrando solo valores de 70 deportistas en este grupo de modalidad deportiva. De forma global no se encontraron diferencias significativas en los volúmenes del ventrículo derecho; respecto a los parámetros del VI, se encontró un masa ventricular y un volumen telesistólico superior en deportistas de disciplinas mixtas frente a los de resistencia.

La RMC, gracias a su mayor resolución temporal, permite una mejor valoración de los diámetros cardíacos, grosores, función y alteraciones segmentarias de la contractilidad. Además, su principal valor reside en la capacidad de caracterizar el tejido mediante diferentes técnicas: el realce tardío de gadolinio, que permite identificar zonas de fibrosis, y las técnicas de mapeo (Mapa T1, Mapa T2, Mapa T2*) que permiten evaluar el volumen extracelular y, con ello, la presencia de fibrosis difusa, incluso en ausencia de realce tardío de gadolinio.

PUNTOS CLAVE

- El ETT es la técnica de imagen por excelencia en los pacientes con miocardiopatías: permite una aproximación diagnóstica, seguimiento y respuesta al tratamiento, además de ser la técnica de cribado en los familiares.
- Los parámetros de deformación miocárdica de las diferentes cámaras cardíacas son prometedores en el diagnóstico diferencial e identificación de factores pronósticos en los pacientes con miocardiopatías.
- La adaptación del corazón al deporte está influida por diferentes factores, edad, género, temporada de evaluación y el tipo de deporte que practica, que se deben tener en cuenta en la evaluación ecocardiográfica de estos pacientes.
- Las principales miocardiopatías y el corazón del atleta comparten hallazgos que pueden dificultar la confirmación o descarte de la presencia de miocardiopatía. En estos pacientes, la resonancia magnética cardíaca, gracias a su mayor resolución espacial y su capacidad de caracterización tisular, se ha convertido en una herramienta fundamental para llegar a un diagnóstico.

BIBLIOGRAFÍA

D'Ascenzi F, Anselmi F, Piu P, Fiorentini C, Carbone SF, Volterrani L, et al. Cardiac Magnetic Resonance Normal Reference Values of Biventricular Size and Function in Male Athlete's Heart. JACC Cardiovasc Imaging. 2019 Sep;12(9):1755-65.

Cardim N, Galderisi M, Edvardsen T, Plein S, Popescu BA, D'Andrea A. Role of multimodality cardiac imaging in the management of patients with hyper- trophic cardiomyopathy: an expert consensus of the European Association of Cardiovascular Imaging Endorsed by the Saudi Heart Association. Eur Heart J Cardiovasc Imaging. 2015;16(3):280.

Corrado D, Perazzolo Marra M, Zorzi A, Beffagna G, Cipriani A, et al. Diagnosis of arrhythmogenic cardiomyopathy: The Padua criteria. Int J Cardiol. 2020 Nov 15;319:106-14.

Donal E, Delgado V, Bucciarelli-Ducci C, Galli E, Haugaa KH, Charron P. Multimodality imaging in the diagnosis, risk stratification, and management of patients with dilated cardiomyopathies: an expert consensus document from the European Association of Cardiovascular Imaging. Eur Heart J Cardiovasc Imaging. 2019 Oct 1;20(10):1075-93.

Elliott PM, Anastasakis A, Borger M, Borggrefe M, Cecchi F, Charron P. 2014 ESC Guidelines on diagnosis and management of hypertrophic cardiomyopathy. Eur Heart J. 2014;35(39):2733-79.

Elliott P, Andersson B, Arbustini E, Bilinska Z, Cecchi F, Charron P. Classification of the cardiomyopathies: a position statement from the European Society of Cardiology Working Group on Myocardial and Pericardial Diseases. Eur Heart J. 2008 Jan;29(2):270-6.

Garcia-Pavia P, Bengel F, Brito D, Damy T, Duca F, Dorbala S, et al. Expert consensus on the monitoring of transthyretin amyloid cardiomyopathy. Eur J Heart Fail. 2021 Jun; 23(6):895-905.

Garcia-Pavia P, Rapezzi C, Adler Y, Arad M, Basso C, Brucato A, et al. Diagnosis and treatment of cardiac amyloidosis: A position statement of the ESC Working Group on Myocardial and pericardial Diseases. Eur Heart J. 2021 Apr 21;42(16):1554-68.

Habib G, Bucciarelli-Ducci C, Caforio ALP, Cardim N, Charron P, Cosyns B, et al. Multimodality Imaging in Restrictive Cardiomyopathies: An EACVI expert consensus document In collaboration with the "Working Group on myocardial and pericardial diseases" of the European Society of Cardiology Endorsed by The Indian Academy of Echocardiography. Eur Heart J Cardiovasc Imaging. 2017;18(10):1090-121.

Haugaa KH, Basso C, Badano LP, Bucciarelli-Ducci C, Cardim N, Gaemperli O, et al. Comprehensive multi-modality imaging approach in arrhythmogenic cardiomyopathy-an expert consensus document of the European Association of Cardiovascular Imaging. Eur Heart J Cardiovasc Imaging. 2017 Mar 1;18(3):237-53.

Kleinfeldt T, Nienaber CA, Kische S, Akini I, Turan RG, Köber T, et al. Cardiaca manifestation of the hypereosinophilic syndrome: new insights. Clin Res Cardiol. 2010 jul;99(7):419-27.

Labombarda F, Saloux E, Milesi G, Bienvenu B. Loss of base-to-apex circumferential strain gradient: A specific pattern of Fabry cardiomyopathy? Echocardiography. 2017 Apr;34(4):504-10.

Malik N, Mukherjee M, Wu K, Zimmerman S, Zhan J, Calkins H, et al. Multimodality imaging in Arrhythmogenic Right ventricular Cardiomyopathy. Circ Cardiovasc Imaging. 2022; 15(2):e013725.

Oechslin E, Jenni R. Left ventricular noncompaction revisited: a distinct phenotype with genetic heterogeneity? Eur Heart J 2011;32(12):1446-56.

Pereira NL, Grogan M, Dec GW. Spectrum of restrictive and Infiltrative cardiomyopathies: Part 1 of a 2 - Part series. J Am Coll Cardiol. 2018;71(10):1130-48.

Pereira NL, Grogan M, Dec GW. Spectrum of Restrictive and Infiltrative Cardiomyopathies: Part 2 of a 2 Part series. J Am Coll Cardiol. 2018;71(10):1149-66.

Pieroni M, Moon JC, Arbustini E, Barriales-Villa R, Camporeale A, Vujkovac AC, et al. Cardiac involment in Fabry Disease: JACC Review topic of the Week J Am Coll Cardiol. 2021 Feb 23;7 (7):922-36.

Pinto YM, Elliott PM, Arbustini E, Adler Y, Anastasakis A, Böhm M. Proposal for a revised definition of dilated cardiomyopathy, hypokinetic non-dilated cardiomyopathy, and its implications for clinical practice: a position statement of the ESC working group on myocardial and pericardial diseases. Eur Heart J. 2016 Jun 14;37(23):1850-8.

Spirito P, Pelliccia A, Proschan MA, Granata M, Spataro A, Bellone P, et al. Morphology of the 'athlete's heart' assessed by echocardiography in 947 elites athletes representing 27 sports. Am J Cardiol. 1994;74(8):802-6.

Yeung DF, Sirrs S, Tsang MYC, Gin K, Luong C, Jue J. Echocardiographic Assessment of Patients with Fabry Disease. J Am Soc Echocardiogr. 2018 Jun;31(6):639-49.

Ecocardiografía en las enfermedades del pericardio

15

N. González Alemany

OBJETIVOS

- Recordar la anatomía pericárdica y las distintas enfermedades que afectan al pericardio.
- Destacar el papel diagnóstico de cada técnica de imagen según el contexto clínico de las patologías del pericardio.
- Identificar los hallazgos ecocardiográficos en la pericarditis aguda.
- Reconocer el derrame pericárdico y los signos ecocardiográficos de taponamiento cardíaco.
- Aprender las principales características ecocardiográficas de la pericarditis constrictiva.
- Diferenciar ecocardiográficamente entre la pericarditis constrictiva y la miocardiopatía restrictiva.

INTRODUCCIÓN

La patología del pericardio representa un amplio espectro de enfermedades frecuentes que se pueden encontrar en distintos escenarios hospitalarios, desde la atención primaria hasta la unidad de cuidados intensivos.

Los pacientes pueden presentar una gran variabilidad de síntomas, desde el dolor torácico, la disnea, ascitis, edemas e, incluso, la hipotensión. Estas enfermedades se agrupan en un conjunto de síndromes clínicos que incluyen: la pericarditis aguda, el derrame pericárdico, con o sin taponamiento cardíaco, la pericarditis constrictiva, las masas pericárdicas y las anomalías congénitas del pericardio.

Las técnicas de imagen son esenciales para un correcto diagnóstico, para el seguimiento y para la detección de complicaciones asociadas. Actualmente, a parte de la radiografía de tórax, se dispone de tres técnicas de imagen no invasivas para la evaluación del pericardio: la ecocardiografía, la resonancia magnética cardíaca (RMC) y la tomografía computarizada (TC). Cada una de ellas presenta unas ventajas e inconvenientes, que se verán detalladamente más adelante, y que se deben conocer para poder extraer su máximo rendimiento. Es importante saber que todas ellas son complementarias y su elección debe basarse en el contexto clínico y la situación del paciente.

ANATOMÍA DEL PERICARDIO

El pericardio es una membrana de doble capa que rodea el corazón y el origen de los grandes vasos. Está formada por:

- **Capa externa fibrosa o capa parietal**: formada por fibras de colágeno intercaladas con fibras elásticas. Es la parte que contacta con las estructuras anatómicas adyacentes: superiormente con la capa adventicia de los grandes vasos, infe-

riormente con el diafragma, anteriormente con el esternón y, posteriormente, con el esófago, los bronquios principales y la aorta descendente torácica.
- **Capa interna serosa o capa visceral**: está formada por una única capa, constituida por células mesoteliales, que se encuentra adherida al miocardio.
- **Espacio pericárdico**: se encuentra entre las dos capas y contiene líquido pericárdico (< 50 mL, aproximadamente).

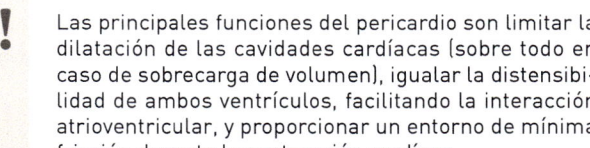

> ! Las principales funciones del pericardio son limitar la dilatación de las cavidades cardíacas (sobre todo en caso de sobrecarga de volumen), igualar la distensibilidad de ambos ventrículos, facilitando la interacción atrioventricular, y proporcionar un entorno de mínima fricción durante la contracción cardíaca.

Anatómicamente, el pericardio parietal presenta un grosor de entre 0,8 y 1 mm, aunque existen estudios que demuestran que es ligeramente mayor, medido en la imagen. El grosor pericárdico es de difícil cuantificación por ecocardiografía, debido a su regular visualización. Por ello, se debe recurrir a otras técnicas de imagen para una correcta medición. Los segmentos más finos medidos por tomografía computarizada cardíaca presentan un grosor de entre 0,7 y 1,2 mm, y los medidos por RMC presentan un grosor de entre 1,2 y 1,7 mm.

La parte externa del corazón está cubierta por una membrana serosa, el epicardio, debajo de la cual hay una fina capa de tejido conectivo fibroso denso, junto con tejido adiposo, conocido como grasa epicárdica. Suele ser más frecuente a nivel de los surcos atrioventricular e interventricular, así como alrededor del ventrículo derecho. Esta grasa contiene las arterias coronarias, venas y vasos linfáticos.

TÉCNICAS DE IMAGEN UTILIZADAS EN LA PATOLOGÍA PERICÁRDICA

A continuación, se revisarán las principales técnicas de imagen más utilizadas para la valoración de la patología pericárdica.

Ecocardiografía

La ecocardiografía transtorácica (ETT) es la técnica de imagen de primera línea en todas las patologías pericárdicas. Es una herramienta simple y rápida de realizar, así como ampliamente accesible y segura. Presenta varias limitaciones: operador dependiente, ventana acústica y la incapacidad de visualizar correctamente todo el pericardio. Es fundamental para guiar la pericardiocentesis.

El pericardio se visualiza como una fina capa lineal e hiperecogénica (**Fig. 15-1**) que rodea el corazón, siendo más evidente en la cara posterior, con un grosor normal inferior a 3 mm. La ecocardiografía transesofágica (ETE) presenta mayor sensibilidad para evaluar el grosor pericárdico que la ETT, aunque la precisión es mayor con el uso de TC o RMC. Se puede observar un mayor engrosamiento pericárdico en pacientes con infiltración pericárdica o, incluso, diferenciar la capa parietal de la visceral, si presentan líquido pericárdico. Es importante valorar todos los planos ecocardiográficos para detectar posibles afectaciones localizadas, como colecciones loculadas o hematomas.

Se pueden usar medios de contraste para mejorar la detección de derrame pericárdico, especialmente en los casos de infarto agudo de miocárdico con seudoaneurisma y rotura de la pared libre. El análisis de las velocidades de Doppler tisular nos permite realizar un diagnóstico diferencial entre la pericarditis constrictiva y la miocardiopatía restrictiva. Además, la ecocardiografía nos permite la evaluación del movimiento de torsión del ventrículo izquierdo sobre su eje longitudinal mediante técnicas novedosas como el *speckle-tracking*.

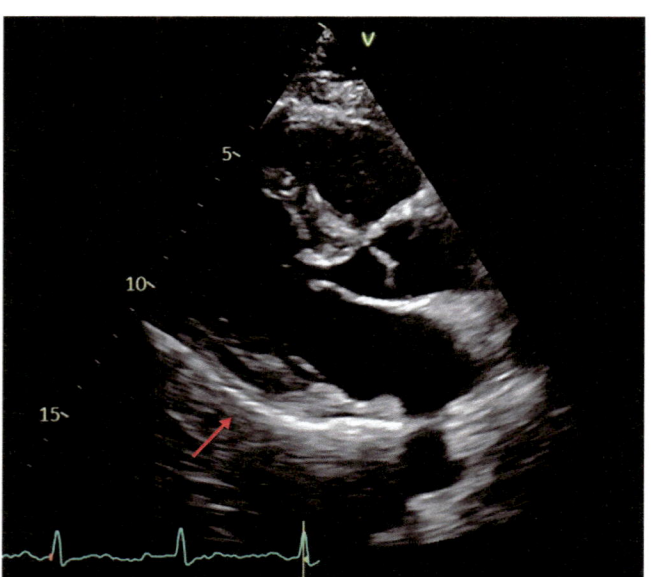

Figura 15-1. Plano paraesternal eje largo con pericardio normal (flecha roja), visualizado como una imagen final, lineal e hiperecogénica respecto al miocardio.

Distintos estudios han observado una reducción del *strain* o grado de deformación longitudinal y circunferencial con preservación de la función subendocárdica, debido a anclajes subepicárdicos que limitan el movimiento libre del corazón. De hecho, en pacientes con agenesia del pericardio, se ha reportado una reducción del movimiento de torsión del ventrículo izquierdo. A raíz de esta observación, un estudio con modelo animal concluye que la reducción del movimiento de torsión está relacionada con un cambio morfológico del corazón, de una forma más elíptica a una más globulosa, después de una pericardiectomía.

Tomografía computarizada cardíaca

Es una técnica de segunda línea, ampliamente disponible y con un tiempo de adquisición corto. Es especialmente sensible para la detección de calcificación pericárdica y aporta una gran resolución sobre estructuras anatómicas adyacentes al corazón, incluido el pericardio. Este se visualiza tanto en TC sin contraste como en TC con contraste. Por ejemplo, tras la administración de contraste puede observarse un realce del pericardio engrosado en casos con sospecha de pericarditis o infiltración tumoral.

Resonancia magnética cardíaca

Es una técnica de segunda línea no ionizante que se usa en los casos en que la ecocardiografía no ha sido concluyente o presenta calidad subóptima, en casos de sospecha de colecciones localizadas o si se sospecha enfermedad.

> **!** Su principal ventaja, respecto al resto de pruebas de imagen, es que permite una mejor caracterización tisular y una valoración del grado de inflamación mediante las secuencias de T2 y las secuencias de realce tardío de gadolinio. Además, permite la cuantificación del tamaño y la función de las cavidades cardíacas mediante las secuencias de cine, la evaluación de la fisiopatología, como la interdependencia ventricular, y la medición de los flujos intracardíacos.

En la **tabla 15-1** se resumen las principales ventajas e inconvenientes de cada técnica de imagen en estas enfermedades.

PATOLOGÍA DEL PERICARDIO

A continuación se expondrán las principales patologías que afectan al pericardio, así como sus características fundamentales.

Pericarditis aguda

Es una de las causas más frecuentes de afectación pericárdica. Su etiología generalmente es idiopática, aunque puede ser viral, bacteriana, inmunológica, neoplásica o traumática. Suele presentar un curso benigno, pero hasta en un 3 % de los casos puede presentarse con signos de taponamiento cardíaco. El uso de pruebas de imagen nos permite el diagnóstico y el manejo terapéutico de estos pacientes en función de los hallazgos patológicos encontrados.

Tabla 15-1. Ventajas e inconvenientes de las distintas técnicas de imagen en la patología pericárdica

	Ecocardiografía	Tomografía computarizada	Resonancia magnética cardíaca
Ventajas	• Prueba de primera línea en el diagnóstico y seguimiento • Fácil accesibilidad • Bajo coste • Segura • Se puede realizar a pie de cama (pacientes inestables y/o guía de pericardiocentesis) • Portátil	• Mejor valoración anatómica • Valorar enfermedad extracardíaca asociada • Evaluar la presencia de calcificación • Valoración prequirúrgica • Permite una caracterización del líquido pericárdico según su densidad	• Mejor valoración anatómica • Valorar enfermedad extracardíaca asociada • Permite la caracterización tisular • Evaluar la inflamación
Inconvenientes	• Ventana acústica dependiente • Operador dependiente • Baja calidad de imagen • Limitada caracterización tisular	• Uso de radiación • Uso de contrate yodado • Dificultosa evaluación en caso de arritmias • Solo para pacientes hemodinámicamente estables	• Alto coste • Dificultosa evaluación en caso de arritmias • Mala visualización de la calcificación y de la patología pulmonar • Contraindicado el uso de gadolinio si el filtrado glomerular <30 • Solo para pacientes hemodinámicamente estables

> ! La ecocardiografía constituye la técnica de imagen de primera elección en esta patología. Nos permite realizar un diagnóstico diferencial con otras causas de dolor torácico (tromboembolismo pulmonar, disección aórtica, síndrome coronario agudo, etc.) y diferenciar los casos no complicados mediante unos criterios ecocardiográficos de gravedad.

La mayoría de los pacientes presentan un estudio ecocardiográfico normal. En algunos casos puede observarse un aumento de ecogenicidad del pericardio. Hasta un 60 % de los pacientes no presentan derrame pericárdico asociado, pero, en aquellos que presentan clínica sugestiva, la presencia de derrame pericárdico es útil para confirmar el diagnóstico. No suelen presentar alteraciones de la contractilidad segmentaria, salvo si existe afectación miocárdica concomitante.

En los casos en que la ecocardiografía no ha sido diagnóstica, podrá valorarse la realización de otras técnicas de imagen. Existen algunos ejemplos específicos donde la TC cardíaca o la RMC son especialmente útiles. En los traumatismos torácicos permiten la evaluación de lesiones de estructuras adyacentes; en las neoplasias proporcionan información sobre la extensión del tumor, y tras un infarto agudo de miocardio, permiten descartar la presencia de rotura de pared libre asociada.

> Los principales hallazgos ecocardiográficos que se pueden encontrar en la pericarditis aguda son:
> • Hiperrefringencia pericárdica.
> • Presencia de derrame pericárdico, con o sin taponamiento cardíaco asociado.
> • Ausencia de alteraciones de la contractilidad segmentaria, excepto si existe afectación miocárdica asociada (miopericarditis).

Derrame pericárdico

El derrame pericárdico es una acumulación de líquido en la cavidad pericárdica, que se produce cuando su producción supera la capacidad de drenaje. Suele ser necesario más de 30-50 mL de líquido pericárdico para poder ser visualizado mediante técnicas de imagen. Existen etiologías múltiples en relación con esta patología: pericarditis aguda, neoplasias, tuberculosis, insuficiencia cardíaca, hipotiroidismo, traumatismos, disección aórtica, rotura cardíaca, procedimientos cardíacos invasivos, etc.

Según las características bioquímicas del líquido pericárdico, se clasifica en *trasudados* o *exudados*. Esta diferenciación es difícil mediante técnicas de imagen, aunque en ocasiones los derrames hemáticos o purulentos suelen ser más ecogénicos y pueden presentar depósitos densos fibrosos en comparación con los serosos.

> ! La ecocardiografía es la técnica de imagen de elección ante la sospecha de derrame pericárdico, dado que permite definir las características, la localización, realizar una estimación semicuantitativa y valorar si existe compromiso hemodinámico asociado. Además, puede determinar el método óptimo para el drenaje si precisa, así como guiar la pericardiocentesis.

Ecocardiográficamente se define por la presencia de una zona hipoecogénica entre la pared libre del ventrículo izquierdo y el pericardio (**Fig. 15-2**). Al principio, únicamente se visualiza en sístole, y suele localizarse en la zona posterior (zona más declive con menor cantidad de grasa epicárdica). A medida que aumenta la cantidad de derrame pericárdico, la afectación alcanza la zona anterior, pudiendo llegar a englobar toda la silueta cardíaca (circunferencial), y se visualiza tanto en sístole como en diástole.

El **diagnóstico diferencial** más frecuente del derrame pericárdico es:

• **Derrame pleural izquierdo** (**Fig. 15-3**): aparece como una zona libre de ecos posterior al corazón. Para diferenciarlos, el elemento fundamental es la aorta descendente torácica, que aparecerá pegada a la cara posterior del corazón en el caso del derrame pleural, y separada en caso de derrame pericárdico.

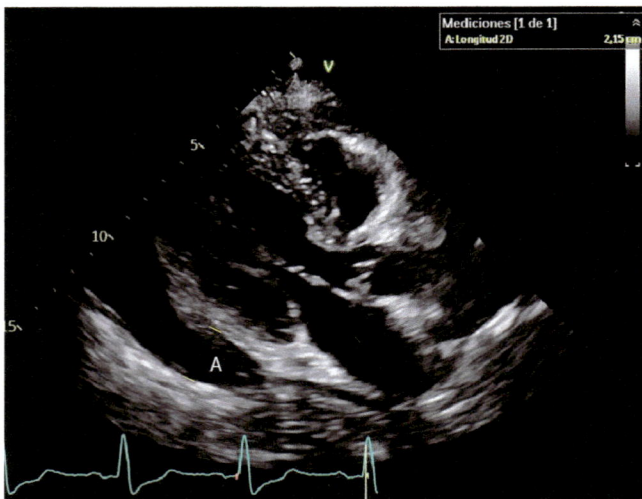

Figura 15-2. Plano paraesternal eje largo con presencia de derrame pericárdico intenso (medición realizada en telediástole). A: derrame pericárdico.

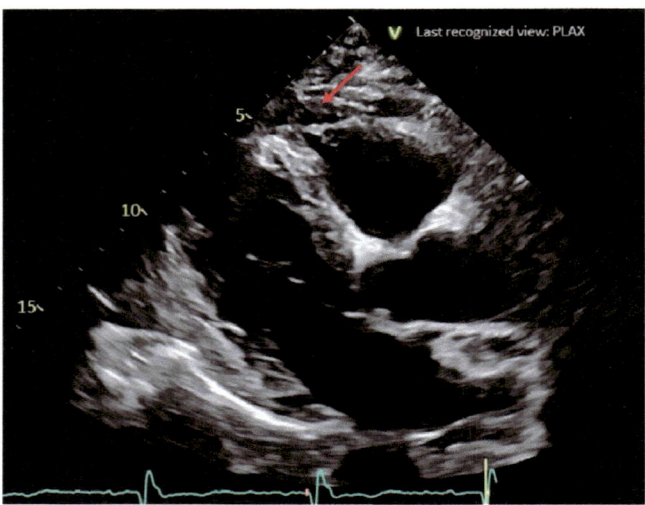

Figura 15-4. Plano paraesternal eje largo. La flecha roja señala la presencia de grasa epicárdica, visualizada en la zona anterior, con densidad más brillante que el líquido pericárdico.

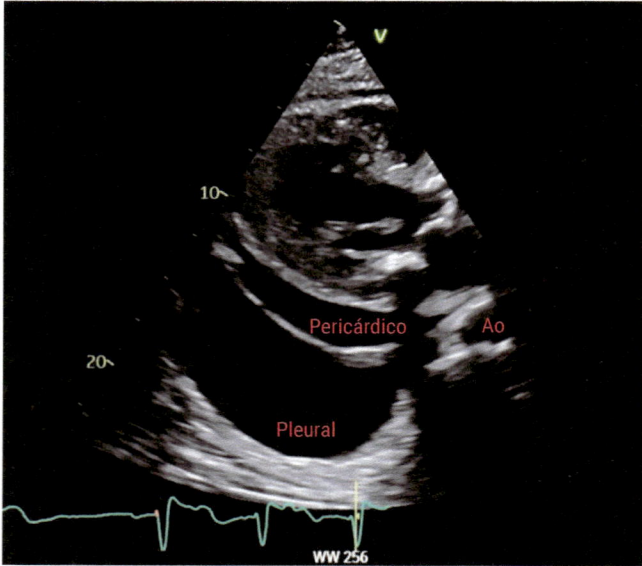

Figura 15-3. Diferencia entre derrame pleural y derrame pericárdico en función de su localización respecto a la aorta (Ao).

- **Grasa epicárdica** (Fig. 15-4): suele ser más brillante, tiene localización anterior (raramente ocupa el saco posterior) y se desplaza con el movimiento cardíaco.

Otras causas menos frecuentes de diagnóstico diferencial son: quistes pericárdicos, tumores del pericardio o mediastínicos, aneurisma de la aurícula izquierda, dilatación del seno coronario, pericarditis fibrocalcificada, etc.

La TC cardíaca es una técnica de imagen complementaria a la ecocardiografía que nos ayuda en los casos en que la cuantificación o la localización del derrame son complejas, por ejemplo, en los casos de derrames loculados o con presencia de coágulos.

La RMC se usa raramente como técnica de primera elección. No obstante, es superior a la TC cardíaca a la hora de diferenciar engrosamientos pericárdicos de derrames de pequeña cuantía. También permite caracterizar el líquido pericárdico según las intensidades que aparecen en las diferentes secuencias adquiridas.

Cuantificación

La cuantificación debe ser valorada mediante ecocardiografía 2D o modo M, en relación con el tamaño del espacio hipoecogénico entre las dos capas de pericardio medido en telediástole, y sumando tanto el líquido existente en el saco anterior como en el posterior. En función de ello, se clasifica en:

- **Derrame pericárdico trivial**: únicamente visualizado en sístole.
- **Derrame pericárdico ligero**: < 10 mm. Equivalente a < 100 mL de líquido.
- **Derrame pericárdico moderado**: 10-20 mm. Equivalente a 100-500 mL de líquido.
- **Derrame pericárdico severo**: ≥ 20 mm. Equivalente a > 500 mL de líquido.

Es importante saber que, en la cuantificación, existen aspectos que no se tienen en cuenta, como son la distribución compartimentada de algunos derrames, la influencia del decúbito, los derrames muy localizados, etc.

Taponamiento cardíaco

El taponamiento cardíaco es una situación clínica potencialmente letal que consiste en la compresión de las cavidades cardíacas secundaria a la acumulación de líquido en el saco pericárdico. Esto compromete toda la diástole ventricular impidiendo el correcto llenado y, consecuentemente, disminuyendo el volumen sistólico del ventrículo izquierdo.

La aparición del taponamiento cardíaco puede ser aguda, subaguda o crónica. La velocidad de instauración del derrame pericárdico determinará la aparición del taponamiento cardíaco. Derrames severos de instauración crónica pueden ser bien tolerados tanto hemodinámica como clínicamente, dado que el corazón tiene tiempo para compensar, a expensas de un aumento de la presión arterial sistólica y la venosa pulmonar, para mantener el gasto cardíaco. Sin embargo, derrames ligeros de instauración aguda producen una rápida elevación de la presión intrapericárdica que no permite que se establezcan estos mecanismos compensatorios y, por ello, pueden producir taponamiento cardíaco.

Existen múltiples etiologías que pueden producir taponamiento cardíaco, siendo las más frecuentes: pericarditis, tuberculosis, yatrogénica, traumatismo y neoplasias. Los signos clínicos clásicos incluyen: taquicardia, hipotensión, aumento de la presión venosa yugular, pulso paradójico (disminución de la presión arterial sistólica > 10 mmHg con la inspiración) y atenuación de los ruidos cardíacos. Es característica la presencia de alternancia eléctrica en el electrocardiograma y la presencia de cardiomegalia en la radiografía de tórax, en los casos de derrames de instauración lenta.

Todo derrame pericárdico produce un aumento de la presión intrapericárdica, que, inicialmente, sólo puede detectarse mediante métodos invasivos como el cateterismo («taponamiento hemodinámico»). Si la situación avanza con el tiempo, aparecen los signos ecocardiográficos («taponamiento ecocardiográfico») y, posteriormente, la clínica asociada («taponamiento clínico»).

Diagnóstico por la imagen

La ecocardiografía es la técnica de imagen de elección tanto para el diagnóstico como para el tratamiento. Nos permite localizar el derrame pericárdico, evaluar su gravedad y valorar la repercusión hemodinámica.

Los **principales hallazgos ecocardiográficos** que se pueden encontrar son:

- **Colapso de las cavidades cardíacas**. Típicamente existe un colapso diastólico temprano de la pared libre de la aurícula derecha (sensibilidad 68 %, especificidad 66 %), mejor visualizado desde el plano apical cuatro cámaras. También puede producirse el colapso diastólico del ventrículo derecho y, en situaciones más avanzadas o en derrames localizados, puede aparecer colapso de las cavidades izquierdas.
- **Dilatación de la vena cava inferior** (> 21 mm) y con un colapso inspiratorio inferior al 50 %, debido a la dificultad del llenado de las cavidades derechas a diferencia de la situación normal, donde se encuentra una vena cava inferior no dilatada (< 21 mm) y con colapso inspiratorio superior al 50 %.
- **Interdependencia ventricular**. La elevada presión intrapericárdica impide una correcta expansión del ventrículo derecho en diástole, por lo que los cambios de volumen se ven reflejados en desplazamientos del septo interventricular. Esta situación ocurre también en la pericarditis constrictiva.
 Durante la inspiración, se produce un aumento de la precarga del ventrículo derecho que provoca un desplazamiento del septo interventricular hacia la izquierda. Esto provoca una reducción del llenado del ventrículo izquierdo

y, por tanto, una disminución del volumen sistólico y la presencia de pulso paradójico.
- **Variaciones respiratorias del flujo auriculoventricular (AV)**, debido al fenómeno de interdependencia ventricular (**Tabla 15-2**). En situación normal, la variación respiratoria de los flujos AV es pequeña (< 25 %). En cambio, en situación de taponamiento cardíaco, la diferencia de la velocidad de la onda E entre la inspiración y la espiración debe ser mayor del 25 %, mientras que en el flujo tricuspídeo debe ser superior al 50 % (**Fig. 15- 5**).
- **Variaciones respiratorias en los flujos aórtico y pulmonar** (v. **Tabla 15-2**).
- **Alteración del flujo de las venas suprahepáticas**. El patrón normal de las venas suprahepáticas consiste en una onda bifásica negativa con componente sistólico y diastólico, con ligero predominio del sistólico. En cambio, en situación de taponamiento cardíaco existe un claro predominio del componente sistólico, con una inversión del componente diastólico al inicio de la espiración (**Fig. 15-6**).

El tratamiento del taponamiento cardíaco consiste en la extracción urgente de líquido pericárdico, que se realiza mediante la técnica conocida como **pericardiocentesis**.

> **!** La ecocardiografía nos sirve para determinar el abordaje óptimo según la localización del derrame (apical, subcostal o paraesternal), y ha demostrado reducir el número de complicaciones asociadas a dicho procedimiento.

Tabla 15-2. Variaciones respiratorias de los flujos cardíacos en situación de taponamiento cardíaco

	Inspiración	Espiración
Flujo mitral	Disminuye	Aumenta
Flujo tricuspídeo	Aumenta	Disminuye
Flujo aórtico	Disminuye	Aumenta
Flujo pulmonar	Aumenta	Disminuye

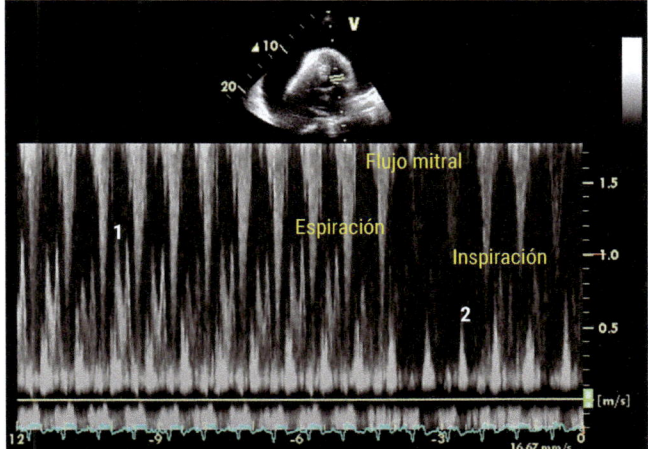

Figura 15-5. Patrón del flujo mitral en paciente con taponamiento cardíaco. Se observa la variación respiratoria con un aumento de la onda E(1) en espiración y una disminución en inspiración (2), con variabilidad > 25 %.

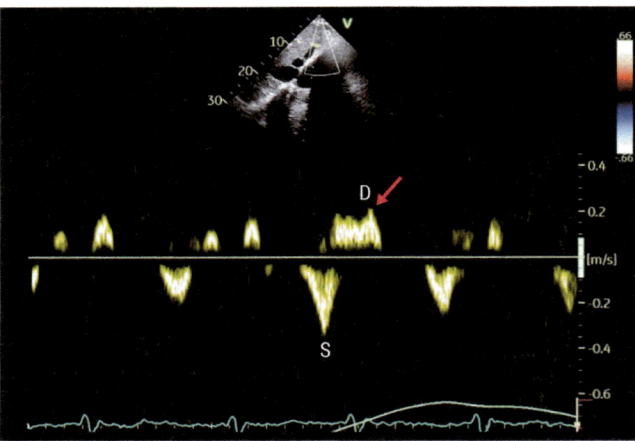

Figura 15-6. Flujo de la vena suprahepática en paciente con taponamiento cardíaco. Se observa un predominio del componente sistólico (S) con una inversión del componente diastólico (D, flecha roja). D: diastólica; S: sistólica.

Tanto la TC como la RMC no son técnicas utilizadas en los casos de urgencia, pero pueden ser útiles en determinadas situaciones. Ambas técnicas permiten diferenciar entre líquido y engrosamiento pericárdico. Además, la TC cardíaca puede ayudar en casos de derrames loculados.

 Los principales signos ecocardiográficos en el taponamiento cardíaco son:
- Colapso diastólico de las cavidades cardíacas, inicialmente de la aurícula derecha.
- Dilatación de la vena cava con mínima variabilidad inspiratoria.
- Variaciones de los flujos auriculoventriculares: aumento de la onda E mitral con la espiración y aumento de la onda E tricuspídea en inspiración.
- Flujo de las venas suprahepáticas con predominio sistólico e inversión diastólica en **espiración**.

Constricción pericárdica

La constricción pericárdica es una enfermedad que se presenta como un pericardio poco distensible, debido a que está engrosado, inflamado, fibrosado y, en ocasiones, calcificado. Este hecho impide un correcto llenado ventricular, dado que no se transmiten correctamente las variaciones de presión intratorácicas a las cavidades cardíacas. Las principales etiologías varían según la zona geográfica, pero las más comunes son: idiopática, pericarditis vírica, radioterapia torácica, cirugía cardíaca, enfermedades del tejido conectivo, inmunosupresión y tuberculosis. En Europa, las causas más frecuentes son la idiopática y la relacionada con la cirugía cardíaca. Aunque, en la mayoría de las ocasiones, se trata de una afectación crónica, pueden existir casos de instauración aguda o subaguda. Un buen ejemplo de latencia prolongada después del daño pericárdico es la radioterapia, en cuyo caso la constricción típicamente se manifiesta más de 20 años después del tratamiento inicial.

A diferencia del taponamiento cardíaco, en la pericarditis constrictiva únicamente se afectan los dos últimos tercios de la diástole, coincidiendo con el momento en que el corazón no puede distenderse al toparse con un pericardio rígido. Por tanto, esta patología cursará como una disfunción diastólica severa con patrón de llenado restrictivo. Las presiones telediastólicas se encuentran elevadas e igualadas en las cuatro cavidades cardíacas. Es por ello que, si se realiza un estudio hemodinámico invasivo, se observa la imagen en forma de «raíz cuadrada» o *dip-plateau*, que representa el rápido ascenso protodiastólico de las presiones ventriculares con igualación en la fase telediastólica.

Diagnóstico por la imagen

La ecocardiografía 2D es la primera técnica de imagen para su diagnóstico. El signo ecocardiográfico más evidente (sensibilidad, 92 %, y especificidad, 96 %) es el movimiento anómalo del septo interventricular con la inspiración en la protodiástole, conocido como **notch** o **rebote septal** (**Fig. 15-7**), que se debe al fenómeno de interdependencia ventricular comentado previamente.

Otros **hallazgos ecocardiográficos** que se pueden observar son:

- **Engrosamiento pericárdico**. Mediante ecocardiografía, suele ser difícil su valoración, siendo mejor el estudio transesofágico. Con ecocardiografía transtorácica suele valorarse mejor desde las proyecciones paraesternales de eje corto, usando una ganancia reducida. En ocasiones, se observa un movimiento paralelo de las dos capas del pericardio (visualizadas como dos líneas brillantes) a lo largo del ciclo cardíaco, sugiriendo, indirectamente, un pericardio engrosado.
- **Patrón restrictivo diastólico**. Se caracteriza por: onda E precoz con velocidad alta, un tiempo de desaceleración corto y una disminución de la velocidad de la onda A.
- **Variaciones respiratorias de los flujos valvulares**. El pericardio rígido impide la transmisión de los cambios respiratorios de presiones intrapleurales a las cavidades cardíacas, creando una marcada variación respiratoria. Las velocidades diastólicas venosas izquierdas disminuyen inmediatamente después de la inspiración y aumentan con la espira-

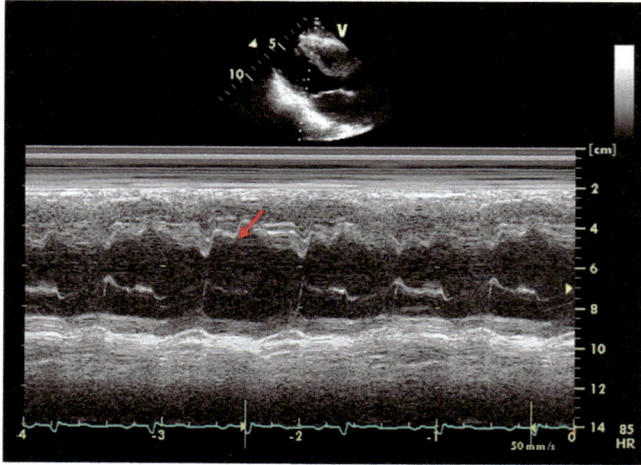

Figura 15-7. Modo M. La flecha roja indica el rebote septal protodiastólico, característico de la pericarditis constrictiva.

ción **(variación respiratoria ≥ 25 % de la onda E mitral)**. Al contrario sucede en las cavidades derechas, donde las velocidades aumentan tras la inspiración y disminuyen con la espiración **(variación respiratoria ≥ 40 % de la onda E tricúspidea)**.

- **Variaciones respiratorias en los flujos venosos sistémicos**. Las venas pulmonares presentan una reducción de ambas ondas con velocidades mayores en espiración, sobre todo del componente diastólico. En las venas suprahepáticas se observa un predominio del componente diastólico que aumenta en inspiración y disminuye en espiración, apareciendo una inversión de este (patrón en «W»).
- Presencia de **annulus reversus**. En situación normal, la onda E' lateral suele ser mayor que la E' medial. En cambio, en la pericarditis constrictiva se suele encontrar, mediante Doppler tisular, una velocidad de la onda E' lateral menor que la E' medial, fenómeno conocido como *annulus reversus*. Este hallazgo parece estar relacionado con la sujeción del anillo mitral lateral al pericardio engrosado, y por tanto, la onda E' medial aumenta progresivamente a medida que crece la gravedad de la constricción.
- **Dilatación de la vena cava inferior** con poca variación respiratoria (< 50 %) (**Fig. 15-8**), indicativo de elevación de presiones en la aurícula derecha.
- La **función sistólica del ventrículo izquierdo** suele estar **conservada**.

El uso de TC cardíaca permite valorar más exhaustivamente la presencia de engrosamiento y/o calcificación pericárdica. No obstante, el engrosamiento pericárdico puede verse en multitud de situaciones clínicas, como en enfermedades reumáticas, sarcoidosis, uremia, radiación, etc. Por tanto, el engrosamiento *per se* no es diagnóstico de constricción. Hasta en un 20 % de los casos pueden presentar fisiología constrictiva sin observarse un engrosamiento pericárdico.

Constricción frente a restricción

El principal diagnóstico diferencial de la pericarditis constrictiva es la miocardiopatía restrictiva, dado que ambas entidades cursan con patrón diastólico restrictivo. En algunos casos, la distinción puede ser sencilla, pero se deben conocer las principales diferencias ecocardiográficas para los casos más complejos (**Tabla 15-3**).

Existe un **algoritmo diagnóstico,** en las guías del manejo de la disfunción diastólica, para la diferenciación entre la miocardiopatía restrictiva y la pericarditis constrictiva (**Fig. 15-9**), partiendo de que ambas patologías presentan un patrón de llenado mitral de tipo restrictivo.

Se sospechará constricción pericárdica ante un paciente con clínica compatible y los siguientes hallazgos ecocardiográficos:
- Patrón de llenado mitral de tipo restrictivo.
- Dilatación de la vena cava inferior.
- Variaciones del flujo mitral y tricuspídeo con la respiración.
- Movimiento anómalo del septo interventricular con la respiración **(rebote septal)**.
- Onda E' mitral septal > 8 cm/s. s.

Agenesia de pericardio

La agenesia del pericardio es una afectación congénita poco frecuente. Puede presentarse de forma aislada (65 %) o asociarse a otras cardiopatías congénitas, como la válvula aórtica bicúspide, conducto arterioso, defectos del tabique interauricular o estenosis mitral. Esta entidad tiene poca relevancia clínica si es completa, pero puede ser mortal en los casos con afectación parcial, por el potencial riesgo de compresión, herniación o estrangulación de las cavidades cardíacas. El subtipo más frecuente es la agenesia parcial del pericardio izquierdo. A nivel ecocardiográfico se debe sospechar esta patología ante: ventana acústica dificultosa por desplazamiento izquierdo del corazón, dilatación del ventrículo derecho, exceso de la motilidad cardíaca y movimiento paradójico del tabique interventricular. Estos hallazgos pueden observarse en patologías que cursan con sobrecarga de volumen de las cavidades derechas, por lo que usualmente se suele ampliar el estudio con otras técnicas de imagen (TC o RM) que confirman la ausencia del pericardio.

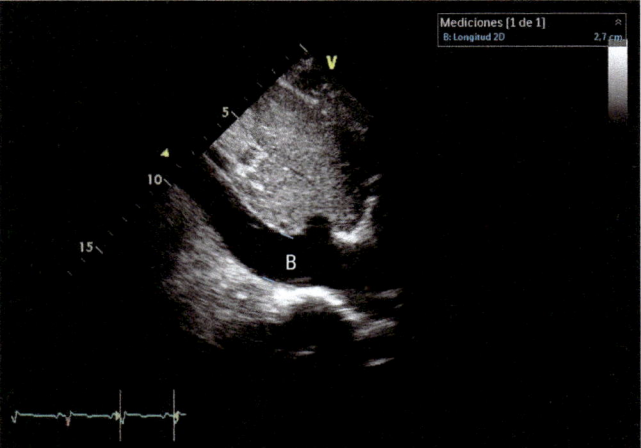

Figura 15-8. Plano subcostal. Se observa la dilatación importante de la vena cava (B), indicativa de elevación de presiones en la aurícula derecha.

Tabla 15-3. Diferencias diagnósticas entre pericarditis constrictiva y miocardiopatía restrictiva

	Constricción	Restricción
Miocardio	Sano	Afectado, sobre todo el septo
Engrosamiento pericárdico	Puede estar presente y con calcificaciones	Ausente
Contractilidad miocárdica	Normal	Normal o reducida
Variaciones respiratorias	Presentes en flujos mitral y tricuspídeo	Ausentes
Venas suprahepáticas	Predominio diastólico con inversión mayor en espiración	Inversión diastólica en inspiración
Doppler tisular	• Onda E' septal > 8 cm/s • *Annulus reversus*	• Onda E' septal < 6 cm/s • Relación E/e' > 15
Doppler color modo M	Velocidad de propagación aumentada	Velocidad de propagación disminuida

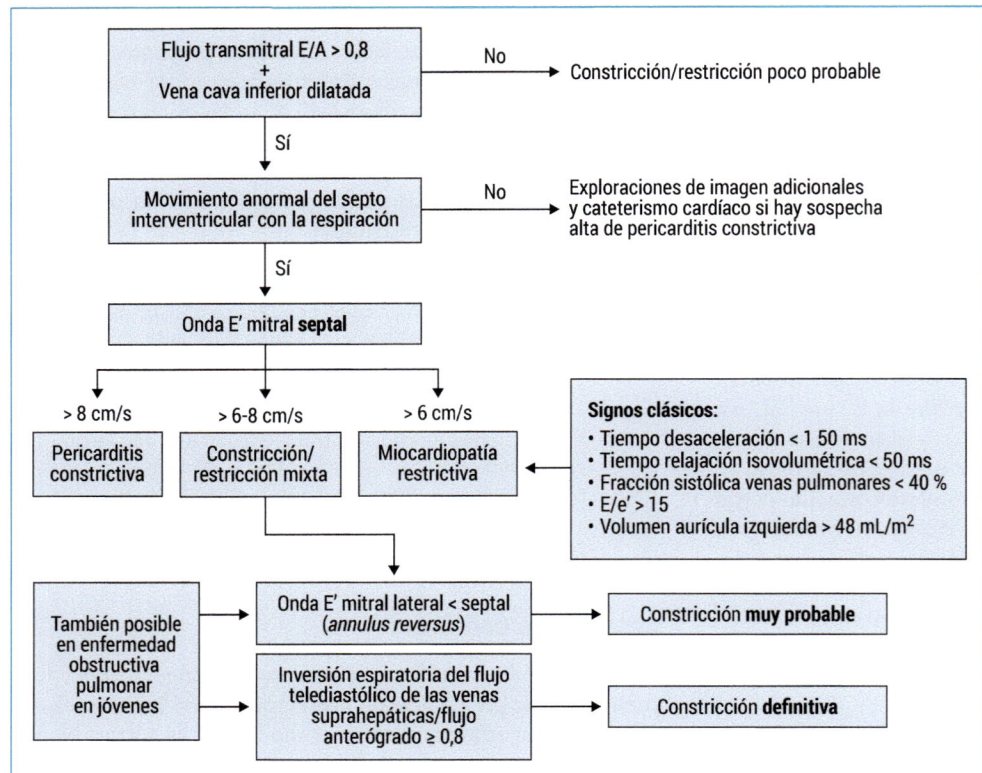

Figura 15-9. Algoritmo diagnóstico entre miocardiopatía restrictiva y pericarditis constrictiva.
A: onda A; E: onda E; E/é: relación E/e' por Doppler tissular.

 PUNTOS CLAVE

- Las enfermedades del pericardio son patologías frecuentes en cardiología, donde las técnicas de imagen (ecocardiografía, TC y RM) son esenciales para un correcto diagnóstico, el seguimiento y la detección de complicaciones asociadas.

- La pericarditis aguda suele tener un curso benigno, siendo la mayoría de los estudios ecocardiográficos normales. Hay que tener en cuenta que puede presentarse acompañada de derrame pericárdico.

- El taponamiento cardíaco es una situación de emergencia vital, donde la ecocardiografía juega un papel fundamental en el diagnóstico como en el tratamiento.

- Se debe sospechar pericarditis constrictiva ante un patrón de llenado mitral restrictivo con dilatación de la vena cava inferior, presencia de «rebote septal» y variaciones respiratorias de los flujos auriculoventriculares. Su tratamiento definitivo es la pericardiectomía.

- La agenesia de pericardio es una patología congénita poco frecuente, pudiendo ser mortal en los casos de agenesia parcial. El subtipo más frecuente es la agenesia parcial izquierda.

BIBLIOGRAFÍA

Adler Y, Charron P, Imazio M, Badano L, Barón-Esquivias G, Bogaert J, et al. 2015 ESC guidelines for the diagnosis and management of pericardial diseases: The Task Force for the Diagnosis and Management of Pericardial Diseases of the European Society of Cardiology (ESC). Endorsed by the European Association for Cardio-Thoracic Surgery (EACTS). Eur Heart J. 2015;36(42):2921-64.

Bull RK, Edwards PD, Dixon AK. CT dimensions of the normal pericardium. Br J Radiol. 1998;71(849):923-5.

Cosyns B, Plein S, Nihoyanopoulos P, Smiseth O, Achenbach S, Andrade MJ, et al. European Association of Cardiovascular Imaging (EACVI) position paper: Multimodality imaging in pericardial disease. Eur Heart J Cardiovasc Imaging. 2015;16(1):12-31.

Ferrans VJ, Ishihara T, Roberts WC. Anatomy of the pericardium. En: Reddy PS, Leon DF, Shaver JA (eds.). Pericardial disease. New York: Raven Press, 1982. p. 77-92.

Klein AL, Abbara S, Agler DA, Appleton CP, Asher CR, Hoit B, et al. American Society of Echocardiography clinical recommendations for multimodality cardiovascular imaging of patients with pericardial disease: endorsed by the Society for Cardiovascular Magnetic Resonance and Society of Cardiovascular Computed Tomography. J Am Soc Echocardiogr. 2013; 26(9):965-1012.

Sechtem U, Tscholakoff D, Higgins CB. MRI of the normal pericardium. AJR Am J Roentgenol. 1986;147(2):239-44.

Wann S, Passen E. Echocardiography in pericardial disease. J Am Soc Echocardiogr. 2008;21(1):7-13.

Ecocardiografía en las cardiopatías congénitas del adulto

16

J. Cano Nieto y A. A. Rojas Sánchez

OBJETIVOS

- Aprendizaje de la anatomía y fisiopatología de las cardiopatías congénitas más frecuentes.
- Valoración ecocardiográfica tanto en el diagnóstico como en el seguimiento tras las intervenciones quirúrgicas o percutáneas habitualmente llevadas a cabo.
- Correlación clínico-ecocardiográfica de las características fundamentales de las cardiopatías congénitas.
- Identificación ecocardiográfica de las complicaciones más frecuentes durante el seguimiento.

INTRODUCCIÓN

Las cardiopatías congénitas son aquellos defectos del corazón (ya sea en su anatomía o en su función) secundarios a errores de la embriogénesis cardíaca. Su importancia en los laboratorios de imagen cardíaca continúa en aumento por la alta supervivencia en la edad pediátrica de estas enfermedades (más del 90 % con cirugías correctoras y lesiones residuales) y el aumento de diagnósticos en la edad adulta. La clara mejoría de los equipos, así como el crecimiento de dicha población, han convertido al ecocardiograma en la herramienta fundamental para el diagnóstico/seguimiento de estos pacientes.

Lo primero que se debe recordar son las estructuras básicas cardíacas y su posición, por si se detectan alteraciones. A continuación, proceder a un análisis secuencial basándose en los planos ecocardiográficos básicos y otros modificados específicamente. Así que habrá que comenzar el estudio realizándose las siguientes preguntas: ¿Está todo en la posición habitual? ¿Existe una relación normal entre las estructuras? ¿Existen cortocircuitos entre ellas? ¿Falta algo? También será crucial conocer las cardiopatías congénitas más frecuentes y sus técnicas quirúrgicas/percutáneas que se habrán usado en la edad pediátrica. Finalmente, se podrán analizar las consecuencias fisiopatológicas y las posibles actitudes terapéuticas que se deberán aplicar.

ESTUDIO SISTÉMATICO

Se inicia con los planos básicos ecocardiograficos habituales.

Planos básicos para el estudio de las cardiopatías congénitas

Se deben realizar cinco planos dentro del estudio de las cardiopatías congénitas: subcostal, apical, paraesternal izquierdo, supraesternal y paraesternal derecho. Además, se puede hacer

uso de tres planos complementarios: anterior oblicuo derecho e izquierdo y ambos flancos. Se inicia con los planos básicos ecocardiograficos habituales.

Plano subcostal

Se utiliza para identificar las estructuras cardíacas más posteriores.

- En el eje largo (muesca del transductor hacia el flanco izquierdo), desde la zona más posterior a la más anterior, se pueden valorar: relación de vasos abdominales con columna vertebral, unión de vena cava superior a aurícula derecha, seno coronario, morfología de ambas aurículas, septo interauricular, válvulas auriculoventriculares (AV) y tractos de salida ventriculares.
- En el eje corto (muesca del transductor hacia la cabeza), desde la zona más posterior a la más anterior, se pueden valorar: aorta abdominal (izquierda), conexión de las venas suprahepáticas a la vena cava inferior, unión de vena cava inferior a aurícula derecha, válvula de Eustaquio, (desembocadura de vena cava inferior [VCI] y aurícula derecha), aurículas y orejuela derecha, septo interauricular, tracto de salida de ventrículo derecho (subinfundíbulo, infundíbulo, válvula pulmonar y anillo, arteria pulmonar-bifurcación), tracto de salida de ventrículo izquierdo y arco aórtico.

Plano apical

- En el plano apical de cuadro cámaras se pueden distinguir: aurícula derecha, válvula tricúspide, ventrículo derecho, venas pulmonares, aurícula izquierda, válvula mitral y ventrículo izquierdo.
- En el plano apical de cinco cámaras, además, se puede valorar el tracto de salida de ventrículo izquierdo y seno coronario.

Plano paraesternal izquierdo

- En el eje largo se pueden aprecian las siguientes estructuras: aurícula izquierda, válvula mitral y aparato subvalvular mitral, ventrículo izquierdo, válvula aórtica, raíz aórtica y aorta ascendente.
- En el eje corto se realiza un barrido de los dos ventrículos desde el ápex hasta la salida de los grandes vasos. Se pueden apreciar las siguientes estructuras: ambos ventrículos, músculos papilares, banda moderadora, válvulas AV, válvula aórtica (morfología), arterias coronarias, tracto de salida de ventrículo derecho, válvula pulmonar, tronco pulmonar y ramas pulmonares proximales.

Plano supraesternal

- En el eje largo se pueden apreciar las siguientes estructuras: sistema venoso superior (vena innominada, vena cava superior derecha e, incluso, la vena cava superior izquierda en caso de existir), arco aórtico, troncos supraaórticos, tronco pulmonar y ambas ramas pulmonares.
- En el eje corto se pueden apreciar las siguientes estructuras: venas pulmonares y aurícula izquierda, además de la relación entre ambas arterias.
- El plano supraesternal derecho es equivalente a un plano subcostal bicava. Se aprecian las dos venas cavas superior e inferior, y su entrada en la aurícula derecha y el septo interauricular a dicho nivel.

Reconocimiento de estructuras

El análisis segmentario se basa, fundamentalmente, en el hecho de que el corazón está formado por tres segmentos que se han de identificar morfológicamente: segmento auricular (Tabla 16-1), segmento ventricular (Tabla 16-2) y segmento arterial. A continuación de describen las características diferenciales de cada uno de ellos.

Los componentes del segmento arterial son la aorta y la arteria pulmonar. La posición del plano valvular aórtico es posterior-derecho, y la del pulmonar, anterior-izquierdo.

Análisis secuencial

Los pasos a seguir en el análisis secuencial, partiendo de la existencia de cinco pasos y tres niveles, son:.

Tabla 16-1. Segmento auricular

	Aurícula derecha	Aurícula izquierda
Rasgos de miocardio	*Crista terminalis*	
Orejuela	Base amplia, triangular, anterior	Estrecha y alargada, posterior
Septo	*Septum secundum* (limbo de la fosa oval)	*Septum primum* (válvula de la fosa oval)
Venas	VCS, VCI, seno coronario	Pulmonares

VCI: vena cava inferior; VCS: vena cava superior.

Tabla 16-2. Segmento ventricular

	Ventrículo derecho	Ventrículo izquierdo
Morfología	Trabeculada y triangular	Liso y alargado
Válvula AV	Tricúspide (inferior)	Mitral (superior)
Válvula sigmoidea	Pulmonar	Aorta
Otros	Banda moderadora	Músculos papilares

1. Nivel atrial: *situs solitus* atrial, *situs inversus* atrial, isomerismo derecho e isomerismo izquierdo.
2. Nivel atrioventricular: tipo de conexión auriculoventricular (AV) y modo de conexión ventriculoarterial (VA).
3. Nivel ventriculoarterial: tipo de conexión VA y modo de conexión VA.
4. Lesiones asociadas: estenosis, hipoplasia, atresia, interrupción, comunicación, conexiones venosas.
5. Particularidades adicionales: posición del corazón en el tórax, origen y distribución de las coronarias y distribución del sistema de conducción.

Situs visceroatrial

Para definir el *situs* auricular de un individuo, se escoge como referencia la posición del hígado, la porción suprahepática de la vena cava inferior y la de la aurícula anatómicamente derecha. Si esta se encuentra a la derecha, se dice que el *situs* visceral es *solitus*, siendo este el patrón de asimetría que existe en la mayoría de las personas; si se encuentra a la izquierda, se denomina *inversus*.

Tipos de conexión atrioventricular

La **tabla 16-3** describe el tipo de conexión AV, que se refiere a la **anatomía de la unión** entre las aurículas y los ventrículos.

La **tabla 16-4** describe la morfología de las válvulas y su relación con los ventrículos.

Tipos de conexión ventriculoarterial

Las **tablas 16-5** y **16-6** muestran los tipos y modos de conexión ventriculoarterial.

Lesiones asociadas

Se deben describir la estenosis, atresia, hipoplasia, interrupciones y comunicaciones en cualquier nivel o segmento cardíaco.

Otras particularidades

Incluyen las características anatómicas del paciente. Además, se analiza el origen y distribución de las coronarias, y el sistema de conducción, con la ayuda de otras pruebas complementarias.

Tabla 16-3. Tipos de conexión auriculoventricular (AV)

Concordante	Cuando AD se conecta a VD y AI se conecta a VI, independiente de la posición espacial que guardan estos segmentos entre sí
Discordante	Cuando AD se conecta a VI y la AI se conecta a VD
Ambigua	Cuando el *situs* atrial es isomérico, derecho o izquierdo, y los atrios se conectan cada uno con un ventrículo
Doble camara de entrada derecha o izquierda	Ocurre cuando las dos aurículas están conectadas a una sola masa ventricular (izquierda o derecha)
Ausencia de conexión AV	Se da cuando una aurícula no se conecta con la masa ventricular

AD: aurícula derecha; AI: aurícula izquierda; VD: ventrículo derecho; VI: ventrículo izquierdo.

Tabla 16-4. Modos de conexión auriculoventricular (AV)

Perforado	Se realiza a través de dos válvulas AV perforadas
Imperforado	No permite la comunicación AV (atresia tricuspídea o mitral)
Cabalgante (*overriding*)	Una de las válvulas está sobre el septo AV
Horcajadas (*straddling*)	Parte del aparato subvalvular está inserto en porciones del ventrículo contralateral, atravesando el septo interventricular
Modo de conexión común	Existe una sola valvular AV; si una de las cámaras recibe menos del 25 % de la válvula, debe ser considerada cámara rudimentaria

Tabla 16-5. Tipos de conexión ventriculoarterial

Concordante	Cuando la aorta se conecta con el VI y la arteria pulmonar con el VD
Discordante	Cuando la aorta se conecta con el VD y la arteria pulmonar con el VI
Doble salida	Las dos arterias se conectan con un ventrículo único (derecho o izquierdo)
Única vía de salida	Solamente se conecta a los ventrículos una arteria (existen tres posibilidades: atresia pulmonar, atresia aórtica y tronco común)

VD: ventrículo derecho; VI: ventrículo izquierdo.

Tabla 16-6. Modos de conexión ventriculoarterial

Perforado	Las válvulas aórtica y pulmonar son funcionales
Imperforado	Una de las válvulas sigmoidea es atrésica o no funcional
Cabalgante	Uno de los anillos sigmoideos cabalga sobre el septo

CORTOCIRCUITOS

A continuación, se describe el estudio ecocardiográfico de cada uno de los cortocircuitos.

Comunicación interauricular

Las comunicaciones interauriculares (CIA) se caracterizan por la persistencia de un orificio en el tabique interauricular. Pueden deberse a alteraciones en el desarrollo de los septo, de los *ostium* o del seno venoso. Los tipos de CIA más frecuentes son (**Fig. 16-1**):

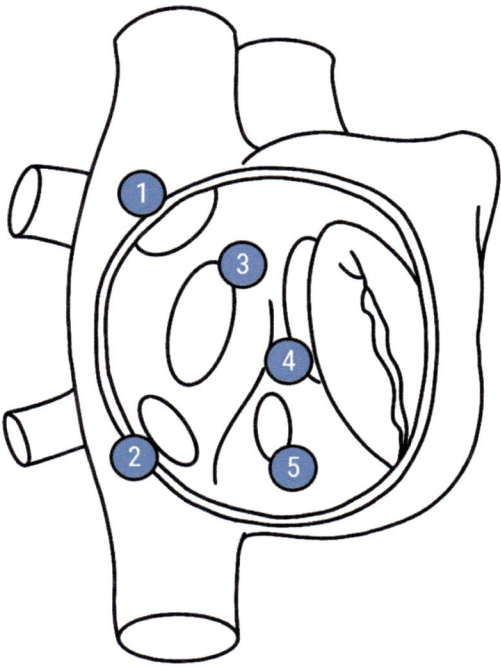

Figura 16-1. Tipos de comunicación interauricular (CIA); **1)** CIA seno venoso superior; **2)** CIA seno venoso inferior; **3)** CIA *ostium secundum*; **4)** CIA *ostium primum*; **5)** CIA seno coronario.

- **CIA *ostium secundum*** (80 %): ubicada en la zona de la fosa oval. Se produce como consecuencia de una reabsorción excesiva del *septum primum* en defectos pequeños y/o un hipodesarrollo del *septum secundum* en los defectos grandes.
- **CIA *ostium primum*** (15 %): debida a la ausencia de fusión entre el *septum primum* y los cojinetes endocárdicos. Se sitúa cerca de la cruz cardíaca y se suele asociar a otros defectos como *cleft* mitral, presencia de válvula AV común o CIV.
- **CIA seno venoso (SV)** (5 %): se localiza en la parte posterosuperior (seno venoso superior, más frecuente) o posteroinferior (SV inferior, más raras) del tabique interauricular, cerca de la entrada de la vena cava superior o inferior, respectivamente. Se acompañan con frecuencia de anomalías en la conexión venosa pulmonar.
- **CIA seno coronario (SC)** (< 1 %): es debida a una falta de techo a nivel del seno coronario por alteración en el normal desarrollo del SV; situadas en la parte antero inferior del tabique interauricular, suelen asociarse a persistencia de vena cava superior izquierda (**Fig. 16-2**).

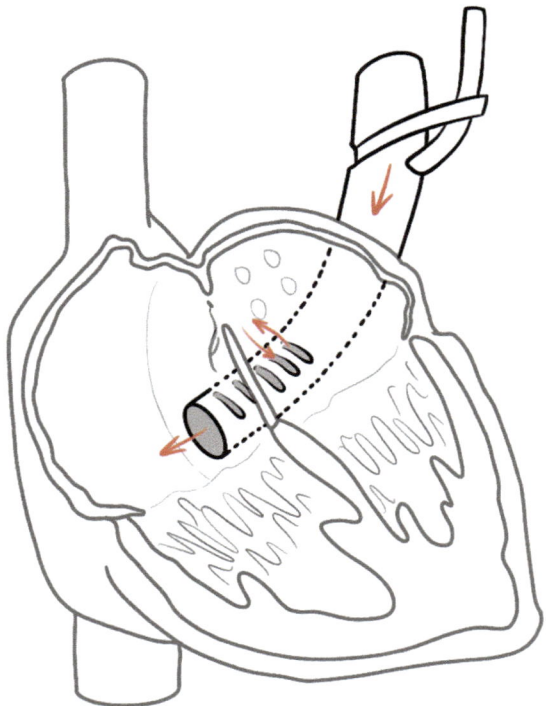

Figura 16-2. Comunicación interauricular tipo seno coronario.

Ecocardiografía transtorácica

Aunque se usarán todos los planos ecográficos para el estudio, el mejor es el subcostal, debido a la orientación perpendicular del haz de ultrasonidos respecto al septo. Cuando se busque una CIA en una ETT, se deben tener en cuenta una serie de puntos.

- Cuando la CIA es grande y existe un cortocircuito significativo I-D, puede apreciarse una dilatación marcada de las cavidades derechas y movimiento paradójico del tabique interventricular hacia el VD en diástole, secundario a la sobrecarga de volumen.
- Cada tipo de CIA tiene una localización específica en el tabique interauricular: la CIA *ostium secundum* (OS) se localiza en la porción ventral; la CIA *ostium primum*, adyacente a la unión AV; la CIA seno venoso, debido a su localización, es difícil de visualizar, pero se caracteriza bien mediante ecocardiografía transesofágica (ETE); la CIA SC se localiza en la desembocadura del seno coronario; además, si existe cava superior izquierda persistente (dilatación del SC), se visualizará en plano supraesternal.
- El Doppler color identificará la presencia de flujo normalmente de AI a AD, si bien puede ser bidireccional o incluso derecho-izquierdo en el caso de aumento de presión de la AD. El desarrollo de hipertensión arterial pulmonar e inversión del *shunt* (síndrome de Eisenmenger) es poco frecuente (< 5 %). La evaluación de hipertensión arterial pulmonar mediante la insuficiencia tricuspídea o pulmonar es fundamental.
- A través de los diámetros del tracto de salida del VD y del VI, y de las integrales velocidad-tiempo con Doppler

pulsado en dichos puntos, es posible aproximarse al valor del volumen latido en ambos lados y, consecuentemente, calcular el Qp/Qs, parámetro indicativo de la repercusión hemodinámica que produce la CIA.

Ecocardiografía transesofágica

Es de ayuda para definir con mayor precisión tanto la ubicación como el tamaño del defecto, así como el tamaño y calidad del tejido de los bordes. Resulta de especial importancia en la CIA seno venoso por su difícil caracterización en el ETT, y para el diagnóstico de drenaje venoso anómalo (**Fig. 16-3**).

Ecocardiografía con contraste

La presión en la AD suele exceder de forma breve y transitoria la presión de la AI durante el ciclo respiratorio (más marcado tras maniobra de Valsalva), permitiendo el paso de suero agitado (contraste de «burbuja») desde la AD a la AI. Esta visualización debe producirse antes del cuarto latido cardíaco. La visualización posterior va a favor de la presencia de una fístula arteriovenosa pulmonar.

Ecocardiografía tridimensional

Esta técnica presenta una rápida expansión debido a una serie de ventajas: ofrece una mayor precisión para identificar el número, forma del orificio y sus extensiones; permite comprobar su dinámica a lo largo de ciclo cardíaco, y mejora la definición de la relación espacial del defecto con las estructuras adyacentes. Es fundamental en la valoración previa a la indicación de cierre percutáneo mediante dispositivo autoexpansible y durante el propio procedimiento (**Fig. 16-4**).

Problemas y diagnóstico diferencial

La pérdida de ecos en la fosa oval, frecuente en el plano apical, puede hacernos pensar en la presencia de una falsa CIA. El uso de otras proyecciones y Doppler color nos ayudará a descartarla. Las CIA OS pequeñas pueden no ser distinguibles de un foramen oval permeable (FOP) (septo aparentemente íntegro). En caso necesario, la ETE lleva al diagnóstico definitivo. En el

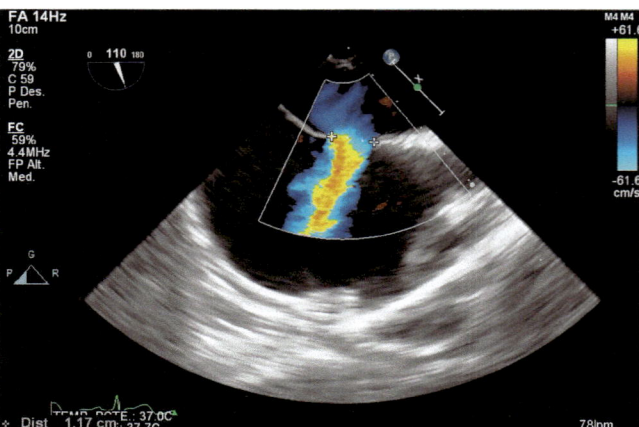

Figura 16-3. Ecocardiograma transesofágico color con comunicación interauricular *ostium secundum* y *shunt* izquierda/derecha.

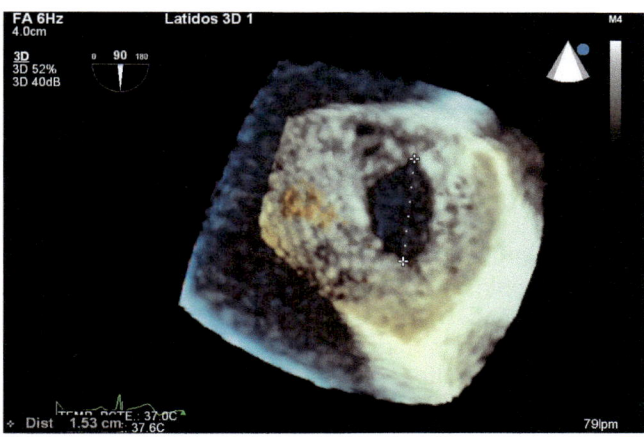

Figura 16-4. Ecocardiograma transesofágico 3D con comunicación interauricular *ostium secundum* con bordes conservados.

caso del FOP no existe una verdadera solución de continuidad (sino que se trata de un pasadizo tuneliforme entre el *septum primum* y el *secundum*). En cualquier caso, el manejo terapéutico del FOP y las CIA pequeñas (3-5 mm) es el mismo y no requiere tratamiento.

Comunicación interventricular

La comunicación interventricular (CIV) es la cardiopatía congénita más frecuente (30-40 %), después de la válvula aórtica bicúspide, y se produce como consecuencia de una alteración en el proceso de separación del TIV. Atendiendo a su localización, se dividen en cuatro grupos:

1. **CIV perimembranosas** (membranosas, infracristales o cono-ventriculares) (75-80 %). Se localizan a nivel del septo membranoso. Pueden extenderse al tracto de entrada, de salida o porción muscular del TIV. En ocasiones, a nivel de la válvula tricúspide se desarrolla tejido accesorio que la ocluye parcialmente. La llamada comunicación tipo Gerbode se presenta entre VI y AD y, generalmente, es posquirúrgica.
2. **CIV musculares** (del septo trabeculado) (5-20 %): pueden dividirse en apicales (más frecuentes), centrales y marginales o anteriores. Con frecuencia son múltiples y se asocian a otras anomalías. Es frecuente el cierre espontáneo (40 %).
3. **CIV infundibulares** (supracristales, conales o subpulmonares/subarteriales): (5-7 %): se localizan a nivel del septo infundibular.
4. **CIV del septo de entrada** (posteriores) (5-8 %): pueden asociarse con anomalías valvulares AV y defectos de separación atrial. Son posteriores e inferiores a las membranosas y se deben a defectos de desarrollo de cojinetes endocárdicos.

Con frecuencia, en las CIV infundibulares y, en ocasiones, en las perimembranosas se produce insuficiencia aórtica como consecuencia de la pérdida de soporte muscular y el prolapso de alguna de las valvas sigmoideas. En las CIV perimembranosas puede existir mal alineamiento entre el septo infundibular y el membranoso, provocando acabalgamiento aórtico (Fallot). En algunos pacientes, la lesión sobre el endotelio generada por la turbulencia del chorro (*jet*) puede generar

una membrana subaórtica o subtabicación del VD, dando lugar a un VD de doble cámara (**Fig. 16-5**).

Ecocardiografía transtorácica

Cuando las CIV son pequeñas (por lo general < 1/3 del anillo aórtico), se denominan restrictivas, y su escaso flujo no tiene repercusión sobre el tamaño y función del VI. En el caso de las CIV grandes, producirán una marcada dilatación de las cavidades izquierdas y ramas pulmonares.

Cada tipo de CIV tiene una localización concreta en el TIV y se distingue mejor en una proyección determinada:

- **CIV perimembranosas**: eje paraesternal largo, con discreta angulación medial. En el eje corto se verán debajo de la cúspide coronaria derecha.
- **CIV infundibulares**: en el eje paraesternal largo, angulando el transductor lateralmente. En el eje corto se aprecia detrás del velo coronario izquierdo.
- **CIV musculares**: se pueden observar en el eje paraesternal corto realizando cortes secuenciales de ápex a base cardíaca.
- **CIV del tracto de entrada**: se distinguen adecuadamente en el eje apical de cuatro cámaras, con orientación posterior por debajo de las válvulas AV.

El Doppler color nos mostrará un flujo de predominio sistólico a través del TIV, normalmente I-D, aunque la dirección y la magnitud están determinadas por la resistencia vascular pulmonar, el tamaño del defecto, las funciones sistólica y diastólica del VI/VD y la presencia de obstrucción de nivel del tracto de salida de ventrículo derecho (TSVD). Con Doppler continuo se apreciará un flujo sistólico de velocidad variable en función de la amplitud del defecto (pequeños: alta velocidad); en diástole persiste el paso, aunque con menor velocidad, y en ocasiones puede verse un breve reverso en el período de relajación isovolumétrica (**Fig. 16-6**). Igualmente, se puede estimar el Qp/Qs, además de descartar la presen-

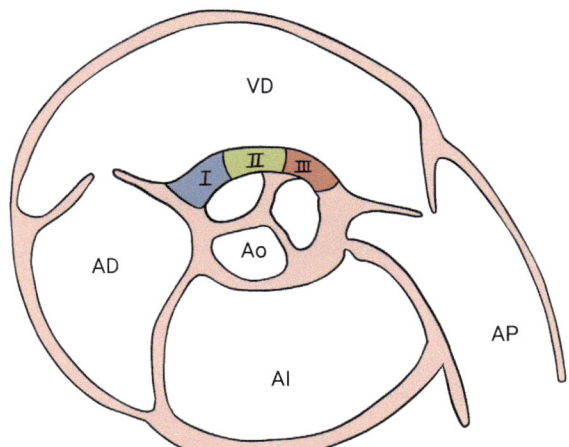

Figura 16-5. Eje corto con tipos de comunicación interventricular perimembranosa. I. Perimembranosa subaórtica. II. Perimembranosa. III. Supracristal.
AD: aurícula derecha; AI: aurícula izquierda; Ao: aorta; AP: arteria pulmonar; VD: ventrículo derecho.

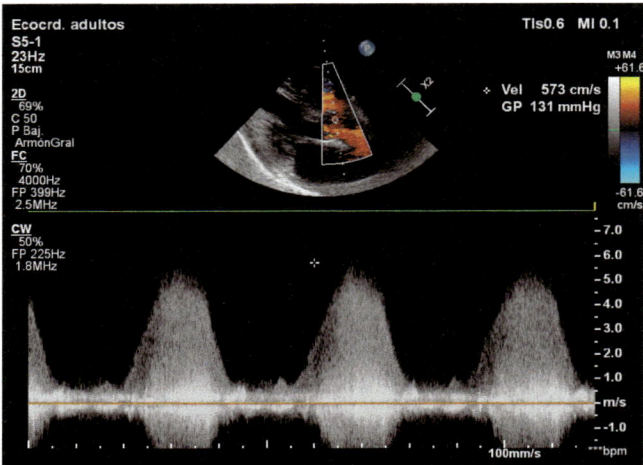

Figura 16-6. Comunicación interventricular perimembranosa restrictiva, con *shunt* izquierda/ derecha.

cia de otras lesiones congénitas. Respecto a los hallazgos en ecocardiografía con contraste (burbujas), los hallazgos son similares que en comunicaciones interauriculares. Así mismo, tanto la ecocardiografía transesofágica como la tridimensional pueden ser útiles en pacientes con mala ventana o caracterización anatómica de las anomalías concomitantes, además de la selección individual para intervencionismo percutáneo.

Diagnóstico diferencial

A veces, las CIV muy pequeñas no serán visibles en el estudio 2D. El Doppler color supondrá una gran ayuda en estos casos. En los recién nacidos, las altas presiones en las cavidades derechas hacen que el *shunt* sea escaso, siendo más fiable en estos casos la valoración 2D que el Doppler color. Hay que tener en cuenta, igualmente, que el alineamiento del chorro de la CIV para el cálculo del gradiente con Doppler continuo es difícil, por lo que en ocasiones no es posible o será infraestimado.

Discernir entre CIV perimembranosa y del tracto de salida en los planos paraesternales y apicales a veces es complicado; la localización del chorro en el eje corto nos puede servir de ayuda.

Algunas CIV perimembranosas y musculares pueden cerrarse con el tiempo y no ser vistas en la ecocardiografía de control. En estos casos en útil la correlación con la exploración física.

Ductus arterioso persistente

El *ductus* arterioso persistente (DAP) consiste en la persistencia de la permeabilidad de una estructural fetal normalmente situada entre la arteria pulmonar (habitualmente a la altura del origen de la arteria pulmonar izquierda) y la aorta descendente (generalmente distal a la arteria subclavia izquierda). Se observa en un 5-10 % de las cardiopatías congénitas, excluyendo los neonatos prematuros.

Con la ecocardiografía se determina qué DAP tienen repercusión hemodinámica y precisan cierre. El tratamiento intervencionista mediante cateterismo es el de elección en la mayoría de los pacientes.

Valoración ecocardiográfica

Se trata de la técnica de elección en el estudio del *ductus* y debe constar de los siguientes parámetros (**Tabla 16-7**).

- **Anatomía ductal**: origen y desembocadura, recorrido y diámetro del extremo pulmonar (habitualmente el más estenótico).
- **Anatomía pulmonar**: valorar la presencia de dilatación de la arteria pulmonar o ramas pulmonares, confirmar la bifurcación y descartar estenosis de la arteria pulmonar izquierda. En condiciones normales, el flujo en la AP es sistólico y laminar (< 1,5 m/s).
- **Cortocircuito transductal**: la dirección y el volumen del cortocircuito depende de la resistencia transductal (pulmonar frente a sistémica). Así, lo más frecuente es encontrar un *shunt* I-D, bidireccional en el caso de igualación de presiones, o D-I, en el caso de presión pulmonar suprasistémica. La velocidad sistólica ductal es generalmente menor de 1,5 m/s cuando el DAP no es restrictivo. Una velocidad elevada indica una presión baja en la AP, aunque en los *ductus* tuneliformes o tortuosos puede infraestimarse.
- **Sobrecarga de volumen del VI y función ventricular**.
- **Presión arterial pulmonar**: se puede estimar mediante el gradiente sistólico/diastólico del *ductus* y del gradiente transtricuspídeo.
- **Presencia de lesiones asociadas**: coartación de aorta, valoración del arco aórtico, defectos septales.

Tabla 16-7. Criterios ecocardiográficos de *ductus* arterioso persistente con repercusión hemodinámica

		Pequeño	Moderado	Grande
Diámetro ductal en la porción más estrecha (habitualmente pulmonar)	2D Supraesternal eje corto	<1,5	1,5-3	>3
Velocidad ductal máx. (m/s)	PWD en región distal del ductus	>2	1,5-2	<1,5
Flujo diastólico anterógrado en API (cm/s)	PWD en API	<30	30-50	>50
Ratio AI/Ao	Modo-M	<1,4	1,4-1,6	>1,6
E/A (por encima de la edad neonatal)	PWD transmitral	<1	1-1,5	>1,5
Flujo diastólico retrógrado en la Ao descendente (%)	CWD en aorta descendente	>30	30-50	>50

AI: aurícula izquierda; Ao: aorta; API: arteria pulmonar izquierda; CWD: Doppler de onda continua; E/A: llenado mitral; PWD: Doppler de onda pulsada.

El plano paraesternal eje corto, a nivel de los grandes vasos, y supraesternal eje corto, permiten el estudio del cortocircuito ductal y la anatomía de las ramas pulmonares. El plano paraesternal sagital eje superior izquierdo hacia el plano supraesternal permite conseguir un plano intermedio que demuestra con mayor claridad la anatomía del *ductus* y su relación con ambos extremos. En el plano supraesternal sagital eje largo se debe describir la anatomía del arco aórtico y descartar la presencia de vena cava superior izquierda.

PATOLOGÍA DEL TRACTO DE SALIDA DEL VENTRÍCULO DERECHO

Tetralogía de Fallot y sus secuelas (insuficiencia pulmonar [IP])/estenosis pulmonar.

Tetralogía de Fallot

En general, la tetralogía de Fallot se produce por una desviación anterior y superior del sexto infundibular o septo conal. Como resultado de ello se produce un defecto del septo interventricular mal alineado con la aorta, que cabalga sobre él, y una obstrucción al tracto de salida del ventrículo derecho. La hipertrofia del ventrículo derecho se interpreta como una respuesta del defecto del septo interventricular y a la obstrucción del TSVD.

> **!** El grado de desarrollo del infundíbulo, junto con el tamaño del anillo, el tronco y las ramas pulmonares, determinan los extremos del espectro de esta patología y su pronóstico, siendo favorable en aquellos con tamaño adecuado del tronco y las ramas, y ausencia de anomalías coronarias u otro tipo de comunicación interventricular.

Comunicación interventricular

La CIV más frecuente es perimembranosa, casi siempre amplia y no restrictiva. Se localiza típicamente bajo el velo septal de la válvula tricúspide (VT) y se extiende anteriormente hacia la válvula aórtica (VA). Las imágenes tomadas en plano subcostal-transverso, paraesternal eje corto y apical 4C son útiles para determinar los márgenes del defecto, su extensión al tracto de salida o presencia de hipodesarrollo conal. El examen con Doppler color nos ayudará a evaluar el defecto y a localizar otras CIV. Se debe recordar que estas CIV pueden no hacerse evidentes hasta que las resistencias pulmonares comienzan a bajar.

Cabalgamiento aórtico

Se evaluará en el paraesternal eje largo y en el apical. Es importante valorar tanto el grado de cabalgamiento de la aorta sobre el septo interventricular como la existencia o no de continuidad mitroaórtica (ya que diferencia la tetralogía de Fallot de la doble salida de ventrículo derecho).

TSVD y pulmonar

Se evaluará en el paraesternal eje corto y los cortes sagitales/oblicuos y coronales desde la proyección subcostal. Se debe visualizar de forma sistemática el VD, el infundíbulo, la válvula pulmonar, la unión sinotubular, el tronco y las ramas pulmonares.

El Doppler color, pulsado o continuo, nos ayudará a determinar el grado y la localización de la estenosis del TSVD. La presencia de aceleración antes de la válvula pulmonar es diagnóstica de estenosis infundibular. También puede determinarse la relación entre la obstrucción del TSVD y la CIV.

Las características y tamaño de la válvula pulmonar, tronco pulmonar y la ramas pulmonares son evaluados desde los planos paraesternal eje corto, eje corto modificado y supraesternal eje corto.

Válvula tricúspide y función del ventrículo derecho

Ambas se estudian en los planos apicales. Es importante valorar la regurgitación tricuspídea mediante Doppler, ya que puede servir para estimar la presión en el VD (recordar que en CIV amplia y comportamiento no restrictivo, la presión en VD es equivalente a la sistémica). En los planos subcostales se puede valorar la hipertrofia del ventrículo derecho.

El estudio y valoración de la función del VD es fundamental, y es importante estimar: cambio fraccional de área, excursión sistólica del anillo tricuspídeo (TAPSE), índice TEI, Doppler tisular (Onda S'), *strain* y *strain rate*.

Problemas diagnósticos y diagnóstico diferencial

- **Atresia pulmonar con CIV**: en estos casos existe un infundíbulo pulmonar ciego o válvula pulmonar imperforada. El flujo de sangre a los pulmones se derivará del *ductus* arterioso.
- **Doble salida del VD**: esta entidad de caracteriza por un grado de acabalgamiento aórtico superior al 50 %. Además, la presencia de continuidad mitroaórtica es la clave, que sitúa a la válvula aórtica como una estructura izquierda. La localización de la CIV tiene una especial importancia en estos pacientes.

Valoración quirúrgica y en el seguimiento

La cirugía reparadora (preferible) consistirá en el cierre de la CIV mediante parche y ampliación del TSVD, respetando el anillo y la válvula pulmonar si la anatomía es favorable, o bien en ampliación del TSVD mediante parche transanular amplio, si no lo es. En el seguimiento se han de vigilar los siguientes aspectos:

- CIV residual.
- Insuficiencia pulmonar: tras la corrección con parche transanular, un número creciente de pacientes (al menos el 30 %) desarrollan IP grave a los 20 años de seguimiento, y el 15 % necesitan recambio valvular pulmonar. En estos casos es fundamental la evaluación de la dilatación y disfunción del ventrículo derecho con los parámetros habituales (Fig. 16-7) (Tabla 16-8).
- Estenosis del TSVD: a nivel del tronco o ramas pulmonares, se considera gradiente significativo por encima de 30 mmHg.
- Insuficiencia tricuspídea, dilatación de la raíz aórtica o insuficiencia aórtica.

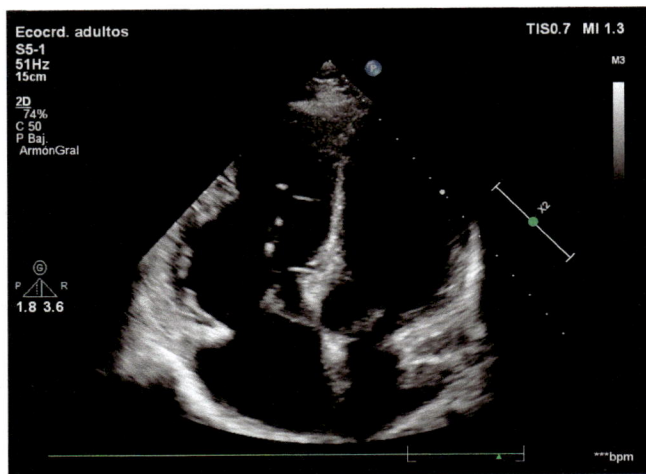

Figura 16-7. Tetralogía de Fallot con dilatación de cavidades derechas secundaria.

Estenosis/atresia pulmonar

En general se trata de cardiopatías con flujo laminar dependiente del *ductus* que presentan cianosis desde el nacimiento. El cierre del *ductus* desemboca en un cuadro clínico de cianosis extrema con rápido empeoramiento sin el tratamiento adecuado. Desde un punto anatómico, en este caso, las que afectan al TSVD pueden dividirse en función de si lo hacen a nivel valvular pulmonar únicamente o también a nivel del TSVD (tetralogía de Fallot).

En estos casos en fundamental diferenciar entre la valoración de la anatomía valvular, de las lesiones asociadas y de la afectación funcional de la estenosis pulmonar. Generalmente, los valores de referencia para medir la gravedad de la estenosis se refieren al gradiente pico-pico hemodinámico, y se correlacionan con el gradiente medio medido por ecografía. En casos de disfunción sistólica grave, los gradientes no se correlacionan con la gravedad de la estenosis, sino con el cortocircuito a través del *ductus*.

Atresia pulmonar con septo íntegro o estenosis crítica pulmonar

En estos casos, el ventrículo derecho generalmente presenta una hipertrofia grave, obliteración de la porción apical, malformaciones asociadas de la válvula tricúspide, adecuada

función sistólica y disfunción diastólica intensa. La válvula tricúspide suele ser relativamente displásica con grado de insuficiencia moderado o grave.

Se puede sospechar la presencia de sinusoides coronarios por la presencia de trayectos sinuosos desde el VD hacia el territorio coronario.

PATOLOGÍA DEL TRACTO DE SALIDA DE VENTRÍCULO IZQUIERDO

En este caso, el estudio ecocardiográfico de la patología obstructiva de TSVI es similar al paciente adulto, con algunas consideraciones dentro de las anomalías de perfil congénito.

Estenosis subaórtica

Se localiza a nivel del tracto de salida del ventrículo izquierdo. En la mayoría de los casos está constituida por una membrana, y, en otras ocasiones, por un rodete fibromuscular. Generalmente aparece después del primer año de vida y puede tener un carácter evolutivo durante la infancia, la adolescencia o incluso la vida adulta. Durante este proceso, no solo se incrementa la gravedad de la obstrucción, sino que incluso cambia de aspecto y carácter. Puede aparecer una estenosis diafragmática (membrana) durante los primeros años de vida, evolucionar hacia un rodete fibromuscular con los años y terminar desarrollando un componente dinámico que la hace difícilmente diferenciable de una miocardiopatía hipertrófica obstructiva. En ocasiones, la dirección del flujo en el TSVI determina una lesión valvular aórtica que genera insuficiencia aórtica, hecho que también se ha de valorar. Los pacientes con estenosis subaórtica generalmente presentan:

- Tamaño más pequeño de la raíz aórtica y del tracto de salida.
- Aumento de la distancia entre la válvula aórtica y la inserción de la valva mitral anterior.
- Mayor angulación entre los ejes del tabique interventricular y de la raíz aórtica.
- Exagerado cabalgamiento de la raíz aórtica sobre el tabique interventricular.

Estenosis valvular aórtica

La valoración de la anatomía valvular incluye la medida del diámetro del anillo, la morfología de los velos y el tipo de

Tabla 16-8. Cuantificación de la gravedad de la insuficiencia pulmonar			
	Ligera	**Moderada**	**Grave**
Chorro de IP (color)	Estrecho/no sobrepasa el anillo	Intermedio, desde TP proximal	Ancho (>10 mm), desde ramas pulmonares
Vena contracta (% anillo)	<25%	25-50%	>50%
Ratio chorro/anillo	<0,4	0,5-0,7	>0,7
Área regurgitante (% TSVD)	<25%	25-50%	>50%
Morfología del espectro de Doppler continuo IP	Largo/trapezoide	Medio/trapezoide	Corto/picudo
Tiempo de hemipresión de la IP	>181 ms		<102 ms
Dilatación del VD	No	No/Sí	Sí

IP: insuficiencia pulmonar; TSVD: tracto de salida del ventrículo derecho; VD: ventrículo derecho.

apertura. El estudio ecográfico de la válvula aórtica se puede hacer fácilmente en proyecciones perpendiculares (ejes largo y corto).

> **!** En la válvula aórtica, la diferenciación de una apertura tricúspide, bicúspide o monocúspide es importante, porque condiciona el pronóstico de la válvula e incluso la estrategia terapéutica. El plano más útil para ello es el paraesternal eje corto.

Hay que recordar que la anatomía hay que estudiarla en sístole, ya que la válvula bicúspide con rafe cierra de forma indistinta que una tricúspide, y que la monocúspide, característicamente, tiene una apertura excéntrica.

Estenosis supravalvular

En este caso, la estenosis se localiza por encima del anillo aórtico. Típicamente aparece en el síndrome de Willians-Beuren, con la estrechez localizada en la aorta ascendente a nivel de la unión sinotubular. Su tratamiento es quirúrgico y consiste en la ampliación de la zona estenótica.

En la estenosis supravalvular se puede incluir la coartación de aorta, que se tratará en otro capítulo.

Consideraciones

Siempre es importante recordar que la medida del grado de gravedad se debe correlacionar con la función sistólica del ventrículo.

La presencia de lesiones obstructivas consecutivas (p. ej., estenosis valvular aórtica y coartación de aorta) puede hacer que se infraestime la lesión más proximal. En este caso es preferible el cálculo del gradiente de presión mediante la ecuación de Bernoulli modificada.

TRANSPOSICIÓN DE GRANDES ARTERIAS

El diagnóstico ecocardiográfico se basa en demostrar una conexión anómala del VD a la aorta y del VI a la arteria pulmonar. La conexión entre ventrículos y las arterias puede verse en múltiples planos, no obstante, el subcostal va a ser el plano más útil, ya que proporciona imágenes simultáneas de las cavidades cardíacas y sus conexiones.

- **Plano subcostal coronal y sagital**: el VI se conecta con una arteria que se bifurca en dos ramas que se corresponden con la arteria pulmonar. Angulando el transductor a un plano ligeramente anterior, se puede identificar el VD conectado a un vaso recto no bifurcado del que se originan las arterias coronarias, y que se identificará como aorta. Hay que valorar el TSVI y sus posibles obstrucciones, así como el tracto de salida del VD. El SIV tiene una morfología recta sin la curvatura típica habitual.
- El **plano paraesternal eje largo** necesita una orientación más vertical de lo normal. En este plano es posible ver la sección longitudinal de ambos vasos en paralelo o imagen en cañón de escopeta, muy específico, aunque no definitorio (también visualizado en la doble salida del ventrículo derecho).

- En el **plano paraesternal eje corto** se pueden ver los anillos valvulares, su relación espacial y la alineación de las comisuras junto con la salida de las arterias coronarias. La posición más superior de la válvula aórtica hace que muchas veces no se vean los dos anillos a la vez.

El ventrículo derecho, al actuar como bomba sistémica, estará hipertrofiado, mientras que el VI va disminuyendo su grosor en los primeros días de vida. Si encontramos un VI alargado o circular, se debe sospechar la presencia de elevación de presión del VI y buscar la existencia de estenosis pulmonar (o ramas pulmonares) o *shunt* D-I. La evaluación funcional del VI es importante para la corrección quirúrgica; debería soportar la circulación sistémica y esto no será posible si la cirugía se realiza tardíamente (> 3-4 semanas de vida).

Evaluación de los defectos asociados

- DAP/FOP: la presencia de un cortocircuito ID sirve para que parte de la sangre desaturada de la aorta se dirija a la circulación pulmonar. Es fundamental la existencia de una comunicación a nivel auricular, ya que es donde la mezcla de sangre saturada y desaturada es más efectiva.
- CIV: es el defecto asociado más frecuentemente en las formas de transposición de grandes arterias. complejas (hasta 35 % de los casos). Puede existir cualquier tipo, pero los más frecuentes son los defectos en los tractos de salida, bien visualizados en el plano paraesternal largo. Otros tipos de defectos que se pueden encontrar son perimembranosos, musculares a cualquier nivel, y defectos tipo canal o de entrada, que suelen estar relacionados con alteraciones de las válvulas AV.
- Obstrucción del TSVI o TSVD: debe ser estudiada en el plano paraesternal largo y, sobre todo, subcostales. En algunos casos existe una obstrucción leve dinámica producida por la inversión del SIV o mala alineación posterior del septo infundibular, que, dada la mayor presión del VD, abomba hacia el TSVI. La obstrucción subaórtica es mucho más rara y, cuando se encuentra, hay que descartar lesiones del arco asociadas (coartación o interrupción del arco).
- Anatomía coronaria: la técnica quirúrgica de reparación actual (*switch* arterial) requiere la movilización y reimplantación por tanto, es muy importante un diagnóstico prequirúrgico de la anatomía arterial coronaria. Las arterias coronarias deben explorarse en 2D y con Doppler color en múltiples proyecciones, siendo el plano paraesternal eje corto el de mayor utilidad (rotación de 10-30 % horaria para ver la coronaria izquierda y en el sentido contrario para la derecha).

Valoración intraoperatoria

Es necesario conocer las distintas intervenciones para poder evaluar los resultados.

- **Paliativa**: septostomía de Blalock-Hanlon, *banding* de arteria pulmonar y fístula de Blalock-Taussig.
- **Fisiológica**: redirección de la circulación pulmonar y sistémica a nivel auricular (Senning/Mustard). Se realiza

cuando el diagnóstico es tardío o hay contraindicaciones para la corrección anatómica (**Fig. 16-8**).
- **Anatómica**: se realiza siempre que sea posible, con el objetivo de conectar la aorta al ventrículo anatómicamente izquierdo.
  - *Switch* arterial u operación de Jatene: debe realizarse precozmente (**Fig. 16-9**). En casos tardíos se puede realizar un acondicionamiento del VI mediante un *banding* pulmonar.
  - Corrección tipo Rastelli: parche cerrando CIV que conecta VI con la aorta y conducto VD-AP (**Fig. 16-10**). Se realiza en los casos con TGA compleja con CIV y estenosis pulmonar.

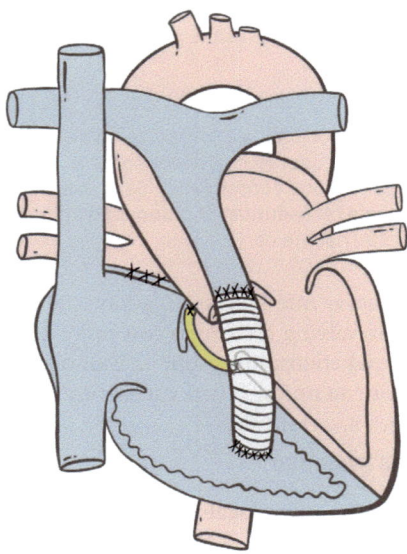

Figura 16-10. Transposición de grandes arterias con corrección de Rastelli.

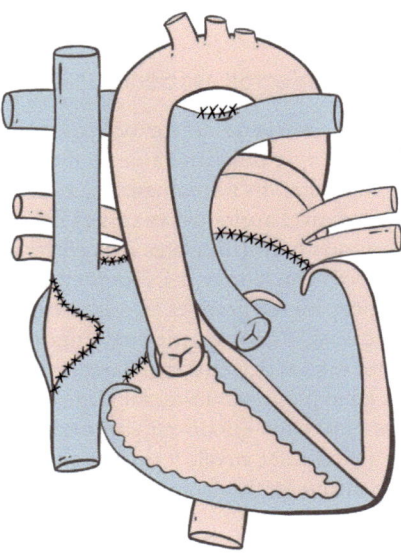

Figura 16-8. Transposición de grandes arterias con corrección tipo *switch* auricular (técnicas de Senning/Mustard).

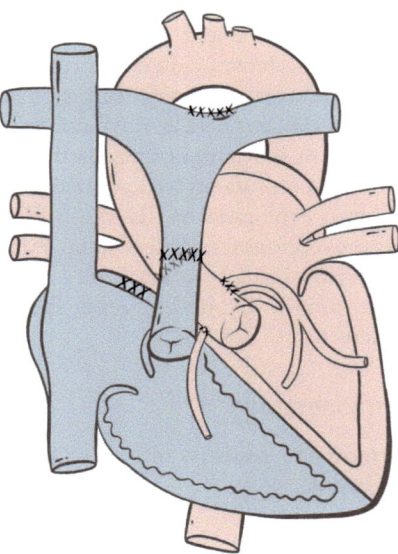

Figura 16-9. Transposición de grandes arterias con corrección anatómica (técnica de Jatene).

Valoración posprocedimiento en el seguimiento

- Corrección anatómica: en los pacientes en los que se ha realizado la maniobra de Lecompte, hay que recordar que el plano eje corto de grandes vasos sitúa la pulmonar delante de la aorta. Es fundamental vigilar en la evolución de estos pacientes:
  - Estenosis de las anastomosis de las neoestructuras (supravalvular pulmonar más frecuente o supraaórtica). La insuficiencia aórtica residual (7-40 % de los casos) es frecuente, y aunque suele ser de un grado trivial o leve, puede progresar por dilatación del anillo.
  - Defectos residuales (CIA, CIV y coartación): más frecuentes en los primeros días del postoperatorio.
  - Disfunción de VI: vigilar la adaptación del VI al gasto sistémico.
  - Isquemia miocárdica aguda: aguda con alteraciones de la contractilidad o crónica con desarrollo de colaterales.
- *Switch* auricular:
  - Obstrucción a nivel de los conductos auriculares (más frecuente a nivel del retorno venoso sistémico, especialmente en la vena cava superior).
  - Cortocircuitos residuales de los bafles auriculares: la dilatación de VI debe hacernos sospechar. La ecografía con suero salino agitado puede ayudarnos al diagnóstico.
  - Disfunción del VD sistémico: fundamental en el seguimiento a largo plazo.
- Cirugía de Rastelli:
  - Defectos residuales (CIV).
  - Degeneración y obstrucción del conducto pulmonar, visualizado en el plano paraesternal o subcostal. El cálculo de la presión máxima del VD mediante la IT permite estimar el grado de estenosis del conducto.
  - Obstrucción del TSVI, insuficiencia aórtica o disfunción del VI.

CORAZÓN UNIVENTRICULAR

A continuación, se describen las características anatómicas y ecocardiográficas de cada tipo de corazón univentricular.

Valoración ecocardiográfica

Debe incluir la determinación y valoración de los siguientes puntos:

1. **Establecimiento del *situs* visceroatrial y de los drenajes venosos pulmonar y sistémico.**
2. **Morfología y localización de las cámaras ventriculares y localización y tamaño del foramen bulboventricular o interventriculocameral.**
   - En el ventrículo único (VU) tipo izquierdo (más frecuente) se debe reconocer la cámara principal, que recibe el flujo de ambas aurículas a través de dos válvulas AV bien definidas o a través de una válvula AV común, presentando las trabeculaciones finas características del VI. La cámara accesoria, que carece de seno de entrada, posee una porción trabecular con las características morfológicas del ventrículo derecho. Su posición, en la mayoría de las ocasiones, es anterior y superior dentro de la masa ventricular. El foramen bulboventricular es completamente muscular, formado entre el borde libre del septo trabecular y el septo infundibular entre ambos ventrículos. Como consecuencia, su forma es elíptica y tiende a reducir su tamaño con el tiempo (**Fig. 16-11**).
   - En el VU tipo derecho con cámara accesoria izquierda y salida arterial de la misma (12-27 % de los casos), se debe reconocer la cámara principal, que recibe flujo de ambas aurículas y tiene características morfológicas del ventrículo derecho, ocupando una posición anterior y superior dentro de la masa ventricular. La cámara accesoria posee una porción trabecular y de salida con las características morfológicas del ventrículo izquierdo; el foramen bulboventricular es completamente muscular.
   - En el VU indeterminado (3-19 %) solo se identifica una cámara ventricular sin características morfológicas de VD o VI.

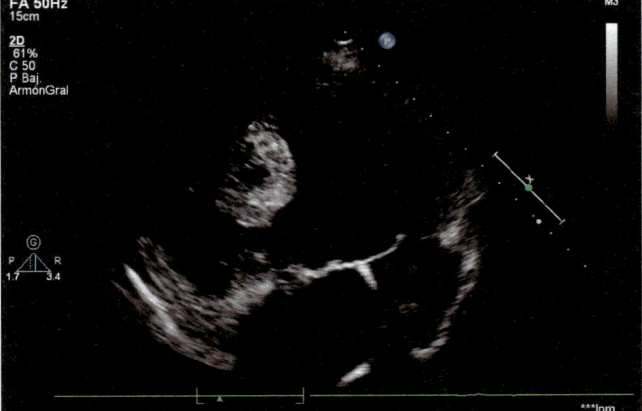

Figura 16-11. Ecocardiograma transtorácico con ventrículo izquierdo de doble entrada; foramen bulboventricular con rudimento de ventrículo derecho.

Los planos ecocardiográficos que permiten identificar las características de la cámara ventricular y su posición espacial son: paraesternales eje largo y corto, el apical cuatro cámaras y los planos de los tractos de salida. La visualización de las trabeculaciones ventriculares finas o gruesas, la presencia de músculos papilares o de la trabécula septomarginal y la banda moderadora pueden ayudar a definir si se trata de un ventrículo anatómicamente derecho o izquierdo. La localización de la cámara accesoria anterior o posterior a la cámara principal y la orientación del septo trabecular y su relación con las válvulas AV permiten diferenciar la morfología de la cámara ventricular principal. El tamaño del foramen bulboventricular es muy importante en el pronóstico clínico, sobre todo si uno de los grandes vasos nace de la cámara accesoria. El estudio con Doppler color y continuo permite estimar el gradiente a nivel del defecto, lo que es de gran utilidad para determinar si el defecto es restrictivo.

3. **Morfología de las válvulas AV o de la válvula AV común, en su caso.**
   Es conveniente usar la terminología de válvula derecha o izquierda en caso de que existan dos válvulas AV bien diferenciadas, o de componente izquierdo y derecho, en caso de que exista una válvula AV común. Los casos con menos del 50 % del anillo cabalgando sobre el defecto y comunicando con la cavidad ventricular principal, no se consideran conexiones univentriculares.
   El *straddling* (paso del aparato subvalvular a través del defecto interventricular a la otra cámara) o el *overriding* (cabalgamiento de la válvula AV sobre el defecto) son relativamente frecuentes.
   Los mejores planos ecocardiográficos para el estudio de la morfología de las válvulas AV, así como su relación con el septo trabecular, son el paraesternal longitudinal y los apicales y subcostales de cuatro cámaras; también los planos paraesternal y subcostal cortos, donde puede determinarse.

4. **Descripción de la conexión ventriculoarterial y posición espacial de las grandes arterias.**
   Cuando existen dos cámaras ventriculares en los VU, puede darse cualquier tipo de conexión ventriculoarterial: concordante, discordante, doble salida desde la cámara ventricular principal, doble salida desde la cámara accesoria, o salida única de una u otra cámara, que puede ser tipo *truncus* o con ausencia de una de las válvulas semilunares. En el VU tipo izquierda, la conexión ventriculoarterial más frecuente es discordante con la aorta, naciendo de la cámara accesoria derecha, y la pulmonar, de la principal izquierda. Igualmente, la relación de las grandes arterias puede ser normal o en transposición.
   Las conexiones ventriculoarteriales deben ser valoradas en los planos paraesternal longitudinal, apical cuatro cámaras y subcostales, con el transductor angulado en dirección superior o anterior hacia los tractos de salida.

5. **Existencia de obstrucción en alguno de los tractos de salida ventriculares.**
   En los ventrículos únicos, se puede observar obstrucción en los tractos de salida, tanto a nivel subvalvular como valvular (por válvula bicúspide, generalmente). Debe valorarse siempre el tamaño del foramen bulboventricular.

Los planos ecocardiográficos más adecuados para demostrar obstrucciones en los tractos de salida son paraesternal corto y largo, apical 4C y subcostal 4C, con transductor angulado anteriormente para valorar ambos tractos de salida ventriculares (**Tabla 16-9**).

Técnicas quirúrgicas

El corazón univentricular se caracteriza por un estado de cianosis crónica debido a la presencia de un cortocircuito D-I intracardíaco persistente. Además, el VU se encuentra sobrecargado con ambas circulaciones, pulmonar y sistémica. A mitad del siglo xx se comenzó a cuestionar la necesidad de separar ambas circulaciones, y se ideó un sistema hemodinámico en el cual el retorno venoso sistémico es derivado hacia las arterias pulmonares sin pasar por el ventrículo. Estos resultados se obtienen gracias a dos técnicas quirúrgicas que frecuentemente se realizan de forma secuencial: la **cirugía de Glenn**, que consiste en una anastomosis de la vena cava superior a la arteria pulmonar, y la **cirugía de Fontan**, que busca completar la conexión de todo el retorno venoso sistémico con la AP. Para que este sistema hemodinámico funcione, se deben cumplir dos requisitos básicos, que las resistencias pulmonares y la presión telediastólica del VU sean bajas.

Se optará por la vía univentricular cuando la corrección biventricular no sea posible: ventrículo único o hipoplasia grave.

- **Fontan atriopulmonar**: unión de la orejuela derecha con la arterial pulmonar derecha.
- **Hemi-Fontan**: incluye diversas técnicas, desde la utilización de la aurícula en la conexión de la VCS con la AP, hasta lo que hoy se conoce como Glenn bidireccional (conexión terminolateral de la VCS con la arteria pulmonar derecha), que se realiza entre los 3 y 8 meses de vida, y habitualmente incluye el cierre o cerclaje del tronco pulmonar. En ocasiones, se realiza una fístula entre arteria subclavia izquierda y API para aportar flujo adicional al árbol pulmonar, denominada fístula de Blalock-Taussig.
- **Conexión cavopulmonar total**: conexión de la VCS y VCI con la AP. En ocasiones, además, se realiza una fenestración entre el conducto VCI-APD para lograr bajar la presión venosa y mejorar la precarga izquierda, aunque a expensas de una leve desaturación sistémica (**Tabla 16-10**).

Valoración ecográfica previa a la cirugía de Glenn

La escotadura supraesternal nos proporciona una buena imagen desde donde visualizar el retorno venoso superior, cayado

Tabla 16-9. Resumen de las características de los tipos de corazón univentricular

VU tipo izquierdo		VU tipo derecho	VU indeterminado
Más frecuente discordancia V-A	Más raramente concordancia V-A	Más frecuentemente concordancia V-A	Una sola cámara indeterminada
Camara accesoria anteroizquierda	Camara accesoria posterior-izquierda	Camara accesoria posteroizquierda	No se encuentra una cámara accesoria
• Dos válvulas AV bien diferenciadas. • Frecuentemente *straddling* (válvula AV derecha)		Valvular AV común/dos diferenciadas	Valvular AV común/dos diferenciadas
• Arterias en D-TGA • Aorta nace de la camara accesoria con relación anteroizquierda respecto de la pulmonar	Arterias normales. Pulmonar es anteroderecha respecto a la aorta Holmes heart	• Arterias en doble salida de la cámara principal (40-100 %) • Salida única/truncus (25-42 %)	Arterias en doble salida de la cámara principal (85 %)
• Obstrucción de la arteria que nace de la cámara accesoria • Con FBV pequeño/restrictivo asocian anomalías del arco aórtico		Puede existir obstrucción infundibular/subinfundibular por bandas anómalas (más frecuente en relación anteroposterior de grandes vasos)	

FBV: foramen bulboventricular; VU: ventrículo único.

Tabla 16-10. Evaluación previa a la cirugía de Glenn, objetivos diagnósticos

- Anatomía de la arteria pulmonar y ramas pulmonares: tamaño y presencia de estenosis y grado que presentan
- Valoración de la presión y resistencia pulmonares: siempre requiere estudio hemodinámico, aunque se pueden realizar aproximaciones indirectas mediante el gradiente de la IP o IT
- Retorno venoso sistémico: intensificar si además hay presencia de VCSI o innominada
- Comprobación de presencia de una CIA permeable sin restricción
- Función de la válvula AV sistémica
- Función y estructura del tracto de salida sistémico, descartando posibles estenosis
- Anatomía de la aorta, descartando presencia de coartación
- Evaluación de colaterales sistemicopulmonares (que pueden aumentar la presión pulmonar)
- Función ventricular (sistólica/diastólica)

AV: auriculoventricular; CIA: comunicación interauricular; IP: insuficiencia pulmonar; IT: insuficiencia tricuspídea; VCSI: vena cava superior izquierda.

aórtico y ramas pulmonares, junto con posibles colaterales sistemicopulmonares y fístulas, si las hubiera. El plano subcostal permite valorar la idoneidad de la CIA y el TSVD. Si se mide el gradiente entre la arteria subclavia y la arterial pulmonar a través de una fístula sistemicopulmonar, sabiendo la presión arterial de dicho brazo, se puede estimar la presión en la arteria pulmonar (**Tablas 16-11** y **16-12**).

Tabla 16-11. Después de la cirugía de Glenn, objetivos diagnósticos

- Evaluación de la conexión VCS-APD
- Evaluación de las ramas pulmonares
- Evaluación de las colaterales venovenosas (AP-venas pulmonares y sistemicopulmonares): habitualmente generan cianosis progresiva
- Evaluación antes de la cirugía de Fontan: comprobar nuevamente los factores previos a la cirugía de Glenn

AP: arteria pulmonar; APD: arteria pulmonar derecha; VCS: vena cava superior.

Tabla 16-12. Después de la cirugía de Fontan, objetivos diagnósticos

- Estudio de las conexiones venosas y ramas pulmonares: mediante modo 2D y Doppler
- Evaluación de colaterales, en esta fase son muy frecuentes AP-venas pulmonares
- Evaluación de la fenestración, si existiera (cortocircuito D-I). El gradiente a dicho nivel nos informará de la diferencia de presiones entre la AD y la AI
- Estudio de las venas pulmonares: en ocasiones con estenosis por compresión extrínseca derivada del crecimiento auricular

(*Continúa*)

Tabla 16-12. Después de la cirugía de Fontan, objetivos diagnósticos (*cont.*)

- Función ventricular: tanto sistólica como diastólica del ventrículo único; habitualmente estos pacientes presentan ondas S bajas, índices E/A más bajos, y tiempos más largos de relajación y contracción isovolumétrica
- Se deben seguir evaluando los puntos que se comprobaron antes de la cirugía del Fontan

AD: aurícula derecha; AI: aurícula izquierda; AP: arteria pulmonar; E/A: llenado mitral.

Valoración ecográfica posterior a la cirugia de Glenn

La visualización de la anastomosis vena cava superior-rama pulmonar derecha (VCS-RPD) es posible desde el plano paraesternal eje corto, derecho o subcostal. Dado que se trata de flujo venoso en condiciones basales, se debe reducir la escala Doppler color y explorar la zona de la anastomosis con Doppler pulsado, así como las ramas pulmonares.

Valoración ecográfica posterior a la cirugia de Fontan

El plano paraesternal eje corto es mejor para valorar las anastomosis cava-pulmonar. Esta se encuentra a la derecha y posterior a la aorta ascendente. Es fundamental el cribado de colaterales sistemicopulmonares, valorando el robo en la aorta descendente y las colaterales venovenosas, y los flujos venosos con dirección contraria. Es fundamental, finalmente, valorar la función ventricular; un dato indirecto, pero muy correlacionado con el pronóstico, es la aparición y progresión de una insuficiencia valvular A-V de características funcionales.

BIBLIOGRAFÍA

Allen HD, Gutgesell HP, Clark EB, Driscoll MDJ. Heart disease in infants, children and adolescents. Including the fetus and young adult. 6th ed. Philadephia: Lippincott Williams & Wilkins. 2001.

Anderson RH, Baker EJ, Penny D, Redington AN, Rigby ML, Wernovsky G. Paediatric Cardiology. 3th ed. 2010.

Fuster V, Brandenburg RO, McGoon DC, Giuliani ER. Clinical approach and management of congenital heart disease in the adolescent and adult. Cardiovasc Clin. 1980;10(3):161-97.

Keane JF, Fyler DC. Ventricular septal defect. En: Nadas' Pediatric Cardiology. Saunders Elsevier, 2006; p. 526-47.

Lai WW, Mertens LL, Cohen MS, Geva T. Echocardiography in pediatric and congenital heart disease. From fetus to adult. Wiley-Blackwell, 2010.

Lai WW, Geva T, Shirali GS, Frommelt PC, Humes RA, Brook MM, et al, Guidelines and standards for perfomance of a pediatric echocardiogram: a report from de Task Force of the Pediatric Council of the American Council of the American Society of Echocardiography. J Am Soc Echocardiogr. 2006;19(12):1413-30.

Park MK. Cardiología pediátrica. 5º ed. Madrid: Elsevier-Mosby, 2008.

Snider AR, Serwer GA, Ritter SB. Abnormalities of ventriculoarterial connection. En: Echocardiography in Pediatric Heart Disease. Mosby, 1997; p. 317-23.

Ecocardiografía en el estudio de masas, fuente embolígena y endocarditis

17

A. J. Manovel Sánchez

 OBJETIVOS

- Conocer las principales ventajas y limitaciones de la ecocardiografía en el estudio de masas cardíacas, así como la utilidad de otras pruebas de imagen complementarias.
- Identificar los tipos de masas cardíacas que pueden valorarse mediante un estudio ecocardiográfico y saber realizar un protocolo básico de estudio de diagnóstico diferencial ante el hallazgo de una masa cardíaca.
- Aprender las consideraciones anatómicas y fisiológicas de los tumores cardíacos más habituales.
- Saber detectar las principales fuentes cardíacas de embolismo, incluidos los hallazgos anatómicos predisponentes, y conocer las consideraciones ecocardiográficas a tener en cuenta en la valoración de trombos intracavitarios y protésicos.
- Recordar las numerosas utilidades de la ecocardiografía, en particular, de la ecocardiografía transesofágica, como técnica esencial en la valoración exhaustiva del paciente con endocarditis infecciosa.

LA ECOCARDIOGRAFÍA EN EL ESTUDIO DE MASAS CARDÍACAS

Una masa cardíaca se define como una estructura anormal dentro del corazón o inmediatamente adyacente a él. Los tres tipos básicos de masas cardíacas son: tumor, trombo y vegetación. La ecocardiografía ofrece ventajas, comparada con otras técnicas de imagen tomográficas, en el estudio de las masas intracardíacas, puesto que permite, además de valorar la extensión anatómica, analizar las condiciones que predisponen al desarrollo de una masa (por ejemplo, la existencia de aneurisma ventricular apical o la estenosis valvular mitral reumática), y realizar una evaluación dinámica de las consecuencias fisiológicas de la masa (por ejemplo, obstrucción en el llenado/vaciado de una cavidad, regurgitación valvular asociada con una vegetación).

> **!** Entre las desventajas de la ecocardiografía con respecto a otras técnicas de imagen habría que incluir: una calidad de imagen subóptima en algunos pacientes, un campo de visión relativamente estrecho en comparación con la tomografía computarizada cardíaca (TC) o la resonancia magnética cardíaca (RMC), y la posibilidad de confundir un artefacto de ultrasonido con una masa anatómica, aunque este aspecto es parte imprescindible de cualquier estudio ecocardiográfico.

Durante la realización de un examen ecocardiográfico, es fundamental distinguir las imágenes de masa anormales de otros hallazgos que pueden ser erróneamente considerados como aparente «masa»:

- **Estructuras cardíacas normales**.
- La aparición inusual de una estructura cardíaca normal o **variante anatómica**.
- **Compresión extrínseca** cardíaca por masas extracardíacas que crean efecto masa (por ejemplo, tumores mediastínicos, aneurismas coronarios o hernia hiatal).
- Los **artefactos de ultrasonido**, que pueden generar la falsa percepción de una masa anatómica.

El primer paso para evaluar una posible masa cardíaca es asegurar que los hallazgos ecocardiográficos representan una masa real, en lugar de un artefacto de ultrasonido. Los artefactos pueden ser causados por interferencia eléctrica, características del transductor o sistema de ultrasonidos, o varios factores físicos que influyen en la formación de la imagen procedente de la señal de ultrasonidos reflejada, como es la anchura del haz de ultrasonidos. Una apropiada selección del transductor, la técnica de escaneo y la evaluación desde múltiples planos de examen son métodos que ayudarán a distinguir los artefactos de estructuras anatómicas reales. Además de los artefactos de ultrasonidos, varias estructuras normales y las variantes más comunes pueden confundirse con un masa cardíaca (**Tabla 17-1**). En los ventrículos, las trabéculas normales, las trabéculas o cuerdas aberrantes y falsos tendones (**Fig. 17-1**), los haces musculares (por ejemplo, la banda moderadora) o los músculos papilares pueden confundirse con estructuras anormales. La anatomía de la válvula incluye una amplia gama de variaciones anatómicas, y la apariencia de una estructura normal (pero a menudo no reconocida), como un nódulo de Arantius o una excrecencia de Lambl, en la válvula aórtica, puede considerarse, de forma incorrecta,

Tabla 17-1. Estructuras que pueden ser confundidas con una masa cardíaca anormal

Aurícula izquierda	• Seno coronario dilatado (vena cava superior izquierda persistente) • Ligamento de Marshall (repliegue entre vena pulmonar superior y orejuela izquierda) • Línea de sutura auricular después de trasplante cardíaco • Artefacto de anchura de haz en válvula aórtica calcificada, prótesis valvular aórtica, u otro objetivo ecogénico adyacente a la aurícula • Aneurisma del septo interauricular
Aurícula derecha	• *Crista terminalis* • Red Chiari (remanentes de la válvula de Eustaquio) • Hipertrofia lipomatosa del septo interatrial • Trabeculación del apéndice auricular derecho • Tejido graso alrededor del anillo tricuspídeo • Línea de sutura auricular después de trasplante cardíaco • Electrodo de marcapasos, catéter Swan-Ganz, o línea venosa central
Ventrículo izquierdo	• Músculos papilares • Falsos tendones y cuerdas aberrantes • Trabeculaciones apicales prominentes • Calcificación anular mitral prominente
Ventrículo derecho	• Banda moderadora • Músculos papilares • Catéter de Swan-Ganz o electrodo de marcapasos
Válvula aórtica	• Nódulos de Arantius • Excrecencias de Lambl • Base de los velos valvulares vistos de frente en diástole
Válvula mitral	• Cuerdas redundantes • Tejido mixomatoso de la válvula mitral
Pericardio	• Tejido adiposo epicárdico • Restos fibrinosos en un derrame pericárdico crónico organizado

que representa una masa cardíaca. El corte tangencial de un velo valvular también puede aparecer como una «masa», cuando en realidad es una porción del velo visto de frente. En las aurículas, los repliegues adyacentes a los sitios de entrada venosos (**Fig. 17-2**), trabeculaciones normales, cambios postoperatorios, y distorsión del contorno de la pared libre por estructuras adyacentes pueden ser diagnosticados erróneamente como una masa cardíaca. La mayoría de las variantes de la normalidad se encuentran en la aurícula derecha.

Por tanto, el **diagnóstico definitivo de una masa intracardíaca** por ecocardiografía se basa en:

• Una excelente calidad de imagen, que requiere el uso de un transductor de alta frecuencia (5 o 7,5 MHz), enfoque corto para evaluar el ápex del ventrículo izquierdo (VI) en el estudio transtorácico (ETT) y el uso de imágenes transesofágicas (ETE) para evaluar las estructuras cardíacas posteriores (por ejemplo, aurícula izquierda (AI) y válvula mitral). La ecocardiografía transesofágica tridimensional (ETE-3D) a menudo proporciona una mejor definición de la ubicación y geometría de la masa (**Fig. 17-3**).

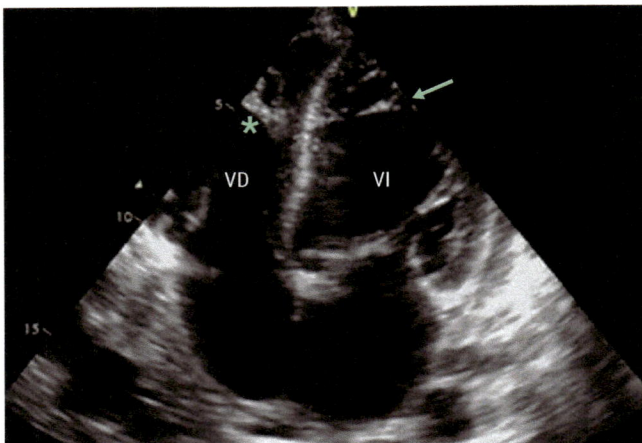

Figura 17-1. Ecocardiografía transtorácica. Se observa banda moderadora en ventrículo derecho (asterisco) y falso tendón izquierdo apical (flecha).
VD: ventrículo derecho; VI: ventrículo izquierdo.

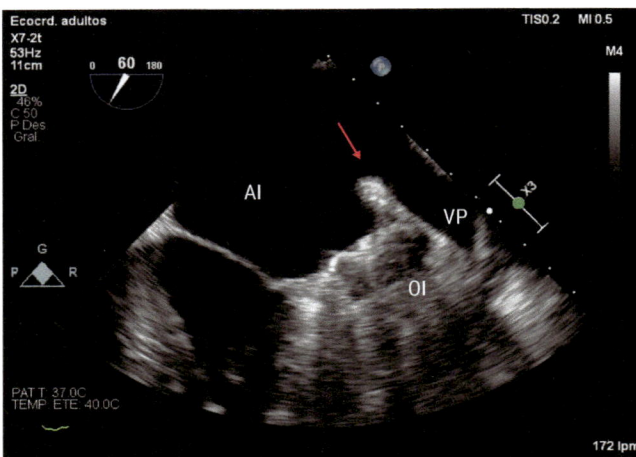

Figura 17-2. Ecocardiografía transesofágica. Se observa ligamento de Marshall (flecha) en interior de aurícula izquierda (AI). Se trata de un repliegue venoso entre vena pulmonar superior izquierda (VP) y orejuela izquierda (OI), en este caso ocluida mediante dispositivo.

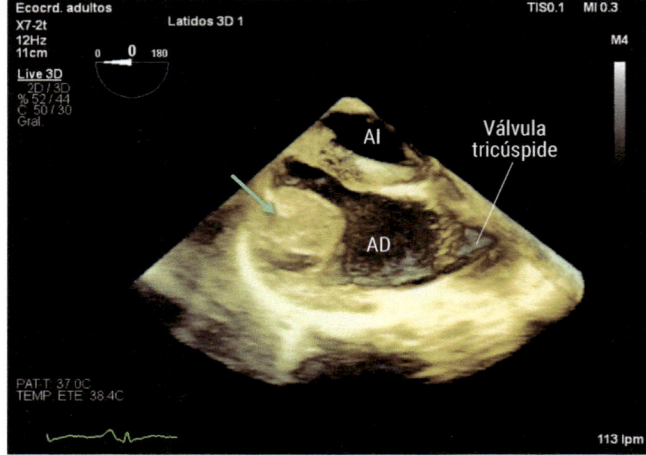

Figura 17-3. Ecocardiografía transesofágica tridimensional. Se observa trombo adherido a pared lateral alta de la aurícula derecha que no interfiere con la válvula tricúspide.
AD: aurícula derecha; AI: aurícula izquierda.

- La identificación de la masa en todo el ciclo cardíaco, en la misma región anatómica y desde más de una ventana acústica. Este enfoque disminuye la probabilidad de un artefacto de ultrasonidos.
- El conocimiento de las estructuras normales, las variantes de la normalidad y los cambios postoperatorios, que pueden simular una masa cardíaca.
- La integración de otros hallazgos ecocardiográficos (por ejemplo, acinesia apical del VI en un paciente con sospecha de trombo intracavitario) y datos clínicos en la interpretación final de la ecocardiografía.

Una vez que está claro que existe una masa cardíaca, el siguiente paso será determinar si esa masa es más probable que sea un tumor, una vegetación o un trombo.

 El diagnóstico definitivo generalmente no puede realizarse solo mediante ecocardiografía puesto que las características microscópicas y bacteriológicas de la estructura no pueden ser determinadas. Sin embargo, a menudo es posible realizar un diagnóstico, razonablemente seguro, mediante la apariencia ecocardiográfica de la masa, los hallazgos fisiológicos valorados en ecocardiografía Doppler y la integración con los datos clínicos.

TUMORES CARDÍACOS

La baja prevalencia y presentación clínica heterogénea dificultan el diagnóstico de los tumores cardíacos. Además, hasta que producen efecto masa por obstrucción de las cámaras cardíacas y grandes vasos, o causan embolización sistémica o pulmonar, permanecen clínicamente silentes. Los tumores secundarios o metastásicos son aproximadamente 20-40 veces más comunes que los primarios, y el 75 % de los tumores primarios son benignos.

Tumores no primarios

Son los tumores cardíacos más comunes. Los tumores malignos se extienden al corazón por invasión directa de **neoplasias malignas adyacentes (pulmón, mama)**, por diseminación linfática, por diseminación metastásica de la enfermedad a distancia (linfoma, melanoma), o por extensión intracavitaria desde venas cavas o venas pulmonares. La afectación cardíaca está presente en aproximadamente el 10 % de los pacientes con enfermedad maligna, aunque el reconocimiento clínico de la afectación cardíaca ocurre con menos frecuencia; el 90 % cursan de forma asintomática. El melanoma tiene la tasa más alta de metástasis pericárdicas, pero, por su menor prevalencia, los tumores cardíacos representan enfermedades malignas más prevalentes; casi tres cuartas partes de las metástasis cardíacas se deben a neoplasias malignas pulmonares, mamarias o hematológicas.

Los tumores cardíacos no primarios afectan al corazón mayoritariamente, por invasión del pericardio y epicardio (aproximadamente el 75 % de enfermedades cardíacas metastásicas) y se manifiestan como derrame pericárdico, con o sin fisiología de taponamiento. El diagnóstico de

un derrame pericárdico en un paciente con una neoplasia maligna conocida debe alertar sobre la posibilidad de afectación cardíaca. La confirmación diagnóstica requiere examen del líquido pericárdico y, en caso necesario, biopsia pericárdica. El diagnóstico diferencial de un derrame pericárdico en un paciente con una neoplasia maligna conocida incluye, además de enfermedad metastásica, pericarditis por radiación, pericarditis por fármacos, y pericarditis idiopática (que es común en pacientes con cáncer). La evaluación ecocardiográfica repetida de pacientes con un tumor maligno y derrame pericárdico a menudo es necesaria, después del diagnóstico inicial, para la evaluación de las intervenciones terapéuticas y el seguimiento del derrame recurrente. La afectación miocárdica por enfermedad metastásica es menos común que el compromiso pericárdico, y ocurre, particularmente, con linfoma o melanoma. La infiltración miocárdica tumoral puede ocasionar compromiso hemodinámico al proyectarse hacia las cámaras cardíacas o comprimirlas. Rara vez se observa afectación endocárdica.

Un tipo específico de afectación cardíaca por un tumor, que debe ser reconocido por el ecocardiografista, es la extensión del **carcinoma de células renales** a la vena cava inferior (**Fig. 17-4**): proyección «en forma de dedo» de un tumor que sobresale en la aurícula derecha (AD) desde la vena cava inferior, en la proyección subcostal. El leiomioma pélvico y el carcinoma hepatocelular también se manifiestan ocasionalmente de este modo.

Para los tumores del lado derecho del corazón, en los que se necesita un análisis histológico, está recomendada la biopsia transvenosa guiada por ETE.

Tumores cardíacos primarios

Aunque el 75 % de los tumores cardíacos primarios son benignos, un tumor histológicamente benigno puede tener un comportamiento hemodinámico «maligno» si obstruye el patrón normal de flujo sanguíneo.

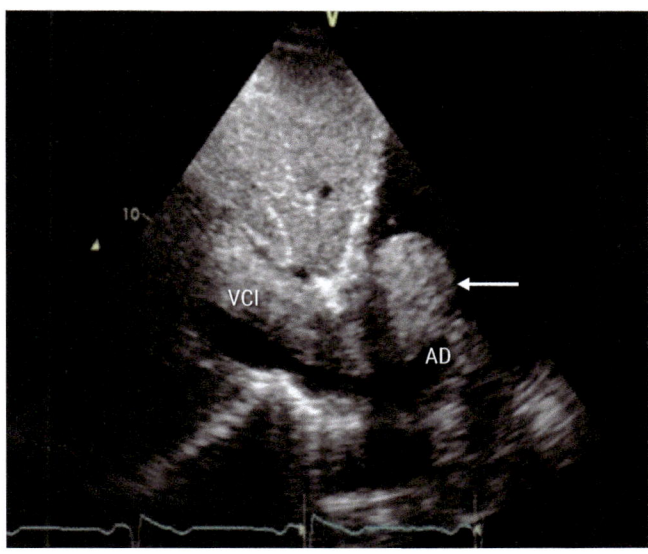

Figura 17-4. Ecocardiografía transtorácica. Masa (flecha) en la aurícula derecha (AD) procedente de la vena cava inferior (VCI) en el contexto de un carcinoma de células renales.

> ❗ Por lo tanto, el examen ecocardiográfico de los tumores cardíacos debe incluir tanto la extensión anatómica del tumor como sus consecuencias fisiológicas.

La frecuencia y el tipo de tumor cardíaco difieren entre adultos y niños.

Tumores cardíacos primarios benignos

El **mixoma** representa el 70 % de los tumores cardíacos primarios benignos. La mayoría ocurre en la aurícula izquierda (75 % de los casos), adheridos a la fosa oval del tabique interauricular. Otros lugares incluyen la aurícula derecha (20 %) y los ventrículos (5 %). Los mixomas cardíacos esporádicos suelen aparecer en mujeres de mediana edad y presentación única. En aproximadamente un 7 % de casos son familiares, y en un 5 %, pueden ser múltiples.

> ❗ La presentación clínica de un mixoma cardíaco incluye síntomas constitucionales (fiebre, malestar general), eventos embólicos y síntomas derivados de la afectación valvular mitral, pero también puede ser un hallazgo inesperado en un estudio ecocardiográfico por otras indicaciones clínicas.

Los mixomas, normalmente, presentan una base de implantación estrecha en la pared cardíaca (pedículo) y una composición heterogénea, consistente en áreas de hemorragia, necrosis, formación quística, fibrosis y calcificación. Los rasgos ecocardiográficos de los mixomas cardíacos son variables, a veces atípicos. La mayoría son de apariencia globular, tienen una superficie regular lisa, y su tamaño es variable, con una media de 4 a 8 cm de diámetro. Menos frecuentemente tienen aspecto multilobular y superficie irregular y friable. La ecogenicidad es normalmente heterogénea, con áreas de ecolucencia y áreas de calcificación, un hallazgo útil para diferenciarlo de un trombo. El grado de movilidad depende del tamaño del tumor y de las características del pedículo. El prolapso dentro del ventrículo, durante la diástole, es común (**Fig. 17-5**). En el examen ecocardiográfico de un mixoma cardíaco, además de la evaluación de la localización, tamaño, contorno, movilidad y ecogenicidad, es importante identificar:

- El sitio de anclaje del tumor.
- Asegurar que el tumor no afecta a los velos valvulares.
- Excluir la posibilidad de múltiples masas.

Además, es fundamental valorar el grado de obstrucción funcional al llenado diastólico del VI que produce el tumor mediante Doppler. Una evaluación ecocardiográfica cuidadosa desde múltiples puntos de vista, a menudo incluyendo ETE, es necesaria para la planificación quirúrgica. Después de la intervención, debe documentarse la escisión completa por ecocardiografía. El seguimiento a largo plazo está indicado porque existen mixomas recurrentes, particularmente con una forma familiar de esta enfermedad, con múltiples mixomas, o si se realiza una escisión incompleta del espesor

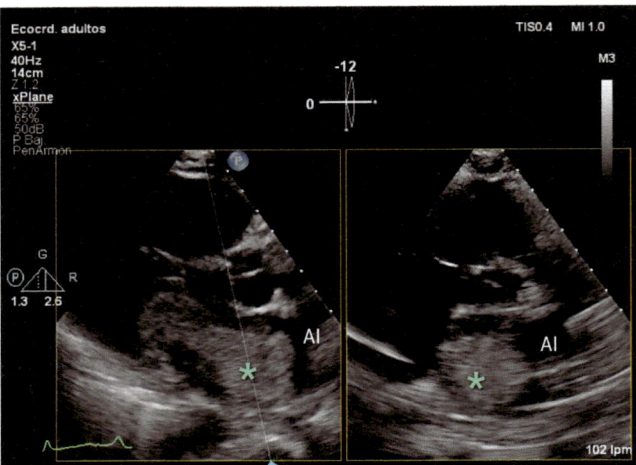

Figura 17-5. Ecocardiografía transtorácica. Modalidad *x-plane*. Mixoma de gran tamaño (asterisco) en la aurícula izquierda (AI), que protruye a través de la válvula mitral causando estenosis valvular.

del tumor. Hay que considerar que el diagnóstico basado en características clínicas y anatómicas, según la apariencia ecocardiográfica, es solo presuntivo hasta la confirmación histológica, puesto que un «típico» mixoma puede llegar a ser una neoplasia metastásica o una malignidad cardíaca primaria en un examen patológico.

Un **fibroelastoma papilar** es la segunda causa de masa tumoral cardíaca benigna y el tumor valvular más prevalente (10 % de tumores cardíacos encontrados en autopsia). Surge en el tejido valvular, imitando así el aspecto de una vegetación valvular. Aparece como una pequeña masa (la mayoría son < 1 cm de diámetro) unida a la válvula aórtica, mayormente, o a la válvula mitral, con movimiento independiente de las estructuras de válvulas normales; en su mayoría, los fibroelastomas se encuentran pediculados por un tallo corto. Los demás sitios de unión para un fibroelastoma papilar incluyen la válvula tricúspide o pulmonar y sitios del endocardio mural no valvular. Debido a su pequeño tamaño, la ETE es superior a la ETT en el diagnóstico de estos tumores. A diferencia de una vegetación, un fibroelastoma frecuentemente aparece en el lado posterior de la válvula (lado ventricular de la válvula mitral, lado aórtico de la válvula aórtica). El aspecto histológico es muy similar al de las excrecencias de Lambl, que se pueden ver en válvulas normales en los adultos mayores. A menudo, estos tumores son mejor visualizados mediante ETE. Por lo general, los pequeños fibroelastomas no tienen importancia clínica. Su relación, independientemente de su tamaño, con eventos embólicos es controvertida. No obstante, en los pacientes sintomáticos y cuando el fibroelastoma se encuentra casualmente durante la evaluación preoperatoria de cirugía cardíaca, la extirpación es razonable para prevenir eventos tromboembólicos perioperatorios inesperados.

> ❗ El **rabdomioma** es el tumor cardíaco más común en los niños. Estos tumores suelen ser múltiples, localizados dentro de los ventrículos o intramurales, y también pueden originarse en la aurícula.

El diagnóstico fetal se realiza comúnmente en el control ecocardiográfico después de la semana 20, como detección casual de detección de múltiples masas intracardíacas. Después del nacimiento, la regresión del tumor en la infancia es un resultado esperado, y más del 80 % de los tumores presentan resolución completa durante la primera infancia. La ecocardiografía es la técnica diagnóstica, que muestra múltiples masas intramurales homogéneas y brillantes con extensión a la cavidad. Pueden causar obstrucción mecánica del tracto de salida ventricular. La intervención quirúrgica debe ser preservada solo en los casos de obstrucción grave o arritmias intratables.

El **fibroma** cardíaco es el segundo problema cardíaco primario más común de neoplasia en la infancia, aunque también puede afectar a los adultos. En el examen ecocardiográfico, generalmente, aparece como una lesión ecogénica homogénea intramural solitaria, redondeada, con una superficie de corte en espiral fibrosa. Generalmente se sitúan en el tabique interventricular o en la pared libre del ventrículo izquierdo, y el tamaño del tumor puede variar de 1 a 10 cm. La calcificación de la porción central es un signo específico que refleja un suministro de sangre deficiente, pero puede confundirse con trombo apical o miocardiopatía hipertrófica. En los casos sintomáticos, se recomienda la resección quirúrgica, debido al potencial de inducir insuficiencia cardíaca o arritmias. La ecocardiografía periódica puede ser necesaria para controlar la posible recurrencia del tumor.

Los **hemangiomas** y **mesoteliomas** del nodo atrioventricular son otros tumores cardíacos benignos que pueden encontrarse en adultos.

Los **lipomas** cardíacos son tumores cardíacos poco frecuentes (8,4 %) en los adultos, y por lo general se encuentran en la aurícula derecha o en el ventrículo izquierdo. Son masas subepicárdicas encapsuladas, comúnmente silenciosas, y raramente pueden causar arritmias y bloqueo auriculoventricular.

La **hipertrofia lipomatosa del tabique interauricular** se manifiesta como una masa cardíaca que a menudo se confunde con un tumor, y consiste en una masa cardíaca benigna caracterizada por depósitos grasos masivos en el tabique interauricular que aparecen inusualmente gruesos. La hipertrofia lipomatosa típicamente involucra a las porciones grasas superiores e inferiores del septo interauricular y preserva la región de la fosa oval (Fig. 17-6). Si la causa de la hipertrofia septal auricular no está clara mediante ecocardiografía, la tomografía computarizada (TC) permite establecer el diagnóstico mediante la densidad radiográfica característica del tejido adiposo. El manejo quirúrgico de la hipertrofia lipomatosa del septo interauricular debe limitarse a los pacientes con trastornos graves del ritmo, inestabilidad hemodinámica, y síntomas de síndrome de vena cava superior u obstrucción auricular derecha.

Los **quistes pericárdicos** constituyen el tumor pericárdico más común. Generalmente son pequeños y, a menudo, se descubren como un hallazgo casual. Rara vez tienen indicación quirúrgica, únicamente si existe compromiso hemodinámico. Su pronóstico es excelente.

Tumores cardíacos primarios malignos

Los tumores cardíacos primarios malignos son poco frecuentes. El 95 % de las neoplasias cardíacas primarias son **sarco-**

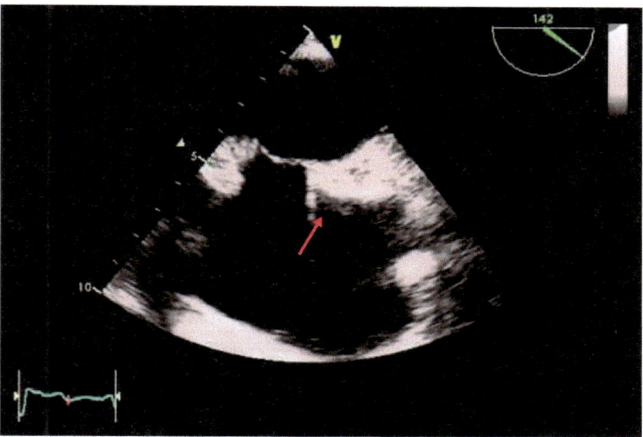

Figura 17-6. Ecocardiografía transesofágica. Plano bicava medioesofágico. Se observa engrosamiento del septo interauricular por tejido lipomatoso (flecha).

mas (angiosarcoma, rabdomiosarcoma, leiomiosarcoma, liposarcoma, osteosarcoma, fibrosarcoma e histiocitoma fibroso maligno). Pueden surgir en cualquier parte del corazón, pero el **angiosarcoma** (Fig. 17-7), el tipo más común, aparece preferentemente en la aurícula derecha y es más frecuente en los hombres. Múltiples sitios de adherencia e infiltración de estructuras contiguas, así como el engrosamiento pericárdico irregular, son indicativos de malignidad. Los **rabdomiosarcomas** pueden ocurrir en cualquier cavidad cardíaca, a menudo son multicéntricos e invaden las válvulas cardíacas, pero rara vez se extienden más allá del pericardio parietal. Los **mesoteliomas** son otros tumores primarios malignos que pueden observarse en adultos. El **linfoma cardíaco** primario representa el 5 % de las neoplasias cardíacas primarias, aunque su incidencia está aumentando en relación con el aumento en la prevalencia de la población trasplantada.

La presentación clínica de los tumores cardíacos primarios malignos es variable, desde un hallazgo «casual» en la ecocar-

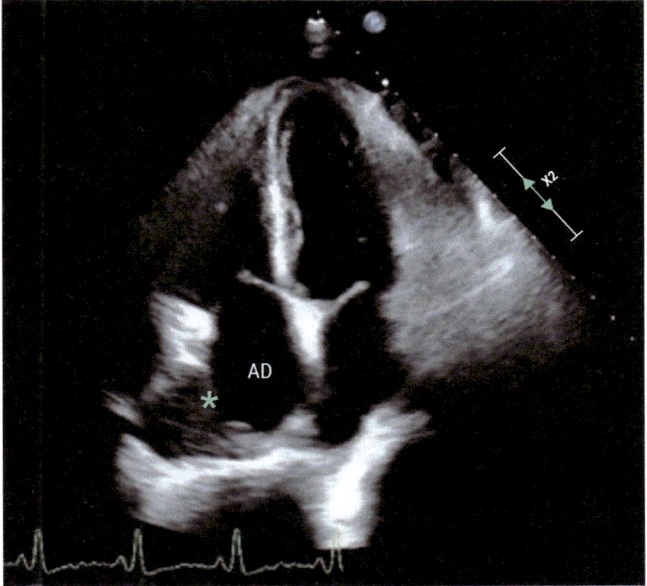

Figura 17-7. Ecocardiografía transtorácica. Tumoración (asterisco) en la aurícula derecha (AD) que corresponde a angiosarcoma.

diografía, síntomas sistémicos no específicos (fiebre, malestar general, fatiga), a signos y síntomas del taponamiento cardíaco. Debido a que la enfermedad metastásica es mucho más probable que un origen cardíaco primario, la evaluación exhaustiva debe incluir una búsqueda de sitios primarios potenciales. En última instancia, el diagnóstico depende del examen del tejido de la masa cardíaca. La **evaluación ecocardiográfica de una masa cardíaca con sospecha de tumor cardíaco maligno** se centra en:

- La localización anatómica y extensión del tumor.
- Las consecuencias fisiológicas del tumor (p. ej., regurgitación valvular, obliteración de la cámara, obstrucción).
- Valorar los hallazgos asociados (derrame pericárdico, evidencia de fisiología de taponamiento). Junto con otras técnicas de imagen, la ecocardiografía ayuda a guiar la terapia para determinar si el tumor es resecable o si es probable que los procedimientos cardíacos paliativos sean beneficiosos. Es necesaria una atención específica dirigida hacia una posible afectación de válvulas, arterias coronarias o el sistema de conducción. Modalidades de imagen adicionales tales como la TC cardíaca, la RMC o la tomografía por emisión de positrones (PET) son útiles para proporcionar información sobre las características del tejido, la existencia de afectación extracardíaca, así como para la evaluación del metabolismo y proliferación tumorales.

Consideraciones técnicas de la ecocardiografía y otras técnicas de imagen

Aunque la ecocardiografía tiene claras ventajas para evaluar tumores cardíacos, también presenta desventajas:

- Una mala ventana acústica resulta en una calidad de imagen subóptima, lo que limita la confianza para definir la ubicación del tumor y su grado, aunque la ETE obvia esta limitación en algunos pacientes.
- La necesidad de un examen cuidadoso y meticuloso para detectar y evaluar completamente el tumor cardíaco, teniendo en cuenta la característica de operador dependiente que presenta la ecocardiografía.
- El limitado «campo de visión» inherente a la ecocardiografía (es decir, estructuras adyacentes al corazón en el mediastino y la pulmonar son difíciles de evaluar).

Otras técnicas de imagen, específicamente la TC cardíaca y la RMC, aportan información complementaria en la valoración de tumores, al contar con un amplio campo de visión (por lo que puede evaluarse la relación entre la afectación de tumores cardíacos y extracardíacos), y además proporcionan datos sobre la caracterización tisular de la masa.

 La utilización combinada de las distintas técnicas de imagen necesarias en cada caso, mediante el uso juicioso de las técnicas disponibles, permite evaluar de forma exhaustiva la caracterización de la masa tumoral, las consecuencias fisiológicas y la posible afectación extracardíaca, en un paciente concreto para optar por la decisión clínica óptima.

FUENTE EMBOLÍGENA. TROMBOS

Se pueden distinguir dos tipos de fuentes embólicas cardíacas, según la probabilidad de causa de ictus (**Tabla 17-2**). En un paciente con sospecha de origen cardíaco de un episodio embólico sistémico, la evaluación ecocardiográfica se dirige hacia la identificación de los siguientes factores:

- Masas intracardíacas anormales.
- Anomalías que predisponen al paciente al desarrollo de trombos intracardíacos.
- Anomalías cardíacas que sirven como un potencial conducto para la embolia sistémica (por ejemplo, foramen oval permeable, comunicación interauricular).
- Ateroma aórtico.

La presencia de una fuente cardíaca identificable de embolia es documentada en el 10-15 % de los casos mediante ETT, y consiste principalmente en el hallazgo de las siguientes masas intracardíacas: **trombo, tumor** o **vegetación** (aspectos que se tratan en otras secciones de este capítulo). Para una correcta visualización de estas masas, en ocasiones es necesario utilizar técnicas ecocardiográficas complementarias, como la ETT con contraste o la ETE. La **trombosis auricular izquierda y, en particular, en la orejuela izquierda**, es la principal fuente de embolismo cerebral y el sitio más común para encontrar un trombo intracardíaco. Se observan principalmente, pero no en exclusiva, en pacientes con fibrilación auricular (FA) y en pacientes con estenosis mitral reumática. Existe mayor probabilidad de encontrar trombosis auricular izquierda en el caso de FA con *score* clínico de riesgo tromboembólico elevado (escala CHA_2DS_2-VASc). Este hallazgo a menudo está asociado con la presencia de contraste ecocardiográfico

Tabla 17-2. Fuentes mayores y menores o poco claras de ictus isquémico	
Fuentes principales de riesgo de ictus	**Fuentes menores o dudosas de ictus**
Fibrilación auricular	Prolapso de la válvula mitral
Infarto de miocardio reciente	Calcificación del anillo mitral
Infarto de miocardio previo (aneurisma de ventrículo izquierdo)	Contraste de eco espontáneo
Todas las miocardiopatías, incluidas miocardio no compactado y *tako-tsubo*	Estenosis aórtica calcificada
Masas cardíacas (excepto calcificaciones): • Trombo intracardíaco • Tumores intracardíacos • Fibroelastoma • Vegetaciones maránticas	*Strands* valvulares
Enfermedad valvular reumática (estenosis mitral)	Aneurisma septal auricular sin foramen oval permeable
Placas ateromatosas del arco aórtico	Aneurisma septal auricular sin foramen oval permeable
Endocarditis	Septo auricular «en bolsa»
Válvula protésica (especialmente mecánica)	Excrecencias de Lambl gigantes

espontáneo o autocontraste en la AI y/u orejuela izquierda. La ETE es la técnica *gold standard* para el diagnóstico y la exclusión de trombos en esta localización, que además permite valorar si hay riesgo alto de formación trombótica, aunque no se evidencie el trombo intracardíaco, como la disfunción de orejuela izquierda medida por las velocidades de vaciado < 20 cm/s en Doppler pulsado.

En otras ocasiones, cuando el trombo intracardíaco ha embolizado, y no se puede demostrar la presencia de trombo, es particularmente importante buscar anomalías cardíacas que predisponen al paciente a la formación de trombos intracardíacos. Por ejemplo, la presencia de un **aneurisma ventricular izquierdo** por infarto de miocardio previo, la **estenosis mitral reumática**, o la estasis del flujo auricular o **contraste espontáneo** (Fig. 17-8).

En el estudio ecocardiográfico de un paciente que ha sufrido un episodio isquémico cerebral o embolización sistémica, y en el que no se detecte una masa cardíaca identificable de embolia, es importante buscar otras condiciones cardíacas que son un potencial conducto para la embolia sistémica, como, por ejemplo, el foramen oval permeable (FOP) o la comunicación interauricular (CIA).

El **foramen oval permeable** (FOP) es una abertura tipo colgajo entre el *septum primum* y el *septum secundum* a nivel de la fosa oval. Durante el desarrollo fetal, el FOP tiene un papel fisiológico, con el propósito de dirigir la mayoría de sangre oxigenada de la placenta a la AI y circulación cerebral, evitando la circulación pulmonar. Un FOP es el resultado del sellado fallido entre ambos *septum* que ocurre, normalmente, en el período del postparto. La prevalencia reportada de FOP en la población general es del 25 %, aumentando a más del 50 % en los pacientes con ictus criptogénico, en los que ocurre una embolia paradójica (tránsito embólico de la circulación venosa sistémica a la circulación arterial sistémica a través de un *shunt* interatrial como un FOP o CIA). Normalmente el FOP se encuentra cerrado, debido al gradiente de presión entre la AI y la aurícula derecha (AD). Sin embargo, bajo ciertas condiciones hemodinámicas, si la presión en AD supera transitoriamente la presión de la AI (como durante la tos

o la maniobra de Valsalva), o si la presión de la AD supera crónicamente la presión de la AI (en el caso de hipertensión pulmonar significativa), se evidencia un *shunt* de derecha a izquierda, y puede dar lugar a embolismo paradójico, en caso de la existencia de trombo en la circulación venosa.

El diagnóstico de FOP se realiza mediante ETT o ETE con contraste, utilizando inyecciones de suero salino agitado, tanto en reposo como tras maniobra de Valsalva.

El estudio es positivo para FOP si se detectan burbujas en la AI dentro de los tres primeros ciclos cardíacos después de opacificación de la AD (**Fig. 17-9**). Si se observan después de cinco ciclos cardíacos, debe considerarse la existencia de malformaciones arteriovenosas pulmonares.

La elevada presión del VI puede disminuir la rentabilidad de esta técnica, al no superar la presión en la AD la de la AI.

Un hallazgo frecuentemente asociado a FOP es el **aneurisma septal auricular (ASA)**, que se define como la excursión del tejido septal (típicamente la fosa oval) > 10 mm del plano del tabique interauricular hacia la AD o la AI, o una excursión total combinada de derecha e izquierda de 15 mm. El ASA es una entidad relacionada con ictus embólico. En la población general, se presenta en un 0,23 % de los casos por ETT, aumentando a 4,6 % en ETE, por la mayor sensibilidad de esta técnica. El vínculo entre ASA y FOP está bien establecido (el 60 % de los pacientes que presentan ASA tienen FOP asociado). El vínculo entre ASA y embolia sistémica se explica por los siguientes mecanismos: un trombo en el ASA, embolismo paradójico a través de un FOP o coexistencia de FA paroxística.

Otro hallazgo anatómico del septo interauricular relacionado con embolia cerebral ha sido la bolsa septal auricular izquierda o «*pouch* septal», que consiste en una fusión incompleta del segmento craneal de la superposición entre el *septum primum* y el *septum secundum*, lo que resulta en una abertura en la AI en ausencia de *shunt* interauricular, en reposo o con maniobra de Valsalva. Esta conformación anatómica puede

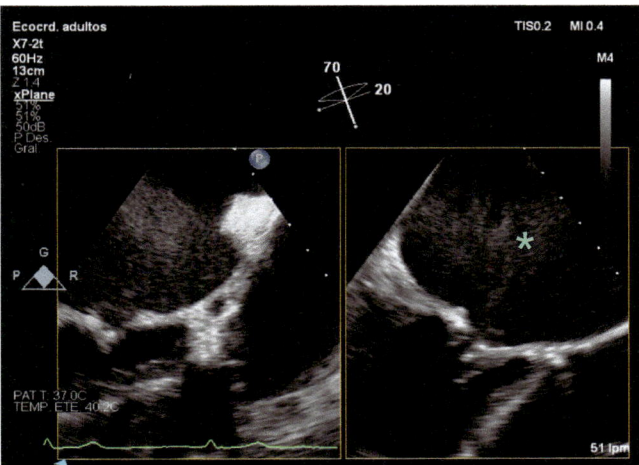

Figura 17-8. Ecocardiografía transesofágica. Modalidad *x-plane*. Valvulopatía mitral reumática. Contraste espontáneo en la aurícula izquierda (asterisco).

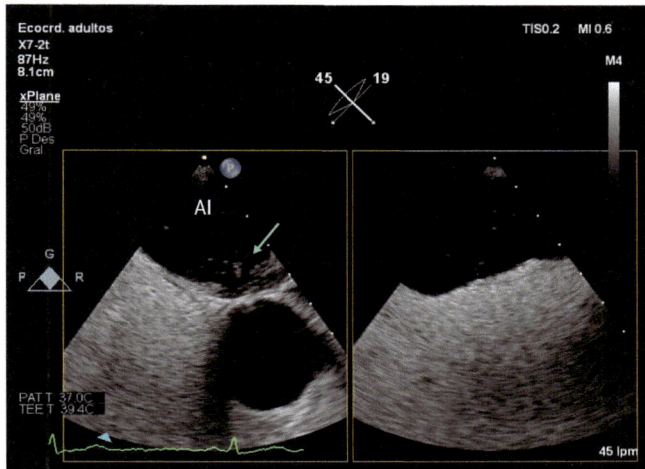

Figura 17-9. Ecocardiografía transesofágica. Modalidad X-*plane*. Paso de burbujas a través del septo interauricular. Foramen oval permeable.
AD: aurícula derecha; AI: aurícula izquierda.

servir como nido para la formación de trombos, particularmente en presencia de velocidades bajas de flujo. Se identifica mejor mediante ETE en el plano bicava.

En el estudio de pacientes con fenómenos embólicos mediante ecocardiografía, se observa que en muchos casos la fuente de embolia se encuentra fuera del corazón, por ejemplo, las **placas de ateromas**, con o sin trombo superpuesto, en aorta ascendente y cayado (**Fig. 17-10**). La detección, caracterización y cuantificación de la placa se pueden lograr por TOE, TC o RMC. Varias clasificaciones se han propuesto para cuantificar la gravedad de la aterosclerosis aórtica, considerándose:

- Leve, cuando el engrosamiento íntimo (focal o difuso) es de 2-3 mm (grado I).
- Moderado, cuando el ateroma es < 4 mm (grado II).
- Grave, cuando el ateroma es ≥ 4 mm (grado III).
- Complejo, cuando cualquier grado tiene componentes móviles o ulcerados asociados (grado IV).

La ETE proporciona imágenes de mayor resolución que la ETT para el diagnóstico de ateroma aórtico, y permite caracterizar la placa mediante la medición del espesor de la placa, ulceración, calcificación y trombos móviles superpuestos, determinando así el potencial embólico de cada placa.

> ! La ETE-3D proporciona una visualización superior del número, la morfología, el volumen y la extensión espacial del ateroma aórtico. La TC multidetector también se puede utilizar para detectar placas de ateroma en la aorta. Su sensibilidad, especificidad y precisión general son similares a la ETE.

La RMC proporciona información sobre las características de la placa, sin embargo, su utilidad para evaluar trombos móviles es limitada. Además, su resolución espacial es inferior a la de la TC y, en comparación con la ETE, la RMC sobreestima el espesor de la placa.

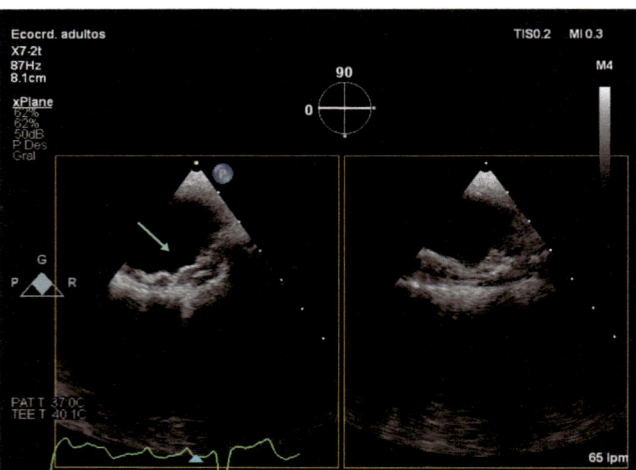

Figura 17-10. Ecocardiografía transesofágica. Modalidad X-*plane*. Placas de ateroma grado IV en aorta. Grosor >4 mm con superficie ulcerada.

Los hallazgos comúnmente encontrados en pacientes con episodios embólicos son:

- Un 30 % de prevalencia de FOP, en comparación con un 10 % en sujetos de control.
- Los ateromas aórticos se observan en el 20 % de los pacientes con episodios embólicos, en comparación con el 4 % de los sujetos de control.
- El hallazgo de trombo en AI es aproximadamente del 9 %, de contraste espontáneo en AI es aproximadamente el 17 %, y de aneurisma septal auricular, del 13 %. La prevalencia de estos hallazgos es mayor en pacientes con ictus criptogénico.

La imagen vascular cerebral y la ETT/ETE de contraste son consideradas de primera elección tras un accidente cerebrovascular agudo. En cuanto a la indicación de las modalidades de ecocardiografía, ETT o ETE, en pacientes con sospecha de embolismo clínico, existe controversia. Si la ETT no es diagnóstica, se debe realizar, según el caso, ETT con contraste o ETE, teniendo en cuenta la mayor sensibilidad de la ETE para el diagnóstico de un FOP, ASA, trombo auricular izquierdo y en orejuela izquierda, vegetación valvular, prótesis valvulares y tumores intracardíacos de pequeño tamaño. La TC cardíaca y la RMC son alternativas valiosas en situaciones específicas. La FA sigue siendo la causa principal de fuente cardíaca embolígena, aunque el papel de las técnicas de imagen en el estudio de disfunción auricular izquierda y la orejuela es discutible. Las distintas modalidades de imagen disponibles, que permiten valorar las principales causas embólicas: ateromas aórticos (ETE > TC cardíaca), trombo ventricular (RMC > ETT), trombo auricular (ETE o TC cardíaca > RMC), masas valvulares (ETE 3D > RMC o TC cardíaca), favorecen la realización de un diagnóstico etiológico detallado en pacientes con un episodio embólico isquémico. A pesar de este abordaje, un tercio de los ictus isquémicos presentan una causa desconocida (criptogénico).

Trombo ventricular izquierdo

La formación de un trombo en el VI tiende a ocurrir en regiones de estasis sanguínea o flujo sanguíneo de baja velocidad. El ejemplo más conocido es el aneurisma ventricular izquierdo (**Fig. 17-11**), aunque también se produce en regiones con alteraciones de contractilidad segmentarias de menor grado, disfunción sistólica global grave del VI y en miocardiopatías, como dilatada, hipertrófica y restrictiva (**Fig. 17-12**). La formación de un trombo también ocurre, a menudo, en el contexto de un seudoaneurisma del VI. Incluso cuando un trombo en el VI definido no se ve en el examen ecocardiográfico, la probabilidad de formación de trombos sigue siendo alta en los pacientes con dichas alteraciones anatómicas de bajo flujo sanguíneo. La sensibilidad y especificidad de la ecocardiografía para la detección de trombos del VI es alta, alrededor del 95 % y 85 %, respectivamente. Un cuidadoso y minucioso examen requiere no solo vistas estándar, sino también planos modificados, como el apical angulado, y el uso de transductores de mayor frecuencia (5-75 MHz) para mejorar la resolución del campo cercano.

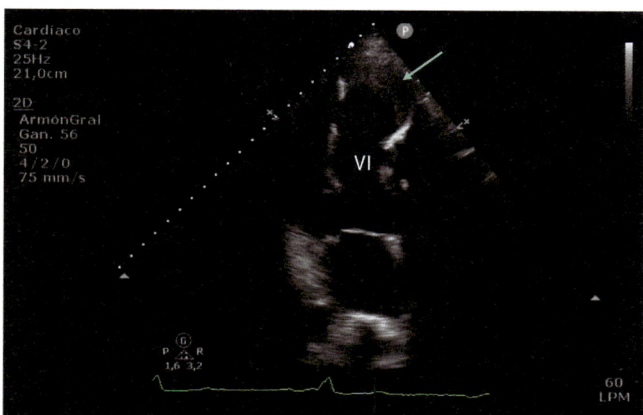

Figura 17-11. Ecocardiografía transtorácica. Aneurisma apical del ventrículo izquierdo (VI). Trombo mural extenso en región aneurismática (flecha).

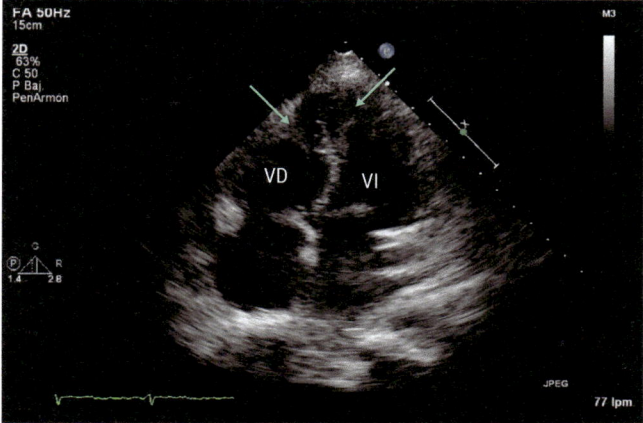

Figura 17-12. Ecocardiografía transtorácica. Trombosis intracavitaria mural (flechas) en región apical de ambos ventrículos. Fibrosis endomiocárdica.
VD: ventrículo derecho; VI: ventrículo izquierdo.

! Mediante un examen cuidadoso del ápex, es importante distinguir un trombo apical de trabeculaciones apicales prominentes o falsos tendones, que son estructuras lineales brillantes que se adhieren a las trabéculas murales. Un trombo es, a menudo, más ecogénico que el subyacente miocardio y tiene un contorno distinto del borde endocárdico.

La opacificación con contraste del VI mejora el diagnóstico de trombo apical (**Fig. 17-13**). El diagnóstico de trombo mural es más difícil que el de un trombo móvil en una región con movimiento anormal de la pared, puesto que existe menor demarcación entre el trombo y el miocardio, pero se puede sospechar cuando el ápex aparece «redondeado» y acinético, con aparente miocardio apical excesivamente grueso.

 La presencia de un trombo del VI es un fuerte predictor de episodios embólicos, particularmente cuando el trombo sobresale en la cavidad ventricular o muestra movilidad independiente, a diferencia de los trombos sésiles.

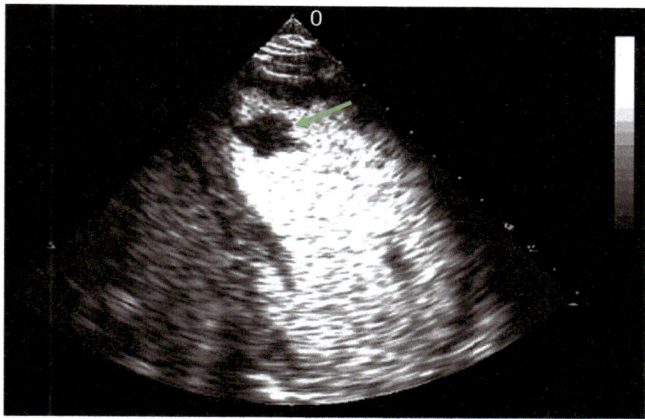

Figura 17-13. Ecocardiografía transtorácica con contraste. Trombo intraventricular izquierdo móvil con pedículo (flecha).

La ETT es el procedimiento clínico de elección para la identificación de trombos del VI. La ETE presenta sensibilidad baja para detección de trombo del VI, puesto que el ápex a menudo se pierde en los planos estándar, a una distancia considerable del transductor que limita la resolución. La ventriculografía presenta baja sensibilidad y especificidad para diagnosticar el trombo del VI, en cambio, la RMC con contraste tiene muy alta sensibilidad y especificidad para su detección y puede ser adecuada en pacientes seleccionados.

Trombo auricular izquierdo

El factor predisponente para la formación de trombos en la AI es la presencia de estasis sanguínea en la AI. La baja velocidad de flujo generalmente se asocia con dilatación auricular, valvulopatía mitral y fibrilación auricular. La mayor incidencia de trombo en la AI se da en pacientes con estenosis mitral reumática y fibrilación auricular. Sin embargo, en presencia de estenosis mitral o disfunción del VI, incluso pacientes en ritmo sinusal y con ligera dilatación de la AI pueden tener trombos. Son menos comunes en los pacientes con regurgitación mitral, presumiblemente porque el chorro regurgitante de alta velocidad interrumpe mecánicamente el área de estasis sanguínea dentro de la AI.

La visualización de trombos en la AI mediante ETT es limitada por dos factores:

1. Porque la AI está en campo lejano de la imagen desde planos apicales y paraesternales, limitando la resolución de los ultrasonidos para estructuras en la AI.
2. Porque la mayoría de los trombos auriculares se encuentran en el apéndice auricular izquierdo, no adecuadamente visualizado mediante ETT.

La ETE tiene una alta sensibilidad (92 %) y especificidad (98 %) en el diagnóstico de trombo auricular izquierdo. De forma óptima, la orejuela izquierda puede ser visualizada mediante ETE en planos medio-esofágicos y rotando el sector de imagen desde 0° a 180° con transductores de alta frecuencia (7,5 MHz). Se recomienda adquirir simultáneos planos biplanos para una correcta valoración de los trombos. Además, deben evaluarse la AI y la región del septo atrial. La estasis sanguínea aparece en la imagen como contraste ecocardiográfico «espontáneo» que corresponde al reflejo ecogénico del flujo de baja velocidad (es necesario realizar ajustes técnicos como la ganancia), y está asociado con un aumento de riesgo de trombos en la AI y complicaciones embólicas. El registro Doppler del patrón de flujo en el interior de la orejuela izquierda es útil para identificar pacientes con alto riesgo de formación de trombos (con el volumen de muestra colocado a 1 cm del *ostium*, una contracción normal es aproximadamente de 0,4 m/s; valores menores de velocidad de llenado/vaciado de la orejuela, y sobre todo, menor de 0,2 m/s se asocian a un aumento de riesgo de formación de trombos).

La **evaluación de trombos en AI mediante ETE** se realiza, frecuentemente, en los siguientes contextos clínicos:

- Previo a cardioversión electiva (permite realizarse, sin la necesidad de anticoagulación en las 3 semanas previas, en pacientes con FA > 48 horas, si se excluyen trombos).
- Antes de un procedimiento electrofisiológico (ablación de FA).
- Intervenciones en la que se manipulan catéteres en el interior de la AI (valvuloplastia mitral) o implante de dispositivo (cierre percutáneo de orejuela izquierda).

El aumento de los procedimientos de intervencionismo estructural en los últimos años, particularmente el cierre percutáneo de orejuela izquierda, hace que sea necesario evaluar los trombos en la orejuela en pacientes que no pueden ser tratados correctamente con antiagregantes o anticoagulantes por problemas de sangrado. Debido a este contexto clínico, en ocasiones pueden encontrarse trombos sobre el dispositivo de cierre de la orejuela izquierda (**Fig. 17-14**).

La técnica alternativa para la valoración de trombos en la AI y la orejuela es principalmente la TC cardíaca, modalidad con alta sensibilidad para la detección de trombos. La ecocardiografía intracardíaca también permite valorar la existencia de trombos en la AI durante la realización de procedimientos invasivos. La orejuela izquierda tiene una morfología variable y compleja, que puede ser valorada mediante imagen multimodal (ETE, TC cardíaca, RMC). Contiene músculos pec-

tíneos en la región lobar (distal) que deben ser diferenciados de los trombos. La ETE-3D permite, en muchas ocasiones, diferenciar trombos de artefactos y músculos pectíneos. La imagen multimodal (ETE, ETE-3D, TC y RMC) permite hacer una evaluación completa de la existencia de trombos en el interior de la AI y la orejuela izquierda.

Trombo en las cavidades derechas

La formación espontánea de trombos en el lado derecho del corazón es raro, aunque se ha informado de ello en casos de dilatación y disfunción grave del ventrículo derecho (VD). El origen más probable de trombos en el lado derecho es un trombo venoso periférico que emboliza y queda atrapado en el aparato valvular tricuspídeo o en las trabeculaciones del VD durante el paso desde el sistema venoso periférico hasta la arteria pulmonar. Se trata de un trombo en tránsito en el contexto de un tromboembolismo pulmonar (**Fig. 17-15**). Los factores de riesgo para un trombo en las cavidades derechas son los mismos que para una enfermedad tromboembólica venosa, que incluyen: intervención quirúrgica reciente, hospitalización e inmovilización prolongada, enfermedad neoplásica progresiva, coagulopatías, enfermedades sistémicas (como lupus sistémico, síndrome antifosfolípido y déficit de proteína S) y el uso de contraceptivos orales en mujeres jóvenes. Cuando se observa una masa compatible con trombo en el VD, es necesario realizar el diagnóstico diferencial con otras masas en cavidades derechas como: mixoma, angiomas, angiosarcomas y tumores metastásicos del VD.

En el caso de la AD, el daño parietal por dispositivos intracardíacos puede ser responsable de la formación de trombos (catéteres centrales, electrodos de marcapasos y derivaciones ventriculoarteriales) (**Fig. 17-16**). Un trombo en la AD es diagnosticado normalmente en el contexto de un tromboembolismo pulmonar (descrito en el 7-18 % de los casos). Cuando ocurre un episodio embólico sistémico, se debe sospechar un embolismo paradójico a través de un FOP o CIA.

Aunque trombos en el lado derecho del corazón se ven a veces con imágenes adecuadas de ETT, la ETE presenta mayor resolución para valorar la presencia y el alcance de

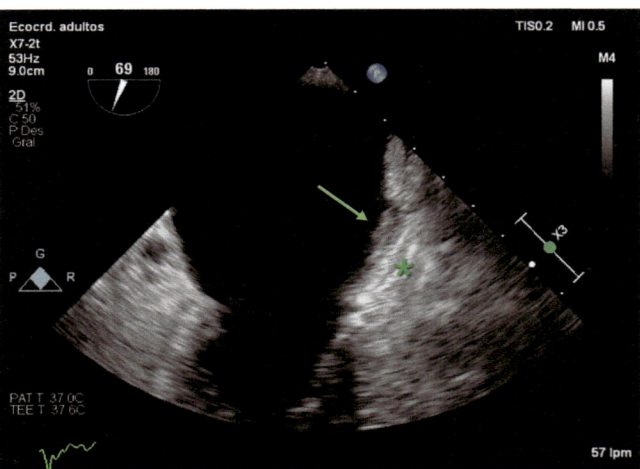

Figura 17-14. Ecocardiografía transesofágica. Trombo (flecha) adherido a disco de dispositivo oclusor de orejuela izquierda (asterisco).

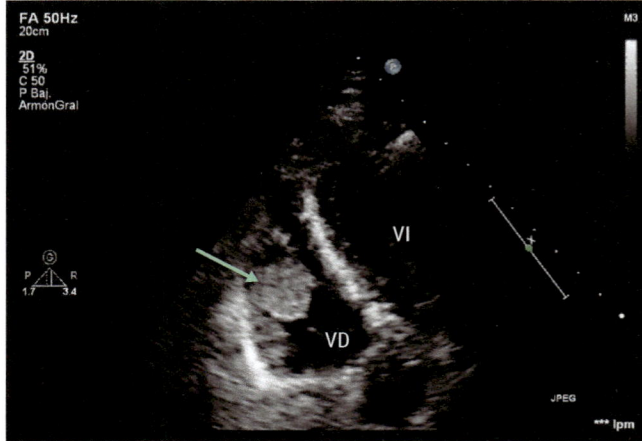

Figura 17-15. Ecocardiografía transtorácica. Trombo intraventricular derecho (flecha). VD: ventrículo derecho; VI: ventrículo izquierdo.

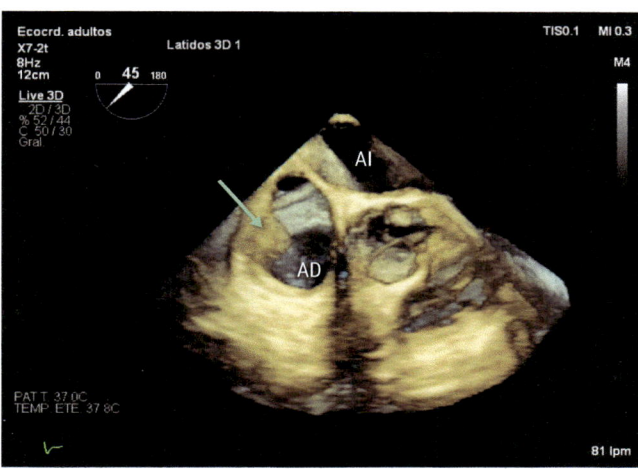

Figura 17-16. Ecocardiografía transesofágica tridimensional. Trombo en aurícula derecha (flecha) en relación con catéter intravenoso permanente en vena cava superior.
AD: aurícula derecha; AI: aurícula izquierda.

trombos cardíacos del lado derecho. Cuando se observa una masa ecogénica móvil en las cámaras derechas, sobre todo en la AD, es importante distinguir trombos de:

- Estructuras anatómicas congénitas o variantes de la normalidad (mencionado previamente en otra sección de este capítulo), como los remanentes de la válvula de Eustaquio, que son restos embriológicos de la válvula del seno venoso, estructuras típicamente móviles, delgadas, lineales, adheridas a la unión de las venas cavas con la cavidad de la AD, y la red Chiari, que son los restos más grandes que se extienden a todo lo largo de la AD, desde la vena cava inferior hasta la cava superior, adhiriéndose a la fosa oval.
- Condiciones adquiridas, como microburbujas en pacientes con acceso venoso permanente tipo reservorio, vegetaciones en relación con electrodos o en válvula tricúspide, y tumores intracardíacos (por ejemplo, el mixoma auricular).

Trombo sobre prótesis valvulares

Las válvulas protésicas se relacionan con complicaciones tromboembólicas, puesto que, particularmente las prótesis mecánicas, son propensas a la formación de trombos, con la consecuente embolización sistémica o disfunción valvular. Situaciones clínicas de riesgo incluyen: el período postoperatorio temprano, la interrupción de la terapia anticoagulante y el embarazo. Desde otra perspectiva, cuando ocurre un episodio embólico en un paciente con válvula protésica, se deben sospechar dos complicaciones: trombosis protésica y endocarditis valvular protésica. La evaluación ecocardiográfica de una válvula protésica es fundamental en el contexto clínico de una embolización sistémica. No obstante, hay que tener en cuenta que la evaluación ecocardiográfica de un trombo sobre prótesis valvular es limitada, excepto si son masas de gran tamaño, debido a:

- Las limitaciones técnicas inherentes a los ultrasonidos, que generan artefactos de sombra acústica y reverberación.

- El episodio clínico puede estar asociado con coágulos de un tamaño menor que los límites de la resolución espacial de la técnica de ultrasonidos.
- El *pannus* infectado, debido a endocarditis valvular protésica, no puede ser diferenciado de un trombo en imagen ultrasónica, por lo que es necesario realizar la correlación clínica y bacteriológica, siempre que se observa una masa anormal asociada a la prótesis valvular.
- El examen de una prótesis valvular aórtica es a menudo difícil cuando está presente una prótesis en posición mitral, debido al fenómeno de atenuación del haz de ultrasonidos.

Por tanto, la ecocardiografía no puede excluir la posibilidad de un trombo relacionado con la válvula protésica, y en pacientes con un episodio embólico, la válvula protésica por sí misma es una potencial fuente de trombos. El examen ecocardiográfico puede dar resultados negativos si el trombo es pequeño o ha embolizado. La ETT es la primera técnica a realizar para la valoración hemodinámica de la prótesis, pero casi en todos los casos, a no ser que no afecte al manejo clínico del paciente, será necesaria una ETE será necesaria y es la técnica de elección para diagnosticar trombosis protésica (**Fig. 17-17**).

> Los principales signos de trombosis en una prótesis valvular son: movimiento restringido de un velo o disco, regurgitación central anómala, pérdida de los chorros regurgitantes fisiológicos en las prótesis mecánicas, y la directa visualización de trombo o *pannus*.

Cuando un trombo es documentado mediante ETE, este hallazgo supone implicaciones clínicas relevantes en el manejo clínico del paciente. No obstante, incluso si la prueba no consigue visualizar un trombo, un episodio embólico estará presumiblemente relacionado con la válvula protésica, especialmente si la prótesis es de tipo mecánico. El riesgo de embolización y complicaciones en la trombosis protésica está relacionado con el tamaño del trombo: dimensiones $\geq 0,8$ cm^2 presentan un riesgo mayor de complicaciones con el tratamiento trombolítico. Por tanto, la ETE ayuda en la decisión del manejo terapéutico entre cirugía y terapia anticoagulante o trombolítica. Después de iniciar un tratamiento

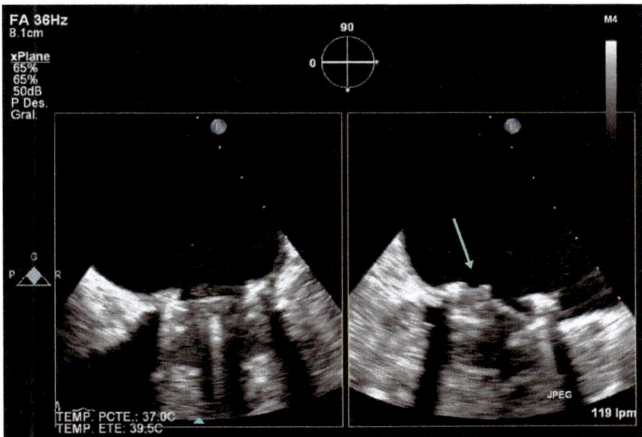

Figura 17-17. Ecocardiografía transesofágica. Modalidad *x-plane*. Prótesis mecánica bidisco en posición mitral con trombo en su interior.

específico, tanto la ETT como la ETE son fundamentales en el seguimiento.

El diagnóstico de una trombosis protésica parcial es difícil, particularmente cuando la obstrucción es leve o ausente. En estos casos, la ETE es la técnica de elección. En cuanto al uso de otras técnicas de imagen, la TC cardíaca puede tener valor en la identificación de trombos que no son fácilmente valorables mediante ecocardiografía, con la configuración requerida para obtener óptimos resultados.

ENDOCARDITIS

La ecocardiografía es una técnica esencial en la evaluación de un paciente con endocarditis infecciosa (EI), en combinación con los datos clínicos y microbiológicos. La ecocardiografía permite realizar el diagnóstico, manejo y monitorización de los pacientes con EI.

> ❗ El papel de la ecocardiografía en la EI consiste en la realización de: diagnóstico de endocarditis, diagnóstico de complicaciones, predicción del riesgo embólico, valoración pronóstica, seguimiento de pacientes bajo terapia antibiótica y valoración de la decisión quirúrgica y del momento óptimo de la cirugía.

Los hallazgos ecocardiográficos que son criterios diagnósticos mayores de endocarditis son: la presencia de vegetación y de absceso. Otros hallazgos, como la perforación de un velo o la dehiscencia protésica, son sugestivos (**Tabla 17-3**). Se define la **vegetación** como una masa infectada adherida a una estructura endocárdica (válvula nativa) o material intracardíaco (prótesis valvulares, electrodos, catéteres), aunque puede aparecer en otras localizaciones o incluso en el endocardio mural. Las vegetaciones valvulares típicamente están adheridas en el lado de baja presión de la estructura valvular (lado auricular en las válvulas auriculoventriculares, lado ventricular en el caso de válvulas semilunares), y suelen caracterizarse por un movimiento oscilante rápido, independiente del

movimiento valvular (**Fig. 17-18**). La forma de las vegetaciones suele ser irregular y el tamaño variable, presentando, las de gran tamaño (> 10 mm), mayor riesgo embólico.

> ❗ Se considera que una endocarditis valvular es complicada si presenta una vegetación de gran tamaño, si ocasiona afectación funcional valvular significativa (por interferencia con el funcionamiento normal valvular o por perforación de velos), o si presenta extensión local perianular (absceso, seudoaneurisma, fístula).

El **absceso** perivalvular representa el segundo hallazgo más frecuente, siendo más común en la endocarditis valvular aórtica y en la endocarditis valvular protésica (**Fig. 17-19**). La fibrosa intervalvular mitroaórtica es una localización frecuente de absceso perivalvular aórtico y, por tanto, la afectación del velo anterior de la válvula mitral (vegetación o perforación de velo) es relativamente frecuente en el caso de EI sobre válvula aórtica nativa o protésica. Anatómicamente, el absceso se

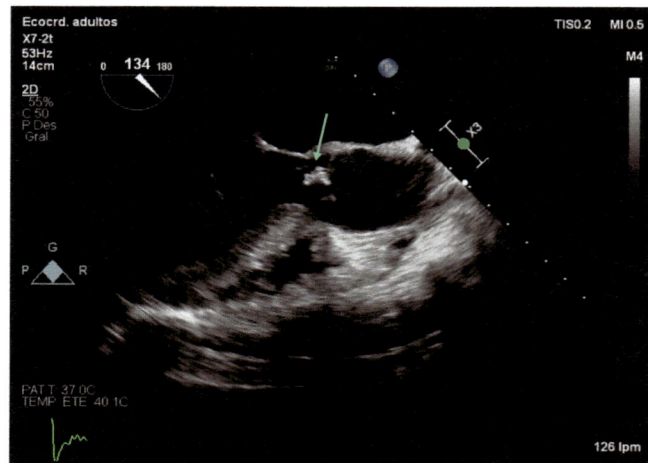

Figura 17-18. Ecocardiografía transesofágica. Vegetación sobre válvula aórtica nativa.

Tabla 17-3. Endocarditis infecciosa. Definiciones anatómicas y ecocardiográficas

	Cirugía/necropsia	Ecocardiografía
Vegetación	Masa infectada adherida a una estructura endocárdica o en material intracardíaco implantado	Masa intracardíaca oscilante o no oscilante sobre válvulas u otras estructuras endocárdicas, o sobre material intracardíaco implantado
Absceso	Cavidad perivalvular con necrosis y material purulento que no se comunica con el lumen cardiovascular	Área perivalvular engrosada y no homogénea con apariencia ecodensa o ecolúcida
Seudoaneurisma	Comunicación de la cavidad perivalvular con el lumen cardiovascular	Espacio perivalvular pulsátil sin eco, con Doppler color de flujo detectado
Perforación	Interrupción de la continuidad del tejido endocárdico	Interrupción de la continuidad del tejido endocárdico atravesado por el flujo Doppler de color
Fístula	Comunicación entre dos cavidades vecinas a través de una perforación	Comunicación Doppler a color entre dos cavidades vecinas a través de una perforación
Aneurisma valvular	Salida sacular de tejido valvular	Protuberancia sacular del tejido valvular
Dehiscencia de una válvula protésica	Dehiscencia de la prótesis	Insuficiencia paravalvular identificada por TTE/TOE, con o sin movimiento oscilante de la prótesis

ETE: ecocardiografía transesofágica; ETT: ecocardiografía transtorácica.

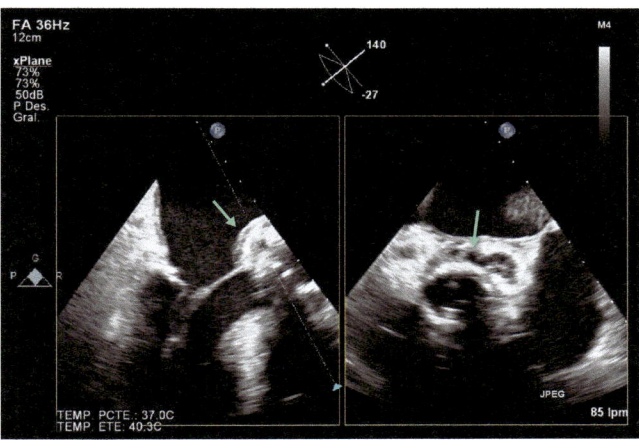

Figura 17-19. Ecocardiografía transesofágica. Vegetación sobre prótesis mecánica aórtica. Absceso perivalvular de gran tamaño (flecha).

define como una cavidad perivalvular con material purulento y necrosis que no comunica con una cavidad vascular. Las complicaciones de un absceso perivalvular incluyen la rotura a una cavidad (seudoaneurisma) o a una cámara adyacente (fistulización):

- El **seudoaneurisma** se define como un espacio perivascular pulsátil anecoico con flujo en su interior.
- La **fistulización** consiste en una comunicación de flujo entre dos cavidades adyacentes (puede ocurrir entre aorta y VD, por rotura de absceso en la cúspide no coronaria o entre el tracto de salida del VI y del VD; entre aorta y VD o AD, en el caso de la cúspide coronaria derecha; y entre aorta y AI o AD, cuando existe vegetación en la cúspide coronaria izquierda. En el caso de absceso en la capa fibrosa mitroaórtica, la comunicación de flujo se produce entre el absceso y el tracto de salida del VI) (**Fig. 17-20**).

Los abscesos son más frecuentes en relación con endocarditis sobre la válvula aórtica, pero también se observan en el anillo mitral posterior, en el caso de endocarditis valvular mitral, los cuales pueden extenderse a los segmentos basales

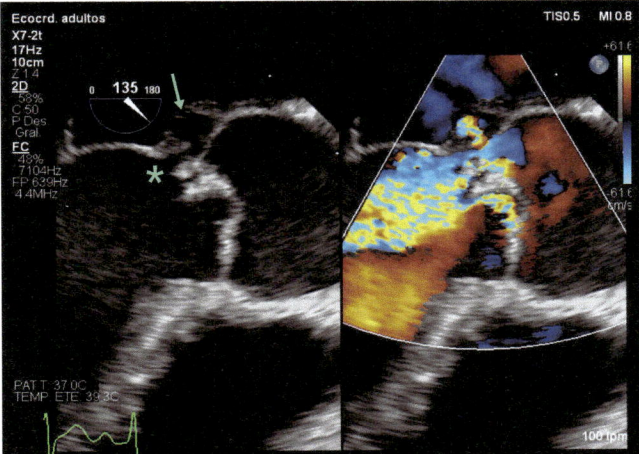

Figura 17-20. Ecocardiografía transesofágica. Vegetación sobre válvula aórtica nativa con fistulización del absceso en capa fibrosa mitroaórtica (flecha) a tracto de salida del ventrículo izquierdo (asterisco).

del miocardio del VI o en el espacio pericárdico. Otro criterio diagnóstico ecocardiográfico mayor de endocarditis es el hallazgo de una nueva dehiscencia protésica.

Los **aspectos ecocardiográficos a valorar en un paciente con endocarditis** son:

- La presencia, localización, tamaño y número de vegetaciones valvulares.
- La existencia de disfunción valvular, particularmente regurgitación valvular.
- La anatomía subyacente de la válvula afectada o valvulopatía concomitante.
- El impacto de la disfunción valvular en la función ventricular.
- Complicaciones relacionadas con la endocarditis. Es importante realizar una valoración multiplano desde distintas ventanas acústicas.

La ecocardiografía, en ambas modalidades (transtorácica y transesofágica), tiene un alto valor diagnóstico para endocarditis. La sensibilidad para el diagnóstico de vegetaciones en válvulas nativas y protésicas es del 70 % y 50 % para ETT, y del 96 % y 92 %, respectivamente, para el ETE. La especificidad es de alrededor del 90 % para ambas técnicas. No obstante, existen condiciones en las que el valor de la ecocardiografía puede estar limitado, como en las siguientes circunstancias:

- **Vegetaciones de pequeño tamaño (< 2-3 mm)**, principalmente en estadios precoces de la enfermedad, por lo que si la sospecha clínica es elevada, ante un estudio ecocardiográfico negativo, se debe repetir el examen mediante ETT/ETE a los 7-10 días tras el primer estudio.
- **Lesiones valvulares preexistentes**: prolapso valvular mitral con rotura de cuerda, enfermedad valvular mitral mixomatosa, y lesiones calcificadas valvulares que generan sombra acústica y reverberación. Es importante comparar con previos estudios ecocardiográficos en estos casos.
- **Prótesis valvulares y dispositivos intracardíacos**: en el caso de las prótesis valvulares, la evaluación es más complicada si la infección afecta al anillo de sutura más que a los velos valvulares, sin ocasionar afectación funcional, y por la reverberación y sombra acústica generada por el material protésico; en cuanto a los electrodos, puede ser difícil valorar de forma óptima toda su longitud.
- La **endocarditis trombótica no bacteriana o marántica** (**Fig. 17-21**): ocurre en el contexto de una enfermedad maligna o lupus eritematoso sistémico. Consiste en vegetaciones que suelen ser de menor tamaño, localizadas en la base de los velos, que muestran ecogenicidad variable y tienen menor movilidad independiente; pero es la correlación con el análisis microbiológico lo que aporta un diagnóstico definitivo.

La sensibilidad de la ETT para el diagnóstico de abscesos es aproximadamente del 50 %, comparado con el 90 % para la ETE. La especificidad es mayor del 90 % para ambas técnicas. Los pequeños abscesos perivalvulares aórticos pueden ser difícilmente identificados, particularmente en una fase temprana de la enfermedad, en el postoperatorio inmediato

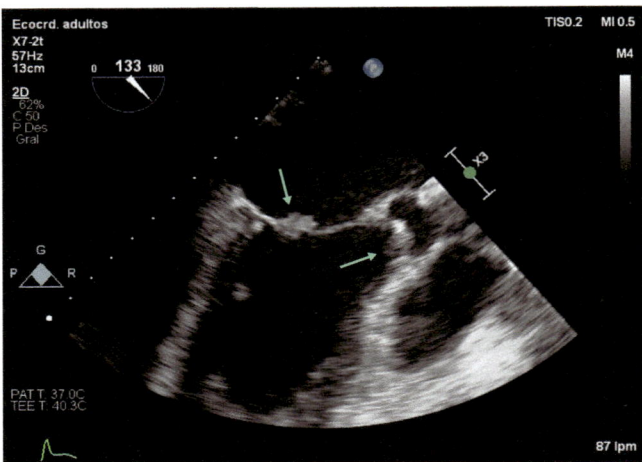

Figura 17-21. Ecocardiografía transesofágica. Vegetaciones no bacterianas o maránticas (flechas) en ambas válvulas izquierdas, en el contexto de neoplasia en estadio avanzado.

de sustitución de raíz aórtica (por engrosamiento parietal aórtico) y en presencia de una prótesis valvular.

Por otra parte, la precisión diagnóstica de la ecocardiografía depende de la capacidad de **distinguir una vegetación valvular de otras masas intracardíacas**, por lo que es necesario realizar un diagnóstico diferencial con las siguientes entidades: trombo, prolapso valvular, tumoración cardíaca (mixoma y fibroelastoma), cambios mixomatosos en la válvula mitral, vegetaciones no infecciosas (endocarditis marántica), lesiones valvulares inflamatorias en el contexto de enfermedades sistémicas como el lupus eritematoso sistémico (LES) (endocarditis de Libman-Sacks), o el engrosamiento normal de la zona de coaptación de los velos (los nódulos de Arantius en la válvula aórtica), o tractos fibrinosos degenerativos, como las excrecencias de Lambl en la válvula aórtica, así como con el artefacto de anchura del haz de ultrasonidos en relación con nódulos calcificados o con prótesis valvular (por ejemplo, el artefacto que se observa con apariencia de «masa» en el lado auricular del velo anterior de la válvula mitral, en la vista apical cuatro cámaras, por el artefacto de anchura del haz de ultrasonidos procedente de una prótesis valvular aórtica o válvula aórtica gravemente calcificada). Por lo tanto, los resultados del estudio ecocardiográfico deben interpretarse cuidadosamente, teniendo en cuenta la presentación clínica del paciente y la probabilidad de EI.

 La ecocardiografía constituye una prueba esencial en el manejo clínico de la EI, con un papel especial en la elección del tratamiento quirúrgico, habitualmente realizado de forma urgente.

La indicación de cirugía valvular en presencia de endocarditis se realiza ante tres situaciones:

- Afectación hemodinámica (la presencia de insuficiencia cardíaca es el principal motivo de cirugía).
- Infección activa persistente (crecimiento de la vegetación o extensión local -absceso, seudoaneurisma, fístula-).
- Fenómenos de embolización.

En los últimos años ha aumentado la frecuencia de la endocarditis derecha sobre electrodo cardíaco debido al mayor número de implantes de dispositivos de estimulación en los pacientes cardiópatas (**Fig. 17-22**). Habitualmente, el diagnóstico de **endocarditis sobre un dispositivo** requiere su extracción, además de una administración prolongada de antibióticos. Ocasionalmente pueden visualizarse pequeños tractos fibrinosos adheridos a electrodos, y otras veces puede haber un trombo adherido, por lo que una masa adherida a un electrodo requiere llevar a cabo hemocultivos. La endocarditis derecha también se relaciona con vegetaciones en catéteres venosos centrales (**Fig. 17-23**).

Respecto a las distintas **modalidades de ecocardiografía**:

- La ETT debe realizarse tan pronto como se sospeche endocarditis infecciosa.
- La ETE es de elección en el caso de pacientes portadores de prótesis cardíaca y dispositivo intracardíaco, y ante la sospecha de complicaciones: insuficiencia cardíaca, embolización o bloqueo auriculoventricular de nueva aparición, o en el caso de bacteriemia por *Staphylococcus aureus* si las imágenes de ETT no son de óptima calidad.
- No sería necesaria la ETE en el caso de endocarditis sobre válvula nativa derecha aislada y buena calidad de imagen mediante ETT.

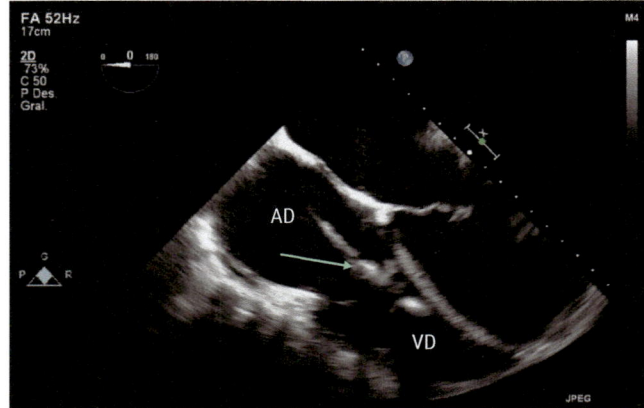

Figura 17-22. Ecocardiografía transesofágica. Vegetación (flecha) sobre electrodo en las cavidades derechas.

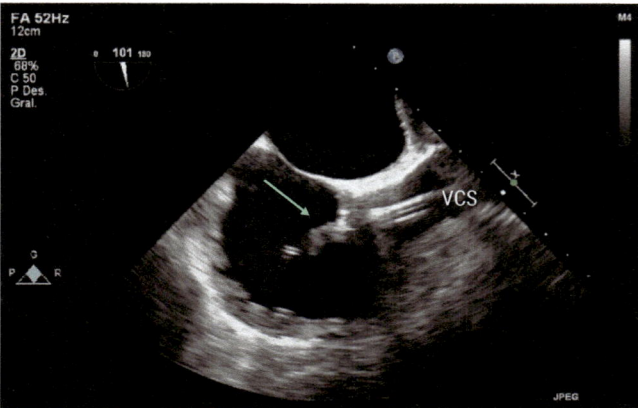

Figura 17-23. Ecocardiografía transesofágica. Vegetación (flecha) sobre catéter venoso en la vena cava superior (VCS).

- La ETE debe realizarse en caso de ETT negativo cuando hay un alto índice de sospecha para EI, particularmente cuando la ETT es de subóptima calidad.
- La ETE también debe realizarse en pacientes con ETT positivo para descartar complicaciones locales.
- En pacientes con bacteriemia por *Staphylococcus aureus*, la ecocardiografía está justificada por la frecuencia de EI en este entorno, la virulencia de este organismo y sus efectos devastadores una vez establecida la infección intracardíaca. Se recomienda un estudio mediante ETT y/o ETE en los siguientes 5-7 días en caso de un estudio inicial negativo y alta sospecha clínica de EI.
- La ETT es la técnica de elección para valorar la respuesta al tratamiento antibiótico.
- La ETE presenta también un papel fundamental durante la intervención (ETE intraoperatoria).
- La ETE-3D es particularmente útil en el caso de valoración de endocarditis sobre la válvula mitral, puesto que la orientación de esta válvula en el estudio transesofágico permite adquirir imágenes de alta calidad su lado auricular, valorar la localización exacta de la vegetación e identificar la perforación de velos mitrales. En el caso de endocarditis derecha sobre dispositivo, la ETE-3D también tiene valor para definir la relación espacial de la vegetación y el electrodo.
- En la valoración de la endocarditis sobre válvula aórtica, la ETE-3D permite valorar ambos lados valvulares; no obstante, hay que tener en cuenta que la resolución espacial y temporal es menor que con la imagen 2D.

- En general, la ETE-3D es especialmente útil en la evaluación de la extensión perivalvular de la infección, en la valoración de dehiscencia de la válvula protésica y de perforación valvular.
- Aunque la ecocardiografía es la técnica de primera elección en el diagnóstico y manejo de la endocarditis infecciosa, tanto la **TC multicorte** como la tomografía por emisión de positrones con TC (PET/TC) con ^{18}F-fluorodesoxiglucosa (**^{18}F-FDG-PET/TC**) pueden aportar información complementaria en determinados casos en los que la ETE no ha permitido hacer un diagnóstico y la sospecha clínica es alta.
- La TC cardíaca se puede utilizar para detectar, con una precisión diagnóstica similar a la ecocardiografía, la extensión perivalvular en la EI mediante la valoración anatómica de seudoaneurismas, abscesos y fístulas. Además, la TC cardíaca permite analizar con precisión el movimiento de los discos protésicos y valorar la existencia de *pannus*, trombos y masas en la región paravalvular, así como la dehiscencia protésica, en el caso de endocarditis sobre prótesis valvular.
- El uso de ^{18}F-FDG-PET/TC mejora la detección de infección en casos seleccionados, en particular ante la sospecha de EI sobre válvula protésica y dispositivos electrónicos intracardíacos. Un papel prometedor adicional dela ^{18}F-FDG-PET/TC puede ser en pacientes con EI establecida, en los que podría ser empleado para monitorización de la respuesta al tratamiento antimicrobiano. Sin embargo, no hay datos suficientes disponibles en este momento para hacer una recomendación general.

 PUNTOS CLAVE

- La ecocardiografía es la técnica de elección en la valoración inicial de una masa cardíaca porque permite identificar los principales tipos de masas cardíacas: tumor, trombo y vegetación, así como realizar una evaluación anatomofuncional. En ocasiones, se puede realizar una valoración más exhaustiva mediante el uso complementario de otras técnicas de imagen, como la TC cardíaca, la RMC y el PET, que solventan algunas limitaciones inherentes a la técnica de ultrasonidos.
- El protocolo ecocardiográfico para la valoración de una masa cardíaca incluye: la exclusión de artefactos de ultrasonidos (mediante ajuste de parámetros y evaluación multiplanar), el diagnóstico diferencial con estructuras cardíacas normales y variantes anatómicas, la valoración de masas extracardíacas y la identificación de hallazgos anatómicos predisponentes.
- Los tumores cardíacos son infrecuentes y tienen una presentación clínica variable, que abarca desde un carácter silente (hallazgo casual en ecocardiografía) hasta síntomas sistémicos o de repercusión hemodinámica. Los tumores secundarios o metastásicos son los más comunes (neoplasias de pulmón, mama y hematológicas) y sus mecanismos fisiopatológicos principales son por invasión directa o diseminación metastásica, siendo la afectación pericárdica las más prevalente (en forma de derrame pericárdico). La mayoría de los tumores primarios son benignos, siendo el más prevalente el mixoma en adultos y el rabdomioma en

niños. Los tumores cardíacos primarios malignos son poco frecuentes; principalmente se trata de sarcomas (el angiosarcoma de AD es el tipo más común). La ecocardiografía tiene un papel relevante en la valoración inicial de la masa tumoral, su localización y evaluación fisiológica. Técnicas como la TC cardíaca, la RMC y el PET permiten realizar un estudio más exhaustivo mediante la caracterización tisular y la valoración extracardíaca del tumor.
- La ecocardiografía permite analizar diferentes fuentes embólicas cardíacas, mediante la identificación de masas intracardíacas (trombos) y extracardíacas (placas de ateroma aórtico) (fuentes mayores) y de hallazgos anatómicos predisponentes como el FOP o valvulopatías (fuentes menores). Concretamente, la modalidad transesofágica es una técnica de mayor sensibilidad para el diagnóstico de trombos en la orejuela izquierda, masas valvulares, placas de ateroma en la aorta o ante la sospecha de trombosis protésica. Para la valoración de trombo ventricular izquierdo, la ecocardiografía transtorácica con contraste tiene alto valor diagnóstico. En la valoración de trombos en cavidades derechas, es importante el diagnóstico diferencial con estructuras anatómicas consideradas variantes de la normalidad.
- La ecocardiografía es una técnica esencial en la evaluación de un paciente con endocarditis infecciosa, ya que permite valorar aspectos relacionados con el diagnóstico, manejo y monitorización. La ecocardiografía proporciona informa-

(Continúa)

PUNTOS CLAVE (*cont.*)

ción sobre la localización y tamaño de la vegetación, la afectación funcional valvular, complicaciones (absceso, pseudoaneurisma, fistulización), y permite evaluar el riesgo embólico, el pronóstico y la elección quirúrgica. La sensibilidad de la modalidad transesofágica es mayor en el caso de endocarditis sobre válvula protésica y dispositivos intracardíacos, y en la valoración de complicaciones, prin-

cipalmente en el contexto de infección por *Staphylococcus aureus*. Es necesario realizar diagnóstico diferencial con otras afecciones valvulares (tumoraciones, degenerativas, inflamatorias) y artefactos del haz de ultrasonidos. Otras técnicas como la TC (en valoración de extensión perivalvular) y el PET pueden ser de utilidad si los hallazgos de la ETE no son concluyentes.

BIBLIOGRAFÍA

Butany J, Nair V, Naseemuddin A, Nair GM, Catton C, Yau T, et al. Cardiac tumours: diagnosis and management. Lancet Oncol. 2005;6(4):219-28.

Dutta T, Karas MG, Segal AZ, Kizer JR. Yield of transesophageal echocardiography for nonbacterial thrombotic endocarditis and other cardiac sources of embolism in cancer patients with cerebral ischemia. Am J Cardiol. 2006;97(6):894-8.

EACVI recommendations on cardiovascular imaging for the detection of embolic sources: endorsed by the Canadian Society of Echocardiography. Eur Heart J Cardiovasc Imaging. 2021;22(6):e24-e57.

George A, Parameswaran A, Nekkanti R, Lurito K, Movahed A. Normal anatomic variants on transthoracic echocardiogram. Echocardiography. 2009;26(9):1109-17.

Gürsoy MO, Kalçik M, Karakoyun S, Özkan M. The current status of fluoroscopy and echocardiography in the diagnosis of prosthetic valve thrombosis-a review article. Echocardiography. 2015 Jan;32(1):156-64.

Habib G, Lancellotti P, Antunes MJ, Bongiorni MG, Casalta JP, Del Zotti F, et al. 2015 ESC Guidelines for the management of infective endocarditis. The Task Force for the Management of Infective Endocarditis of the European Society of Cardiology (ESC). Endorsed by: European Association for Cardio-Thoracic Surgery (EACTS), the European Association of Nuclear Medicine (EANM). Eur Heart J. 2015 Nov 21;36(44):3075-128.

Horgan SJ, Mediratta A, Gillam LD. Cardiovascular Imaging in Infective Endocarditis: A Multimodality Approach. Circ Cardiovasc Imaging. 2020 Jul;13(7):e008956.

Neragi-Miandoab S, Kim J, Vlahakes GJ. Malignant tumours of the heart: a review of tumour type, diagnosis and therapy. Clin Oncol. 2007;19(10):748-56.

Pathan F, Hecht H, Narula J, Marwick TH. Roles of Transesophageal Echocardiography and Cardiac Computed Tomography for Evaluation of Left Atrial Thrombus and Associated Pathology: A Review and Critical Analysis. JACC Cardiovasc Imaging. 2018 Apr;11(4):616-27.

Peters PJ, Reinhardt S. The echocardiographic evaluation of intracardiac masses: a review. J Am Soc Echocardiogr. 2006 Feb;19(2):230-40.

Roudaut R, Serri K, Lafitte S. Thrombosis of prosthetic heart valves: diagnosis and therapeutic considerations. Heart. 2007 Jan;93(1):137-42.

Sachdev M, Peterson GE, Jollis JG. Imaging techniques for diagnosis of infective endocarditis. Cardiol Clin. 2003;21(2):185-95.

Srichai MB, Junor C, Rodriguez LL, Stillman AE, Grimm RA, Lieber ML, et al. Clinical, imaging, and pathological characteristics of left ventricular thrombus: a comparison of contrast-enhanced magnetic resonance imaging, transthoracic echocardiography, and transesophageal echocardiography with surgical or pathological validation. Am Heart J. 2006;152(1):75-84.

Thuny F, Di Salvo G, Belliard O, Avierinos JF, Pergola V, Rosenberg V, et al. Risk of embolism and death in infective endocarditis: prognostic value of echocardiography: a prospective multicenter study. Circulation. 2005;112(1):69-75.

Wu CM, Bergquist PJ, Srichai MB. Multimodality Imaging in the Evaluation of Intracardiac Masses. Curr Treat Options Cardiovasc Med. 2019 Sep 5;21(10):55.

Yuan SM, Shinfeld A, Lavee J, Kuperstein R, Haizler R, Raanani E. Imaging morphology of cardiac tumours. Cardiol J. 2009; 16(1):26-35.

Zhan Y, Joza J, Al Rawahi M, Barbosa RS, Samuel M, Bernier M, et al. Assessment and Management of the Left Atrial Appendage Thrombus in Patients With Nonvalvular Atrial Fibrillation. Can J Cardiol. 2018 Mar;34(3):252-61.

Tomografía computarizada y resonancia magnética cardíacas I

V

Fundamentos y conceptos generales en tomografía computarizada y resonancia magnética cardíacas

18

R. Eiros Bachiller y E. Díaz Peláez

OBJETIVOS

- Conocer los fundamentos físicos de la resonancia magnética y de la tomografía computarizada cardíacas.
- Diferenciar las secuencias de la resonancia magnética y de la tomografía computarizada cardíacas.
- Entender los aspectos de seguridad de la resonancia magnética y de la tomografía computarizada cardíacas.
- Profundizar sobre situaciones especiales en resonancia magnética cardíaca.

FUNDAMENTOS FÍSICOS DE LA RESONANCIA MAGNÉTICA CARDÍACA

La resonancia magnética cardíaca o cardiorresonancia (RMC) es una técnica de imagen no invasiva que permite obtener imágenes cardíacas y de los grandes vasos gracias a la acción de un campo magnético y ondas electromagnéticas en el rango de las radiaciones no ionizantes.

La RMC se basa en analizar el comportamiento de los protones de hidrógeno. El protón es el núcleo del átomo de hidrógeno (también denominado espín) y es el componente de la mayor parte de las moléculas del cuerpo humano (las más significativas, las del agua [95 % del organismo] y la grasa). Al tener un número de masa impar, el hidrógeno posee la propiedad de rotación intrínseca, «precesión» o «espín» (similar a una pequeña peonza girando), que genera un pequeño campo magnético por sí mismo (momento magnético, μ),

que se define por una dirección y una magnitud, es decir, un «vector de magnetización» (M), que se representa con una flecha (**Fig. 18-1**). Este vector (M) se puede descomponer en magnetización longitudinal (Mz) y transversal (Mxy). Por tanto, se comportan intrínsecamente como pequeños imanes.

En condiciones normales, los protones del organismo se encuentran orientados de forma aleatoria y sus momentos magnéticos se anulan (unos se compensan con otros en dirección opuesta), por lo cual no generan campo magnético neto alguno.

Los protones han de estar sometidos a un campo magnético intenso donde se alinean con el campo (es lo que sucede al introducirse en el imán de la resonancia magnética). Posteriormente, se modifica su comportamiento mediante descargas de energía (denominadas ondas de radiofrecuencia). Al cesar las ondas de radiofrecuencia, el protón se relaja, obteniéndose información sobre el tejido sometido al estudio.

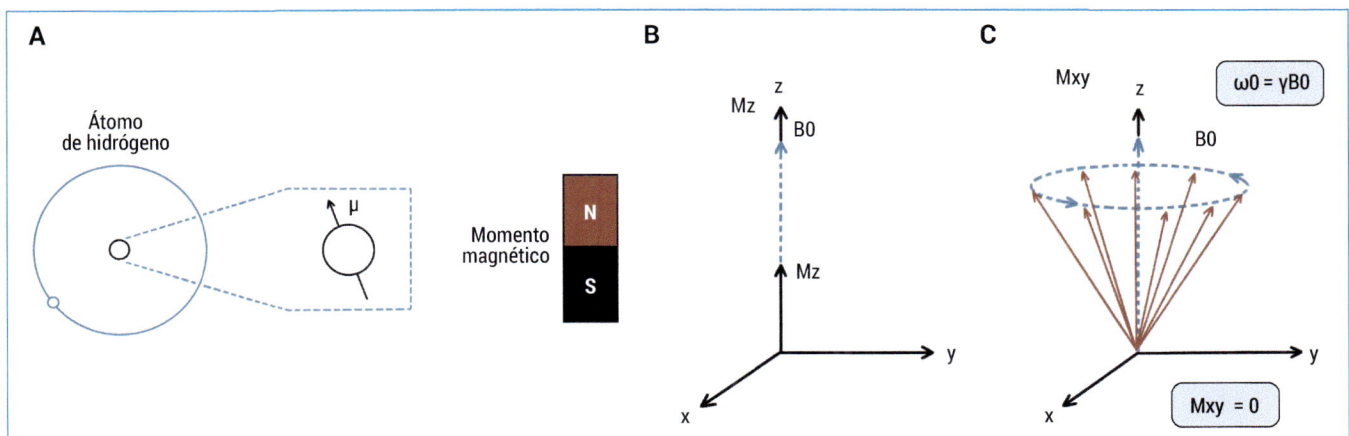

Figura 18-1. A) Los núcleos de hidrógeno que muestran la propiedad inherente de precesar, otorgándoles un pequeño momento magnético (μ). **B y C)** Ejemplo de los vectores de magnetización de un espín sometido a un campo magnético. Alineación con B0, dando una magnetización neta Mz **(B)**; precesión sobre B0 a la frecuencia de Larmor. La magnetización Mxy es nula. γ es el ratio giromagnético **(C)**. B0: campo magnético intenso y constante; Mxy: magnetización transversal; Mz: magnetización longitudinal.

Durante esta relajación, los cambios en la magnetización no son instantáneos, requiriendo tiempo. El tiempo que requiere para «relajarse», es decir, volver a su estado alineado con el imán, da información sobre el tejido en el que se encuentran los protones. Durante la relajación, los protones aumentan su magnetización longitudinal y disminuyen su magnetización transversal. Para lograr distinguir los distintos tejidos, hay que saber que la señal electromagnética que produce cada tejido depende de: la densidad de protones del tejido, su relajación longitudinal y su relajación transversal.

> ❗ La relajación T1 refleja la recuperación gradual de la magnetización longitudinal (relajación longitudinal), mientras la relajación T2 refleja la pérdida de magnetización transversal (relajación transversal). Ambos tiempos de relajación, T1 y T2, que ocurren simultáneamente, son parámetros dependientes de las características de cada tejido, y las diferencias entre estos motivan el contraste en las imágenes de RM.

En resumen, en la fase de relajación es cuando se forman las imágenes en RMC, y las antenas reciben la pequeña cantidad de energía («señal de radiofrecuencia o eco») emitida por los protones del paciente al relajarse. El intervalo de tiempo entre la emisión del pulso de radiofrecuencia y la medición del eco se denomina tiempo de eco (TE). Otro parámetro importante es el tiempo que hay entre dos pulsos de 90 ° consecutivos, denominado tiempo de repetición (TR), que junto con el TE determinan el tipo de imagen obtenida en RM. Esta corriente puede ser transformada en «señal» de la resonancia magnética, representada en una escala de grises.

> Es importante destacar que una imagen ponderada o potenciada en T1, es aquella en la que el contraste de intensidad de señal entre los diferentes tejidos se debe fundamentalmente a las propiedades de la relajación T1 de los tejidos. Para su obtención, se usan valores de TE y TR cortos (típicamente TR ≤ 500 ms; TE ≤ 20 ms). Las imágenes potenciadas o ponderadas en T2 están basadas en las propiedades de relajación T2, utilizando TR y TE largos para la obtención de las imágenes (TR > 1.500 ms y TE > 40 ms).

Equipo de resonancia magnética cardíaca

Para todo este proceso son necesarios tres elementos básicos que constituyen una resonancia magnética (**Fig. 18-2**).

- Imán principal.
- Antenas o bobinas de gradientes.
- Antenas transmisoras y receptoras de la señal de radiofrecuencia.

El imán principal más frecuente en el ámbito de la RMC forma parte del equipo de 1,5 teslas, aunque actualmente cada vez son cada vez más frecuentes los equipos de 3 teslas (1 tesla equivale a 20.000 veces el campo magnético terrestre). En la actualidad, el imán principal es de tipo superconductor y está refrigerado con helio a muy baja temperatura (próxima

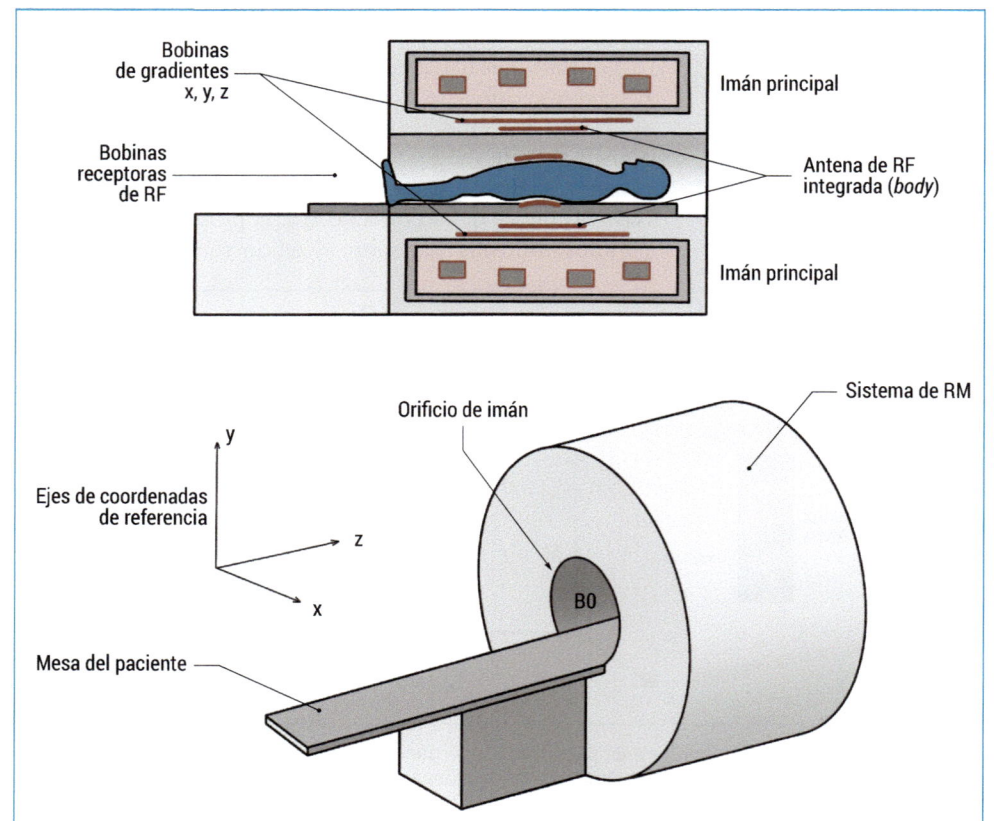

Figura 18-2. Equipo de resonancia magnética cardíaca.
B0: campo magnético intenso y constante; RF: radiofrecuencia; RM: resonancia magnética.

al cero absoluto) para reducir su resistencia a la corriente eléctrica. Dicho imán genera un campo magnético intenso y constante (referido normalmente como B0), que no puede desactivarse. El imán sigue activo incluso cuando el equipo está apagado (se desarrollará en el apartado *Seguridad en la resonancia magnética cardíaca*).

Las antenas son elementos que permiten la localización espacial. Hay una antena de gradiente para cada eje (x, y, z). Las antenas transmisoras y receptoras se usan para emitir y recibir radiofrecuencia hacia y desde los elementos de volumen del paciente (que contienen protones), creando un segundo campo magnético temporal, referido normalmente como B1, mucho menor que B0 (del orden de 10 a 20 microteslas). En RMC se utilizan bobinas de 16 o 32 elementos («pequeñas antenas» que emiten y reciben de forma simultánea e independiente), tipo *phased-array*, con elementos posteriores (a veces integrados en la mesa de exploración) y anteriores que se colocan encima del paciente (de forma similar a un «escudo»).

PROTOCOLOS DE ADQUISICIÓN EN RESONANCIA MAGNÉTICA CARDÍACA

Se denomina secuencia al conjunto formado por combinaciones de pulsos de radiofrecuencia, gradientes dentro del campo magnético y formas de leer la señal. Cada secuencia consta de tres partes: preparación o módulo de excitación, módulo de adquisición y módulo final.

La técnica más simple para obtener una imagen de resonancia magnética (RM) se denomina eco de espín. En este tipo de secuencia, el pulso de radiofrecuencia de 90° es seguido por un pulso de 180°, con el fin de evitar la pérdida de señal o magnetización transversal, motivada por la heterogeneidad local en el campo.

Tras estos dos pulsos, se mide un eco que se emplea para llenar una de las líneas horizontales de la matriz de datos crudos, denominada espacio-K. Este proceso se repite hasta rellenar todas las líneas de la matriz de datos, obteniendo así la suficiente información para calcular una imagen. No obstante, la técnica de eco de espín es lenta y con duración mayor de una apnea, por lo que se han desarrollado soluciones para la obtención de imágenes rápidas y ultrarrápidas que, junto con el sincronismo cardíaco, permiten la obtención de imágenes cardíacas de gran calidad.

Secuencias para estudio de la morfología y función

Se pueden caracterizar, según la «apariencia» de la sangre intracardíaca, como de sangre negra o sangre blanca.

Secuencias de «sangre negra»

Este grupo incluye:

- Secuencias eco de espín convencionales (SE).
- Secuencias eco de espín rápidas (*turbo-spin-echo* o TSE).
- Secuencias eco de espín con doble pulso de inversión recuperación, que es la habitualmente utilizada.

En estas secuencias, la sangre (**Fig. 18-3**), al circular con flujo elevado, presenta intensidad de señal baja, siendo

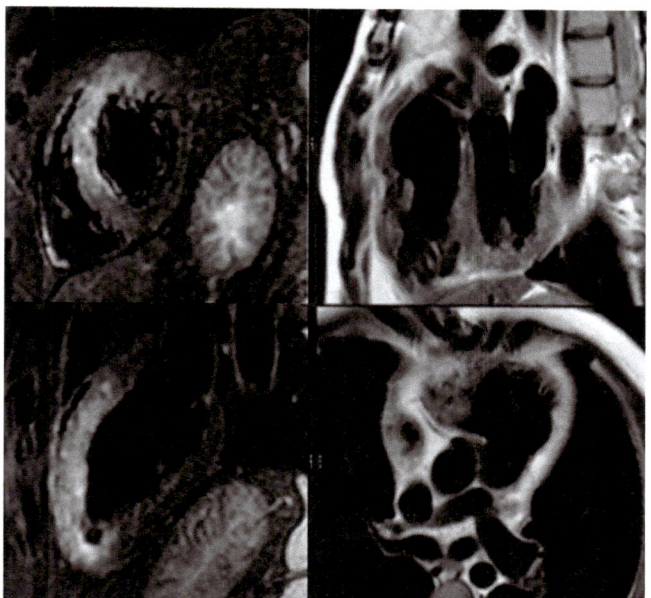

Figura 18-3. Secuencias de «sangre negra».

hipointensa respecto al miocardio normal, debido a que se usan dos pulsos de 180° muy próximos en el tiempo. Los tejidos estacionarios mantienen su señal, pero la sangre fresca fluye desde cortes adyacentes manteniendo la magnetización invertida, por lo que se ve negra (v. **Fig. 18-3**).

> ! La principal utilidad de estas secuencias actualmente es la caracterización del pericardio, visualizar la infiltración adiposa del miocardio y, especialmente, demostrar la captación de medio de contraste paramagnético (quelatos de gadolinio) que, en esta secuencia, aumenta la intensidad de la señal.

Se puede añadir un pulso de inversión adicional para suprimir la señal de la grasa, denominándose en este caso STIR (secuencias de recuperación de inversión de tau corta).

Secuencias de «sangre blanca»

Se basan en secuencias de eco gradiente que sustituye el clásico ángulo de 90° por ángulos más pequeños, lo cual acorta el tiempo de exploración, y cuanto más bajo es el ángulo, menor es el valor posible para el TR y más corto el tiempo de exploración.

Estas secuencias son utilizadas tanto para estudio morfológico como para estudio de la función ventricular (**Fig. 18-4**), adquiriéndose múltiples imágenes consecutivas que se visualizan de forma dinámica en modo «cine» para mostrar el movimiento cardíaco.

> ! Las secuencias de cine de precesión libre en estado estacionario (SSFP) son las utilizadas en la actualidad. Permiten la cuantificación semiautomática de los volúmenes ventriculares, auriculares y, más recientemente, la cuantificación de la deformación miocárdica (*strain*).

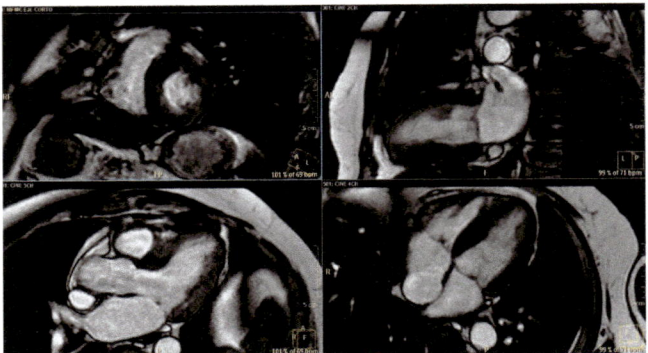

Figura 18-4. Secuencias de «sangre blanca» que corresponden a secuencias de cine de precesión libre en estado estacionario (SSFP).

Secuencias de caracterización tisular

A diferencia de otras técnicas de imagen, la RM es capaz de obtener información sobre la composición de los tejidos mediante secuencias estáticas potenciadas en T1 y T2. En la mayoría de los casos, se usarán técnicas de turbo eco de espín rápidas (*turbo spin-echo*, TSE) para la adquisición de imágenes estáticas bidimensionales, orientadas en los mismos planos que las secuencias de cine, y, de este modo, tener una correlación entre estructura, función y caracterización tisular.

Secuencias de realce tardío

Las secuencias más usadas para visualizar este fenómeno son potenciadas en T1 derivadas de b-SSFP (precesión libre de estado estacionario equilibrado [**Fig. 18-5**]) o turbo-FLASH, con un pulso de inversión capaz de anular la señal del miocardio sano y así exacerbar el contraste con las zonas de realce patológico o secuencias de inversión/recuperación (v. **Fig. 18-5**). Para que el pulso de inversión logre este objetivo, se debe dejar pasar un tiempo (tiempo de inversión o TI), que es propio de cada paciente y corresponde al momento en que la curva de recuperación de magnetización longitudinal pasa por cero (**Fig. 18-6**).

Para optimizar estas secuencias, se han desarrollado, por una parte, una secuencia multieco denominada TI *scout*, que aplica en una sola apnea varios tiempos de inversión en un corte, y el usuario puede seleccionar aquel tiempo que anula el miocardio normal. También se ha desarrollado la secuencia de inversión-recuperación sensible a la fase (*phase sensitive inversion-recovery*, PSIR), que logra una inversión uniforme en un amplio rango de tiempos de inversión. Hay otras variaciones para mejorar esta secuencia, como son el realce tardío tridimensional, que obtiene los datos de un volumen, el realce tardío *single shot*, que acelera la adquisición de manera que reconstruye nueve cortes en una apnea, y el realce tardío con sangre negra, que, aplicando un TI corto, mejora la visualización de zonas de realce o la saturación grasa, por lo que permite visualizar mejor las zonas de realce epicárdico.

Secuencias de mapping

El reciente y rápido desarrollo tecnológico de la RMC ha hecho posible la obtención de nuevos mapas paramétricos de las propiedades de relajación magnética (tanto del tiempo de relajación T1 como de T2) que permiten cuantificar variaciones en dichos parámetros resultantes de los cambios en las propiedades de magnetización que ocurren en el miocardio anormal. Estos valores son capaces de reflejar de manera objetiva los cambios en la composición del tejido miocárdico.

Para generar un mapa paramétrico, se requieren secuencias muy rápidas mediante las que se obtienen múltiples imágenes de la misma región miocárdica con distintas sensibilidades para el parámetro de interés (**Fig. 18-7**). El mapa paramétrico obtenido corresponde a una imagen a partir de la que se podrán obtener las medidas del tiempo de relajación (T1 o T2, en cada caso). Estos tiempos son propiedades intrínsecas de cada tejido, y su valor se modifica con la intensidad del campo magnético: el T1 aumenta en los campos de mayor intensidad, mientras que el T2 se mantiene relativamente constante (aunque el T2 miocárdico tiende a reducirse). Los medios de contraste de gadolinio también modifican los tiempos de relajación; principalmente acortan el T1.

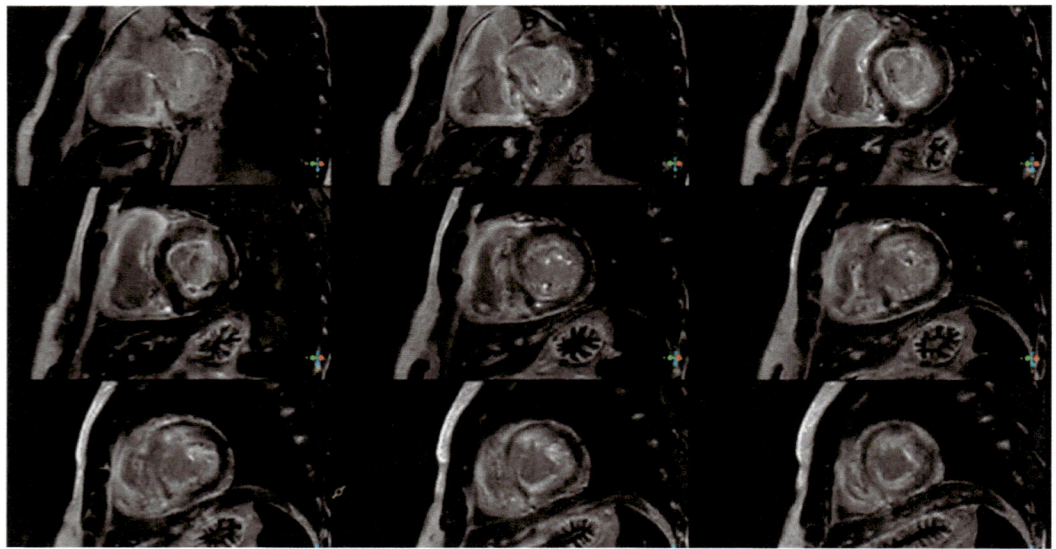

Figura 18-5. Realce tardío.

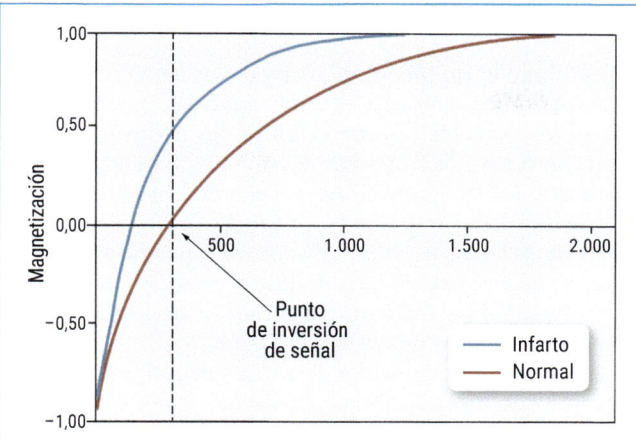

Figura 18-6. Gráfico de realce tardío.

 Un mapa de T1 o T2 es una imagen en la que la intensidad de señal de cada vóxel es directamente proporcional al tiempo T1 o T2 del tejido en que se encuentra. Mediante la presentación en color también se puede hacer un análisis visual.

Por último, los valores de T1 (previos y posteriores al contraste) permiten el cálculo de la fracción de volumen extracelular (VEC), que refleja variaciones en el espacio extracelular miocárdico basándose en las variaciones de T1 debidas a la presencia de contraste extracelular. Esta información se obtiene calculando las diferencias en T1, tanto de la sangre como del músculo cardíaco, antes y después de la inyección del contraste de gadolinio, con la siguiente fórmula:

$$\lambda = [\Delta \text{R1 miocardio}]/[\Delta \text{R1 sangre}] \text{ previo}$$
y posterior a la administración de contraste

Donde R1 = 1/T1; fracción de VEC: (1-hematócrito) * λ

Según sus valores en cada mapa, se puede realizar la caracterización de un tejido (**Tabla 18-1**). Para la aplicación clínica de las técnicas de mapeo T1 y T2, se recomienda que se establezcan los rangos locales de normalidad y los puntos de corte en cada centro y en cada máquina, siempre bajo la misma secuencia y manera de procesar los datos, definiendo los valores de normalidad como la media ± 2 desviaciones estándar de los valores de sujetos sanos.

Tabla 18-1. Variaciones de T1, VEC, T2 y T2* en relación a los distintos sustratos que pueden afectar al miocardio

	Edema	Necrosis	Amiloide	Hierro	Lípidos
T1 nativo					
VEC				–	
T2	.		–		–
T2*	–	–	–	–	

T1: tiempo de relajación T1 (o longitudinal); T2: tiempo de relajación T2 (o transversal); T2*: tiempo de relajación T2 (o transversal) efectivo; VEC: fracción de volumen extracelular.

Secuencias para estudio del flujo

Se puede cuantificar el flujo sanguíneo de forma no invasiva mediante la secuencia de contraste de fase, que permite calcular la magnitud y gravedad de un cortocircuito, estenosis o regurgitación valvular. Esta técnica se basa en el desfase (desplazamiento en su fase de rotación) que presentan los protones en movimiento, en este caso los de la sangre dentro de un vaso, cuando se mueven en la dirección del gradiente de un campo magnético. Este desfase es proporcional a la velocidad con que se mueven dichos protones. La diferencia de fase se emplea para calcular las velocidades a nivel de cada vóxel, en las que la intensidad de la señal depende de las velocidades en cada vóxel (**Fig. 18-8**). El volumen de flujo se calcula multiplicando la velocidad media por el área de sección del vaso estudiado. Es importante reseñar que es necesario ajustar la secuencia al pico de velocidad esperado en el vaso de interés, antes de comenzar la adquisición. Este valor umbral, determinado por el usuario, corresponde a la codificación de velocidad en cm/s, y determina la velocidad más alta y más baja detectable codificada por una secuencia de contraste de fase.

Secuencias de perfusión

Uno de los campos de aplicación clínica de la RMC es el estudio de la perfusión miocárdica, especialmente combinado con la inducción mediante vasodilatadores farmacológicos. El flujo sanguíneo regional miocárdico se puede valorar, mediante un estudio dinámico con RM, durante el primer paso de un contraste paramagnético, como es el caso de los utilizados en la RM, con el fin de poder demostrar un déficit de perfusión en el territorio miocárdico de una arteria esteno-

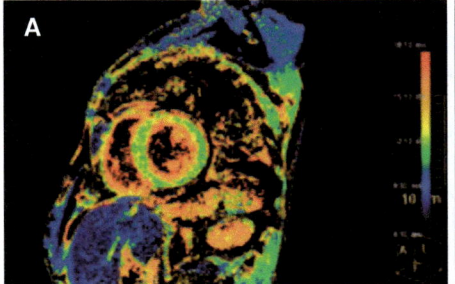
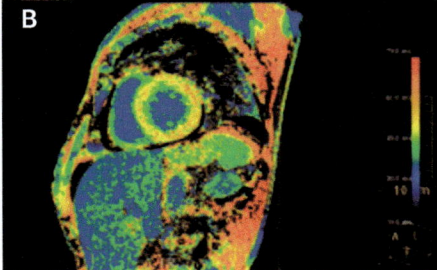
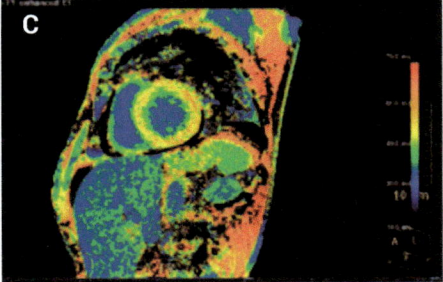

Figura 18-7. Diferentes representaciones de secuencias de *mapping*. **A)** Mapa de T1 nativo. **B)** Mapa de volumen extracelular. **C)** Mapa de T2 *mapping*.

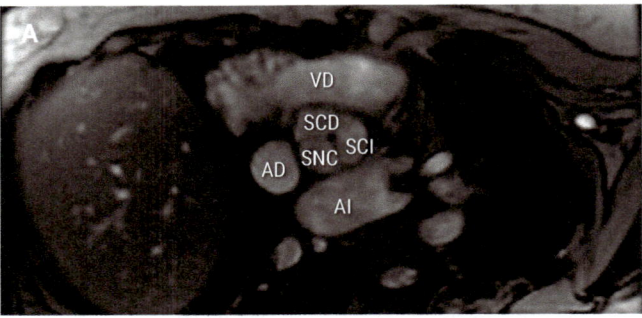

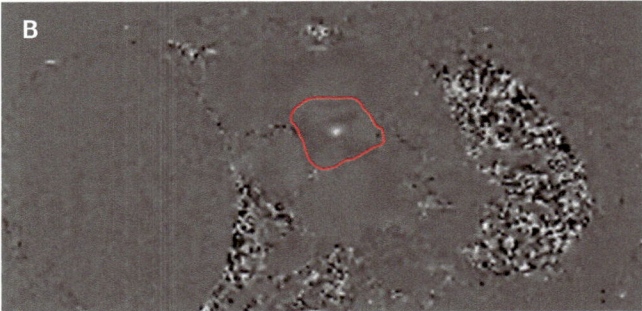

Figura 18-8. Secuencia *phase contrast* en respiración libre dirigida a la válvula aórtica. **A)** Imagen anatómica que permite identificar la estructura a estudiar. **B)** Imagen con codificación de flujo en la que la velocidad del flujo corresponde al brillo del píxel, y permite la cuantificación de flujo al dibujar un área de interés sobre el vaso (línea roja).
AD: aurícula derecha; AI: aurícula izquierda; SCD: seno coronario derecho; SCI: seno coronario izquierdo; SNC: seno no coronario; VD: ventrículo derecho.

sada. Durante la fase de estrés, se produce un fenómeno de robo de flujo a los territorios de los vasos de calibre normal. Los defectos de perfusión representan un área de tejido miocárdico con isquemia reversible o cicatriz no viable.

Para la obtención de estas imágenes se requiere una secuencia rápida, sincronizada con el movimiento cardíaco (gatillado electrocardiográfico [ECG]), y que permita detectar la presencia del contraste (gadolinio). Se utilizan secuencias en las que la intensidad de señal aumenta con el gadolinio, es decir, potenciadas en T1. La velocidad de adquisición de la imagen (resolución temporal) es crucial para lograr reflejar un fenómeno fugaz como es el primer paso del contraste, por eso se usan secuencias rápidas b-SSFP o bien FLASH, con preparación magnética para la potenciación T1.

MEDIOS DE CONTRASTE

La incorporación del gadolinio en los estudios de resonancia magnética cardíaca revolucionó las aplicaciones clínicas de esta técnica, utilizándose fundamentalmente para aumentar la diferencia de señal (contraste) entre los tejidos normales y los patológicos.

> ! Los medios de contraste de gadolinio más utilizados en la práctica clínica son los que presentan una distribución extracelular. Su utilización nos permite realizar una caracterización tisular, realizar estudios dinámicos y vasculares similares a la angiografía convencional sin utilizar radiación, y estudiar a pacientes a los que no se les puede inyectar contraste yodado por alergia.

Conceptos generales

El gadolinio es un metal del grupo de los lantánidos del sistema periódico, con una elevada capacidad paramagnética y máxima capacidad de atracción de los neutrones, siendo estas características importantes para ser un buen medio de contraste. En su estado libre, es un metal muy tóxico, por lo que es necesario que pase un proceso de quelación para evitar su toxicidad y poder utilizarlo en la práctica clínica. La mayoría de los quelatos de gadolinio son medios de contraste extracelulares inespecíficos. No entran en las células y difunden libremente a través de los capilares.

Los diferentes preparados de quelato de gadolinio extracelular presentan características farmacológicas muy similares. Se denominan así porque son hidrófilos y no se unen a proteínas ni a receptores. Se eliminan por la orina sin metabolizar y se consideran marcadores del líquido extracelular (menos del 0,1 % de la dosis administrada se elimina a través de las heces, y la eliminación completa del organismo se produce en las 6 primeras horas desde su administración). La diferencia principal entre las distintas moléculas se encuentra fundamentalmente en su estructura y carga iónica, condicionando estas dos características su capacidad de modificar la señal de los tejidos. La estabilidad de los quelatos de gadolinio se relaciona con su estructura, pudiendo ser lineal o macrocíclica. Los compuestos macrocíclicos fijan el ion de gadolinio de forma más fuerte que los de estructura lineal, lo que evita la liberación del gadolinio libre, permaneciendo englobado en la estructura macrocíclica después de la inyección. Respecto a la carga iónica, los quelatos de gadolinio pueden ser iónicos o no iónicos. Los iónicos contienen iones o cargas eléctricas (gadopentetato de dimeglumina, gadoterato de meglumina y gadobenato de dimeglumina) que no están presentes en los no iónicos (gadodiamida, gadoversetamida y gadoteridol). La ionicidad mejora la estabilidad de la molécula, mostrando los agentes no iónicos menor osmolaridad y menor viscosidad. Son los contrastes no iónicos los que presentan menores efectos adversos en comparación con los contrastes iónicos; de hecho son los usados en la práctica clínica.

La concentración de las preparaciones de quelatos de gadolinio comercialmente disponibles es de 0,5 y 1 molar, siendo similares la farmacocinética y la biodistribución de los diferentes quelatos (en la tabla 18-2 se exponen los diversos medios de contraste según la osmolaridad).

Dosis y rango de administración

La administración de quelatos de gadolinio, en la mayoría de los casos, es por vía intravenosa. La dosis estándar de gadolinio intravenoso es de 0,1 mmol/kg de peso, que equivale a 0,2 mL/kg de contraste cuando el contraste es 0,5 molar, que es lo más frecuente. La forma de administración es manual o mediante un inyector (en los estudios dinámicos se ha de realizar siempre con inyector para asegurar la homogeneidad) compatible con el equipo de resonancia magnética cardíaca, a una velocidad de inyección media de 2-3 mL/s, seguida de la inyección intravenosa de al menos 20 mL de suero salino. El volumen de inyección y su velocidad dependen del tipo de contraste y del protocolo utilizado. Para la perfusión

Tabla 18-2. Diferentes medios de contraste según la osmolaridad	
0,5 molar	**1 molar**
• Gd-DTPA (Magnevist®) • Gd-BOPTA (MultiHance®) • Gadodiamida (Osmiscan®) • Gadoteridol (ProHance®) • Gadoterato de meglumina (Dotarem®) • Gadoversetamida (Optimark®)	• Gadobutrol (Gadovist® 1.0)

Gd-BOPTA: gadobenato de dimeglumina; Gd-DTPA: gadopentetato de dimeglumina.

miocárdica se usa una dosis baja de 0,05 mmol/kg (0,1 mL/kg) administrada en embolada con inyector, a una velocidad de 3-5 mL/s, seguida de una inyección en bolo de 30 mL de suero salino. En los estudios de angiografía por RM, las dosis de contraste suelen ser mayores (0,05-0,2 mmol/kg) para prolongar el tiempo de realce arterial sin realce venoso (Tabla 18-3).

Efectos adversos

Más de 300 millones de dosis de gadolinio han sido administradas desde 1988. El gadolinio libre (Gd3+) es muy tóxico, debido a su tendencia a precipitar y a depositarse en hígado, riñones, glándulas adrenales, tracto urinario, sistema linfáticos, médula ósea y cerebro. En 2017, la Agencia Europea del Medicamento (EMA) suspendió la comercialización de todos los compuestos lineales de gadolinio, permitiendo únicamente el uso de los compuestos macrocíclicos. La Administración de Alimentos y Medicamentos de los Estados Unidos (FDA) mantuvo todos los compuestos de gadolinio en el mercado, pero incluyó una comunicación del riesgo elevado de depósito de gadolinio cuando se usan compuestos lineales.

Efectos tóxicos y anafilaxia

La mayoría de los efectos tóxicos del gadolinio quelado son leves y suelen ocurrir en los primeros 60 minutos tras su administración. Entre las reacciones más frecuentes se encuentran la erupción cutánea y urticaria, seguido de náuseas y enrojecimiento facial (*flush*). Otras reacciones secundarias observadas son la cefalea, frialdad y quemazón en el sitio de la inyección. La incidencia de reacciones anafilácticas graves resulta excepcional (0,001-0,1 %).

La probabilidad de una lesión grave a consecuencia de la extravasación del contraste en el sitio de la inyección es inferior que para una dosis equivalente de contraste yodado, debido a que el gadolinio quelado es mucho menos tóxico para la piel y el tejido celular subcutáneo que el contraste yodado.

Fibrosis sistémica nefrogénica

La fibrosis sistémica nefrogénica (FSN) es una enfermedad sistémica fibrosante que se desarrolla en pacientes con insuficiencia renal aguda o crónica, a los cuales se les inyecta una dosis (estándar o doble) de quelatos de gadolinio entre 2 días y 18 meses antes del comienzo de la sintomatología. Se caracteriza por un aumento progresivo en la formación de tejido conjuntivo, principalmente en la piel, pudiendo tener una afectación sistémica de otros órganos. Clínicamente, el paciente desarrolla un engrosamiento y rugosidad de la piel, limitación progresiva de la movilidad articular, y debilidad y contracturas musculares. La evolución puede ser limitada o progresiva, y también rápida y fulminante. En la actualidad no existe un tratamiento efectivo para esta enfermedad.

El desarrollo de la enfermedad puede favorecerse por las diferentes propiedades fisicoquímicas de los contrastes que influyen en su estabilidad, que afectan a la cantidad de gadolinio libre disponible que puede depositarse en los tejidos.

> ! Se han descrito una serie de factores desencadenantes de la enfermedad que incluyen insuficiencia renal grave, aguda o crónica, alteraciones en la coagulación, trombosis venosa profunda, cirugía reciente (especialmente cirugía vascular), disfunción reciente de un injerto renal y exposición previa a la eritropoyetina.

Depósitos cerebrales

Recientemente, se han publicado artículos que asocian un aumento de señal en algunas áreas del cerebro (núcleo dentado y globo pálido), observada por el acortamiento del T1 en pacientes que recibieron varias inyecciones (4-5 inyecciones o más) de medios de contraste de gadolinio. A pesar de que no se ha demostrado que la acumulación de gadolinio en el cerebro provoque efectos adversos neurológicos, como trastornos cognitivos o del movimiento, es necesario reseñar que no se dispone de datos de seguridad a largo plazo.

Tabla 18-3. Dosis de contraste junto con suero salino y velocidades de infusión				
Indicación	**Dosis de contraste (mmol/kg)**	**Velocidad de infusión**	**Dosis de suero salino**	**Velocidad de infusión**
Perfusión	0,05-0,1	3-7 mL/s	30 mL	3-7 mL/s
Realce tardío	0,1-0,2	3-7 mL/s	20 mL	3-7 mL/s
Angiografía (carótidas, renales y aorta)	0,1-0,2	2-3 mL/s	20 mL	2-3 mL/s
Angiografía en tiempo real	0,05	3-5 mL/s	30 mL	3-5 mL/s
Angiografía periférica	0,2	Primero 10 mL a 1,5 mL/s, resto 0,4 - 0,8 mL/s	20 mL	0,4-0,8 mL/s

Por todo ello, la Agencia Española de Medicamentos y Productos Sanitarios (AEMPS) recomienda no utilizar los contrastes lineales disponibles en España (los que contienen ácido gadobénico y gadodiamida) y utilizar el resto de contrastes con gadolinio (macrocíclicos) a las dosis más bajas posibles (nota informativa; MUH (FV) 2/2017).

SEGURIDAD EN LA RESONANCIA MAGNÉTICA CARDÍACA

Cuando se realiza un estudio de RM cardíaca, la seguridad del paciente y los trabajadores es vital, y hay aspectos prácticos que necesitan tenerse en cuenta. Muchos de los aspectos de seguridad a los que nos enfrentamos en el día a día son rutinarios, pero no por ello menos importantes: la preparación previa del paciente, los electrodos de ECG, el tipo de contraste usado, etc. Además, deben valorarse otros aspectos básicos y fundamentales de seguridad del paciente, como son la presencia de dispositivos, *stent*, válvulas, situaciones especiales como el embarazo, la insuficiencia renal o la edad pediátrica, que el clínico debe conocer antes de indicar una RM cardíaca y que, en algunas ocasiones, requieren utilizar protocolos de actuación específicos.

Dispositivos cardíacos

A continuación se muestran las definiciones con las que se clasifican los dispositivos cardíacos respecto a la resonancia magnética.

- Seguro *MR safe*: requiere que no exista peligro en ningún entorno de RM (por ejemplo, los objetos de plástico son seguros). Ningún dispositivo cardíaco implantable tiene una designación *MR safe*.
- Designación *MR unsafe*: en contraposición, se refiere a un objeto que se sabe que presenta riesgos en todos los entornos de RM (como el material ferromagnético).
- Condicional (*MR conditional*): cualquier dispositivo que ha demostrado no representar un peligro en un entorno de RM específico con condiciones de uso específicas. Un sistema condicional requiere que sea condicional el generador del dispositivo, los cables conectados o la combinación de ellos.
- No condicional (*MR no-conditional*): se incluyen todos los sistemas que no cumplen con el etiquetado *MR conditional*.

Recomendaciones generales

- Se recomienda que el ECG y la monitorización de la oximetría de pulso se continúen hasta que se restablezca la configuración original del dispositivo.
- Se recomienda la presencia de personal capacitado para realizar soporte vital cardíaco avanzado, con experiencia en la realización de RCP, reconocimiento de arritmias, desfibrilación y estimulación transcutánea, hasta que el dispositivo se reprograme y se considere estable.
- Debe evitarse realizar una RM cardíaca en caso de que haya cables fracturados, epicárdicos o abandonados.

- En general, se debe evitar realizar una exploración de RM cardíaca en un paciente con un sistema implantado recientemente (< 6 semanas). No obstante, en casos concretos podría estar justificado, basándose en la evaluación del riesgo/beneficio individual, tanto en sistemas condicionales como en no condicionales.
- La reanimación y los tratamientos de emergencia que implican el uso de un desfibrilador/monitor, programadores de dispositivos o cualquier otro equipo no seguro (RM *unsafe*) deben realizarse después de trasladar al paciente fuera de la zona 4 (zona del imán, espacio donde se encuentra el escáner).

Situaciones especiales

Hay diferentes situaciones que requieren conocimientos específicos de la propia situación y de la técnica a aplicar para realizar la prueba con seguridad y éxito.

Edades pediátricas

La RM cardíaca es muy útil y necesaria en el período pediátrico de ciertos pacientes, por la capacidad de caracterización tisular y estudio de la anatomía en las cardiopatías congénitas. El gran reto en estos pacientes es la colaboración y el tiempo elevado que se requiere para realizar estos estudios, siendo un objetivo difícil de alcanzar en los niños por debajo de 3 o 4 años, por lo que es necesario contar con un anestesiólogo que aplicará sedación o anestesia general.

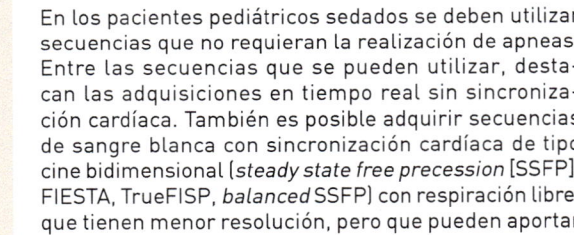

En los pacientes pediátricos sedados se deben utilizar secuencias que no requieran la realización de apneas. Entre las secuencias que se pueden utilizar, destacan las adquisiciones en tiempo real sin sincronización cardíaca. También es posible adquirir secuencias de sangre blanca con sincronización cardíaca de tipo cine bidimensional (*steady state free precession* [SSFP], FIESTA, TrueFISP, *balanced* SSFP) con respiración libre, que tienen menor resolución, pero que pueden aportar información suficiente.

En relación con el contraste, la utilización en menores de 1 año debe hacerse con precaución, especialmente en neonatos y lactantes, ya que pueden tener cierto grado de inmadurez renal.

Como norma general, se deben utilizar contrastes macrocíclicos (por ejemplo, ácido gadotérico, gadobutrol) y en dosis simple adaptada al peso del niño (0,1 mmol/kg peso corporal).

Embarazo

La RM cardíaca se puede utilizar en mujeres embarazadas si no existen otras técnicas de imagen no ionizante adecuadas o si el examen proporciona información importante que de otra manera requeriría la exposición a radiación ionizante (por ejemplo, fluoroscopia, TC, etc.). Existen múltiples estudios en animales en los que no se han demostrado efectos adversos de la RM sobre los fetos. También hay estudios de seguimiento de niños que fueron sometidos a estudios de RM durante la etapa fetal y que no demostraron anomalías de desarrollo relacionadas con la RM.

Si es posible realizar el estudio en máquinas de 1,5 teslas, durante el segundo o tercer trimestre, es necesario dejar constancia de la presión arterial y frecuencia cardíaca tanto al inicio como al final del estudio, tener especial atención al SAR (*ratio* de absorción específica), intentar que las apneas sean lo más cortas posible, y si la paciente tiene > 20 semanas de gestación, colocar una almohada para evitar la compresión de la vena cava.

En cuanto al contraste, se recomienda utilizar la dosis más pequeña posible de gadolinio de bajo riesgo (compuestos macrocíclicos). Después de la administración de gadolinio a la madre durante el embarazo, no son necesarias pruebas neonatales.

Lactancia

La leche materna no presenta alteraciones nocivas por el campo electromagnético y las ondas de radiofrecuencia generadas con la RM. En relación con el gadolinio, menos de 0,05 % de la dosis administrada llega a la leche materna, por lo que, por consenso casi general, no es necesario suspender la lactancia tras la RMC.

Insuficiencia renal

El uso de contraste de gadolinio está actualmente contraindicado en pacientes con insuficiencia renal aguda, insuficiencia renal crónica estadio 4 o 5 (estimado por filtrado glomerular < 30 mL/min/1,73 m^2) y en pacientes en diálisis. No obstante, en casos seleccionados, si se valora que el beneficio de realizar la prueba es superior a los riesgos, y siempre que el paciente sea informado de ellos, comprenda y ofrezca su consentimiento (por escrito), deben usarse los contrastes de menor riesgo (gadoterato de meglumina, gadoteridol, gadobutrol), con el consentimiento del paciente aceptando la posibilidad de desarrollar fibrosis sistémica nefrogénica (en < 1 % de los casos). Los pacientes en diálisis deben realizarse una sesión inmediatamente después de finalizar el estudio.

En pacientes con insuficiencia renal crónica leve o moderada (filtrado glomerular ≥ 30 y < 60 mL/min/1,73 m^2), el uso de contraste de gadolinio puede realizarse a las dosis estándar de manera segura.

FUNDAMENTOS, CONCEPTOS GENERALES Y MODOS DE ADQUISICIÓN EN TOMOGRAFÍA COMPUTARIZADA CARDÍACA

La tomografía computarizada es una técnica radiológica que aporta información, principalmente anatómica, sobre las estructuras estudiadas. La tomografía computarizada cardíaca alcanzó un rápido desarrollo entre la última década del siglo XX y primera década del XXI, gracias al avance tecnológico que permitió adquirir imágenes en menor tiempo y con mayor calidad, a la vez que se reducía de forma paralela la dosis de radiación administrada al paciente. Hoy en día es la técnica de elección para el estudio no invasivo de las arterias corona-

rias, principal indicación a la que nos referiremos a lo largo de este capítulo.

Equipo de tomografía computarizada cardíaca

Un equipo de TC cardíaca consta principalmente de dos elementos: un tubo de rayos X y un grupo de detectores que, en forma de arco, giran alrededor del paciente. Estos elementos están dispuestos en una estructura en forma de anillo a la que habitualmente nos referimos por su término en inglés, *gantry*, y que rota alrededor de la camilla sobre la que se coloca al paciente, al mismo tiempo que esta se desplaza (Fig. 18-9).

Un tubo de rayos X consta de un filamento metálico (cátodo) que, al ponerse incandescente, produce una nube de iones que son acelerados mediante una elevada diferencia de potencial (medida en kV) que los lleva a chocar contra un ánodo, en donde, al ser frenados de forma brusca, liberan energía cinética en forma de fotones. Estos fotones consti-

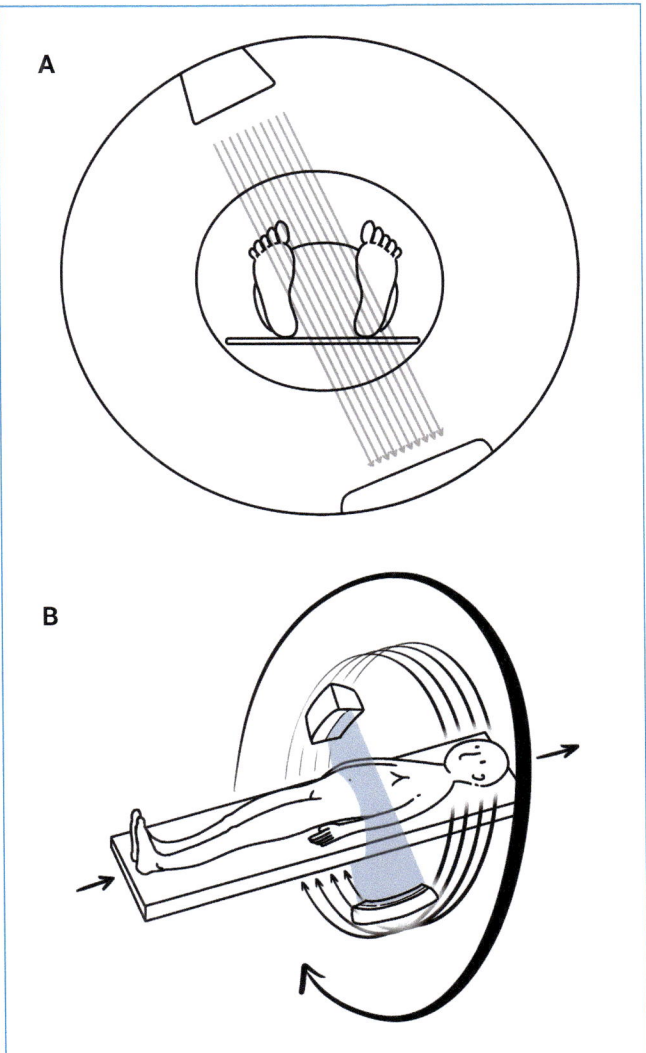

Figura 18-9. Representación esquemática de un equipo de tomografía computarizada. **A)** Tubo de rayos X y las filas de detectores que rotan en el *gantry* alrededor del paciente. **B)** Camilla del paciente que se desplaza hacia el *gantry*.

tuyen los rayos X utilizados en radiodiagnóstico. El voltaje del tubo de rayos X (kV) representa la energía de los fotones, que suele ser de 80-140 kV. La corriente del tubo de rayos X (medida en mAs) corresponde al número de fotones que se producen. El ajuste de la dosis de Kv y mAs es esencial para obtener una buena calidad de imagen y una buena relación contraste-ruido.

Al tratarse el corazón de un órgano en constante movimiento, contenido en la cavidad torácica, que está igualmente sujeta a los movimientos de inspiración y espiración del paciente, la realización de estudios de calidad con tomografía, tanto de la silueta cardíaca como de las estructuras anatómicas vecinas, presenta una dificultad añadida. Inicialmente, los equipos de TC tenían una única fila de detectores, lo que implica que, por cada rotación del *gantry*, únicamente se registraba la imagen correspondiente a ese corte. A estos equipos de TC les siguieron los equipos de TC multicorte, que disponen de múltiples filas de detectores (16, 32, 64, 256 y 320 detectores), de forma que la región anatómica estudiada en cada rotación del *gantry* es mayor y el tiempo de adquisición, y por tanto el tiempo de apnea del paciente, disminuyen drásticamente. Esta evolución técnica permitió adquirir estudios de TC cardíaca cada vez de mayor calidad, con mejor resolución espacial y temporal.

> ⚠ Se dispone en el mercado incluso de TC de doble fuente, con emisión dual, que permite acortar aún más los tiempos de adquisición. Hoy en día es posible realizar estudios de TC cardíaca en uno o dos latidos.

Al igual que en otras técnicas de estudio por imagen, la calidad de las imágenes obtenidas estará determinada por tres parámetros fundamentales:

- La **resolución temporal (ms)**: es el tiempo que se requiere para obtener los datos necesarios para reconstruir una imagen. A mayor resolución temporal, más fácil será obtener imágenes de estructuras en movimiento, como las arterias coronarias. La resolución temporal se ve influida por muchos factores: la velocidad de rotación del *gantry*, el tamaño y la posición del campo de visión (referido a menudo por el acrónimo de su nombre en inglés, *field of view*, FOV) en el volumen de examen, y los algoritmos de reconstrucción y posprocesado de imágenes. Uno de los avances tecnológicos que ha permitido aumentar la resolución temporal para la realización de TC cardíaca es la reconstrucción que se conoce como *half-scan*. En este tipo de reconstrucción, la mitad de la rotación del *gantry* (180°) es suficiente para obtener suficientes datos para reconstruir la imagen.
- La **resolución espacial (mm)**: es la distancia mínima que permite identificar dos puntos como puntos separados. A mayor resolución espacial, mayor detalle anatómico tendrán las estructuras visualizadas, y se podrán visualizar con mayor detalle y calidad estructuras tan pequeñas como las arterias coronarias, de apenas 2 mm, y los componentes de la pared endotelial. La resolución espacial va a estar determinada, principalmente, por dos parámetros: el tamaño de

los detectores y el incremento de reconstrucción de las imágenes, que se podría definir como el grado de solapamiento que existe en las imágenes axiales reconstruidas, y en TC cardíaca suele situarse en el 40-50 % del grosor de corte.

- La **resolución de contraste**: es la capacidad para diferenciar la imagen que se nos muestra de dos tejidos de distinta composición. Es decir, la capacidad de diferenciar dos estructuras vecinas con dos valores de atenuación distintos. La resolución de contraste en TC cardíaca se logra mediante la administración de contraste yodado por vía intravenosa, que nos permitirá, en el caso de las arterias coronarias, diferenciar el lumen de estas del tejido miocárdico y grasa circundantes.

Un estudio de TC cardíaca de calidad óptima requiere una opacificación arterial de, al menos, 250-300 U Hounsfield.

Otros conceptos radiológicos básicos, que conviene conocer para el estudio de la cardioTC, son los siguientes:

- ***Pitch***: es un parámetro que refleja la relación entre el avance de la mesa o camilla y la anchura total de la hélice o del haz de colimación, que se crea por la rotación del *gantry*. El avance de la mesa representa la velocidad de traslación del paciente a lo largo del eje Z. El ancho efectivo del corte viene determinado por el número de detectores y el grosor de colimación. El valor del *pitch* afectará a la dosis de radiación recibida por el paciente. Un *pitch* < 1 indica un solapamiento de los datos, pero implica la radiación reiterada de un segmento ya radiado. Un *pitch* > 1, por el contrario, implica una ausencia de superposición de cortes o ausencia de sobremuestreo, por lo que se corre el riesgo de perder datos necesarios para la reconstrucción. El valor del *pitch* se suele situar, por tanto, entre 0 y 1, en función de la indicación del estudio (de la información que se desea obtener) y del equipo de TC cardíaca de que se disponga (los equipos de menor número de detectores suelen precisar un valor de *pitch* más bajo, 0,2-0,3, mientras que, en equipos de gama alta se pueden obtener estudios con un *pitch* alto en un solo latido) (**Fig. 18-10**).
- El ***field of view*** (**FOV**): se podría traducir como el campo de visión, y representa el tamaño de la imagen que se va a reconstruir.

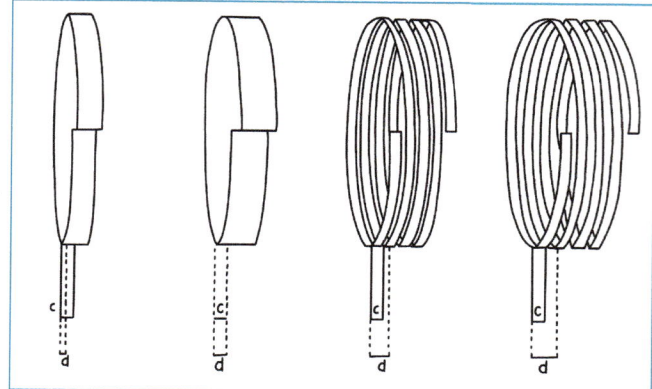

Figura 18-10. Representación esquemática de distintos valores de *pitch*, creciente de izquierda a derecha de la imagen, donde c es el grosor de corte y d la distancia entre dos puntos.

- **La matriz**: representa el número de píxeles que se reconstruyen en una imagen (habitualmente 512 × 512 píxeles).
- **Los *kernels* o filtros**: son filtros de convolución que modifican el valor de un vóxel según los valores de los vóxeles circundantes. De este modo, permiten realizar los bordes de estructuras vecinas de distinta atenuación. Esto es especialmente útil para la visualización de lesiones calcificadas o *stent* coronarios.

Radiación en tomografía computarizada cardíaca

Las características técnicas de cada equipo radiológico varían según el modelo, por lo que es de suma importancia que el técnico y el facultativo encargados de la adquisición del estudio de TC conozcan en detalle las características del equipo, para lograr la optimización necesaria de todos los parámetros que conduzca a la obtención de un estudio con calidad diagnóstica, siguiendo siempre el principio ALARA. Este principio radiológico hace referencia a la minimización de dosis de radiación administrada al paciente y se ha de tener siempre presente cuando se programa un estudio de TC cardíaca. Se conoce como el principio ALARA por su acrónimo del término en voz inglesa: *As Low As Reasonably Achievable*, o lo que es lo mismo, la dosis de radiación a la que exponemos al paciente ha de ser la mínima que razonablemente sea posible.

Existen tres tipos de dosis de radiación:

- La **dosis o radiación absorbida**: se refiere a la concentración de energía depositada en el tejido como resultado de la exposición a radiación ionizante, y se mide en miligrays (mGy).
- La **dosis equivalente**: hace referencia al impacto de la radiación en el tejido en concreto que ha recibido la radiación. Se mide en milisievert (mSv) y, numéricamente, es equivalente a la dosis absorbida.
- La **dosis efectiva**: tiene en cuenta la dosis absorbida por los tejidos y la sensibilidad relativa de cada tejido u órgano a la radiación (mSv). De este modo, la dosis efectiva depende de la zona del cuerpo radiado y se calcula mediante un factor de corrección específico del tejido/zona del cuerpo. En TC cardíaca se utiliza el factor de corrección para tórax (0,014), de modo que la radiación efectiva que el paciente recibe en un estudio de TC cardíaca es igual a la dosis equivalente x 0,014.

La dosis de radiación necesaria para obtener un estudio de TC cardíaca de calidad diagnóstica depende de múltiples factores, algunos relativos a la técnica, como la corriente del tubo de rayos X y la programación del estudio (un estudio retrospectivo, como se verá, implica mayor radiación que uno prospectivo), y otros relativos al paciente, principalmente el peso y superficie corporal. Los pacientes con un índice de masa corporal (IMC) >40 no son, en principio, los candidatos idóneos para la realización de una coronariografía no invasiva mediante TC cardíaca. En esos casos, será necesaria una dosis muy elevada de radiación; sin embargo, es posible que la calidad de imagen obtenida sea limitada, y el riesgo de obtener un estudio no diagnóstico es elevado. Por este motivo, se individualizará en función del equipo de TC disponible y de la disponibilidad e idoneidad de otras técnicas diagnósticas.

Medidas de seguridad

En primer lugar, se deben guardar una serie de medidas de seguridad en relación con el empleo de radiación ionizante y de contraste yodado. Se enumerarán a continuación las más importantes:

- Se contraindica el empleo de radiación ionizante en pacientes embarazadas. Es de gran importancia preguntar sistemáticamente sobre la posibilidad de embarazo previo a la indicación de un estudio de TC cardíaca.
- Al igual que en otros estudios radiológicos en los que se emplean medios de contraste, el paciente debe encontrarse en ayunas de al menos 4 horas previas a la administración del contraste.
- Es importante preguntar expresamente sobre el antecedente de una posible alergia al contraste yodado. Existen distintos contrastes yodados, con distinta concentración de yodo, y en caso de alergia conocida, los especialistas en alergología pueden valorar si es factible la administración de uno u otro contraste, e indicarnos si hay un tipo concreto que sea tolerado por el paciente. El antecedente de alergia al contraste puede contraindicar la realización del estudio.
- La administración de contraste yodado en pacientes con hiperfunción tiroidea puede estar contraindicado, por lo que es conveniente conocer si el paciente tiene antecedentes de patología tiroidea o está en tratamiento con fármacos antitiroideos.
- El contraste yodado se elimina por vía renal (en un 95 % en las siguientes 24 horas, en pacientes con función renal normal). En función de la cifra de aclaramiento de creatinina será necesario limitar en lo posible la administración de contraste, o incluso podría contraindicarse o posponerse la realización del estudio en caso de insuficiencia renal aguda o avanzada que así lo requiera. Es conveniente, por tanto, que el paciente tenga una analítica reciente, que el médico peticionario del estudio tenga en cuenta este parámetro y que, a ser posible, este se reseñe en la solicitud del estudio.
- Como se verá posteriormente, la realización de una coronariografía no invasiva mediante TC cardíaca requiere la administración de nitroglicerina. La nitroglicerina está contraindicada en pacientes que hayan tomado inhibidores de la fosfodiesterasa 5 en las 24 horas previas (por ejemplo, sildenafilo).
- Se contraindica la realización de TC cardíaca en pacientes clínicamente inestables o con imposibilidad para colaborar en el procedimiento.

La realización de estudios en pacientes con distintas cardiopatías, situaciones de insuficiencia cardíaca que puedan verse agravadas o desencadenadas por la medicación administrada, y la posibilidad de reacciones alérgicas graves al contraste obliga a que esté presente un facultativo y a disponer de material y medicación adecuados para actuar ante una situación de emergencia.

Todos estas posibles limitaciones y contraindicaciones han de ser conocidas por el facultativo que indica la prueba, que informará al paciente sobre sus particularidades. Es una buena medida de seguridad que, además, se registren estas posibles contraindicaciones en una lista de seguridad en los momentos previos a la realización del estudio.

Preparación y premedicación del paciente

La correcta preparación del paciente es una de las claves para obtener un estudio de TC cardíaca de buena calidad. Es necesario que la posición del sujeto sea la adecuada, que el ritmo y frecuencia cardíacos estén controlados, y que el paciente sea capaz de colaborar en la realización de apneas; y todo ello se debe conseguir mediante una correcta indicación del estudio y una buena preparación e información al paciente.

Control de la frecuencia cardíaca

Como se verá posteriormente, la TC cardíaca se diferencia de otros estudios radiológicos en que la adquisición de imágenes se realiza de forma sincronizada con el latido cardíaco. La preparación específica para la TC cardíaca se centra en conseguir, por tanto, optimizar la frecuencia cardíaca del paciente, con el fin de obtener imágenes de calidad diagnóstica empleando la mínima dosis de radiación necesaria.

El ritmo cardíaco ideal para la realización de una TC cardíaca será regular por tanto, el ritmo sinusal o la frecuencia estimulada por marcapasos nos permitirán obtener mejor calidad de imagen que aquellos ritmos con un intervalo R-R variable, como la fibrilación auricular o la presencia de extrasístoles.

> **!** Una frecuencia cardíaca de 60-65 lpm será idónea en la mayor parte de los casos para la realización de una angiografía no invasiva mediante TC cardíaca, aunque, como se ha citado, las características técnicas de cada equipo nos permitirán obtener, en ocasiones, un estudio de calidad con frecuencias cardíacas más elevadas (principalmente equipos de última generación con mayor velocidad de rotación del *gantry* o equipos de doble fuente).

Para obtener una frecuencia cardíaca adecuada es conveniente que el paciente reciba unas indicaciones previas a la realización del estudio, como evitar el consumo de café y otras bebidas con cafeína en las 24 horas previas a la realización del examen. Además, suele ser necesario premedicar al paciente con algún fármaco bradicardizante. Se emplean, principalmente, betabloqueantes como atenolol, administrado de forma oral en las 24-48 horas previas al estudio. La dosis y posología de administración han de individualizarse, dependiendo de las características basales del paciente, su frecuencia cardíaca basal y el resto de medicación que tome. En caso de contraindicación para la administración de betabloqueantes, pueden administrarse antagonistas del calcio como verapamilo, o bien otros bradicardizantes como ivabradina, igualmente en las 24-48 horas previas al estudio e individualizando la posología en cada paciente. En la sala de adquisición o preferiblemente en una antesala, si se tiene

disponibilidad, se monitorizarán las constantes del paciente: presión arterial y frecuencia cardíaca. Si no se ha logrado una frecuencia cardíaca adecuada para la realización del estudio, y tras la canalización de una vía venosa, pueden administrarse betabloqueantes de acción rápida, como el metoprolol, en los minutos previos al estudio, e individualizando su indicación en cada paciente, teniendo en cuenta sus contraindicaciones y posibles efectos secundarios, siendo la contraindicación más habitual para el empleo de betabloqueante el antecedente de asma o broncoespasmo. Es recomendable, no obstante, especialmente en pacientes en los que es previsible una frecuencia cardíaca elevada, que la premedicación se realice de forma paulatina en las 24-48 horas previas al estudio, a fin de evitar hipotensión secundaria en la medida de lo posible y de acortar los tiempos de preparación en sala. En pacientes muy nerviosos o con claustrofobia, puede ser útil además una dosis puntual de una benzodiacepina.

Colocación y entrenamiento del paciente

El paciente debe colocarse en la camilla en decúbito supino y de forma que entre en el *gantry* en sentido caudocraneal (de pies a cabeza) o bien craneocaudal (de cabeza a pies).

Es fundamental, para la obtención de un estudio de TC cardíaca de calidad diagnóstica, que el paciente realice correctamente las apneas. Las indicaciones sobre la inspiración y la realización de apnea son emitidas habitualmente desde grabaciones automáticas incorporadas a los equipos, que indicarán al paciente cuándo debe tomar aire y cuándo soltarlo. Es necesario que el paciente comprenda las órdenes, lo cual se logrará instruyéndole previamente y comprobando que es capaz de realizar la apnea de forma adecuada. Es conveniente entrenar varias veces la realización de la apnea con el paciente, en los mismos términos en que se lo indicará posteriormente el equipo, fijándose en que la cantidad de aire inhalado sea similar en todas las apneas, que no han de ser necesariamente inspiraciones forzadas. El altavoz nos permitirá posteriormente, desde el puesto de adquisición fuera de la sala, hacer mayor hincapié en las instrucciones si fuera necesario durante el estudio.

La incapacidad para colaborar por parte del paciente por no oír adecuadamente o no comprender bien las indicaciones es uno de los motivos más habituales de obtención de un estudio no diagnóstico, por lo que merece la pena prestar unos minutos de atención a este aspecto durante la preparación del sujeto.

Los electrodos de ECG se colocarán sobre el torso del paciente, asegurándose de que la adherencia es correcta (se rasurará la zona si es necesario) y de que los electrodos no se interpondrán en el desplazamiento de la camilla durante la realización del estudio. Debemos asegurarnos de que el complejo QRS de cada latido está siendo registrado correctamente por el equipo, puesto que no será posible de otra forma realizar una buena sincronización.

Durante la realización del estudio y para evitar artefactos, los brazos del paciente se colocarán por encima de la cabeza. Se dispondrán de forma que reposen en la camilla detrás de la cabeza del paciente sobre una almohada o estructura similar de la que suelen disponer las camillas específicas de TC cardíaca, para evitar que el paciente tenga que mantener tensión muscular que pueda provocar cansancio y artefacto de movimiento durante el procedimiento. Por este mismo motivo, se esperará al momento de la adquisición para evitar al paciente posturas incómodas durante el tiempo de preparación.

Para evitar mayor taquicardización durante el estudio y favorecer que el paciente esté lo más relajado posible, es aconsejable indicarle que acuda al aseo o asegurarse de que no tenga ganas de orinar antes de acceder a la sala.

Acceso venoso y administración de contraste

Para la administración de contraste yodado es necesario un acceso venoso periférico de suficiente calibre (preferiblemente 18 G, o 20 G en su defecto) que permita la administración de contraste a alto flujo (habitualmente hasta 5 o 6 mL/s) sin causar extravasación local del contraste por rotura de la vía.

La extravasación local de contraste yodado es una de las complicaciones que pueden aparecer durante la adquisición de un estudio de TC cardíaca, y puede conllevar problemas locales graves sobre la piel y el tejido subcutáneo. Es recomendable comprobar la permeabilidad de la vía con la administración previa de suero salino fisiológico a flujo al menos igual o ligeramente superior al que será administrado el contraste posteriormente. Las inyectoras semiautomáticas que se emplean actualmente permiten programar este paso, y es una buena medida de seguridad realizar una comprobación de la ausencia de extravasación por parte de enfermería tras la administración del suero, como paso previo a la administración del contraste.

Suele preferirse la canalización de la vena antecubital derecha, desde donde se tendrá buen acceso tanto para la administración del contraste desde la inyectora como de la medicación que fuera necesaria. La canalización en la flexura izquierda es de segunda opción, puesto que condiciona habitualmente la opacificación de las venas braquiocefálica y subclavia izquierdas, y puede condicionar, por ello, artefactos que dificulten la correcta visualización de otras estructuras vasculares vecinas. Esto será especialmente importante en estudios de patología aórtica, como coartación o disección, donde nos interese visualizar el cayado y el istmo, en estudios diagnósticos donde se quiera visualizar bien la arteria subclavia izquierda, como puede ser el caso del estudio de accesos arteriales para el implante de una prótesis aórtica percutánea, y en los estudios para valoración de *bypass* que impliquen a la arteria mamaria izquierda.

La cantidad y flujo del contraste yodado se ajustará en función del estudio a realizar y de las características del paciente (IMC, función renal, calibre del acceso venoso). Para la realización de una coronariografía mediante TC cardíaca suele administrarse un volumen total de contraste de entre 60-120 mL, aunque este variará en función de las características que se han indicado, además de los datos técnicos del equipo de TC y de otros propios del estudio (como, por ejemplo, la presencia y extensión de calcio coronario, que puede indicarnos la necesidad de ajuste de dosis y/o flujo para una mejor visualización del lumen arterial). Se debe ajustar, además, la duración de la inyección de contraste, para que

sea igual o ligeramente superior a la duración estimada de la adquisición del estudio.

Premedicación del paciente

Además de la administración de fármacos bradicardizantes, para el estudio de las arterias coronarias mediante TC cardíaca, se administra habitualmente nitroglicerina sublingual, que por su efecto vasodilatador nos permitirá visualizar con mayor claridad las arterias coronarias de menor diámetro e identificar con mayor nitidez las lesiones coronarias. La administración de nitroglicerina aumenta, por tanto, el potencial diagnóstico de la TC cardíaca en la realización de angiografía coronaria no invasiva. Se administra de forma sublingual, preferiblemente en aerosol por su rápida absorción y fácil administración, a una dosis habitual de 0,4-0,8 mg, y justo antes de realizar la adquisición del estudio, cuando el paciente esté ya colocado (se estima una ventana temporal adecuada de 2 a 3 minutos entre la administración del fármaco y la adquisición del estudio para lograr un efecto vasodilatador óptimo).

Se deben tener en cuenta los potenciales efectos secundarios de la premedicación. En primer lugar, la nitroglicerina puede condicionar cierta taquicardia refleja, y es frecuente observar un discreto incremento de la frecuencia cardíaca en algunos pacientes tras su administración, que se tendrá en cuenta cuando se administre medicación bradicardizante y durante todo el proceso de adquisición, por si fuera necesario administrar mayor dosis de betabloqueante o incluso modificar el protocolo de adquisición para garantizar la obtención de un estudio de calidad diagnóstica.

Por otro lado, el efecto vasodilatador de la nitroglicerina puede condicionar hipotensión, que, unido a cierto efecto hipotensor de algunos fármacos bradicardizantes, puede provocar mareo o incluso síncope. Se tendrá esto en cuenta sobre todo al finalizar el estudio antes de incorporar al paciente de la camilla.

 Es conveniente registrar la presión arterial antes de incorporar al paciente de la camilla y que la incorporación hasta la bipedestación se realice de forma progresiva.

Protocolos de adquisición

Una de las principales características que diferencia los estudios de TC cardíaca del resto de estudios con tomografía es la adquisición de las imágenes de forma sincronizada con el latido cardíaco. Es lo que se conoce como sincronización, *gatted* en inglés o gatillado en la literatura iberoamericana. El protocolo de adquisición programado dependerá de las estructuras cardíacas que nos interese visualizar y del ritmo y frecuencia cardíaca (FC) del paciente, y va a determinar, en gran medida, la dosis de radiación que recibe el paciente.

Un estudio de TC cardíaca comienza con la adquisición de dos imágenes (una proyección posteroanterior y otra lateral del tórax), que nos servirán como localizadores o topogramas. Sobre esos topogramas se podrá ajustar la zona de estudio, el FOV.

Para un estudio de arterias coronarias, el FOV se programará centrado en la silueta cardíaca, desde 1-2 cm por debajo de la carina hasta el borde inferior de la silueta cardíaca.

Se debe ser cauteloso en la programación puesto que, si el paciente realiza apneas con mayor volumen de inspiración, se puede llegar a dejar parte del borde inferior del corazón fuera del FOV.

Sincronización de la llegada del contraste y adquisición de imágenes

Se debe programar el estudio para que la adquisición de las imágenes se realice durante los latidos cardíacos exactos en que el contraste yodado alcance y opacifique las estructuras cardíacas que son de interés para nuestro estudio. Existen dos modos principales de lograr esta sincronización:

• La **técnica de *bolus-tracking***: sobre una imagen de un corte axial a nivel de grandes vasos, se seleccionará una región de interés (*region of interes*, ROI). Para el estudio de las arterias coronarias suele colocarse la ROI sobre la aorta ascendente o descendente, mientras que en otros estudios en los que nos interese contrastar las cavidades derechas o las arterias pulmonares, la ROI se colocará de preferencia sobre la arteria pulmonar. Tras la administración del contraste, el equipo irá registrando imágenes de la ROI cada breves espacios de tiempo, estimando y mostrando sobre una gráfica las unidades Hounsfield (UH) medidas en la ROI. De esta forma, cuando en la ROI se alcanza un valor predefinido de UH, comienza una cuenta atrás (demora postumbral), tras la cual, el equipo adquiere de forma automática las imágenes.

• La **técnica de *bolus test***: se inyecta una cantidad de contraste (suele ser suficiente con 20 mL) y se obtienen cortes sucesivos cada 1-2 segundos como en el caso anterior. El *software* calculará igualmente una curva de densidad-tiempo en la región de interés, sobre la que se estimará cuál es el tiempo en que se alcanza el pico de atenuación máximo. Este tiempo es el que se empleará como referencia para lanzar el estudio, adaptándolo en unos segundos más o menos, en función de las características del equipo y del estudio a realizar.

Adquisición prospectiva

Las arterias coronarias se encuentran en movimiento continuo durante el ciclo cardíaco. Existe un momento en la telediástole, durante la diástasis ventricular, en el que el desplazamiento de las arterias coronarias es menor. La duración de la sístoles es más o menos constante, mientras que la duración relativa de la diástole es variable en función de la FC. Para FC en torno a 60 lpm, la diástole tiene una duración relativa mayor respecto a la sístole, y esta fase de menor movimiento es máxima en la telediástole. Por el contrario, para FC > 70 lpm, la duración relativa de la diástole se acorta, igualándose a la de la sístole. Por ello, una FC en torno a 60-65 lpm, nos permitirá visualizar las arterias coronarias durante la telediástole en una fase de menor movimiento.

 La adquisición prospectiva es, en principio, la modalidad de elección para realizar una coronariografía no invasiva mediante TC cardíaca, puesto que minimiza la radiación administrada al paciente.

La adquisición prospectiva, también conocida como *step & shoot*, implica la adquisición de imágenes durante una única fase del ciclo cardíaco. Permite el estudio de la anatomía coronaria y resto de estructuras cardíacas y vasculares incluidas en el campo de estudio que se hayan irradiado durante una fase concreta del ciclo cardíaco, habitualmente la telediástole. Se puede, además, ampliar un poco la ventana de adquisición mediante lo que se conoce como tolerancia de fase, de forma que se podrá realizar una adquisición diastólica al 78 % del ciclo cardíaco ± 3 %. Así, se obtendrán imágenes al 78 %, 75 % y 81 %, y se ampliará la capacidad y rentabilidad diagnóstica del estudio (**Figs. 18-11**, **18-12** y **18-13**).

En algunos casos seleccionados, en pacientes con control subóptimo de la FC, puede ser preferible la adquisición prospectiva sistólica.

Adquisición retrospectiva

Cuando el ritmo cardíaco del paciente es irregular o el control de la FC es subóptimo, puede ser conveniente realizar una adquisición retrospectiva. En este caso, la adquisición de las imágenes se realiza durante todo el ciclo cardíaco, tanto en sístole como en diástole.

Aunque al inicio del tema se mencionaba que la TC cardíaca aportaba principalmente información anatómica, los estudios retrospectivos permiten, además, obtener información funcional sobre algunas de las estructuras estudiadas. De

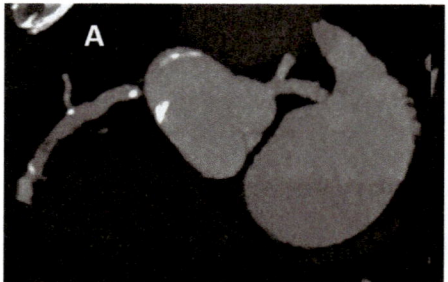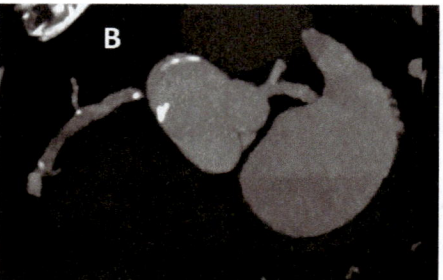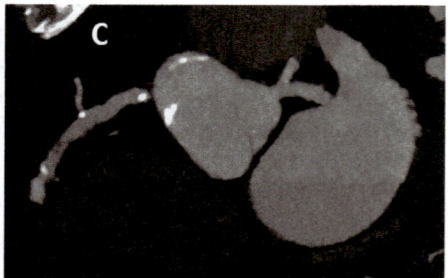

Figura 18-11. TC cardíaca con adquisición prospectiva al 78 % con tolerancia de fase del 3 %. En las imágenes puede observarse cómo el segmento proximal de la arteria coronaria derecha, en la que se observan pequeñas lesiones calcificadas no obstructivas, se visualiza con mayor calidad y menor artefacto al 75 % **(A)** que al 78 % **(B)** y 81 % **(C)**.

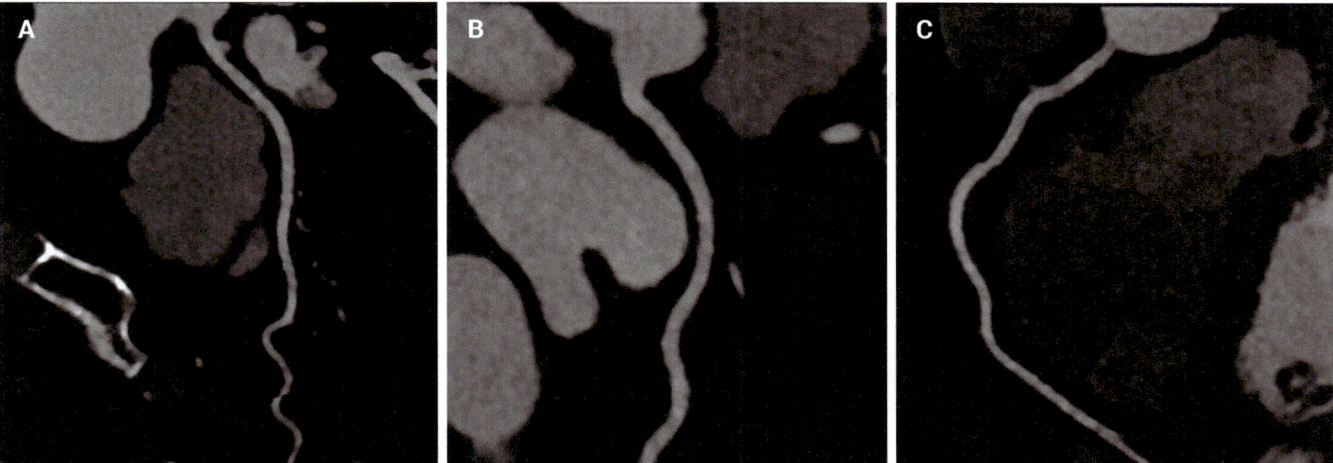

Figura 18-12. Reconstrucción de la curva monoplanar de las tres arterias coronarias: descendente anterior **(A)**, circunfleja **(B)** y coronaria derecha **(C)** en un estudio adquirido de forma prospectiva (puede observarse el ligero decalaje que existe entre la mitad superior de la imagen, adquirida en un primer latido, y la mitad inferior, adquirida en el segundo latido).

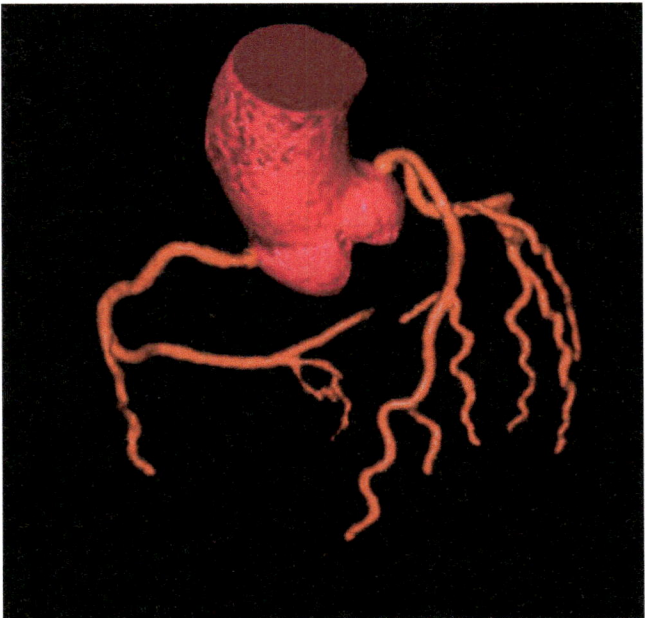

Figura 18-13. Reconstrucción 3D de las arterias coronarias en un estudio adquirido de forma prospectiva con tomografía computarizada de 256 cortes.

este modo, al disponer de imágenes del ventrículo izquierdo durante todo el ciclo cardíaco, se podrán realizar reconstrucciones en distintas fases del ciclo, cada 10 % idealmente, e identificar así las fases correspondientes con la telesístole y la telediástole. Con la ayuda de aplicaciones de *software* específicas, se puede determinar el volumen telesistólico y telediastólico y, por tanto, la fracción de eyección. Mediante la reconstrucción en planos anatómicos de eje corto y de cuatro, tres y dos cámaras, y la visualización de la contractilidad miocárdica a lo largo del ciclo cardíaco, se podrá valorar, además, la contractilidad segmentaria. De igual manera, y con la programación de inyecciones secuenciales de contraste en la inyectora automática, se podrán opacificar tanto las cavidades cardíacas izquierdas como derechas, y estimar de igual forma

los volúmenes telesistólico y telediastólico del ventrículo derecho y la fracción de eyección del ventrículo derecho.

La adquisición retrospectiva implica el empleo de mayor dosis de radiación, al radiar al paciente durante todo el ciclo cardíaco. Pueden realizarse estudios retrospectivos con modulación de dosis, de forma que la dosis completa de radiación se concentra en las fases del ciclo cardíaco que nos interese estudiar (40 % y 78 %, por ejemplo, coincidiendo respectivamente en una fase sistólica y una telediastólica), y se reduce hasta un 5 % en el resto de fases del ciclo cardíaco, permitiendo estudios funcionales diagnósticos y limitando de esta forma la radiación recibida por el paciente.

Los estudios retrospectivos también nos aportan información sobre la función valvular, permitiendo estudiar, por ejemplo, la apertura y cierre de la válvula aórtica en casos de duda sobre la morfología bicúspide o tricúspide de esta, o en el estudio de la estenosis aórtica (**Figs. 18-14** y **18-15**).

Principales artefactos en tomografía computarizada cardíaca

Se pueden encontrar artefactos inherentes a la propia técnica, y otros derivados de distintos factores relativos a la adquisición del estudio y a la técnica de reconstrucción empleada. La correcta indicación y selección del paciente, junto con la optimización de la preparación, serán de crucial importancia para evitar la mayoría de los artefactos que pueden limitar la interpretación del estudio. Entre los principales artefactos que se deben conocer e intentar evitar, en la medida de lo posible, se encuentran los siguientes que se describen a continuación.

Artefacto de endurecimiento del haz (beam hardening, streak)

Se manifiesta como líneas oscuras en la proximidad, sobre todo de una estructura vascular con elevada densidad de contraste. El caso más habitual es el artefacto de endurecimiento del haz que puede formarse en la vena cava superior con la llegada del contraste. Para evitar que esto ocurra, es conveniente

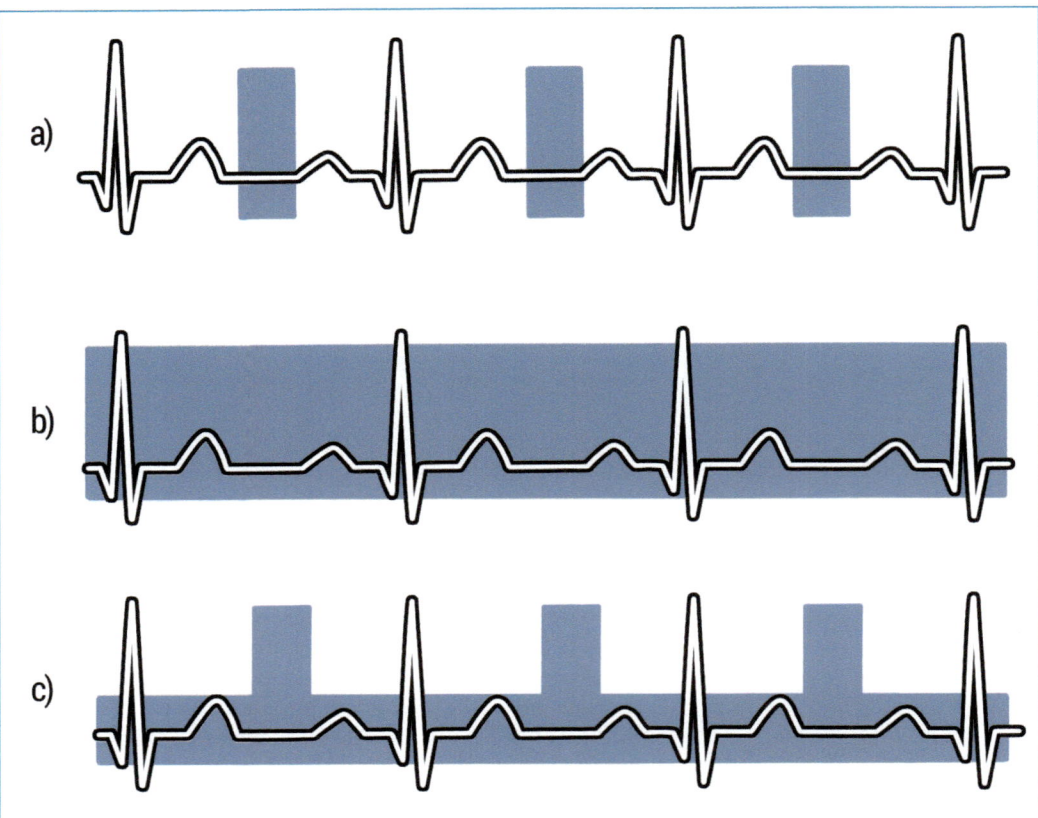

a)

b)

c)

Figura 18-14. Representación esquemática de una adquisición prospectiva en telediástole **(a)**; adquisición retrospectiva **(b)**; y adquisición retrospectiva con modulación de dosis, que se ha concentrado en la telediástole **(c)**.

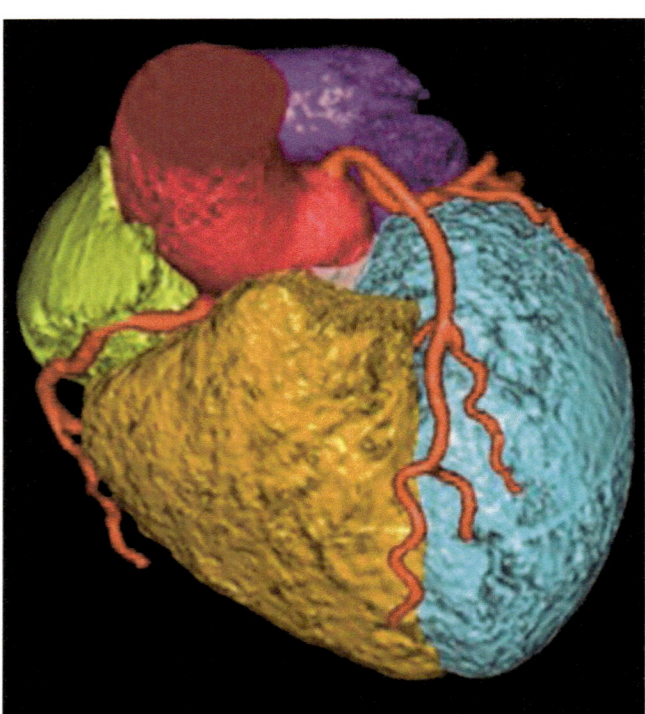

Figura 18-15. Los *software* de reconstrucción y posprocesado nos permiten estimar el volumen ventricular y la fracción de eyección en un estadio de TC cardíaca que incluya sístole y diástole (retrospectivo), mediante el método de Simpson. También nos permiten realizar una segmentación semiautomática de las cavidades cardíacas para calcular igualmente el volumen y la fracción de eyección, así como volumen auricular.

programar en la inyectora un bolo de suero salino inmediatamente posterior a la inyección de contraste, de manera que arrastre en lo posible el contraste retenido en la luz venosa previa a la llegada a las arterias coronarias.

Artefacto de volumen parcial

Se produce por una insuficiente resolución espacial. Es provocado por la diferencia de coeficientes de atenuación que se observan en un vóxel en el que hay estructuras con distintas UH. Por tanto, es consecuencia de la diferencia de atenuación de dos estructuras tisulares vecinas. Se puede observar al tratar de visualizar los distintos componentes de una placa de ateroma intracoronaria, entre la parte calcificada y la no calcificada, por ejemplo.

Artefacto de blooming

Es realmente un artefacto de volumen parcial. Es característico observarlo en las lesiones con mucho componente de calcio, el cual se mostrará de mayor tamaño por artefacto de *blooming*, impidiéndonos ver la interfase entre el calcio y el lumen coronario, y provocando, a menudo, la sobrestimación de la gravedad de las lesiones coronarias calcificadas.

Artefacto de movimiento

Está relacionado con una insuficiente resolución temporal. Puede estar condicionado, principalmente, por un control subóptimo de la frecuencia cardíaca o por apnea inadecuada del paciente, con desplazamiento de las estructuras cardíacas durante la adquisición. Provocará que el borde que delimita las estructuras no esté bien definido, mostrándose borroso, limitando la medición precisa de los diámetros luminales, por ejemplo, o puede mostrar la estructura luminal con imagen de doble contorno que impida delimitar correctamente sus bordes.

Blurring o artefacto de borrosidad

Es propio de la adquisición retrospectiva y se relaciona con el ángulo que forma una estructura de alta densidad con el haz de rayos X. Valores de *pitch* bajos limitan en lo posible la aparición de este artefacto.

PUNTOS CLAVE

- Es fundamental conocer los aspectos físicos relacionados con la RMC para usarla de forma correcta.
- Existen diferentes secuencias en RMC para el estudio de la patología cardiaca.
- En el estudio del corazón, tanto por RMC como por TC cardíaca, es fundamental conocer los diversos aspectos de

seguridad, así como los artefactos que pueden surgir de las diferentes técnicas.
- Existen situaciones especiales en las que es necesario tener un conocimiento específico para realizar de forma correcta la técnica de imagen adecuada.

BIBLIOGRAFÍA

Achenbach S, Raggi P. Imaging of coronary atherosclerosis by computed tomography. Eur Heart J. 2010 Jun;31(12):1442-8.

Bastarrika G. Tomografía Computarizada Cardíaca. Principios, Técnica y Aplicaciones Clínicas (1ª ed). Editorial Medica Panamericana S.A; 2015.

Budoff MJ, Achenbach SS, Hecht HS, Narula J (eds.). Atlas de tomografía computarizada cardiovascular (2ª ed). Londres, Inglaterra: Springer, 2018.

Beckett KR, Moriarity AK, Langer JM. Safe use of contrast media: what the radiologist needs to know. Radiographics. 2015;35(6):1738-50.

Broome DR. Nephrogenic systemic fibrosis associated with gadolinium based contrast agents: a summary of the medical literature reporting. Eur J Radiol. 2008;66(2):230-4.

Bruder O, Schneider S, Pilz G, van Rossum AC, Schwitter J, Nothnagel D, et al. 2015 Update on Acute Adverse Reactions to Gadolinium based Contrast Agents in Cardiovascular MR. Large Multi-National and Multi-Ethnical Population Experience With 37788 Patients From the EuroCMR Registry. J Cardiovasc Magn Reson. 2015;17(1):1-7.

Cowling T, Frey N. Macrocyclic and Linear Gadolinium Based Contrast Agents for Adults Undergoing Magnetic Resonance Imaging: A Review of Safety [Internet]. Ottawa (ON): Canadian Agency for Drugs and Technologies in Health, 2019 Jun 6. PMID: 31498577.

Errante Y, Cirimele V, Mallio CA, Di Lazzaro V, Zobel BB, Quattrocchi CC. Progressive increase of T1 signal intensity of the dentate nucleus on unenhanced magnetic resonance images is associated with cumulative doses of intravenously administered gadodiamide in patients with normal renal function, suggesting dechelation. Invest Radiol. 2014;49(10):685-90.

Ghekiere O, Salgado R, Buls N, Leiner T, Mancini I, Vanhoenacker P, et al. Image quality in coronary CT angiography: challenges and technical solutions. Br J Radiol. 2017 Apr;90(1072):20160567. doi:10.1259/bjr.20160567. Epub 2017 Mar 7.

Herrey AS, Francis JM, Hughes M, Ntusi NAB. Cardiovascular magnetic resonance can be undertaken in pregnancy and guide clinical decision-making in this patient population. Eur Heart J Cardiovasc Imaging. 2019;20(3):291-7.

Indik JH, Gimbel JR, Abe H, Alkmim-Teixeira R, Birgersdotter-Green U, Clarke GD, et al. 2017 HRS expert consensus statement on magnetic resonance imaging and radiation exposure in patients with cardiovascular implantable electronic devices. Heart Rhythm. 2017;14(7):e97-e153.

Kalisz K, Buethe J, Saboo SS, Abbara S, Halliburton S, Rajiah P. Artifacts at Cardiac CT: Physics and Solutions. Radiographics. 2016 Nov-Dec;36(7):2064-83.

Kanda T, Ishii K, Kawaguchi H, Kitajima K, Takenaka D. High signal intensity in the dentate nucleus and globus pallidus on unenhanced T1-weighted MR

images: relationship with increasing cumulative dose of a gadolinium-based contrast material. Radiology. 2014;270(3):834-41.

Kerl JM, Hofmann LK, Thilo C, Vogl TJ, Costello P, Schoepf UJ. Coronary CTA: image acquisition and interpretation. J Thorac Imaging. 2007 Feb;22(1):22-34.

Kramer CM, Barkhausen J, Bucciarelli-Ducci C, Flamm SD, Kim RJ, Nagel E. Standardized cardiovascular magnetic resonance imaging (CMR) protocols: 2020 update. J Cardiovasc Magn Reson. 2020;22(1):1-18.

Levine GN, Gomes AS, Arai AE, et al. Safety of Magnetic Resonance Imaging in Patients With Cardiovascular Devices. Circulation. 2007;116(24): 2878-91.

McGee Kiaran P, Williamson Eric E, Martinez Matthew W. Mayo Clinic Guide to Cardiac Magnetic Resonance Imaging. Second Edition; Cary, NC, Estados Unidos de América: Oxford University Press, 2015.

Miller JD, Nazarian S, Halperin HR. Implantable Electronic Cardiac Devices and Compatibility With Magnetic Resonance Imaging. J Am Coll Cardiol. 2016;68(14):1590-8.

MRI Safety Home [Internet]. Mrisafety.com. 2023 [consulta el 13 de marzo de 2023]. Disponible en: http://www.mrisafety.com

Nazarian S, Hansford R, Rahsepar AA, Weltin V, McVeigh D, Gucuk Ipek E, et al. Safety of Magnetic Resonance Imaging in Patients with Cardiac Devices. N Engl J Med. 2017;377(26):2555-64.

Oda S, Utsunomiya D, Nakaura T, Kidoh M, Funama Y, Tsujita K, et al. Basic Concepts of Contrast Injection Protocols for Coronary Computed Tomography Angiography. Curr Cardiol Rev. 2019;15(1):24-9.

Patenaude Y, Pugash D, Lim K, Morin L, et al. Society of Obstetricians and Gynaecologists of Canada. RETIRED. The use of magnetic resonance imaging in the obstetric patient. J Obstet Gynaecol Can. 2014 Apr;36(4):349-63.

Russo RJ, Costa HS, Silva PD, Anderson JL, Arshad A, Biederman RW, et al. Assessing the Risks Associated with MRI in Patients with a Pacemaker or Defibrillator. N Engl J Med. 2017;376(8):755-64.

Schieda N, Blaichman JI, Costa AF, Glikstein R, Hurrell C, James M, et al. Gadolinium-Based Contrast Agents in Kidney Disease: Comprehensive Review and Clinical Practice Guideline Issued by the Canadian Association of Radiologists. Can Assoc Radiol J. 2018;69(2):136-50.

Schoepf UJ, Thilo C, Fernández MJ, Costello P. Angiografía por tomografía computarizada coronaria: indicaciones, adquisición de imágenes e interpretación [CT coronary angiography: indications, image acquisition, and interpretation]. Radiología. 2008 Mar-Apr;50(2):113-30.

Symons R, Zimmerman SL, Bluemke DA. CMR and CT of the Patient With Cardiac Devices: Safety, Efficacy, and Optimization Strategies. JACC Cardiovasc Imaging. 2019;12(5):890-903.

Tomografía computarizada cardíaca en el estudio de la enfermedad coronaria

19

M. J. Romero Reyes, J. Román Parejo y F. Romero Ruíz

OBJETIVOS

- Conocer las aplicaciones de la TC cardíaca en el estudio de la enfermedad coronaria.
- Revisar las indicaciones para el uso adecuado de la TC cardíaca en el estudio del paciente con dolor torácico.
- Analizar y aprender a reconocer los hallazgos patológicos en la TC cardíaca y su significado.
- Definir la utilidad de la TC cardíaca en diferentes escenarios clínicos.

INTRODUCCIÓN

Las enfermedades cardiovasculares son la primera causa de morbimortalidad en los países desarrollados. De ellas, la cardiopatía isquémica es la causante del mayor número de muertes en nuestro medio. Según datos del Instituto Nacional de Estadística, el síndrome coronario agudo (SCA) causó, durante el año 2020, un total de 29.654 defunciones, lo que supone un 1,4 % más que en 2019, con una tasa de 62,6 por cada 100.000 habitantes. Esto lo convierte en la causa más frecuente de muerte en nuestro país en este año, solo por detrás de la enfermedad del coronavirus 2019 (COVID-19).

> **!** La coronariografía o angiografía coronaria es la técnica de referencia para la detección y tratamiento de la enfermedad coronaria, especialmente ante la alta sospecha clínica de infarto agudo de miocardio (IAM). Sin embargo, se trata de un procedimiento invasivo, no exento de riesgos, por lo que no es la técnica diagnóstica de elección en aquellos pacientes con una probabilidad antes de la prueba baja-intermedia. En estos casos, se debe considerar la realización de una prueba de detección de isquemia o una prueba de imagen no invasiva como la angiografía coronaria por tomografía computarizada cardíaca.

En este capítulo, repasaremos el rol y la utilidad de la angiografía coronaria por TC cardíaca en el estudio de la enfermedad coronaria.

VALORACIÓN DE LA ANATOMÍA CORONARIA NORMAL POR TOMOGRAFÍA COMPUTARIZADA CARDÍACA

Mediante TC cardíaca se puede realizar un adecuado estudio de la anatomía coronaria y de sus variantes anatómicas.

Tronco principal de la arteria coronaria izquierda

El tronco principal de la arteria coronaria izquierda, o tronco coronario, se origina en el seno coronario izquierdo, para luego discurrir por la grasa epicárdica, con una longitud máxima de aproximadamente 20 mm, hasta alcanzar el surco interventricular anterior y bifurcarse en las arterias descendente anterior y circunfleja. Como variantes anatómicas, el tronco coronario puede ser muy corto (con bifurcación inmediata tras su origen) o bien estar ausente, con origen independiente de las arterias descendente anterior y circunfleja. En aproximadamente una tercera parte de las personas, el tronco coronario se trifurca en las ramas descendente anterior, circunfleja y en un ramo intermedio que se origina entre las dos primeras recibiendo por ello también el nombre de ramo bisectriz (**Fig. 19-1**).

Arteria descendente anterior

La arteria descendente anterior (ADA) discurre por la cara epicárdica del surco interventricular anterior hasta llegar al ápex cardíaco. En su camino, aporta dos tipos de ramas principales:

- **Ramas diagonales**: irrigan la pared anterolateral del ventrículo izquierdo. Habitualmente son de una a tres. Surgen de la ADA formando un ángulo agudo y son paralelas entre sí.
- **Ramas septales perforantes (anteriores)**: discurren adyacentes al endocardio del margen derecho del septo interventricular, vascularizando los dos tercios anteriores del septo, por donde se introducen para anastomosarse con las ramas septales procedentes de la arteria descendente posterior. Son entre cuatro y seis, aunque pueden ser más. Son de difícil visualización en TC por su pequeño calibre.

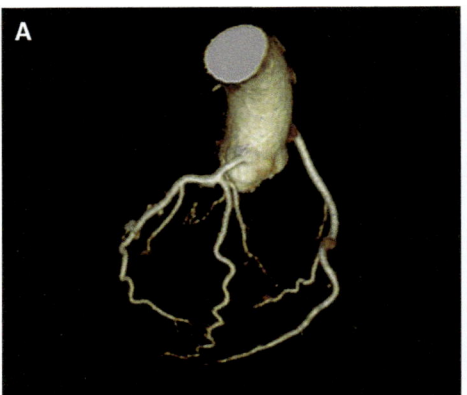
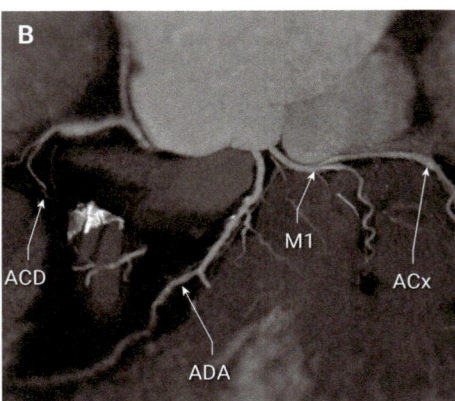
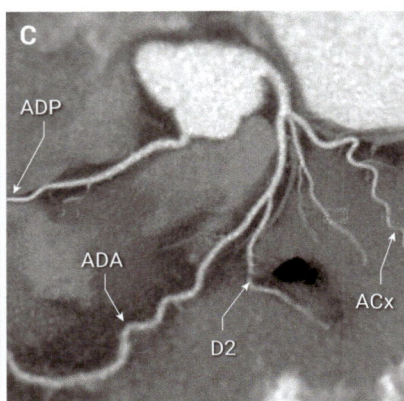

Figura 19-1. Variantes anatómicas del tronco coronario izquierdo. **A)** Reconstrucción *renderizada* del árbol coronario, en la que se aprecia un tronco coronario izquierdo con origen en el seno aórtico izquierdo, de características normales. **B)** Mapa 2D del árbol coronario en el que se visualiza ausencia de tronco coronario, con origen independiente de la arteria descendente anterior (ADA) y la circunfleja (ACx). Se trata, además, de una dominancia coronaria izquierda, con arteria coronaria derecha hipoplásica. **C)** Mapa 2D en el que se objetiva trifurcación del tronco coronario, con presencia de ramo intermedio entre la ADA y la ACx (flecha).
ACD: arteria coronaria derecha;ACx: arteria circunfleja; ADA: arteria descendente anterior; ADP: arteria descendente posterior; D2: segunda diagonal; LCX: arteria circunfleja; M1: primer ramo marginal. PDA: arteria descendente posterior; RCA: arteria coronaria derecha.

Arteria circunfleja

La arteria circunfleja (ACx) discurre por el surco auriculoventricular (AV) posterior izquierdo hacia el surco interventricular inferior. En su recorrido aporta ramas denominadas obtusas marginales, normalmente tres, que irrigan las paredes posterolateral y lateral del ventrículo izquierdo. Tanto estas como la ACx son de localización epicárdica y se visualizan bien en la TC.

Arteria coronaria derecha

La arteria coronaria derecha (ACD) nace en el seno aórtico derecho (anterior), ligeramente por debajo del origen del tronco coronario. Discurre por la grasa epicárdica a lo largo del surco AV derecho. Aunque se localiza profundamente dentro del surco AV, en general se visualiza correctamente en los estudios de TC.

Las primeras ramas que surgen de la porción proximal de la coronaria derecha son:

- **Arteria del cono**: típicamente surge como la primera rama proximal. Existe una variante anatómica en la que se origina como una rama independiente, directamente del seno de Valsalva derecho.
- **Arteria del nodo sinusal**: en el 50 % de los pacientes se origina de la ACD proximal. En el resto de los casos, el nodo sinusal es irrigado por la circunfleja o, menos comúnmente, por ambas arterias coronarias, recibiendo doble aporte sanguíneo.

La porción media de la coronaria derecha da origen a una o varias ramas agudas marginales de calibre mediano, que se disponen en diagonal e irrigan la pared anterior del ventrículo derecho.

Dominancia coronaria

El término «dominancia» hace referencia a la extensión del territorio irrigado por cada una de las arterias coronarias y se define por la arteria coronaria de la que nace la arteria descendente posterior y las ramas posterolaterales (**Fig. 19-2**). La dominancia puede ser derecha (85 % de los casos), izquierda (10 %) o existir codominancia (5 %), cuando la arteria descendente posterior surge de la coronaria derecha y las ramas posterolaterales de la ACx.

INDICACIONES DE LA TOMOGRAFÍA COMPUTARIZADA CARDÍACA PARA EL ESTUDIO DE LA ENFERMEDAD CORONARIA

En la **tabla 19-1** se resumen los principales escenarios clínicos en los que la TC cardíaca será considerada una técnica de primera línea.

Pacientes sintomáticos con sospecha de enfermedad coronaria crónica o síndrome coronario crónico

La angiografía no invasiva mediante TC cardíaca, realizada con equipos de TC multidetector de al menos 64 cortes, se ha convertido en la técnica de elección para estudiar las arterias coronarias de manera no invasiva.

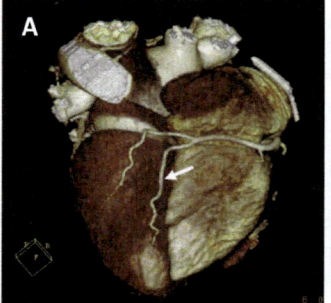
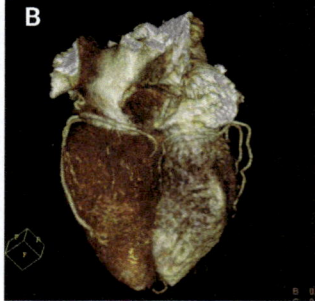

Figura 19-2. Dominancia coronaria. **A)** Reconstrucción volumétrica que muestra la cara posterior del corazón. Dominancia derecha: la arteria descendente posterior (flecha), que discurre por el tabique interventricular posterior, nace de la arteria coronaria derecha. **B)** Reconstrucción volumétrica que muestra la cara posterior del corazón, en la que se aprecia codominancia.

Tabla 19-1. Aplicaciones clínicas de la TC cardíaca en el estudio de pacientes con enfermedad arterial coronaria (EAC) conocida o sospechada

Cuantificación del calcio coronario (calcio *score*)	Pacientes asintomáticos, sin EAC conocida, con riesgo cardiovascular intermedio
EAC crónica o sospechada	• Pacientes sin EAC conocida que presentan dolor torácico típico o atípico o equivalente anginoso • Pacientes con pruebas de inducción de isquemia no concluyentes • Valoración previa a la cirugía de pacientes con valvulopatía grave y baja probabilidad de EAC
Dolor torácico agudo	Pacientes con probabilidad baja-intermedia de EAC y electrocardiograma, y/o marcadores de daño miocárdico normales o no concluyentes
Antes de la revascularización coronaria	• Valoración de la permeabilidad de los *bypass* después de una cirugía de revascularización coronaria • Antes de la coronariografía, en pacientes en los que se desconoce la anatomía o el número de *bypass* coronarios • Localización del trayecto de los *bypass* antes de una nueva esternotomía

Los primeros trabajos que confirmaron el rendimiento diagnóstico de esta técnica fueron el estudio CORE y el estudio ACCURACY, que concluyeron que la TC cardíaca tenía una elevada sensibilidad (85-99 %) y especificidad (64-90 %) para detectar estenosis coronaria obstructiva en pacientes sintomáticos sin enfermedad arterial coronaria previamente conocida (**Fig. 19-3A**). Posteriormente, el estudio SCOT-HEART demostró que, en pacientes con angina estable, incluir la TC cardíaca en la estrategia diagnóstica inicial, se asocia a una reducción en la mortalidad por enfermedad coronaria y en la tasa de infarto agudo de miocardio (IAM) no fatal en el seguimiento.

Además, la TC cardíaca posee un elevado valor predictivo negativo (VPN), cercano al 100 %, para la exclusión de enfermedad arterial coronaria. Los pacientes sin enfermedad coronaria en la TC cardíaca, presentan un riesgo muy bajo de mortalidad durante el seguimiento. Sin embargo, la pre-

sencia de enfermedad coronaria se asocia a peor pronóstico. Es importante destacar que la enfermedad coronaria no obstructiva, que a menudo pasa desapercibida en los estudios de inducción de isquemia y en la coronariografía invasiva, también presagia mayor riesgo de episodios adversos futuros. Su detección mediante TC cardíaca nos permite instaurar medidas terapéuticas preventivas que mejoran el pronóstico de estos pacientes (**Fig. 19-3B**).

 La TC cardíaca presenta una sensibilidad del 85-99 % y un VPN cercano al 100 % para la detección de estenosis coronarias obstructivas en pacientes con dolor torácico estable.

Pacientes con dolor torácico agudo

La coronariografía no invasiva mediante TC cardíaca también posee un alto VPN para excluir el SCA, ya que un estudio cuyo resultado sea normal excluye la presencia de enfermedad coronaria (**Fig. 19-4**). Esto la convierte en una prueba muy útil en aquellos pacientes que acuden a los servicios de urgencias hospitalarios con una probabilidad antes de la prueba baja o intermedia de SCA (dolor torácico agudo sin signos de isquemia en el ECG y troponinas cardíacas normales). Numerosos estudios muestran que el empleo de la TC cardíaca en el manejo del paciente con dolor torácico agudo en urgencias reduce los costes de la atención y la duración de la hospitalización. En un estudio reciente aleatorizado sobre el diagnóstico del infarto agudo de miocardio sin elevación del segmento ST (IAMSEST), su empleo inicial redujo la necesidad de angiografía invasiva.

Además, la TC cardíaca también nos permite excluir otras causas de dolor torácico con elevada mortalidad, como son la disección de aorta y el tromboembolismo pulmonar (**Fig. 19-5**). Para ello, deben utilizarse protocolos personalizados de adquisición e inyección para el *triple rule out* o triple descarte (es decir, enfermedad arterial coronaria, embolia pulmonar y disección aórtica).

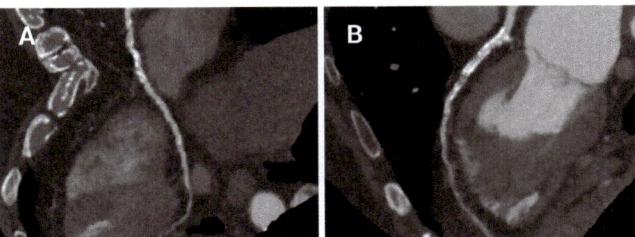

Figura 19-3. TC cardíaca de paciente con dolor torácico, sin enfermedad coronaria previamente conocida. **A)** Reconstrucción curvilínea de la arteria coronaria derecha, que presenta placas calcificadas desde su origen, con mayor afectación en tercios proximal y medio, donde condicionan estenosis que superan el 50 % de la luz vascular. **B)** Reconstrucción curvilínea de la arteria descendente anterior que muestra placas calcificadas en tercios proximal y medio, provocando, en este último, estenosis superior al 50 %.

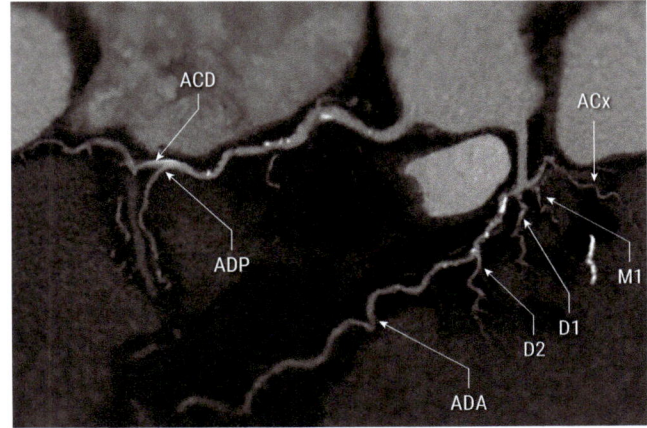

Figura 19-4. Mapa 2D del árbol coronario en el que se visualizan numerosas placas ateromatosas calcificadas excéntricas, con remodelado positivo, que afectan a la arteria coronaria derecha y a la arteria descendente anterior, sin provocar estenosis importante de la luz vascular.

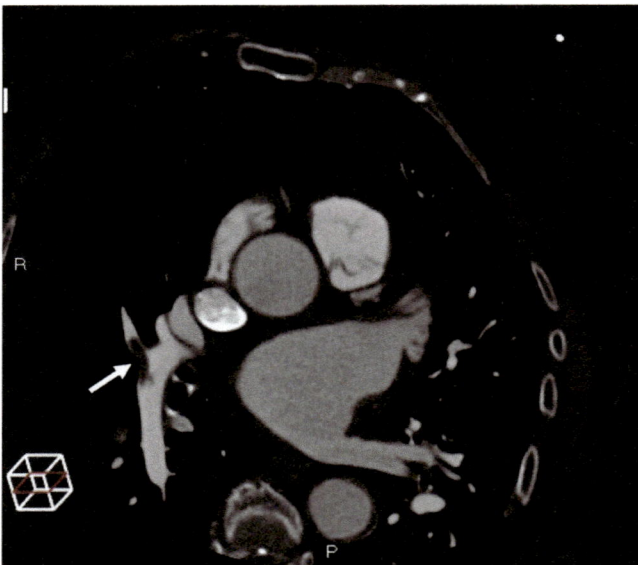

Figura 19-5. TC cardíaca en la que se aprecia, ocasionalmente, un defecto de repleción acabalgado en la bifurcación entre la arteria para el segmento apical y la pirámide basal del lóbulo inferior del pulmón derecho, compatible con tromboembolismo pulmonar.

 Se recomienda la realización de una TC cardíaca como alternativa a la coronariografía invasiva para descartar el SCA cuando existe una probabilidad baja-intermedia de enfermedad coronaria, siempre que el electrocardiograma y/o los marcadores de daño miocárdico sean normales o no concluyentes.

Aplicaciones clínicas de la cuantificación del calcio coronario

Para evaluar la cantidad de calcio coronario, se debe realizar un estudio de TC sin contraste con imágenes obtenidas mediante sincronización prospectiva con el electrocardiograma en la diástole tardía (70-80 % del intervalo RR) y con un voltaje del tubo de 120 kV. El análisis posterior se realizará con el **método de Agatston**.

! El método de Agatston, también llamado calcio *score*, se basa en la identificación de material de alta densidad, de atenuación superior a 130 unidades Hounsfield (UH), en el interior de la circulación coronaria. Se trata de un método semicuantitativo que mide el área total de placas coronarias calcificadas y arroja unos valores que se clasifican en distintas categorías, en función de la carga de placa calcificada (**Tabla 19-2**).

Sin embargo, la detección de calcio coronario es un hallazgo poco específico, ya que implica aterosclerosis, pero no tiene por qué implicar la presencia de estenosis coronaria significativa. A pesar de ello, el grado de calcificación del árbol coronario demostrado por TC se correlaciona con la cantidad global de placas arterioescleróticas y, a su vez, existe una correlación estrecha entre la carga total de placas coronarias y el riesgo de sufrir un episodio coronario agudo. Por tanto, cuanto mayor sea la puntuación del calcio *score*, más placas

ateromatosas habrá y, por consiguiente, mayor riesgo de que una o varias de esas placas sean vulnerables.

 La existencia de una elevada cantidad de calcio coronario no siempre se asocia a la presencia de una estenosis coronaria obstructiva, pero sí está asociada a mayor riesgo de episodios coronarios.

Aunque la ausencia de calcificaciones coronarias excluye la aterosclerosis coronaria con un VPN del 95 %, actualmente no se recomienda el uso del calcio *score* como herramienta diagnóstica para descartar enfermedad arterial coronaria en pacientes sintomáticos. Esto se debe a que, incluso en pacientes con puntuación 0, no se puede excluir la presencia de una estenosis coronaria causada por una lesión aterosclerótica no calcificada.

Por último, en los pacientes sin enfermedad coronaria conocida que se someten a una TC de tórax sin contraste por otro motivo, se recomienda realizar una valoración, al menos semicuantitativa, del calcio coronario, debido a que puede ser un marcador de futuros episodios cardiovasculares.

UTILIDAD DE LA TOMOGRAFÍA COMPUTARIZADA CARDÍACA PARA CARACTERIZAR LA PLACA DE ATEROMA

En la coronariografía, una estenosis se considera significativa cuando reduce más del 70 % el calibre de la luz arterial, a excepción del tronco coronario, donde la estenosis es sigTC cardíaca se toman los mismos valores de referencia (**Fig. 19-6**).

 Una estenosis coronaria es significativa si disminuye > 70 % el calibre de la luz, salvo en el tronco coronario, donde es significativa si se reduce > 50 %.

Sin embargo, solo un tercio de los IAM son secundarios a una estenosis significativa (> 70 %) de una arteria coronaria. La rotura o erosión de una placa que no produce una obstrucción significativa de la luz del vaso es el sustrato fisiopató-

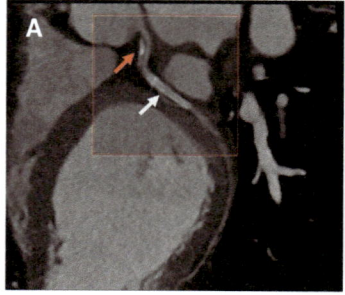 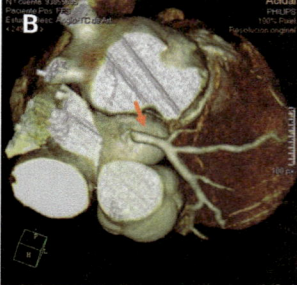

Figura 19-6. Lesiones del tronco coronario valoradas mediante TC cardíaca. **A)** Reconstrucción curvilínea del tronco coronario y de la arteria circunfleja, en la que se objetiva una placa mixta que provoca estenosis significativa (50 %) de la luz del primero (flecha roja) y un *stent* en el tercio proximal de la segunda (flecha blanca). **B)** Reconstrucción volumétrica en la que se visualiza el calibre filiforme en el origen del tronco coronario, secundario a estenosis provocada por una placa blanda (flecha roja).

Tabla 19-2. Estratificación del riesgo cardiovascular según la cuantificación del calcio *score*

Calcio *score*	Carga de placa	Probabilidad de EAC	RCV
0	No identificable	Muy baja	Muy bajo
0-10	Mínima	Poco probable	Bajo
11-100	Mediana	Mínima	Moderado
101-400	Mediana	Alta	Moderado-alto
>400	Extensa	Alta	Alto
>1.000	Masiva	Muy alta	Muy alto

EAC: enfermedad arterial coronaria. RCV: riesgo cardiovascular. iv

gico más común de un episodio coronario agudo. Las placas calcificadas suelen ser estables y, por consiguiente, es menos probable que se rompan causando un SCA. Las placas más susceptibles a la rotura son aquellas denominadas vulnerables, que son placas de gran tamaño, excéntricas y con alto contenido lipídico en su interior.

La TC cardíaca no solo nos permite valorar la presencia de placas de ateroma y el grado de estenosis que causan, sino que además nos ayuda a caracterizarlas. La caracterización de la placa de ateroma mediante TC cardíaca nos permite identificar signos asociados a mayor riesgo de rotura y, por tanto, a un riesgo aumentado de SCA. Entre ellos, destacan los siguientes:

- **Placas con crecimiento excéntrico o remodelado positivo**: consiste en un proceso adaptativo por el que se produce un aumento del diámetro del vaso en el lugar de la lesión, de manera que, en esta fase inicial, el crecimiento de la placa será excéntrico y no comprometerá la luz vascular (**Fig. 19-7**). Posteriormente, a medida que aumenta la carga de placa, se supera la capacidad de adaptación del

vaso y se producirá un estrechamiento de su lumen causado por el crecimiento de la placa.

- ***Spotty calcification***: se refiere a la presencia de calcificación irregular en la placa de ateroma. Serán calificaciones focales, < 3 mm y que no ocupan todo el contorno del vaso (**Fig. 19-8**).
- **Placas blandas o de baja atenuación**: son aquellas que tiene un núcleo lipídico y se pueden identificar mediante TC, porque su coeficiente de atenuación es < 30 UH (**Fig. 19-9**).
- ***Napkin-ring sign*** **(signo de la servilleta)**: se caracteriza por una placa con núcleo central de baja atenuación, con un anillo alrededor de alta atenuación, pero no > 130 UH (**Fig. 19-10**).

VALORACIÓN POR TOMOGRAFÍA COMPUTARIZADA CARDÍACA DE LOS *BYPASS* CORONARIOS

La TC cardíaca es una técnica excelente para la evaluación de los *bypass* coronarios. Debido a su mayor calibre y menor

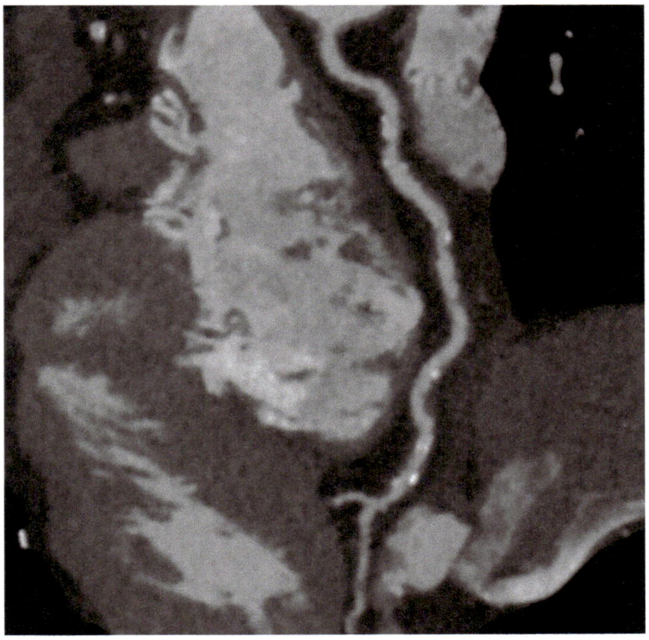

Figura 19-7. Reconstrucción curvilínea de la arteria coronaria derecha, que muestra numerosas placas de composición mixta, fibrolipídicas con calcificación parcial, con crecimiento excéntrico, sin compromiso de la luz vascular.

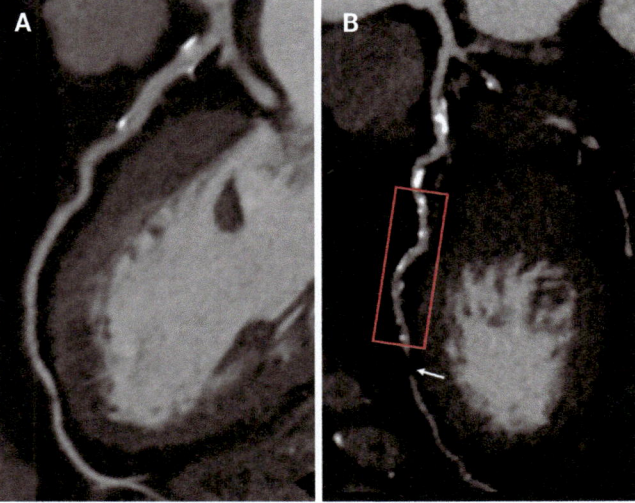

Figura 19-8. Ejemplos de calcificación irregular (*spotty calcification*). **A)** Calcificación irregular o *spotty calcification* en segmento proximal de la arteria descendente (ADA). **B)** Reconstrucción curvilínea de la ADA en la que se identifican placas calcificadas groseras en los tercios proximal y medio que impiden la adecuada valoración del vaso por el artefacto de ***blooming***. En el tercio distal, existen varias placas blandas con calcificaciones irregulares o *spotty calcification* (recuadro). Se observa además una placa fibrolipídica que provoca oclusión coronaria total (flecha).

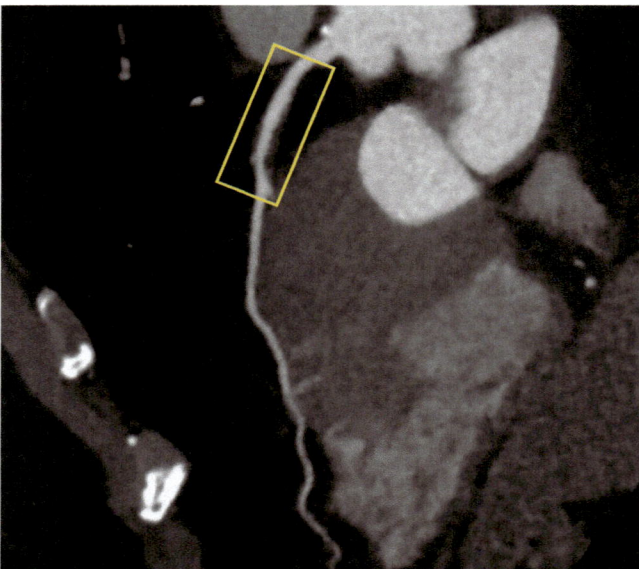

Figura 19-9. Placa blanda o de baja atenuación en tercio medio de la arteria coronaria derecha

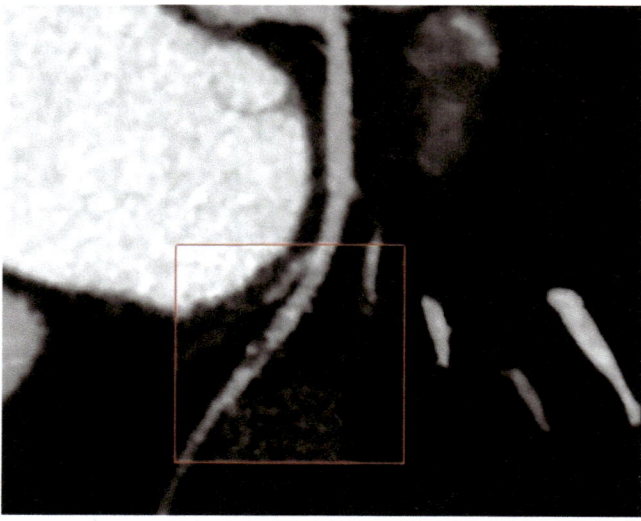

Figura 19-10. Signo de la servilleta (*napkin-ring sign*): placa blanda con inicio de calcificación periférica en la unión de los tercios proximal y distal de la arteria circunfleja.

sensibilidad al movimiento cardíaco respecto a los vasos nativos, resulta ideal para valorar la permeabilidad de los injertos, su número y su ubicación. La sensibilidad y especificidad de la TC cardíaca en la detección de estenosis u oclusión de los *bypass*, es superior al 95 %, y su VPN, del 99 % (**Fig. 19-11**).

Adicionalmente, en aquellos pacientes en los que se desconozca el número de injertos o su localización, la realización de una TC cardíaca previa a la coronariografía invasiva será de gran utilidad y nos ayudará a planificar posteriormente la intervención. De hecho, en comparación con la coronariografía invasiva, la localización de los *bypass*, especialmente cuando están ocluidos en su origen, resulta mucho más sencilla mediante TC.

En aquellos pacientes que presentan angina tras la cirugía de revascularización coronaria, la TC cardíaca nos permitirá,

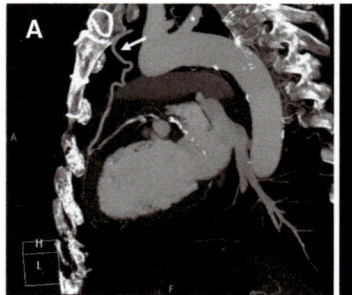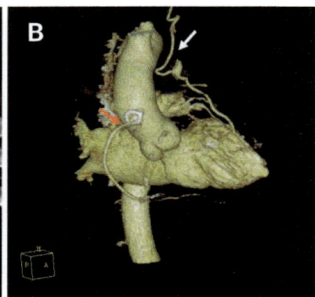

Figura 19-11. Valoración de los *bypass* coronarios mediante TC cardíaca. **A)** Reconstrucción MIP (proyección de máxima intensidad) de bypass permeable desde la arteria mamaria interna al tercio medio de la arteria descendente anterior (ADA) (flecha blanca). **B)** Reconstrucción volumétrica de mismo paciente donde, además del *bypass* de la arteria mamaria a la ADA (flecha blanca), se aprecia un *bypass* de la vena safena a la arteria coronaria derecha (flecha roja).

además, evaluar los vasos nativos y de las arterias postanastomóticas distales, donde la progresión de la enfermedad puede ser la causa de los síntomas. Sin embargo, estos segmentos coronarios habitualmente presentan una aterosclerosis muy avanzada y, por tanto, suelen estar muy calcificados, lo que dificulta su valoración por TC.

> La TC cardíaca es una técnica apropiada para la evaluación de la permeabilidad de los *bypass* coronarios. Se debe plantear antes que la coronariografía invasiva en caso de que se desconozca la ubicación y el número de injertos.

VALORACIÓN POR TOMOGRAFÍA COMPUTARIZADA CARDÍACA DE LOS PACIENTES CON *STENT*

En la actualidad, la TC cardíaca no es la técnica de elección para el estudio de pacientes previamente revascularizados mediante *stent* coronarios, ya que la valoración de su permeabilidad por TC supone un desafío. En parte, esto se debe al artefacto de *blooming*. Este artefacto ocurre en aquellas estructuras de alta densidad, como las calcificaciones coronarias o los *stent*, y ocasiona que se pueda sobreestimar su tamaño mediante TC y, por tanto, se sobrevaloren las estenosis que generan en las arterias coronarias. No obstante, existen protocolos de adquisición optimizados destinados a reducir el artefacto de *blooming* y mejorar la resolución espacial de la TC a la hora de valorar los *stent*.

Estudios recientes demuestran que con TC de ≥ 64 cortes, la sensibilidad y la especificidad en la detección de reestenosis dentro del *stent* es superior al 90 % (**Fig. 19-12**).

La adecuada valoración de la permeabilidad de un *stent* mediante TC cardíaca dependerá de su tamaño, composición y localización. Cuanto mayor sea el diámetro del *stent* y más fino el grosor de los *struts*, mayor será la rentabilidad diagnóstica de la TC cardíaca. En general, la precisión diagnóstica será mayor para *stent* con diámetro ≥ 3 mm y un grosor de los *struts* < 100 μm (sensibilidad del 94 % y 96 %, respectivamente). De igual modo, la localización del *stent* también influye en su correcta valoración. Así, será más factible la valoración mediante TC de los *stent* simples frente a los bifurcados (**Fig. 19-13**).

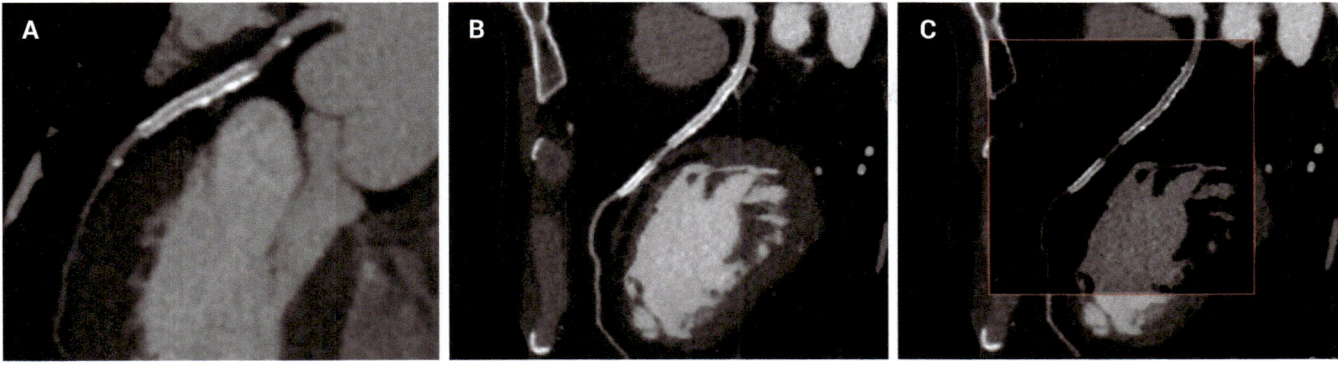

Figura 19-12. Valoración de los *stents* coronarios mediante TC cardíaca. **A)** *Stent* situado en la unión de los segmentos proximal y medio de la arteria circunfleja. Es difícil valorar su permeabilidad por su tamaño < 3 mm. **B)** Arteria descendente anterior con dos *stents* situados en su porción proximal y media, permeables, sin signos de reestenosis. **C)** Valoración de estos mismos *stents* mediante ventana para reducir el artefacto de *blooming*.

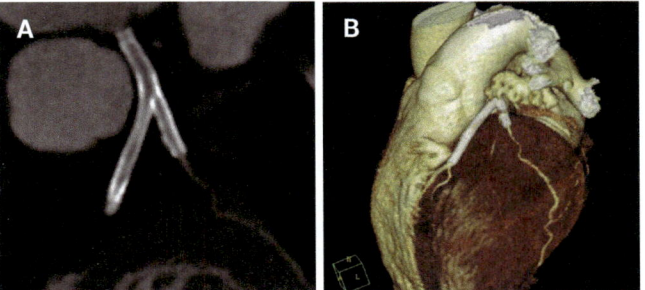

Figura 19-13. *Stents* bifurcados situados en el tronco coronario y en el origen de la arteria descendente anterior y la arteria circunfleja. **A)** Valoración mediante reconstrucción multiplanar. **B)** Reconstrucción 3D del mismo paciente.

 A pesar de que de la TC cardíaca no debe utilizarse rutinariamente en pacientes con revascularización percutánea previa, puede resultar de utilidad en casos seleccionados de pacientes sintomáticos con *stent* con diámetro ≥ 3 mm.

TOMOGRAFÍA COMPUTARIZADA CARDÍACA EN LA PLANIFICACIÓN DE LOS PACIENTES CON OCLUSIONES CORONARIAS CRÓNICAS

Se considera una oclusión coronaria crónica total (OCT) la interrupción completa del flujo en una arteria coronaria (TIMI 0), siempre que el tiempo estimado de evolución sea superior a 3 meses.

En los pacientes con OCT, la TC cardíaca es una técnica complementaria a la coronariografía invasiva que permite una mejor planificación de la estrategia de revascularización, gracias a su capacidad para predecir las posibilidades de éxito del intervencionismo coronario percutáneo (ICP) y la revascularización quirúrgica.

La correcta valoración de una OCT mediante TC cardíaca requiere que se analice la longitud del trayecto ocluido y del vaso distal a la oclusión, las características de la placa y el diámetro del vaso (**Fig. 19-14**).

Las características desfavorables que se asocian con alto riesgo de fracaso del ICP son la calcificación intensa del vaso y de la lesión, una longitud de la oclusión > 15 mm, su tortuosidad, la morfología roma del borde proximal o «muñón»

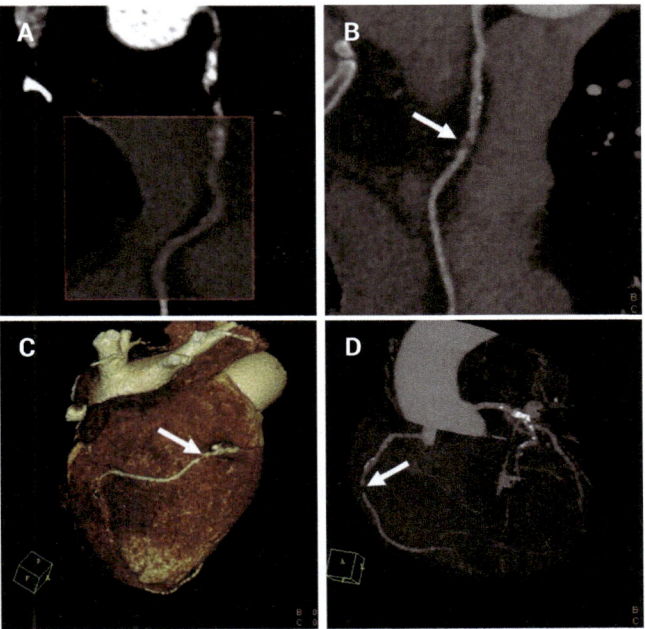

Figura 19-14. Valoración de la oclusión coronaria crónica total (OCT) mediante TC cardíaca. **A)** OCT de la arteria coronaria derecha (ACD) desde su origen hasta segmento distal por placas blandas con calcificaciones dispersas. **B)** Reconstrucción curvilínea de la ACD que muestra una placa fibrolipídica en su tercio medio que provoca una OCT corta (flecha) y con adecuada repleción de contraste distalmente. Se observa además una placa mixta, con calcificaciones puntiformes irregulares (*spotty calcification*) previa a la OCT. **C)** Reconstrucción volumétrica, en la que se aprecia un defecto de repleción en el tercio medio de la ACD, provocado por una placa blanda que genera OCT. **D)** Reconstrucción MIP del paciente anterior. Además de la OCT en el tercio medio de la ACD, se observan varias placas calcificadas en el árbol coronario izquierdo.

de la lesión, y las OCT de más de 1 año de evolución. Se han desarrollado varios *scores* basados en la TC cardíaca, como el **CT-RECTOR** *score* (*Computed Tomography Registry of Chronic Total Occlusion Revascularization*) o el **KCCT** (*Korean Multicenter* CTO CT *Registry*), cuya finalidad es predecir las posibilidades de éxito de la revascularización percutánea de una OCT. Además, la TC cardíaca proporciona una adecuada visualización de la circulación colateral coronaria, lo que resulta de utilidad en aquellos casos en los que se plantea el tratamiento percutáneo de las OCT por vía retrógrada.

En el caso de la cirugía coronaria, la TC resulta especialmente interesante para valorar el lecho distal a la oclusión, ya que, en ocasiones, su valoración por angiografía invasiva es inadecuada y puede motivar que pacientes que se beneficiarían de un *bypass* sean desestimados para la revascularización quirúrgica.

> ! En el caso de la ADA, la identificación mediante TC de un diámetro del vaso distal a la oclusión mayor de 1,5 mm se asocia con una elevada tasa de éxito. En cambio, la presencia de un vaso distal de escasa longitud o con un trayecto intramiocárdico, son predictores de fracaso de la revascularización quirúrgica mediante *bypass* coronario.

TOMOGRAFÍA COMPUTARIZADA CARDÍACA EN EL ESTUDIO DE LAS ANOMALÍAS Y VARIANTES CORONARIAS

Las anomalías coronarias son relativamente frecuentes y su prevalencia en los estudios de TC cardíaca se estima en el 0,2-2,3 %. Las anomalías de la vascularización coronaria engloban un abanico muy amplio de alteraciones, que van desde variantes morfológicas sin repercusión clínica hasta otras hemodinámicamente significativas que pueden condicionar alteraciones de la perfusión miocárdica, con la consecuente aparición de angina, IAM, insuficiencia cardíaca e, incluso, pueden ser una causa de muerte súbita en deportistas jóvenes. Por ello, su adecuado conocimiento y diagnóstico es importante de cara a su manejo.

> ! La TC cardíaca resulta especialmente útil en su evaluación, y diversos estudios han demostrado que puede ser incluso superior a la angiografía invasiva para la correcta caracterización del origen y trayecto de las arterias coronarias anormales, ya que permite hacer una valoración tridimensional de las coronarias y estudiar su relación con las estructuras anatómicas adyacentes.

De manera general, las coronarias se originan en los senos coronarios, situados por encima de las valvas de la válvula aórtica. Habitualmente son tres: dos de disposición anterior, derecho e izquierdo, que dan origen a la coronaria derecha y al tronco coronario respectivamente, y un seno posterior, denominado seno no coronario, ya que no tiene orificio de salida de ninguna arteria coronaria. Sin embargo, existen numerosas variantes anatómicas del nacimiento de las coronarias que no suelen tener repercusión clínica. Por ejemplo, el origen independiente de las dos ramas principales del tronco coronario izquierdo directamente de la aorta y por tanto, con ausencia de este, o el nacimiento de las coronarias derecha e izquierda de un mismo seno coronario, ya sea con un único orificio o con orificios separados en un mismo seno coronario. Una variante muy frecuente (36 % de la población) es el origen independiente de la arteria del cono en la aorta.

Dentro de las anomalías en el origen de las coronarias, la más común es el origen anómalo de la coronaria derecha

en el seno coronario izquierdo (0,35-2,1 %). La repercusión hemodinámica de esta anomalía vendrá determinada por el trayecto que adquiera la ACD después de su origen (retroaórtico, interarterial, prepulmonar o septal). Cuando el trayecto es interarterial, la ACD discurre entre la aorta y la arteria pulmonar, y se relaciona con muerte súbita, sobre todo si se asocia con un curso intramural (**Fig. 19-15**).

Otra anomalía hemodinámicamente significativa es el origen anómalo de una arteria coronaria en la arteria pulmonar, que supone entre el 0,25 % y el 0,5 % de las cardiopatías congénitas. Su expresión más frecuente es el **síndrome ALCAPA** o **Bland-White-Garland**, en el que la coronaria izquierda es la que nace de la pulmonar. Esta enfermedad puede manifestarse clínicamente en el período neonatal o en la edad adulta, con mal pronóstico en ambos casos. Menos frecuente es el origen anómalo de la ACD en la arteria pulmonar (**síndrome de ARCAPA**).

Las fístulas coronarias, con una incidencia de entre el 0,2 % y el 0,6 %, pueden ser congénitas o adquiridas cuando son secundarias a traumatismo, o de origen yatrogénico. Consisten en una finalización anómala o conexión precapilar directa de una coronaria con alguna estructura cardiovascular (aurícula izquierda, aurícula derecha, ventrículo izquierdo, ventrículo derecho, arteria pulmonar, seno coronario, etc.) (**Fig. 19-16**). La ACD es la más frecuentemente implicada (60 %). Aunque la mayoría de los pacientes con fístulas coronarias estarán asintomáticos, pueden presentar repercusión clínica según la gravedad y magnitud del *shunt* establecido. Además, se pueden asociar con complicaciones como su rotura o trombosis, endocarditis, aneurismas y embolismos.

Más frecuentes que las variantes del origen y la terminación, son las anomalías en el trayecto de las coronarias. En condiciones normales, las coronarias discurren por la superficie epicárdica del corazón, envueltas en tejido adiposo. Cuando realizan un recorrido más profundo en el espesor miocárdico, lo que se denomina trayecto o puente intramiocárdico, pueden estrecharse durante la sístole por la compresión del músculo que las envuelve. Este fenómeno recibe el nombre de *milking*. Se trata de la anomalía coronaria más frecuente, con una prevalencia de más del 30 % en TC cardíaca. La arteria que presenta con mayor frecuencia trayec-

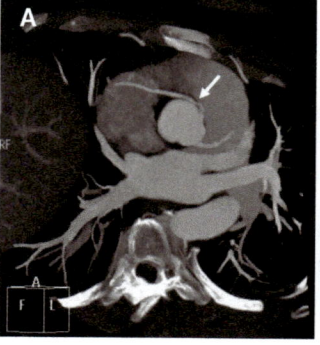 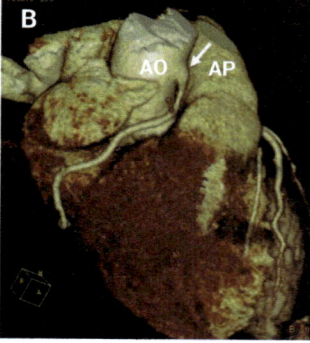

Figura 19-15. Origen anómalo de la arteria coronaria derecha (flecha) en el seno aórtico izquierdo con trayecto interarterial entre la aorta (Ao) y la arteria pulmonar (AP). **A)** Corte axial con reconstrucción MIP. **B)** Misma imagen con reconstrucción 3D.

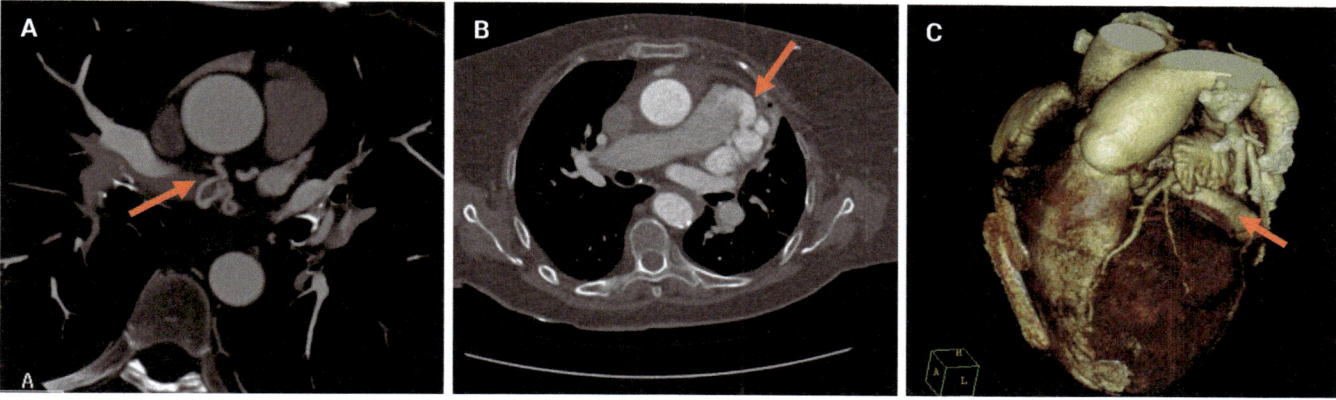

Figura 19-16. Valoración de fístulas coronarias mediante TC cardíaca. **A)** Corte axial en el que se visualiza un vaso tortuoso, correspondiente a la arteria circunfleja (ACx), que nace en el seno aórtico izquierdo y finaliza de forma anómala en la circulación arterial pulmonar. **B)** Corte axial en el que se puede observar cómo la arteria descendente anterior, muy dilatada y tortuosa, finaliza de forma anómala en el tronco de la arteria pulmonar. **C)** Reconstrucción 3D en la que se aprecia finalización anómala de la ACx en la aurícula derecha.
ACx: arteria circunfleja; ADA: arteria descendente anterior.

tos intramiocárdicos es la ADA, principalmente en su tercio medio (**Fig. 19-17**). La aparición de sintomatología depende de la longitud y profundidad del puente intramiocárdico y del grado de compresión sistólica, pues si esta es superior al 75 % del calibre vascular, habrá obstrucción en diástole, con la consecuente isquemia, ya que el flujo coronario impera en la diástole, cuando el miocardio no está contraído, y requiere menor presión de perfusión. Para valorar adecuadamente un trayecto intramiocárdico mediante TC cardíaca, habría que realizar la adquisición de fases en diástole y sístole para comparar ambas y objetivar el estrechamiento del vaso durante la sístole.

Otra anomalía coronaria que se puede encontrar es la presencia de **aneurismas coronarios** (**Fig. 19-18**). Su prevalencia en los estudios de TC cardíaca es del 2,7 %, aunque varía en función de la técnica empleada para el diagnóstico. La causa más frecuente de aneurisma coronario en los países occidentales es la arteriosclerosis. Otras causas menos comunes son las enfermedades inflamatorias, la enfermedad de Kawasaki y el origen traumático.

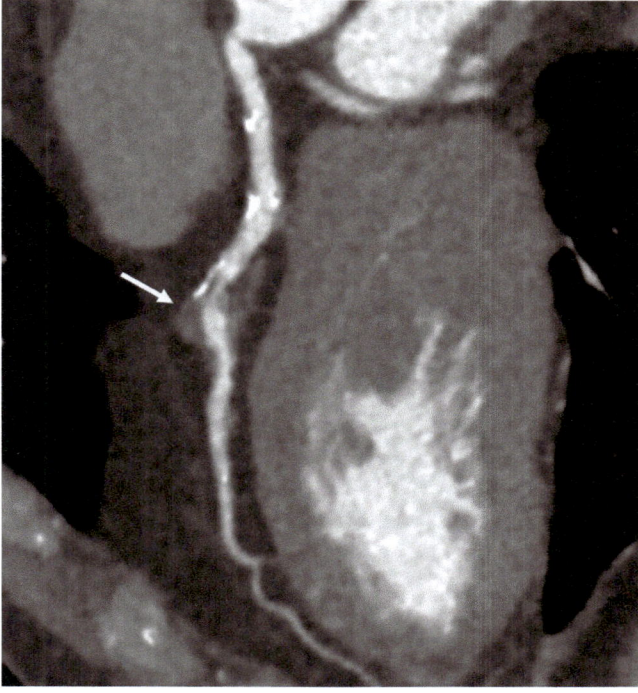

Figura 19-18. Reconstrucción curvilínea de la arteria descendiente anterior en la que se aprecia un aneurisma con trombo mural en su interior (flecha).

 La TC cardíaca permite el diagnóstico y la caracterización de las anomalías del origen, recorrido y finalización de las coronarias, facilitando su tratamiento y seguimiento radiológico postintervención, en caso de que sea necesario.

VALORACIÓN FUNCIONAL CON TOMOGRAFÍA COMPUTARIZADA CARDÍACA

Además de la valoración anatómica mediante TC cardíaca existen distintas herramientas que permiten valorar el significado funcional de las lesiones, lo que resultará especialmente útil en las estenosis de grado moderado.

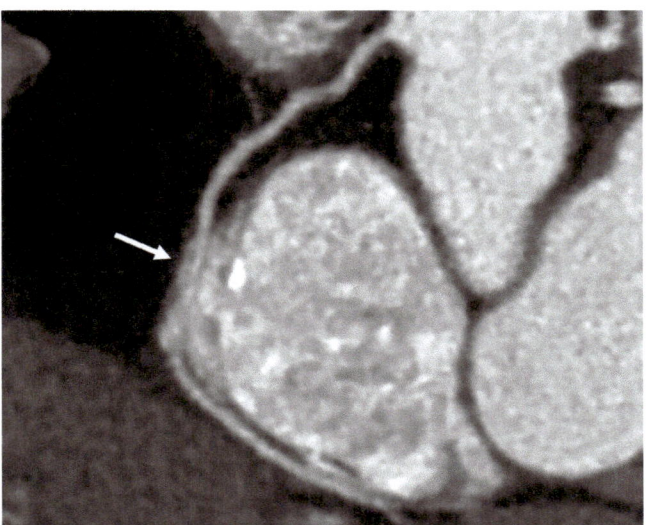

Figura 19-17. Puente intramiocárdico de la arteria coronaria derecha en su tercio medio.

Perfusión miocárdica

Los estudios de perfusión miocárdica están en auge en la actualidad gracias al desarrollo de la tecnología de los equipos de TCMD. Para llevarlos a cabo, se emplean fármacos vasodilatadores. El más común es la adenosina, aunque se está extendiendo el uso del regadenosón, que provoca vasodilatación selectiva de las arterias coronarias.

La perfusión miocárdica mediante TC se puede estudiar de forma estática o dinámica. En el primer caso, las reconstrucciones volumétricas permiten demostrar áreas hipoperfundidas en territorios subsidiarios de vasos enfermos (**Fig. 19-19**). En el caso de los equipos que usan doble energía, se puede caracterizar el miocardio basándose en la diferente absorción de yodo en las imágenes adquiridas con espectros de alta y baja energía. Su limitación principal es su dependencia de la dinámica del contraste, por lo que la cantidad, concentración o el caudal al que se introduce, o factores dependientes de los pacientes, como el gasto cardíaco y el peso, así como el momento de adquisición, pueden restar calidad al estudio.

En la perfusión dinámica se valora el efecto del primer paso de contraste a través del miocardio. Permite evaluar la perfusión miocárdica de forma cualitativa, semicuantitativa y cuantitativa. Los parámetros que arroja este tipo de adquisición son más exactos que los de la perfusión estática, aunque tiene el inconveniente de una alta dosis de radiación.

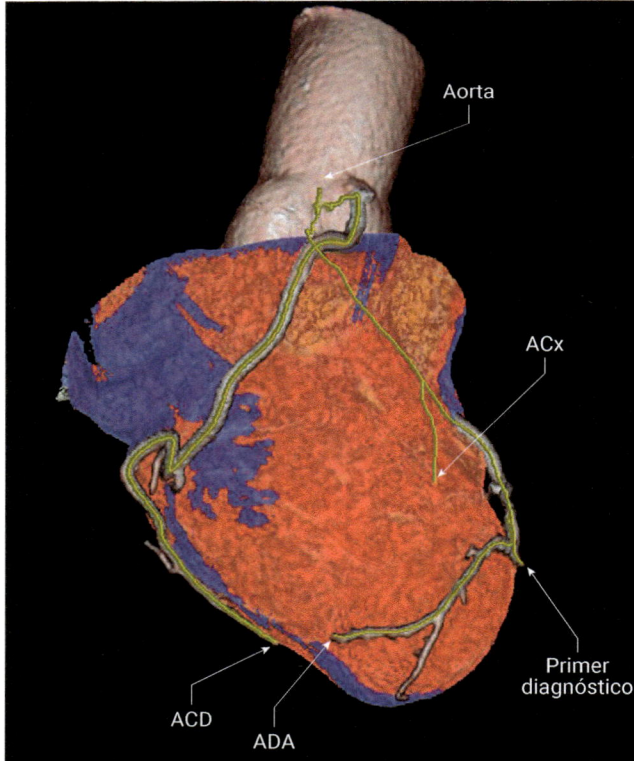

Figura 19-19. Reconstrucción volumétrica de estudio estático de perfusión miocárdica que demuestra una zona de hipoperfusión en el territorio vascular de la arteria coronaria derecha.
ACD: arteria coronaria derecha; ACx: arteria circunfleja; ADA: arteria descendente anterior.

Las limitaciones principales de los estudios de perfusión miocárdica mediante TC cardíaca son las elevadas dosis de radiación que administran a los pacientes y los artefactos, fundamentalmente el endurecimiento del haz de rayos X provocado por la elevada concentración de contraste que se aloja en el ventrículo, así como por los elementos óseos cercanos al miocardio, que condicionan zonas de menor atenuación en el subendocardio, que dificultan, especialmente, la valoración de los segmentos inferolaterales del ventrículo izquierdo.

Utilidad de la tomografía computarizada cardíaca para la estimación funcional de la gravedad de la estenosis coronaria

Para valorar la repercusión funcional de una estenosis coronaria hemodinámicamente significativa, además de someter a los pacientes a pruebas de detección de isquemia, se puede usar la TC cardíaca.

Existen diversas técnicas para realizar esta estimación, entre las que destacan el cálculo del gradiente de atenuación transluminal y opacificación coronaria corregida, y la estimación no invasiva de la reserva fraccional de flujo (RFF-TC).

El tiempo de tránsito de la sangre a través de un vaso sano es diferente al tiempo de tránsito a través de un vaso enfermo. En esto se sustenta el concepto de gradiente de atenuación transluminal. Según algunos estudios, la suma de la valoración del gradiente de atenuación transluminal a la TC cardíaca, aumenta el valor predictivo de la prueba para identificar estenosis coronarias hemodinámicamente significativas.

> ! La RFF-TC supone un gran avance en la coronariografía no invasiva por TC cardíaca y, concretamente, en la estimación indirecta, a partir de datos anatómicos, del impacto hemodinámico de la estenosis coronaria, ya que la evidencia científica avala que sus resultados son similares a los de la RFF convencional (con una correlación entre RFF-TC y RFF convencional de r = 0,717).

Según un estudio reciente, el estudio PLATFORM, el empleo de RFF-TC en el manejo de los pacientes se relaciona con un número significativamente menor de coronariografías invasivas en casos de estenosis coronarias no obstructivas.

Determinación del infarto y de la viabilidad miocárdica

En la TC sin contraste, el infarto de miocardio crónico es de difícil visualización. Este se muestra como un área hipodensa subendocárdica en el territorio tributario de una arteria coronaria, como consecuencia de la metaplasia grasa de la región infartada.

En la TC con contraste yodado intravenoso, el infarto se identifica con más facilidad como un área hipoperfundida, ya sea limitada al subendocardio o transmural.

Por tanto, el infarto de miocardio se puede detectar tanto por medio de una TC cardíaca convencional, como con una TC con contraste en fase tardía o usando técnicas de última generación, como los estudios con adquisición de doble energía.

> ❗ Según estudios recientes, la TC permite establecer la extensión y transmuralidad del infarto de miocardio de manera similar a la resonancia.

INFORME ESTRUCTURADO: CAD-RADS

En la actualidad, se está imponiendo un sistema de informe estructurado que permite la interpretación de la coronariografía por TC cardíaca en categorías definidas. Se basa en el sistema RADS (*Reporting and Data System*) y recoge la opinión de expertos en imagen cardíaca. Ha sido desarrollado como método estandarizado para comunicar a los clínicos los hallazgos de la TC cardíaca (CAD-RADS), con el objetivo de reducir las ambigüedades que puedan retrasar o confundir el diagnóstico y facilitar la toma de decisiones y el manejo del paciente.

Según este sistema, los hallazgos de enfermedad coronaria en la TC cardíaca se subclasifican en cinco categorías en función del grado de estenosis luminal, que abarcan desde la ausencia de enfermedad coronaria hasta la oclusión total de al menos un vaso coronario (**Tabla 19-3**).

LIMITACIONES DE LA TOMOGRAFÍA COMPUTARIZADA CARDÍACA PARA LA VALORACIÓN DE LA PATOLOGÍA CORONARIA

La obtención de una mayor rentabilidad de la TC cardíaca en el estudio de la patología coronaria, requiere que se tenga en cuenta que existen distintas condiciones que se asocian a una mayor probabilidad de obtener una calidad de imagen no diagnóstica. Las principales y más reconocidas serán las siguientes:

- Frecuencia cardíaca irregular (fibrilación auricular, extrasístoles frecuentes, etc.).
- Calcificaciones coronarias extensas (calcio *score* > 400).
- Obesidad significativa.
- Incapacidad del paciente para cooperar realizando las apneas.

En estos casos, la probabilidad de obtener un estudio no diagnóstico es mayor; por lo tanto, no se recomienda la realización de una angiografía coronaria mediante TC cardíaca para este tipo de pacientes.

La TC de 64 cortes es el requisito mínimo para la obtención de imágenes cardíacas en la práctica clínica habitual. Sin embargo, en la actualidad, están siendo relegados por los nuevos equipos de TCMD de alta resolución de más alta gama, de 256 y 320 filas de detectores, y los aparatos de TC de doble fuente. Dichos aparatos permiten la adquisición de todo el estudio durante un único latido cardíaco y, además, cuentan con un sistema de corrección inteligente del movimiento, diseñado para reducir los artefactos provocados por el latido de los vasos coronarios, por lo que supera muchas de las limitaciones anteriormente mencionadas. Además, emiten una dosis de radiación al paciente muy inferior a la del TCMD convencional de 64 cortes. Por todas estas virtudes, estos equipos se erigen en la nueva referencia para la realización de la coronariografía no invasiva mediante TC.

Tabla 19-3. Clasificación de los hallazgos de enfermedad coronaria TC cardíaca en función del grado de estenosis luminal según el sistema de puntuación CAD-RADS

Puntuación CAD-RADS	Grado de estenosis máxima	Interpretación	Otros estudios	Esquema	Imagen en TC
0	0 %	Ausencia de EAC	No		
1	1-24 %	EAC no obstructiva mínima	No		
2	25-49 %	EAC no obstructiva leve	No		
3	50-69 %	Estenosis moderada	Considerar pruebas funcionales		
4A	70-99 %	Estenosis severa	Considerar coronariografía invasiva o pruebas funcionales		
4B	> 70 % en 3 vasos o TCI > 50 %	Estenosis severa	Coronariografía		
5	100 %	Oclusión coronaria total	Considerar coronariografía y/o evaluar viabilidad		
Cad-Ras N	Estudio no diagnóstico	No se puede descartar EAC obstructiva	Considerar otros estudios adicionales o alternativos		

EAC: enfermedad arterial coronaria; TCI: tronco coronario izquierdo.

PUNTOS CLAVE

- La angiografía coronaria no invasiva por TC cardíaca es una técnica diagnóstica de primera línea en el estudio de pacientes con dolor torácico estable sin enfermedad arterial coronaria previamente conocida.
- Su elevado VPN (97-99 %) también la convierte en una prueba de primera línea en pacientes con dolor torácico agudo y probabilidad baja-intermedia de SCA.
- Además de valorar la presencia de placas de ateroma y el grado de estenosis que causan, la TC cardíaca permite caracterizar la composición de las placas y detectar las placas vulnerables que presentan mayor riesgo de rotura.

- La TC cardíaca es una técnica apropiada para la evaluación de los *bypass* coronarios, y se debe plantear antes que la coronariografía invasiva en caso de que se desconozca la ubicación y el número de injertos.
- La TC cardíaca puede ser superior a la angiografía invasiva en el diagnóstico y caracterización de las anomalías del origen y trayecto de las arterias coronarias.
- Los avances tecnológicos y los nuevos equipos de TC cardíaca permiten que, además de realizar una valoración anatómica, se pueda llevar a cabo una valoración funcional de las estenosis coronarias, lo que posibilita la valoración integral de la cardiopatía isquémica.

BIBLIOGRAFÍA

Abazid RM, Smettei OA, Khalaf HH, Soomro T, Ali Dar M, Tamim M, et al. The Role of Computed Tomographic Angiography in Predicting Left Anterior Descending Artery Graftability When Catheter Angiography is Inconclusive. J Thorac Imaging. 2018 Jan;33(1):55-9.

Agarwal P, Dennie C, Pena E, Nguyen E, LaBounty T, Yang B, et al. Anomalous Coronary Arteries That Need Intervention: Review of Pre-and Postoperative Imaging Appearances. Radiographics. 2017;37(3):740-57.

Benedek T, Gyöngyösi M, Benedek I. Multislice computed tomographic coronary angiography for quantitative assessment of culprit lesions in acute coronary syndromes. Can J Cardiol. 2013 Mar;29(3):364-71.

Chang HJ, Lin FY, Lee SE, Andreini D, Bax J, Cademartiri F, et al. Coronary Atherosclerotic Precursors of Acute Coronary Syndromes. J Am Coll Cardiol. 2018;71(22):2511-22.

Collet JP, Thiele H, Barbato E, Barthélémy O, Bauersachs J, Bhatt DL, et al. 2020 ESC Guidelines for the management of acute coronary syndromes in patients presenting without persistent ST-segment elevation. Eur Heart J. 2021 Apr 7;42(14):1289-367.

Douglas PS, Pontone G, Hlatky MA, Patel MR, Norgaard BL, Byrne RA, et al. Clinical outcomes of fractional flow reserve by computed tomographic angiography-guided diagnostic strategies vs. usual care in patients with suspected coronary artery disease: the prospective longitudinal trial of FFR(CT): outcome and resource impacts study. Eur Heart J. 2015;36(47):3359-67.

Goldstein JA. Coronary CT Angiography: Identification of Patients and Plaques "At Risk". J Am Coll Cardiol. 2018 Jun 5;71(22):2523-6.

Hulten E, Pickett C, Bittencourt MS, Villines TC, Petrillo S, Di Carli MF, et al. Outcomes after coronary computed tomography angiography in the emergency department: a systematic review and meta-analysis of randomized, controlled trials. J Am Coll Cardiol. 2013 Feb 26;61(8):880-92.

Instituto Nacional de Estadística. Defunciones según la Causa de Muerte Año 2020. Notas de Prensa. 2021. Disponible en: https://www.ine.es/prensa/edcm_2020.pdf

Károlyi M, Eberhard M, Gloor T, Polacin M, Manka R, Savic V, et al. Routine early postoperative computed tomography angiography after coronary artery bypass surgery: clinical value and management implications. Eur J Cardiothorac Surg. 2022 Jan 24;61(2):459-66.

Lu MT, Ferencik M, Roberts RS, Lee KL, Ivanov A, Adami E, et al. Non-invasive FFR Derived From Coronary CT Angiography: Management and Outcomes in the PROMISE Trial. JACC Cardiovasc Imaging. 2017 Nov;10(11):1350-8.

Miller JM, Rochitte CE, Dewey M, Arbab-Zadeh A, Niinuma H, Gottlieb I, et al. Diagnostic performance of coronary angiography by 64-row CT. N Engl J Med. 2008 Nov 27;359(22):2324-36.

Min JK, Dunning A, Lin FY, Achenbach S, Al-Mallah M, Budoff MJ, et al. CONFIRM Investigators. Age- and sex-related differences in all-cause mortality risk based on coronary computed tomography angiography findings results from the International Multicenter CONFIRM (Coronary CT Angiography Evaluation for Clinical Outcomes: An International Multicenter Registry) of 23,854 patients without known coronary artery disease. J Am Coll Cardiol. 2011 Aug 16;58(8):849-60.

Narula J, Chandrashekhar Y, Ahmadi A, Abbara S, Berman DS, Blankstein R, et al. SCCT 2021 Expert Consensus Document on Coronary Computed Tomographic Angiography: A Report of the Society of Cardio-vascular Computed Tomography. J Cardiovasc Comput Tomogr. 2021 May-Jun;15(3):192-217.

Opolski MP, Achenbach S, Schuhbäck A, Rolf A, Möllmann H, Nef H, et al. Coronary computed tomographic prediction rule for time-efficient guidewire crossing through chronic total occlusion: insights from the CT-RECTOR multicenter registry (Computed Tomography Registry of Chronic Total Occlusion Revascularization). JACC Cardiovasc Interv. 2015 Feb;8(2):257-67.

Otsuka K, Fukuda S, Tanaka A, Nakanishi K, Taguchi H, Yoshikawa J, et al. Napkin-ring sign on coronary CT angiography for the prediction of acute coronary syndrome. JACC Cardiovasc Imaging. 2013 Apr;6(4):448-57.

Pontone G, Rossi A, Guglielmo M, Dweck MR, Gaemperli O, Nieman K, et al. Clinical applications of cardiac computed tomography: a consensus paper of the European Association of Cardiovascular Imaging-part I. Eur Heart J Cardiovasc Imaging. 2022 Feb 22;23(3):299-314.

Pontone G, Rossi A, Guglielmo M, Dweck MR, Gaemperli O, Nieman K, et al. Clinical applications of cardiac computed tomography: a consensus paper of the European Association of Cardiovascular Imaging-part I. Eur Heart J Cardiovasc Imaging. 2022 Feb 22;23(3):299-314.

Pontone G, Rossi A, Guglielmo M, Dweck MR, Gaemperli O, Nieman K, et al. Clinical applications of cardiac computed tomography: a consensus paper of the European Association of Cardiovascular Imaging-part II. Eur Heart J Cardiovasc Imaging. 2022 Mar 22;23(4):e136-61.

Raff GL, Chinnaiyan KM. The role of coronary CT angiography in triage of patients with acute chest pain. Rev Esp Cardiol. 2009 Sep;62(9):961-5.

Rossi A, Dharampal S, Wragg A, Davies LC, van Geuns RJ, Anagnostopoulos C, et al. Diagnostic performance of hyperaemic myocardial blood flow index obtained by dynamic computed tomography: does it predict functionally significant coronary lesions? Eur Heart J Cardiovasc Imaging. 2014 Jan;15(1):85-94.

SCOT-HEART Investigators; Newby DE, Adamson PD, Berry C, Boon NA, Dweck MR, Flather M, et al. Coronary CT Angiography and 5-Year Risk of Myocardial Infarction. N Engl J Med. 2018 Sep 6;379(10):924-33.

Siontis GC, Mavridis D, Greenwood JP, Coles B, Nikolakopoulou A, Jüni P, et al. Outcomes of non-invasive diagnostic modalities for the detection of coronary artery disease: network meta-analysis of diagnostic randomised controlled trials. BMJ. 2018 Feb 21;360:k504.

Smulders MW, Kietselaer BLJH, Wildberger JE, Dagnelie PC, Brunner-La Rocca HP, Mingels AMA, et al. Initial Imaging-Guided Strategy Versus Routine Care in Patients With Non-ST-Segment Elevation Myocardial Infarction. J Am Coll Cardiol. 2019 Nov 19;74(20):2466-77.

Sugaya T, Oyama-Manabe N, Yamaguchi T, Tamaki N, Ishimaru S, Okabayashi H, et al. Visualization of collateral channels with coronary computed tomography angiography for the retrograde approach in percutaneous coronary intervention for chronic total occlusion. J Cardiovasc Comput Tomogr. 2016 Mar-Apr;10(2):128-34.

Vanhoenacker PK, Heijenbrok-Kal MH, Van Heste R, Decramer I, Van Hoe LR, Wijns W, et al. Diagnostic performance of multidetector CT angiography for assessment of coronary artery disease: meta-analysis. Radiology. 2007 Aug;244(2):419-28.

Villa AD, Sammut E, Nair A, Rajani R, Bonamini R, Chiribiri A. Coronary artery anomalies overview: The normal and the abnormal. World J Radiol. 2016 Jun 28;8(6):537-55.

Yu CW, Lee HJ, Suh J, Lee NH, Park SM, Park TK, et al. Coronary Computed Tomography Angiography Predicts Guidewire Crossing and Success of Percutaneous Intervention for Chronic Total Occlusion: Korean Multicenter CTO CT Registry Score as a Tool for Assessing Difficulty in Chronic Total Occlusion Percutaneous Coronary Intervention. Circ Cardiovasc Imaging. 2017 Apr;10(4):e005800.

Resonancia magnética cardíaca en el estudio de la cardiopatía isquémica

20

M. P. García González, L. Higueras Ortega, M. P. López Lereu, J. V. Monmeneu Menadas y A. Maceira González

OBJETIVOS

- Conocer las principales indicaciones de la resonancia magnética cardíaca (RMC) en el estudio de la enfermedad coronaria (EC).
- Describir la información que reporta la RMC tras un síndrome coronario agudo (SCA) y/o un infarto agudo de miocardio (IAM).
- Conocer las principales indicaciones de la RMC de estrés en el estudio de la EC.
- Conocer las principales indicaciones y contraindicaciones de los fármacos vasodilatadores o dobutamina en la RMC de estrés.
- Comprender el protocolo de RMC de estrés e interpretar sus resultados.
- Conocer la RMC con realce tardío de gadolinio (RTG) y analizar e interpretar sus resultados para identificar la presencia de fibrosis y/o necrosis.

INTRODUCCIÓN

La enfermedad coronaria (EC) comprende un conjunto de problemas relacionados principalmente con la arteriosclerosis coronaria. La EC puede clasificarse en «macrovascular» cuando afecta al árbol coronario epicárdico, o «microvascular» cuando se afecta la microcirculación coronaria debido a factores vasomotores, neurohormonales u otros.

La resonancia magnética cardíaca (RMC) ha demostrado ser útil en la valoración de la mayor parte de aspectos de la EC, que incluyen los mecanismos de la enfermedad y sirven de guía en la selección de las estrategias terapéuticas. De este modo, las principales indicaciones de la RMC en la EC se pueden clasificar en: 1) síndrome coronario agudo (SCA), 2) síndrome coronario crónico (SCC) y 3) infarto de miocardio con arterias coronarias no obstructivas (MINOCA).

Síndrome coronario agudo

El SCA se produce como resultado de la interrupción del flujo sanguíneo coronario que conduce a la aparición de isquemia o necrosis miocárdica, y se clasifica en dos categorías principales basándose en el electrocardiograma (ECG): SCA con elevación del segmento ST (SCACEST) o SCA sin elevación del ST (SCASEST).

Tras reconocer que se está ante un SCA, la actuación debe dirigirse a realizar un cateterismo con el objetivo de recanalizar la arteria coronaria ocluida. Ninguna modalidad, incluida la RMC, debe suponer un retraso en esta vía de actuación establecida.

Sin embargo, tras la coronariografía invasiva, la RMC permite realizar un estudio anatómico y funcional del corazón, visualizar *in vivo* la lesión miocárdica mediante las técnicas de realce tardío de gadolinio (RTG), así como las regiones hipointensas en el interior del infarto indicativas de obstrucción microvascular (OMV). También se puede detectar la presencia de edema miocárdico indicativa de daño miocárdico reciente, así como el posible daño miocárdico por reperfusión.

Posteriormente, la RMC puede evaluar el corazón cuando se producen complicaciones como la insuficiencia cardíaca, arritmias o disfunción de ventrículo izquierdo (VI).

Los pacientes con SCASEST son más heterogéneos, no solo en los hallazgos electrocardiográficos, sino también en el curso temporal de la presentación y la revascularización. Los SCASEST suponen la mayoría de todos los SCA, y la RMC puede servir de guía para su manejo.

Así, la RMC en pacientes con infarto agudo de miocardio (IAM) puede ser importante en diferentes aspectos clínicamente relevantes, como la detección y caracterización del IAM, medida de volúmenes y fracción de eyección (FE) del VI, detección del vaso culpable del IAM, detección de isquemia residual, determinar la viabilidad miocárdica con vistas a una potencial revascularización, estratificación del riesgo tras el IAM y/o detección de las complicaciones del infarto.

Enfermedad coronaria crónica

En los pacientes sintomáticos con EC estable conocida o sospechada, se necesita la evidencia de que los síntomas son el resultado de la EC. Las imágenes de perfusión miocárdica con la RMC de estrés pueden delimitar el miocardio isquémico y guiar la revascularización. Esta técnica se lleva a cabo con vasodilatadores y, mucho menos frecuentemente, con inotrópicos como la dobutamina, constituyendo una modalidad muy precisa para evaluar al paciente con EC sintomática y favoreciendo una mejor utilización de recursos como la coronariografía invasiva. Varios estudios de un solo centro han demostrado que una RMC de estrés negativa predice una tasa anual de eventos cardíacos < 1 % en pacientes con probabilidad intermedia de EC. Más aún, según múltiples estudios y un metaanálisis, se ha demostrado una excelente correlación de la RMC de perfusión de estrés con la reserva fraccional de flujo (FFR) evaluada de forma invasiva, lo que apoya el uso de esta técnica para evaluar la significación funcional de las estenosis coronarias. En relación con este hecho, a la luz de los resultados del **ensayo MR-INFORM**, se ha demostrado que la RMC de estrés está al mismo nivel que la técnica estándar oro para la evaluación de la gravedad de la EC: la FFR invasiva.

La RMC tiene claras ventajas sobre otras modalidades en la evaluación de situaciones complejas, como pacientes con revascularización quirúrgica, miocardio hibernado y necrosis.

> ! La RMC con perfusión de estrés identifica con precisión la enfermedad en pacientes que se presentan con síntomas de probabilidad intermedia de EC y facilita de forma segura el alta en pacientes con resultados normales, con un coste menor en comparación con el manejo estándar de pacientes hospitalizados con coronariografía invasiva.

Infarto de miocardio con arterias coronarias no obstructivas

La RMC tiene una alta sensibilidad y especificidad para detectar síndromes coronarios agudos y estratificar el riesgo de pacientes que presentan dolor torácico agudo. Específicamente, la RMC supone una valiosa herramienta de diagnóstico en pacientes que presentan una elevación aguda de biomarcadores séricos compatible con lesión miocárdica, pero con arterias coronarias no obstructivas, porque puede proporcionar información diagnóstica para dirigir el tratamiento y mejorar el pronóstico.

El infarto puede producirse por causas distintas a la EC obstructiva, como la erosión de la placa, disección espontánea, vasoespasmo y embolización de una arteria coronaria. Generalmente, se realiza una RMC cuando la coronariografía invasiva no ha definido la alteración anatómica causante y cuando aparecen síntomas como dolor torácico con elevación de biomarcadores de lesión miocárdica para distinguir entre IAM y miocarditis. En este contexto, el RTG diferencia inequívocamente el daño miocárdico isquémico del inflamatorio (es decir, lesión subendocárdica frente a epicárdica), lo que hace de la RMC una técnica central en la definición del IAM. Existe evidencia significativa que respalda el papel esencial de la RMC tanto en el diagnóstico como en la evaluación pronóstica en pacientes con IAM con arterias coronarias no obstructivas (MINOCA).

RESONANCIA MAGNÉTICA CARDÍACA TRAS SÍNDROME CORONARIO AGUDO

La RMC en pacientes con IAM puede ser importante en la detección y caracterización del infarto, medida de los volúmenes y FE de VI, detección del vaso culpable del infarto, detección de isquemia residual, determinar la viabilidad miocárdica con vistas a una potencial revascularización, estratificación del riesgo postinfarto o detección de las complicaciones del infarto.

La interrupción aguda del flujo sanguíneo de las arterias coronarias, que ocurre más comúnmente debido a la rotura o erosión de una placa, puede provocar daño miocárdico prolongado, isquemia y posterior IAM. Menos comúnmente, las causas de IAM incluyen vasoespasmo coronario, vasculitis, embolia, disección de la arteria coronaria, o diversas lesiones yatrogénicas.

El diagnóstico de SCA se ha basado tradicionalmente en los síntomas, los cambios electrocardiográficos del segmento ST y la elevación de biomarcadores. Se puede clasificar en dos categorías principales, basándose en el electrocardiograma (ECG) de 12 derivaciones, en el momento en que el paciente acude al médico: SCACEST o SCASEST. Así, el SCACEST resulta de la oclusión trombótica completa en algún segmento coronario, mientras que el SCASEST puede deberse a una oclusión subtotal.

Sin embargo, ciertas patologías también producen cambios en estas pruebas, como la miocarditis, síndrome de *tako-tsubo*, traumatismos, embolismo pulmonar y toxicidad farmacológica. Por otra parte, existen pacientes con ondas Q que no tienen infarto detectable por técnicas de imagen, lo que probablemente refleja la limitada especificidad del ECG en el diagnóstico de infarto; y a la inversa, en ocasiones se detectan infartos no reconocidos previamente, cuya prevalencia parece ser mayor de la esperada, con el agravante de que estos pacientes tienen peor pronóstico que aquellos sin infarto de miocardio. Con la finalidad de mejorar la exactitud diagnóstica del ECG y los biomarcadores en el diagnóstico del SCA, los nuevos criterios diagnósticos incorporan la evidencia de infarto de miocardio por imagen (alteraciones nuevas de la motilidad regional o la pérdida de miocardio viable), pudiendo emplear las técnicas más establecidas como la ecocardiografía o los estudios de medicina nuclear, o bien la RMC y la tomografía computarizada (TC).

Protocolo de exploración con RMC en el IAM o SCA

- Estudio anatómico/estructural/funcional.
  - Volúmenes de VI y de VD al final de la diástole y al final de la sístole (absolutos y normalizados para superficie corporal), fracción de eyección del ventrículo izquierdo (FEVI) y fracción de eyección del ventrículo derecho (FEVD), masa de VI, aneurismas.
  - Movimiento anormal de la pared, si está presente, para cada uno de los 17 segmentos (hipercinético, hipocinético, acinético, discinético).
  - Función valvular (mitral, aórtica).
  - Trombos (localización, tamaño), si están presentes.
  - Pericardio.
- Estudio de perfusión.
  - Debe informarse la OMV, si se evalúa con perfusión de primer paso.
- Estudio de caracterización tisular.
  - Realce precoz de gadolinio (RPG) (opcional): presencia, ubicación, extensión, transmuralidad segmentaria, opcional: porcentaje de masa del VI y de RTG.

- RTG: presencia, ubicación, tipo, extensión, transmuralidad segmentaria, opcional: porcentaje de masa del VI.
- Hemorragia intramiocárdica: presencia, ubicación, extensión.
- Imágenes o mapeo T2 (opcional): presencia, ubicación, extensión, incluido el aumento de T2 más allá de RTG, porcentaje del masa VI.
• Perfusión de estrés y cambios en la contractilidad.

 La RMC en pacientes con IAM debe incluir un estudio anatómico y funcional, estudio de perfusión (con estrés farmacológico o sin él) y un estudio de caracterización tisular (con contraste y sin él).

Detección y caracterización del infarto con RMC

La RMC debe considerarse como una multitécnica bien validada, compuesta de varias técnicas separadas que aportan, en un único examen, información útil para confirmar el diagnóstico y estratificar el riesgo de los pacientes que sobreviven a un IAM. Esta robusta técnica puede implementarse fácilmente en los equipos disponibles actualmente, con una efectividad capaz de rivalizar con las mejores técnicas de imagen en la detección y valoración del infarto. Además, su capacidad de medir el área en riesgo y la extensión de la OMV permite su utilización para evaluar nuevos tratamientos que reduzcan el tamaño del infarto y el daño por reperfusión.

Las **secuencias de cine** constituyen el estándar de referencia para valorar los volúmenes, masa y FE del VI. Durante el seguimiento, esto será de gran importancia para indicar la implantación de un desfibrilador automático (DAI). Asimismo, detectan muy bien las alteraciones regionales de la contractilidad.

El **edema miocárdico** acompaña a la necrosis miocárdica aguda y se puede detectar en las imágenes de sangre negra potenciadas en T2 y en las imágenes de mapeo T2. Las imágenes adquiridas tempranamente tras el infarto agudo de miocardio (primeros 10 días) muestran una región con elevada intensidad de la señal en comparación con el miocardio normal (Fig. 20-1). Estas imágenes son especialmente útiles

para diferenciar el vaso responsable del infarto e identificar el infarto agudo del crónico (el edema persiste hasta varias semanas), así como los pacientes con infarto previo, bloqueo de rama izquierda o infartos sin elevación del ST. Asimismo, pueden detectar la extensión del miocardio salvado días después de la restauración del flujo coronario mediante intervención coronaria percutánea (ICP). Sin embargo, puede ocurrir un daño miocárdico por reperfusión y hemorragia intramiocárdica que contribuye al riesgo residual. Este se puede evaluar mediante secuencias potenciadas en T2* con las que en ocasiones se observa un núcleo central hipointenso en el interior de la zona edematizada, lo cual está asociado generalmente a una hemorragia intramiocárdica (Fig. 20-2).

En un IAM, las imágenes de **perfusión** potenciadas en T1, obtenidas durante el primer paso del contraste por el corazón, pueden mostrar un defecto de perfusión o zona oscura en relación con el miocardio normal en el caso en que la reperfusión microvascular no sea efectiva, fenómeno llamado OMV, también conocido como fenómeno de «no-reflow» (Fig. 20-3).

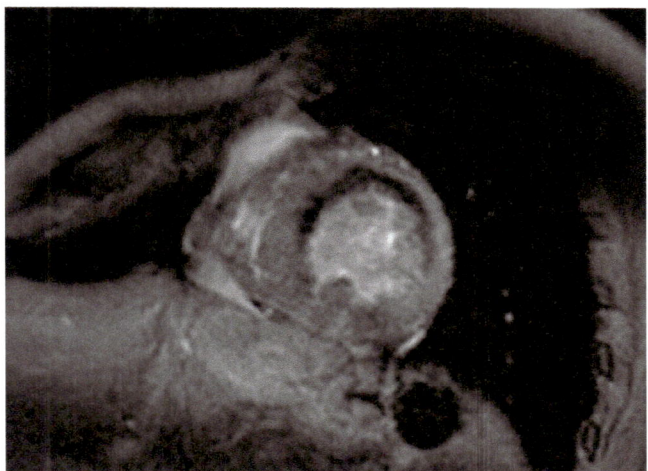

Figura 20-2. Imagen potenciada en T2* en proyección de eje corto, que muestra un área hipointensa en el interior del área de edema de localización anteroseptal y anterior, que indica la presencia de hemorragia intramiocárdica.

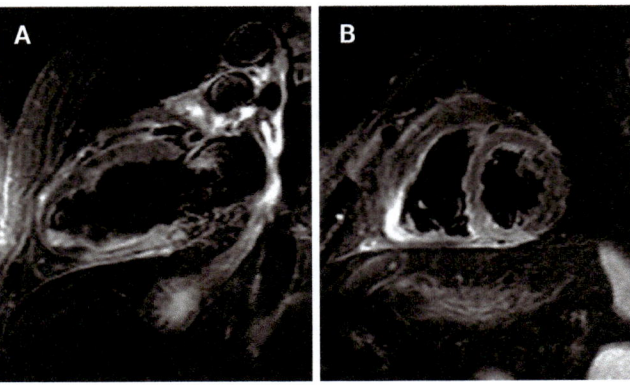

Figura 20-1. Imágenes potenciadas en T2 en proyección de dos cámaras **(A)** y eje corto **(B)** que muestran hiperintensidad indicativa de edema miocárdico en la pared inferior del ventrículo izquierdo, con extensión a la pared inferior del ventrículo derecho. Se trata de un paciente varón de 76 años con un síndrome coronario agudo con elevación del segmento ST (SCACEST) inferior de 1 semana de evolución.

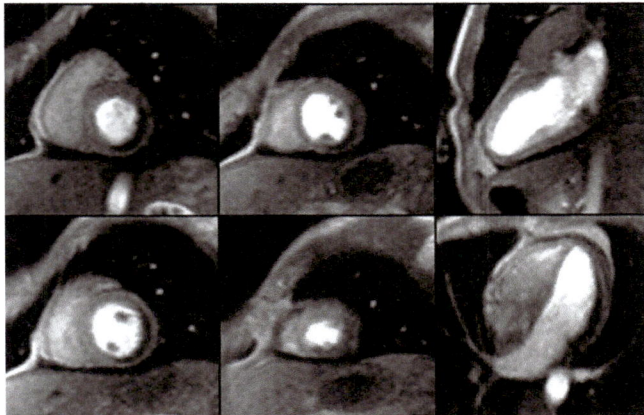

Figura 20-3. Imágenes de perfusión de primer paso de contraste en reposo que muestran un defecto de perfusión (zonas oscuras) que afecta a toda la pared lateral del ventrículo izquierdo, indicativos de obstrucción microvascular.

Se han invocado varios mecanismos para explicarlo, como trombosis de la microvasculatura, embolizaciones, colapso de la microvasculatura por leucocitos, compresión por el edema tisular o disminución del número de capilares funcionantes.

- La RMC de estrés farmacológico con vasodilatadores o dobutamina se puede utilizar con seguridad en la fase subaguda del infarto en pacientes estables.
- La RMC de RTG es la técnica más exacta y mejor validada para el diagnóstico de IAM. Comprende la utilización de secuencias de pulso potenciadas en T1, segmentadas de recuperación de la inversión, 5-10 minutos tras administrar contraste de gadolinio. El miocardio normal anulado aparece como negro, mientras que el tejido necrótico no viable aparece realzado como blanco, estando siempre afectado el subendocardio a diferencia del daño miocárdico no isquémico (**Fig. 20-4**). Los quelatos de gadolinio son agentes extracelulares que no se acumulan en el miocardio normal, donde los miocitos están compactados y el volumen de distribución es muy pequeño. Cuando se produce una necrosis aguda, existe rotura de la membrana y el gadolinio difunde a los miocitos, aumentando su concentración, acortándose la relajación T1 y, por tanto, aumentando la hiperintensidad de la señal. En la necrosis crónica, el tejido necrótico se sustituye por una escara y el espacio intersticial se expande, lo que también aumenta la concentración de gadolinio y, por tanto, la hiperintensidad. En estudios llevados a cabo en animales, se ha demostrado una relación casi exacta entre el tamaño y la forma del IAM medido con RTG y en la histopatología. La elevada resolución espacial

(submilimétrica) permite medir la extensión transmural del infarto, siendo superior a la tomografía por emisión de fotón único (SPECT) en la detección de infartos subendocárdicos y de localización no anterior, e incluso permite visualizar microinfartos de hasta 1 gramo de tejido como los que ocurren, por ejemplo, tras una intervención coronaria percutánea. La extensión transmural del infarto por RTG está inversamente relacionada con la probabilidad de recuperación funcional. Así, se puede medir el tamaño del IAM con elevada exactitud y reproducibilidad, tanto en la fase aguda como en la crónica. Se han utilizado varios métodos para medir el tamaño del IAM por RTG. El más simple es la valoración visual del porcentaje de extensión transmural de la necrosis, en la que se aplica un *score* de 5 puntos sobre el modelo de 17 segmentos de miocardio (0 = no RTG, 1 = 1-25 %, 2 = 26-50 %, 3= 51-75%, 4 = 76- 100 %). Alternativamente, se puede cuantificar el IAM por planimetría de las áreas con hiperrealce en las proyecciones de eje corto. La masa infartada se expresa en valores absolutos (gramos) o como porcentaje de la masa de VI.

> **!** La visualización de la localización de la necrosis en el RTG puede ser útil para identificar la arteria relacionada con el infarto. El tamaño del infarto medido por RTG constituye un predictor de pronóstico adverso posinfarto bien establecido, aún más potente que los volúmenes de VI y la FE.

La presencia de **OMV** puede detectarse con secuencias de realce precoz de gadolinio (en los primeros minutos tras la inyección del contraste), donde la imagen de necrosis aguda mostrará una zona central de baja intensidad de señal, rodeada por la típica imagen brillante del infarto (**Fig. 20-5**). Estas imágenes se correlacionan con las imágenes de *no-reflow* producidas experimentalmente. El gadolinio va difundiendo pasivamente hacia el centro de la OMV, aunque en casos más graves puede detectarse también en las imágenes de RTG. La OMV se asocia con daño isquémico más grave y constituye un predictor independiente de remodelado adverso y mal pronóstico (**Fig. 20-6**).

Los **hallazgos adicionales en el IAM** incluyen anomalías segmentarias de la contractilidad, adelgazamiento de la pared del miocardio y disminución de la FE.

Más recientemente, los **mapas de T1 precontraste y poscontraste**, junto con la imagen de RTG, permiten una caracterización detallada del músculo cardíaco después de un SCACEST, lo que brinda información sobre los mecanismos de remodelado adverso y otras complicaciones posteriores. Estas técnicas se pueden utilizar para generar mapas de volumen extracelular (VEC). Un VEC anormalmente aumentado podría ser secundario a fibrosis por infarto de miocardio u otros procesos, edema, amiloidosis, etc.

Las **complicaciones del infarto de miocardio** se identifican mejor en la ecocardiografía, RMC y TC cardíaca. Afortunadamente, las complicaciones mecánicas posteriores a un SCACEST han disminuido en la era de la reperfusión rápida mediante ICP. Estas incluyen aneurisma y seudoaneurisma del VI (**Fig. 20-7**), trombo del VI (**Fig. 20-8**), metaplasia

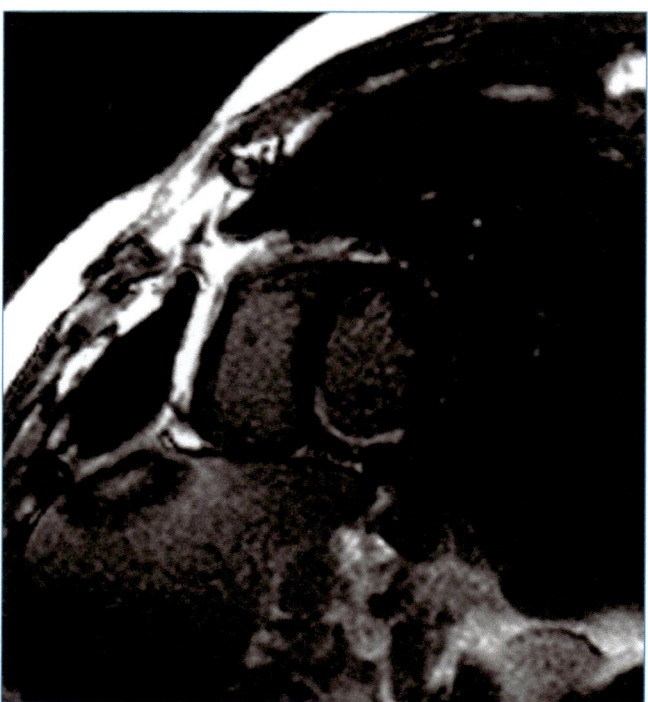

Figura 20-4. Imagen de realce tardío de gadolinio en proyección de eje corto medio que muestra una zona hiperintensa que afecta al subendocardio de los segmentos inferoseptal e inferior, correspondiente a una necrosis subendocárdica. Obsérvese la diferencia entre el miocardio normal (negro) y el miocardio necrótico (blanco).

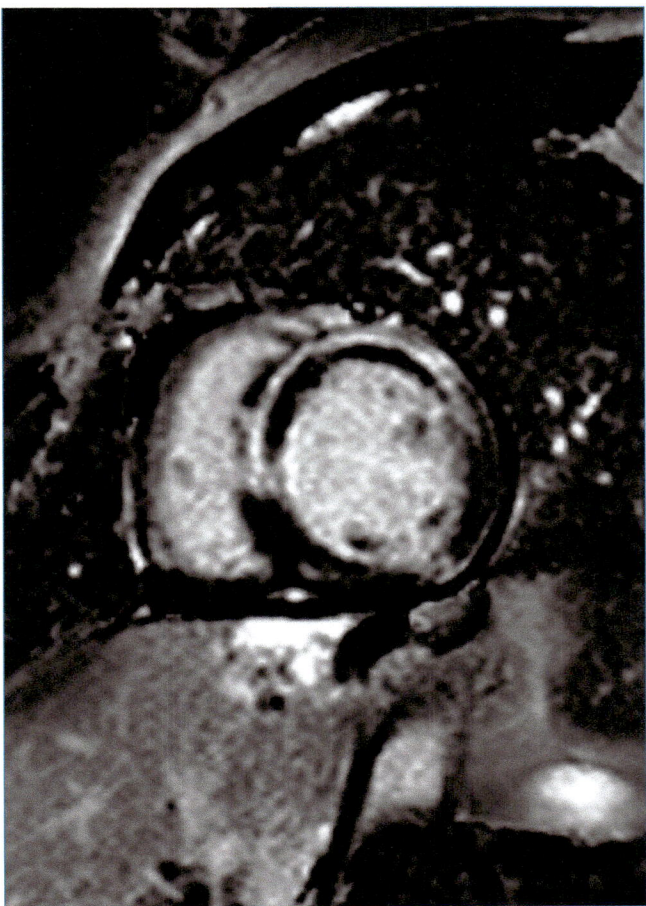

Figura 20-5. Imagen de realce tardío de gadolinio obtenida precozmente tras la administración de contraste (2 minutos), en la que se observa una necrosis anteroseptal y anterior con una zona central sin contraste causada por obstrucción microvascular.

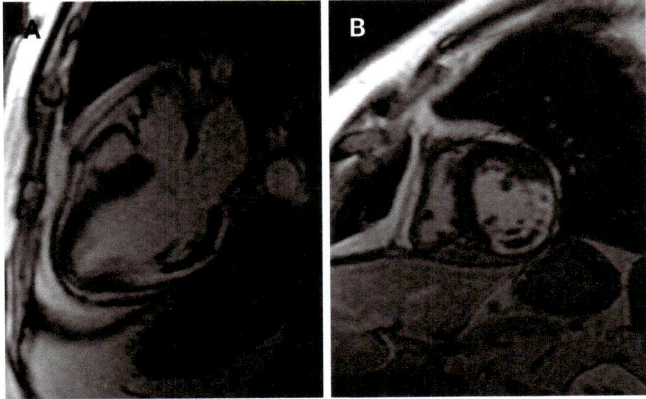

Figura 20-6. Imagen de realce tardío de gadolinio en proyección de tres cámaras **(A)** y eje corto medio **(B)** en la que observa una necrosis transmural que afecta a la cara inferolateral e inferior, con una zona central sin llegada de contraste que indica la presencia de obstrucción microvascular.

grasa de infarto de miocardio crónico (**Fig. 20-9**), rotura de la pared libre, comunicación interventricular, hemorragia intramiocárdica en el contexto de un IAM, rotura del músculo papilar con insuficiencia mitral aguda, infarto de VD y pericarditis posterior al infarto.

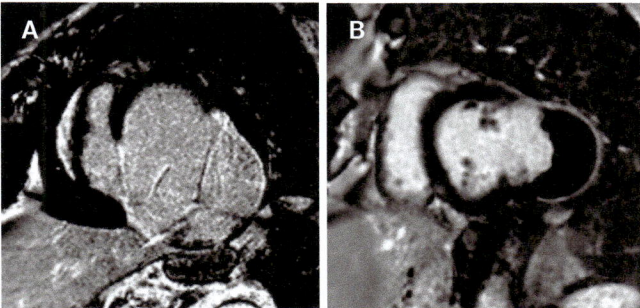

Figura 20-7. Imágenes de realce tardío de gadolinio (RTG) que muestran un aneurisma verdadero **(A)** y seudoaneurisma **(B)** como complicaciones de un infarto. Obsérvese cómo, al contrario que en el aneurisma, en el seudoaneurisma existe una interrupción de la pared del miocardio y se encuentra contenido por el pericardio, y en este caso, además, se observa un gran trombo en el interior de la cavidad del seudoaneurisma.

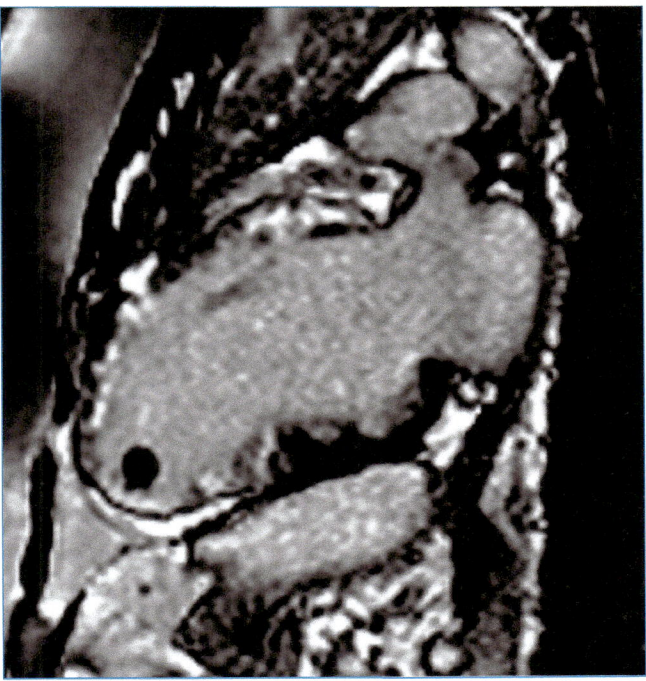

Figura 20-8. Imagen de realce tardío de gadolinio en proyección de dos cámaras que muestra una necrosis transmural de toda la cara anterior y ápex del ventrículo izquierdo, y una imagen redondeada negra correspondiente a un trombo intracavitario. A diferencia de otras masas, el trombo no capta contraste porque es avascular.

Esta técnica permite caracterizar de forma fiable las secuelas del infarto. La FE del VD < 40 % mediante RMC constituye un factor pronóstico independiente de mortalidad tras un IAM, independientemente de la FE del VI. El RTG a nivel pericárdico es sensible y específico de pericarditis inflamatoria, mientras que el engrosamiento pericárdico sin hiperrealce se corresponde con un pericardio fibroso no inflamatorio. El RTG identifica la presencia de trombo en VI mejor que el cine RMC, ya que analiza no solo su apariencia anatómica sino también sus características tisulares, siendo además más sensible y específico que la ecocardiografía transtorácica y transesofágica. El principio básico es que el trombo es avascular y, por tanto, no capta gadolinio.

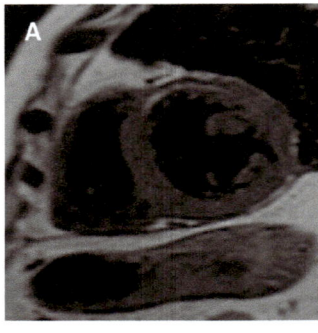
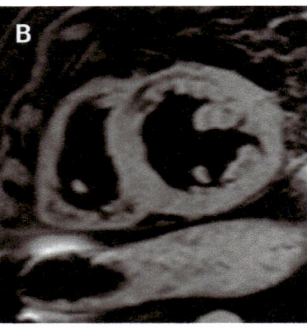

Figura 20-9. Imágenes turbo *spin echo* en una proyección de eje corto, en un paciente con un infarto anterior antiguo. **A)** Se observa una zona hiperintensa en el centro del infarto. Cuando a la misma imagen se le aplica un pulso de saturación grasa **(B)**, se observa que la misma zona aparece oscura, lo que indica que se trata de una metaplasia grasa de un infarto.

 La RMC tiene la capacidad de evaluar con precisión la función global y regional de los ventrículos izquierdo y derecho, detectar y localizar la isquemia y la necrosis miocárdica, y determinar la viabilidad del miocardio no necrótico. También puede detectar edema miocárdico y OMV, que puede ayudar a diferenciar el infarto agudo del crónico, así como otras causas de dolor torácico agudo, incluyendo la miocarditis.

Infarto de miocardio con arterias coronarias sin lesiones obstructivas

El IAM sin lesiones coronarias significativas, también llamado MINOCA, supone el 5-15 % del total de infartos en los que se realiza coronariografía. Constituye un síndrome clínico causado por diferentes procesos fisiopatológicos, y se define como la presencia de signos y síntomas de isquemia miocárdica en ausencia de lesiones angiográficamente significativas (< 50 % de obstrucción), sin que haya un diagnóstico alternativo.

Entre los mecanismos causantes de infarto sin EC obstructiva se encuentran la erosión de la placa, disección espontánea, vasoespasmo y embolización de una arteria coronaria (**Fig. 20-10**). Además, existen otras enfermedades que pue-

den producir síntomas como dolor torácico con elevación de biomarcadores de lesión miocárdica, como la miocarditis o el síndrome de *tako-tsubo*.

La RMC está recomendada para el diagnóstico de esta entidad (indicación clase I) cuando aparecen síntomas como dolor torácico con elevación de biomarcadores y la coronariografía invasiva no ha definido la alteración anatómica causante, ya que puede proporcionar información necesaria para dirigir el tratamiento y mejorar el pronóstico. Además, existen otras enfermedades que pueden producir síntomas como dolor torácico con elevación de biomarcadores de lesión miocárdica y que pueden simular un MINOCA, con las que debe realizarse el diagnóstico diferencial (miocarditis, síndrome de *tako-tsubo*, u otras como la miocardiopatía hipertrófica, dilatada, pericarditis, amiloidosis o sarcoidosis).

 La RMC permite, por tanto, diferenciar entre MINOCA verdadero y simulación de MINOCA con alta sensibilidad y especificidad.

Dada la gran resolución temporal y espacial, y la capacidad de caracterización tisular de la técnica, las imágenes de RTG adquiridas después de la inyección de contraste son cruciales para determinar si el daño miocárdico es isquémico o no isquémico.

En el caso de la etiología isquémica, el contraste se acumula predominantemente en el subendocardio o transmuralmente, reflejando la fisiopatología del fenómeno de frente de onda isquémico-necrótico. Los patrones de RTG que se observan en los casos de etología no isquémica, como la miocarditis (**Fig. 20-11**), se presentan con realce intramiocárdico o subepicárdico. Las imágenes de mapeo paramétrico (mapeo T1 y T2) también proporcionan información cuantitativa de la carga de enfermedad, particularmente en etiologías no isquémicas.

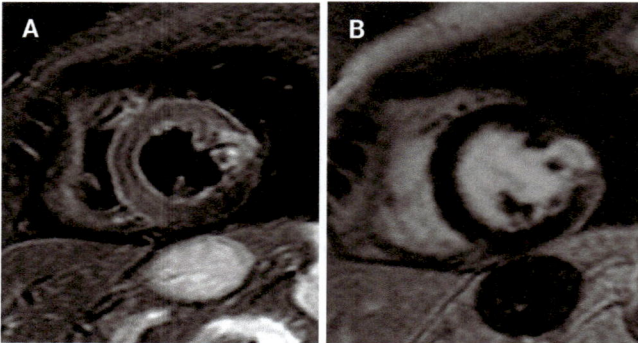

Figura 20-10. Mujer de 76 años con un síndrome coronario agudo sin elevación de ST con coronarias normales y una estenosis mitral moderada. En la imagen potenciada en T2 **(A)** se observa edema localizado en el segmento anterolateral medial. En la imagen de realce tardío de gadolinio **(B)** se observa una captación transmural correspondiente a una necrosis. En esta paciente cabe plantear la hipótesis de un origen embolígeno del infarto.

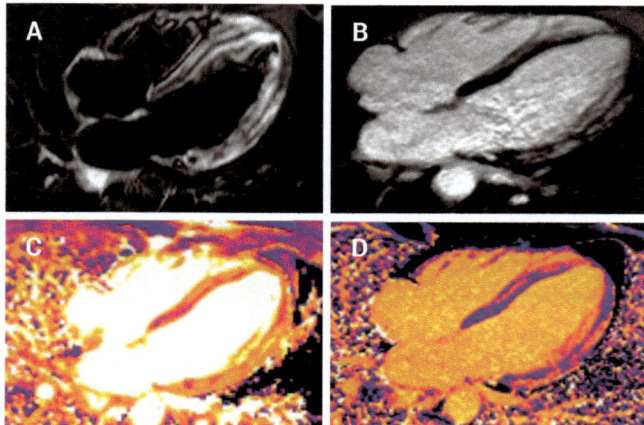

Figura 20-11. Imágenes de resonancia magnética cardíaca en proyección de cuatro cámaras en un paciente con dolor torácico y elevación de biomarcadores, que permiten efectuar un diagnóstico de miocarditis aguda con afectación subepicárdica parcheada de la cara lateral del ventrículo izquierdo y de la vertiente derecha del septo interventricular, y efectuar una caracterización tisular completa. Imágenes potenciadas en T2 **(A)**, realce tardío de gadolinio **(B)**, mapeo T2 **(C)** y mapeo T1 **(D)**.

El **síndrome de *tako-tsubo*** es una forma aguda de disfunción sistólica, a menudo desencadenada por un suceso físico o emocional, en ausencia de una obstrucción coronaria epicárdica. La variante anatómica clásica descrita es el *apical ballooning*, que se caracteriza por hipocinesia apical y compensación por los segmentos basales hipercinéticos. La presentación clínica y los hallazgos electrocardiográficos son similares a los de los pacientes que presentan IAM, lo que hace necesaria la coronariografía para excluir EC obstructiva. Se recomienda RMC en todos los pacientes con sospecha de *tako-tsubo*, ya que permite excluir otras causas de lesión miocárdica. Con la RMC también se pueden identificar otras posibles complicaciones cardíacas, en particular la rotura de la pared miocárdica y trombos ventriculares.

> ! Los pacientes con el síndrome de *tako-tsubo* a menudo muestran edema transmural en imágenes potenciadas en T2, asociado con los segmentos disfuncionales. La ausencia de RTG es, a menudo, patognomónica en estos pacientes, al contrario del RTG presente en IAM o miocarditis (**Fig. 20-12**).

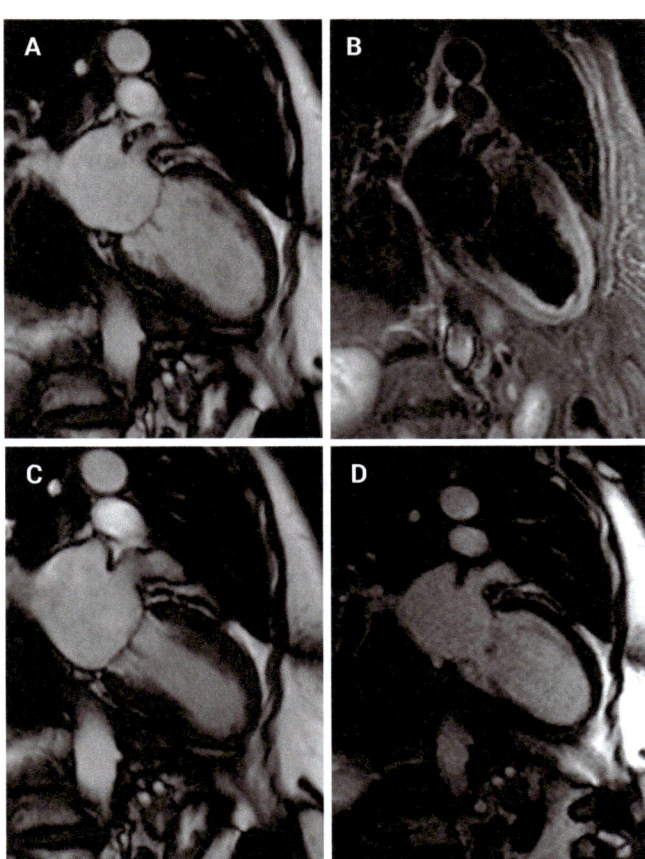

Figura 20-12. Imágenes de resonancia magnética cardíaca en proyección de dos cámaras, en un paciente en el que se llega al diagnóstico de síndrome de *tako-tsubo*. Las imágenes de cine telediastólica **(A)** y telesistólica **(B)** demuestran la hipocinesia típica de los segmentos apicales. Las imágenes potenciadas en T2 **(C)** muestran la presencia de edema en los segmentos disfuncionales. Sin embargo, en las imágenes de realce tardío de gadolinio **(D)** es característica la ausencia de captación de contraste.

Las exploraciones de RMC seriadas en estos casos demuestran la resolución del edema miocárdico y también confirman la ausencia de RTG.

Tanto la Sociedad Europea de Cardiología (ESC) como la *American Heart Association* (AHA) han reconocido el papel central de la RMC en el diagnóstico de pacientes con MINOCA.

- Las guías ESC 2020 para el manejo de los pacientes con infarto de miocardio sin elevación del ST recomiendan la RMC (clase 1B) en todos los casos de MINOCA sin causa obvia.
- Las guías ACC/AHA de dolor torácico 2021 muestran una indicación de clase 1B de RMC para detectar otras patologías como el infarto de miocardio sin arterias coronarias obstructivas (MINOCA), miocarditis o síndrome de *tako-tsubo*, que pueden presentarse de forma aguda en ausencia de EC obstructiva.

> 💡 La RMC juega un papel crucial en el diagnóstico del MINOCA. Puede proporcionar un diagnóstico completo y preciso de una amplia gama de patologías cardíacas y diferenciar entre las que causan un verdadero MINOCA y las que pueden simularlo. Esto tiene una importancia pronóstica y determina el manejo del paciente.

DETECCIÓN DE ISQUEMIA CON RESONANCIA MAGNÉTICA CARDÍACA

La RMC de estrés es una herramienta ampliamente validada y estandarizada, de gran utilidad en la evaluación de pacientes con síndrome coronario crónico. La mayor ventaja de la RMC es su naturaleza multiparamétrica, que nos permite valorar múltiples aspectos de la fisiopatología cardíaca en una misma exploración, pudiendo determinar volúmenes y función sistólica, isquemia inducible, necrosis o fibrosis miocárdica.

Protocolo de exploración de la resonancia magnética cardíaca de estrés

La RMC de estrés tiene unos requerimientos especiales para su realización, añadidos a los requerimientos básicos de una RMC: una correcta señal del ECG, toma de la presión arterial previa y posterior a la administración del agente estresante con un monitor compatible con el campo magnético, y una bomba de inyección de fármacos, también compatible con el campo magnético, para la administración de algunos agentes, como la adenosina o la dobutamina. Hay que comprobar la comunicación por el intercomunicador para poder conocer, en todo momento, el estado del paciente.

La realización del estrés farmacológico requiere estar preparado para sacar al paciente rápidamente fuera de la sala de la resonancia si hubiera alguna complicación grave. Se requiere un equipo técnico y humano preparado para cualquier eventualidad: personal entrenado en RCP, desfibrilador, pulsioxímetro, toma de oxígeno, y fármacos (betabloqueantes, nitroglicerina, aminofilina, broncodilatadores, atropina, adrenalina, antiarrítmicos).

! Hay dos estrategias de RMC de estrés: el uso de vasodilatadores (adenosina, ATP, dipiridamol o regadenosón) o el uso de dobutamina. Los vasodilatadores aumentan hasta cinco veces el flujo coronario en los vasos sanos, mientras que las coronarias con estenosis significativa no podrán aumentar su flujo y se producirá el efecto de «robo coronario». En las imágenes de perfusión miocárdica se verán defectos de perfusión en las regiones con isquemia. La dobutamina produce un efecto cronotrópico e inotrópico positivo con un aumento del consumo de oxígeno. Los territorios irrigados por coronarias con estenosis grave sufrirán isquemia y un empeoramiento de la contractilidad segmentaria, que se verá en las imágenes de cine.

La **tabla 20-1** muestra los agentes estresantes utilizados, su mecanismo de acción y dosis, y la **tabla 20-2** resume las contraindicaciones de cada fármaco.

Los fármacos más comúnmente usados son la adenosina, dipiridamol y regadenosón. El regadenosón es el único vasodilatador que puede utilizarse en los pacientes con enfermedad broncoespástica y es el de administración más cómoda (dosis única y fija sin ajustar por peso), con un buen perfil de seguridad y con un efecto vasodilatador, al menos tan intenso como la adenosina y el dipiridamol. El uso de dobutamina ha quedado relegado en los últimos años, ya que conlleva exploraciones más largas, con más efectos secundarios y mayor número de resultados no concluyentes.

Los efectos secundarios más frecuentes de los agentes estresores son leves y autolimitados, y se pueden resolver con el antagonista específico. Un estudio con casi 12.000 pacientes que valora la seguridad del estrés farmacológico con dipiridamol o dobutamina muestra cómo no hubo ninguna muerte,

solo un 0,08 % de los pacientes tuvieron complicaciones graves, y las imágenes fueron diagnósticas en un 97,6 % de los pacientes.

 La RMC de estrés con vasodilatadores es la estrategia más ampliamente utilizada. Es una prueba segura con una incidencia baja de complicaciones graves (0,08 %), y con un número muy alto de resultados concluyentes.

Preparación de los pacientes

La preparación de los pacientes para el estudio de estrés farmacológico con RMC consiste en:

- Obtención del consentimiento informado para la RMC de estrés farmacológico.
- Limitación de toma de algunas sustancias de 12 a 24 horas antes de la prueba:
  - Estrategia con vasodilatadores: abstenerse de la toma de metilxantinas (té, café, bebidas con cafeína, chocolate), aminofilina o dipiridamol.
  - Estrategia con dobutamina: abstenerse de la toma de betabloqueantes 24-48 horas antes. En algunos centros se limita también la administración de nitratos.
- Ayunas: es recomendable el ayuno de 4 horas, ya que uno de los efectos adversos son las náuseas y vómitos, teniendo en cuenta que el paciente está en supino y la limitación del espacio dentro del imán.
- En caso de usar adenosina, ATP o dobutamina, debido a su corta vida media, se deben tener dos vías intravenosas para administrar el fármaco por una y, por otra, el contraste.

Tabla 20-1. Agentes estresantes utilizados en resonancia magnética cardíaca de estrés

	Dipiridamol	Adenosina	ATP	Regadenosón	Dobutamina
Mecanismo de acción	Inhibe recaptación adenosina. Actúa en receptores A_1, A_2, A_3	Agonista receptores adenosina A_1, A_2, A_3	Agonista receptores adenosina A_1, A_2, A_3	Agonista selectivo receptor adenosina A_{2A}	Agonista β_1 y β_2 y ligero agonista α_1
Dosis	De 0,56 mg/kg en 4 min hasta 0,84 mg/kg en 6 min	De 140 µg/kg/min (2-4 min) hasta 210 µ/kg/min (2-4 min)	De 140 µg/kg/min (2-4 min) hasta 210 µ/kg/min (2-4 min)	0,4 mg en bolo en 10 s	10 µg/kg/min hasta 40 µg/kg/min + atropina (incrementos de 10 cada 3 minutos)
Vida media	30 min	5-10 s	5-10 s	30 min	2 min
Antagonista	Aminofilina	Aminofilina	Aminofilina	Aminofilina	Betabloqueante

Tabla 20-2. Contraindicaciones agentes estresantes

Adenosina, ATP, dipiridamol	Regadenosón	Dobutamina
• BAV de igual o más de 2° grado • Bradicardia sinusal (FC < 40 lpm) • PAS < 90 mmHg • TA > 220/120 mmHg • Enfermedad bronquial obstructiva • Angina inestable no controlada • Insuficiencia cardíaca no estabilizada • Hipersensibilidad al principio activo	• BAV de igual o más de 2° grado • Bradicardia sinusal (FC < 40 lpm) • PAS < 90 mmHg • TA > 220/120 mmHg • Angina inestable no controlada • Insuficiencia cardíaca no estabilizada • Hipersensibilidad al principio activo	• TA > 220/120 mmHg • Angina inestable • Estenosis aórtica grave (gradiente > 60 mmHg o área < 1 cm²) • Arritmias cardíacas complejas, incluida fibrilación auricular no controlada • MCHO • Miocarditis, endocarditis o pericarditis • Insuficiencia cardíaca no estabilizada

BAV: bloqueo auriculoventricular; FC: frecuencia cardíaca; MCHO: miocardiopatía hipertrófica obstructiva; PAS: presión arterial sistólica; TA: presión arterial.

Protocolo de la resonancia magnética cardíaca de estrés

Se diferencia entre el estrés con vasodilatadores y el estrés con dobutamina.

Estrés con vasodilatadores

El protocolo básico de estrés con vasodilatadores está representado en la **figura 20-13**. Una vez que se dispone de las imágenes anatómicas y de cine en reposo, se administra el agente vasodilatador. En el pico máximo del efecto, se adquirirá la secuencia de perfusión con 0,05 a 0,15 mmol/kg de gadolinio i.v. (**Vídeo 20-1**, ▶**Vídeo 20-2**, ▶**Vídeo 20-3** y ▶**Vídeo 20-4**).

La resolución temporal de la perfusión debe ser lo suficientemente alta como para apreciar la llegada del contraste al miocardio. Es necesario un mínimo de tres ejes cortos para poder valorar todos los segmentos miocárdicos, pero lo ideal es poder añadir algún eje largo para poder identificar el ápex estricto (▶**Vídeo 20-5**).

Independientemente de la presencia de síntomas, el dipiridamol y el regadenosón tienen una vida media más larga, por lo que es recomendable la administración de aminofilina i.v. para revertir su efecto.

Una alternativa al protocolo básico para acortar el tiempo de exploración es hacer los cines de eje corto tras la perfusión, mientras se espera el tiempo necesario para que se elimine el contraste y se puedan adquirir las imágenes de RTG. Existe la posibilidad, también, de añadir una perfusión de reposo al final del estudio cuando se tengan dudas de que las imágenes del estrés correspondan a defectos de perfusión o artefactos. En todo caso, cada centro debe familiarizarse con el protocolo de exploración más óptimo para cada paciente.

 La RMC de estrés con vasodilatadores se realiza con la adquisición de imágenes de perfusión de primer paso, al menos de tres ejes cortos, y con una resolución temporal suficiente para poder valorar si la llegada del contraste al miocardio es homogénea en todos los segmentos.

Estrés con dobutamina

El estrés con dobutamina consiste en la administración de dicho fármaco a dosis crecientes, desde 10 µg/kg/min hasta 40 µg/kg/min en estadios de tres minutos, con posibilidad de añadir atropina si no se alcanza la frecuencia cardíaca submáxima (220 lpm/edad). En cada estadio se realizan cines (al menos tres proyecciones de eje corto y proyecciones de eje largo) para poder evaluar cambios en la contractilidad segmentaria.

! La RMC de estrés con dobutamina se realiza con la adquisición de imágenes de cine en cada estadio del fármaco, adaptando la secuencia a frecuencias cada vez más altas, y con proyecciones de eje corto y eje largo para poder valorar bien todos los segmentos miocárdicos.

Interpretación de las imágenes

Se diferencia entre el estrés con vasodilatadores y el estrés con dobutamina.

Estrés con vasodilatadores

La interpretación de las imágenes de perfusión en la práctica clínica es visual. El diagnóstico se realiza identificando defectos de perfusión cuando el bolo de contraste llega a nivel del miocardio, para lo cual se compara la intensidad de la señal entre las diferentes regiones y entre el endocardio y el epicardio para identificar hipoperfusión relativa. La presencia de más de un segmento hipoperfundido es criterio de positividad de la prueba (▶**Vídeo 20-6**). La interpretación debe incluir la transmuralidad o no del defecto de perfusión y el número de segmentos afectados, usando el modelo de 17 segmentos.

Existen diferentes circunstancias, como la presencia de necrosis, fibrosis o artefactos, que pueden producir defectos en la perfusión que no corresponden a isquemia. Por ello, lo más recomendable es comparar las imágenes de perfusión y RTG en las mismas proyecciones (**Fig. 20-14**). Otra fuente de falsos positivos de la perfusión de estrés es la presencia de artefactos que aparecen como líneas con baja intensidad de señal en la interfase entre el miocardio y la cavidad (*dark banding artifacts*), que hay que saber reconocer.

La perfusión cuantitativa es una herramienta en desarrollo muy prometedora, que permite hacer una cuantificación del flujo coronario en mL/min/g y de la reserva de flujo coronario en cada segmento miocárdico. Requiere la utilización de

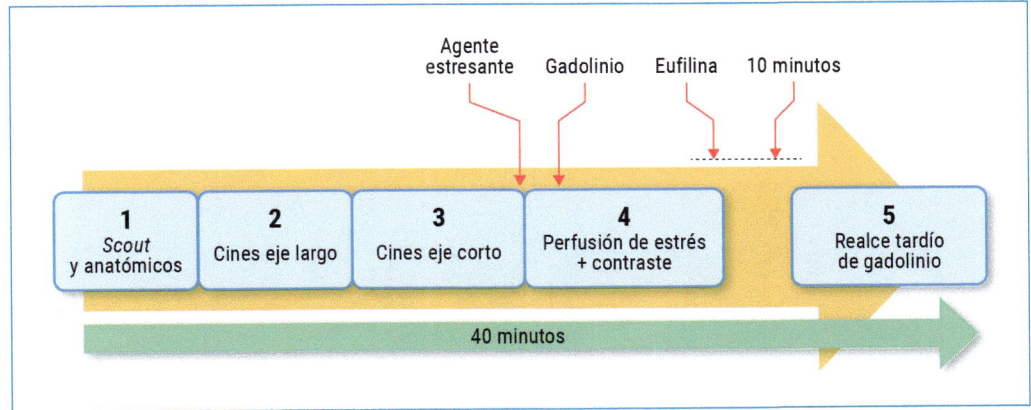

Figura 20-13. Protocolo básico de resonancia magnética cardíaca de estrés con vasodilatadores.

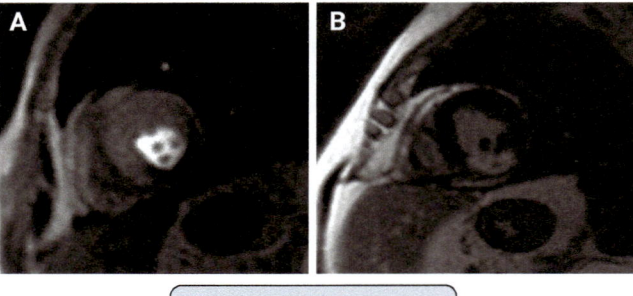

Hipoperfusión = necrosis

Figura 20-14. Resonancia magnética cardíaca de estrés con hipoperfusión de cara inferior **(A)** que corresponde a una zona de realce tardío de gadolinio transmural de la misma localización **(B)**. En este caso, la hipoperfusión corresponde a una necrosis y no es indicativo de isquemia.

secuencias con unos parámetros determinados y un protocolo de adquisición específico. Es útil para el diagnóstico de enfermedad microvascular o en aquellos casos en los que el análisis visual presente dudas diagnósticas (**Fig. 20-15**).

Estrés con dobutamina

La interpretación del estrés con dobutamina consiste en identificar el empeoramiento de la contractilidad en cada uno de los 17 segmentos miocárdicos a partir de las imágenes de cine de eje corto y eje largo. Es importante identificar la disfunción inducida en más de una proyección (eje corto y eje largo). La presencia de tres o más segmentos con alteraciones de la contractilidad inducidas es criterio de positividad de la prueba. En los vídeos de RMC de estrés con dobutamina se pueden ver los tres ejes largos en reposo de dos cámaras (▶ **Vídeo 20-7**), cuatro cámaras (▶**Vídeo 20-8**), y tres cámaras (▶**Vídeo 20-9**), y los mismos cortes en el estrés máximo, objetivándose empeoramiento de la contractilidad en el ápex estricto y en la cara lateral medio-apical (▶**Vídeo 20-10**,▶**Vídeo 20-11**y ▶**Vídeo 20-12**).

 La interpretación de la perfusión de estrés con vasodilatadores es visual, y la presencia de dos o más segmentos hipoperfundidos es criterio de positividad de la prueba. Hay que hacer el diagnóstico diferencial con otras circunstancias que ocasionan defectos de perfusión: fibrosis o necrosis miocárdica, y la presencia de artefactos. La interpretación del estrés con dobutamina es visual, y la presencia de tres o más segmentos con alteraciones de la contractilidad inducidas es criterio de positividad de la prueba.

Implicaciones clínicas de la resonancia magnética cardíaca de estrés en la cardiopatía isquémica crónica

La RMC de estrés ha demostrado ser una herramienta útil para el diagnóstico, estratificación pronóstica y manejo terapéutico de los pacientes con dolor torácico y sospecha de EC.

Valor diagnóstico de la resonancia magnética cardíaca de estrés

La RMC tiene una sensibilidad del 90 % y una especificidad del 80 % respecto a la coronariografía invasiva para detectar estenosis coronaria mayor del 70 %. Al compararla con una técnica funcional, como la reserva fraccional de flujo con cateterismo, la sensibilidad se mantiene (89 %) y aumenta la especificidad hasta el 87 %, al tratarse de dos técnicas funcionales.

! Según las nuevas guías de ECC de la Sociedad Europea de Cardiología de 2019, las técnicas funcionales de detección de isquemia, entre las que se encuentra la RMC de estrés, están indicadas en aquellos pacientes con dolor torácico y:
- Alta probabilidad antes de la prueba de cardiopatía isquémica.
- Cardiopatía isquémica previa conocida.
- Cuando es necesario realizar, además, estudio de viabilidad miocárdica.
- Cuando hay que valorar la repercusión funcional de estenosis coronarias de 50-90 % en la coronariografía (invasiva o por TC coronaria) previamente a decidir la revascularización.

Perfusión cuantitativa

Estrés

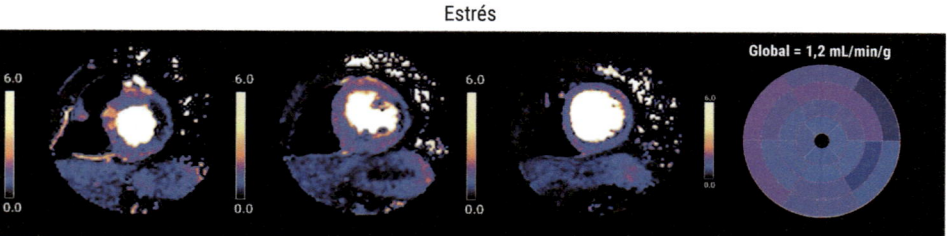

Global = 1,2 mL/min/g

Reposo

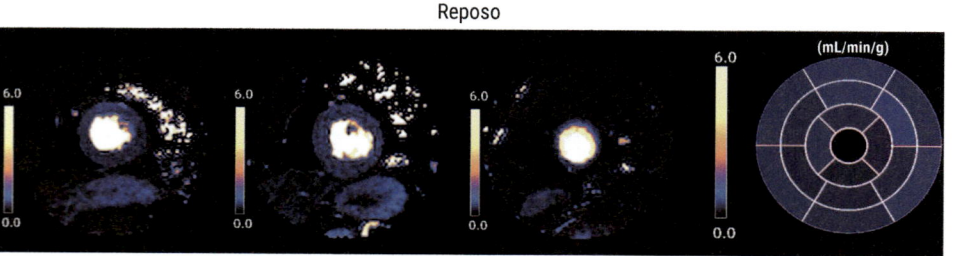

(mL/min/g)

Figura 20-15. Mapa de color de una perfusión cuantitativa de estrés, en la que se evidencia una disminución del flujo coronario en la cara lateral durante el estrés (arriba) no presente en la perfusión de reposo (abajo), indicativo de isquemia miocárdica.

Una RMC de estrés normal se asocia con una tasa anual de episodios < 1 %. En estos pacientes se excluye la enfermedad coronaria significativa, por lo que se recomienda que continúen con pautas de vida saludable y tratamiento de los factores de riesgo cardiovascular.

La presencia de ≥ 2 segmentos con defecto de perfusión con vasodilatadores o ≥ 3 segmentos con disfunción inducida por dobutamina indica peor pronóstico en los pacientes con sospecha de enfermedad coronaria, con una tasa anual de infarto o muerte cardiovascular > 3. Estos pacientes son los que se benefician de la realización de una coronariografía invasiva y posterior revascularización.

Hay que señalar que, si bien los pacientes con dolor torácico y alta probabilidad de EC se benefician de la RMC de estrés, esto es especialmente cierto en los que tienen EC ya conocida, ya que, en estos, es fundamental diferenciar áreas de isquemia y áreas de necrosis. Este tipo de pacientes puede presentar lesiones coronarias que correspondan a áreas de isquemia, pero también estenosis coronarias que correspondan a áreas de necrosis. En estos casos, la RMC es la técnica que mejor identifica cada tipo de miocardio (isquémico o necrótico) y permite localizar la coronaria que ocasiona los síntomas y, por lo tanto, sobre la que hay que actuar.

La RMC de estrés es útil después de realizar una coronariografía (por TC o invasiva), en el caso de pacientes en los que sea necesario conocer la presencia de viabilidad miocárdica, y también en aquellos casos con estenosis coronarias de 50 % a 90 % y en los que se necesite conocer la repercusión funcional de las lesiones previamente a la revascularización.

 La RMC de estrés tiene una alta sensibilidad y especificidad para detectar estenosis coronaria significativa. Permite determinar la presencia de isquemia, así como su localización y extensión.

Valor pronóstico e implicaciones terapéuticas de la resonancia magnética cardíaca de estrés

Las estrategias basadas en pruebas funcionales, como la RMC de estrés, se han asociado a un menor número de coronariografías invasivas en comparación con la estrategia anatómica de la TC coronaria como primer escalón en el estudio de la cardiopatía isquémica. El estudio PROMISE (*Prospective Multicenter Imaging Study for Evaluation of Chest Pain*), con 10.003 pacientes, distribuye de forma aleatoria funcionales o TC coronaria, y muestra cómo el número de coronariografías invasivas realizadas es mayor en la estrategia anatómica (12 %) respecto a la funcional (8 %). La estrategia anatómica con TC coronaria mostró también mayor número de revascularizaciones, a pesar de lo cual, no hubo diferencias en el número de episodios entre ambos grupos a los 2 años de seguimiento (3,3 % en estrategia anatómica y 3,0 % en estrategia funcional).

La estrategia funcional es especialmente favorable en aquellos pacientes con cardiopatía isquémica crónica. El estudio STRATEGY (*Stress Cardiac Magnetic Resonance Versus Computed Tomography Coronary Angiography for the Management of Symptomatic Revascularized Patients*) estudia a 600 pacientes con dolor torácico y revascularización previa, y compara la realización de RMC de estrés con TC coronaria. La estrategia anatómica fue seguida de un mayor número de pruebas no invasivas (28 % frente a 17 %), de coronariografía invasiva (31 % frente a 20 %), y de procedimientos de revascularización (24 % frente a 16 %). La estrategia con RMC de estrés se asoció a un menor coste económico (119,98 ± 250,92 frente a 218,12 ± 298,45 euros/año) y un menor número de episodios cardíacos mayores (5 % frente a 10 %). Este estudio demuestra cómo en los pacientes previamente revascularizados y con síntomas, la RMC de estrés tiene mejor valor coste/efectividad.

 La RMC de estrés aporta importante información pronóstica y conlleva menos estudios invasivos y menos revascularizaciones posteriores, así como un menor coste económico, en comparación con las técnicas anatómicas, en el estudio del dolor torácico.

Las implicaciones terapéuticas de la RMC de estrés han sido evaluadas en un registro multicéntrico con 1.722 pacientes en estudio por dolor torácico, analizando, en un seguimiento de más de 300 días, complicaciones mayores como muerte cardíaca e infarto de miocardio no fatal. Los pacientes que sufrieron complicaciones en el seguimiento fueron aquellos con mayor depresión de la función sistólica, mayores volúmenes ventriculares, así como presencia de necrosis miocárdica e isquemia grave.

Otro estudio, con 6.389 pacientes, muestra que la carga isquémica detectada por RMC de estrés con vasodilatadores predice la mortalidad total en un seguimiento de casi 6 años. En este trabajo, por cada segmento con isquemia, la mortalidad aumenta un 1,05 %, independientemente de múltiples factores analizados. La revascularización de rutina de las lesiones coronarias mejora los síntomas, pero no en todos los casos mejora el pronóstico a largo plazo de los pacientes frente al tratamiento médico. La mortalidad disminuyó en los pacientes que fueron revascularizados si presentaban > 5 segmentos isquémicos (10 % frente a 24 %). Este trabajo muestra cómo en pacientes con EC conocida o sospechada, la presencia de una isquemia extensa predice la mortalidad total y nos ayuda a identificar a aquellos pacientes que más se van a beneficiar de la revascularización.

 La RMC de estrés permite identificar qué pacientes se benefician de la revascularización. Aquellos con una isquemia más grave son los que mejoran su pronóstico en términos de sucesos mayores.

RESONACIA MAGNÉTICA CARDÍACA EN EL ESTUDIO DE VIABILIDAD MIOCÁRDICA

El concepto «viabilidad» hace referencia a la recuperación funcional del miocardio isquémico tras la revascularización. Se considera viable el miocardio disfuncional sin necrosis, con perfusión y metabolismo y/o respuesta inotrópica conservados. La RMC permite una evaluación integral de la viabilidad con métodos complementarios que se revisarán brevemente.

Dimensiones y función ventricular

Las secuencias de cine de RMC actuales poseen un elevado contraste sangre-miocardio, lo que permite una cuantificación exacta y reproducible de las dimensiones y función del VI, y del grosor y motilidad segmentarios. La existencia de un grosor parietal diastólico < 5 mm es un parámetro con alta sensibilidad pero baja especificidad para predecir miocardio no viable. El análisis de la deformación con secuencias (*tagging*) o posprocesado (*feature tracking*) específico puede mejorar el rendimiento diagnóstico del estudio.

Resonancia magnética cardíaca de estrés con dobutamina para estudio de viabilidad

La RMC-DOB permite evaluar la reserva contráctil como indicador de viabilidad. Dobutamina a dosis bajas, 5-10 µg/kg/min, induce engrosamiento sistólico en los segmentos viables (respuesta inotrópica). La ausencia de esta respuesta predice el desarrollo de remodelado adverso. A dosis altas (20-40 µg/kg/min), puede mantenerse la mejoría contráctil o aparecer un empeoramiento por inducción de isquemia. Este patrón de respuesta bifásica (mejoría contráctil a dosis bajas, empeoramiento a dosis altas) indica la presencia de miocardio viable e isquémico y posee mayor valor predictivo.

> **!** La RMC-DOB parece superior al realce tardío de gadolinio (RTG) y al criterio de grosor parietal para predecir viabilidad. Al ser una técnica que aumenta la duración del estudio y no está exenta de riesgos, actualmente RMC-DOB está indicada en la detección de viabilidad en pacientes con infartos intermedios, en los que el RTG no ofrece un diagnóstico definitivo.

Resonancia magnética cardíaca con realce tardío de gadolinio

El RTG es la técnica de referencia en la RMC para la evaluación clínica de viabilidad, mostrando la cicatriz necrótica y la fibrosis focal, basándose en la cualidad del medio de contraste de gadolinio (MCG) de acumularse en áreas de expansión extracelular. El protocolo requiere inyectar 0,1-0,2 mmol/kg de MCG y 10-15 minutos después, cuando este está en equilibrio entre plasma y espacio extracelular, adquirir secuencias específicas que se programan para anular la señal en el miocardio sano, que se verá negro, y mostrar las áreas de expansión extracelular, que se verán brillantes al acumular MCG. De esta forma, se puede visualizar la necrosis, que se extiende progresivamente del subendocardio al subepicardio (transmuralidad de la necrosis). La RMC-RTG posee ventajas para el estudio de viabilidad, incluyendo su elevada relación contraste/ruido, corta duración de la adquisición, alto valor pronóstico y excelente resolución espacial, que permite detectar infartos de hasta el 0,1 % del miocardio, y cuantificar de forma precisa su tamaño y su transmuralidad. Sus desventajas son las propias del MCG y las específicas del RTG. Se puede considerar esta técnica «relativa», ya que requiere que una zona del miocardio sea normal y se pueda anular, estableciendo el referente a partir del cual identificar la cicatriz brillante. Además, el RTG es inespecífico, ya que muestra expansión extracelular independientemente de su causa (colágeno, agua o amiloide), y puede sobreestimar la extensión de la cicatriz en el infarto agudo, que incluye edema.

A nivel segmentario, la probabilidad de mejoría contráctil está inversamente relacionada con la extensión transmural de la cicatriz. Por consenso, se establece un punto de corte del 50 % de transmuralidad como criterio de viabilidad (**Fig. 20-16**). La RMC-RTG es muy específica para ausencia de viabilidad, pero su sensibilidad es menor en infartos de 25-75 % de transmuralidad.

Respecto a la utilidad del RTG para predecir mejoría de la función global del VI, se ha publicado que la presencia de un mínimo de 10 segmentos viables (< 50 % de transmuralidad) pronostica mejoría de la FEVI, con sensibilidad del 95 % y especificidad del 75 % para remodelado positivo.

El volumen y transmuralidad del RTG son también predictores independientes de mortalidad y disfunción VI tardía, y de remodelado inverso. Incluso la cuantificación de la zona periinfarto alrededor de la cicatriz densa se ha mostrado predictora de descargas apropiadas de DAI.

> **💡**
> - El estudio de viabilidad por RMC se centra en la valoración de la contractilidad en reposo y/o reserva contráctil, y en la detección de cicatriz miocárdica y/o adelgazamiento parietal o aneurisma. Las secuencias de supresión miocárdica tras la administración de medio de contraste de gadolinio permiten detectar la necrosis y su transmuralidad.
> - En la práctica habitual, se utiliza como criterio de segmento viable aquel en el que la transmuralidad de la necrosis es < 50 % del espesor parietal. Solo en casos dudosos es necesario recurrir al estudio de la reserva de contractilidad con dobutamina.

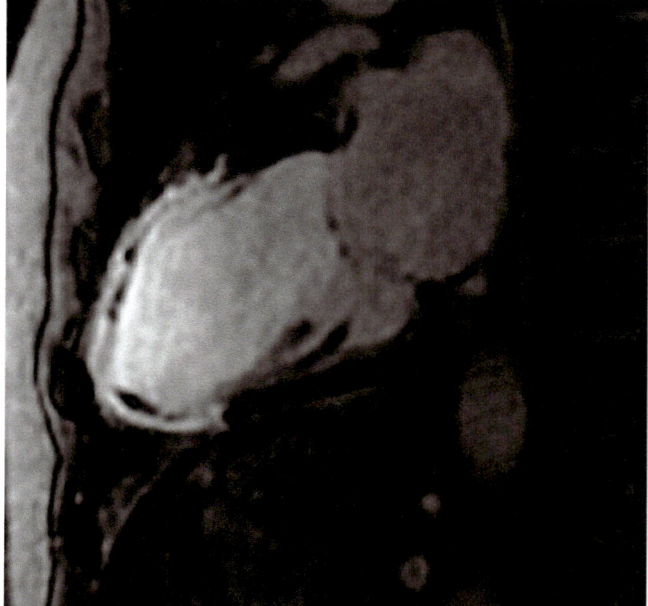

Figura 20-16. Resonancia magnética cardíaca de viabilidad, que muestra infarto agudo de miocardio anterior extenso, con evidencia de cicatriz a nivel de los segmentos de la cara anterior con afectación de subendocardio a subepicardio (presencia de transmuralidad de la necrosis > 50 %). Además, se observa la presencia de trombo apical laminar.

En las técnicas sin contraste, las secuencias paramétricas miden en el miocardio los tiempos de recuperación de la magnetización de T1 y T2 nativos (sin administrar MCG), que varían con cada estado fisiopatológico.

El T1 nativo está elevado en la zona de cicatriz respecto al miocardio remoto, pero es relativamente inespecífico al elevarse también en el edema y otros procesos. El T2 nativo se eleva en el edema y tampoco es específico de ausencia de viabilidad.

Si se mide el T1 nativo y poscontraste, se puede cuantificar el VEC del miocardio, que, en ausencia de otras patologías, representa la fibrosis, marcadora de remodelado. La combinación de T1, T2, VEC y RTG puede mostrar todo el proceso fisiopatológico del infarto agudo y crónico, ayudando a identificar el miocardio viable.

Finalmente, se han empleado técnicas espectroscópicas para evaluar la viabilidad midiendo el metabolismo del fósforo y el contenido de sodio, pero están limitadas al campo experimental.

PUNTOS CLAVE

- La RMC en pacientes tras SCA permite la detección y caracterización del IAM, medición de volúmenes y FE de VI, detección del vaso culpable del IAM, la determinación de la viabilidad miocárdica con vistas a una potencial revascularización, y la detección de una posible complicación y/o estratificación del riesgo tras IAM.
- La RMC de estrés es una técnica ampliamente validada, estandarizada y segura para llevarla a cabo en pacientes con dolor torácico y sospecha de EC. Permite conocer la presencia de estenosis coronaria significativa y aporta información para el manejo y tratamiento del paciente.
- El estudio de viabilidad por RMC se centra en la valoración de la contractilidad en reposo y/o reserva contráctil, en la detección de cicatriz miocárdica, adelgazamiento parietal y/o aneurisma tras IAM. La presencia de necrosis transmural (afectación > 50 % del espesor parietal) se utiliza como criterio de no viabilidad.

BIBLIOGRAFÍA

Arai AE, Kwong RY, Salerno M, Greenwood JP, Bucciarelli-Ducci C. Society for Cardiovascular Magnetic Resonance perspective on the 2021 AHA/ACC Chest Pain Guidelines. J Cardiovasc Magn Reson. 2022 Jan 3;24(1):8. doi: 10.1186/s12968-021-00835-z. Erratum in: J Cardiovasc Magn Reson. 2022 Mar 16;24(1):17. PMID: 34980173; PMCID: PMC8722020.

Bauner KU, Biffar A, Theisen D, Greiser A, Zech CJ, Nguyen ET, et al. Extracellular volume fractions in chronic myocardial infarction. Invest Radiol. 2012;47(9):538-45.

Bodi V, Husser O, Sanchis J, Núñez J, Monmeneu JV, López-Lereu MP, et al. Prognostic implications of dipyridamole cardiac MR imaging: a prospective multicenter registry. Radiology. 2012 Jan;262(1):91-100.

Bodi V, Sanchis J, López-Lereu MP, Nunez J, Mainar L, Monmeneu JV, et al. Prognostic and therapeutic implications of dipyridamole stress cardiovascular magnetic resonance on the basis of the ischaemic cascade. Heart. 2009 Jan;95(1):49-55.

Dastidar AG, Baritussio A, De Garate E, Drobni Z, Biglino G, Singhal P, et al. Prognostic role of CMR and conventional risk factors in myocardial infarction with nonobstructed coronary arteries. JACC Cardiovasc Imaging. 2019;12(10):1973-82.

Greenwood JP, Maredia N, Younger JF, Brown JM, Nixon J, Everett CC, et al. Cardiovascular magnetic resonance and single-photon emission computed tomography for diagnosis of coronary heart disease (CE-MARC): a prospective trial. Lancet. 2012;379(9814):453-60.

Greenwood JP, Ripley DP, Berry C, McCann GP, Plein S, Bucciarelli-Ducci C, et al. Effect of care guided by cardiovascular magnetic resonance, myocardial perfusion scintigraphy, or NICE Guidelines on Subsequent Unnecessary Angiography Rates: the CE-MARC 2 Randomized Clinical Trial. JAMA. 2016;316(10):1051-60.

Ibanez B, James S, Agewall S, Antunes MJ, Bucciarelli-Ducci C, Bueno H, et al. ESC Scientific Document Group. 2017 ESC Guidelines for the management of acute myocardial infarction in patients presenting with ST-segment elevation: The Task Force for the management of acute myocardial infarction in patients presenting with ST-segment elevation of the European Society of Cardiology (ESC). Eur Heart J. 2018 Jan 7;39(2):119-77. doi: 10.1093/eurheartj/ehx393. PMID: 28886621.

Kiaos A, Tziatzios I, Hadjimiltiades S, Karvounis C, Karamitsos TD. Diagnostic performance of stress perfusión cardiac magnetic resonance for the detection of Coronary artery disease: A systematic review and meta-analysis. Int J Cardiol. 2018 Feb 1;252:229-33.

Kim RJ, Wu E, Rafael A, Chen EL, Parker MA, Simonetti O, et al. The use of contrast-enhanced magnetic resonance imaging to identify reversible myocardial dysfunction. N Engl J Med. 2000;343(20):1445-53.

Knuuti J, Wijns W, Saraste A, Capodanno D, Barbato E, Funck-Brentano C, et al.; ESC Scientific Document Group. 2019 ESC Guidelines for the diagnosis and management of chronic Coronary syndromes. Eur Heart J. 2020 Jan 14;41(3):407-77.

Kramer CM, Barkhausen J, Bucciarelli-Ducci C, Flamm SD, Kim RJ, Nagel E. Standardized cardiovascular magnetic resonance imaging (CMR) protocols: 2020 update. J Cardiovasc Magn Reson. 2020 Feb 24;22(1):17.

Leiner T, Bogaert J, Friedrich MG, Mohiaddin R, Muthurangu V, Myerson S, et al. SCMR Position Paper (2020) on clinical indications for cardiovascular magnetic resonance. J Cardiovasc Magn Reson. 2020 Nov 9;22(1):76. doi: 10.1186/s12968-020-00682-4. PMID: 33161900; PMCID: PMC7649060.

Liang K, Nakou E, Del Buono MG, Montone RA, D'Amario D, Bucciarelli-Ducci C. The Role of Cardiac Magnetic Resonance in Myocardial Infarction and Non-obstructive Coronary Arteries. Front Cardiovasc Med. 2022 Jan 17;8:821067. doi: 10.3389/fcvm.2021.821067. PMID: 35111833; PMCID: PMC8801484.

Marcos-Garces V, Gavara J, Monmeneu JV, Lopez-Lereu MP, Bosch MJ, Merlos P, et al. Vasodilator Stress CMR and All-Cause Mortality in Stable Ischemic Heart Disease: A Large Retrospective Registry. JACC Cardiovasc Imaging. 2020;13(8):1674-86.

Monmeneu Menadas JV, López-Lereu MP, Estornell Erill J, García González P, Igual Muñoz B, Maceira González A. Pharmacological stress cardiovascular magnetic resonance: feasibility and safety in a large multicentre prospective registry. Eur Heart J Cardiovasc Imaging. 2016 Mar;17(3):308-15.

Motwani M, Swoboda PP, Plein S, Greenwood JP. Role of cardiovascular magnetic resonance in the management of patients with stable coronary artery disease. Heart. 2018;104(11):888-94.

Nagel E, Greenwood JP, McCann GP, Bettencourt N, Shah AM, Hussain ST, et al. MR-INFORM Investigators. Magnetic Resonance Perfusion or Fractional Flow Reserve in Coronary Disease. N Engl J Med. 2019 Jun 20;380(25):2418-28.

Nagel E, Greenwood JP, McCann GP, Bettencourt N, Shah AM, Hussain ST, et al. Magnetic resonance perfusion or fractional flow reserve in coronary disease. N Engl J Med. 2019;380(25):2418-28.

Pontone G, Andreini D, Guaricci AI, Rota C, Guglielmo M, Mushtaq S, et al. The STRATEGY Study (Stress Cardiac Magnetic Resonance Versus Computed Tomography Coronary Angiography for the Management of Symptomatic Revascularized Patients): Resources and Outcomes Impact. Circ Cardiovasc Imaging. 2016 Oct;9(10):e005171.

Schulz-Menger J, Bluemke DA, Bremerich J, Flamm SD, Fogel MA, Friedrich MG, et al. Standardized image interpretation and post-processing in cardiovascular magnetic resonance - 2020 update: Society for Cardiovascular Magnetic Resonance (SCMR): Board of Trustees Task Force on Standardized Post-Processing. J Cardiovasc Magn Reson. 2020 Mar 12;22(1):19.

Selvanayagam JB, Kardos A, Francis JM, Wiesmann F, Petersen SE, Taggart DP, et al. Value of delayed-enhancement cardiovascular magnetic resonance imaging in predicting myocardial viability after surgical revascularization. Circulation. 2004;110(12):1535-41.

Sirajuddin A, Mirmomen SM, Kligerman SJ, Groves DW, Burke AP, Kureshi F, et al. Ischemic Heart Disease: Noninvasive Imaging Techniques and Findings. Radiographics. 2021 Jul-Aug;41(4):990-1021. doi: 10.1148/rg.2021200125. Epub 2021 May 21. PMID: 34019437; PMCID: PMC8262179.

Thygesen K, Alpert JS, Jaffe AS, Chaitman BR, Bax JJ, Morrow DA, et al. Executive Group on behalf of the Joint European Society of Cardiology (ESC)/American College of Cardiology (ACC)/American Heart Association (AHA)/World Heart Federation (WHF) Task Force for the Universal Definition of Myocardial Infarction. Fourth Universal Definition of Myocardial Infarction (2018). Circulation. 2018 Nov 13;138(20):e618-51. doi: 10.1161/CIR.0000000000000617. Erratum in: Circulation. 2018 Nov 13;138(20):e652. PMID: 30571511.

Vincenti G, Masci PG, Monney P, Rutz T, Hugelshofer S, Gaxherri M, et al. Stress Perfusion CMR in Patients With Known and Suspected CAD: Prognostic Value and OptimalI schemic Threshold for Revascularization. JACC Cardiovasc Imaging. 2017 May;10(5):526-37.

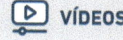
VÍDEOS

Resonancia magnética cardíaca en el estudio de las miocardiopatías

21

M. J. Romero Reyes y J. Román Parejo

OBJETIVOS

- Revisar los diferentes tipos de miocardiopatías.
- Conocer las aplicaciones de la resonancia magnética cardíaca (RMC) para la evaluación del paciente con miocardiopatía.
- Describir los hallazgos más característicos en la RMC que permiten diagnosticar cada miocardiopatía.
- Reconocer la utilidad clínica de la RMC y su valor pronóstico en las distintas miocardiopatías.

INTRODUCCIÓN

Las miocardiopatías son un grupo de trastornos que tienen en común la afectación estructural y funcional del músculo cardíaco, en ausencia de condiciones de carga capaces de explicar, por sí mismas, dichas alteraciones. Atendiendo a esta descripción, deben excluirse de esta definición las anomalías en el músculo cardíaco causadas por cardiopatías congénitas, enfermedad valvular, hipertensión o enfermedad arterial coronaria.

Dentro de las miocardiopatías se incluyen un grupo heterogéneo de enfermedades del miocardio que se manifiestan con diversos fenotipos y que pueden tener, o no, una base familiar o genética.

La resonancia magnética cardíaca (RMC), al ser la técnica de referencia para evaluar la morfología y la función cardía-

cas y gracias a su capacidad para realizar una caracterización tisular no invasiva del miocardio, resulta una técnica clave en el estudio de las miocardiopatías. Más concretamente, las secuencias de realce tardío de gadolinio (RTG) nos permiten valorar la presencia, extensión y distribución de la fibrosis miocárdica, lo que resulta de gran utilidad en su diagnóstico diferencial (**Fig. 21-1**).

A lo largo del siguiente capítulo, se estudiarán la aplicaciones de la RMC en el estudio de las distintas miocardiopatías, así como los principales hallazgos que nos permiten llegar a su diagnóstico y su utilidad en la práctica clínica.

MIOCARDIOPATÍA HIPERTRÓFICA

La miocardiopatía hipertrófica (MCH) es una enfermedad genética con un patrón de herencia habitualmente auto-

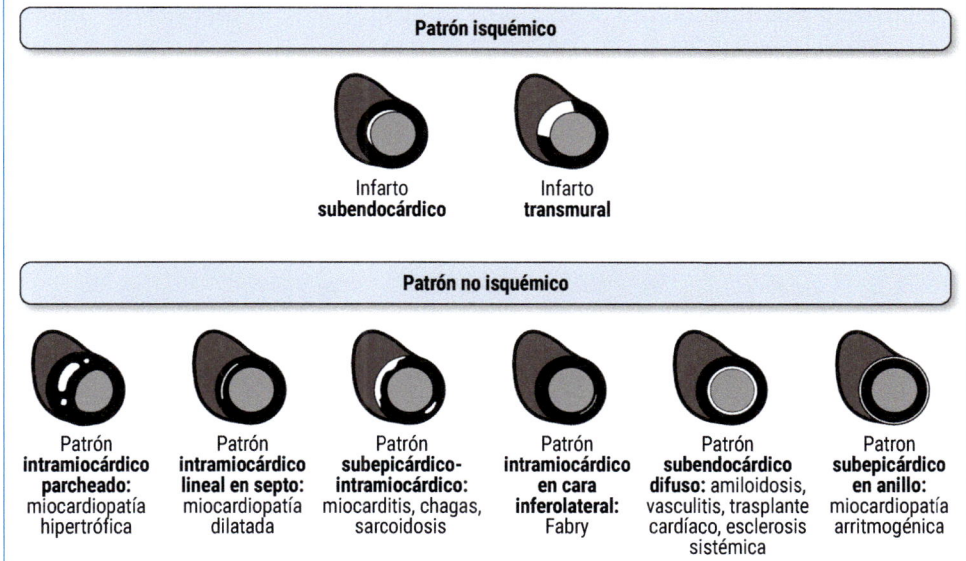

Figura 21-1. Esquema de los principales patrones de realce tardío de gadolinio que se pueden encontrar en las diferentes miocardiopatías.

sómico dominante, y penetrancia y expresividad variables. Afecta a uno de cada 500 individuos y es la principal causa de muerte súbita cardíaca en atletas jóvenes (< 35 años).

En más del 60 % de los casos se puede identificar una mutación en los genes que codifican para proteínas del sarcómero. Actualmente se conocen más de 1.000 mutaciones relacionadas con la enfermedad. Los genes más frecuentemente afectados son el de la **cadena pesada de la betamiosina** (*MYH7*), el gen que codifica la **proteína C de la unión a la miosina** (*MYBPC3*) y el de la **troponina T** (*TNNT2*).

A nivel histológico, esta miocardiopatía se caracteriza por una hipertrofia de los miocitos, desorganización de la fibras miocárdicas conocidas como *disarray*, la presencia de fibrosis intersticial y la alteración de la microvasculatura.

> **!** Los criterios diagnósticos actuales se basan en la identificación de un aumento del grosor miocárdico, sin una causa que lo justifique, por encima de 15 mm en uno o más segmentos en los adultos, y mayor de dos desviaciones estándar respecto a lo esperado en niños. En los portadores de una mutación relacionada con la enfermedad y en los familiares de primer grado de un paciente con diagnóstico establecido de MCH, bastará un grosor superior a 13 mm para establecer el diagnóstico, siempre que no se pueda explicar por otra causa.

Hallazgos en la resonancia magnética cardíaca

La RMC es una técnica de gran utilidad en el diagnóstico de la MCH, ya que es superior a la ecocardiografía en la valoración del grosor miocárdico, superando las limitaciones de la ecocardiografía en cuanto a la ventana acústica y pudiendo identificar zonas de hipertrofia no visibles por ecocardiograma. Por este motivo, la Sociedad Europea de Cardiología recomienda la realización de una RMC siempre que haya dudas diagnósticas en el ecocardiograma. Además, siempre que esté disponible y en ausencia de contraindicaciones, se debe considerar realizar una RMC en la valoración inicial de los pacientes con MCH para evaluar la anatomía cardíaca, la función ventricular y la presencia y extensión de la fibrosis miocárdica.

El máximo grosor miocárdico debe medirse en diástole y en eje corto en las secuencias de cine. En concreto, las secuen-

cias SSFP (*steady-state free precession*) son las más utilizadas porque ofrecen una imagen de alta calidad, con gran contraste entre la cavidad cardíaca (que se verá blanca) y el miocardio (que se verá negro), gracias a su buen cociente señal/ruido. En función de la anatomía y la distribución de la hipertrofia, se pueden identificar distintos fenotipos. El más frecuente de todos ellos es la **MCH asimétrica septal** (aproximadamente el 80 % de los casos), seguida de la miocardiopatía hipertrófica apical, la hipertrofia medioventricular y la hipertrofia simétrica (**Fig. 21-2**). De manera más infrecuente, se pueden encontrar patrones de hipertrofia atípicos localizados en otros segmentos, como, por ejemplo, en la cara lateral o pacientes con hipertrofia biventricular.

La RMC es especialmente útil en los pacientes con sospecha de hipertrofia apical, ya que, a menudo, los segmentos apicales no pueden valorase adecuadamente por ecocardiograma. En aquellos pacientes con MCH medioventricular, la RMC también resulta de gran utilidad para la identificación de aneurismas apicales, que pueden estar presentes hasta en el 20 % de los casos y que confieren un peor pronóstico y se asocian a la presencia de infartos cerebrales embólicos. En la RMC, los aneurismas se identificarán como una zona de adelgazamiento y acinesia con retención de gadolinio transmural en las secuencias de RTG.

En aquellos pacientes con MCH asimétrica, hasta en el 50 % de los casos se podrá identificar un patrón helicoidal en el que la hipertrofia sigue una distribución en espiral en sentido antihorario, que se inicia en el segmento basal anterior (**Fig. 21-3**).

A pesar de que el diagnóstico de MCH se basa, principalmente, en la identificación de la hipertrofia del ventrículo izquierdo, este no es el único hallazgo que se puede encontrar en estos pacientes. La RMC nos permite identificar otras **anomalías estructurales** que se deben buscar en todos los pacientes con MCH confirmada o sospechada a los que se les realice esta prueba (**Fig. 21-4**). Estas anomalías suelen evaluarse mediante las secuencias de cine SSFP y son las siguientes:

- Anomalías en el aparato valvular mitral y en los músculos papilares: las anomalías en el aparato valvular mitral son frecuentes, principalmente la elongación del velo anterior

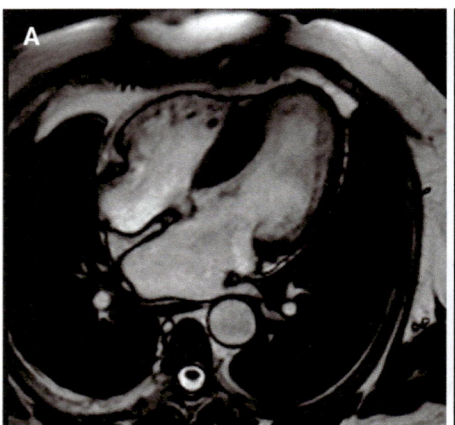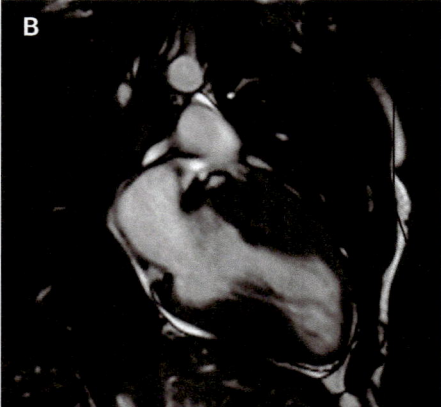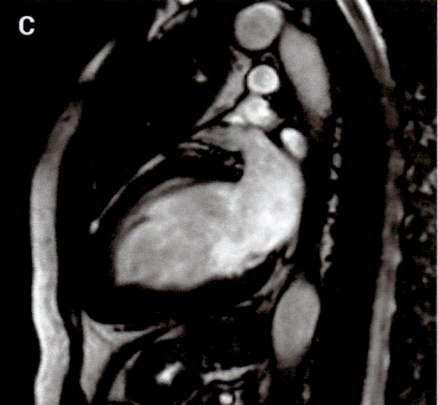

Figura 21-2. Secuencias de cine SSFP en pacientes con diferentes fenotipos de miocardiopatía hipertrófica (MCH). **A)** MCH septal asimétrica. **B)** MCH medioventricular. **C)** MCH apical.

Figura 21-3. Secuencia de cine SSFP en eje corto de paciente con miocardiopatía hipertrófica. Se puede observar una hipertrofia intensa que sigue un patrón helicoidal.

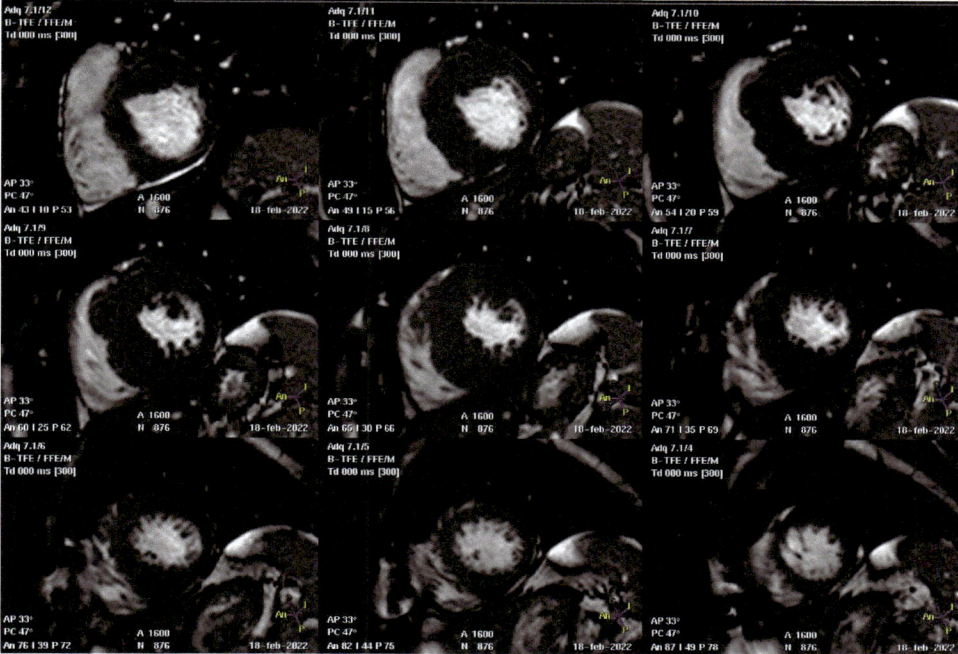

de la mitral. Respecto a los músculos papilares, se pueden encontrar músculos papilares accesorios, bífidos, hipertróficos, anomalías en su inserción y, típicamente, con desplazamiento apical, que a menudo, al igual que la presencia de la elongación del velo anterior mitral, favorece la aparición de gradientes dinámicos intraventriculares y en el tracto de salida del ventrículo izquierdo.

• Presencia de criptas miocárdicas: las criptas miocárdicas son invaginaciones en el miocardio difícilmente visibles por ecocardiograma, pero que se pueden identificar con facilidad mediante RMC en las secuencias de cine SSFP, fundamentalmente en los planos longitudinal vertical o de dos cámaras y en eje corto. Para su diagnóstico por esta técnica, se requiere que estas invaginaciones abarquen más del 50 % del espesor miocárdico compacto durante la diástole. A pesar de que la presencia de criptas se ha considerado un marcador de MHC, estudios recientes han demostrado que, en la población general, pueden estar presentes con mayor

frecuencia de lo esperado y parece que su presencia no se relaciona con un mayor riesgo de episodios cardiovasculares adversos en el seguimiento.

Además, de las alteraciones morfológicas, los pacientes con MCH también pueden presentar **alteraciones funcionales**. Normalmente, el ecocardiograma transtorácico y/o el transesofágico, suelen ser suficientes para la valoración de estas alteraciones; sin embargo, la RMC también puede ser de utilidad. Entre ellas, se encuentran las siguientes:

• Obstrucción del tracto de salida del ventrículo izquierdo (OTSVI): hasta el 70 % de los pacientes con MCH presentarán una OTSVI en reposo o provocada, y su presencia confiere un peor pronóstico. Aunque las secuencias de contraste de fases nos pueden ayudar a la estimación del gradiente en el tracto de salida del ventrículo izquierdo, la verdadera importancia de la RMC en estos paciente reside

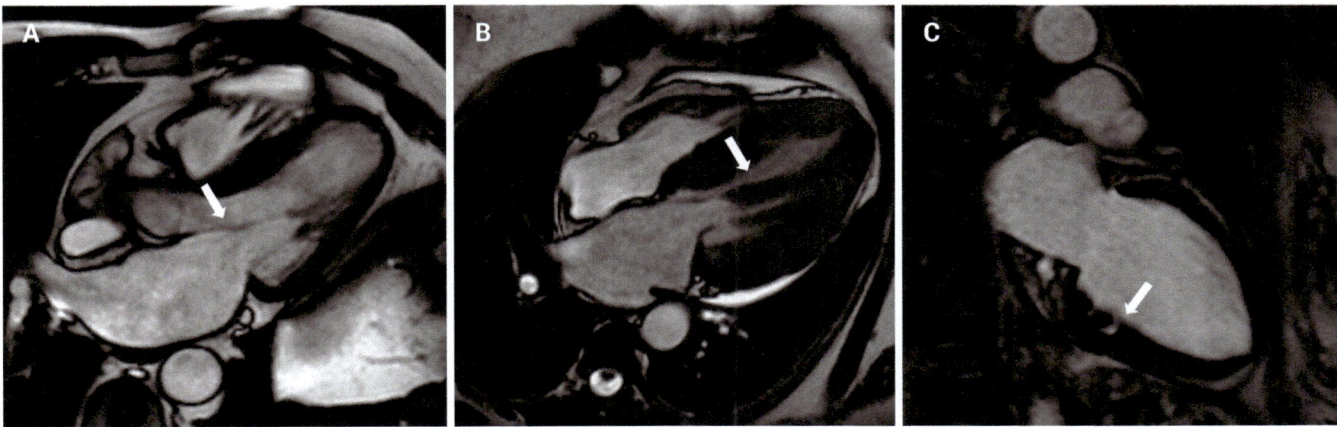

Figura 21-4. Secuencias de cine SSFP en las que se muestran diferentes anomalías estructurales relacionadas con la miocardiopatía hipertrófica (flechas). **A)** Elongación del velo anterior mitral. **B)** Hipertrofia de músculos papilares. **C)** Cripta intramiocárdica.

en la identificación del mecanismo que genera la obstrucción. La implantación anómala de los músculos papilares puede provocar una alineación incorrecta de las cuerdas tendinosas y de la valva anterior de la mitral, provocando OTSV. Esta misma anomalía también se asocia al movimiento sistólico anterior (SAM) de la valva mitral y a la presencia de insuficiencia mitral secundaria. Del mismo modo, la elongación de la valva mitral anterior también es un mecanismo implicado en la OTSVI.

- Defectos de perfusión: los pacientes con MCH pueden presentar defectos de perfusión reversibles o permanentes en los estudios de perfusión basales y de estrés. Los mecanismos implicados son la presencia de alteraciones en la microvasculatura y el desequilibrio entre la oferta y la demanda de oxígeno debido al aumento de la masa muscular, por lo que, con frecuencia, estos defectos se encontrarán en las zonas de mayor hipertrofia.

Con las secuencias de RTG se puede identificar fibrosis en el, aproximadamente, 65 % de los pacientes con MCH. El patrón más frecuente de fibrosis será intramiocárdica, parcheada y localizada en los segmentos con mayor hipertrofia (**Fig. 21-5**). También es frecuente encontrar fibrosis en los puntos de inserción anterior y posterior del ventrículo derecho con el septo, aunque este hallazgo no es específico, y también se puede observar en otros pacientes, como aquellos con hipertensión pulmonar.

La presencia de fibrosis en los pacientes con MCH tiene implicaciones pronósticas, y su extensión se asocia con la presencia de episodios clínicos adversos como las arritmias cardíacas, la muerte súbita cardíaca o el desarrollo de insuficiencia cardíaca. Recientemente, se ha demostrado que una extensión de la fibrosis > 5 % de la masa miocárdica se asocia a peor pronóstico. Hay que tener en cuenta que la fibrosis es un proceso dinámico que puede ir aumentando con el tiempo.

Los pacientes con una enfermedad más grave al diagnóstico son los que tienen mayor probabilidad de tener una tasa más rápida de progresión de la fibrosis. Además de la fibrosis focal y macroscópica visible en las secuencias de RTG, los pacientes con MHC pueden presentar fibrosis intersticial difusa detectable mediante las técnicas de mapeo T1.

> 💡 En pacientes con MCH, la presencia de fibrosis es un marcador de mal pronóstico, y puede ser útil la selección de aquellos pacientes con riesgo intermedio de muerte súbita que se benefician del implante de un desfibrilador automático en prevención primaria.

Por otro lado, la RMC es una técnica especialmente útil en la valoración de los portadores sanos (individuos con genotipo positivo, pero fenotipo negativo) en los que hallazgos como criptas miocárdicas, anomalías en la válvula y en el aparato subvalvular mitral, y la detección de fibrosis difusa mediante las técnicas de mapeo T1, podría ayudar al diagnóstico precoz en fases iniciales de la enfermedad.

Es importante señalar que existen diversas condiciones (como el corazón de atleta, la estenosis aórtica, la cardiopatía hipertensiva, etc.) y patologías (como las miocardiopatías por depósito) que pueden manifestarse con hipertrofia ventricular y simular una MHC. Es lo que se conoce como **fenocopias**. La RMC puede identificar hallazgos característicos de cada una de ellas que resultan de gran utilidad para su diagnóstico diferencial.

MIOCARDIOPATÍA DILATADA

La miocardiopatía dilatada (MCD) se define como la presencia de dilatación y disfunción sistólica del ventrículo izquierdo

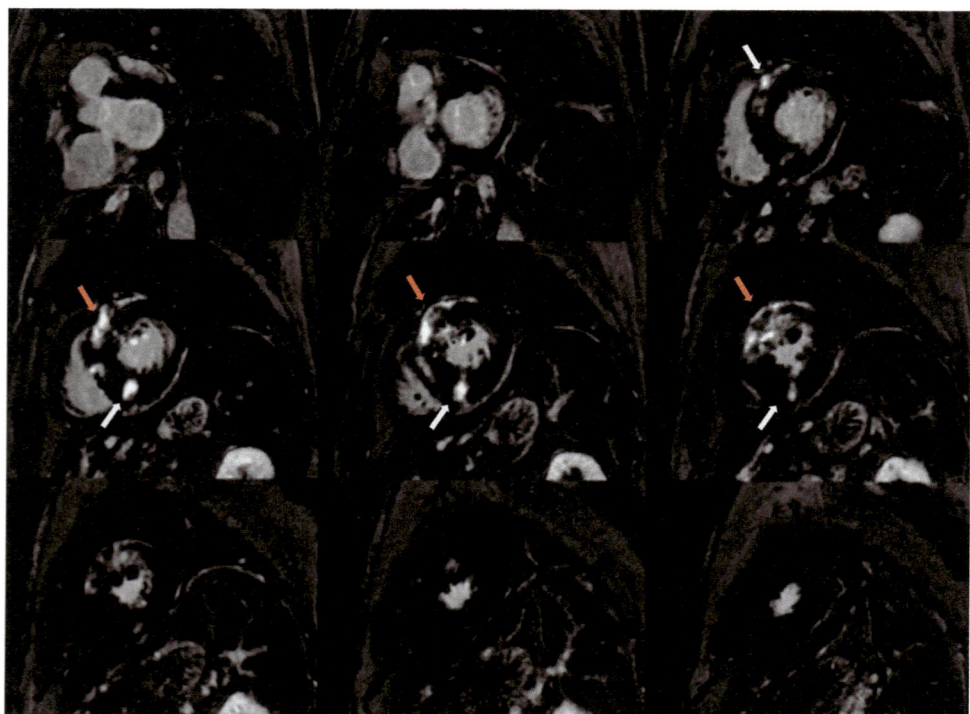

Figura 21-5. Secuencia de realce tardío de gadolinio (RTG) en eje corto. Obsérvese la presencia de RTG en las zonas de máxima hipertrofia (flechas rojas) y en los puntos de inserción anterior y posterior del ventrículo derecho con el septo (flechas blancas).

en ausencia de condiciones de carga anómalas (valvulopatías, hipertensión arterial) o enfermedad coronaria de suficiente entidad como para explicarla. Se estima que del 35 % al 50 % de los casos de MCD tienen un origen genético, aunque tan solo el 25 % presentan historia familiar.

El hallazgo de disfunción sistólica del ventrículo izquierdo (fracción de eyección del ventrículo izquierdo [FEVI] < 45 %) sin dilatación, se conoce como **miocardiopatía hipocinética no dilatada**.

Hallazgos en la resonancia magnética cardíaca

La RMC es la técnica de referencia en la cuantificación de la función y los volúmenes de ambos ventrículos, por lo que será clave en el estudio de esta miocardiopatía.

Las secuencias para el estudio del RTG nos ayudarán a realizar el diagnóstico diferencial con la MCD isquémica (donde se observará un patrón de realce subendocárdico o transmural siguiendo la distribución de un territorio coronario), y puede orientar al diagnóstico de ciertas miocardiopatías específicas que se comentarán a lo largo de este capítulo.

Mediante RMC se puede detectar RTG en aproximadamente el 30 % de los pacientes con MCD no isquémica. El patrón más frecuente será la presencia de RTG intramiocárdico lineal de localización septal, aunque también se han descrito otras localizaciones como la pared libre del ventrículo izquierdo y patrones subepicárdicos, focales o la combinación de varios de ellos (**Fig. 21-6**).

La evaluación no invasiva de la fibrosis miocárdica mediante el mapeo T1 y el volumen extracelular (VEC) puede ser una técnica prometedora en la estratificación del riesgo de estos pacientes. Recientemente, un estudio ha demostrado que, en equipos de 1,5 tesla (T), valores de T1 nativo ≥ 936 ms y/o un VEC ≥ 25,9 % confieren un peor pronóstico en pacientes con MCD sin RTG.

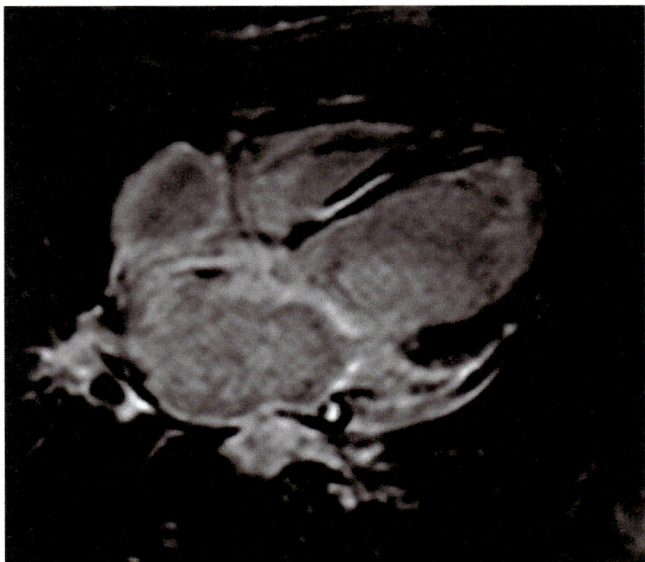

Figura 21-6. Secuencia de realce tardío de gadolinio (RTG), plano cuatro cámaras, en paciente con miocardiopatía dilatada. Se observa RTG intramiocárdico lineal en el septo basal.

> ! La presencia de RTG es un predictor de mortalidad durante el seguimiento en los pacientes con MCD. Su localización también tiene valor pronóstico. La presencia de RTG septal se asocia a un riesgo aumentado de mortalidad durante el seguimiento, mientras que la combinación de RTG septal y en la pared libre del ventrículo izquierdo confiere mayor riesgo de muerte súbita cardíaca. Por el contrario, los pacientes con ausencia de RTG al diagnóstico, tienen mayor probabilidad de presentar una mejoraría de la función ventricular tras el inicio del tratamiento.

MIOCARDIOPATÍA ARRITMOGÉNICA

La displasia o miocardiopatía arritmogénica (MCA) es una miocardiopatía en la que se produce una infiltración fibrograsa del miocardio ventricular. Se asocia a la aparición de arritmias ventriculares, muerte súbita e insuficiencia cardíaca, que suelen manifestarse entre la 3ª y la 5ª décadas de la vida. La infiltración del tejido fibroadiposo progresa del epicardio al endocardio y, como resultado, se produce un adelgazamiento y dilatación del miocardio. Además, es frecuente encontrar infiltrados inflamatorios, principalmente linfocitos, lo que sugiere que en su desarrollo puede mediar una respuesta inmunológica. De hecho, hay autores que sugieren que este infiltrado inflamatorio se va extendiendo a regiones que previamente estaban sanas a medida que la enfermedad progresa, lo que ocasiona brotes recurrentes caracterizados por arritmias ventriculares y evidencia de inflamación miocárdica en la RMC, que pueden ser erróneamente catalogados como miocarditis.

Respecto a su etiopatogenia, se trata de una enfermedad con base genética cuyo patrón de herencia más frecuente es la autosómica dominante, aunque con una penetrancia y una expresividad variables. Esto ocasiona una gran diversidad de fenotipos y grados de afectación, incluso dentro de la misma familia. Los principales genes implicados son aquellos que codifican para proteínas desmosomales, como la placofilina-2 (PKP2), la desmoplaquina (DSP), desmogleína-2 (DSG2), desmocolina-2 (DCS2) y la placoglobina (JUP). Aunque con menor frecuencia, también pueden estar implicados genes no desmosomales como los que codifican para la proteína transmembrana 43, el factor de crecimiento transformante beta-3, la desmina (DES), lamina, fosfolambán o la filamina (FLNC). Hasta en el 4 % de los casos se pueden identificar mutaciones en múltiples genes, lo que habitualmente confiere un peor pronóstico, con mayor riesgo de muerte súbita y de disfunción del ventrículo izquierdo.

Hallazgos en la resonancia magnética cardíaca

Aunque inicialmente se consideraba la MCA como una enfermedad exclusiva del ventrículo derecho, hoy en día se sabe que la afectación del ventrículo izquierdo es frecuente y está presente en más de la mitad de los casos. Esto ha motivado que, en lugar de hablar de displasia arritmogénica del ventrículo derecho, se adopte el nombre de MCA, que englobaría todos los fenotipos: afectación exclusiva del ventrículo derecho, afectación biventricular y afectación predominante del ventrículo izquierdo. Los pacientes con MCA y afectación del ventrículo izquierdo presentan peor pronóstico y tienen más riesgo de episodios durante el seguimiento.

Los criterios diagnósticos que han estado vigentes hasta el año 2020 fueron publicados en el año 2010 por la *International Task Force*. Estos criterios basan el diagnóstico de esta miocardiopatía en aspectos estructurales, eléctricos, clínicos y genéticos. El diagnóstico definitivo de MCA requiere que se cumplan varios de ellos, por lo que no se puede realizar exclusivamente por los hallazgos encontrados en las técnicas de imagen. Los hallazgos de RMC que se contemplan dentro estos criterios son la presencia de alteraciones de la contractilidad segmentaria del ventrículo derecho, junto con disfunción o dilatación de este, que se valorará en las secuencias de cine (**Tabla 21-1**). El problema de estos criterios era que se centraban en la afectación del ventrículo derecho y no tenían en cuenta la posibilidad de afectación del ventrículo izquierdo, lo que podía llevar al infradiagnóstico de las formas izquierdas que, a menudo, eran incorrectamente diagnosticadas como miocarditis o miocardiopatía dilatada. Esto motivó que, en el año 2020, se publicara un documento de consenso de expertos a nivel internacional que proporcionaba los criterios actualizados para el diagnóstico de la MCA. Estos criterios, conocidos como los **criterios de Padua**, sí contemplan la afectación del ventrículo izquierdo y, además, incluyen la presencia de RTG en cualquiera de los dos ventrículos como criterio diagnóstico.

Además de la dilatación y/o disfunción del ventrículo derecho, en los pacientes con MCA y afectación del ventrículo derecho, se podrán encontrar aneurismas y trastornos regionales de la contractilidad, así como el adelgazamiento focal del miocardio ventricular (**Fig. 21-7**). En los pacientes con MCA y afectación del ventrículo izquierdo, un hallazgo específico en las secuencias de cine será el «signo de la mordedura de rata», consistente en la presencia de irregularidades focales del contorno epicárdico, en la pared del ventrículo izquierdo, relacionadas con focos de infiltración grasa subepicárdicos.

La RMC, gracias a su capacidad de caracterización tisular, también permite detectar infiltración grasa y fibrosis en estos pacientes. La infiltración grasa en el miocardio puede ser valorada mediante el uso conjunto de las imágenes potenciadas en T1, donde la grasa se verá hiperintensa (blanca), junto con las secuencias de recuperación de inversión de tau corta (STIR) con ponderación T2, donde las grasa se suprimirá y, por tanto, se verá hipointensa (negra). Sin embargo, la infiltración grasa no se contempla como un criterio de MCA, ya que este hallazgo resulta poco específico y puede estar presente en personas obesas y en los ancianos, entre otros. Además, hay que tener en cuenta que la infiltración grasa está presente habitualmente en estadios avanzados de la

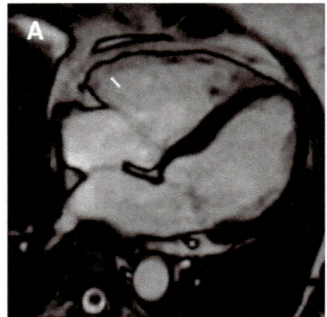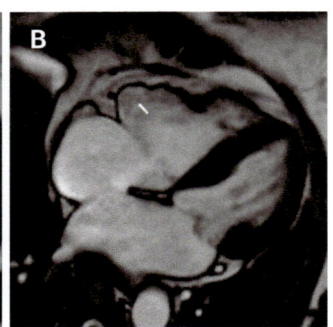

Figura 21-7. Secuencias de cine, plano cuatro cámaras en diástole **(A)** y sístole **(B)** de un paciente con miocardiopatía arritmogénica del ventrículo derecho por mutación en el gen *DSG2*. Se observa dilatación del ventrículo derecho, que además presentaba disfunción sistólica, y un aneurisma en su pared libre (flecha).

enfermedad, en los que generalmente ya se podrán identificar otras anomalías estructurales más evidentes.

La presencia de fibrosis en las secuencias de RTG tiene un gran valor diagnóstico, principalmente en aquellos pacientes con implicación del ventrículo izquierdo, y puede ser el único dato de afectación de este. Además, en los pacientes con afectación predominante del ventrículo izquierdo, la fibrosis puede ser extensa, aun en ausencia de dilatación o disfunción sistólica. Incluso puede que haya segmentos con fibrosis que no presenten trastornos de la contractilidad segmentaria, lo que dificulta el diagnóstico de esta entidad mediante ecocardiografía. El RTG en estos pacientes suele tener una distribución subepicárdica y/o mesocárdica, y generalmente afecta a la pared inferior o inferolateral. También se han descrito patrones con afectación subepicárdica y una distribución circunferencial o en anillo.

 Un estudio ecocardiográfico normal o sin afectación evidente del ventrículo izquierdo no debe ser un motivo para no realizar una RMC en pacientes con miocardiopatía arritmogénica, ya que en la RMC se pueden ver alteraciones sutiles o fibrosis incipiente en el ventrículo izquierdo que pasen desapercibidas por ecocardiograma.

El fenotipo de la MCA por RMC puede orientarnos sobre la mutación causante. Hallazgos como la presencia de RTG de distribución subepicárdica con un patrón en anillo parecen ser más específicos de MCA con afectación predominante izquierda por mutaciones en los genes *DSP*, *FLNC* o *DES* (**Fig. 21-8**). Sin embargo, la fibrosis localizada en la pared inferolateral del ventrículo izquierdo es más característica en

Tabla 21-1. Hallazgos por resonancia magnética cardíaca contemplados como criterios diagnósticos de miocardiopatía arritmogénica del ventrículo derecho por la *Internacional Task Force*, año 2010

	Criterio mayor	Criterio menor
Disfunción global o regional y alteraciones estructurales valoradas por RMC	Acinesia o discinesia regionales del VD o disincronía en la contracción del VD y uno de los siguientes: • VTDVD: ≥ 110 mL/m² (varones) o ≥ 100 mL/m² (mujeres) • FEVD: ≤ 40 %	Acinesia o discinesia regionales del VD o disincronía en la contracción del VD y uno de los siguientes: • VTDVD: ≥ 100 a < 110 mL/m² (varones) o ≥ 90 a < 100 mL/m² (mujeres) • FEVD: ≤ 45 % a > 40 %

FEVD: fracción de eyección del ventrículo derecho; RMC: resonancia magnética cardíaca; VD: ventrículo derecho; VTDVD: volumen telediastólico del ventrículo derecho.

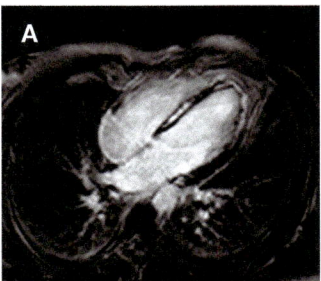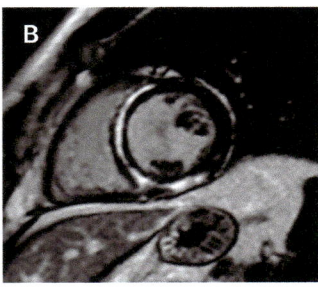

Figura 21-8. Secuencia de realce tardío de gadolinio en un paciente con miocardiopatía arritmogénica izquierda debida a una mutación en el gen *DSP*. Se aprecia patrón de fibrosis extenso de subepicárdico e intramiocárdico que afecta a varios segmentos. Obsérvese en el plano eje corto, el patrón en anillo.

los portadores de mutaciones en genes no desmosomales, y dentro de ellas, las mutaciones en *DSG2* se asocian con mayor frecuencia a afectación del ventrículo izquierdo. Los pacientes con mutaciones en *PKP2* presentan afectación aislada del ventrículo derecho o biventricular, pero no afectación predominante del ventrículo izquierdo.

 La presencia de RTG de distribución subepicárdica, con un patrón en anillo, sugiere una miocardiopatía arritmogénica debido a mutación en los genes *DSP*, *FLNC* o *DES*.

Los hallazgos de la RMC tienen valor pronóstico para la estratificación del riesgo en los pacientes con MCA y pueden ser una herramienta de gran utilidad en la selección de pacientes que se beneficiarán del implante de desfibrilador en prevención primaria. Mientras que la implicación del ventrículo izquierdo es el principal predictor de episodios adversos durante el seguimiento (muerte súbita cardíaca, terapia apropiada del desfibrilador o parada cardiorrespiratoria abortada), la ausencia de hallazgos en la RMC confiere un buen pronóstico a medio plazo.

A pesar de la gran utilidad que tiene la RMC en el diagnóstico de esta miocardiopatía, también presenta limitaciones. Entre ellas, cabe destacar que, en fases iniciales o subclínicas de la enfermedad, las alteraciones estructurales pueden ser muy sutiles o estar ausentes, lo que dificulta su diagnóstico.

MIOCARDIOPATÍA NO COMPACTADA O ESPONGIFORME

La miocardiopatía no compactada (MCNC), también conocida como miocardiopatía espongiforme, se caracteriza por la presencia de dos capas en el miocardio: una epicárdica, de miocardio compactado, y otra endocárdica, formada por recesos profundos y trabéculas. Mientras que la *American Heart Association* (AHA) la clasifica dentro de las miocardiopatías primarias de origen genético, la Sociedad Europea de Cardiología la considera una miocardiopatía no clasificada.

Se trata de una enfermedad muy heterogénea desde el punto de vista clínico y genético. Puede ser familiar o esporádica, y se han descrito patrones de herencia autosómicos dominantes, recesivos, ligados al cromosoma X, e incluso de origen mitocondrial. En el 30-50 % de los casos se puede

encontrar una mutación patogénica, que, en la mayoría de los casos, afectará a genes que codifican proteínas del sarcómero. La presencia de un genotipo positivo confiere un peor pronóstico. Muchas de las mutaciones implicadas han sido relacionadas con otras miocardiopatías como la MCH, la miocardiopatía restrictiva o la MCD. De hecho, debido al fenómeno de pleiotropía, en una misma familia con la misma mutación, se pueden encontrar diferentes fenotipos e incluso solapamiento entre fenotipos de MCNC, MCH y/o MCD en un mismo paciente.

Su presentación clínica también es muy variable y va desde pacientes asintomáticos, hasta otros con manifestaciones graves como insuficiencia cardíaca, arritmias potencialmente mortales, tromboembolia sistémica y muerte súbita cardíaca.

La MCNC puede ser una entidad aislada o estar en el contexto de cardiopatías congénitas o enfermedades neuromusculares.

Hallazgos en la resonancia magnética cardíaca

Existen distintos criterios diagnósticos basados en la RMC, pero los más utilizados son los **criterios de Petersen**. Para el diagnóstico de MCNC mediante estos criterios, se necesita la presencia de dos capas de miocardio bien diferenciadas, con una relación entre el miocardio no compactado y el miocardio compactado (MNC/MC) > 2,3 en, al menos, dos segmentos. La *ratio* MNC/MC debe ser medida en diástole y en uno de los tres planos de eje largo con las secuencias de cine SSFP. Las medidas deben ser perpendiculares al miocardio compactado, y se debe excluir el ápex estricto (**Fig. 21-9**). Existen otros criterios, como los propuestos por Jacquier y colaboradores,

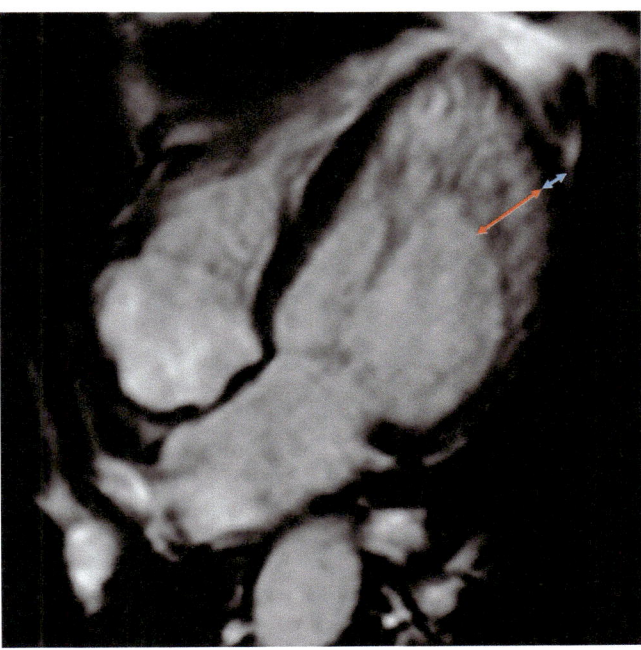

Figura 21-9. Secuencia de cine SSFP en plano cuatro cámaras en paciente con miocardiopatía no compactada (MCNC). Obsérvese la dilatación del ventrículo izquierdo y el adelgazamiento relativo de la pared lateral con relación al septo. La flecha azul señala el miocardio compactado, y la flecha roja, el no compactado. La relación MCN/MC en diástole es > 2,3, cumpliendo, por tanto, criterios de MCNC.

en los que el diagnóstico de MCNC se establecerá ante la presencia de una relación de la masa de MNC/MC superior al 20 % en una imagen de cine en eje corto al final de la diástole.

Sin embargo, estos criterios presentan una baja especificidad cuando se aplican a poblaciones con baja probabilidad antes de la prueba de MCNC. Utilizando la RMC, se puede detectar una alta prevalencia de hipertrabeculación del ventrículo izquierdo, incluso en corazones sanos, que será aún mayor en determinadas poblaciones, como los atletas o las gestantes.

La presencia de dilatación y/o disfunción ventricular, que estará presente en la mitad de los casos de MCNC, así como la identificación de una capa muy fina de miocardio compactado, pueden ser de utilidad en la diferenciación de la hipertrabeculación ventricular fisiológica de la patológica.

La hipertrabeculación será más frecuente en el ápex y en los segmentos inferolateral y anterolateral medios. Mediante las secuencias de RTG se podrá identificar fibrosis hasta en el 55 % de los casos y, habitualmente, presentará una distribución intramiocárdica que no se correlaciona con las zonas de no compactación. La presencia de RTG es un predictor independiente de disfunción sistólica del ventrículo izquierdo y de episodios durante el seguimiento. Algunos estudios han demostrado que los valores de T1 nativo pueden estar aumentados en los pacientes con MCNC, incluso en ausencia de RTG; sin embargo, el significado de este hallazgo es incierto y son necesarios más estudios para establecer la utilidad real de las técnicas de mapeo T1 en los pacientes con sospecha de MCNC.

La presencia de miocardio no compactado, independientemente del criterio utilizado, no es suficiente para identificar una miocardiopatía. El diagnóstico de MCNC requiere la integración de la información obtenida mediante las técnicas de imagen cardíaca, el electrocardiograma, la clínica, la historia familiar y el resultado de los estudios genéticos. En casos dudosos, probablemente no se deba hablar de MCNC, sino de hipertrabeculación del ventrículo izquierdo, y realizar un estudio familiar y un seguimiento evolutivo, clínico y con pruebas de imagen, antes de establecer un diagnóstico definitivo.

MIOCARDIOPATÍAS INFILTRATIVAS Y POR DEPÓSITO

Las miocardiopatías infiltrativas y por depósito incluyen una serie de trastornos que, a nivel cardíaco, pueden manifestarse con dilatación de cavidades o con hipertrofia ventricular, y en este caso expresarse como fenocopias de la MCH. Las manifestaciones cardíacas de estas enfermedades a menudo se superponen, por lo que su diagnóstico diferencial, a menudo, supone un reto.

En este apartado se revisarán los hallazgos de la RMC que nos pueden ayudar en el diagnóstico de las principales miocardiopatías por depósito.

Amiloidosis cardíaca

La amiloidosis es una enfermedad sistémica producida por depósito extracelular de fibras que proceden de proteínas anormales llamadas amiloide.

El depósito de amiloide en cualquier órgano o sistema conlleva su disfunción. A nivel cardíaco, el amiloide puede infiltrar cualquier estructura y, como consecuencia, producir trastornos del ritmo, valvulopatías o insuficiencia cardíaca. Los dos subtipos de amiloidosis que con mayor frecuencia afectan al corazón son la **amiloidosis de cadena ligera (AL)** y la **amiloidosis por depósito de transtirretina (ATTR)**.

Sin tratamiento, la amiloidosis cardíaca tiene un mal pronóstico, con una supervivencia inferior a 6 meses en el caso de la AL, y de 3 a 5 años en la ATTR. Establecer un diagnóstico precoz es esencial para iniciar el tratamiento y mejorar la supervivencia de estos pacientes.

Hallazgos en la resonancia magnética cardíaca

Al igual que en el ecocardiograma, en la RMC se pueden encontrar hallazgos anatómicos y fenotípicos que deben hacernos sospechar una posible amiloidosis cardíaca, como son el engrosamiento del miocardio, la dilatación de ambas aurículas, la hipertrofia del septo interauricular y la presencia de derrame pericárdico y pleural bilateral (**Fig. 21-10A**). Respecto a la hipertrofia ventricular, generalmente será simétrica, ≥ 12 mm, y podrá afectar a ambos ventrículos. Sin embargo, en algunos casos puede ser asimétrica de predominio septal e incluso generar OTSVI, lo que dificulta su diagnóstico diferencial con la MCH. La presencia de una hipertrofia asimétrica es más común en la ATTR, que puede estar presente en el 25-79 % de los casos, en función de los distintos estudios. En las fases iniciales de la enfermedad, la función sistólica del ventrículo izquierdo estará preservada, pero, a medida que la enfermedad progresa, el ventrículo izquierdo se irá dilatando y disminuirá su función sistólica.

La hipertrofia del ventrículo izquierdo en pacientes con amiloidosis puede ser asimétrica en un alto porcentaje de casos.

Pero la mayor utilidad de la RMC en el diagnóstico de esta miocardiopatía viene determinada por el uso de contrastes paramagnéticos. Las técnicas tradicionales de imagen para valorar el RTG requieren que el operador determine el tiempo de inversión (TI) óptimo para anular la señal del miocardio (que

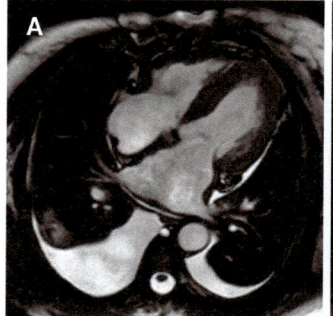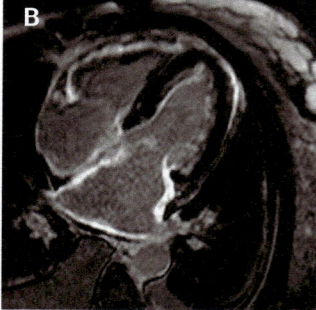

Figura 21-10. Paciente con amiloidosis cardíaca. **A)** Secuencia cine SSFP, plano cuatro cámaras. Obsérvese la presencia de una hipertrofia ventricular izquierda simétrica, hipertrofia del ventrículo derecho, presencia de dilatación biauricular e hipertrofia del septo interauricular. Se observa también un derrame pleural bilateral, así como un mínimo derrame pericárdico. **B)** Secuencia de retardo tardío de gadolinio (RTG) plano cuatro cámaras, donde se muestra la presencia de RTG subendocárdico global y de la pared de las aurículas.

se verá negra), ya sea empíricamente o mediante una secuencia con diferentes tiempos de inversión en el mismo punto (TI *scout* o secuencias *Look Locker*). En los pacientes con amiloidosis cardíaca, el gadolinio se depositará ampliamente en el espacio extracelular, que está expandido debido al depósito de amiloide. Esto conlleva una cinética anómala del gadolinio que dificulta la anulación de la señal del miocardio en las secuencias de RTG y, además, produce un tiempo de relajación T1 del miocardio menor que el intracavitario (**Fig. 21-11**).

La dificultad para anular el miocardio o la anulación de su señal antes que la de la sangre intracavitaria en la secuencia TI *scout* es muy sugestivo de amiloidosis cardíaca y presenta una sensibilidad del 100 %.

La prevalencia de RTG, tanto en el ventrículo izquierdo como en el derecho, será superior al 95 % en los pacientes con amiloidosis cardíaca. En función del estadio de la enfermedad, el patrón puede variar. Inicialmente se puede observar un gradiente de la base al ápex en el RTG que, más adelante, se hará transmural. El patrón de RTG tendrá implicaciones pronósticas y será peor en aquellos pacientes con afectación global o transmural, ya que se relacionan con fases más avanzadas de la enfermedad y mayor depósito de amiloide. El realce subendocárdico global, el RTG transmural y, en menor grado, el RTG focal y parcheado, son los patrones característicos de la amiloidosis cardíaca y muestran una elevada sensibilidad y especificidad para su diagnóstico (86 % y 92 %, respectivamente), aunque no tiene utilidad para distinguir entre los distintos subtipos de amiloidosis (**Fig. 21-10B**).

Sin embargo, los pacientes con amiloidosis a menudo presentan afectación renal, lo que limita el uso de contraste de gadolinio en aquellos pacientes con un filtrado glomerular menor de 30 ml/min/1,73 m², debido al riesgo de fibrosis sistémica nefrogénica.

Las técnicas de mapeo T1 pueden superar esta limitación, ya que el cálculo de T1 nativo no requiere contraste. El T1 nativo estará marcadamente elevado en los pacientes con ami-

loidosis cardíaca y su valor se correlaciona con la función sistólica y diastólica del ventrículo izquierdo. Mientras que un T1 nativo < 1.036 ms tiene un valor predictivo negativo del 98 % para el diagnóstico de amiloidosis cardíaca, un T1 nativo > 1.164 ms tiene un valor predictivo positivo del 98 %. Las técnicas de mapeo T1 también permiten el cálculo del VEC tras la administración de contraste. Al igual que suceden con el T1 nativo, en los pacientes con amiloidosis, el VEC estará significativamente elevado (> 0,40) en comparación con otras miocardiopatías, por lo que resulta muy útil para su diagnóstico (**Fig. 21-12**).

Además, la elevación del T1 nativo y el VEC pueden preceder a la aparición de RTG, por lo que resultan útiles en la detección precoz de esta enfermedad.

Sarcoidosis

La sarcoidosis es una enfermedad inflamatoria granulomatosa de origen incierto, con carácter sistémico, que, en más del 90 % de los casos, afecta a los pulmones y los ganglios linfáticos intratorácicos. Gracias a las pruebas de imagen y los estudios *post mortem*, se sabe que en el 25-30 % de los casos hay afectación cardíaca, aunque solo del 5 % al 10 % de los pacientes presentarán síntomas. Estos consistirán, principalmente, en insuficiencia cardíaca y arritmias (bloqueos auriculoventriculares de alto grado y taquicardias ventriculares), que pueden ocasionar incluso una muerte súbita.

El tratamiento inmunosupresor y con corticoides puede cambiar el curso de la enfermedad, por lo que el correcto diagnóstico de la sarcoidosis cardíaca resulta fundamental.

Hallazgos en la resonancia magnética cardíaca

El diagnóstico de sarcoidosis cardíaca supone un reto, ya que, a menudo tiene una presentación similar a otras patologías como la miocarditis, la MCD, la arritmogénica o,

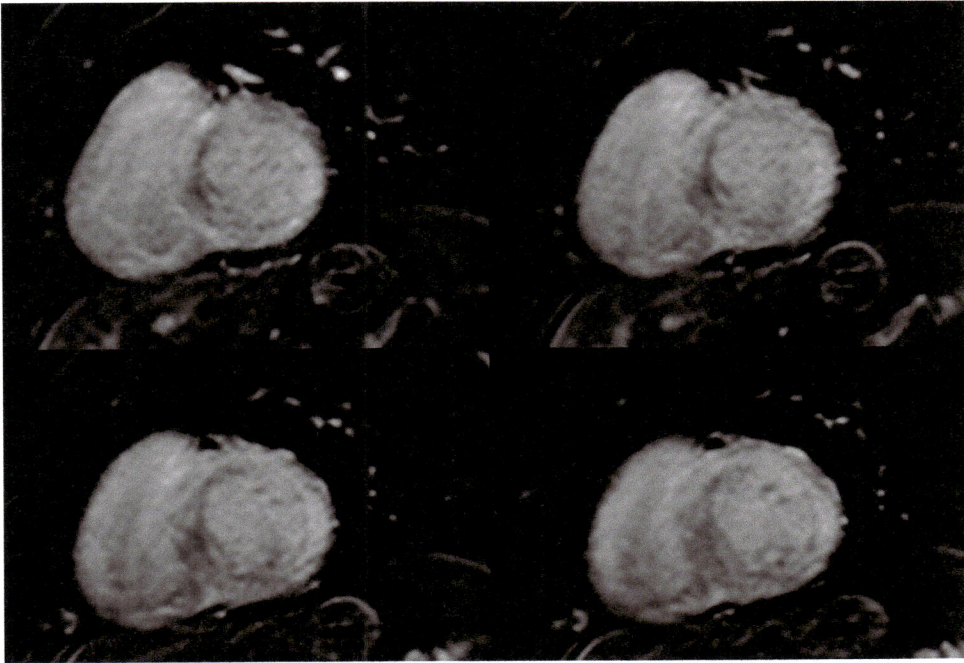

Figura 21-11. Secuencia de realce tardío de gadolinio en eje corto en paciente con amiloidosis cardíaca, en la que se muestra la incapacidad para anular el miocardio a pesar de utilizar distintos tiempos de inversión.

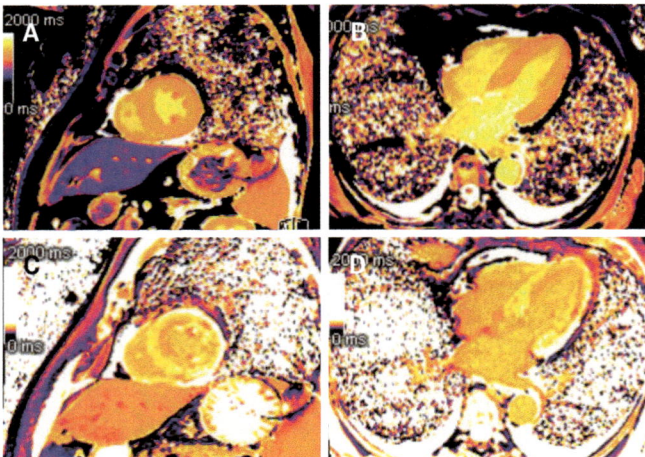

Figura 21-12. Mapas T1 realizados en resonancia magnética cardíaca de 3 T en un paciente con amiloidosis cardíaca por transtirretina. En la fila superior **(A y B)** se muestran los mapas T1 antes del contraste y, en la fila inferior **(C y D)**, después del contraste. Se obtuvieron unos valores de T1 nativo de 1.418 ms (valor de referencia 1.200 ms) y un volumen extracelular de 0,45 (valor de referencia 0,25 ± 0,5). Imágenes cedidas por ASCIRES Grupo Biomédico.

con menor frecuencia, la MCH. Por otro lado, debido a la naturaleza parcheada de esta enfermedad, la rentabilidad de la biopsia endomiocárdica es muy baja, por lo que las técnicas de imagen jugarán un papel importante en su diagnóstico.

La RMC nos permitirá realizar una valoración precisa de la función ventricular y será más sensible que el ecocardiograma para la detección de aneurismas y trastornos de la contractilidad segmentaria, que a menudo pueden estar presentes en estos pacientes. El adelgazamiento del septo interventricular basal es un hallazgo característico de esta patología. Ocasionalmente, la infiltración de granulomas en el miocardio causa una hipertrofia focal del ventrículo izquierdo que se puede confundir con una MCH. Sin embargo, el hallazgo más frecuente en las fases avanzadas de la enfermedad será la presencia de una MCD con disfunción sistólica intensa del ventrículo izquierdo.

Las imágenes ponderadas en T2 resultan muy útiles para detectar el edema y la inflamación del miocardio en pacientes con sarcoidosis activa. El gran problema de estas secuencias es que son muy susceptibles a artefactos y que tienen un cociente contraste-ruido bajo, lo que limita su interpretación y reduce su sensibilidad. Para superar estas limitaciones, se recomienda calcular la relación de la señal entre el músculo esquelético y el miocardio, con el objetivo de obtener una evaluación semicuantitativa del edema.

La interpretación conjunta de las secuencias de RTG y las imágenes ponderadas en T2 nos ayudarán a discriminar los cambios crónicos de los agudos que aún pueden ser reversibles. Sin embargo, la tomografía por emisión de positrones (PET/TC) presenta mayor sensibilidad que la RMC para detectar la inflamación, por lo que resulta más útil en este sentido.

Con las secuencias de RTG se puede valorar la presencia de fibrosis y áreas cicatriciales. La presencia de RTG de distribución subepicárdica y/o intramiocárdica, con mayor predilección por los segmentos basales, el septo y la pared lateral, se considerará el patrón más común en los pacientes con sarcoidosis, aunque se pueden encontrar segmentos con fibrosis subendocárdica y/o transmural (**Fig. 21-13**). El ventrículo derecho también puede afectarse en la sarcoidosis y, al igual que ocurre con el izquierdo, presentar disfunción sistólica y fibrosis en las secuencias de RTG.

La presencia y la extensión del RTG se asocia con mayor riesgo de mortalidad cardíaca, hospitalización por insuficiencia cardíaca y arritmias potencialmente mortales. Por tanto, la realización de una RMC tiene implicaciones pronósticas y puede resultar de utilidad para la toma de decisiones sobre el tratamiento y el manejo de estos casos. En aquellos pacientes con dilatación y disfunción del ventrículo izquierdo, la presencia de RTG con una extensión > 20 % del total de la masa miocárdica predice una menor respuesta al tratamiento con inmunosupresor.

Las secuencias paramétricas mejoran el diagnóstico de sarcoidosis cardíaca subclínica gracias a la detección de un aumento en los valores nativos de T1, T2 y del VEC, incluso en pacientes sin RTG.

No se debe olvidar que los pacientes con sarcoidosis presentan, en más del 90 % de los casos, afectación pulmonar y/o linfática. El diagnóstico de sarcoidosis cardíaca aislada es extremadamente infrecuente, por lo que es importante buscar afectación extracardíaca que apoye el diagnóstico de sarcoidosis frente a otras afecciones.

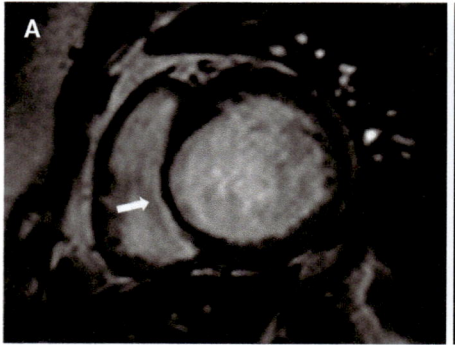
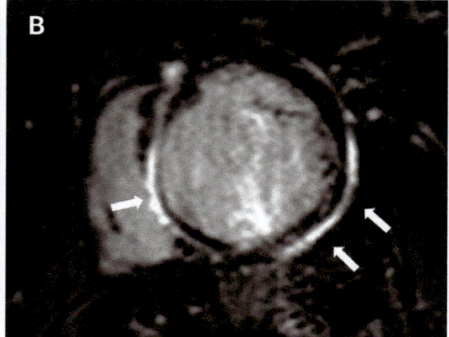
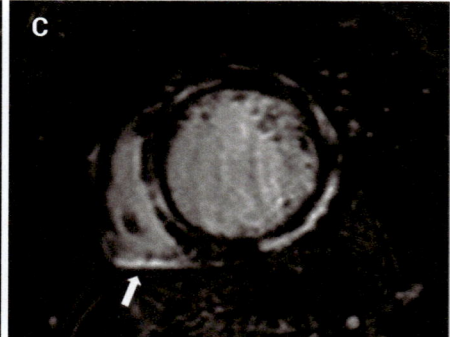

Figura 21-13. Resonancia magnética cardíaca en paciente con sarcoidosis cardíaca. **A)** Secuencia de cine SSFP, eje corto. Obsérvese el marcado adelgazamiento del septo interventricular basal. **B)** Secuencia de realce tardío de gadolinio (RTG), eje corto, que muestra la presencia de RTG subepicárdico localizado en la cara anterolateral e inferolateral, así como en el septo basal, donde se hace prácticamente transmural. **C)** Secuencia de RTG eje corto. Obsérvese la presencia de RTG afectando también al ventrículo derecho (flecha).

El patrón del RTG en los pacientes con sarcoidosis no es específico y puede simular otras patologías como la miocarditis, la miocardiopatía arritmogénica, la miocardiopatía hipertrófica o la cardiopatía isquémica, por lo que su diagnóstico requiere un alto grado de sospecha.

La interpretación de las imágenes obtenidas mediante RMC en los pacientes con sospecha de sarcoidosis cardíaca, debe realizarse en centros con alto nivel de experiencia, debido a las dificultades que entraña el diagnóstico de esta entidad.

Enfermedad de Fabry

La enfermedad de Fabry o de Anderson-Fabry, es un trastorno hereditario debido a mutaciones en el gen *GLA*, en el que se produce un déficit de la enzima alfa-galactosidasa. Esto conlleva el depósito intracelular de esfingolípidos en distintos órganos como los riñones, el corazón, a nivel cerebrovascular y en la piel.

Debido a que tiene un patrón de herencia ligado al cromosoma X, esta enfermedad afecta principalmente a varones entre la 3ª y la 4º décadas de la vida, aunque también puede afectar a mujeres, habitualmente con formas menos graves.

El tratamiento enzimático sustitutivo puede revertir el daño cardíaco, que a menudo es el que determina el pronóstico de estos pacientes, por lo que será fundamental realizar un diagnóstico precoz.

Hallazgos en la resonancia magnética cardíaca

A nivel cardíaco se manifiesta con la presencia de hipertrofia ventricular izquierda, que suele ser concéntrica, simétrica y de grado leve a moderado. No obstante, también se puede encontrar una hipertrofia asimétrica debido al adelgazamiento de la pared inferolateral, secundario a la fibrosis de reemplazo. En estos casos, el diagnóstico diferencial con la MCH puede resultar muy difícil, aunque la presencia de OTSVI es menos frecuente en los pacientes con enfermedad de Fabry.

Debido a la presencia de fibrosis en fases avanzadas de la enfermedad, hasta en el 50 % de los pacientes se podrá identificar RTG intramiocárdico en la pared inferolateral basal y media del ventrículo izquierdo (**Fig. 21-14**).

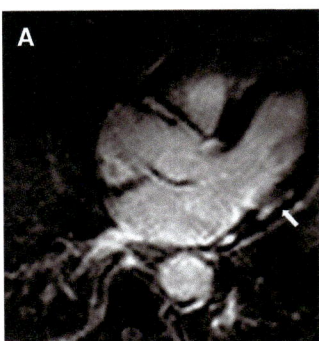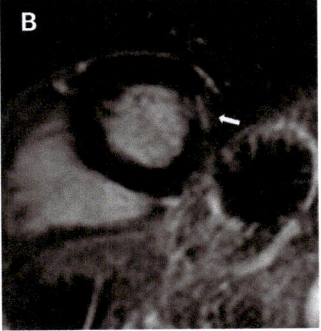

Figura 21-14. Secuencia de realce tardío de gadolinio (RTG) en plano tres cámaras **(A)** y eje corto **(B)**. La flecha señala la presencia de RTG intramiocárdico en la pared inferolateral basal del ventrículo izquierdo en un paciente con enfermedad de Fabry.

La fibrosis estará presente en varones con hipertrofia ventricular y en mujeres con o sin hipertrofia. Las secuencias de T1 *mapping* nos ayudaran al diagnóstico, ya que la acumulación de lípidos en el miocardio acorta los valores de T1, al contrario de lo que ocurre con la fibrosis. Por este motivo, los valores de T1 nativo serán significativamente más bajos en aquellos con enfermedad de Fabry que en los pacientes con MCH (generalmente < 900 ms en 1,5 T). Es importante señalar que, a medida que avanza la enfermedad, se puede dar una seudonormalización de los valores de T1 nativo en el segmento inferolateral basal, debido a la presencia de fibrosis en esta localización.

Por último, las secuencias de T2 *mapping* pueden detectar áreas de inflamación en la pared inferolateral basal.

Miocardiopatía por sobrecarga de hierro

La miocardiopatía por sobrecarga de hierro es aquella provocada por el depósito intracelular de hierro en el miocardio, ya sea por un aumento de su absorción intestinal, como ocurre en la hemocromatosis hereditaria o primaria, o por el exceso de aportes externos en pacientes con transfusiones repetidas, como sucede en la hemosiderosis o hemocromatosis secundaria. Su incidencia es cada vez mayor debido al aumento creciente de pacientes con síndromes mielodisplásicos que requieren transfusiones periódicas.

Los pacientes con depósito de hierro en el miocardio permanecerán asintomáticos durante un largo período de tiempo, hasta que, finalmente, en las fases avanzadas de la enfermedad, desarrollarán una miocardiopatía dilatada o restrictiva. En esta fase, el pronóstico es malo y la supervivencia media de los pacientes es habitualmente inferior a un año. El diagnóstico precoz de esta enfermedad permite la instauración de tratamiento quelante antes de que se produzca la disfunción ventricular y en fases potencialmente reversibles.

Hallazgos en la resonancia magnética cardíaca

La RMC es la única técnica no invasiva que permite diagnosticar la sobrecarga férrica del corazón en la fase preclínica. Gracias a las secuencias eco de gradientes potenciadas en T2*, se puede detectar el depósito de hierro sin la necesidad de usar medios de contraste, ya que el tiempo de relajación T2* se reduce ante la presencia de ferritina y hemosiderina intramiocárdica.

Un T2* > 20 ms es indicativo de ausencia de depósito de hierro en el miocardio, mientras que valores de T2* < 20 ms se correlacionan con alto riesgo de sobrecarga de hierro y desarrollo de disfunción del ventrículo izquierdo.

Valores de T2* < 10 ms indican sobrecarga de hierro grave y se asocian a mal pronóstico por aumento del riesgo de insuficiencia cardíaca y arritmias.

El T1 nativo también estará reducido en estos pacientes, porque, al igual que ocurre con los lípidos, el depósito de hierro acorta los valores de T1.

La RMC también es útil para evaluar la respuesta al tratamiento, ya que, el aumento de los valores de T2* tras el inicio del tratamiento con quelantes se relaciona con una mejoría en la función ventricular.

Los valores de T1 nativo están reducidos en pacientes con enfermedad de Fabry y miocardiopatía por sobrecarga de hierro.

Miocardiopatías por depósito de glucógeno

Las glucogenosis son un conjunto de enfermedades raras de origen genético en las que se afecta el metabolismo del glucógeno, generando que se deposite intracelularmente.

Pueden tener diversas manifestaciones y algunas de ellas presentan afectación cardíaca, habitualmente en forma de hipertrofia ventricular izquierda que, a menudo, resulta difícil de diferenciar de la MCH.

Entre las glucogenosis con manifestaciones cardíacas se encuentran la **enfermedad de Danon**, producida por una mutación en el gen que codifica para la proteína asociada a la membrana lisosomal 2 (LAMP2), la **enfermedad de Pompe**, debida a la deficiencia de la enzima lisosomal α-glucosidasa ácida, y el **síndrome de PRKAG2**, producido por una mutación en este mismo gen, que codifica la subunidad, gamma 2, reguladora de la proteína-cinasa activada por monofosfato de adenina (AMP).

Hallazgos en la resonancia magnética cardíaca

A nivel cardíaco, habitualmente se manifiestan con hipertrofia ventricular izquierda, que suele ser ≥ 13 mm, aunque pueden presentar hipertrofias masivas de más de 30 mm. La distribución de la hipertrofia suele ser simétrica, aunque la hipertrofia septal asimétrica se ha descrito en la enfermedad de Pompe de presentación tardía. Aunque con menor frecuencia que en la MCH, también se puede dar OTSVI.

La hipertrofia del ventrículo derecho puede estar presente en la enfermedad de Danon y el síndrome de PRKAG2.

Respecto a los patrones de RTG, en los pacientes con enfermedad de Danon se puede encontrar realce parcheado intramiocárdico, aunque se han descrito patrones subendocárdicos (**Fig. 21-15**) y transmurales afectando a cualquier segmento, así como en los puntos de inserción del ventrículo derecho, pero, característicamente, la zona del septo estará respetada. En el síndrome de PRKAG2, se puede observar un patrón de RTG parcheado con una distribución subendo-

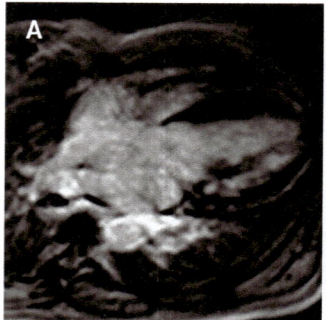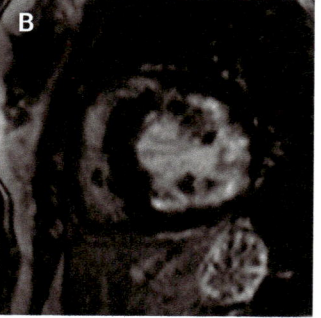

Figura 21-15. Secuencia de realce tardío de gadolinio (RTG), plano cuatro cámaras **(A)** y eje corto **(B)**. Paciente con enfermedad de Danon. Se observa la presencia de RTG subendocárdico extenso que afecta a los segmentos de la cara lateral, anterior e inferior, y únicamente respeta el septo interventricular.

cárdica o intramiocárdica, afectanda los segmentos inferiores o inferolaterales. Respecto a la enfermedad de Pompe, los datos sobre la forma infantil son escasos, y en la forma adulta, habitualmente no hay RTG, aunque se han descrito casos con realce intramiocárdico en la pared inferolateral basal.

 El septo interventricular será una de las zonas más afectadas en pacientes con sarcoidosis cardíaca, mientras que en los pacientes con enfermedad de Danon, suele estar respetado.

La afectación cardíaca determinará el pronóstico en la enfermedad de Danon. La dilatación y/o la reducción de la fracción de eyección del ventrículo izquierdo aumentan el riesgo de arritmias ventriculares, muerte súbita cardíaca e insuficiencia cardíaca grave. El inicio de esta miocardiopatía es precoz, habitualmente antes de los 20 años, sobre todo en varones, en los cuales, además, la progresión será más rápida. El trasplante cardíaco es el único tratamiento en las fases avanzadas.

Respecto a la enfermedad de Pompe y el síndrome de PRKAG2, no hay datos suficientes que indiquen que la presencia de RTG confiera un peor pronóstico, tal y como pasa en otras miocardiopatías.

MIOCARDITIS Y OTRAS MIOCARDIOPATÍAS INFLAMATORIAS

Las miocardiopatías inflamatorias engloban una serie de trastornos caracterizados por la presencia de inflamación y disfunción cardíaca. Pueden ser de origen infeccioso, tóxico, genético o autoinmune, y presentarse como una enfermedad aguda, subaguda o crónica, y como un proceso focal o global.

El diagnóstico de las miocardiopatías inflamatorias se basará en la combinación de la historia clínica, el electrocardiograma, análisis de sangre, imágenes cardíacas y, en algunos casos, la biopsia endomiocárdica. Sin embargo, la biopsia tiene una baja rentabilidad diagnóstica en la mayoría de los casos. La RMC es una técnica de gran utilidad en el diagnóstico no invasivo de la miocarditis y las miocardiopatías inflamatorias, y puede guiar la biopsia en los casos en que esta sea necesaria.

Miocarditis aguda

Los pacientes con miocarditis pueden presentar un amplio espectro de síntomas que van desde palpitaciones o dolor torácico, hasta manifestaciones más graves, como la insuficiencia cardíaca aguda o el *shock* cardiogénico.

La mayoría de los casos de miocarditis aguda son de origen idiopático o viral. La fase aguda de la miocarditis viral dura de 1 a 3 días y se caracteriza por la necrosis de los miocitos inducida por la replicación del virus tras la infección, que conduce a la activación de una cascada de procesos inmunológicos humorales y celulares destinados a eliminar el virus en el miocardio. En algunos casos, esta reacción inmunológica se perpetúa y, como resultado, se produce una miocarditis autoinmune postinfecciosa crónica, que puede durar semanas e incluso meses.

Hallazgos en la resonancia magnética cardíaca

El diagnóstico de miocarditis aguda mediante RMC se realiza empleando los **criterios de Lake Louise**, publicados en 2009 y actualizados en 2018. Estos criterios se basan en la detección de edema, hiperemia y fibrosis, y tienen una precisión diagnóstica del 83 % cuando se cumplen al menos dos de tres criterios, con una elevada sensibilidad y especificidad (sensibilidad del 67-80 % y especificidad del 87-91 %), que pueden verse incrementadas gracias al uso de las nuevas técnicas de mapeo paramétrico.

Gracias a la RMC, también se puede valorar la función ventricular y los trastornos de la contractilidad segmentaria que pueden estar presentes en la miocarditis. Sin embargo, hay que tener en cuenta que, incluso con una lesión tisular importante, el impacto en la contractilidad segmentaria puede ser escaso.

La presencia de edema es una de las características principales para el diagnóstico de la miocarditis. El edema puede ser intracelular e intersticial, y alterar la señal en las secuencias de RMC ponderadas en T1 y T2, aunque serán estas últimas las que habitualmente se usen por su mayor especificidad a la hora de evaluar la inflamación miocárdica. En los pacientes con miocarditis, la RMC debe realizarse idealmente en un plazo de 2-3 semanas desde el inicio de los síntomas, ya que, a partir de la 4ª semana, el edema tiende a disminuir y puede desaparecer.

 El diagnóstico de miocarditis mediante RMC se realiza empleando los criterios de Lake Louise. Estos se basan en la identificación de edema, hiperemia y fibrosis. El edema disminuye a partir de la 4ª semana desde el inicio de los síntomas, por lo que idealmente la RMC debería realizarse en las primeras 3 semanas.

La presencia de edema se puede valorar mediante secuencias eco de espín ponderadas en T2 o bien mediante mapeo T2. Las primeras, debido a su alta resolución espacial y al contraste tisular que ofrecen, resultan más útiles para identificar la inflamación concomitante del pericardio. Sin embargo, el mapeo T2 está menos sujeto a la subjetividad en la interpretación de las imágenes y tiene mayor capacidad para detectar inflamación global. El aumento del T1 nativo y el VEC también reflejarán la inflamación aguda.

Otro de los fenómenos que ocurren en la miocarditis, y que se puede identificar mediante RMC, es la **hiperemia**. Las secuencias de realce precoz de gadolinio serán de utilidad en este sentido. Las secuencias potenciadas en T1, antes e inmediatamente después del contraste, también serán de utilidad para valorar la presencia de hiperemia a través de la *ratio* de captación miocardio/músculo esquelético, que será patológico cuando sea > 4.

La fibrosis se valorará mediante la presencia de RTG. El RTG en la miocarditis aguda de origen viral suele afectar, principalmente, a las paredes basales y medias de la cara lateral. Otros segmentos que con frecuencia están implicados son el septo basal y medio. Característicamente, el RTG será de distribución subepicárdica o intramiocárdica, mientras que

el subendocardio suele estar respetado. En los pacientes con miopericarditis se pueden encontrar signos de inflamación pericárdica concomitante, como el realce en las secuencias T2 y de RTG (**Fig. 21-16**).

Es importante señalar que, en la fase aguda, el RTG puede estar sobreestimado por la presencia de edema. El RTG miocárdico suele ser menos extenso en las RMC de seguimiento o incluso puede desaparecer por completo a los 6 meses, cuando su presencia ha sido expresión del edema y no de la fibrosis, aunque es cierto que esto tan solo ocurre en un 10 % de los casos.

Por otro lado, la evolución de la fibrosis y el edema tiene implicaciones pronósticas: la desaparición de ambos se asocia a buen pronóstico, mientras que el aumento o la persistencia de fibrosis, una vez que ha desaparecido el edema, se asocia a mayor riesgo de episodios adversos en el seguimiento. Aunque en la actualidad no hay consenso sobre la indicación de realizar una RMC de seguimiento en los pacientes que han sufrido una miocarditis aguda, en nuestro centro se realiza un control a partir del sexto mes, en la mayoría de los casos, y se considera que debería realizarse siempre en aquellos pacientes que presenten dilatación y/o disfunción ventricular, RTG o edema extenso o patrones de RTG que se han asociado a mayor riesgo de episodios en el seguimiento, como son el septal o el anular. Además, hay que tener en cuenta que este último patrón también se ha descrito en la miocardiopatía arritmogénica, y que esta puede presentar fases activas que se comporten como episodios de «miocarditis-*like*».

Afectación miocárdica en enfermedades reumáticas autoinmunes y vasculitis sistémicas

Las enfermedades reumáticas autoinmunes y las vasculitis sistémicas pueden afectar a cualquier estructura del corazón. De hecho, las enfermedades cardiovasculares son una causa importante de mortalidad y morbilidad en estos pacientes. La afectación miocárdica es frecuente y puede ser secundaria a una cardiopatía isquémica o como resultado de mecanismos inflamatorios y autoinmunes.

Las manifestaciones son diversas y van desde subclínicas hasta graves, que pueden requerir un tratamiento inmunosupresor agresivo. El diagnóstico precoz es importante para poder instaurar un tratamiento apropiado.

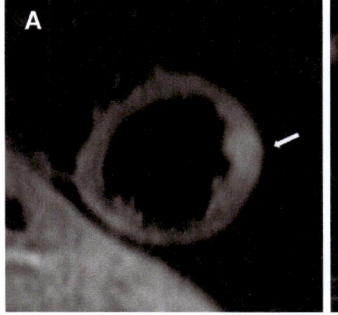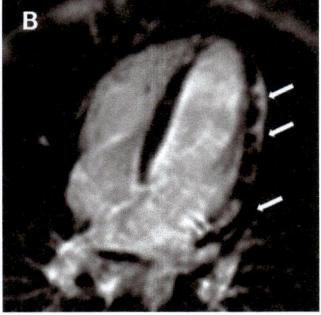

Figura 21-16. **A)** Secuencia T2-STIR, eje corto. Se observa la presencia de edema en la cara lateral del ventrículo izquierdo. **B)** Secuencia de realce tardío de gadolinio, cuatro cámaras. Se observa realce tardío de gadolinio de distribución subepicárdico afectando a toda la cara lateral y el segmento del septo apical, en el contexto de miocarditis aguda.

El lupus eritematoso sistémico (LES) induce alteraciones en la estructura del ventrículo izquierdo a través de procesos inflamatorios crónicos que conducen a una vasculitis subclínica y/o a una miocarditis. La **miocarditis lúpica** es la manifestación cardiovascular más grave asociada al LES y se asocia al desarrollo de MCD. La miocarditis también se da en pacientes con poliomiositis/dermatomiositis y vasculitis sistémica.

La incidencia de disfunción miocárdica con el consiguiente desarrollo de insuficiencia cardíaca es frecuente en la artritis reumatoide y contribuye a un aumento de la mortalidad en estos casos.

En los pacientes con esclerosis sistémica, la fibrosis miocárdica es la manifestación más común y contribuye a la aparición de disfunción sistólica de ambos ventrículos.

Hallazgos en la resonancia magnética cardíaca

En los pacientes con enfermedades reumáticas autoinmunes, la RMC puede identificar el edema y la inflamación miocárdica, la vasculitis subendocárdica y la fibrosis miocárdica, que a menudo pasan desapercibidas con otras modalidades de imagen.

La detección de edema mediante las imágenes ponderadas en T2 y los mapas T2 en pacientes con enfermedades autoinmunes, es indicativa de que se está ante una fase aguda de la afectación miocárdica, y puede identificarse simultáneamente o antes de la aparición de RTG.

La obtención de imágenes en los primeros minutos tras la administración de contraste con gadolinio resulta útil para delimitar trombos intracardíacos y obstrucción microvascular en estos casos.

Mediante las secuencias de RTG se puede detectar necrosis miocárdica en los pacientes con vasculitis, síndrome antifosfolípido, LES y esclerosis sistémica. Sin embargo, estos no presentan siempre el patrón de RTG típico de la cardiopatía isquémica. El RTG será principalmente intramiocárdico o subepicárdico, puede encontrarse en cualquier zona del miocardio, es independiente de la irrigación arterial coronaria y suele localizarse en la pared inferior o inferolateral del ventrículo izquierdo, imitando una miocarditis viral. Sin embargo, la posibilidad de una enfermedad arterial coronaria coexistente debe tenerse siempre en cuenta. Por último, el RTG puede manifestarse como fibrosis subendocárdica difusa en los casos de vasculitis de pequeño vaso, LES o esclerosis sistémica (**Fig. 21-17**). La fibrosis subendocárdica difusa conlleva muy mal pronóstico y puede preceder a la reducción de la función ventricular. La RMC es la única técnica que permite su diagnóstico precoz en fases iniciales.

La enfermedad microvascular difusa conduce a fibrosis difusa en estos pacientes, que se detectará mediante las técnicas de mapeo T1 a través de la elevación del T1 nativo y del VEC.

Miocardiopatía chagásica

La enfermedad de Chagas, causada por el parásito *Trypanosoma cruzi*, es una de las enfermedades infecciosas más prevalentes en América Latina. Se caracteriza por una fase aguda que dura semanas o meses, y si no se trata, puede evolucionar a una forma crónica. Esta forma tendrá un largo período de latencia, en el cual los pacientes estarán asintomáticos, y una fase clínica en la que desarrollarán manifestaciones cardíacas y gastrointestinales. La MCD es la manifestación más grave de la enfermedad de Chagas y se asocia a insuficiencia cardíaca, tromboembolismo, trastornos de la conducción y arritmias ventriculares, que pueden ocasionar la muerte súbita.

Hallazgos en la resonancia magnética cardíaca

En pacientes con enfermedad de Chagas, la RMC permite detectar trastornos de la contractilidad segmentaria en el ventrículo izquierdo, que afectan, con mayor frecuencia, a los segmentos inferior e inferolateral y al ápex. Los aneurismas son un hallazgo característico en estos pacientes, sobre todo los localizados en el ápex del ventrículo izquierdo. Sin embargo, se pueden encontrar aneurismas en otras regiones como la pared inferolateral, el tabique interventricular y en los segmentos anterolaterales. La RMC también nos permite valorar otros hallazgos que pueden estar presentes en estos pacientes, como los trombos intracavitarios, el edema o las alteraciones en la perfusión miocárdica.

En las fases más avanzadas, los pacientes con miocardiopatía chagásica muestran un patrón de RTG heterogéneo, que puede ser subendocárdico, subepicárdico y/o transmural. La extensión de la fibrosis miocárdica se correlaciona con el grado de disfunción sistólica del ventrículo izquierdo y con la aparición de arritmias ventriculares.

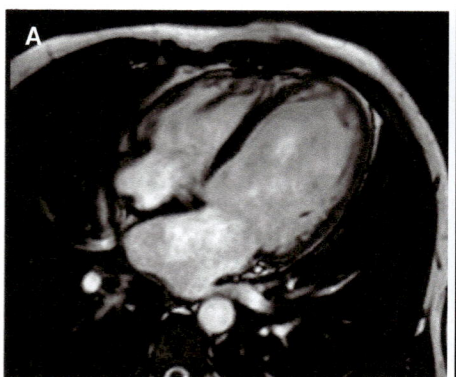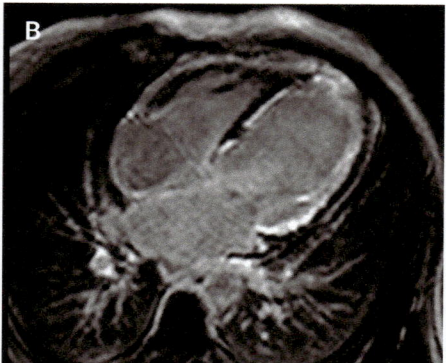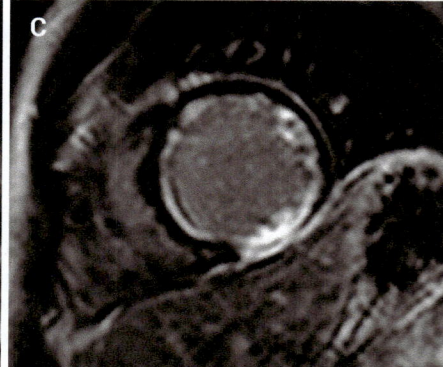

Figura 21-17. Resonancia magnética cardíaca realizada en un paciente con lupus eritematoso sistémico y miocardiopatía dilatada. Secuencia de realce tardío de gadolinio **(A)**, cuatro cámaras **(B)** y eje corto **(C)**. Se observa fibrosis subendocárdica difusa sugestiva de vasculitis de pequeño vaso.

PUNTOS CLAVE

- La RMC es el *gold standard* para la medición de los volúmenes y función ventricular, y la técnica de referencia para la caracterización tisular no invasiva del miocardio. Esto la convierte en una técnica esencial en el estudio y seguimiento de las miocardiopatías.
- Las secuencias de realce tardío de gadolinio nos permiten valorar la presencia, extensión y distribución de la fibrosis focal en el miocardio, lo que resulta de gran utilidad en el diagnóstico diferencial de las miocardiopatías.
- La presencia y la extensión de la fibrosis, valorada mediante las secuencias de relace tardío de gadolinio, tienen valor

pronóstico en diversas miocardiopatías y nos ayudan a realizar una adecuada estratificación del riesgo de episodios cardiovasculares adversos.
- Las nuevas secuencias paramétricas, mapeo T1 y T2, nos permiten valorar la presencia de fibrosis difusa y han demostrado aumentar la rentabilidad diagnóstica y ser útiles en la estratificación pronóstica de distintas miocardiopatías.
- Mediante RMC se puede realizar el diagnóstico precoz de algunas miocardiopatías con tratamientos específicos que pueden frenar su evolución.

BIBLIOGRAFÍA

Aquaro GD, De Luca A, Cappelletto, Raimondi F, Bianco F, Botto N, et al. Prognostic Value of Magnetic Resonance Phenotype in Patients With Arrhythmogenic Right Ventricular Cardiomyopathy. J Am Coll Cardiol. 2020 Jun 9;75(22):2753-65.

Aquaro GD, Ghebru Habtemicael Y, Camastra G, Monti L, Dellegrottaglie S, Moro C, et al. Cardiac Magnetic Resonance" Working Group of the Italian Society of Cardiology. Prognostic Value of Repeating Cardiac Magnetic Resonance in Patients With Acute Myocarditis. J Am Coll Cardiol. 2019 Nov 19;74(20):2439-448.

Augusto JB, Eiros R, Nakou E, Moura-Ferreira S, Treibel TA, Captur G, et al. Dilated cardiomyopathy and arrhythmogenic left ventricular cardiomyopathy: a comprehensive genotype-imaging phenotype study. Eur Heart J Cardiovasc Imaging. 2020 Mar 1;21(3):326-36.

Baggiano A, Boldrini M, Martinez-Naharro A, Kotecha T, Petrie A, Rezk T, et al. Noncontrast Magnetic Resonance for the Diagnosis of Cardiac Amyloidosis. JACC Cardiovasc Imaging. 2020 Jan;13(1 Pt 1):69-80.

Cardim N, Galderisi M, Edvardsen T, Plein S, Popescu BA, D'Andrea A, et al. Role of multimodality cardiac imaging in the management of patients with hypertrophic cardiomyopathy: an expert consensus of the European Association of Cardiovascular Imaging Endorsed by the Saudi Heart Association. Eur Heart J Cardiovasc Imaging. 2015 Mar;16(3):280.

Corrado D, Zorzi A, Cipriani A, Bauce B, Bariani R, Beffagna G, et al. Evolving Diagnostic Criteria for Arrhythmogenic Cardiomyopathy. J Am Heart Assoc. 2021 Sep 21;10(18):e021987.

Dorbala S, Cuddy S, Falk RH. How to Image Cardiac Amyloidosis: A Practical Approach. JACC Cardiovasc Imaging. 2020 Jun;13(6):1368-83.

Elliott P, Andersson B, Arbustini E, Bilinska Z, Cecchi F, Charron P, et al. Classification of the cardiomyopathies: a position statement from the European Society Of Cardiology Working Group on Myocardial and Pericardial Diseases. Eur Heart J. 2008 Jan;29(2):270-6.

Elliott PM, Anastasakis A, Borger MA, Borggrefe M, Cecchi F, Charron P, et al. 2014 ESC Guidelines on diagnosis and management of hypertrophic cardiomyopathy: the Task Force for the Diagnosis and Management of Hypertrophic Cardiomyopathy of the European Society of Cardiology (ESC). Eur Heart J. 2014 Oct 14;35(39):2733-79.

Feliu E, Moscicki R, Carrillo L, García-Fernández A, Martínez Martínez JG, Ruiz-Nodar JM. Importance of cardiac magnetic resonance findings in the diagnosis of left dominant arrhythmogenic cardiomyopathy. Rev Esp Cardiol (Engl Ed). 2020 Nov;73(11):885-92.

Ferreira VM, Schulz-Menger J, Holmvang G, Kramer CM, Carbone I, Sechtem U, et al. Cardiovascular Magnetic Resonance in Nonischemic Myocardial Inflammation: Expert Recommendations. J Am Coll Cardiol. 2018 Dec 18;72(24):3158-76.

Fressart V, Duthoit G, Donal E, Probst V, Deharo JC, Chevalier P, et al. Desmosomal gene analysis in arrhythmogenic right ventricular dysplasia/cardiomyopathy: spectrum of mutations and clinical impact in practice. Europace. 2010 Jun;12(6):861-8.

Greulich S, Seitz A, Herter D, Günther F, Probst S, Bekeredjian R, et al. Long-term risk of sudden cardiac death in hypertrophic cardiomyopathy: a cardiac magnetic resonance outcome study. Eur Heart J Cardiovasc Imaging. 2021 Jun 22;22(7):732-41.

Grigoratos C, Todiere G, Barison A, Aquaro GD. The Role of MRI in Prognostic Stratification of Cardiomyopathies. Curr Cardiol Rep. 2020 Jun 19;22(8):61.

Habib M, Adler A, Fardfini K, Hoss S, Hanneman K, Rowin EJ, et al. Progression of Myocardial Fibrosis in Hypertrophic Cardiomyopathy: A Cardiac Magnetic Resonance Study. JACC Cardiovasc Imaging. 2021 May;14(5):947-58.

Halliday BP, Baksi AJ, Gulati A, Ali A, Newsome S, Izgi C, et al. Outcome in Dilated Cardiomyopathy Related to the Extent, Location, and Pattern of Late Gadolinium Enhancement. JACC Cardiovasc Imaging. 2019 Aug;12(8 Pt 2):1645-55.

Haugaa KH, Basso C, Badano LP, Bucciarelli-Ducci C, Cardim N, Gaemperli O, et al. Comprehensive multi-modality imaging approach in arrhythmogenic cardiomyopathy-an expert consensus document of the European Association of Cardiovascular Imaging. Eur Heart J Cardiovasc Imaging. 2017 Mar 1;18(3):237-53.

Ichida F. Left ventricular noncompaction - Risk stratification and genetic consideration. J Cardiol. 2020 Jan;75(1):1-9.

Ismail TF, Hua A, Plein S, D'Cruz DP, Fernando MMA, Friedrich MG, et al. The role of cardiovascular magnetic resonance in the evaluation of acute myocarditis and inflammatory cardiomyopathies in clinical practice - a comprehensive review. Eur Heart J Cardiovasc Imaging. 2022 Mar 22;23(4):450-64.

Kiaos A, Antonakaki D, Bazmpani MA, Karvounis C, Rimoldi O, Karamitsos TD. Prognostic value of cardiovascular magnetic resonance T1 mapping techniques in non-ischemic dilated cardiomyopathy: A systematic review and meta-analysis. Int J Cardiol. 2020 Aug 1;312:110-6.

Li S, Zhou D, Sirajuddin A, He J, Xu J, Zhuang B, et al. T1 Mapping and Extracellular Volume Fraction in Dilated Cardiomyopathy: A Prognosis Study. JACC Cardiovasc Imaging. 2022 Apr;15(4):578-90.

Markousis-Mavrogenis G, Pepe A, Gargani L, Kariki U, Bonou M, Koutsogeorgopoulou L, et al. Myocardial Involvement in Rheumatic Disorders. Curr Heart Fail Rep. 2020 Oct;17(5):171-80.

McKenna WJ, Maron BJ, Thiene G. Classification, Epidemiology, and Global Burden of Cardiomyopathies. Circ Res. 2017 Sep 15;121(7):722-30.

Negri F, De Luca A, Fabris E, Korcova R, Cernetti C, Grigoratos C, et al. Left ventricular noncompaction, morphological, and clinical features for an integrated diagnosis. Heart Fail Rev. 2019 May;24(3):315-23.

Nunes MCP, Badano LP, Marin-Neto JA, Edvardsen T, Fernández-Golfín C, Bucciarelli-Ducci C, et al. Multimodality imaging evaluation of Chagas disease: an expert consensus of Brazilian Cardiovascular Imaging Department (DIC) and the European Association of Cardiovascular Imaging (EACVI). Eur Heart J Cardiovasc Imaging. 2018 Apr 1;19(4):459-60n.

Pradella S, Grazzini G, De Amicis C, Letteriello M, Acquafresca M, Miele V, et al. Cardiac magnetic resonance in hypertrophic and dilated cardiomyopathies. Radiol Med. 2020 Nov;125(11):1056-71.

Ranganath PG, Tower-Rader A. Utility of Cardiac Magnetic Resonance Imaging in the Diagnosis, Prognosis, and Treatment of Infiltrative Cardiomyopathies. Curr Cardiol Rep. 2021 Jun 3;23(7):87.

Ruberg FL, Grogan M, Hanna M, Kelly JW, Maurer MS, et al. Transthyretin Amyloid Cardiomyopathy: JACC State-of-the-Art Review. J Am Coll Cardiol. 2019 Jun 11;73(22):2872-91.

Segura-Rodríguez D, Bermúdez-Jiménez FJ, Carriel V, López-Fernández S, González-Molina M, Oyonarte Ramírez JM, et al. Myocardial fibrosis in arrhythmogenic cardiomyopathy: a genotype-phenotype correlation study. Eur Heart J Cardiovasc Imaging. 2020 Apr 1;21(4):378-86.

Serra W, Marziliano N. Role of cardiac imaging in Anderson-Fabry cardiomyopathy. Cardiovasc Ultrasound. 2019 Jan 23;17(1):1.

Sigvardsen PE, Pham MHC, Kühl JT, Fuchs A, Afzal S, Møgelvang R, et al. Left ventricular myocardial crypts: morphological patterns and prognostic implications. Eur Heart J Cardiovasc Imaging. 2021 Jan 1;22(1):75-81.

Smedema JP, Ainslie G, Crijns HJGM. Review: Contrast-enhanced magnetic resonance in the diagnosis and management of cardiac sarcoidosis. Prog Cardiovasc Dis. 2020 May-Jun;63(3):271-307.

Tadic M, Cuspidi C, Saeed S, Milojevic B, Milojevic IG. The role of cardiac magnetic resonance in diagnosis of cardiac sarcoidosis. Heart Fail Rev. 2021 May;26(3):653-60.

Tavoosi A, Yu B, Aghel N, Karur GR, Pakkal M, Wald R, et al. Diagnostic Performance of Abnormal Nulling on Cardiac Magnetic Resonance Imaging Look Locker Inversion Time Sequence in Differentiating Cardiac Amyloidosis Types. J Thorac Imaging. 2020 Sep;35(5):334-9.

Trivieri MG, Spagnolo P, Birnie D, Liu P, Drake W, Kovacic JC, et al. Challenges in Cardiac and Pulmonary Sarcoidosis: JACC State-of-the-Art Review. J Am Coll Cardiol. 2020 Oct 20;76(16):1878-901.

Vago H, Somloi M, Toth A, Merkely B. Danon disease: a rare cause of left ventricular hypertrophy with cardiac magnetic resonance follow-up. Eur Heart J. 2016 Jun 1;37(21):1703.

Vidula MK, Bravo PE. Multimodality imaging for the diagnosis of infiltrative cardiomyopathies. Heart. 2022 Jan;108(2):98-104.

Yang EY, Shah DJ. Cardiac Magnetic Resonance in Nonischemic Cardiomyopathies. Methodist Debakey Cardiovasc J. 2020 Apr-Jun;16(2):97-105.

Tomografía computarizada y resonancia magnética cardíacas II

VI

Tomografía computarizada cardíaca en el estudio de la patología aórtica y pericárdica

22

G. Bastarrika Alemañ

OBJETIVOS

- Conocer la utilidad de la angiografía por tomografía computarizada (angio-TC) en la valoración de la aorta torácica.
- Describir los hallazgos por angio-TC de la patología aórtica más importantes.
- Señalar la utilidad de la angio-TC en la planificación del tratamiento y seguimiento evolutivo de la patología aórtica.
- Repasar la anatomía del pericardio y la utilidad de la tomografía computarizada para estudiar sus enfermedades.
- Aprender mediante tomografía computarizada las características de las alteraciones congénitas del pericardio, derrame pericárdico, pericarditis aguda, pericarditis constrictiva y masas pericárdicas.

INTRODUCCIÓN

La tomografía computarizada (TC) juega un papel fundamental en la valoración de la patología de la aorta y del pericardio. La patología de la aorta es una causa de morbilidad y mortalidad importante, con una incidencia que se está incrementando por el envejecimiento de la población. La patología aórtica comprende un amplio espectro de enfermedades que incluye el aneurisma aórtico, el síndrome aórtico agudo, la disección aórtica, el hematoma intramural, la úlcera aterosclerótica penetrante, la lesión traumática de la aorta, el seudoaneurisma, la rotura aórtica, las afecciones ateroscleróticas, inflamatorias e infecciosas, las enfermedades genéticas (p. ej., síndrome de Marfan) y las anomalías congénitas (p. ej., coartación de aorta). Las manifestaciones clínicas de las enfermedades aórticas son variables, pudiendo ser diagnosticadas tras un largo período de desarrollo subclínico o presentándose de forma aguda, como ocurre en el síndrome aórtico agudo. El diagnóstico, además de apoyarse en la exploración física, se basa fundamentalmente en técnicas de imagen como la ecografía, la TC y la resonancia magnética (RM). En particular, en el caso de la patología aórtica aguda, debido a su rapidez, disponibilidad y gran detalle anatómico, la angiografía por TC juega un papel primordial.

Por su parte, las enfermedades del pericardio también son un hallazgo frecuente en la práctica clínica, bien de manera aislada o asociadas a enfermedades sistémicas. En algunas ocasiones, su diagnóstico será sencillo, ya que el paciente mostrará signos clínicos y electrocardiográficos típicos. Otras veces, se requerirán pruebas de imagen para confirmar la sospecha clínica. Inicialmente, se suele llevar a cabo un ecocardiograma transtorácico, pero con frecuencia se solicitan otras técnicas complementarias como la TC o la RM para confirmar el diagnóstico.

TOMOGRAFÍA COMPUTARIZADA EN LA PATOLOGÍA DE LA AORTA TORÁCICA

La aorta torácica se extiende desde el anillo aórtico hasta los pilares del diafragma y se subdivide en la aorta ascendente, el cayado (arco) aórtico y la aorta descendente.

- La aorta ascendente comprende la raíz aórtica, que se encuentra entre el anillo aórtico y la unión sinotubular. Los senos de Valsalva se originan de la raíz aórtica.
- El cayado o arco aórtico se extiende desde el tronco braquiocefálico hasta el origen de la arteria subclavia izquierda. El istmo se extiende desde la arteria subclavia izquierda hasta el ligamento arterioso. Del cayado aórtico se originan el tronco braquiocefálico arterial (que se divide en la arteria carótida común derecha y la arteria subclavia derecha), la arteria carótida común izquierda y la arteria subclavia izquierda. Las variantes anatómicas del origen de los troncos supraaórticos más frecuentes son el arco bovino, en el que la arteria carótida común izquierda nace del tronco braquiocefálico arterial (25 % de la población general), y el origen de la arteria vertebral izquierda directamente desde el cayado (6,6 % de la población). Ocasionalmente, en la cara interna del istmo aórtico se puede observar una dilatación focal, conocida como divertículo del *ductus*, que representa un remanente del conducto arterioso.
- La aorta torácica descendente se extiende desde el istmo hasta los pilares diafragmáticos y proporciona múltiples arterias, entre las que se incluyen las arterias bronquiales, las arterias intercostales y las arterias espinales.

Desde el punto de vista histológico, la **pared de la aorta** se compone de tres capas:

1. La íntima, la más interna, revestida por el endotelio.

2. La media, compuesta por las láminas elásticas interna y externa concéntricas de fibras elásticas y colágeno, y por células de músculo liso.
3. La adventicia, la capa más externa, que contiene principalmente colágeno, *vasa vasorum* y linfáticos.

> **!** Los diámetros de la aorta varían en función de la edad, el género, el tamaño del paciente (altura, peso, superficie corporal) y la presión arterial. En sujetos normales no suelen exceder de los 40 mm.

Por cada década de la vida, se ha descrito que la tasa de crecimiento de la aorta es de aproximadamente 0,9 mm en los hombres y de 0,7 mm en mujeres, y se considera que es una consecuencia del envejecimiento, de la mayor rigidez del vaso y de una mayor presión del pulso.

Técnicas de imagen para la valoración de la aorta torácica

Las técnicas de imagen habitualmente utilizadas para valorar la aorta torácica son la radiografía de tórax, la ecocardiografía (transtorácica y transesofágica), la TC, la RM y la aortografía. También se ha descrito la utilidad de otras técnicas, como la tomografía por emisión de positrones (PET) y el ultrasonido intravascular.

- La TC es la modalidad de imagen inicialmente preferida para diagnosticar la patología aórtica, estratificar el riesgo, planificar el tratamiento y realizar los controles evolutivos.
- La radiografía de tórax puede detectar de forma casual anomalías en el contorno o en el tamaño de la aorta que sugieren patología, o puede emplearse en la valoración del paciente con sospecha de síndrome aórtico agudo, pero como técnica, resulta insuficiente para descartar dicho síndrome y se debe completar con otras exploraciones.
- La ecocardiografía transtorácica se suele utilizar para estudiar la válvula aórtica, la raíz aórtica y los segmentos proximales de la aorta. Con los planos supraesternales también es posible estudiar el cayado y el origen de los troncos supraaórticos en algunos pacientes, pero no se puede evaluar el vaso por completo.

- La ecocardiografía transesofágica es de utilidad para valorar de forma detallada la válvula aórtica y la aorta desde su raíz hasta la aorta descendente. Tiene el inconveniente de que es una técnica semiinvasiva que requiere sedación.
- La RM es una técnica de gran utilidad para diagnosticar la patología de la aorta, al proporcionar todos los datos necesarios para su manejo clínico, como son, por ejemplo, la morfología del vaso, sus diámetros, la presencia de trombo mural y el compromiso de las ramas viscerales en casos de disección o aneurisma. Respecto a la TC, posee la ventaja de que no se emplea radiación ionizante ni contraste yodado, pero posee una aplicabilidad más limitada en situaciones de urgencia al ser menos accesible, más cara, resultar más difícil monitorizar a los pacientes inestables y requerir tiempos de exploración más largos que otras técnicas de imagen.
- La aortografía es una técnica invasiva que proporciona información precisa de la morfología y luz de la aorta, aunque posee el inconveniente de no poder visualizar la pared del vaso. Esta técnica puede ser útil si los hallazgos de otras modalidades de imagen son equívocos o incompletos, y se puede combinar con la **ecografía intravascular (IVUS)** para optimizar la visualización de la pared aórtica, particularmente durante el tratamiento endovascular.
- Por último, la PET se basa en la visualización de la distribución del análogo de glucosa, 18F-fluorodesoxiglucosa (FDG), que es captado por células con un metabolismo aumentado (p. ej., las células inflamatorias), por lo que se puede utilizar para detectar la inflamación vascular en los grandes vasos, para detectar la infección de un injerto endovascular o quirúrgico, y para evaluar la respuesta al tratamiento. Se puede combinar con la TC (PET/TC) para mejorar la resolución y especificar mejor la localización anatómica.

Las ventajas y limitaciones de las técnicas de imagen para estudiar la aorta y su patología se muestran en la **tabla 22-1**.

> Por su disponibilidad, rapidez de adquisición y capacidad de evaluar todo el vaso y sus ramas con gran detalle anatómico, la TC se ha convertido en la técnica de elección para estudiar la aorta.

Tabla 22-1. Ventajas y limitaciones de las técnicas de imagen para estudiar la aorta y su patología

Ventajas/desventajas	TC	RM	ETT	ETE	Aortografía
Disponibilidad	✓✓✓	✓✓	✓✓✓	✓✓	✓
Precisión diagnóstica	✓✓✓	✓✓✓	✓	✓✓	✓✓
Visualización de la pared del vaso	✓✓✓	✓✓✓	✓	✓✓	✓
Estudios seriados	✓✓	✓✓✓	✓✓	✓	—
Uso intervencionista	—	—	✓✓	✓✓	✓✓
Nefrotoxicidad	– – –	– –	0	0	– – –
Radiación	– – –	0	0	0	– – –
Coste	– –	– – –	–	–	– – –

ETE: ecocardiografía transesofágica; ETT: ecocardiografía transtorácica; RM: resonancia magnética; TC: tomografía computarizada.

La TC permite obtener mediciones precisas de los diámetros de la aorta y detectar patología concomitante, como es la existencia de ateroma, calcificaciones, trombo, hematoma intramural y úlceras penetrantes. En la disección aórtica, la TC permite detectar el *flap*, conocer su extensión a otros vasos y establecer su repercusión en la perfusión de los órganos. La TC también es de gran utilidad para el seguimiento de los pacientes.

Tomografía computarizada de la aorta torácica

Al realizar estudios de TC para valorar la aorta torácica, es recomendable emplear protocolos de adquisición sincronizados con el electrocardiograma (ECG) para reducir los artefactos de movimiento de la raíz aórtica y de la aorta ascendente, y para poder evaluar y medir con precisión el anillo aórtico, la válvula aórtica, los senos de Valsalva y la unión sinotubular. La sincronización con el ECG tiene un valor añadido en la disección de aorta ascendente, al poder delimitar con mayor facilidad la extensión de la disección, por ejemplo, a la raíz aórtica o a las arterias coronarias. Siempre que sea posible, sobre todo en pacientes jóvenes y delgados, los estudios se deben realizar empleando técnicas de bajo kilovoltaje (80-100 kV) y modulación de la corriente para limitar la exposición a la radiación.

Cuando se sospeche patología aórtica que pueda requerir un tratamiento, el protocolo de estudio se debe extender hasta incluir las arterias ilíacas y femorales, dado que estos accesos vasculares serán los utilizados para la colocación de endoprótesis.

Para iniciar la adquisición del estudio angiográfico e individualizarlo a cada paciente, es recomendable emplear la técnica del seguimiento del bolo de contraste con un umbral de atenuación de 120-150 unidades Hounsfield (UH). En función de las características del paciente y del equipo de TC, se suelen administrar entre 60 y 100 mL de contraste yodado a un flujo alto (3-5 mL/s), aunque hay protocolos que se pueden llevar a cabo con menor cantidad de contraste, lo que resulta especialmente importante en pacientes con insuficiencia renal.

Realizar una **fase basal sin contraste** posee ventajas en algunos escenarios clínicos, como por ejemplo, cuando se quiere conocer la localización y extensión de la calcificación de la pared, cuando se sospecha un síndrome aórtico agudo (para demostrar un hematoma intramural) o en pacientes tratados con endoprótesis (para detectar una fuga de contraste). Al estudio angiográfico convencional se le puede añadir una **fase tardía** (1 o 2 minutos después de la inyección de contraste), por ejemplo, en casos de disección de aorta (para distinguir entre la luz verdadera y la luz falsa), en las vasculitis o infecciones (para demostrar el realce del tejido inflamatorio), en pacientes con rotura aórtica (para demostrar la extravasación del contraste) o en los pacientes tratados (para establecer la presencia de fuga de contraste u otras complicaciones).

Las nuevas técnicas de imagen espectral juegan un papel importante en la patología aórtica.

Como ejemplo, las imágenes «virtuales sin contraste» pueden evitar la fase basal sin contraste, y las reconstrucciones monoenergéticas son útiles para detectar fugas de contraste en pacientes tratados con endoprótesis.

Interpretación del estudio

La aorta se debe evaluar a lo largo de su recorrido empleando reconstrucciones multiplanares (MPR) en los planos sagital-oblicuo, coronal y eje corto aórtico (perpendicular a los anteriores). Se realizarán reconstrucciones específicas con planos dobles oblicuos para estudiar la raíz aórtica. Desde el punto de vista de la planificación del tratamiento, también son útiles las reconstrucciones volumétricas, ya que permiten valorar la aorta desde múltiples ángulos.

Las mediciones de la aorta se llevan a cabo en localizaciones concretas, de manera estandarizada, con objeto de establecer mejor los cambios de tamaño en el tiempo y evitar errores (**Fig. 22-1**).

Se recomienda medir el diámetro máximo del aneurisma en un plano perpendicular al eje central del vaso.

La medición del diámetro máximo tiene mayor reproducibilidad que la medición del diámetro menor, sobre todo en vasos tortuosos. No existe un consenso acerca de si se debe

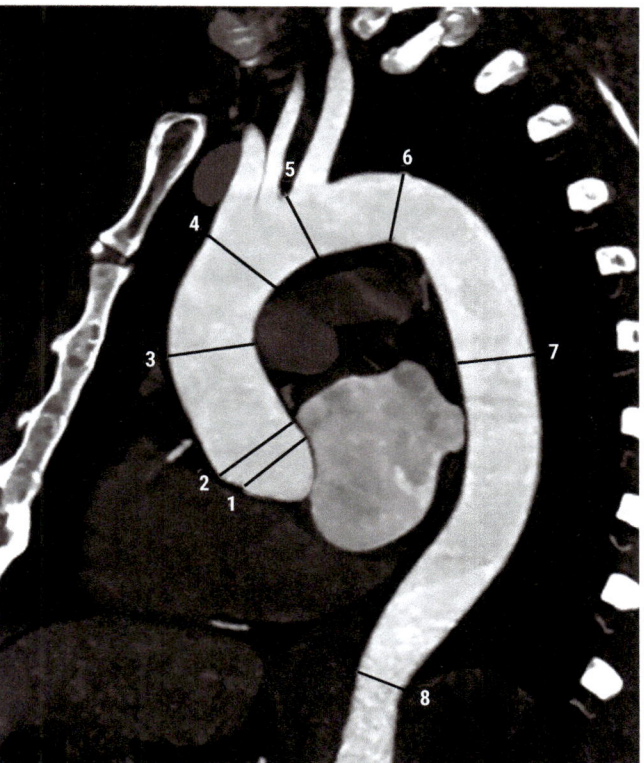

Figura 22-1. Localizaciones anatómicas para las mediciones estandarizadas de la aorta a nivel de los senos de Valsalva **(1)**, unión sinotubular **(2)**, aorta ascendente media **(3)**, proximal al tronco braquiocefálico arterial **(4)**, entre las arterias carótida común izquierda y subclavia izquierda **(5)**, distal a la arteria subclavia izquierda **(6)**, aorta descendente media **(7)** y diafragma **(8)**.

o no incluir la pared aórtica (y el trombo) en la medición de los diámetros, aunque se conoce que incluir la pared del vaso proporciona un valor pronóstico, especialmente en los aneurismas de aorta abdominal. Tampoco hay indicaciones establecidas acerca de si la medición debe hacerse durante la sístole o en la diástole del ciclo cardíaco en los estudios adquiridos con sincronización del ECG. Tradicionalmente, las imágenes diastólicas son las que han ofrecido una mejor reproducibilidad, aunque los equipos de TC más recientes también permiten obtener imágenes sistólicas de gran calidad. Es importante tenerlo en cuenta cuando se desean obtener mediciones precisas del anillo aórtico, por ejemplo, durante la planificación de procedimientos de implantación de una válvula percutánea.

Aneurisma de aorta torácica

El aneurisma, entendido como la dilatación de la aorta que comprende las capas íntima, media y adventicia, representa más de la mitad de los casos de dilatación de la aorta. Suele ser más frecuente en varones hipertensos de edad avanzada. Se conocen otros factores de riesgo, como los síndromes de Marfan y Ehlers-Danlos y la válvula aórtica bicúspide.

El aneurisma de aorta torácica habitualmente afecta a la raíz aórtica y a la aorta ascendente (60 %), siendo menos frecuente la afectación del cayado (10 %), la aorta torácica descendente (40 %) y la aorta toracoabdominal (10 %). Morfológicamente, los aneurismas torácicos se suelen dividir en fusiformes, cuando la dilatación se da en toda la circunferencia de la aorta, o saculares, cuando existe una protrusión focal de la aorta (**Fig. 22-2**). El seudoaneurisma (o falso aneurisma) de aorta se produce por la rotura contenida de la pared aórtica, que provoca un desgarro de las capas íntima y media del vaso.

 El aneurisma de aorta se puede romper. Dado que el tamaño es el único factor de riesgo establecido que predice la rotura aórtica, es importante realizar las mediciones con precisión.

El riesgo de rotura aórtica aumenta progresivamente con el tamaño del aneurisma, de manera que los pacientes con aneurismas menores de 40 mm no presentan un riesgo significativo, mientras que los aneurismas de 40 a 59 mm tienen un riesgo de rotura del 16 %, y los que miden más de 60 mm tienen un riesgo de rotura del 31 %. El riesgo de disección también está relacionado con el tamaño del aneurisma: los aneurismas de más de 60 mm tienen un riesgo de disección del 7 % anual.

 El tratamiento del aneurisma de aorta torácica depende de su tamaño y localización.

En aneurismas de aorta ascendente se recomienda la cirugía en:

- Pacientes con diámetro máximo ≥ 50 mm y síndrome de Marfan.

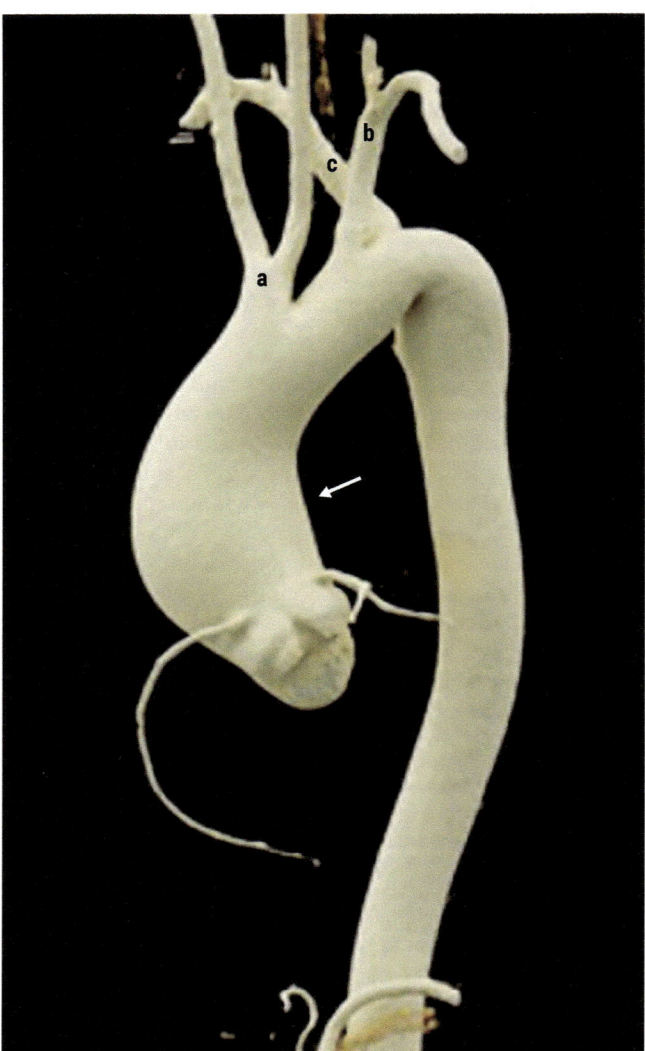

Figura 22-2. Angio-TC torácica en una mujer de 48 años con antecedentes familiares de síndrome de Marfan. Reconstrucción volumétrica con técnica cinemática. El estudio mostró ligera dilatación de la aorta ascendente (40 mm de diámetro) (flecha) y una variante anatómica en el origen de los troncos supraaórticos, consistente en un origen común para ambas arterias carótidas comunes (**a**) y un origen anómalo de la arteria subclavia derecha con trayecto retroesofágico (**c**). La arteria subclavia izquierda (**b**) presentaba un origen normal.

- Diámetro máximo ≥ 45 mm y síndrome de Marfan con otros factores de riesgo.
- Diámetro máximo ≥ 50 mm y válvula aórtica bicúspide con factores de riesgo.
- Diámetro máximo ≥ 55 mm para el resto de los pacientes sin elastopatía. En aneurismas aislados del cayado aórtico con diámetro máximo ≥ 55 mm también se recomienda la cirugía. En aneurismas de la aorta torácica descendente se debe considerar el tratamiento percutáneo con la implantación de endoprótesis si mide ≥ 55 mm de diámetro máximo y la anatomía es favorable. Si el procedimiento no es posible desde un punto de vista técnico, se recomienda la cirugía en casos con diámetro máximo ≥ 60 mm. Si la intervención está indicada en pacientes con síndrome de Marfan u otras elastopatías, se prefiere el tratamiento quirúrgico.

Síndrome aórtico agudo

El síndrome aórtico agudo es un grupo de enfermedades de la aorta que incluye la úlcera aterosclerótica penetrante, el hematoma intramural, la disección aórtica, y la rotura aórtica de origen traumático.

Enfermedades inflamatorias de la aorta

Las enfermedades inflamatorias de la aorta son un amplio grupo de entidades que se engloban bajo el término de aortitis, e incluyen aquellas que afectan a la pared aórtica tanto de forma primaria (vasculitis), como de forma secundaria (por ejemplo, la afectación inflamatoria secundaria al tratamiento radioterápico).

Entre las vasculitis de grandes vasos que afectan a la aorta destacan la arteritis de Takayasu y la arteritis de células gigantes. Las artropatías inflamatorias también pueden causar vasculitis. La **arteritis de Takayasu** es una enfermedad hereditaria multifactorial que se caracteriza por un proceso inflamatorio sistémico granulomatoso que afecta a la aorta y a sus ramas. Se han descrito hasta cinco tipos de arteritis de Takayasu, en función de los segmentos aórticos afectados. La afectación de la aorta abdominal es la más frecuente, seguida de la aorta torácica descendente y del arco aórtico. La aorta ascendente no se suele afectar en esta enfermedad. La **arteritis de células gigantes**, por su parte, es una enfermedad granulomatosa, más frecuente que la arteritis de Takayasu, que suele ocurrir en mujeres mayores de 50 años, por afectación de las arterias subclavias y axilares, las ramas de la arteria carótida externa y las arterias vertebrales, por lo que las pacientes suelen referir cefalea, sensibilidad del cuero cabelludo y claudicación mandibular. La aorta se suele afectar en un 15 % de los pacientes causando aneurismas. Es más frecuente la afectación de la aorta torácica ascendente y del arco aórtico.

Las vasculitis suelen provocar un engrosamiento de las paredes del vaso que puede progresar al estrechamiento y a la oclusión del segmento vascular afectado.

 En TC, en la fase aguda de la inflamación, los vasos afectados suelen presentar estriación perivascular, engrosamiento concéntrico y realce de su pared. En la fase crónica, el engrosamiento presenta una apariencia de mayor fibrosis y ausencia de realce.

El aneurisma aórtico inflamatorio es raro y puede pasar desapercibido. Se manifiesta como dilatación de la aorta con tejido perianeurismático engrosado de manera circunferencial, que realza tras la administración de contraste.

Enfermedades infecciosas de la aorta

Las enfermedades infecciosas de la aorta son una causa rara de aortitis que se producen por la diseminación hematógena de bacterias como el estafilococo y la salmonela. También se han observado en pacientes con sífilis (rara hoy en día) o tuberculosis. La causa más frecuente de aortitis infecciosa es la yatrogénica; también pueden ocurrir por afectación por contigüidad, por ejemplo, en casos de osteomielitis o discitis. Suele afectar a un segmento vascular con arteriosclerosis o aneurisma. En TC se suele observar irregularidad de la pared aórtica o una masa periaórtica con estriación de la grasa perivascular. La infección progresa rápidamente hasta destruir la pared vascular, por lo que es necesario un diagnóstico temprano. El tratamiento es quirúrgico. La aortitis crónica produce una inflamación que lleva a la fibrosis y se manifiesta como un engrosamiento de la pared vascular. Debido a la fibrosis, el vaso se dilata, formándose un aneurisma que suele afectar característicamente a la aorta torácica ascendente y al cayado.

Neoplasias de la aorta

Las neoplasias de la aorta son raras y difíciles de diagnosticar porque suelen tener un curso silente. Se pueden originar tanto de la pared del vaso como de su luz. Al igual que ocurre en el resto de los territorios cardiovasculares, las metástasis son más frecuentes que los tumores primarios. Entre estos últimos, destacan los sarcomas.

Se debe considerar un tumor aórtico cuando el engrosamiento vascular que se observa no es el típico de la arteriosclerosis o cuando haya formación aguda de trombo. Las manifestaciones radiológicas de los tumores aórticos son variables, incluyendo una masa que se origina de la pared del vaso con realce.

 La TC permite detectar la neoplasia y determinar su extensión, para planificar tanto la biopsia como la cirugía.

La PET/TC permite establecer con mayor precisión su actividad metabólica y realizar el diagnóstico.

Valoración tras tratamiento

Una vez tratada la patología, es necesario realizar un seguimiento estrecho con objeto de detectar fugas endoprotésicas u otras complicaciones, como la degeneración del injerto protésico o la formación de aneurisma en otros segmentos de la aorta. Dado que la rotura aórtica suele deberse a una rápida expansión del aneurisma, en los pacientes tratados con endoprótesis se recomienda realizar un estudio de TC de seguimiento al alta, 1, 3 y 6 meses tras el procedimiento y, posteriormente, cada año, mientras que en los pacientes tratados de modo quirúrgico se suele recomendar una valoración al alta y después al año, pudiendo espaciarse cada 2 o 3 años si se observa estabilidad (**Fig. 22-3**). El seguimiento del aneurisma de un segmento no tratado se debe realizar de acuerdo a su tamaño: anualmente, si mide 40-45 mm de diámetro, o semestralmente, si mide entre 45 mm y < 55 mm.

Reemplazo valvular aórtico transcatéter

La estenosis valvular aórtica es la valvulopatía más frecuente en los países desarrollados. Con frecuencia, los síntomas se dan en pacientes mayores que, por su edad o por presencia de comorbilidades, no son susceptibles

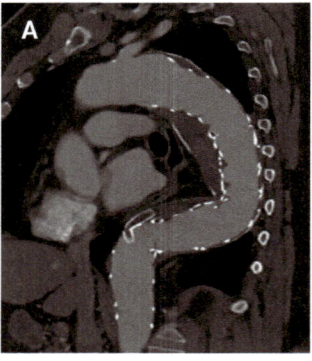
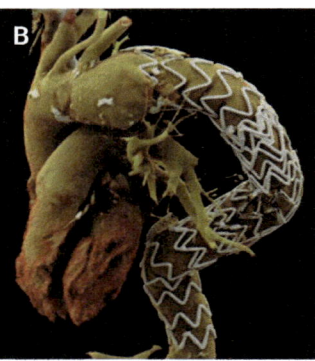

Figura 22-3. Angio-TC torácica en un varón de 78 años con antecedente de aneurisma de aorta torácica descendente tratado mediante la colocación de endoprótesis. **A)** Imagen multiplanar sagital oblicua. **B)** Reconstrucción volumétrica con técnica cinemática. El estudio demostró un correcto posicionamiento de la endoprótesis, sin complicaciones ni fugas de contraste.

de un tratamiento quirúrgico. En estos casos, el reemplazo valvular aórtico percutáneo transcatéter (TAVI) es una opción terapéutica que disminuye la mortalidad y las tasas de hospitalización. Se ha demostrado que, en pacientes mayores de 75 años con alto riesgo quirúrgico, el TAVI es superior en términos de mortalidad al tratamiento médico en casos con riesgo extremo; no es inferior o es superior a la cirugía en pacientes de alto riesgo, no es inferior o es superior a la cirugía cuando se puede realizar un acceso transfemoral en casos de riesgo intermedio. En pacientes menores de 75 años y en aquellos con bajo riesgo quirúrgico, por el contrario, los datos sobre TAVI y sobre la durabilidad a largo plazo de estas endoprótesis valvulares son todavía limitados. Cabe señalar que las tasas de complicaciones vasculares, implantación de marcapasos y regurgitación paravalvular son significativamente más altas en pacientes con TAVI que en pacientes intervenidos quirúrgicamente.

> La angio-TC juega un papel importante en la selección de los pacientes candidatos a TAVI, en la planificación del procedimiento y en su seguimiento evolutivo.

Aunque se describe más adelante en un capítulo específico, a continuación se resumen los aspectos más importantes a tener en cuenta sobre la utilización de la TC en el estudio previo al TAVI.

> **!** El estudio de TC previo al TAVI se realiza fundamentalmente con dos objetivos: para valorar la anatomía de la raíz aórtica, con objeto de obtener mediciones precisas que permitan escoger el tamaño adecuado de la prótesis, y para definir la anatomía de los accesos vasculares periféricos a través de los cuales se introducirá la prótesis.

Los protocolos de adquisición que se pueden realizar en los estudios previos al TAVI varían en función del equipo de TC y de la experiencia del centro. Se puede realizar, por

ejemplo, una adquisición con sincronización del ECG del corazón y de la raíz aórtica seguida de una angio-TC toracoabdominopélvica; una adquisición con sincronización del ECG del tórax, seguida de una angio-TC abdominopélvica, o, con determinados equipos, una adquisición toracoabdominopélvica con sincronización del ECG en latido único. Se recomienda que los datos se adquieran en sístole, dado que las dimensiones de la raíz aórtica son generalmente mayores durante la sístole, y la mayoría de los algoritmos de dimensionamiento para válvulas cardíacas se basan en tamaños sistólicos. Ocasionalmente, como ocurre en la hipertrofia septal, la dimensión del anillo puede ser mayor durante la diástole.

El análisis del estudio previo al TAVI incluye la valoración de la raíz aórtica, la valoración de los accesos vasculares y de las arterias coronarias, y la lectura de los hallazgos ocasionales. En la valoración del anillo se debe recordar que la raíz aórtica está formada por las tres valvas de la válvula y sus senos de soporte, y que se extiende desde el anclaje basal de las valvas dentro del ventrículo izquierdo hasta el anclaje distal de las valvas en la unión sinotubular. El anillo valvular aórtico es un anillo virtual que conecta los tres puntos de inserción basal de las tres valvas y se encuentra en continuidad con el tracto de salida del ventrículo izquierdo. Se recomienda medir los diámetros máximo y mínimo, el perímetro y el área del anillo valvular aórtico. Cabe recordar que una prótesis demasiado grande puede romper la raíz aórtica, mientras que una prótesis pequeña puede causar regurgitación paravalvular. Asimismo, se recomienda describir la calcificación del anillo, valorar su extensión circunferencial y su extensión al tracto de salida del ventrículo izquierdo, y medir el grosor de la calcificación que se proyecta al tracto de salida del ventrículo izquierdo, dado que la distribución de la calcificación puede dificultar la expansión de la prótesis, favorecer la aparición de una regurgitación paravalvular y predecir tanto la aparición de eventos embólicos durante el procedimiento como la implantación de un marcapasos definitivo posprocedimiento.

Otro aspecto para considerar en las mediciones de la raíz aórtica es la altura de los *ostium* coronarios, dado que, aunque es relativamente raro (0,66 %), puede ocurrir que las arterias coronarias se ocluyan tras la implantación de la válvula. Se ha descrito que una altura baja del *ostium* coronario (< 12 mm) desde el anillo y un seno de Valsalva con diámetro medio < 30 mm implican mayor riesgo de oclusión coronaria. Sin embargo, puesto que no hay un umbral absoluto y dado que también depende del tipo de válvula que se coloque, la altura de los senos coronarios no se debe considerar como una medida aislada de riesgo de oclusión.

Por último, en la valoración de los vasos periféricos, se debe medir el diámetro luminal mínimo en las vías de acceso, la presencia y distribución de las calcificaciones, y la tortuosidad de los vasos. Para esto, las reconstrucciones 3D volumétricas resultan de gran utilidad. La vía de abordaje de elección para la realización del TAVI es la vía transfemoral, excepto si hay obstrucción iliofemoral. Los factores de riesgo de complicación tras el acceso vascular son un diámetro iliofemoral mínimo, menor que el diámetro externo de la vaina introductora del dispositivo valvular, y la presencia de calcificación extensa o de disección/trombo parietal grueso que impronte en la luz del vaso y que pueda obstaculizar el avance del dispositivo. Además, también se ha descrito que algunos factores relacionados con el acceso vascular pueden aumentar el riesgo de embolia durante el procedimiento, como son la tortuosidad extrema, la calcificación intensa, el trombo grueso y la presencia de disección.

TOMOGRAFÍA COMPUTARIZADA EN LA PATOLOGÍA DEL PERICARDIO

El pericardio es un saco fibroseroso que rodea el corazón y el origen de los grandes vasos. Consta de dos componentes, el pericardio fibroso y el pericardio seroso.

- El pericardio fibroso es una capa externa de tejido conectivo que define los límites del mediastino medio y que sirve para anclar el pericardio uniéndose al diafragma, esternón, fascia cervical profunda y grandes vasos.
- El pericardio seroso es delgado y consta de dos partes: una capa parietal, que recubre la superficie interna del pericardio fibroso, y una capa visceral (o epicardio), que se adhiere al corazón. Entre ambas capas del pericardio seroso se localiza la cavidad pericárdica, que suele contener una pequeña cantidad de líquido (15 a 35 mL) en condiciones normales.

La capa parietal del pericardio seroso se continúa con la capa visceral del pericardio seroso, alrededor del origen de los grandes vasos, dando lugar a una línea de reflexión superior, a nivel del pedículo arterial (mesocardio arterial, rodeando la aorta y la arteria pulmonar), y a una línea de reflexión posterior, a nivel del pedículo venoso (mesocardio venoso, rodeando las venas cavas superior e inferior y las cuatro venas pulmonares).

El seno oblicuo del pericardio se extiende entre las venas pulmonares lateralmente, la línea de reflexión horizontal (que comunica ambas líneas de reflexión vertical que rodean las venas pulmonares a cada lado) por encima, la aurícula izquierda por delante, y el pericardio parietal por detrás. El seno oblicuo es contiguo a la región subcarinal y forma un receso pericárdico posterior. El seno transverso del pericardio se encuentra entre el mesocardio arterial y el venoso; es posterior a la aorta ascendente y al tronco de la arteria pulmonar, anterior a la vena cava superior y superior a la aurícula izquierda. El seno transverso se comunica con varios recesos: los recesos aórticos superior, aórtico inferior, pulmonar derecho y pulmonar izquierdo. El receso aórtico superior es la extensión superior del seno transverso y se divide en una porción anterior, que se localiza anterior a la aorta ascendente y la arteria pulmonar, y a menudo tiene una forma triangular, y otra posterior, que es posterior a la aorta ascendente y presenta morfología de semiluna. El receso aórtico inferior representa la extensión inferior del seno transverso del pericardio, se localiza entre la raíz aórtica y la aurícula derecha, y se extiende por debajo del nivel del anillo aórtico. Los recesos pulmonares forman la extensión lateral del seno transverso y se encuentran por debajo de sus respectivas arterias pulmonares. Existen otros recesos como son el poscava, que es posterior y lateral derecho a la vena cava superior, y los recesos de las venas pulmonares derecha e izquierda, que se localizan entre las venas pulmonares de cada lado.

 En los recesos pericárdicos es relativamente frecuente que se acumule líquido y que adquiera una morfología más o menos nodular, que no debe confundirse con adenopatías ni quistes (**Fig. 22-4**).

Tomografía computarizada del pericardio

El pericardio es una estructura sencilla de evaluar mediante TC. Se manifiesta como una fina línea que envuelve el corazón, extendiéndose desde los grandes vasos hasta el diafragma. Es más fácil de visualizar en la cara anterior del corazón, rodeando las cavidades derechas, y más difícil de identificar en su aspecto posterior, adyacente a la cara lateral del ventrículo izquierdo. El grosor pericárdico normal es de 1 a 2 mm, aunque se considera normal hasta 4 mm (**Fig. 22-5**). La TC es superior a las demás técnicas de imagen para detectar la presencia de calcificación pericárdica. Además, dado que se puede realizar en una apnea corta, es particularmente útil en pacientes con patología pericárdica y ortopnea.

Un protocolo de estudio convencional para estudiar la patología pericárdica incluye la realización de un estudio con sincronización del ECG que se extiende desde el nivel de la carina hasta el diafragma. Se prefiere sincronizar la adquisición con el ECG para minimizar los artefactos por el latido cardíaco y poder delinear mejor el pericardio, aunque no es completamente imprescindible. La sincronización electrocardiográfica también permitirá estudiar la interdependencia ventricular, que es de particular interés ante la sospecha de pericarditis constrictiva. Habitualmente, las exploraciones se suelen adquirir con contraste intravenoso (60-70 mL), como

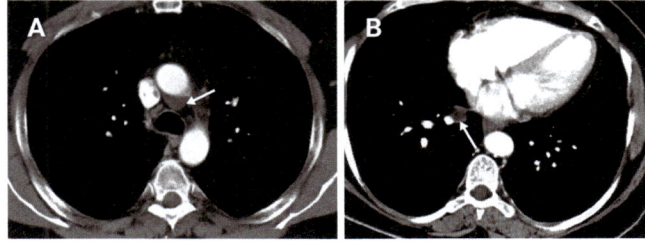

Figura 22-4. Tomografía computarizada torácica tras la administración intravenosa de contraste. **A** y **B)** Imágenes axiales. **A)** Receso pericárdico superior (flecha). **B)** Receso pericárdico de la vena pulmonar inferior derecha (flecha). Se deben reconocer los recesos pericárdicos para no confundirlos con otras estructuras, como, por ejemplo, adenopatías.

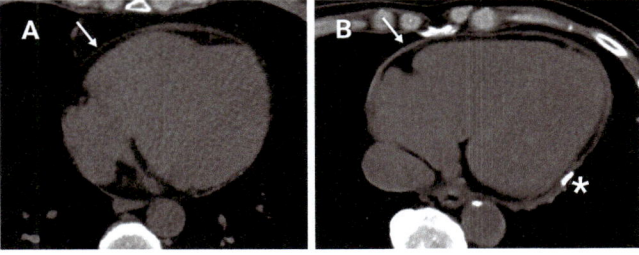

Figura 22-5. Tomografía computarizada torácica simple. **A** y **B)** Imágenes axiales. **A)** Grosor normal del pericardio (flecha). **B)** Engrosamiento pericárdico circunferencial (4 mm de grosor) en paciente con antecedente de pericarditis tuberculosa. El pericardio presentaba, además, calcificación focal (asterisco).

a cualquier estudio cardíaco, para poder opacificar las cavidades cardíacas o detectar la inflamación del pericardio.

 El empleo de contraste intravenoso no es estrictamente necesario si lo que se desea es medir el grosor del pericardio o detectar la presencia de calcificación.

Ausencia congénita del pericardio

La ausencia congénita del pericardio (parcial o completa) es una alteración poco común que se suele encontrar de manera casual. Se suele presentar de forma aislada, aunque también se pueden observar anomalías asociadas, como la comunicación interauricular, el conducto arterioso persistente, o una válvula aórtica bicúspide. Los defectos parciales suelen ocurrir en el lado izquierdo y se manifiestan como una solución de continuidad focal con protrusión de la cámara cardíaca. Los pacientes suelen permanecer asintomáticos. Ocasionalmente, puede producirse una herniación a través del defecto y provocar angina, síncope o muerte súbita.

 En pacientes con un defecto pericárdico, la TC suele poner de manifiesto una rotación posterior y hacia la izquierda del corazón, siendo característica la interposición de tejido pulmonar entre la aorta y la arteria pulmonar.

Si el defecto del lado izquierdo es completo, todo el corazón se desplaza hacia la izquierda y se interpone tejido pulmonar entre el borde inferior del corazón y el diafragma.

Derrame pericárdico

El derrame pericárdico es una manifestación común de muchas enfermedades. De acuerdo con las características del líquido, el derrame se puede clasificar en trasudado, exudado, hemorrágico o maligno. El **trasudado** suele ser secundario a entidades que causan un aumento de las presiones de llenado del corazón derecho. Los **exudados** se pueden encontrar en enfermedades autoinmunes, infecciones, insuficiencia renal crónica o en enfermedades malignas. El hemopericardio se suele observar en el contexto de un antecedente traumático, quirúrgico o de disección de aorta. Ocasionalmente, aunque es poco frecuente, se puede encontrar pus en la cavidad pericárdica, lo que se conoce como piopericardio.

En TC, la medición de la atenuación del derrame puede orientar hacia sus características. El trasudado suele tener una densidad baja y homogénea (menor de 20 UH), mientras que un aumento de la atenuación del líquido pericárdico puede indicar un proceso exudativo o hemorrágico. Se sospecha un derrame pericárdico maligno cuando se observa nodularidad del pericardio o un derrame de atenuación alta o de nueva aparición en un paciente con antecedente oncológico. El hemopericardio suele presentar valores de atenuación altos debido a su contenido hemorrágico.

En función de la rapidez con la que se acumule el líquido pericárdico y de la distensibilidad del pericardio, el paciente podrá sufrir un taponamiento cardíaco.

 El taponamiento cardíaco se produce por un aumento de las presiones intrapericárdicas que comprime las cavidades cardíacas, sobre todo el ventrículo derecho.

El diagnóstico es clínico y se apoya en determinados hallazgos ecocardiográficos, como son los cambios respiratorios recíprocos anormales en las dimensiones ventriculares durante el ciclo respiratorio, el colapso de la aurícula y ventrículo derechos, el colapso de cavidades izquierdas, la dilatación de la vena cava inferior con ausencia de variaciones respiratorias, y las variaciones respiratorias exageradas en los flujos mitral, aórtico y tricuspídeo. Debido a la urgencia de la situación, en la que no cabe un retraso en el diagnóstico, la TC no es una técnica que se emplee en primera instancia. Sin embargo, existen signos que deben hacer sospechar un taponamiento cardíaco en pacientes con sintomatología compatible: presencia de derrame pericárdico que cause compresión o aplanamiento de la pared libre del ventrículo derecho y/o de la aurícula derecha, inversión del tabique interventricular, dilatación de las venas cavas y de la vena ácigos, y reflujo de contraste a las venas suprahepáticas. Estos hallazgos se deben tener en cuenta, por ejemplo, en pacientes oncológicos que acuden para el seguimiento de su enfermedad, en quienes la afectación pericárdica se descubre de forma casual.

Pericarditis aguda

La inflamación aguda del pericardio puede ser secundaria a procesos infecciosos causados por virus (particularmente por virus Coxsackie), pero también la pueden producir las bacterias, los hongos o los parásitos. Entre las causas bacterianas destaca la tuberculosis, que representa una de las etiologías más frecuentes. La pericarditis aguda también puede ocurrir en el contexto de enfermedades autoinmunes (como el lupus eritematoso), metabólicas o neoplásicas, o ser consecuencia de un daño pericárdico directo, como puede ocurrir tras un traumatismo, el tratamiento radioterápico o la cirugía. En el contexto del infarto agudo de miocardio se puede observar pericarditis postinfarto, tanto de forma aguda (en los días siguientes al infarto) como semanas después de que haya ocurrido (síndrome de Dressler).

El diagnóstico de la pericarditis aguda no complicada se realiza basándose en hallazgos clínicos, electrocardiográficos y elevación de marcadores inflamatorios sistémicos.

 En la pericarditis aguda, la TC se puede emplear cuando se sospecha patología concomitante (como un proceso infeccioso pulmonar), en casos de presentación atípica o si se sospecha constricción.

El signo más característico de la pericarditis es la presencia de un leve engrosamiento pericárdico (> 4 mm) que presenta realce, hecho que se suele demostrar más fácilmente en una fase de adquisición venosa (**Fig. 22-6**). También suele aparecer ligero derrame, aunque su ausencia no descarta el diagnóstico. El derrame suele presentar valores de atenuación bajos (0 a 20 UH). Si son más altos, sugiere exudado, por lo que se debe considerar la infección bacteriana o tuberculosa, la afectación neoplásica secundaria o el hemopericardio.

> ❗ La inflamación pericárdica generalmente suele resolverse con el tratamiento. Algunos pacientes, como los que padecen enfermedades autoinmunes, insuficiencia renal crónica, antecedente quirúrgico o traumático, o pericarditis de repetición, pueden desarrollar engrosamiento y fibrosis pericárdica crónica que se puede llegar a calcificar.

Pericarditis constrictiva

La constricción pericárdica es consecuencia de una rigidez fibrosa o calcificada del pericardio que conduce a una alteración de la interdependencia ventricular y a un aumento de las presiones de llenado de las cavidades cardíacas y de las venas sistémicas y pulmonares. Son causa frecuente de constricción pericárdica los antecedentes de cirugía cardíaca, el tratamiento radioterápico torácico o la tuberculosis.

Clínicamente se suele manifestar con síntomas de bajo gasto e insuficiencia cardíaca derecha, y se suele asociar a hallazgos ecocardiográficos clásicos, como son la reducción del tamaño de los ventrículos con dilatación de las aurículas, la presencia de un pericardio denso e inmóvil, la dilatación de la vena cava inferior y de las venas suprahepáticas, el desplazamiento del tabique interventricular hacia la izquierda durante la inspiración, y el cese brusco del llenado diastólico ventricular. En el ecocardiograma Doppler se suele observar disminución del flujo de llenado ventricular durante la inspiración, aumento de la relación de onda E/ onda A en el

flujo diastólico transmitral y flujos venosos con morfología en «W».

> ❗ En pacientes con pericarditis constrictiva, la TC suele poner de manifiesto engrosamiento del pericardio (focal o difuso, con o sin calcificación), ventrículos de tamaño normal con aurículas dilatadas, derrame pleural, dilatación de las venas suprahepáticas y ascitis (**Fig. 22-7**).

Se puede observar calcificación pericárdica sin constricción, y viceversa. El aplanamiento o inversión del tabique interventricular se puede constatar más fácilmente en estudios realizados con sincronización del ECG.

> 💡 La ausencia de engrosamiento pericárdico no descarta el diagnóstico de pericarditis constrictiva.

Otro aspecto característico de la pericarditis constrictiva es que la cantidad de derrame que se suele asociar es escasa, aunque, ocasionalmente, se puede observar gran cantidad de derrame pericárdico con un pericardio de grosor normal y fisiología constrictiva, lo que se conoce como pericarditis efusiva o efusivoconstrictiva. En estos pacientes, clásicamente, la constricción suele persistir a pesar de que se haya resuelto el derrame.

Por otro lado, es importante subrayar que las técnicas de imagen juegan un papel principal en el diagnóstico de la pericarditis constrictiva y en diferenciarla de una miocardiopatía restrictiva, dado que, a pesar de presentar manifestaciones clínicas similares, la pericarditis constrictiva se trata de forma quirúrgica.

Una vez diagnosticada la pericarditis constrictiva, la TC es de gran utilidad para planificar la pericardiectomía, puesto que ayudará a establecer la localización y extensión del engrosamiento pericárdico y de la calcificación. La TC también se podrá utilizar para descartar enfermedad coronaria antes del

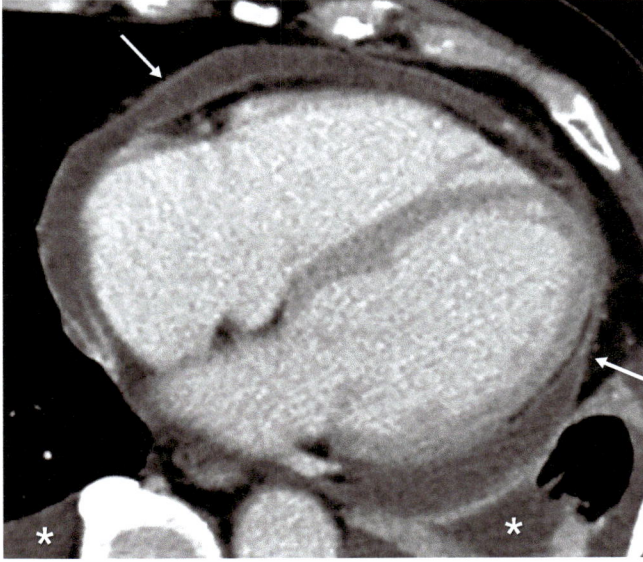

Figura 22-6. Tomografía computarizada torácica en mujer de 42 años con dolor torácico. El estudio de TC mostró derrame pericárdico circunferencial que presentaba captación de contraste (flechas) en relación con pericarditis aguda. También se observó derrame pleural bilateral (*).

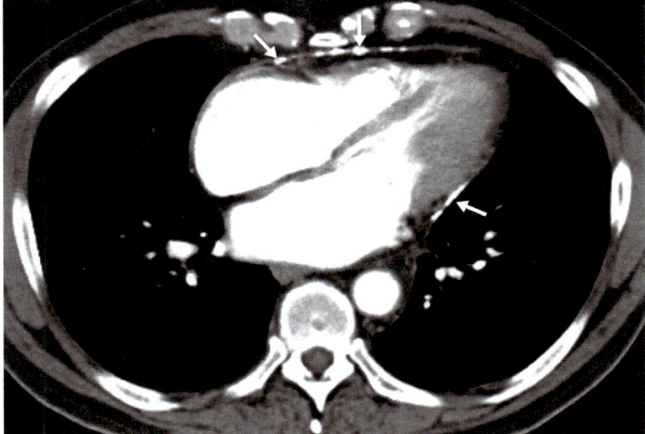

Figura 22-7. Tomografía computarizada (TC) torácica en paciente con antecedente de pericarditis de repetición que acude por disnea y edema de extremidades inferiores. Ante la sospecha de constricción pericárdica, se solicitó una TC torácica que mostró engrosamiento pericárdico circunferencial parcialmente calcificado (flechas).

procedimiento quirúrgico, para evitar un cateterismo diagnóstico cuando se considere oportuno.

Masas pericárdicas

Se distinguen los quistes, los abscesos y los tumores.

Quiste pericárdico

Los quistes pericárdicos son lesiones congénitas benignas que se originan del pericardio fibroso, sin presentar comunicación con la cavidad pericárdica. Su localización más habitual es el ángulo cardiofrénico derecho, aunque pueden localizarse en cualquier lugar del mediastino. Suelen ser asintomáticos, pero si son de gran tamaño, pueden producir disnea, tos o dolor torácico.

En TC, los quistes pericárdicos se manifiestan como lesiones uniloculadas, redondas u ovoideas de paredes finas, de atenuación homogénea, sin septos ni componente sólido en su interior (**Fig. 22-8**). Debido a la presencia de material proteínico, los quistes pericárdicos pueden presentar un aumento homogéneo de su atenuación. Si se observa realce interno, paredes gruesas, efecto de masa o septos gruesos en el interior de un quiste pericárdico, se debe plantear la posibilidad de un tumor quístico.

> **!** Una entidad similar al quiste pericárdico es el divertículo pericárdico, que, a diferencia del primero, suele presentar una pequeña comunicación con el espacio pericárdico.

Es frecuente que presente un tamaño variable entre exploraciones.

Absceso pericárdico

El absceso pericárdico es una colección purulenta localizada en la cavidad pericárdica que se suele producir, con mayor frecuencia, como consecuencia de una pericarditis tuberculosa. En TC se suele manifestar como una colección biconvexa en la cavidad pericárdica que comprime las cavidades cardíacas adyacentes. Posee un grosor parietal variable, con realce de contraste y puede presentar tabiques internos.

Tumores pericárdicos

El mesotelioma es el tumor pericárdico primario más frecuente. En fases iniciales de la enfermedad, en TC se suele manifestar como engrosamiento y derrame pericárdico complejo que puede confundirse con una pericarditis. Más adelante, se podrán demostrar múltiples masas coalescentes que presentan captación de contraste y derrame pericárdico extenso con características de exudado. Otros tumores malignos que pueden afectar al pericardio son los sarcomas (sarcoma sinovial) y el linfoma. Entre los tumores benignos destacan los lipomas, hemangiomas, linfangiomas, dermoides y teratomas.

Cabe señalar, no obstante, que la afectación pericárdica secundaria a metástasis de tumores de otro origen es mucho más frecuente que la afectación primaria del pericardio (**Fig. 22-9**). Las metástasis pericárdicas pueden producirse por extensión linfática (cáncer de mama y linfoma), por diseminación hematógena (melanoma, carcinoma de células renales) o por invasión directa (cáncer de pulmón). En TC, la afectación pericárdica metastásica suele mostrar un engrosamiento pericárdico irregular, nodularidad del pericardio, derrame de alta atenuación (que puede ser hemorrágico) y captación de contraste. Ocasionalmente se podrá producir constricción pericárdica o taponamiento cardíaco, que es una causa frecuente de fallecimiento en pacientes con metástasis pericárdicas.

> **💡** La TC también puede demostrar el tumor primario cuando la afectación pericárdica es de causa desconocida.

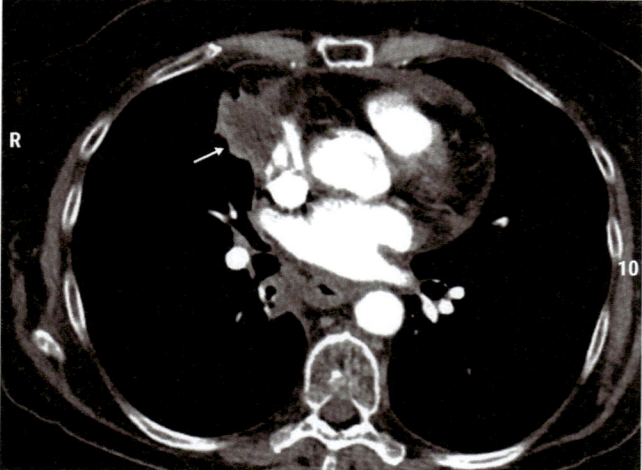

Figura 22-9. Tomografía computarizada torácica en paciente con antecedente de cáncer de pulmón tratado. El paciente presentó recidiva de su enfermedad con una masa localmente avanzada que afectaba al pericardio (flecha).

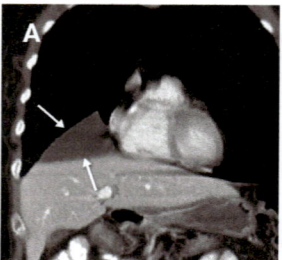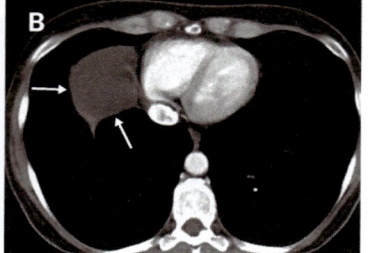

Figura 22-8. Tomografía computarizada torácica en paciente con disnea. **A)** Imagen coronal. **B)** Imagen axial. De manera casual se observó una lesión de contenido quístico localizada en el ángulo cardiofrénico derecho (flechas), compatible con quiste pleuropericárdico.

PUNTOS CLAVE

- En la patología de la aorta o del pericardio es imprescindible familiarizarse con la TC, conocer las manifestaciones radiológicas de los hallazgos normales y de sus enfermedades, y comprender su utilidad clínica tanto desde el punto de vista del diagnóstico como del seguimiento.
- La TC permite diagnosticar con precisión la patología aórtica, que incluye entidades diversas como el aneurisma aórtico, el síndrome aórtico agudo, las enfermedades inflamatorias, infecciosas y neoplásicas, las enfermedades genéticas y las anomalías congénitas.
- La TC también es de gran utilidad para planificar el tratamiento de la patología aórtica, bien sea quirúrgico o percutáneo, y para realizar el seguimiento.
- En la patología pericárdica, la TC permitirá estudiar las características del derrame pericárdico, será de utilidad para diagnosticar la pericarditis aguda o la pericarditis constrictiva, y permitirá conocer la naturaleza de las masas pericárdicas.

BIBLIOGRAFÍA

Berko NS, Jain VR, Godelman A, Stein EG, Ghosh S, Haramati LB. Variants and anomalies of thoracic vasculature on computed tomographic angiography in adults. J Comput Assist Tomogr. 2009 Jul;33(4):523-8.

Blanke P, Weir-McCall JR, Achenbach S, Delgado V, Hausleiter J, Jilaihawi H, et al. Computed tomography imaging in the context of transcatheter aortic valve implantation (TAVI)/transcatheter aortic valve replacement (TAVR): An expert consensus document of the Society of Cardiovascular Computed Tomography. J Cardiovasc Comput Tomogr. 2019 Jan 1;13(1):1-20.

Bogaert J, Francone M. Pericardial disease: value of CT and MR imaging. Radiology. 2013 May;267(2):340-56.

Bossone E, Eagle KA. Epidemiology and management of aortic disease: aortic aneurysms and acute aortic syndromes. Nat Rev Cardiol. 2021 May;18(5):331-48.

Broncano J, Vargas D, Bhalla S, Cummings KW, Raptis CA, Luna A. CT and MR Imaging of Cardiothoracic Vasculitis. Radiographics. 2018 Jul-Aug;38(4):997-1021.

Brydges H, Yin K, Balasubramaniyan R, Lawrence KW, Luo R, Karlson KJ, et al. Primary Pericardial Mesothelioma: A Population-Based Propensity Score-Matched Analysis. Semin Thorac Cardiovasc Surg. 2021. Jul 25;S1043-0679(21)00332-4.

Bull RK, Edwards PD, Dixon AK. CT dimensions of the normal pericardium. Br J Radiol. 1998;71(849):923-5.

Clouse WD, Hallett JW, Schaff HV, Gayari MM, Ilstrup DM, Melton LJ. Improved prognosis of thoracic aortic aneurysms. A population-based study. J Am Med Assoc. 1998 Dec 9;280(22):1926-9.

Davies RR, Goldstein LJ, Coady MA, Tittle SL, Rizzo JA, Kopf GS, et al. Yearly rupture or dissection rates for thoracic aortic aneurysms: Simple prediction based on size. Ann Thorac Surg. 2002;73(1):17-28.

Dugas A, Therasse É, Kauffmann C, Tang A, Elkouri S, Nozza A, et al. Reproducibility of abdominal aortic aneurysm diameter measurement and growth evaluation on axial and multiplanar computed tomography reformations. Cardiovasc Intervent Radiol. 2012 Aug;35(4):779-87.

Erbel R, Aboyans V, Boileau C, Bossone E, Di Bartolomeo R, Eggebrecht H, et al. 2014 ESC Guidelines on the diagnosis and treatment of aortic diseases: Document covering acute and chronic aortic diseases of the thoracic and abdominal aorta of the adult. The Task Force for the Diagnosis and Treatment of Aortic Diseases of the European Society of Cardiology (ESC). Eur Heart J. 2014 Nov 1;35(41):2873-926.

Hammer MM, Raptis CA, Javidan-Nejad C, Bhalla S. Accuracy of computed tomography findings in acute pericarditis. Acta Radiol. 2014 Dec 1;55(10):1197-202.

Hiratzka LF, Bakris GL, Beckman JA, Bersin RM, Carr VF, Casey DE, et al. 2010 ACCF/AHA/AATS/ACR/ASA/SCA/SCAI/SIR/STS/SVM Guidelines for the diagnosis and management of patients with thoracic aortic disease. A Report of the American College of Cardiology Foundation/American Heart Association Task Force on Practice Guidelines, American Association for Thoracic Surgery, American College of Radiology, American Stroke Association, Society of Cardiovascular Anesthesiologists, Society for Cardiovascular Angiography and Interventions, Society of Interventional Radiology, Soci. J Am Coll Cardiol. 2010 Apr 6;55(14):e27-e129.

Imazio M, Gaita F. Acute and Recurrent Pericarditis. Cardiol Clin. 2017 Nov 1;35(4):505-13.

Isselbacher EM. Thoracic and abdominal aortic aneurysms. Circulation. 2005 Feb 15;111(6):816-28.

Jennette JC, Falk RJ, Bacon PA, Basu N, Cid MC, Ferrario F, et al. 2012 revised International Chapel Hill Consensus Conference Nomenclature of Vasculitides. Arthritis Rheum. 2013 Jan;65(1):1-11.

Kligerman S. Imaging of pericardial disease. Radiol Clin North Am. 2019 Jan 1;57(1):179-99.

Kodama F, Fultz PJ, Wandtke JC. Comparing thin-section and thick-section CT of pericardial sinuses and recesses. AJR Am J Roentgenol. 2003 Oct 1;181(4):1101-8.

Maleszewski JJ, Anavekar NS. Neoplastic Pericardial Disease. Cardiol Clin. 2017 Nov 1;35(4):589-600.

Marko X, Peña CS. Computed Tomography of Acquired Aortic Diseases. Radiol Clin North Am. 2019 Jan 1;57(1):127-39.

Martin SS, Wichmann JL, Weyer H, Scholtz JE, Leithner D, Spandorfer A, et al. Endoleaks after endovascular aortic aneurysm repair: Improved detection with noise-optimized virtual monoenergetic dual-energy CT. Eur J Radiol. 2017 Sep;94:125-32.

Murphy DJ, Aghayev A, Steigner ML. Vascular CT and MRI: a practical guide to imaging protocols. Insights Imaging. 2018 Apr 1;9(2):215-36.

Murphy DT, Blanke P, Alaamri S, Naoum C, Rubinshtein R, Pache G, et al. Dynamism of the aortic annulus: Effect of diastolic versus systolic CT annular measurements on device selection in transcatheter aortic valve replacement (TAVR). J Cardiovasc Comput Tomogr. 2016 Jan 1;10(1):37-43.

Prakash P, Kalra MK, Stone JR, Shepard JA, Digumarthy SR. Imaging findings of pericardial metastasis on chest computed tomography. J Comput Assist Tomogr. 2010 Jul;34(4):554-8.

Pucar D, Sadeghi MM. ^{18}F-Fluorodeoxyglucose PET imaging in aortic graft infection: many more questions than answers. J Nucl Cardiol. 2021 Jun;28(3):1017-20.

Restrepo CS, Lemos DF, Lemos JA, Velasquez E, Diethelm L, Ovella TA, et al. Imaging findings in cardiac tamponade with emphasis on CT. Radiographics. 2007 Nov;27(6):1595-610.

Restrepo CS, Ocazionez D, Suri R, Vargas D. Aortitis: imaging spectrum of the infectious and inflammatory conditions of the aorta. Radiographics. 2011 Mar;31(2):435-51.

Restrepo CS, Vargas D, Ocazionez D, Martínez-Jiménez S, Betancourt Cuellar SL, Gutierrez FR. Primary pericardial tumors. Radiographics. 2013 Oct;33(6):1613-30.

Richter GM. State-of-the-Art Imaging of the Aorta with Respect to Endoluminal Intervention. Cardiovasc Intervent Radiol. 2020 Dec 1;43(12):1745-55.

Rogers IS, Massaro JM, Truong QA, Mahabadi AA, Kriegel MF, Fox CS, et al. Distribution, determinants, and normal reference values of thoracic and abdominal aortic diameters by computed tomography (from the framingham heart study). Am J Cardiol. 2013;111(10):1510-6.

Ropp AM, Burke AP, Kligerman SJ, Leb JS, Frazier AA. Intimal Sarcoma of the Great Vessels. Radiographics. 2021;41(2):361-79.

Sagristá Sauleda J. Clinical decision making based on cardiac diagnostic imaging techniques (I). Diagnosis and therapeutic management of patients with cardiac tamponade and constrictive pericarditis. Rev Esp Cardiol. 2003;56(2):195-205.

Sagristà-Sauleda J, Angel J, Sánchez A, Permanyer-Miralda G, Soler-Soler J. Effusive-constrictive pericarditis. N Engl J Med. 2004 Jan 29;350(5):469-75.

Sawada Y, Shimohira M, Nakagawa M, Ozawa Y, Ohta K, Suzuki K, et al. Advanced monoenergetic reconstruction technique for dual-energy computed tomography to evaluate endoleaks after endovascular stent-graft placement. Abdom Radiol (NY). 2020 Aug 1;45(8):2569-75.

Schmidt B, Flohr T. Principles and applications of dual source CT. Phys Med. 2020 Nov 1;79:36-46.

Spodick DH. Acute cardiac tamponade. N Engl J Med. 2003 Aug 14;349(7):684-90.

Steinberg C, Pelletier MJ, Perron J, Kumar A, Champagne J. Sudden cardiac arrest due to subtotal absence of left-sided pericardium-case report and review of the literature. Congenit Heart Dis. 2013 May-Jun;8(3):E92-8.

Takahashi T, Watanabe N, Wakasa M, Kajinami K, Tonami H. 18F-FDG PET/CT for Detecting Sarcoma of the Aorta in a Patient with Takayasu Arteritis. Nucl Med Mol Imaging. 2016 Jun;50(2):171-2.

Talreja DR, Edwards WD, Danielson GK, Schaff HV, Tajik AJ, Tazelaar HD, et al. Constrictive pericarditis in 26 patients with histologically normal pericardial thickness. Circulation. 2003 Oct 14;108(15):1852-7.

Truong MT, Erasmus JJ, Gladish GW, Sabloff BS, Marom EM, Madewell JE, et al. Anatomy of pericardial recesses on multidetector CT: implications for oncologic imaging. AJR Am J Roentgenol. 2003 Oct;181(4):1109-13.

Vahanian A, Beyersdorf F, Praz F, Milojevic M, Baldus S, Bauersachs J, et al. 2021 ESC/EACTS Guidelines for the management of valvular heart disease. Eur Heart J. 2022 Feb 12;43(7):561-632.

Yared K, Baggish AL, Picard MH, Hoffmann U, Hung J. Multimodality imaging of pericardial diseases. JACC Cardiovasc Imaging. 2010;3(6):650-60.

Resonancia magnética cardíaca en el estudio de la patología valvular, de grandes vasos, patología pericárdica y estudio de masas cardíacas

23

J. F. Rodríguez Palomares y R. Oliveró Soldevila

OBJETIVOS

- Conocer las secuencias de cardiorresonancia magnética cardíaca (RMC) que se emplean en el estudio de la patología valvular, de grandes vasos, patología del pericardio y masas cardíacas.
- Saber las indicaciones y limitaciones de la RMC en las entidades anteriormente descritas.
- Aprender las principales características y hallazgos morfológicos mediante RMC que permiten identificar las entidades anteriores.

INTRODUCCIÓN

A pesar de que la ecocardiografía es la técnica de elección para el estudio inicial de las diferentes cardiopatías, presenta algunas limitaciones importantes. En el estudio valvular, su uso es limitado en el caso de la válvula pulmonar, chorros de regurgitación múltiples o chorros excéntricos. En el estudio de grandes vasos, la ecocardiografía no permite una evaluación completa de la aorta ni de la arteria pulmonar; además, presenta limitaciones en las medidas de la aorta más allá de la raíz. En la patología pericárdica, el ecocardiograma es una técnica excelente en el diagnóstico de derrame pericárdico y en la valoración de la fisiología del taponamiento y la constricción. Sin embargo, la imposibilidad de realizar caracterización tisular limita el rendimiento de esta técnica en la valoración de los pacientes con pericarditis aguda o sospecha de miopericarditis. Esta misma limitación (falta de caracterización tisular) es la que condiciona un diagnóstico subóptimo en el estudio de las masas cardíacas. En estos casos, la resonancia magnética cardíaca (RMC) permite un diagnóstico preciso de su localización, extensión, infiltración de estructuras adyacentes y de su composición.

En pacientes con patología de grandes vasos, la tomografía computarizada es la técnica de elección en los casos de patología aguda. Esto se debe a que es una técnica de adquisición rápida, que no requiere una gran colaboración del paciente, que no depende del personal técnico que realiza la exploración y que está disponible (generalmente) las 24 horas en la mayoría de los centros. Sin embargo, el uso de radiaciones ionizantes y de contrastes yodados con posibilidad de nefrotoxicidad, limitan su uso en el seguimiento de pacientes con patologías crónicas que requieren estudios de seguimiento periódico. En estos casos, la RMC permite una valoración excelente de la patología de grandes vasos, así como de la función valvular y biventricular.

En este capítulo, se revisarán las principales aportaciones de la RMC en estas patologías, así como las principales limitaciones de la técnica.

PROTOCOLO DE ESTUDIO

Aunque las principales secuencias ya han sido explicadas en el capítulo introductorio, a continuación se repasarán las principales secuencias que deben ser usadas en los pacientes con patologías valvulares, de grandes vasos, del pericardio y con masas cardíacas.

El protocolo de RMC debe incluir:

- En pacientes valvulares: secuencias cine para la valoración de volúmenes y función biventricular, secuencias cine a nivel valvular para valorar la morfología de la válvula (**Fig. 23-1**) y secuencias de contraste de fase para la cuantificación de flujos transvalvulares (**Fig. 23-2**).
- En patología de grandes vasos: además de lo anterior, una angiografía tridimensional para la valoración anatómica de las estructuras vasculares. Es importante señalar que, la mayoría de las secuencias de angiografía 3D requieren la administración de contraste; sin embargo, en los últimos años se han desarrollado secuencias de angiografía 3D con navegadores respiratorios que no precisan la administración de gadolinio. Estas secuencias presentan una excelente resolución espacial y una inmejorable calidad de imagen (**Fig. 23-3**).
- En masas cardíacas: se deben realizar secuencias cine para valoración anatómica, secuencias potenciadas en T1 y en T2 para caracterización tisular, y secuencias de realce tardío.
- En patología del pericardio: deben incluir secuencias de cine, secuencias potenciadas en T1 para valorar el grosor pericárdico, y secuencias potenciadas en T2 y de realce tardío para valorar la presencia de edema/inflamación pericárdica.

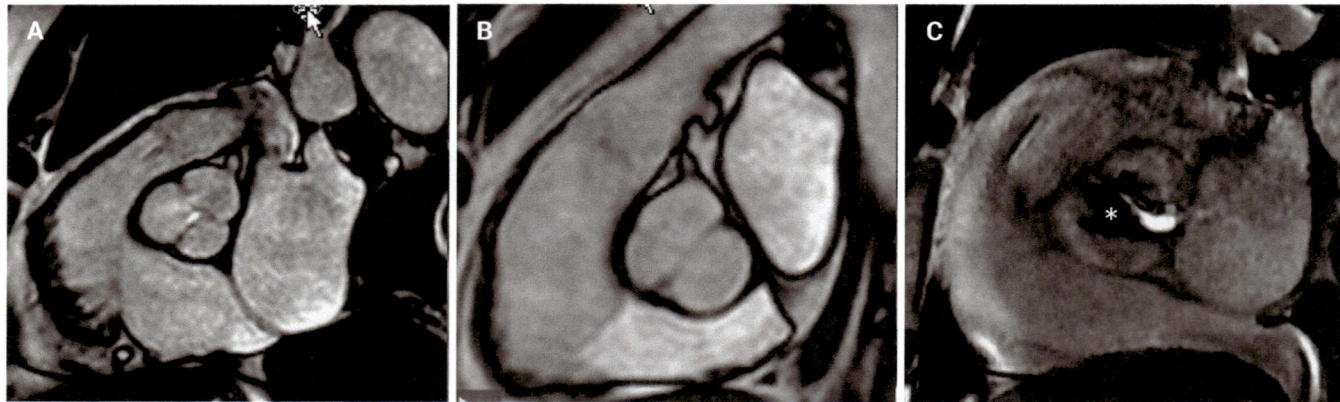

Figura 23-1. Secuencias de cine (SSFP) en paciente con válvula aórtica trivalva **(A)**, válvula aórtica bicúspide **(B)** y válvula aórtica bicúspide con estenosis aórtica grave **(C)**. Las zonas con pérdida de señal alrededor de la válvula (zonas hipointensas) corresponden a la presencia de calcio(*).

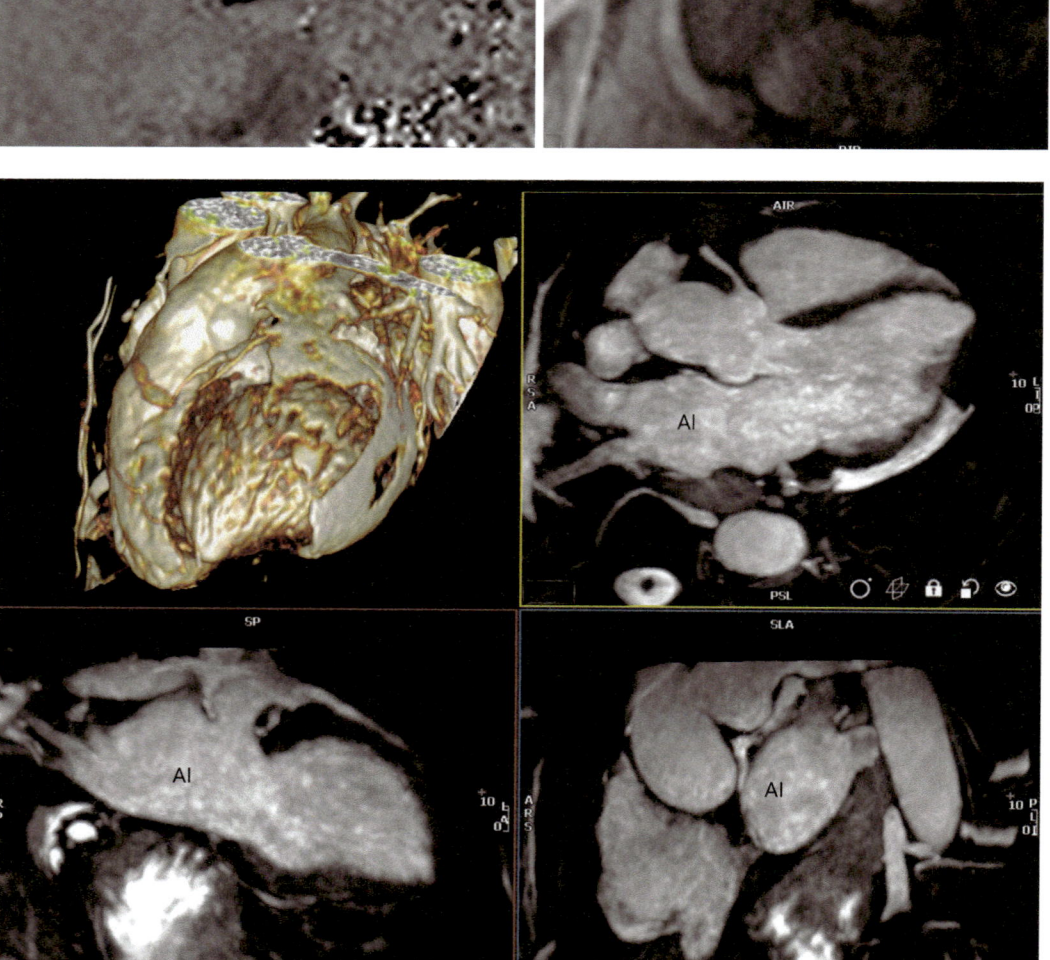

Figura 23-2. Secuencias de contraste de fase (a través del plano o *through plane*) para valorar flujos en paciente con válvula aórtica trivalva. En la imagen se observa la imagen de fase **(A)** para la valoración de velocidades transvalvulares y la imagen de magnitud **(B)** para valoración morfológica.

Figura 23-3. Angiografía 3D con navegador y sin administración de contraste de una paciente candidata a ablación de venas pulmonares. La imagen muestra la definición con la que se visualiza la aurícula izquierda (AI).

Es importante tener en cuenta ciertas consideraciones de las secuencias de contraste de fase (valoración de flujos) en pacientes valvulares (v. **Fig. 23-2**):

- Ajustar el rango de velocidades que se quiere registrar al mínimo (VENC): un rango demasiado alto empeora la calidad de imagen por el ruido, mientras que un rango demasiado bajo provoca la aparición del fenómeno de *aliasing* que distorsiona las curvas de flujo.
  - Válvula no estenótica: recomendable empezar con una velocidad de 150 cm/s en el lado izquierdo y 100 cm/s en el lado derecho, si aparece *aliasing*, ir aumentando la velocidad registrada 20-30 cm/s hasta su desaparición.
  - Válvula estenótica: iniciar a una velocidad, a partir de la información previa del ecocardiograma, e ir ajustando.
- Resolución temporal: la resolución temporal de la RMC es inferior a la ecografía Doppler, lo que limita la cuantificación de velocidades máximas. A mayor resolución temporal, mejor será el muestreo de velocidades en RMC, por lo que, si es posible, se deberían adquirir 30 fases por ciclo (mínimo 20 fases por ciclo).
- Planificación del corte: es fundamental obtener cortes perpendiculares al vaso para estimar los flujos y velocidades.
- Dirección de flujo: las imágenes de flujo pueden obtenerse en el plano (en la misma dirección del chorro) o a través de plano (perpendicular a él). Habitualmente, se utilizan imágenes en plano para localizar la máxima velocidad y, posteriormente, se adquiere una imagen a través de plano en ese punto para la cuantificación de la velocidad máxima (únicamente se puede cuantificar a través del plano).

RESONANCIA MAGNÉTICA CARDÍACA EN LA VALORACIÓN DE LA PATOLOGÍA VALVULAR

Como se ha comentado previamente, el ecocardiograma Doppler es la técnica de elección para la valoración de flujos. Sin embargo, la RMC se considera la técnica de elección para la evaluación de los flujos pulmonares, así como en aquellas valvulopatías de difícil evaluación por ecocardiografía, con chorros excéntricos o chorros múltiples. A continuación, se detallará el valor de la RMC en cada una de las valvulopatías más destacadas.

Valvulopatía aórtica

La RMC es más útil en la valoración de pacientes con insuficiencia aórtica que con estenosis aórtica. Aporta información, de forma fidedigna, sobre la anatomía de la válvula (trivalva, bicúspide u otras variantes), pero también sobre el grado de hipertrofia/dilatación ventricular, función ventricular y posible dilatación asociada de la raíz aórtica y la aorta ascendente (v. **Fig. 23-1**).

Para una correcta valoración de la válvula aórtica, a partir del cine 3C y el tracto de salida del ventrículo izquierdo (TSVI), se realizarán cortes finos y sin espacio a través del borde libre de los velos en sístole.

Estenosis aórtica

Si la apertura valvular está restringida, los velos estarán engrosados, y se identificará un vacío de señal secundario al flujo turbulento transvalvular en dirección a la aorta. Además, la RMC permite realizar el diagnóstico diferencial con estenosis subvalvulares o supravalvulares.

Existen diferentes formas de estimar la gravedad de la estenosis aórtica:

- Área valvular por planimetría: a partir de un corte paralelo a la válvula aórtica a nivel del borde de los velos en sístole. Criterio de gravedad: área < 1 cm² (**Fig. 23-4**).
- Gradiente transvalvular aórtico máximo y medio: se basa en la aplicación de la ecuación de Bernoulli simplificada (AP= 4 V2) sobre un corte paralelo a la válvula aórtica con la secuencia de contraste de fase.
- Área valvular por ecuación de continuidad: aplicando la misma fórmula que se usa en ecocardiografía. Si se realizan dos cortes con la secuencia de contraste de fase a nivel de la válvula aórtica y el TSVI, se puede cuantificar el flujo en cada uno de los cortes, estimar el área del TSVI, y se podrá calcular el área valvular.

La presencia de realce tardío no es infrecuente en pacientes con estenosis aórtica, siendo alrededor de un 30 % en los referidos para cirugía y hasta de un 50 % de los destinados a implante percutáneo de válvula aórtica (TAVI). La presencia de realce tardío se asocia a un peor pronóstico y a una mayor incidencia de episodios cardiovasculares en el seguimiento.

Insuficiencia aórtica

En este caso se objetivará un flujo turbulento diastólico dirigido al ventrículo izquierdo que, en caso de gravedad, se encontrará dilatado e hipertrófico por aumento de la precarga y la poscarga.

Existen diferentes formas de estimar la insuficiencia aórtica:

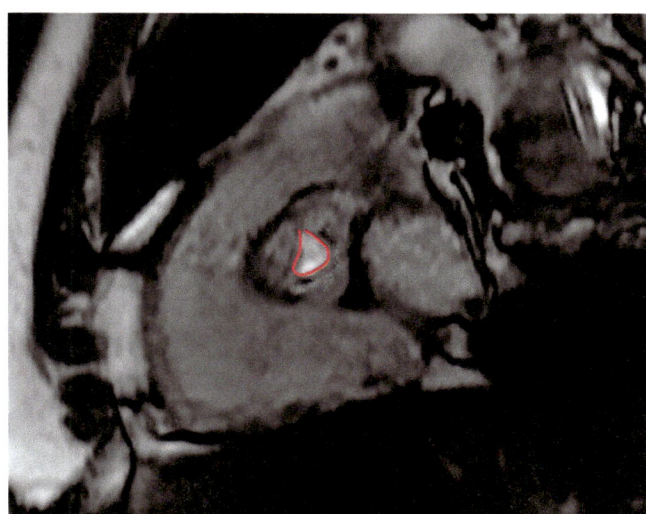

Figura 23-4. Secuencia de cine (SSFP) de un paciente con estenosis aórtica grave estimada mediante planimetría (círculo rojo).

- Fracción regurgitante (FR) mediante secuencia de contraste de fase: es el método más fiable y empleado para evaluar la gravedad de la insuficiencia aórtica. Se estima a partir del corte perpendicular a la aorta, inmediatamente distal a la válvula aórtica, obteniendo el cociente entre el flujo anterógrado sistólico y el flujo retrógrado diastólico. Se considera ligera si la FR es < 15 %, moderada > 15 % y grave si es > 33 % (**Fig. 23-5**).
- Volumen regurgitante (VR) mediante método volumétrico: se basa en comparar el volumen latido izquierdo y derecho. El volumen regurgitante es la diferencia entre el volumen latido del ventrículo izquierdo y el del ventrículo derecho. No se puede emplear en casos de afectación polivalvular. Tiene más posibilidades de error.
- Diferencia entre los flujos anterógrados aórtico y pulmonar usando secuencias de contraste de fase: poco empleada. No se puede usar en casos de afectación polivalvular.

La presencia de fibrosis, determinada por secuencias de realce tardío, puede aportar información pronóstica en pacientes con insuficiencia aórtica. Su presencia se ha relacionado con una menor probabilidad de recuperación funcional tras la cirugía y con menor supervivencia.

Valvulopatía pulmonar

La válvula pulmonar suele ser una de las menos evaluadas y su estudio por ecocardiograma puede ser difícil. Se debe tener en cuenta que en la mayor parte de los pacientes con valvulopatía pulmonar se asocian cardiopatías congénitas (tetralogía de Fallot, estenosis pulmonar congénita, etc.). La RMC se considera la técnica de elección para la valoración de la válvula pulmonar, ya que permite estudiar su anatomía, y su función, así como la morfología del tracto de salida y los volúmenes del ventrículo derecho.

Para una correcta valoración de la válvula pulmonar, a partir del cine del tracto de salida del ventrículo derecho (TSVD), se realizarán cortes finos y sin espacio a través del borde libre de los velos de la pulmonar en sístole.

Estenosis pulmonar

El origen del flujo turbulento ayuda a diferenciar si la estenosis es valvular o de otro origen (subpulmonar o supravalvular).

Generalmente, se asocia a hipertrofia del ventrículo derecho, aplanamiento sistólico del septo y dilatación postestenótica de la arteria pulmonar.

La estimación de la gravedad de la estenosis se basa en el cálculo del **gradiente transvalvular pulmonar máximo y medio**, aplicando la ecuación de Bernoulli simplificada, mediante la secuencia de contraste de fase.

Insuficiencia pulmonar

En este caso, se objetivará un flujo turbulento diastólico dirigido al ventrículo derecho que, en caso de gravedad, suele asociarse a dilatación del ventrículo derecho y, en fases tardías, a dilatación del anillo tricuspídeo e insuficiencia tricuspídea, así como disfunción ventricular derecha, lo que confiere peor pronóstico.

La estimación de la gravedad de la insuficiencia pulmonar se realiza mediante el cálculo de la **fracción regurgitante mediante técnica de contraste de fase**: se planifica un corte justo en el margen distal de los velos pulmonares en sístole. Se considera que una insuficiencia pulmonar es grave cuando la fracción regurgitante es ≥ 40 %.

Además, es muy importante el cálculo de la función y volúmenes del ventrículo derecho, pues se considera que está indicada la cirugía en pacientes con insuficiencia pulmonar grave, con volúmenes telediastólico y telesistólico > 160 mL/m^2 y 82 mL/m^2, los cuales pueden normalizar los volúmenes tras la intervención.

Valvulopatía mitral

La utilidad de la RMC en el estudio de la valvulopatía mitral es menor que en la valvulopatía aórtica y pulmonar. Además, la alta prevalencia de fibrilación auricular en pacientes con valvulopatía mitral puede influir en la calidad de las imágenes.

De todos modos, en casos en los que el ecocardiograma no es concluyente y no se puede realizar un ecocardiograma transesofágico, la RMC puede ser una buena alternativa para valorar el mecanismo y gravedad de la insuficiencia mitral. Además, es útil para el seguimiento de los volúmenes y función sistólica izquierda en pacientes con insuficiencia mitral grave asintomática. En el caso de la evaluación de la estenosis mitral, la RMC presenta una menor utilidad.

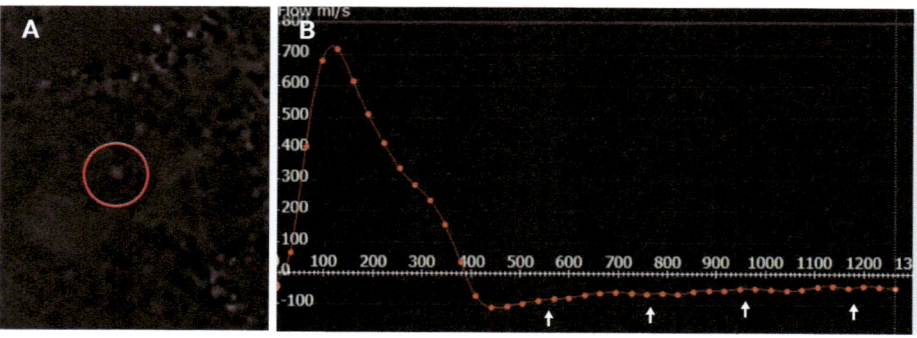
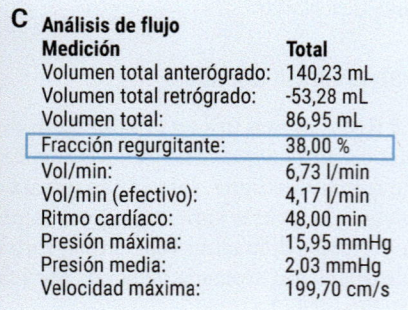

Figura 23-5. Secuencia de contraste de fase para el cálculo de la fracción regurgitante. Imagen de flujo por resonancia magnética cardíaca en la que se muestra el chorro regurgitante en el centro del círculo **(A)**. Curva de flujo en donde se observa el flujo regurgitante pandiastólico correspondiente a la insuficiencia aórtica **(B**, flechas). Valores de velocidades y flujo **(C)** en donde se observa el valor de la fracción regurgitante (38 %), compatible con una insuficiencia aórtica grave.

Estenosis mitral

En este caso, se objetivará un flujo turbulento de entrada en el ventrículo izquierdo (**Fig. 23-6**). Otros datos que nos orientan a estenosis mitral son la dilatación de la aurícula izquierda y de las venas pulmonares.

La estimación de la gravedad de la estenosis mitral se puede realizar mediante:

- Planimetría del área valvular mitral (AVM). El AVM se mide en el corte con el orificio menor. Es la técnica de elección.
- Gradiente medio transvalvular y tiempo de hemipresión: mediante secuencia de contraste de fase en un corte en posición ligeramente distal al borde de los velos valvulares. Esta técnica es menos empleada.

Insuficiencia mitral

En estos casos, se observa la presencia de un flujo turbulento sistólico en dirección a la aurícula izquierda. La RMC permite detectar, de forma precoz, la dilatación y el deterioro de la función ventricular izquierda en pacientes asintomáticos con insuficiencia mitral grave. Además, permite identificar el mecanismo de la insuficiencia mitral (v. **Fig. 23-6**).

La estimación de la gravedad de la insuficiencia mitral se puede realizar mediante:

- Fracción de regurgitación usando el método volumétrico: se puede medir el volumen regurgitante mitral por método indirecto, restando el flujo aórtico (obtenido por secuencia de contraste de fase) al volumen sistólico del ventrículo izquierdo (calculado mediante el análisis de Simpson). Posteriormente, para obtener la fracción regurgitante, se realiza el cociente entre el volumen regurgitante y el volumen sistólico del ventrículo izquierdo.
- Volumen regurgitante por diferencia volumétrica: consiste en usar el volumen sistólico derecho como referencia, si bien solo se puede emplear si no existen valvulopatías derechas asociadas.

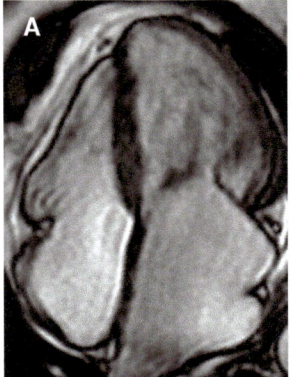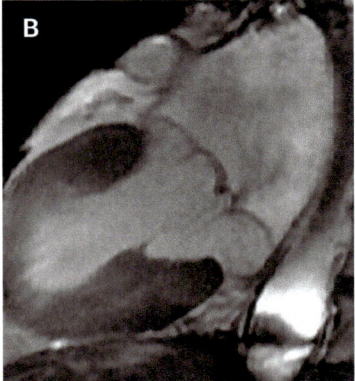

Figura 23-6. Secuencias de cine de resonancia magnética cardíaca (SSFP) en dos pacientes con valvulopatía mitral. **A)** Paciente con estenosis mitral grave reumática, en el que se puede observar la reducción de la apertura de la válvula mitral y la morfología en cúpula de los velos. **B)** Paciente con degeneración mixomatosa de la válvula mitral (Barlow) y prolapso de ambos velos.

Puede recomendarse utilizar, como criterio de insuficiencia mitral grave, una fracción regurgitante del 40 % o más, y un volumen regurgitante igual o superior a 55-60 mL.

La presencia de realce tardío de gadolinio en pacientes con insuficiencia mitral grave parece relacionarse con una mayor tasa de hospitalizaciones y reingresos.

Valvulopatía tricuspídea

En pacientes con valvulopatía tricuspídea, la RMC se realiza fundamentalmente para la valoración de los volúmenes y función del ventrículo derecho. Suelen ser casos con cardiopatías congénitas, especialmente la enfermedad de Ebstein.

Estenosis tricuspídea

La indicación de RMC en la estenosis tricuspídea es muy limitada. El método más sencillo para su cuantificación es la **medida del área valvular por planimetría**.

Insuficiencia tricuspídea

La cuantificación de la gravedad de la insuficiencia tricuspídea se puede realizar de igual modo que en la insuficiencia mitral, mediante la **fracción de regurgitación por método volumétrico**: restando el flujo pulmonar (obtenido por secuencia de contraste de fase) al volumen sistólico del ventrículo derecho (calculado mediante el análisis de Simpson). Posteriormente, para obtener la fracción regurgitante, se realiza el cociente entre el volumen regurgitante y el volumen sistólico del ventrículo derecho.

Desde el punto de vista clínico, es importante la valoración y seguimiento de los volúmenes y la función sistólica del ventrículo derecho, ya que presenta implicaciones pronósticas y es un indicador de mortalidad postoperatoria.

Prótesis valvulares

La evaluación de los pacientes con prótesis valvulares por RMC (1,5 o 3 T) es segura, y la metodología es la misma que la que se utiliza con las válvulas nativas.

Pero tiene el inconveniente de que se observa artefactos derivados de la presencia de material ferromagnético en la propia prótesis (prótesis mecánica) o en el anillo (prótesis biológicas o anillos), que dificultan su evaluación. De todos modos, se puede evaluar la gravedad de una fuga protésica

---

- La RMC es una técnica excelente para el diagnóstico y cuantificación de las valvulopatías, especialmente para las insuficiencias aórtica y pulmonar.
- Las secuencias de cine permiten una valoración semicuantitativa de los chorros de estenosis o insuficiencias, así como llevar a cabo la planimetría de las áreas de las estenosis. Además, permiten estudiar los volúmenes y función con una excelente precisión.
- Las secuencias de flujo se utilizan para cuantificar las velocidades máximas a través de la válvula y la fracción regurgitante.
- La RMC es de especial importancia en casos complejos, como las valvulopatías asociadas a cardiopatías congénitas.

siempre que los cortes de contraste de fase se planifiquen a cierta distancia de la prótesis.

RESONANCIA MAGNÉTICA CARDÍACA EN LA PATOLOGÍA DE GRANDES VASOS

La RMC, junto con la tomografía computarizada, constituyen las técnicas de elección en la valoración de los grandes vasos, tanto de la aorta (más allá de la raíz) como de la arteria pulmonar y sus ramas. En este apartado se valorarán las principales aportaciones de la RMC en este campo.

Aorta normal y variantes comunes

La aorta es la principal arteria del cuerpo, y su tamaño no debe superar los 40 mm en adultos sanos. Este diámetro está influido por la edad, el sexo, la superficie corporal y la presión arterial, y la tasa normal de expansión es de aproximadamente 0,9 mm/10 años en hombres y 0,7 mm/10 años en mujeres. Por lo tanto, las dimensiones aórticas normales deben indexarse por la superficie corporal y la edad, y un diámetro aórtico > 21 mm/m^2 se considera anormal.

Las zonas anatómicas en las que debe medirse el diámetro de la aorta ascendente son: el anillo aórtico, los senos de Valsalva, la unión sinotubular y la aorta ascendente (a nivel del tronco pulmonar). Otros sitios de medición incluyen el arco aórtico (entre el tronco braquiocefálico y la subclavia izquierda), el istmo (justo debajo de la arteria subclavia izquierda) y la aorta descendente proximal (a nivel del tronco pulmonar). Las medidas de la aorta abdominal incluyen aquellas realizadas a nivel diafragmático, tronco celíaco, arterias renales y antes de la bifurcación aortoilíaca.

La variante más frecuente de los troncos supraaórticos es el origen común del tronco braquiocefálico derecho y la arteria carótida izquierda (13 % de la población general), denominándose tronco bovino (**Fig. 23-7**). El origen independiente

de la arteria vertebral izquierda desde el cayado, en lugar de originarse de la arteria subclavia izquierda, también es muy frecuente (4-6 % de la población). La anomalía vascular congénita más común del arco aórtico, que ocurre en aproximadamente en el 1 % de los individuos, es la arteria subclavia derecha aberrante, que se origina distal a la arteria subclavia izquierda, discurre hacia la derecha y pasa por detrás del esófago. Su dilatación ostial/proximal da lugar al aneurisma o **divertículo de Kommerell**. Un arco aórtico derecho (arco aórtico que pasa a la derecha de la tráquea) se asocia con dos patrones principales de ramificación: ramificación en imagen especular, que se asocia con una alta tasa de anomalías cardíacas congénitas, y arco aórtico derecho con arteria subclavia izquierda aberrante, que tiene poca asociación con otras anomalías.

Patología aórtica

A continuación, se describen las enfermedades que afectan a la arteria aórtica.

Arteriosclerosis

La RMC permite visualizar y caracterizar la composición de las placas ateroscleróticas así como diferenciar la estructura del tejido en función de las propiedades magnéticas de los protones, con un excelente contraste de los tejidos blandos y una buena correlación con la ecocardiografía transesofágica (ETE).

Las secuencias de eco de espín (sangre negra) son útiles para identificar y caracterizar las placas aórticas y distinguir sus componentes. Al estar compuesto de ésteres de colesterol, el núcleo lipídico tiene un T2 corto, y aparecerá hipointenso en las imágenes potenciadas en T2; sin embargo, en las imágenes potenciadas en T1, aparecerá hiperintenso. Los componentes fibrocelulares de la placa son hiperintensos en

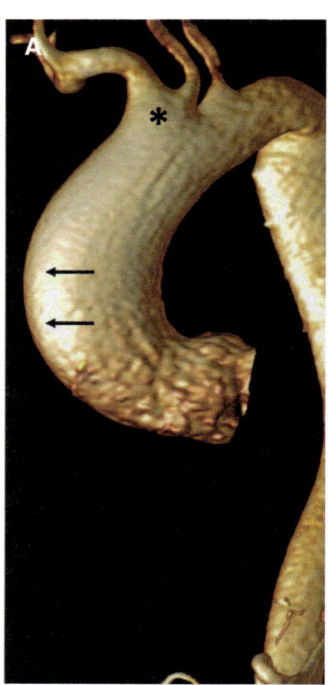
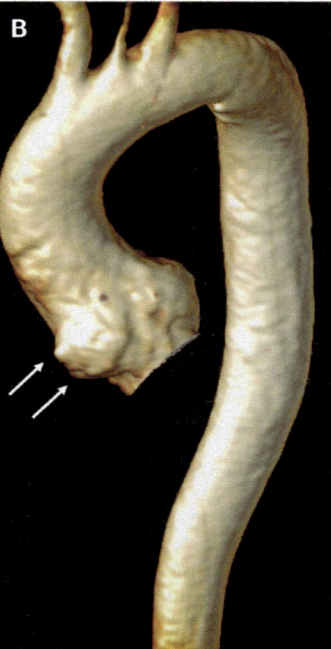
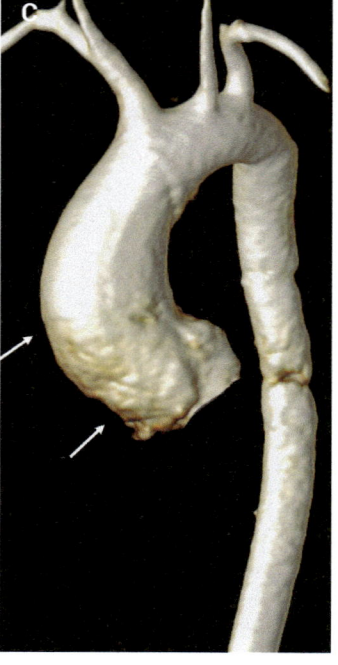

Figura 23-7. Angiografía 3D de tres pacientes con un aneurisma aórtico. **A)** Paciente con un aneurisma de aorta ascendente. **B)** Paciente con aneurisma de la raíz aórtica. **C)** Paciente con aneurisma de toda la aorta ascendente (raíz y porción tubular) (flechas).
Además, se puede observar el origen común del tronco braquiocefálico y la arteria subclavia izquierda (tronco bovino) en el paciente de la izquierda (*).

T2 e isointensos en T1. Los depósitos de calcio pueden verse como regiones hipointensas dentro de la placa en imágenes potenciadas en T1, densidad protónica y T2. La capa fibrosa, el núcleo lipídico, el trombo organizado o fresco y las áreas de calcificación o necróticas han sido bien caracterizadas en estudios realizados tanto *in vitro* como *in vivo*. Otro aspecto interesante es la posibilidad de detectar actividad inflamatoria de la placa de ateroma con la administración de contraste. La hipercaptación de gadolinio por la placa determina una acumulación de macrófagos que indica que esta presenta un componente inflamatorio.

Aneurisma aórtico

Los aneurismas se dividen según su morfología en: fusiformes (con afectación de toda la circunferencia aórtica) y saculares (con afectación parcial de ella), creando formaciones excéntricas que pueden presentar un cuello. Los seudoaneurismas o falsos aneurismas se caracterizan por la ausencia de un número variable de sus capas y típicamente presentan morfología sacular.

Los aneurismas de la aorta torácica generalmente ocurren como resultado de afecciones ateroscleróticas, inflamatorias (como la aortitis), hereditarias (como el síndrome de Marfan) o hemodinámicas (valvulopatía aórtica, un traumatismo o una coartación). Los aneurismas a menudo se descubren de forma ocasional, siendo la aorta ascendente la más comúnmente afectada.

> **!** Se diagnostica un aneurisma cuando la aorta ascendente es >50 mm, la aorta descendente >40 mm y el Z-*score* ≥ 2 en la población pediátrica. La RMC es una técnica fiable para evaluar los aneurismas aórticos.

La secuencia de angiografía por resonancia magnética (angioRM) tridimensional es muy precisa para estudiar la localización, la extensión y el diámetro de un aneurisma, y su relación con las ramas vasculares de la aorta. Se recomienda combinar imágenes de angioRM con imágenes de sangre negra, que son muy útiles para detectar alteraciones en la pared y estructuras adyacentes (v. **Fig. 23-7**). Cuando el aneurisma afecta a la aorta ascendente, se recomienda realizar un estudio funcional a través de la válvula aórtica mediante secuencias de cine/RM y secuencias de contraste de fase, para descartar enfermedad valvular asociada. En los últimos años, las secuencias de flujo 4D han permitido comprender la fisiopatología de la dilatación aórtica en pacientes con bloqueo auriculoventricular (BAV). El BAV induce un mayor flujo rotacional que produce un esfuerzo cortante anormal y asimétrico de la pared de la aorta ascendente que determina su dilatación (**Fig. 23-8**).

> **!** El principal predictor de rotura o disección aórtica es el tamaño del aneurisma. Los aneurismas de la aorta ascendente de tamaño superior o igual a 60 mm, y los de la aorta torácica descendente de tamaño superior o igual a 70 mm tienen elevado riesgo de rotura, por lo que la cirugía preventiva está indicada generalmente a los 55 mm y a los 60 mm, respectivamente.

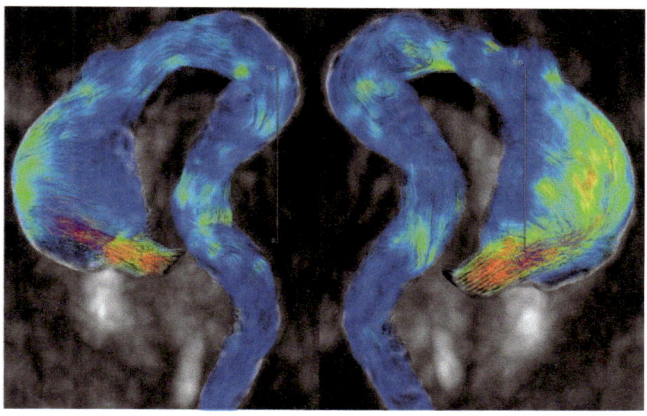

Figura 23-8. Imagen de flujo 4D-*flow* en un paciente con un aneurisma de aorta ascendente. Se puede observar cómo el flujo se dirige de forma excéntrica hacia la pared anterior de la aorta y con un importante componente rotacional.

Sin embargo, si el caso es apto para cirugía endovascular, se recomienda la implantación de endoprótesis en la descendente a los 55 mm. El punto de corte quirúrgico para la aorta ascendente se rebaja en los pacientes con factores de riesgo añadidos (expansión rápida, enfermedad aórtica genética como síndrome de Marfan, talla baja, válvula bicúspide).

Síndrome aórtico agudo

Las entidades clásicas son la disección aórtica, el hematoma intramural aórtico, la úlcera penetrante aguda y la rotura total o parcial traumática. En la fase aguda, el uso de la RMC está limitado por la poca disponibilidad, la claustrofobia del paciente y la duración del estudio.

El diagnóstico de **disección aórtica** se basa en la demostración del colgajo de íntima que separa la luz verdadera de la falsa. El protocolo estándar de RMC debe comenzar con secuencias de sangre negra. Es importante adquirir imágenes con un campo de visión amplio que incluya toda la aorta, desde el cayado hasta la bifurcación aórtica. En el plano axial, el colgajo de la íntima se detecta como una estructura lineal recta dentro de la luz aórtica (**Fig. 23-9**). La secuencia de angioRM ha demostrado ser superior a las secuencias de sangre negra en la evaluación de la extensión de la disección y la afectación de los troncos supraaórticos. Sin embargo, debido a la limitación de esta técnica para visualizar la pared aórtica y las estructuras adyacentes, el protocolo de disección aórtica debe incluir ambas secuencias.

La información anatómica sobre la disección aórtica debe describir la extensión de la disección y la perfusión de los vasos sanguíneos desde la luz verdadera o falsa. Las secuencias de contraste de fase tienen un papel prometedor en la evaluación funcional de la disección aórtica mediante la cuantificación del flujo en ambas luces y la posibilidad de establecer patrones hemodinámicos de riesgo de dilatación progresiva. Un aumento de la presión de la luz falsa es un factor importante asociado con la dilatación aórtica. Los signos indirectos de presión alta en la luz falsa incluyen compresión de la luz verdadera, trombosis parcial de la luz falsa o el patrón de velocidad del flujo en la luz falsa.

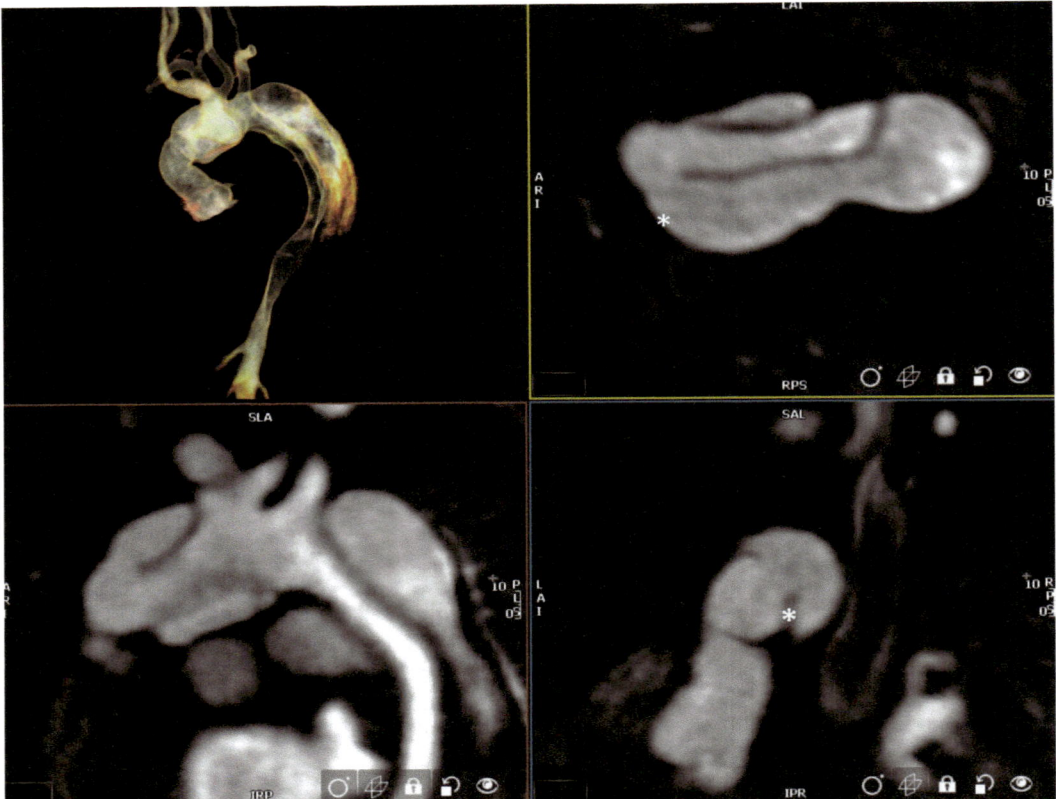

Figura 23-9. Resonancia magnética cardíaca de un paciente con una disección aórtica. Se puede observar la presencia del *flap* o colgajo intimomedial que separa la verdadera luz, con mayor intensidad de señal, de la falsa luz. Además, se observan las puertas de entrada(*).

La gran cantidad de información que ofrece la RMC, la convierte en una técnica muy útil para la planificación de la cirugía o para el seguimiento de los pacientes en fase crónica.

El **hematoma intramural (HIM)** es el resultado de la rotura espontánea de los *vasa vasorum* en la pared aórtica, sin evidencia de desgarro intimal inicial. La RMC juega un papel importante en el diagnóstico del hematoma intramural, pues el mayor contraste que ofrece entre tejidos permite visualizar pequeños hematomas intramurales que pueden pasar desapercibidos en la tomografía computarizada.

El hallazgo típico es la presencia de un engrosamiento de la pared aórtica (semilunar o concéntrico) con señal hiperintensa en las secuencias de sangre negra (tanto potenciadas en T1 como en T2). En la fase hiperaguda, el hematoma muestra una señal isointensa en las imágenes potenciadas en T1 y una señal hiperintensa en las imágenes potenciadas en T2. Desde las primeras 24-72 horas, el cambio de oxihemoglobina a metahemoglobina es responsable de una señal hiperintensa en las imágenes potenciadas en T1 y T2 (**Fig. 23-10**). Las técnicas de supresión grasa son importantes para diferenciar la grasa periaórtica del HIM. Los trombos murales pueden presentarse con una morfología de semiluna que imita la morfología del HIM, lo que dificulta el diagnóstico diferencial por TC o ETE. Esta diferenciación es más fácil con la RMC, ya que la trombosis mural muestra una señal hipointensa o isointensa tanto en secuencias potenciadas en T1 como en T2.

La evolución del HIM puede resultar en reabsorción, formación de aneurisma o disección. Dado su campo de visión más amplio, la RMC y la TC son mejores que la ETE para definir esta evolución dinámica. Además, la RMC ofrece la posibilidad de monitorizar la evolución del sangrado intramural y visualizar nuevos episodios de resangrado intramural asintomático.

La **úlcera aterosclerótica penetrante** se describe como una lesión aterosclerótica que penetra la lámina elástica, lo que generalmente conduce a un hematoma dentro de la capa media, pero que también puede evolucionar a una verdadera disección o rotura aórtica. El diagnóstico se basa en la visualización de una imagen en forma de cráter a nivel de la pared aórtica y un desgarro de la capa íntima. En la secuencia de angio-RM, la úlcera aórtica se reconoce fácilmente como una evaginación llena de contraste, de tamaño variable y con bordes irregulares (**Fig. 23-11**). En las secuencias de sangre negra se puede visualizar una rotura de la íntima con extensión de la úlcera a la capa media engrosada, que puede estar asociada a un hematoma intramural.

A pesar de la utilidad de la RMC en el **traumatismo aórtico**, la complejidad, pluripatología e inestabilidad de estos pacientes limitan su uso en la gran mayoría de casos, debido al tiempo de exploración y necesidad de colaboración del paciente.

Aortitis

Las enfermedades inflamatorias de la aorta se pueden clasificar en dos grandes subgrupos: aortitis de etiología inespecífica o desconocida (aortitis de Takayasu, enfermedad de Behçet, aortitis de células gigantes, enfermedad de Kawasaki, espondilitis anquilosante) y aortitis específicas, en las que la aortitis es la consecuencia de una enfermedad inflamatoria de origen conocido (por ejemplo, aortitis sifilítica).

Los hallazgos típicos son un marcado engrosamiento irregular de la pared aórtica, junto con lesiones fibrosas que son

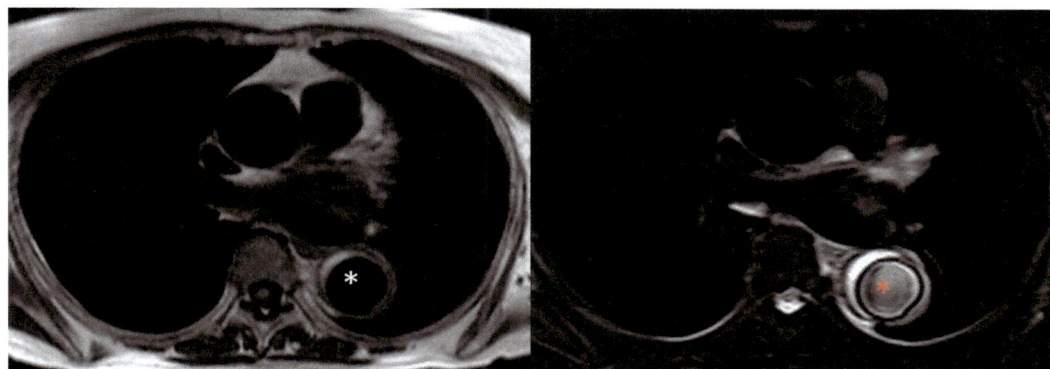

Figura 23-10. Estudio de resonancia magnética cardíaca que muestra la presencia de un hematoma intramural a nivel de la aorta descendente en dos pacientes diferentes. En ambas imágenes se puede observar la presencia de una señal hiperintensa en secuencias potenciadas en T1 (*) correspondientes a las zonas de sangrado.

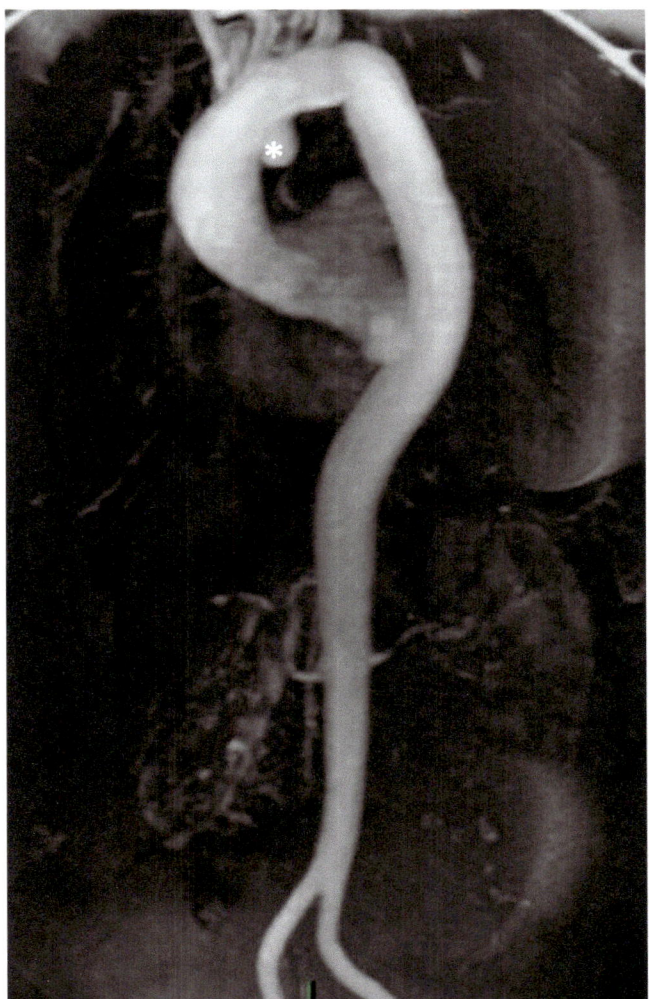

Figura 23-11. Angiografía por resonancia magnética de un paciente con una úlcera penetrante. Se observa la evaginación de la pared aórtica a nivel del cayado aórtico proximal (*).

la pared vascular y el posible edema asociado (**Fig. 23-12**). La secuencia de angio-RM, tras la inyección de contraste, permite determinar las áreas de estenosis y la formación de aneurismas saculares en los vasos afectados, y la presencia de circulación colateral. Las imágenes de sangre negra potenciadas en T1 con saturación grasa poscontraste permiten valorar la inflamación a partir de la captación mural de contraste, así como distinguir posibles trombos murales.

> **!** La ventaja potencial de la RMC respecto a la TC es la ausencia de radiación ionizante y la mejor detección de la inflamación. Además, la RMC permite realizar un control de la respuesta al tratamiento corticoide/inmunosupresor y la detección de recidivas bajo tratamiento de forma fiable.

La implantación de los equipos híbridos de PET/RM puede tener un gran impacto en el algoritmo diagnóstico de las vasculitis.

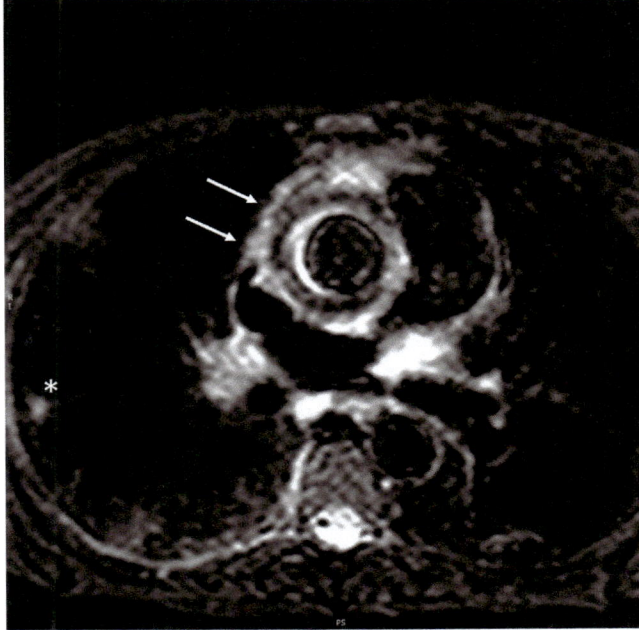

Figura 23-12. Imagen eco de espín potenciada en T2, en una paciente con una aortitis de Takayasu. Se observa el engrosamiento periaórtico con una señal hiperintensa (flechas). Además, se observa la presencia de adenopatías inflamatorias, también brillantes, en T2 (*).

el resultado del proceso inflamatorio de la media que puede conducir a lesiones estenóticas (enfermedad de Takayasu), aneurismas de la aorta y sus principales ramas o insuficiencia aórtica, por dilatación de la raíz aórtica.

La RMC compite con la TC y la tomografía por emisión de positrones (PET/TC) en el estudio de las vasculitis. Las secuencias de sangre negra potenciadas en T2 con saturación grasa permiten valorar el engrosamiento circunferencial de

- La RMC constituye una alternativa para el diagnóstico de la patología de grandes vasos y su seguimiento.
- En el protocolo se deben combinar, siempre, secuencias de sangre negra potenciadas en T1 y T2 (precontraste y poscontraste) con secuencias de angioRM.
- Su capacidad de caracterización tisular de la pared del vaso y el mayor contraste que ofrece entre tejidos convierten a la RMC en una técnica muy útil en el diagnóstico diferencial de la patología aórtica aguda (especialmente en el hematoma intramural).
- Al tratarse de una técnica no invasiva y sin radiación ionizante, la RMC es una técnica ideal para el seguimiento de la patología aórtica crónica.

RESONANCIA MAGNÉTICA CARDÍACA EN LA PATOLOGÍA DEL PERICARDIO

El pericardio es una estructura fibroserosa avascular que envuelve el corazón y los grandes vasos, y tiene como funciones mantener la posición del corazón en el tórax, protegerlo de infecciones, conservar su geometría e igualar la distensibilidad de ambos ventrículos manteniendo la relación presión-volumen de las cavidades cardíacas (interdependencia ventricular). Está constituido por dos capas: pericardio visceral adherido al miocardio y pericardio parietal, separados por el espacio pericárdico (una cavidad virtual que puede contener hasta 10-50 mL de líquido pericárdico fisiológico).

En el estudio con resonancia magnética cardíaca, en las secuencias de eco de espín potenciadas en T1, el pericardio normal se ve como una línea fina (grosor máximo < 2 mm), regular, hipointensa, de difícil visualización en ausencia de grasa epicárdica o mediastínica adyacentes (**Fig. 23-13**). En las secuencias de cine precesión libre en estado estacionario (SSFP), se presenta como una línea hipointensa, de más fácil identificación en presencia de líquido pericárdico, que suele ser hiperintenso.

Pericarditis aguda

Su etiología más frecuente es viral o idiopática, y el diagnóstico se basa en la anamnesis y el electrocardiograma. La RMC no es la técnica de primera elección; sin embargo, puede ser útil en casos de dolor torácico no filiado y si se sospecha afectación miocárdica concomitante (miopericarditis).

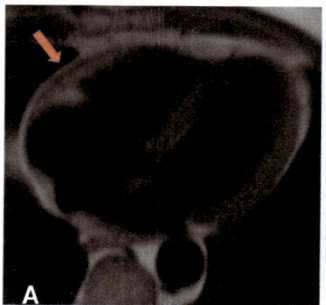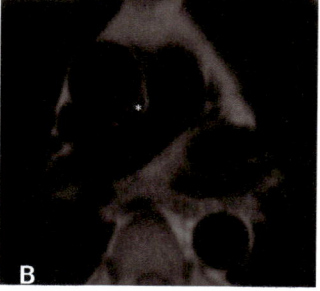

Figura 23-13. Secuencia de sangre negra potenciada en T1. **A)** Se visualiza un pericardio de aspecto normal como una línea fina (grosor máximo < 2 mm), regular e hipointensa. **B)** Plano axial a nivel del tronco de la pulmonar donde se visualiza el receso pericárdico (*).

En la fase aguda, la inflamación del pericardio habitualmente avascular determina la formación de un tejido de granulación hipervascularizado, con depósito de fibrina y acumulación de una cantidad variable de líquido pericárdico. El pericardio se presenta engrosado (> 2 mm de grosor), y la extensión del engrosamiento, así como la cantidad de derrame, se pueden apreciar en las secuencias potenciadas en T1 y en las secuencias de cine SSFP. En las secuencias potenciadas en T2, la inflamación se traduce en hiperintensidad de señal del pericardio, aunque su identificación puede ser dificultosa por la presencia de derrame pericárdico, también hiperintenso. Finalmente, la hipervascularización permite la captación de contraste en las secuencias de realce tardío a nivel del pericardio (**Fig. 23-14**).

El comportamiento del pericardio en las secuencias potenciadas en T2 y de realce tardío es útil no solo para el diagnóstico, sino también para el manejo clínico del paciente. Así, la presencia de hiperintensidad en T2 y de realce tardío es indicativa de inflamación aguda activa, que puede responder al inicio o con intensificación de antiinflamatorios. Por otro lado, si no existe hiperintensidad en las secuencias potenciadas en T2, pero sí realce tardío, se trata probablemente de una pericarditis en fase subaguda o en resolución con la terapéutica antiinflamatoria. Finalmente, el paciente con pericarditis constrictiva, pero sin hiperintensidad en T2 ni realce tardío, se encuentra probablemente en una fase crónica de la patología, es improbable que mejore con tratamiento médico y, generalmente, requerirá pericardiectomía.

En un 15-30 % de los pacientes, la pericarditis es recurrente. En estos casos, la presencia de realce tardío pericárdico ha demostrado tener valor pronóstico: cuanto menor es la extensión del realce tardío, mayor es la probabilidad de remisión clínica.

Pericarditis constrictiva

La pericarditis constrictiva es consecuencia de un pericardio engrosado e inelástico que limita el llenado diastólico de ambos ventrículos. Aparece hasta en el 1 % de pacientes tras pericarditis aguda, pero es más frecuente después de una pericarditis tuberculosa (40-50 %) o purulenta (30-40 %).

Los signos sugestivos de constricción por RMC son:

- Engrosamiento pericárdico (mayor especificidad si > 5-6 mm).
- *Notch* o muesca protodiastólica del septo interventricular.
- Deformación cónica del ventrículo derecho y tubular del ventrículo izquierdo (**Fig. 23-15**).
- Adherencias del pericardio y reducción de su movilidad, valorado mediante secuencias de cine o *tagging*.
- Signos de interdependencia ventricular, con desplazamiento del septo interventricular hacia la izquierda, con la inspiración forzada, mediante secuencias en tiempo real.

En estos casos, la información aportada por la RMC es relevante para el manejo del paciente. Así, cuando existe pericarditis recurrente, los que presentan mayor engrosamiento del pericardio y más realce tardío (es decir, signos de

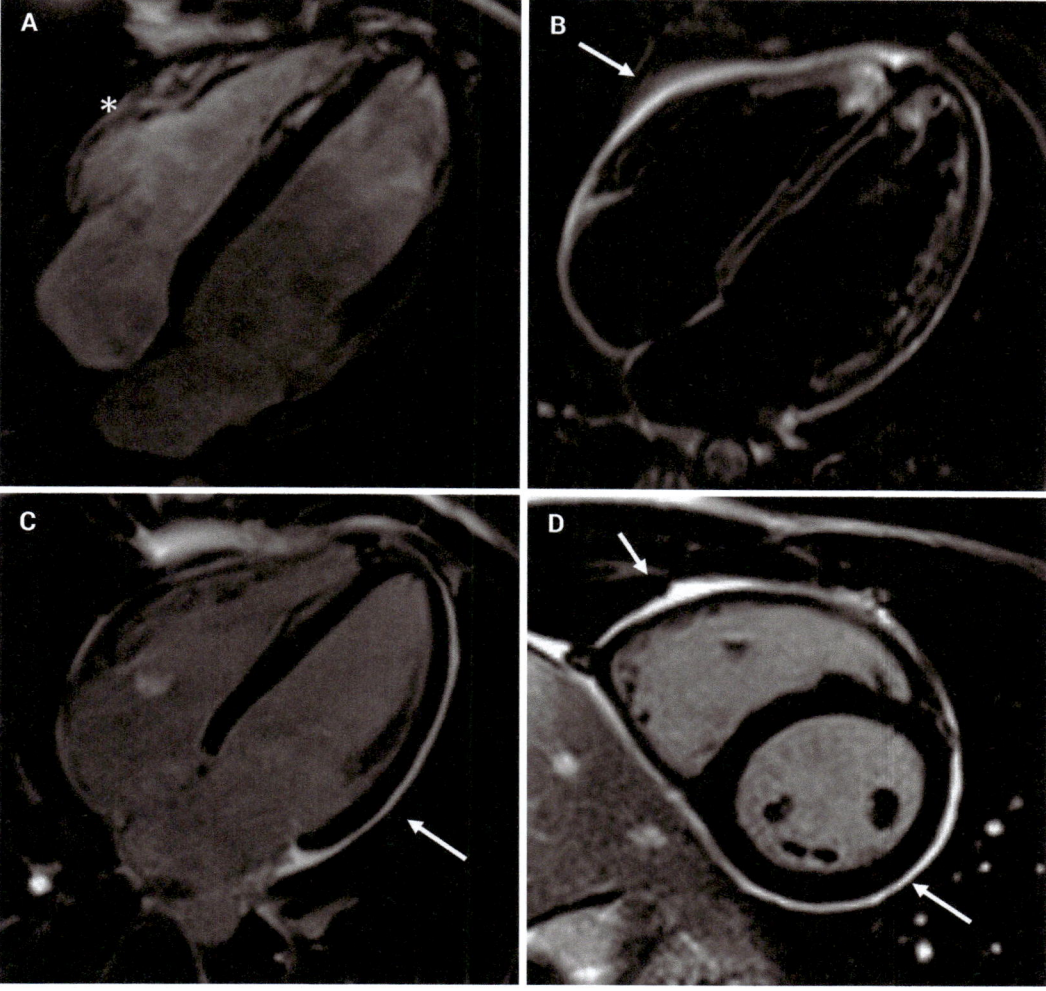

Figura 23-14. Caso de pericarditis aguda. **A)** Secuencia de cine-RM en plano cuatro cámaras, donde se visualiza un ligero engrosamiento del pericardio a nivel anterior (*). **B)** Secuencia sangre negra potenciada en T2 (STIR) donde se objetiva una hiperintensidad difusa del pericardio sugestiva de edema/inflamación aguda (flecha). **C)** y **D)** Secuencia de realce tardío de gadolinio en cuatro cámaras y eje corto, respectivamente, donde se visualiza una captación de contraste difusa y homogénea a nivel del pericardio, lo que sugiere inflamación aguda (flecha).

inflamación activa) suelen mejorar al instaurar tratamiento antiinflamatorio. Además, el manejo de estos pacientes guiado por RMC permite reducir la dosis total de antiinflamatorios.

Derrame pericárdico y taponamiento cardíaco

En estos casos, la RMC suele ser complementaria a la información ecocardiográfica (técnica de primera elección). Sin embargo, suele ser más sensible para detectar derrame encap-

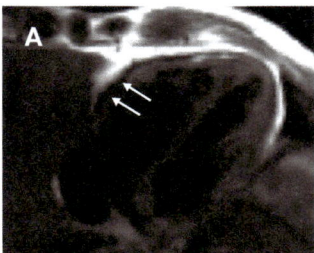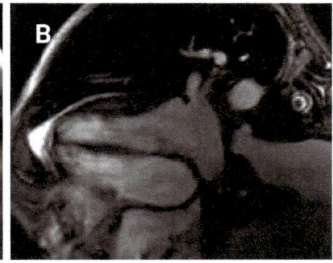

Figura 23-15. Caso de pericarditis constrictiva. **A)** Secuencia de sangre negra potenciada en T1 donde se visualiza un pericardio de aspecto engrosado a nivel de la pared libre del ventrículo derecho (flechas). **B)** Secuencia de cine-RM en plano cuatro cámaras donde se visualiza un ventrículo izquierdo de aspecto tubular característico de la pericarditis constrictiva.

sulado, lesiones asociadas (por ejemplo, rotura cardíaca postinfarto) y en la valoración de la naturaleza del derrame (trasudado, exudado, hemático, etc.). Para esto último, se utilizarán secuencias cine y secuencias potenciadas en T1 y/o T2. Los trasudados son típicamente hipointensos en T1 e hiperintensos en T2 y secuencias de cine. En cambio, los exudados tienen una señal hiperintensa en T1, intermedia o hipointensa en T2, e intermedia en secuencias de cine. La presencia de tabicaciones o loculaciones sugiere derrame complicado. En los derrames hemáticos, la señal depende del tiempo de evolución. En la hemorragia aguda, la señal es hiperintensa en T1, en T2 y en secuencias cine, pero en los de evolución subaguda-crónica son hipointensos en secuencias potenciadas en T1 y T2.

La fisiología del taponamiento será mejor estudiada con ecocardiografía, pero la RMC permite valorar con secuencias cine, en tiempo real y en inspiración forzada, la interdependencia ventricular o el colapso de cavidades.

• La RMC no constituye la técnica de primera elección para el estudio de la patología del pericardio.
• La RMC supera a la ecografía en la valoración anatómica del pericardio (grosor y distribución del engrosamiento).

- La RMC aporta información complementaria muy relevante en la detección de la inflamación: engrosamiento pericárdico, hiperintensidad en secuencias potenciadas en T2 y captación de contraste en secuencias de realce tardío. Un pericardio con estas características puede responder al tratamiento médico.
- La RMC es más sensible que la ecografía en la detección de derrame encapsulado y lesiones asociadas, así como en la valoración de la naturaleza del derrame: trasudado, exudado o hemático.

RESONANCIA MAGNÉTICA CARDÍACA EN LA VALORACIÓN DE LAS MASAS CARDÍACAS

Los tumores cardíacos son una entidad poco frecuente y representan una pequeña proporción de las neoplasias. Entre los tumores cardíacos, los tumores primarios son extremadamente raros (con una prevalencia aproximada del 0,02 %), en comparación con los tumores cardíacos secundarios o metástasis (con una prevalencia aproximada estimada del 10 %). Otras masas intracardíacas no tumorales, como trombos intracavitarios, son mucho más frecuentes en la práctica clínica habitual.

La ecocardiografía transtorácica es la técnica más utilizada para la valoración inicial de las masas cardíacas. Pero presenta algunas desventajas, como un limitado campo de visión, una limitada resolución espacial (especialmente en pacientes con mala ventana ecocardiográfica) y escasa capacidad para una caracterización tisular. La tomografía computarizada también es una técnica útil en el estudio de tumores cardíacos, si bien la dosis de radiación es una de las desventajas más importantes de esta técnica.

La RMC es la prueba de elección para el estudio de masas cardíacas, pues ofrece diversas ventajas, como:

- Mayor campo de visión: permite valorar la relación de la masa con las cavidades cardíacas, así como la afectación de estructuras extracardíacas.
- Alta resolución espacial y temporal, así como capacidad multiplanar.
- Caracterización de las masas: permite valorar el componente graso, quístico o fibroso, así como zonas necróticas en su interior.
- Empleo de contraste: permite valorar el grado de vascularización.

Clasificación de las masas cardíacas

Las masas cardíacas se pueden clasificar de diferentes formas. Si bien no existen características definitivas que permitan diferenciar entre tumores benignos y malignos, sí que presentan propiedades que pueden orientar hacia benignidad o malignidad.

Los tumores malignos suelen presentar márgenes irregulares y mal definidos, con signos de infiltración del miocardio y estructuras vecinas (generalmente el pericardio), suelen tener una base de implantación amplia, afectan a más de una cavidad cardíaca, con mayor predilección por las cavidades derechas, presentan un crecimiento a través de un gran vaso

y suelen ser heterogéneos, con presencia de necrosis central. Por el contrario, los tumores benignos suelen presentan márgenes lisos y bien definidos, sin infiltración de miocardio ni estructuras vecinas, tener a una base de implantación pediculada, afectar a una única cavidad, con mayor predilección por las cavidades izquierdas, y ser homogéneos con mínima captación de realce tardío de gadolinio o sin ella (**Tabla 23-1**).

Tumores cardíacos primarios

Los tumores cardíacos primarios son muy poco frecuentes.

Tumores benignos

La mayoría de los tumores cardíacos primarios son benignos.

Mixoma

El mixoma es el tumor cardíaco primario más frecuente. Se suele manifestar en la edad adulta, entre los 30 y 60 años, siendo más frecuente en mujeres.

Su localización más habitual es la aurícula izquierda (75 % de los casos), y la mayoría se anclan a través de un pedículo al septo interauricular próximo a la fosa oval. Otras localizaciones menos frecuentes son la aurícula derecha (20 %) y los ventrículos (5 %). Son tumores solitarios y su tamaño varía entre 1 y 15 cm. Su composición microscópica es heterogénea, con áreas de necrosis, hemorragia, fibrosis y calcificación. Macroscópicamente, suelen ser redondeados u ovalados, bien definidos, lisos, con origen en el endocardio y muy móviles.

En la RMC, los mixomas suelen presentar una señal heterogénea. En las secuencias potenciadas en T1 presentan una señal isointensa o hipointensa. En las secuencias potenciadas en T2 presentan una señal hiperintensa, dado el alto contenido en agua. En la perfusión de primer paso no suelen captar gadolinio pues, generalmente, son tumores poco vascularizados. En las secuencias de realce tardío muestran una captación moderada y heterogénea, con zonas sin captación secundarias a áreas de necrosis, calcificación y hemorragia. Pueden tener una capa de trombo superficial. Las secuencias en modo cine (SSFP) son muy útiles para localizar el punto de anclaje y valorar el movimiento de la tumoración y su relación con la válvula mitral (**Fig. 23-16**).

Fibroelastoma

El fibroelastoma papilar es el segundo tumor benigno más frecuente y se suelen localizar a nivel valvular (el 80-90 % se encuentran en la válvula aórtica o mitral), si bien pueden asentar en otras localizaciones, como el ápex del ventrículo izquierdo, aparato subvalvular y tracto de salida. Por lo general, son tumores pequeños (menos de 1 cm), pediculados y móviles.

La RMC no es una técnica tan útil como en otros tumores, pues se trata de masas pequeñas y móviles de difícil valoración por esta técnica. En las secuencias de cine se objetivará una masa valvular de pequeño tamaño, muy móvil, homogénea e hipointensa en relación con la sangre. En las secuencias

Tabla 23-1. Resumen de lo principales tumores y sus principales características

	Tumor	Localización	Morfología	Cine	T1	T1 + saturación grasa	T2 (STIR)	Perfusión de primer paso	Realce tardío
Benignos	Mixoma	• Auricula izquierda • Septo interauricular	Pediculado, liso o velloso, heterogéneo	Móvil	Hipointenso/isointenso	No	Hiperintenso	No/mínimo	Sí
	Fibroelastoma papilar	Valvular	Pequeño, pediculado y liso	Móvil	Hipointenso/isointenso	No	Isointenso/hiperintenso	No	Sí
	Lipoma	• Intracavitario • Intramiocárdico	Encapsulado, bien definido	Puede ser móvil	Hiperintenso	Sí	Hipointenso	No	No
	Hemangioma	Cualquier cavidad (intramiocárdico/intracavitario)	Lobulado	Puede ser móvil	Isointenso	No	Hiperintenso (+)	Sí	Sí
	Rabdomioma	Ventricular	Liso, base ancha	Intramiocárdico	Isointenso	No	Hiperintenso (ligero)	No	No/mínimo
	Fibroma	Ventricular	Liso, calcificado	Intramiocárdico	Hipointenso/isointenso	No	Hiperintenso	No	Sí (++)
	Paraganglioma	• Auricula derecha • Raíz aórtica (alrededor)	Bien definido, homogéneo	No móvil	Hipointenso	No	Hiperintenso (+)	No	Sí
Malignos	Angiosarcoma	Auricula derecha	Lobulado, infiltrante, base ancha	Intramiocárdico	Isointenso/heterogéneo	No	Hiperintenso	Sí	Sí (heterogéneo)
	Rabdomiosarcoma	Cualquier cavidad	Múltiples, afectación valvular	Puede ser móvil	Isointenso	No	Isointenso	Sí	Sí
	Sarcoma no diferenciado	Auricula izquierda	Lobulado, base ancha	Intramiocárdico	Hipointenso/isointenso	No	Hiperintenso	Sí	Sí (heterogéneo)
	Osteosarcoma	Auricula izquierda	Lobulado, calcificación	Intramiocárdico	Isointenso	No	Hiperintenso	Sí	Sí
	Leiomiosarcoma	Auricula izquierda	Lobulado, base ancha	Intramiocárdico	Isointenso	No	Hiperintenso	Sí	Sí
	Linfoma	Auricula derecha	Lobulado, mal definido, derrame pericárdico	Intramiocárdico	Hipointenso/isointenso	No	Iso intenso/hiperintenso (ligero)	No/mínimo	Sí (ligero)
	Metástasis	Cualquier cavidad	Lobulada, irregular, derrame pericárdico	Intramiocárdico	Isointenso	No	Hiperintenso	Sí	Sí
Otros	Trombo	- Aurículas - Ventrículo izquierdo	Liso, bien definido	Intracavitario	Hipointenso	No	Hipointenso	No	No
	Hipertrofia lipomatosa	- Aurículas	Engrosamiento del septo interauricular		Hiperintenso	Sí	Hipointenso	No	No
	Calcificación caseosa	Válvula mitral	Redondeada, bien definida		Hipointenso	No	Hipointenso	No	Circunferencial periférica

STIR: secuencias de recuperación de inversión de tau corta.

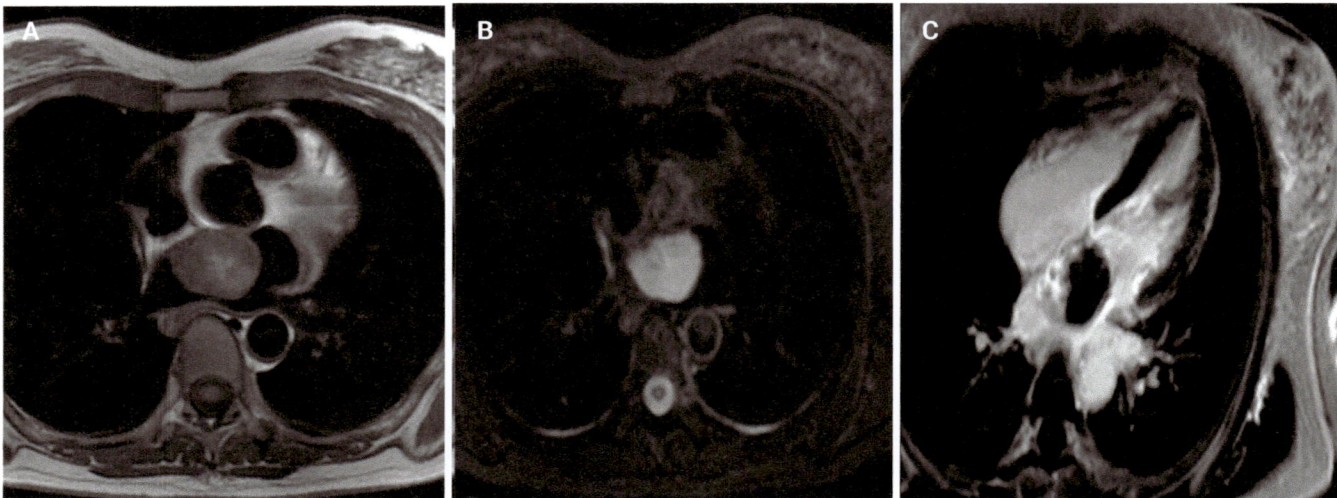

Figura 23-16. Estudio de resonancia magnética cardíaca de un paciente con un mixoma cardíaco. **A)** Imagen potenciada en T1 donde se aprecia una masa hipointensa, de bordes bien definidos y adherida al septo interauricular de la aurícula izquierda; **B)** Imagen potenciada en T2 donde la masa presenta una señal hiperintensa; **C)** Imagen de realce tardío donde se objetiva una captación heterogénea con una zona de captación más intensa, periférica, con zonas sin captación.

potenciadas en T1 presenta una señal isointensa o hipointensa. En las secuencias potenciadas en T2 aparece una señal isointensa o hiperintensa. No hay perfusión de primer paso y, en las secuencias de realce tardío, muestra captación de contraste.

Lipoma

El lipoma es el tercer tumor benigno más frecuente. Son tumores bien definidos, encapsulados y homogéneos. Pueden ser intracavitarios, intramiocárdicos o intrapericárdicos. Se suelen localizar a nivel del ventrículo izquierdo y aurícula derecha. La mayoría son asintomáticos y se diagnostican de forma casual.

En RMC, los lipomas se presentan como masas bien definidas y homogéneas con un comportamiento de señal igual a la grasa corporal. En las secuencias potenciadas en T1 presentan una señal hiperintensa. En las secuencias potenciadas en T2 presentan una señal hiperintensa (menor intensidad). Sin embargo, el diagnóstico lo proporcionan las secuencias de supresión grasa (T1 con supresión grasa y/o secuencias STIR/SPIR) que anulan la señal del tumor, por lo que aparece hipointenso. No presentan perfusión de primer paso ni captación de realce tardío de gadolinio (**Fig. 23-17**).

Hemangioma

El hemangioma cardíaco es un tumor de naturaleza vascular, que representa el 5-10 % de los tumores cardíacos primarios benignos. Afectan a un amplio grupo de edades. Pueden ser intracavitarios o intramiocárdicos. Se suelen localizar a nivel de los ventrículos, si bien se pueden ubicar en cualquier cámara.

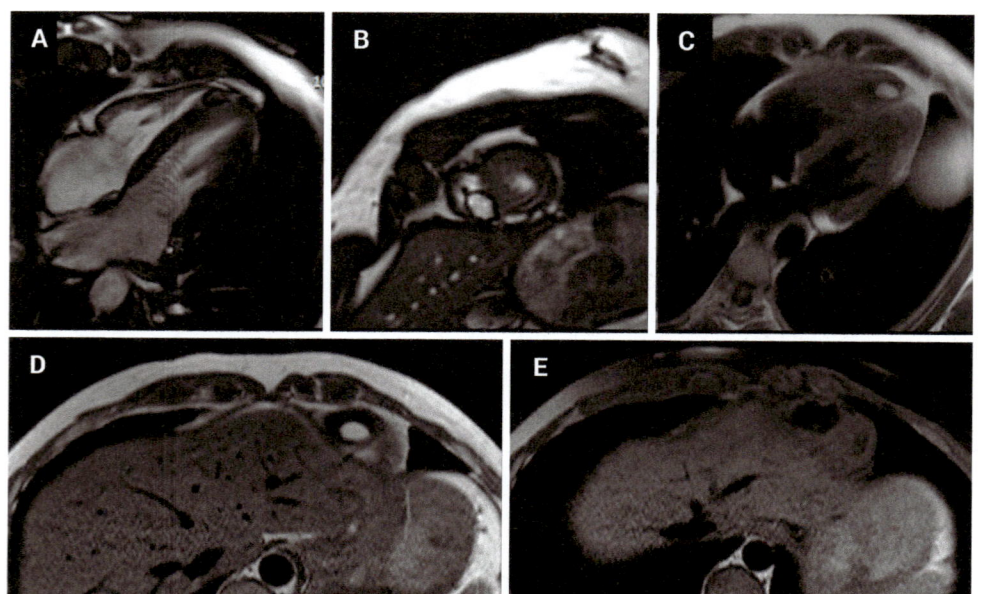

Figura 23-17. Estudio de resonancia magnética cardíaca en paciente con lipoma cardíaco. **A** y **B)** Secuencias de cine donde se objetiva una masa nodular bien definida, a nivel del ventrículo derecho, con señal hiperintensa y con un borde hipointenso debido al artefacto de *chemical shift*. Las características de la señal son similares a la grasa subcutánea, hiperintensa en T1, imagen en cuatro cámaras **(C)** y en un plano axial estricto **(D)**, con anulación de la señal cuando se añade un pulso de saturación grasa **(E)**.

En RMC, los hemangiomas son heterogéneos. En las secuencias potenciadas en T1 suelen ser isointensos. En las secuencias potenciadas en T2 son hiperintensos. Presentan una marcada hiperintensidad en la perfusión de primer paso (contenido vascular), con marcada captación de contraste en las secuencias de realce tardío (**Fig. 23-18**).

Rabdomioma

El rabdomioma es el tumor cardíaco benigno más frecuente en la infancia. Suele diagnosticarse en la etapa neonatal y la mayoría se resuelven con la edad. Un 50 % se asocian a esclerosis tuberosa. Se trata de tejido hamartomatoso que crece en el espesor miocárdico.

En RMC, los rabdomiomas suelen ser múltiples, homogéneos e intramiocárdicos. En las secuencias potenciadas en T1 son isointensos. En las secuencias potenciadas en T2 son ligeramente hiperintensos. No presentan perfusión de primer paso y la captación de contraste en el realce tardío es mínima o nula. Pueden ser difíciles de diagnosticar porque pueden tener una intensidad de señal parecida al miocardio.

Fibroma

El fibroma cardíaco es el segundo tumor más frecuente en la edad pediátrica. Dado que la mayoría son asintomáticos, se pueden encontrar en adultos jóvenes. Son solitarios y de mayor tamaño (varían de 2 a 70 mm), pudiendo crecer y obliterar la cavidad. Están compuestos por tejido fibroso

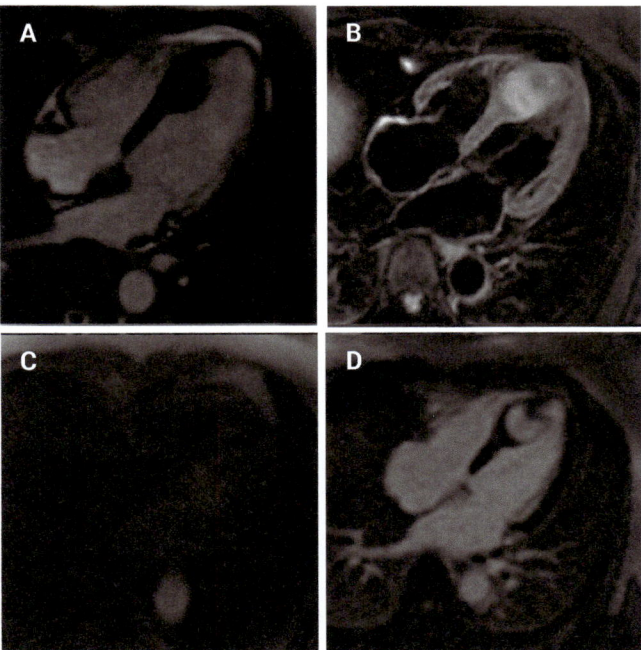

Figura 23-18. Paciente con hemangioma cardíaco. **(A)** Secuencia de cine cuatro cámaras donde se objetiva una masa intramiocárdica nodular que simula una «seudohipertrofia» a nivel del septo inferior medio y septo apical. **(B)** Secuencia potenciada en T2 (STIR), donde la masa presenta una señal hiperintensa, con perfusión de primer paso **(C)** y captación homogénea de realce tardío **(D)**.

y pueden presentar calcificación central. Por lo general, son tumores intramurales y asientan en la pared ventricular, típicamente en el septo interventricular.

En RMC, los fibromas se muestran homogéneos e isointensos en las secuencias potenciadas en T1 e hiperintensos en las secuencias potenciadas en T2; si existe calcificación central, puede objetivarse una hipointensidad central. Dado que es un tumor avascular, no presenta perfusión de primer paso; sin embargo, se muestra hiperintenso en la secuencia de realce tardío (masa con importante componente de espacio extracelular por donde difunde el gadolinio).

Tumores malignos

Los tumores cardíacos primarios malignos son raros y menos frecuentes que los primarios benignos. Los más frecuentes son los sarcomas (90-95 %) y, dentro de estos, los angiosarcomas (40 %) en el adulto y los rabdomiosarcomas en la infancia.

Angiosarcoma

El angiosarcoma es el tumor cardíaco primario maligno más frecuente. Se suele presentar entre la tercera y la quinta década de la vida, de predominio en hombres y con mal pronóstico, pues suele presentar metástasis en el momento del diagnóstico. Su localización más habitual es la aurícula derecha, cerca del surco auriculoventricular, con invasión de estructuras adyacentes como la válvula tricúspide, venas cavas, ventrículo derecho y pericardio (es frecuente el derrame pericárdico).

En RMC, los angiosarcomas se presentan como una masa isointensa con zonas hiperintensas (focos de hemorragia) e hipointensas (zonas de necrosis) en las secuencias potenciadas en T1. En las secuencias potenciadas en T2, muestran una señal predominantemente hiperintensa. Presentan una marcada perfusión de primer paso, dado que son tumores es hipervascularizados. En las secuencias de realce tardío se muestran heterogéneos con zonas hiperintensas por captación de contraste (zona más periférica) y zonas hipointensas (zona más central) que corresponden a áreas necróticas.

Rabdomiosarcoma

El rabdomiosarcoma es el tumor primario maligno más frecuente en la edad pediátrica. Suelen ser múltiples y, frecuentemente, con afectación valvular, a diferencia de otros sarcomas. En RMC, se muestran isointensos en las secuencias potenciadas en T1, e isointensos o ligeramente hiperintensos en las secuencias potenciadas en T2. Presentan perfusión de primer paso y, generalmente, un realce heterogéneo por zonas de necrosis.

Tumores cardíacos secundarios/metástasis

Las metástasis cardíacas son más prevalentes que los tumores cardíacos primarios (entre 20 y 40 veces más frecuentes). Se encuentran en el 10 % de las autopsias de pacientes oncológicos. Las neoplasias malignas que más metastatizan en el corazón son: el melanoma, el cáncer de pulmón, mama y riñón.

En RMC, la mayoría de las metástasis suelen ser hipointensas en relación con el miocardio en las secuencias potenciadas en T1, e hiperintensas en las secuencias potenciadas en T2, a excepción de las metástasis de melanoma, que suelen ser hiperintensas en las secuencias potenciadas en T1 por las características paramagnéticas de la melanina. Suelen presentar perfusión de primer paso y una captación heterogénea en la secuencia de realce tardío (**Fig. 23-19**). Como se ha mencionado anteriormente, suelen ir asociadas a derrame pericárdico hemorrágico/exudativo, que se suele caracterizar por ser hiperintenso en las secuencias potenciadas en T1, a diferencia de los derrames de tipo trasudados, que suelen ser más hipointensos.

Masas cardíacas no tumorales/seudotumores

Se distinguen el trombo intracardíaco, la hipertrofia lipomatosa y el quiste pleuropericárdico.

Trombo intracardíaco

Los trombos son la causa más frecuente de masa intracardíaca. La mayoría se presentan en cavidades izquierdas, concretamente en el ventrículo izquierdo, y suelen ser una complicación en pacientes con antecedente de cardiopatía isquémica y disfunción sistólica. Otra localización es en la aurícula izquierda en caso de fibrilación auricular y/o valvulopatía mitral.

En RMC, los trombos intraventriculares se suelen localizar en zonas acinéticas y se presentan como masas hipointensas en relación con la sangre y el miocardio en las secuencias de cine. Durante la administración de gadolinio, no presentan perfusión de primer paso, y en la secuencia de realce tardío, aparecen como una masa de muy baja señal en relación con la sangre de la cavidad y el realce tardío del área de necrosis/fibrosis subyacente. Otra secuencia que se suele emplear es la de realce precoz (con un tiempo de inversión alto a los pocos segundos de finalizar la administración de gadolinio), que permite identificar claramente

el trombo (muy baja señal) en relación con la sangre de la cavidad y el miocardio (alta señal) (**Fig. 23-20**).

Hipertrofia lipomatosa

Se trata de una hipertrofia de la grasa a nivel del septo interauricular. Se suele presentar en edades avanzadas, en pacientes obesos y se asocia con la presencia de grasa epicárdica.

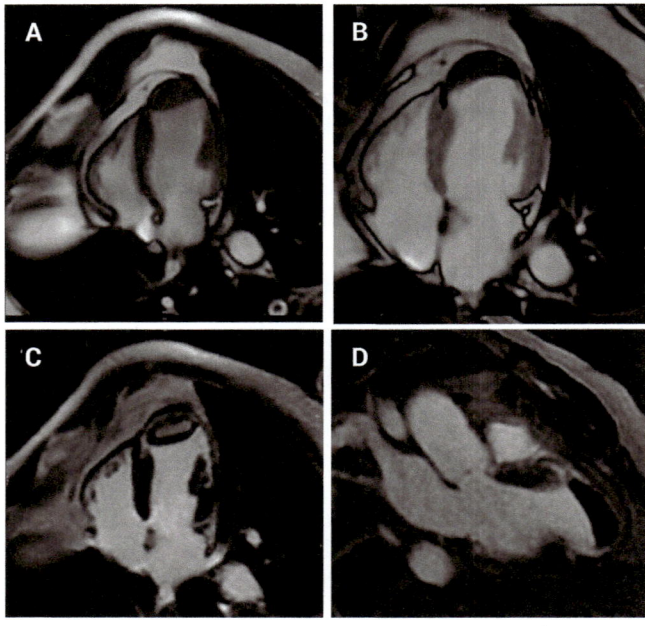

Figura 23-20. Paciente con antecedente de cardiopatía isquémica. Se observa una masa a nivel apical, isointensa en las secuencias cine (**A**), hipointensa respecto al miocardio tras la administración de contraste (**B**). Adyacente a la masa, se observa una extensa zona de adelgazamiento miocárdico y acinesia con evidencia de realce tardío transmural (**C** y **D**). Todo ello es sugestivo de cardiopatía isquémica con extenso infarto transmural en territorio de la arteria descendente anterior y con un trombo apical de grandes dimensiones.

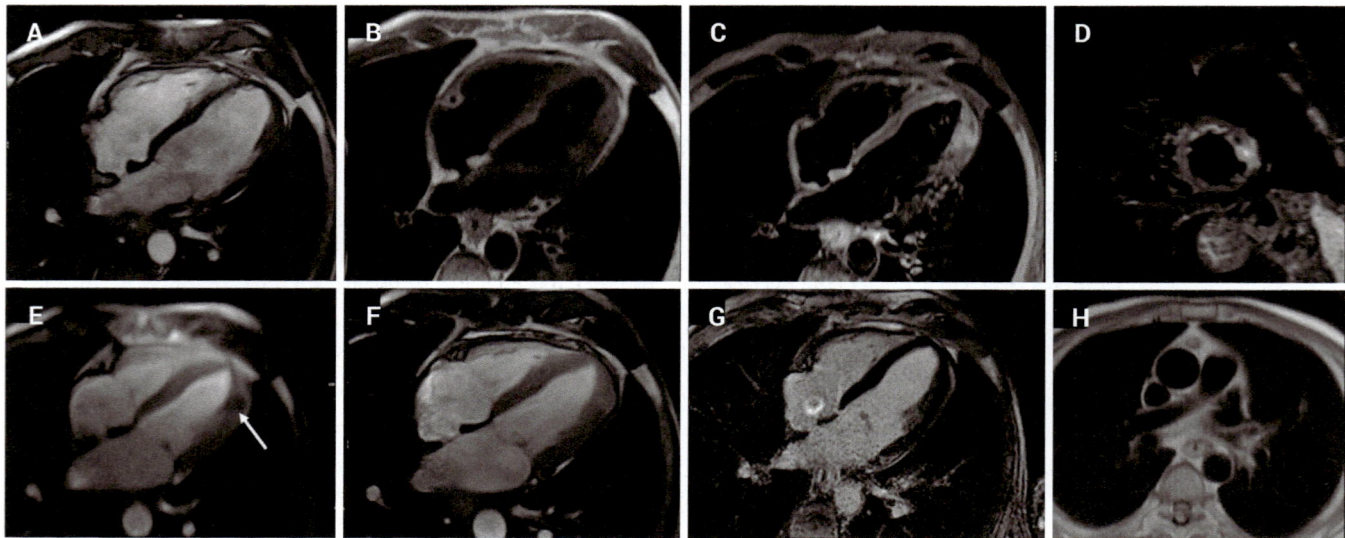

Figura 23-19. Paciente con antecedente de neoplasia esofágica. En la resonancia magnética cardíaca se observa una imagen nodular lateral apical en las secuencias de cine precontraste (**A**) y poscontraste (**E** y **F**), isointensa en T1 (**B**), hiperintensa en las secuencias STIR (**C** y **D**), con leve perfusión en las secuencias de primer paso de contraste (**E**) y sin realce tardío (**G**). Se concluye que se trata de una masa sugestiva de metástasis cardíaca en un paciente con neoplasia esofágica (**H**, engrosamiento difuso del esófago).

En RMC, la hipertrofia lipomatosa se presenta hiperintensa de forma homogénea en las secuencias potenciadas en T1, y se anula con la secuencia de supresión grasa, lo que demuestra su naturaleza grasa. A diferencia del lipoma, no se encuentra encapsulado, afecta al septo interauricular (respetando la fosa oval) y presenta un grosor de, al menos, 20 mm (**Fig. 23-21**).

Quiste pleuropericárdico

Las localizaciones más frecuentes son a nivel del ángulo cardiofrénico derecho, seguida del cardiofrénico izquierdo y, más raro, en el mediastino anterior o posterior. Su tamaño es muy variable. En RMC se presentan como estructuras de bordes lisos y bien definidas, hipointensas en T1 y muy hiperintensas en T2, sin perfusión de primer paso ni captación de realce tardío.

Estructuras cardíacas normales

Existen diversas estructuras cardíacas que se deben conocer y no confundir con tumores.

- ***Crista terminalis***: engrosamiento nodular a nivel de la pared posterior de la aurícula derecha que se extiende desde la vena cava superior hasta la cava inferior.
- **Ligamento de Coumadin**: banda de tejido auricular en la unión de la orejuela izquierda con la vena pulmonar superior izquierda.
- **Válvula de Eustaquio**: limita la aurícula derecha con la desembocadura de la cava inferior.
- **Válvula de Tebesio**: limita la aurícula derecha con el seno coronario.
- **Red de Chiari**: red fibrosa a nivel de la región inferior de la *crista terminalis* o de la válvula de Eustaquio, que se extiende por la aurícula derecha.
- **Banda moderadora del ventrículo derecho**: banda muscular que se extiende desde el septo interventricular hasta la pared lateral del ventrículo derecho.

Todas estas estructuras cardíacas presentan una intensidad de señal igual a la del miocardio sano en las secuencias de resonancia magnética cardíaca.

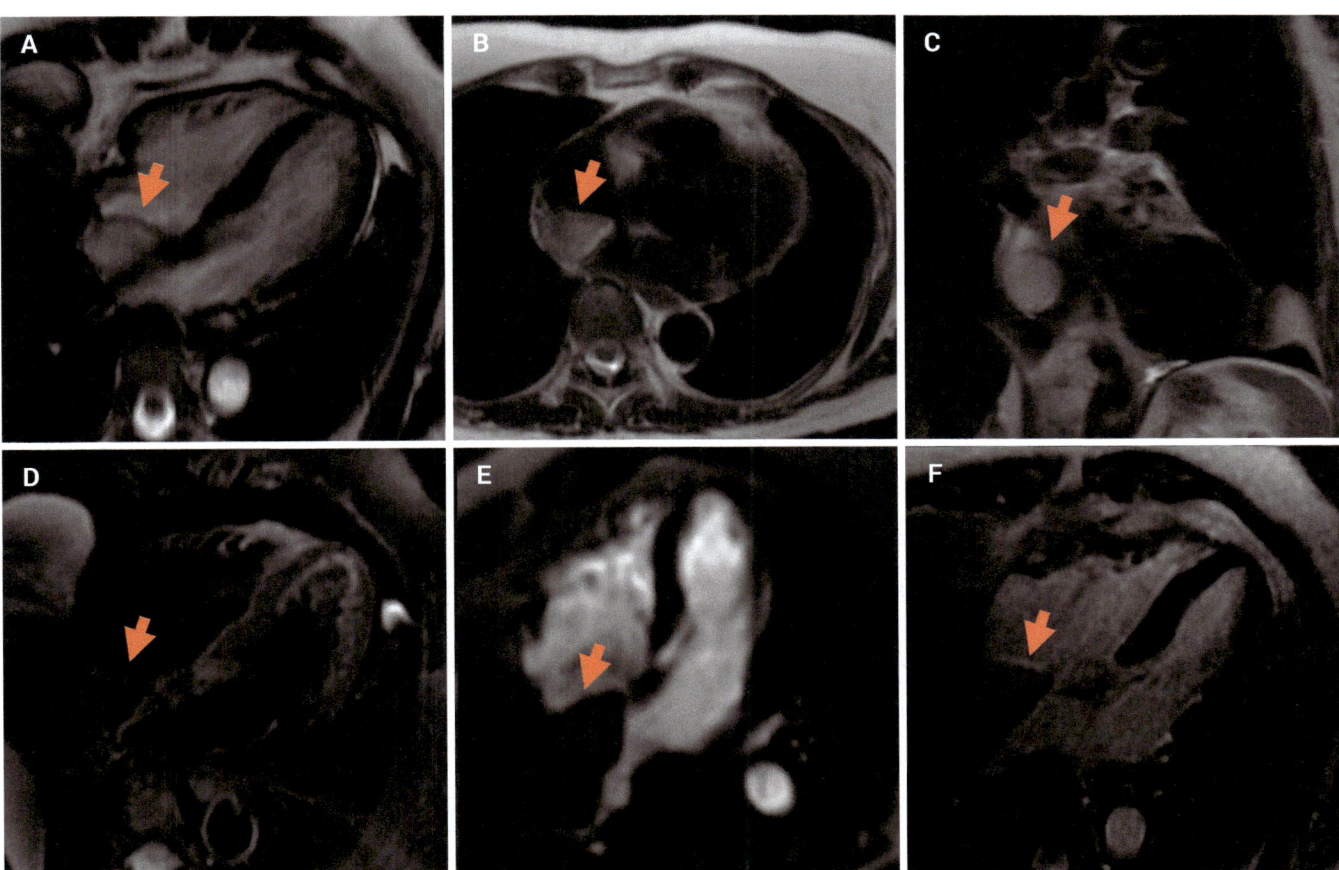

Figura 23-21. A) Secuencia de cine en cuatro cámaras donde se objetiva una masa redondeada y bien delimitada junto al septo interauricular, por encima del techo de la aurícula derecha. **B** y **C)** Secuencias de sangre negra en plano axial y coronal potenciadas en T1, donde la masa presenta una señal hiperintensa. **D)** Secuencia de sangre negra potenciada en T2 con pulso de supresión grasa, donde la masa se muestra hipointensa. **E)** Ausencia de perfusión de primer paso. **F)** Ausencia de captación de realce tardío de gadolinio. Todo ello es sugestivo de hipertrofia lipomatosa del septo.

PUNTOS CLAVE

- Entre los tumores cardíacos, los primarios son mucho menos frecuentes que los tumores secundarios. Las metástasis cardíacas son más prevalentes (entre 20 y 40 veces más frecuentes).
- El 75 % de los tumores primarios cardíacos son benignos.
- El mixoma auricular es el tumor benigno más frecuente en adultos, que aparece como una masa isointensa en T1, hiperintensa en T2, sin perfusión de primer paso y con realce tardío heterogéneo.
- El angiosarcoma es el tumor cardíaco maligno más frecuente y aparece como una masa hiperintensa en T2, por su alta vascularización, y con presencia de realce tardío. Suele tener bordes irregulares e infiltrar estructuras adyacentes.
- Las metástasis cardíacas suelen ser masas intramiocárdicas hiperintensas en secuencias potenciadas en T2; suelen presentar perfusión de primer paso y una captación de realce tardío heterogéneo.
- Los trombos intracavitarios son las masas cardíacas más frecuentes. Suelen aparecer en pacientes con cardiopatía isquémica o disfunción ventricular significativa. Son masas isointensas en T1 y T2, sin perfusión y sin captación de contraste en secuencias de realce tardío.

BIBLIOGRAFÍA

Ammash NM, Dearani JA, Burkhart HM, Connolly HM. Pulmonary regurgitation after tetralogy of Fallot repair: clinical features, sequelae, and timing of pulmonary valve replacement. Congenit Heart Dis 2007;2(6):386-403. doi: 10.1111/j.1747-0803.2007.00131.x.

Aquaro GD, Barison A, Cagnolo A, Todiere G, Lombardi M, Emdin M. Role of tissue characterization by Cardiac Magnetic Resonance in the diagnosis of constrictive pericarditis. Int J Cardiovasc Imaging. 2015;31(5):1021-31. doi: 10.1007/S10554-015-0648-4.

Araoz PA, Mulvagh SL, Tazelaar HD, Julsrud PR, Breen JF. CT and MR imaging of benign primary cardiac neoplasms with echocardiographic correlation. Radiographics. 2000;20(5):1303-19. doi: 10.1148/radiographics.20.5.g00se121303.

Bogaert J, Francone M. Pericardial disease: Value of CT and MR imaging. Radiology. 2013;267(2):340-56. doi: 10.1148/radiol.13121059.

Cosyns B, Plein S, Nihoyanopoulos P, Smiseth O, Achenbach S, Andrade MJ, et al. European Association of Cardiovascular Imaging (EACVI) position paper: Multimodality imaging in pericardial disease. Eur Heart J Cardiovasc Imaging. 2015;16(1):12-31. doi: 10.1093/ehjci/jeu128.

Cremer PC, Tariq MU, Karwa A, Alraies MC, Benatti R, Schuster A, et al. Quantitative assessment of pericardial delayed hyperenhancement predicts clinical improvement in patients with constrictive pericarditis treated with anti-inflammatory therapy. Circ Cardiovasc Imaging. 2015;8(5). doi: 10.1161/CIRCIMAGING.114.003125.

Davies RR, Gallo A, Coady MA, Tellides G, Botta DM, Burke B, et al. Novel measurement of relative aortic size predicts rupture of thoracic aortic aneurysms. Ann Thorac Surg. 2006;81(1):169-7. doi: 10.1016/j.athoracsur.2005.06.026.

Devereux RB, de Simone G, Arnett DK, Best LG, Boerwinkle E, Howard BV, et al. Normal limits in relation to age, body size and gender of two-dimensional echocardiographic aortic root dimensions in persons ≥ 15 years of age. Am J Cardiol. 2012;110(8):1189-94. doi: 10.1016/j.amjcard.2012.05.063.

Djavidani B, Debl K, Lenhart M, Seitz J, Paetzel C, Schmid FX, et al. Planimetry of mitral valve stenosis by magnetic resonance imaging. J Am Coll Cardiol. 2005;45(12):2048-53. doi: 10.1016/J.JACC.2005.03.036.

Esposito A, De Cobelli F, Ironi G, Marra P, Canu T, Mellone R, et al. CMR in the assessment of cardiac masses: primary malignant tumors. JACC Cardiovasc Imaging. 2014;7(10):1057-61. doi: 10.1016/J.JCMG.2014.08.002.

Evangelista A, Mukherjee D, Mehta RH, O'Gara PT, Fattori R, Cooper JV, et al. Acute intramural hematoma of the aorta. Circulation. 2005;111(8):1063-70. doi: 10.1161/01.CIR.0000156444.26393.80.

Fayad ZA, Nahar T, Fallon JT, Goldman M, Aguinaldo JG, Badimon JJ, et al. In vivo magnetic resonance evaluation of atherosclerotic plaques in the human thoracic aorta: a comparison with transesophageal echocardiography. Circulation. 2000;101(21):2503-9.

Garg P, Swift AJ, Zhong L, Carlhäll CJ, Ebbers T, Westenberg J, et al. Assessment of mitral valve regurgitation by cardiovascular magnetic resonance imaging. Nat Rev Cardiol. 2019;17(5):298-312. doi: 10.1038/s41569-019-0305-z.

Gulsin GS, Singh A, McCann GP. Cardiovascular magnetic resonance in the evaluation of heart valve disease. BMC Med Imaging. 2017;17(1):67. doi: 10.1186/S12880-017-0238-0.

Hagan PG, Nienaber CA, Isselbacher EM, Bruckman D, Karavite DJ, Russman PL, et al. The International Registry of Acute Aortic Dissection (IRAD): new insights into an old disease. JAMA. 2000;283(7):897-903. doi: 10.1001/jama.283.7.897.

Harris AW, Krieger EV, Kim M, Cawley PJ, Owens DS, Hamilton-Craig C, et al. Cardiac Magnetic Resonance Imaging Versus Transthoracic Echocardiography for Prediction of Outcomes in Chronic Aortic or Mitral Regurgitation. Am J Cardiol. 2017;119(7):1074-81. doi: 10.1016/J.AMJCARD.2016.12.017.

Hoey ET, Shahid M, Ganeshan A, Baijal S, Simpson H, Watkin RW. MRI assessment of cardiac tumours: part 1, multiparametric imaging protocols and spectrum of appearances of histologically benign lesions. Quant Imaging Med Surg. 2014;4(6):478-88. doi: 10.3978/j.issn.2223-4292.2014.11.23.

Kau T, Sinzig M, Gasser J, Lesnik G, Rabitsch E, Celedin S, et al. Aortic development and anomalies. Semin Intervent Radiol. 2007;24(2):141-52. doi: 10.1055/s-2007-980040.

Kumar A, Sato K, Yzeiraj E, Betancor J, Lin L, Tamarappoo BK, et al. Quantitative Pericardial Delayed Hyperenhancement Informs Clinical Course in Recurrent Pericarditis. JACC Cardiovasc Imaging. 2017;10(11):1337-46. doi: 10.1016/J.JCMG.2016.10.020.

Lee JC, Branch KR, Hamilton-Craig C, Krieger EV. Evaluation of aortic regurgitation with cardiac magnetic resonance imaging: a systematic review. Heart. 2018;104(2):103-10. doi: 10.1136/HEARTJNL-2016-310819.

Meller J, Strutz F, Siefker U, Scheel A, Sahlmann CO, Lehmann K, et al. Early diagnosis and follow-up of aortitis with [18F]FDG PET and MRI. Eur J Nucl Med Mol Imaging. 2003;30(5):730-6. doi: 10.1007/s00259-003-1144-y.

Mercer-Rosa L, Yang W, Kutty S, Rychik J, Fogel M, Goldmuntz E. Quantifying pulmonary regurgitation and right ventricular function in surgically repaired tetralogy of Fallot: a comparative analysis of echocardiography and magnetic resonance imaging. Circ Cardiovasc Imaging. 2012;5(5):637-43. doi: 10.1161/CIRCIMAGING.112.972588.

Musa TA, Treibel TA, Vassiliou VS, Captur G, Singh A, Chin C, et al. Myocardial Scar and Mortality in Severe Aortic Stenosis. Circulation. 2018;138(18):1935-47. doi: 10.1161/CIRCULATIONAHA.117.032839.

Nayak KS, Nielsen JF, Bernstein MA, Markl M, D Gatehouse P, M Botnar R, et al. Cardiovascular magnetic resonance phase contrast imaging. J Cardiovasc Magn Reson. 2015;17(1):1-26. doi: 10.1186/S12968-015-0172-7/FIGURES/14.

Oosterhof T, van Straten A, Vliegen HW, Meijboom FJ, van Dijk AP, Spijkerboer AM, et al. Preoperative thresholds for pulmonary valve replacement in patients with corrected tetralogy of Fallot using cardiovascular magnetic resonance. Circulation. 2007;116(5):545-51. doi: 10.1161/CIRCULATIONAHA.106.659664.

Pun SC, Plodkowski A, Matasar MJ, Lakhman Y, Halpenny DF, Gupta D, et al. Pattern and Prognostic Implications of Cardiac Metastases Among Patients With Advanced Systemic Cancer Assessed With Cardiac Magnetic Resonance Imaging. J Am Heart Assoc. 2016;5(5)e003368 doi: 10.1161/JAHA.116.003368.

Richens D, Kotidis K, Neale M, Oakley C, Fails A. Rupture of the aorta following road traffic accidents in the United Kingdom 1992–1999. The results of the co-operative crash injury study. Eur J Cardiothoracic Surg. 2003;23(2):143-8. doi: 10.1016/S1010-7940(02)00720-0.

Rodríguez-Palomares JF, Lozano-Torres J, Dentamaro I, Valente FX, Avilés AS, García-Moreno LG, et al. Predictors of cardiovascular outcomes after surgery in severe tricuspid regurgitation: clinical, imaging and hemodynamic prospective study. Rev Esp Cardiol. (Engl Ed) 2021;74(8):655-63. doi: 10.1016/j.rec.2020.09.008.

Shenoy C, Grizzard JD, Shah DJ, Kassi M, Reardon MJ, Zagurovskaya M, et al. Cardiovascular magnetic resonance imaging in suspected cardiac tumour: a multicentre outcomes study. Eur Heart J. 2021;43(1):71-80. doi: 10.1093/eurheartj/ehab635.

Sparrow PJ, Kurian JB, Jones TR, Sivananthan MU. MR imaging of cardiac tumors. Radiographics. 2005;25(5):1255-76. doi: 10.1148/RG.255045721.

Vahanian A, Beyersdorf F, Praz F, Milojevic M, Baldus S, Bauersachs J, et al. 2021 ESC/EACTS Guidelines for the management of valvular heart disease. Eur Heart J. 2022;43(7):561-632. doi: 10.1093/eurheartj/ehab395.

Resonancia magnética cardíaca en el estudio de las cardiopatías congénitas

24

I. Valverde Pérez y P. Caro Domínguez

OBJETIVOS

- Comprender el análisis segmentario cardíaco para poder describir las cardiopatías congénitas más frecuentes.
- Describir las opciones, los puntos fuertes y las limitaciones más relevantes de la resonancia magnética cardiovascular en pacientes con cardiopatías congénitas.
- Comprender la información clínica que puede aportar: evaluación de las conexiones anatómicas, la función ventricular, la viabilidad miocárdica, las mediciones del flujo y la angiografía.
- Ser capaz de descubrir las cardiopatías más prevalentes, como defectos septales, coartación de aorta, transposición de grandes vasos o tetralogía de Fallot.

INTRODUCCIÓN

La resonancia magnética cardíaca (RMC) ha revolucionado el diagnóstico y el tratamiento de las cardiopatías congénitas (CC) tanto en niños como en adultos. Los avances de esta tecnología, tanto a nivel de adquisición como de visualización, han permitido que la RMC se integre en la práctica clínica habitual, desplazando como *gold standard* a otras técnicas existentes como el cateterismo o la gammagrafía de perfusión. Es importante destacar los dos grandes puntos fuertes de esta técnica de imagen: permite una evaluación detallada de la anatomía cardiovascular 3D, combinada con datos fisiológicos de función y flujo. Ello hace que la RMC ofrezca una perspectiva única para el tratamiento de muchos pacientes con cardiopatías congénitas. La RMC es una técnica difícil de dominar, y en este capítulo se revisarán los requisitos técnicos y su aplicación en pacientes con cardiopatías congénitas complejas.

Las cardiopatías congénitas tienen una incidencia de entre 6 y 8 por cada 1.000 recién nacidos. Las mejoras en el diagnóstico y el tratamiento han llevado a un aumento de la prevalencia de pacientes con cardiopatías congénitas que alcanzan la edad adulta. El diagnóstico por imagen es clave para evaluar la anatomía y la fisiología: ayuda a perfeccionar las decisiones de tratamiento, permite evaluar el resultado de las intervenciones y orienta el pronóstico. La ecocardiografía se mantiene como la primera línea de la evaluación de imagen para los pacientes con cardiopatías congénitas, ya que es portátil, no invasiva y proporciona información anatómica y fisiológica inmediata y de alta resolución. Sin embargo, la ecocardiografía depende en gran medida de la habilidad del operador, puede estar limitada por las ventanas acústicas y proporciona imágenes pobres de la vasculatura distal. El cateterismo cardíaco guiado por rayos X se ha utilizado tradicionalmente para proporcionar información hemodinámica y visualizar los grandes vasos extracardíacos, pero no está exento de riesgos debido a la naturaleza invasiva del procedimiento y a la exposición a la radiación X. Además, la fluoroscopia de rayos X proporciona una imagen de proyección bidimensional (2D) y tiene capacidades tridimensionales (3D) limitadas. La RMC proporciona información morfológica y hemodinámica que la ecocardiografía y el cateterismo no aportan. La anatomía extracardíaca, incluyendo las grandes arterias y las venas sistémicas y pulmonares, puede ser visualizada con una alta resolución espacial, en cualquier plano de imagen, independientemente del tamaño del paciente. Se pueden evaluar los patrones de flujo vascular y valvular, cuantificar los *shunts* y medir la función miocárdica con precisión y alta reproducibilidad, independientemente de la morfología ventricular. Además, el desarrollo de nuevas técnicas ha permitido la evaluación de la caracterización tisular: evaluación de la fibrosis, necrosis, edema y caracterización de tumores cardíacos. Por último, la RMC supera tanto al cateterismo como a la ecocardiografía al proporcionar imágenes tridimensionales, isotrópicas y de alta resolución. Esto permite reconstruir los datos en cualquier plano anatómico de la imagen, lo que proporciona una visualización completa de las anomalías cardíacas congénitas complejas, sin el uso de radiación ionizante (**Fig. 24-1**). Sin embargo, la tendencia de los últimos años no es tener que elegir una técnica sobre otra, sino realizar una evaluación multimodal combinando las fortalezas de cada una de las modalidades de imagen. Fruto de ello es el desarrollo de salas híbridas de cateterismo cardíaco y RMC, que permiten la valoración de la anatomía, función, flujos y presiones, además del intervencionismo cardíaco (**Fig. 24-2**).

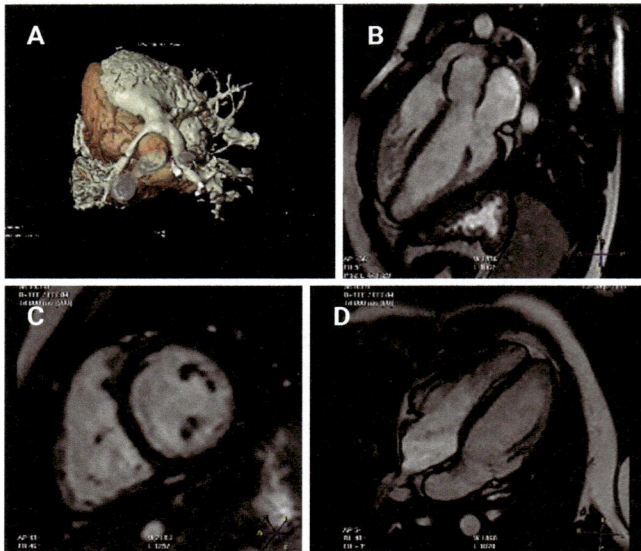

Figura 24-1. Imágenes de resonancia magnética cardíaca. **A)** Angiografía 3D. **B)** Cine 2D *balanced*-SSFP que muestra obstrucción supravalvular pulmonar. **C)** Cine 2D *balanced*-SSFP eje corto. **D)** Cine 2D *balanced*-SSFP en plano de cuatro cámaras.

INDICACIONES

La decisión de realizar una RMC requiere contrapesar el riesgo/beneficio respecto al paciente (información requerida, situación clínica, técnicas de imagen alternativas) y a los recursos locales disponibles en cada hospital. En dicha indicación deben ponderar los inconvenientes, como necesidad de sedación, de anestesia general o de contraste de gadolinio. La complejidad de esta exploración ha condicionado que, en la mayoría de los centros, se realice un abordaje multidisciplinar, en el que se combina la experiencia y conocimientos de radiólogos, cardiólogos pediatras y cardiólogos de adultos especialistas en cardiopatías congénitas.

Además, en los pacientes pediátricos, cuyo tamaño corporal es pequeño y las frecuencias cardíacas son rápidas, la obtención de imágenes requiere la optimización de la resolución espacial y temporal.

> ❗ Además, dado que la anestesia general suele ser necesaria para los niños más pequeños, una unidad de RMC que explore a pacientes pediátricos requiere un equipo de anestesia pediátrico capacitado para atender a estos pacientes, habitualmente en insuficiencia cardíaca y labilidad hemodinámica.

En manos experimentadas, la anestesia cardíaca es segura para la mayoría de los pacientes que se someten a la RMC.

Estos grupos de pacientes se describen en la **tabla 24-1**.

Las diferentes secuencias de adquisición de imagen han sido ampliamente explicadas en el capítulo *Fundamentos físicos, secuencias y modos de adquisición, y contrastes en tomografía computarizada magnética cardíacas*, y no serán abordadas en el presente capítulo.

ANÁLISIS SEGMENTARIO

La nomenclatura de las cardiopatías congénitas complejas se basa en el análisis segmentario. El análisis secuencial segmentario parte del concepto de que el corazón está dividido en tres áreas, sectores o segmentos básicos: 1) segmento auricular (o visceroatrial); 2) segmento ventricular, y 3) segmento arterial, describiendo el tipo de conexión que se realiza entre los segmentos, así como las lesiones asociadas.

Situs auricular

La morfología de los apéndices auriculares es la clave para identificar el *situs* auricular correcto, ya que las uniones

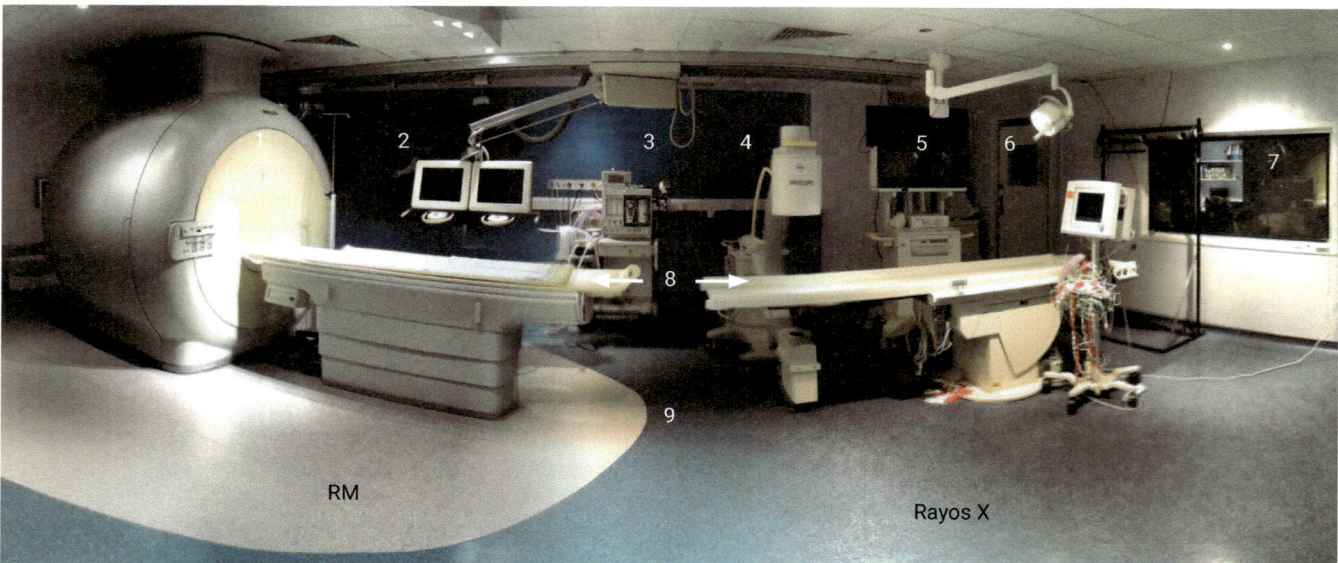

Figura 24-2. Sala híbrida de cateterismo y resonancia magnética (RM). **1.** Escáner de resonancia magnética. **2.** Monitor y controles de resonancia magnética. **3.** Equipo de anestesia. **4.** Unidad de fluoroscopia de rayos X. **5.** Monitorización de rayos X. **6.** Puerta a la sala de lavado. **7.** Sala de control. **8.** Tablero deslizante. **9.** Línea de campo magnético 5 Gauss.

Tabla 24-1. Indicaciones de resonancia magnética cardíaca en cardiopatías congénitas	
Anomalías de aorta	• Coartación de aorta • Interrupción de arco aórtico • Anillos vasculares • Tronco arterioso • Tras reparación • Conectivopatías: síndrome de Marfan, síndrome de Turner • Aneurismas
Arterias pulmonares	• Estenosis de ramas pulmonares • Transposición de grandes arterias • Tetralogía de Fallot • Atresia pulmonar con comunicación interventricular
Venas pulmonares	• Estenosis de venas pulmonares • Drenaje venoso pulmonar anómalo
Evaluación de *shunts*	• Intracardíacos • Extracardíacos
Patología valvular	• Insuficiencia • Estenosis
Cardiopatías cianosantes	• Tetralogía de Fallot • Transposición de grandes arterias • Isomerismos • Defectos septales auriculoventriculares • Ventrículo derecho de doble salida • Síndrome de hipoplasia de cavidades izquierdas • Atresia tricuspídea/hipoplasia de ventrículo derecho • Enfermedad de Ebstein
Cardiopatías no cianosantes	• Transposición congénitamente corregida • Comunicación interauricular • Comunicación interventricular • Corazón en *criss-cross*

venosas a cada cámara auricular pueden formar diversas combinaciones. El apéndice auricular derecho tiene una forma triangular, con una base ancha y músculos pectíneos prominentes, mientras que el apéndice auricular izquierdo es una estructura más alargada y tubular, y carece de trabeculaciones. Los órganos torácicos y abdominales no cardíacos suelen (pero no siempre) mostrar una «lateralidad» similar a la de las cámaras auriculares. En el corazón normal, la aurícula derecha morfológica está situada a la derecha de la aurícula izquierda morfológica (*situs solitus*). El pulmón derecho es trilobulado, con un bronquio más corto y de ramificación temprana, y el pulmón izquierdo es bilobulado.

Además, la vena cava inferior (VCI) está a la derecha de la aorta abdominal, con el hígado al lado derecho y el bazo al lado izquierdo. En el *situs inversus* está presente la imagen especular de la anatomía normal. El isomerismo de los apéndices auriculares izquierdos suele asociarse con pulmones bilaterales bilobulados, poliesplenia e interrupción de la VCI. El isomerismo de los apéndices auriculares derechos suele asociarse a pulmones bilaterales trilobulados, asplenia e hígado en la línea media. La malrotación intestinal se asocia tanto a la isomería derecha como a la izquierda. Todas estas anomalías pueden determinarse con la RMC, en particular con las técnicas *balanced*-SSFP (imágenes de precesión libre en estado estacionario balanceado) en 3D.

Morfología ventricular

La determinación de la morfología ventricular permite analizar la concordancia atrioventricular y ventriculoarterial. Es muy importante recordar que cada válvula auriculoventricular (AV) siempre acompaña a su ventrículo, es decir, la válvula tricúspide acompaña al ventrículo morfológicamente derecho, y la válvula mitral acompaña al ventrículo morfológicamente izquierdo, independientemente de la concordancia auriculoventricular. La inserción septal de la válvula tricúspide es más apical que la de la válvula mitral (desplazamiento apical) y permite determinar la morfología ventricular. La estructura muscular de los ventrículos también difiere, ya que el ventrículo derecho es más trabeculado que el ventrículo izquierdo, con un infundíbulo muscular y una banda moderadora ventricular.

Aunque son diferentes en los sujetos normales, el tamaño, la forma y el grado de trabeculación de los ventrículos no son buenos indicadores del origen ventricular, ya que todos dependen de los efectos de la precarga y la poscarga.

Conexión ventriculoarterial

La descripción de las conexiones ventriculoarteriales representa el último elemento del análisis segmentario secuencial. La aorta y las arterias pulmonares se definen por sus patrones típicos de ramificación.

Las técnicas 3D *balanced*-SSFP y la angiografía de contraste son especialmente útiles para determinar la disposición de los grandes vasos y las conexiones con sus respectivos ventrículos.

Identificación de otras anomalías

Otras anomalías a tener en cuenta son: las conexiones venosas anormales, los defectos septales auriculares, los defectos septales ventriculares, los defectos auriculoventriculares (también llamados canales auriculoventriculares) y las anomalías valvulares. Aunque puede darse casi cualquier combinación de anomalías y conexiones, utilizando el método de análisis secuencial es posible describir todas las combinaciones y los diagnósticos más variados.

CUANTIFICACIÓN Y LOCALIZACIÓN DE UN *SHUNT*

La RMC se considera el *gold standard* para identificar el origen y cuantificar los *shunts* intracardiacos y venosos. Sin embargo, el diagnóstico y la cuantificación precisos del *shunt* requieren un buen conocimiento de la variabilidad anatómica, las dificultades técnicas en cuanto a la planificación de los planos y el posprocesamiento de las imágenes.

Estos principios se alteran cuando existen cortocircuitos o *shunts*, y deben sospecharse ante la presencia de dilatación de cavidades cardíacas (aurículas o ventrículos) o arterias pulmonares. La estimación de los flujos sistémicos y pulmonares

En condiciones normales existen dos principios:
- Primero, el flujo pulmonar (Qp) y el flujo sistémico (Qs) son iguales y están (relación Qp:Qs =1).
- Y, segundo, el flujo anterógrado arterial sistémico (aorta) corresponderá al flujo venoso sistémico (venas cavas superior e inferior), y, de igual forma, el flujo pulmonar arterial corresponderá al flujo de las venas pulmonares.

debe realizarse mediante secuencia de contraste de fase 2D o 4D, y siempre deberá validarse internamente con la cuantificación de los volúmenes sistólicos ventriculares. Estos cálculos pueden complicarse tremendamente en situaciones de múltiples *shunts*, insuficiencia valvular, fisiología univentricular y presencia de colaterales. A modo de resumen, se propone un algoritmo en la tabla 24-2 para ayudar al diagnóstico y cuantificación de los *shunts* más frecuentes.

La presencia de regurgitación de cualquiera de las válvulas atrioventriculares o ventriculoarteriales puede confundir estas sencillas reglas de la tabla 24-2 y deben ser tenidas en cuenta.

La adquisición de flujo durante apnea permite obtener imágenes con menos artefactos de movimiento. Sin embargo, la adquisición de flujo durante respiración libre puede ser de elección en pacientes pediátricos o con disnea, e incluso puede ser más fisiológica, especialmente en pacientes con fisiología univentricular paliada con cirugía de Glenn o Fontan.

CARDIOPATÍAS ACIANÓTICAS

A continuación, se describen las cardiopatías acianóticas más habituales.

Comunicación interauricular

Las comunicaciones interauriculares (CIA) son el defecto cardíaco congénito más común detectado en adultos. Independientemente de su tipo y localización, provocan un *shunt* de izquierda a derecha a nivel auricular. Esto conduce a la dilatación de aurícula derecha, que predispone a taquicardias, y a la sobrecarga volumétrica del ventrículo derecho. Los defectos de tipo *ostium secundum* constituyen el 80 % de las CIA y se sitúan alrededor de la fosa oval (Fig. 24-3). El defecto del *ostium primum* es en realidad un componente de un anillo valvular auriculoventricular común, también conocido como defecto del septo auriculoventricular, próximo a las válvulas auriculoventriculares. Por último, el defecto del seno venoso se encuentra en la unión de la aurícula derecha con la vena cava superior o con la vena cava inferior. Así pues, la evaluación de las CIA requiere la definición del tipo y la localización del defecto, la cuantificación del *shunt* neto, la detección de cualquier trombo intraauricular, la evaluación de los volúmenes ventriculares, la función sistólica y la visualización de la anatomía venosa pulmonar.

Defecto del tabique auriculoventricular

Los defectos del tabique auriculoventricular están causados por anomalías del cojín endocárdico y pueden presentar aspectos de anomalías del *septum primum* auricular, válvula auriculoventricular y tabique ventricular de entrada. De acuerdo al consenso general, todos los defectos del septo atrioventricular tienen un anillo valvular atrioventricular común, perdiendo la formación habitual de dos anillos de las válvulas mitral y tricúspide, y dando lugar a una única válvula común, normalmente con cinco valvas. Se denominan válvula de unión superior, anterosuperior derecha, mural derecha, unión inferior y mural izquierda. El anillo valvular común puede estar aislado (solo válvula AV izquierda *cleft*) o asociado a una comunicación interventricular, a una comunicación primoatrial o a ambas. La variación tiene que ver con el tamaño variable de los ventrículos y las valvas de las válvulas AV, lo que da lugar a unos ventrículos balanceados (válvulas AV y ventrículos de tamaño relativamente igual) o a un desequilibrio, cuando el flujo de entrada a través de las válvulas AV es predominantemente hacia uno de los ventrículos. Los defectos septales auriculoventriculares pueden ser lesiones complejas y pueden asociarse a otras anomalías cardíacas congénitas complejas. Hay una alta incidencia de defectos septales auriculoventriculares en pacientes con trisomía 21.

Comunicación interventricular

Los defectos del tabique ventricular son las lesiones cardíacas congénitas más comunes en la población pediátrica. Los defectos septales ventriculares son un grupo heterogéneo de lesiones cuyo efecto fisiológico común es la existencia de *shunt* a nivel ventricular (Fig. 24-4). El volumen del *shunt* depende del tamaño del defecto y de las resistencias relativas en las circulaciones suministradas por cada ventrículo. Por lo tanto, el efecto hemodinámico de las CIV puede variar desde ser insignificante hasta causar insuficiencia cardíaca izquierda y enfermedad vascular pulmonar. Este efecto hemodinámico es el que dicta el tipo de tratamiento y el momento de aplicarlo.

Es importante comprender que el tabique interventricular es una estructura tridimensional helicoidal compleja que dista mucho de ser el tabique recto que convencional-

Tabla 24-2. Cálculo de *shunts* cardiovasculares

	Flujo arterial	Volumetría ventricular	Correlaciones
CIA	$VN_{AP} - VN_{Ao}$	$VE_{VD} - VE_{VI}$	$VA_{VI} = VA_{Ao}$ $VA_{VD} = VA_{AP}$
DVPA	$VN_{AP} - VN_{Ao}$	$VE_{VD} - VE_{VI}$	$VA_{VI} = VA_{Ao}$ $VA_{VD} = VA_{AP}$
CIV	$VN_{Ao} - VN_{AP}$	$VE_{VI} - VE_{VD}$	$VA_{VI} = VA_{AP}$ $VA_{VD} = VA_{Ao}$
Ductus	$VN_{Ao} - VN_{AP}$	$VE_{VI} - VE_{VD}$	$VA_{VI} = VA_{Ao}$ $VA_{VD} = VA_{AP}$
Ventana aortopulmonar	$VN_{Ao} - VN_{AP}$	$VE_{VI} - VE_{VD}$	$VA_{VI} = VA_{Ao}$ $VA_{VD} = VA_{AP}$

Ao: aorta; AP: arteria pulmonar; CIA: comunicación interauricular; CIV: comunicación interventricular; DVPA: drenaje venoso pulmonar anómalo; VA: volumen anterógrado; VD: ventrículo derecho; VE: volumen de eyección (volumen sistólico); VI: ventrículo izquierdo; VN: volumen neto.

Figura 24-3. Comunicaciones interauriculares (CIA). **A)** CIA *ostium secundum*. **B)** CIA tipo seno venoso. **C)** CIA *ostium primum* asociada a canal auriculoventricular.

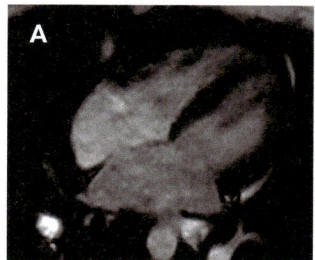
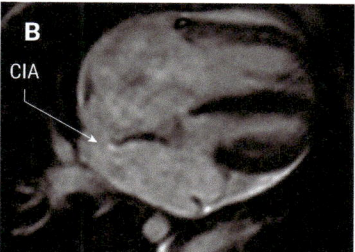
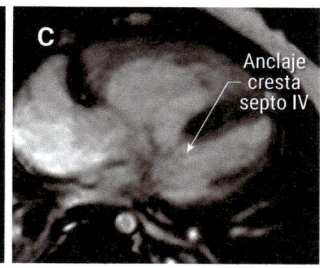

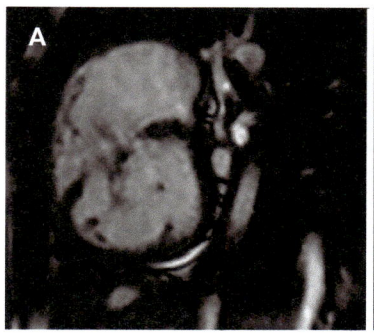
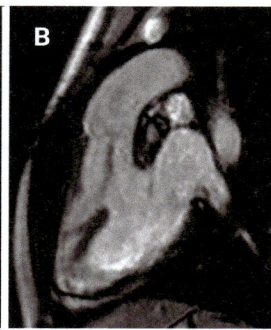

Figura 24-4. Comunicaciones interventriculares (CIV). **A)** CIV muscular. **B)** CIV perimembranosa.

mente se muestra en el diagrama de un plano de cuatro cámaras. Se suele dividir en septo de entrada (próximo a las válvulas auriculoventriculares), septo perimembranoso (separando la válvula tricúspide y la aorta), musculares de tracto de salida, y musculares apicales. La ubicación de la CIV no solo influye en la historia natural de la lesión, sino también en el tratamiento y, por tanto, es muy importante describirlo con detalle, tanto en localización y tamaño como en repercusión. Las lesiones perimembranosas representan el 80 % de todas las CIV, y la mayoría de ellas, si son pequeñas, se cierran espontáneamente durante la infancia. La RMC puede proporcionar imágenes 2D y 3D precisas del defecto. Las técnicas de gradiente-eco 2D multicorte pueden utilizarse para evaluar la anatomía 3D dinámica del defecto, pero las técnicas multicorte suelen requerir planos de grosor significativo (7-10 mm) que limitan mucho la resolución espacial. Las técnicas 3D *balanced*-SSFP con resolución isotrópica permiten un formato multiplano preciso, sin pérdida de resolución, lo que permite la representación 3D de la anatomía ventricular. Con la adquisición de imágenes durante el período diastólico, estas técnicas son especialmente útiles para evaluar la anatomía de una CIV y la relación de la CIV con las estructuras valvulares. Aproximadamente el 50 % de los casos de pacientes con una CIV tienen una anomalía cardíaca o de grandes vasos asociada. La coartación de la aorta y la estenosis aórtica son particularmente importantes y suelen coexistir con una mala alineación posterior de la CIV.

Coartación de aorta

La coartación de aorta (CAo) es una estrechez focal de la luz aórtica, producida por un engrosamiento anómalo de la pared. Esta alteración de la histología de la pared hace que CAo se considere una aortopatía. La detección prenatal de la CAo reduce la morbilidad y mortalidad neonatal, ya que permite un manejo perinatal adecuado en centros especializados. Pese a la mejora en la detección de la CAo prenatal, su diagnóstico sigue siendo complejo, con una alta incidencia de falsos positivos.

El tratamiento para los recién nacidos con CAo es la resección quirúrgica de la coartación y el tejido ductal, con una anastomosis término-terminal extendida. La dilatación con un balón endoluminal realizada mediante cateterismo cardíaco es la técnica más utilizada en pacientes mayores. Es fundamental la evaluación preoperatoria para diferenciar entre la coartación de la aorta, que afecta solo al istmo aórtico, y el arco aórtico transverso hipoplásico. Mientras que la coartación de la aorta se trata mediante toracotomía izquierda, la reparación quirúrgica del arco aórtico hipoplásico debe realizarse mediante esternotomía media. Las anomalías intracardíacas, como la CIV, pueden estar asociadas, y deben ser incluidas en el plan quirúrgico.

A pesar de la baja sensibilidad, la radiografía de tórax puede hacer sospechar CAo, con convexidad hacia la izquierda de la aorta descendente, aumento de tamaño de la arteria subclavia izquierda, detectable en niños y adultos jóvenes, y muescas en las costillas (**Fig. 24-5**). La ecocardiografía transtorácica es la modalidad de imagen principal ante la sospecha de CAo, dada su disponibilidad y capacidad para proporcionar características anatómicas y hemodinámicas, como el gradiente de CAo mediante Doppler. Sin embargo, la visualización exacta del foco de CAo puede ser difícil debido a una ventana acústica deficiente o a la inexperiencia del operador. La tomografía computarizada (TC) proporciona información precisa de la anatomía intracardíaca y extracardíaca por su alta resolución espacial, y permite la reconstrucción bidimensional y tridimensional de la anatomía vascular relevante.

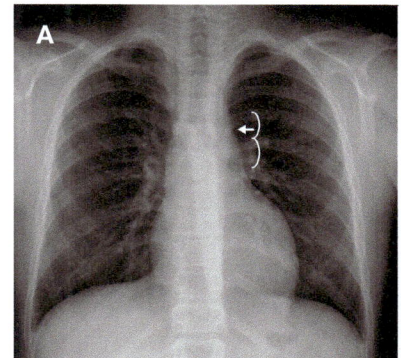
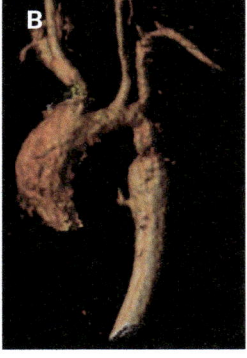

Figura 24-5. Coartación de aorta. **A)** Signo del 3 en radiografía de tórax. **B)** Angiografía de contraste por resonancia magnética cardíaca.

La resonancia magnética cardíaca es la modalidad de imagen avanzada preferida para el diagnóstico no invasivo y el seguimiento de CAo, en niños capaces de cooperar.

Al igual que para la TC, la angiografía por resonancia magnética (RM) ofrece una excelente evaluación de la morfología aórtica y la ubicación y el grado de estenosis, así como la cantidad de vasos colaterales.

💡 Es necesario evaluar a los pacientes intervenidos de reparación de coartación de aorta para valorar el resultado de la corrección quirúrgica, porque puede aparecer reestenosis y formación de aneurismas después del procedimiento.

La resonancia magnética y la tomografía computarizada, debido a su capacidad multiplanar, pueden delinear la válvula aórtica, el arco aórtico, la coartación y los vasos colaterales residuales. La RM también puede evaluar, con la resonancia magnética de contraste de fase, el flujo sanguíneo aórtico y la dinámica después del tratamiento, incluida la velocidad y los gradientes a través del estrechamiento, el volumen ventricular y la función sistólica, y cuantificar la regurgitación. La RM cerebral también se puede realizar al mismo tiempo para excluir aneurismas cerebrales.

CARDIOPATÍAS CIANÓTICAS

A continuación, se describen las cardiopatías cianóticas más habituales.

Transposición de grandes vasos

Rara vez se realiza RM antes de la cirugía correctora de transposición de grandes arterias, dado que la ecocardiografía suele ser suficiente para la planificación quirúrgica. La RM puede limitarse a casos complejos en los que la anatomía intracardíaca y la coronaria no se visualizan adecuadamente mediante ecocardiografía o se requiere cuantificar los volúmenes ventriculares en caso de desproporción de cavidades para definir la idoneidad de la reparación biventricular.

Siempre y cuando la anatomía sea favorable y ambas arterias sean de buen tamaño, la reparación definitiva más utilizada es la operación de *switch* (cambio) arterial (**Figura 24-6**), que consiste en reposicionar la aorta ascendente por encima del ventrículo izquierdo, y el tronco de la arteria pulmonar por encima del ventrículo derecho. Ambas arterias coronarias tienen que ser reimplantadas en la raíz aórtica, y el riesgo quirúrgico depende, en gran medida, del patrón anatómico coronario.

La RMC es el método de elección preferido para el seguimiento a largo plazo porque puede evaluar la anatomía ventricular (incluidos los tractos de salida), las arterias pulmonares y coronarias (especialmente la estenosis), los volúmenes de

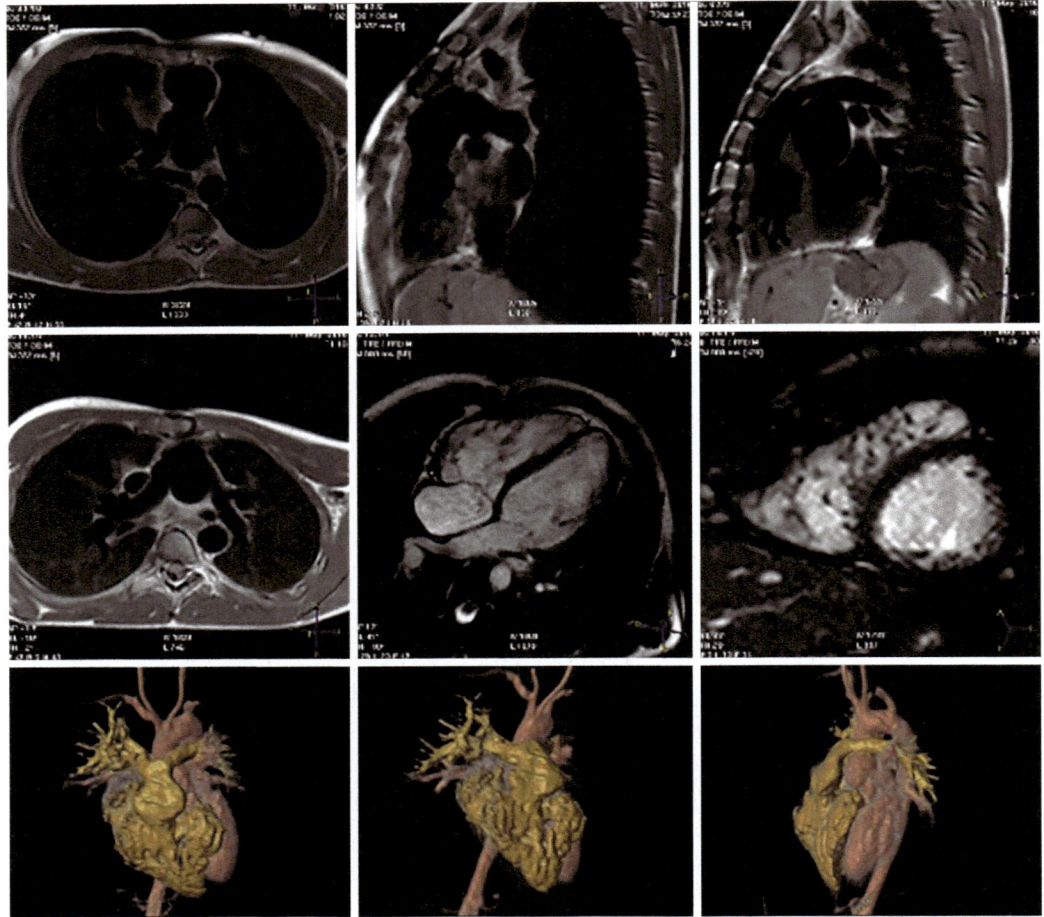

Figura 24-6. Transposición de grandes vasos corregida mediante *switch* arterial.

flujo sanguíneo, los volúmenes ventriculares y la regurgitación aórtica y atrioventricular. En casos de sospecha de isquemia coronaria, la TC y la angiografía pueden ser útiles para descartar estenosis focal, reservando la RM de estrés con adenosina para descartar áreas de hipoperfusión miocárdica. Se pueden utilizar imágenes de realce tardío tras la administración de gadolinio, y mapeo T1 para excluir fibrosis miocárdica focal y difusa, respectivamente.

 Las complicaciones más comunes, después del procedimiento de cambio arterial, son la obstrucción del tracto de salida del ventrículo derecho (TSVD) y las arterias pulmonares, la dilatación de la raíz aórtica con regurgitación aórtica y la estenosis/isquemia de las arterias coronarias (**Fig. 24-7**).

Tetralogía de Fallot y atresia pulmonar con comunicación interventricular

La tetralogía de Fallot es la cardiopatía congénita cianótica más frecuente. Embriológicamente, es secundaria a una desviación anterosuperior del tabique conal; esta desalineación da como resultado los cuatro rasgos anatómicos característicos con un amplio espectro anatómico:

- Obstrucción del tracto de salida pulmonar a uno o más niveles (infundíbulo, válvula pulmonar, arteria pulmonar principal y/o sus ramas).
- Comunicación interventricular.
- Aorta cabalgada sobre la CIV.
- Hipertrofia ventricular derecha (**Fig. 24-8**).

La atresia pulmonar con comunicación interventricular representa la forma extrema de la tetralogía de Fallot. En ella no hay conexión anatómica entre el ventrículo derecho y las arterias pulmonares, la válvula pulmonar está ausente en todos los casos, el tronco pulmonar en la mayoría y, en algunos casos, hay ausencia también del infundíbulo del ventrículo derecho.

 Los factores clave a evaluar antes de la cirugía correctiva de estas patologías son: el desarrollo de la arteria pulmonar, la presencia de arterias colaterales, y los niveles y grado de obstrucción del tracto de salida del ventrículo derecho.

La tetralogía de Fallot se asocia a anomalías de las arterias coronarias en el 5 % de los casos, y a arco aórtico derecho en el 25 %. La reparación quirúrgica correctora está generalmente indicada a partir de los 4-6 meses de vida y consiste en el cierre de la CIV y en agrandar el tracto de salida de ventrículo derecho a la arteria pulmonar, con un parche transanular si la válvula pulmonar es estenótica o respetando la válvula pulmonar si ésta es competente y de buen tamaño. El músculo infundibular anormal tiene que ser resecado para evitar obstrucción infundibular residual. Las dificultades quirúrgicas son, básicamente, un patrón coronario anormal, CIV adicionales y estenosis distales de las arterias pulmonares.

 Las principales secuelas después de la reparación de estas patologías son la regurgitación pulmonar, la obstrucción residual (en el tracto de salida, válvula pulmonar y/o arterias pulmonares), defectos septales residuales, dilatación, hipertrofia y disfunción ventricular.

Estas secuelas son las que conllevan el bloqueo de rama derecha, intolerancia al ejercicio, arritmias y muerte súbita. La RM se realiza periódicamente durante el seguimiento para evaluar estas complicaciones y estimar el momento óptimo

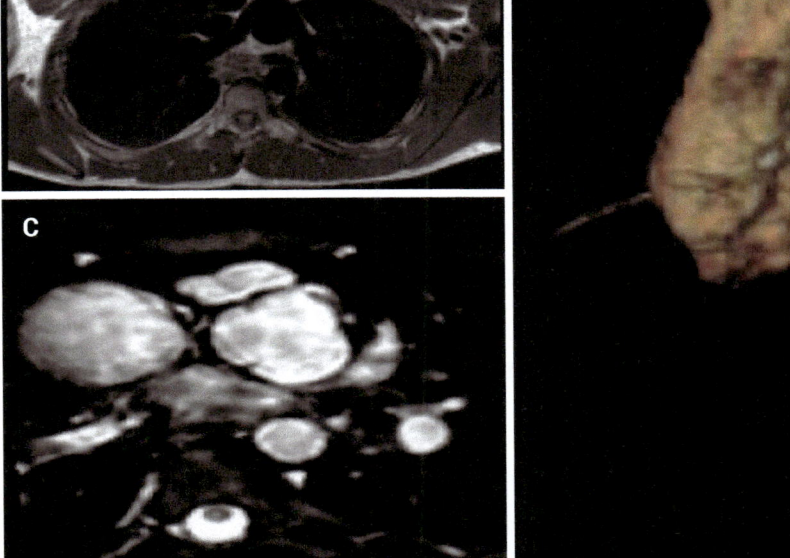

Figura 24-7. Transposición de grandes arterias. Niño de 14 años tras reparación de grandes vasos mediante *switch* arterial, con ligera estenosis de la rama pulmonar izquierda, visible en la secuencia de sangre negra **(A)**. La imagen de angiografía 3D con secuencias de cine precesión libre en estado estacionario (SSFP) **(C)** muestra el origen de la coronaria izquierda, cómo nace adyacente al tronco pulmonar. La reconstrucción 3D de la angiografía con contraste **(B)** muestra dilatación de la aorta ascendente.

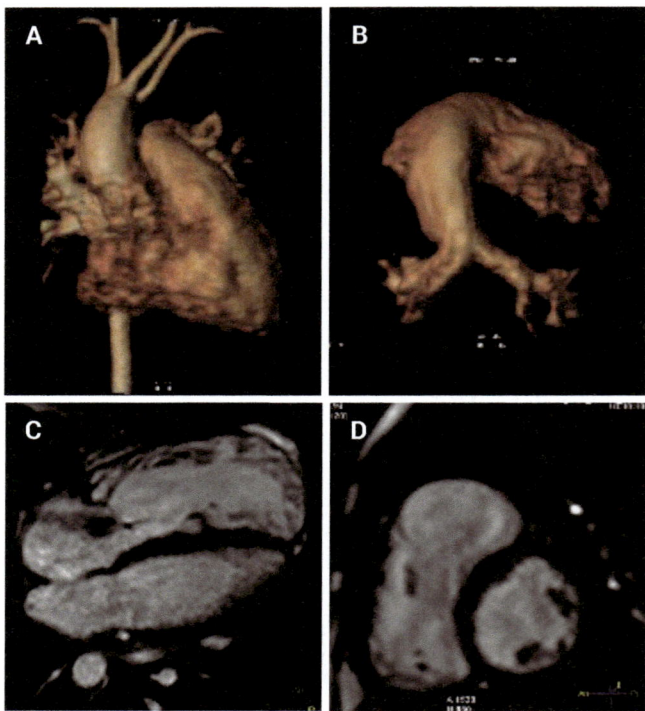

Figura 24-8. Tetralogía de Fallot reparada. **A)** Arco aórtico derecho, angiografía de contraste. **B)** Dilatación del tronco pulmonar, angiografía de contraste. **C)** Dilatación de ventrículo derecho, 2D *balanced*-SSFP. **D)** Dilatación aneurismática del tracto de salida de ventrículo derecho, eje corto 2D *balanced*-SSFP.

para la cirugía o las intervenciones con catéter (**Fig. 24-9**). La RMC es la prueba de elección para el estudio posquirúrgico porque puede evaluar en un solo estudio la obstrucción residual, insuficiencias valvulares, volúmenes ventriculares, función y fibrosis del miocardio, comunicaciones septales residuales (Qp/Qs), tamaño de los grandes vasos y arterias coronarias proximales.

Tradicionalmente se han utilizado criterios de imagen como el volumen telediastólico, el telesistólico del ventrículo derecho y el grado de insuficiencia pulmonar para indicar la necesidad de reemplazo valvular pulmonar.

 Las recomendaciones actuales abogan por no utilizar un único parámetro de imagen para indicar el reemplazo valvular pulmonar, sino basarse en una combinación de criterios de imagen, clínicos, electrocardiográficos y otras pruebas funcionales como la ergometría.

El seguimiento de todos estos parámetros utilizando el mismo método de imagen por el mismo equipo podría ser la mejor manera de guiar las decisiones terapéuticas. Esto permitiría llevar a cabo la intervención antes de que el paciente presente síntomas y cuando el ventrículo derecho aún pueda remodelarse (v. **Fig. 24-9**).

Síndrome de hipoplasia de cavidades cardíacas

Dentro de este epígrafe se incluyen el síndrome de hipoplasia de cavidades izquierdas y el síndrome de hipoplasia de cavidades derechas (atresia tricúspidea) paliadas con cirugía de Fontan.

La fisiología univentricular paliada con cirugía de Fontan fue descrita en los años ochenta para algunas patologías como la hipoplasia de cavidades izquierda, atresia tricúspidea o hipoplasia de ventrículo derecho, en las que el corazón está muy malformado y no se puede reparar manteniendo el sistema biventricular. El uso de pruebas de imagen para el manejo de los recién nacidos candidatos al ventrículo único ha adquirido una relevancia cada vez mayor en los últimos años, dado que la toma de decisiones sobre reparación biventricular frente a paliación de ventrículo único es crucial en una etapa temprana de la vida.

La ecocardiografía transtorácica es la modalidad de elección para la evaluación de primera línea de las malformaciones que llevan al ventrículo único en el período neonatal y, a menudo, es concluyente para la toma de decisiones. La TC rara vez se requiere, pero en ocasiones puede estar indicada cuando es necesaria una evaluación anatómica adicional de los vasos extracardíacos, como la caracterización de los drenajes venosos pulmonares y sistémicos, o para caracterizar la anatomía del conducto arterioso persistente complejo. La RM proporciona información adicional en pacientes seleccionados para determinar una estrategia biventricular o univentricular.

En pacientes con un corazón izquierdo de tamaño en el límite bajo, la evaluación del tamaño del ventrículo izquierdo y el volumen del flujo aórtico ascendente por RM, puede ayudar a determinar si una reparación biventricular será factible. En este escenario, la RM desempeña un papel fundamental en la elección del tratamiento, ya que la ecocardiografía suele subestimar los volúmenes del VI. Los criterios de RM y las estrategias quirúrgicas para el manejo de un corazón izquierdo *borderline* son diversos y específicos de cada institución. En algunos centros, un volumen diastólico final del ventrículo izquierdo indexado (VTDiVI) > 25 mL/m^2 y un flujo aórtico ascendente > 2,0 L/min/m^2 son características generalmente consideradas adecuadas para la reparación biventricular, mientras que un VTDiVI < 18 mL/m^2 o la presencia de la enfermedad de la válvula mitral o aórtica, típicamente dirigirían hacia la vía univentricular.

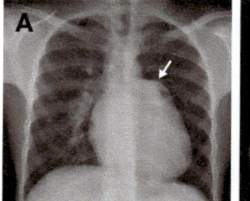 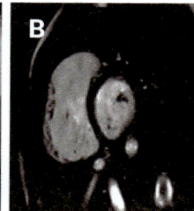 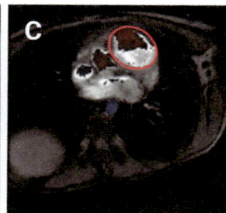 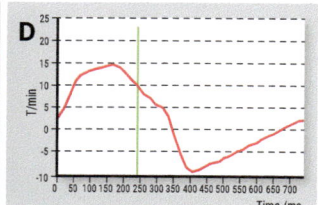

Figura 24-9. Tetralogía de Fallot. Paciente de 10 años tras reparación de tetralogía de Fallot con cardiomegalia **(A)**, dilatación intensa de ventrículo derecho con volumen telediastólico indexado de 200 mL/m^2 y disminución de la fracción de eyección **(B)**, y regurgitación pulmonar grave del 53 % **(C y D)**.

> La evaluación prequirúrgica antes de la cirugía de Fontan incluye la anatomía de la cava, el tamaño y la configuración de las arterias pulmonares, la anatomía del arco aórtico, la función sistólica ventricular, la gravedad de la regurgitación atrioventricular, la extensión del flujo colateral, la presión media de la arteria pulmonar, las resistencias vasculares pulmonares y la gravedad de la insuficiencia linfática.

La resonancia magnética es la prueba de imagen óptima para la evaluación antes de la cirugía de Fontan, ya que permite una evaluación integral de los parámetros anatómicos y funcionales. El enfoque de imagen óptimo para la evaluación preoperatoria de la conexión bidireccional cavopulmonar o cirugía de Fontan aún no está definido y sigue siendo específico de la institución, pudiendo variar según diversos factores, como la disponibilidad de recursos locales y la experiencia del centro.

El síndrome del corazón izquierdo hipoplásico es una de las causas típicas de los ventrículos únicos anatómicos. Este síndrome es el resultado del subdesarrollo de las estructuras del corazón izquierdo, incluidas el ventrículo izquierdo, las válvulas mitral y aórtica, y el arco aórtico. La paliación quirúrgica por etapas o el trasplante cardíaco son las opciones quirúrgicas más utilizadas. La primera etapa de la paliación quirúrgica es el procedimiento de Norwood o Norwwod-Sano (idealmente realizado en los primeros días de vida), seguido de los procedimientos de Glenn (a los 6-8 meses de vida) y culminando en el procedimiento de Fontan (a los 2-3 años de vida).

El síndrome del corazón derecho hipoplásico se caracteriza por un lado derecho del corazón poco desarrollado, causado por la disminución del aporte de sangre al ventrículo derecho durante la vida fetal. La causa más común es la atresia pulmonar con tabique ventricular íntegro. La atresia tricuspídea es una anomalía cardíaca congénita cianótica que se caracteriza por la agenesia/disgenesia de la válvula tricúspide y la entrada del ventrículo derecho. Casi siempre hay una conexión intraauricular a través de una CIA o un foramen oval permeable, para que la circulación sea completa, y se acompaña a menudo de una pequeña CIV. Para pacientes con atresia tricuspídea y ventrículo derecho hipoplásico, la primera etapa quirúrgica es diferente y depende de la posición de los grandes vasos y del flujo sanguíneo pulmonar anterógrado. Cuando el flujo sanguíneo pulmonar depende de un conducto arterioso permeable, se realizará una anastomosis sistémica a pulmonar. Por el contrario, si el bebé sufre hiperaflujo pulmonar, estará indicado un *banding* de la arteria pulmonar. En algunos casos, cuando el flujo sanguíneo pulmonar y el Qp/Qs están bien equilibrados, se puede evitar el primer paso.

Se han descrito múltiples complicaciones a corto y largo plazo tras las operaciones de Glenn y Fontan, debidas a múltiples mecanismos como la disfunción ventricular y pulmonar, tromboembolismo, insuficiencia orgánica y arritmia. Casi todas las técnicas de imagen se utilizan para investigar las complicaciones en el tórax, el abdomen y el cerebro. Las radiografías de tórax, la ecografía y la ecocardiografía son los primeros métodos de imagen realizados en la cama del paciente, tras la operación. La TC cardíaca y de tórax puede ser útil para evaluar las arterias coronarias, y las complicaciones en niños que no pueden someterse a RM debido a su estado clínico o a contraindicaciones. La resonancia magnética es la modalidad de imagen que proporciona información anatómica y funcional más completa; evalúa la anatomía posquirúrgica (estenosis/dilatación), la función sistólica del ventrículo único, la regurgitación aórtica y atrioventricular, los volúmenes de flujo sanguíneo (perfusión pulmonar, colaterales aortopulmonares, flujo a través de la fenestración), puede excluir trombosis y realizar caracterización del tejido miocárdico (excluir fibrosis/edema). La ecografía abdominal, TC y RM se pueden utilizar para excluir la enfermedad hepática asociada al procedimiento de Fontan y la enteropatía con pérdida de proteínas, dos complicaciones secundarias a la alta presión venosa central y la hipoperfusión mantenida por el ventrículo único. La neuroimagen es útil para excluir isquemia, hemorragia o trombosis en situaciones agudas y para estudiar las secuelas neurológicas a largo plazo de esta circulación.

PUNTOS CLAVE

- La evaluación de la RMC es una parte crucial del diagnóstico de las cardiopatías congénitas pediátricas y adultas.
- Un enfoque de análisis secuencial sistemático y segmentario es la clave para un diagnóstico adecuado en estos pacientes.
- La evaluación debe ser anatómica, fisiológica y, en ocasiones, de caracterización tisular.

- El informe debe estar orientado a la pregunta clínica: diagnóstico, seguimiento, planificación quirúrgica o intervencionista.
- La colaboración multidisciplinar de equipos que incluyan cardiólogos pediatras, radiólogos y cardiólogos de adultos es una de las fortalezas de esta modalidad de imagen.

BIBLIOGRAFÍA

Aguet J, Seed M, Marini D. Fetal cardiovascular magnetic resonance imaging. Pediatr Radiol. 2020;50(13):1881-94. https://doi.org/10.1007/s00247-020-04902-y.

Ali LA, Gentili F, Festa P, Perrone MA, Curione D, Caputo M, et al. Long-term assessment of clinical outcomes and disease progression in patients with corrected Tetralogy of Fallot. Eur Rev Med Pharmacol Sci. 2021;25(20):6300-10. doi:10.26355/eurrev_202110_27000.

Araoz PA, Reddy GP, Tarnoff H, Roge CL, Higgins CB. MR findings of collateral circulation are more accurate measures of hemodynamic significance than arm-leg blood pressure gradient after repair of coarctation of the aorta. J Magn Reson Imaging. 2003;17(2):177-83. doi: 10.1002/jmri.10238. PMID: 12541224.

Caro-Dominguez P, Chaturvedi, R, Chavhan G, Ling SC, Yim D, Porayette P, et al. Magnetic Resonance Imaging Assessment of Blood Flow Distribution in Fenestrated and Completed Fontan Circulation with Special Emphasis on Abdominal Blood Flow. Korean J Radiol. 2019;20(7):1186-94. doi:10.3348/KJR.2018.0921.

Ciancarella P, Ciliberti P, Santangelo, Secchi F, Stagnaro N, Secinaro A, et al. Noninvasive imaging of congenital cardiovascular defects. Radiol Med. 2020;125(11):1167-85, doi:10.1007/s11547-020-01284-x.

Cohen MS, Eidem BW, Cetta F, Fogel MA, Frommelt PC, Ganame J, et al. Multimodality Imaging Guidelines of Patients with Transposition of the Great Arteries: A Report from the American Society of Echocardiography Developed in Collaboration with the Society for Cardiovascular Magnetic Resonance and the Society of Cardiovascular Computed Tomography. J Am Soc Echocardiogr. 2016 Jul;29(7):571-621.

de Lange C. Imaging of complications following Fontan circulation in children - diagnosis and surveillance. Pediatr Radiol. 2020;50(10):1333-48. doi:10.1007/S00247-020-04682-5.

Di Salvo G, Miller O, Babu Narayan S, Li W, Budts W, Valsangiacomo Buechel ER, et al. Imaging the adult with congenital heart disease: A multimodality imaging approach - position paper from the EACVI. Eur Heart J Cardiovasc Imaging. 2018;19(10):1077-98. doi:10.1093/ehjci/jey102.

Dillman JR, Trout AT, Alsaied T, Gupta A, Lubert AM. Imaging of Fontan-associated liver disease. Pediatr Radiol 2020;50(11):1528-41.

Driessen MM, Breur JM, Budde RP, van Oorschot JW, van Kimmenade RR, Sieswerda GT, et al. Advances in cardiac magnetic resonance imaging of congenital heart disease. Pediatr Radiol. 2015;45(1):5-19. doi.org/10.1007/s00247-014-3067-0.

Forte MNV, Hussain T, Roest A, Gomez G, Jongbloed M, Simpson J, et al. Living the heart in three dimensions: applications of 3D printing in CHD. Cardiol Young. 2019;29(6):733-43.

Francone M, Aquaro GD, Barison A, Castelletti S, de Cobelli F, de Lazzari M, et al. Appropriate use criteria for cardiovascular MRI: SIC – SIRM position paper Part 2 (myocarditis, pericardial disease, cardiomyopathies and valvular heart disease). J Cardiovasc Med. 2021;22(7):515-29. doi:10.2459/JCM.0000000000001170.

Francone M, Gimelli A, Budde, RPJ, Caro-Dominguez P, Einstein AJ, Gutberlet M, et al. Radiation safety for cardiovascular computed tomography imaging in paediatric cardiology: a joint expert consensus document of the EACVI, ESCR, AEPC, and ESPR. Eur Hear J Cardiovasc Imaging. 2022;23(8):e279-e89. doi:10.1093/EHJCI/JEAC048.

Gallego P, Valverde I. Multimodality Imaging Innovations In Adult Congenital Heart Disease. Book Series: Congenital Heart Disease in Adolescents and Adults. Switzerland: Springer International Publishing, 2021.

Geva T, Sandweiss BM, Gauvreau K, Lock JE, Powell AJ. Factors associated with impaired clinical status in long-term survivors of tetralogy of Fallot repair evaluated by magnetic resonance imaging. J Am Coll Cardiol. 2004;17;43(6):1068-74.

Grosse-Wortmann L, Al-Otay A, Goo HW, Macgowan CK, Coles JG, Benson LN, et al. Anatomical and functional evaluation of pulmonary veins in children by magnetic resonance imaging. J Am Coll Cardiol. 2007;49(9):993-1002.

Grosse-Wortmann L, Al-Otay A, Yoo SJ. Aortopulmonary collaterals after bidirectional cavopulmonary connection or fontan completion quantification with MRI. Circ Cardiovasc Imaging. 2009;2(3):219-25. doi:10.1161/CIRCIMAGING.108.834192.

Hom JJ, Ordovas K, Reddy GP. Velocity-encoded Cine MR Imaging in aortic coarctation: functional assessment of hemodynamic events. Radiographics. 2008;28(2):407-16.

Kellenberger CJ, Yoo SJ, Büchel ER. Cardiovascular MR imaging in neonates and infants with congenital heart disease. Radiographics. 2007;27(1):5-18.

Khanna G, Bhalla S, Krishnamurthy R, Canter C. Extracardiac complications of the Fontan circuit. Pediatr Radiol. 2012;42(2):233-41.

Krishnamurthy R. Neonatal cardiac imaging. Pediatr Radiol. 2010;40(4):518-27.

Lam CZ, Nguyen ET, Yoo SJ, Wald RM. Management of patients with single-ventricle physiology across the lifespan: contributions from magnetic resonance and computed tomography imaging. Can J Cardiol. 2022;38(7):946-62. doi:10.1016/J.CJCA.2022.01.011.

Legendre A, Losay J, Touchot-Kone A, Serraf A, Belli E, Piot JD, et al. Coronary events after arterial switch operation for transposition of the great arteries. Circulation. 2003;108(Suppl 1:II):186-90.

Losay J, Touchot A, Serraf A, Litvinova A, Lambert V, Piot JD, et al. Late outcome after arterial switch operation for transposition of the great arteries. Circulation. 2001;104(12 Suppl 1):I121-6.

McLennan DI, Solano ECR, Handler SS, Lincoln J, Mitchell ME, Kirkpatrick EC. Pulmonary vein stenosis: moving from past pessimism to future optimism. Front Pediatr. 2021;9: 747812. doi: 10.3389/fped.2021.747812.

Mcleod G, Shum K, Gupta T, Chakravorty S, Kachur S, Bienvenu L, et al. Echocardiography in congenital heart disease. Prog Cardiovasc Dis. 2018;61(5-6):468-75.

Norton KI, Tong C, Glass RBJ, Nielsen JC. Cardiac MR imaging assessment following tetralogy of fallot repair. Radiographics. 2006;26(1):197-211. doi:10.1148/RG.261055064.

Ntsinjana HN, Tann O, Hughes M, Derrick G, Secinaro A, Schievano S, et al. Utility of adenosine stress perfusion CMR to assess paediatric coronary artery disease. Eur Heart J Cardiovasc Imaging. 2017;18(8): 898-905. doi:10.1093/ehjci/jew151.

Pontone G, Di Cesare E, Castelletti S, De Cobelli F, De Lazzari M, Esposito A, et al. Appropriate use criteria for cardiovascular magnetic resonance imaging (CMR): SIC—SIRM position paper part 1 (ischemic and congenital heart diseases, cardio-oncology, cardiac masses and heart transplant). Radiol Med. 2021;126(3): 365-79. doi:10.1007/s11547-020-01332-6.

Ramirez-Suarez KI, Tierradentro-García LO, Otero HJ, Rapp JB, White AM, Partington SL, et al. Optimizing neonatal cardiac imaging (magnetic resonance/computed tomography). Pediatr Radiol. 2022;52(4):661-75.

Schwartz ML, Gauvreau K, del Nido P, Mayer JE, Colan SD. Long-term predictors of aortic root dilation and aortic regurgitation after arterial switch operation. Circulation. 2004;14;110(11 Suppl 1):II128-32. doi: 10.1161/01.CIR.0000138392.68841.d3. PMID: 15364851.

Secinaro A, Ait-Ali L, Curione D, Clemente A, Gaeta A, Giovagnoni A, et al. Recommendations for cardiovascular magnetic resonance and computed tomography in congenital heart disease: a consensus paper from the CMR/CCT working group of the Italian Society of Pediatric Cardiology (SICP) and the Italian College of Cardiac Radiology endorsed by the Italian Society of Medical and Interventional Radiology (SIRM). Part I. Radiol Med. 2022 Jul;127(7):788-802. doi: 10.1007/s11547-022-01490-9.

Secinaro A, Curione D, Mortensen KH, Santangelo TP, Ciancarella P, Napolitano C, et al. Dual-source computed tomography coronary artery imaging in children. Pediatr Radiol. 2019;49(13):1823-39. doi:10.1007/s00247-019-04494-2.

Shaddy R, Penny D, Feltes T, Cetta F, Mital S. Moss and Adams' heart disease in infants, children, and adolescents: including the fetus and young adult. 10ª ed. Wolters Kluwer, 2021.

Valente AM, Cook S, Festa P, Ko HH, Krishnamurthy R, Taylor AM, et al. Multimodality imaging guidelines for patients with repaired Tetralogy of fallot: A report from the American society of echocardiography: Developed in collaboration with the society for cardiovascular magnetic resonance and the society for pediatric radiology. J Am Soc Echocardiogr. 2014;27(2):111-41. doi:10.1016/j.echo.2013.11.009.

Valsangiacomo Buechel ER, Grosse-Wortmann L, Fratz S, Eichhorn J, Sarikouch S, Greil GF, et al. Indications for cardiovascular magnetic resonance in children with congenital and acquired heart disease: an expert consensus paper of the Imaging Working Group of the AEPC and the Cardiovascular Magnetic Resonance Section of the EACVI. Eur Heart J Cardiovasc Imaging. 2015;16(3):281-297. doi: 10.1093/ehjci/jeu129.

van der Ven JPG, van den Bosch E, Bogers AJCC, Helbing WA. Current outcomes and treatment of tetralogy of Fallot. F1000Res. 2019 Aug 29;8:F1000. Faculty Rev-1530. doi: 10.12688/f1000research.17174.1.

Yim D, Riesenkampff E, Caro-Dominguez P, Yoo SJ, Seed M, Grosse-Wortmann L. Assessment of Diffuse Ventricular Myocardial Fibrosis Using Native T1 in Children with Repaired Tetralogy of Fallot. Circ Cardiovasc Imaging. 2017; 10(3):e005695. doi:10.1161/CIRCIMAGING.116.005695.

Zucker EJ. Computed tomography in tetralogy of Fallot: pre- and postoperative imaging evaluation. Pediatr Radiol. 2022 Dec;52(13):2485-97. doi: 10.1007/s00247-021-05179-5.

Aplicaciones de la tomografía computarizada y la resonancia magnética en el intervencionismo cardíaco percutáneo

25

L. Puga, J. A. Parada Barcia y M. Barreiro Pérez

 OBJETIVOS

- Conocer las principales aplicaciones de la tomografía computarizada y la resonancia magnética cardiovascular en el campo del intervencionismo percutáneo.
- Aprender a analizar y reconocer los principales aspectos de relevancia en intervencionismo percutáneo obtenidos mediante tomografía computarizada y resonancia magnética cardiovascular.
- Aplicar la información que la imagen cardíaca puede aportar en el intervencionismo percutáneo.

INTRODUCCIÓN

El intervencionismo coronario y estructural cardíaco ha tenido como técnicas de imagen tradicionales la fluoroscopia y la ecocardiografía transesofágica (ETE), especialmente en la monitorización durante los procedimientos. La selección de los pacientes por imagen, generalmente se fundamentaba también en la ETE, aunque el avance tecnológico y de conocimiento en los últimos años ha permitido introducir nuevas técnicas, especialmente la tomografía computarizada (TC) y, en menor medida, la resonancia magnética (RM), en el ámbito del intervencionismo.

> **!** Actualmente la TC es la técnica de elección previa al intervencionismo estructural cardíaco en una amplia variedad de procedimientos, así como la técnica de cribado de enfermedad coronaria, o incluso de planificación previa al intervencionismo coronario. La RM tiene especial interés en el estudio funcional de la enfermedad coronaria anterior al intervencionismo coronario, y puede ser una alternativa a la TC antes del intervencionismo estructural en casos seleccionados.

En este capítulo se desarrollará el papel, usos e indicaciones de ambas técnicas de imagen (RM y TC) en el ámbito del intervencionismo transcatéter coronario y estructural cardíaco.

ASPECTOS GENERALES DE LA TOMOGRAFÍA COMPUTARIZADA CARDÍACA

La TC es una técnica idónea para la valoración de los pacientes previa al intervencionismo estructural. Es una técnica de imagen no invasiva, con excelente definición del calcio y el espacio intravascular mediante el uso de medios de contraste, y presenta una resolución espacial submilimétrica isotrópica y una aceptable resolución temporal.

Se desarrollarán, a continuación, algunos de los conceptos mencionados. La resolución espacial es la distancia mínima que permite identificar dos puntos como separados en el espacio. Depende del tamaño de los detectores del equipo de TC, y en configuraciones modernas se sitúa en 0,3-0,5 mm, siendo la más disponible entre las técnicas de imagen no invasivas. La resolución espacial se define en los tres planos del espacio; cuando un vóxel tiene un tamaño igual o muy similar en sus tres dimensiones, se denomina isotrópico, y permite realizar visualización tridimensional (3D) y reformateo multiplanar (MPR) sin pérdida de resolución espacial. La resolución temporal depende del tipo de escáner TC del que se disponga, si bien equipos con una cobertura ampliada en el eje Z (aumento de número de detectores, por ejemplo 256, 320, 512) o equipos con doble fuente de rayos X presentan valores de resolución temporal elevados que permiten adquisiciones de calidad en un mayor rango de frecuencias cardíacas.

La adquisición de la TC cardíaca ha de realizarse siempre con sincronización electrocardiográfica (ECG-*gatted*). Esta sincronización ECG permite compensar los movimientos cardíacos, y la realización del estudio en apnea permite compensar los movimientos respiratorios. Se pueden realizar adquisiciones durante todo el ciclo cardíaco (retrospectiva) o durante una fase del ciclo seleccionada previamente (prospectiva). La adquisición retrospectiva presenta la ventaja de poder reconstruir todas las fases del ciclo cardíaco, pudiendo hacer una valoración funcional (volúmenes, fracción de eyección, movimiento de velos valvulares) y reconstrucciones 4D; sin embargo, requiere una mayor dosis de radiación. Esto puede corregirse, en parte, con una adquisición retrospectiva con modulación de dosis, donde se predefine una/s fase/s en la/s que se realizará la adquisición de máxima calidad, y el resto del ciclo cardíaco se adquiere con una calidad, y por tanto una dosis de radiación, menor.

La mejora tecnológica y el aumento de disponibilidad de escáneres de TC con *software* para adquisición cardíaca han permitido incluir esta técnica como estándar en relación con diversos procedimientos de intervencionismo estructural.

 Se considera que el mínimo requerido es una TC de 64 cortes con capacidad para sincronizar con ECG, si bien los equipos más modernos permiten mejor calidad de imagen, menor radiación y uso de contraste.

Además del equipo de TC, son necesarios también una bomba inyectora, al menos bifásica, que permita alto flujo (4-7 mL/s), un medio de contraste con una concentración de yodo en torno a 350 mg/mL, idealmente isoosmolar, y un sistema digital de procesamiento y almacenamiento de imagen en formato DICOM (*Digital Imaging and Communications in Medicine*).

La preparación de los pacientes para la realización de un estudio TC cardíaco es de crucial importancia para obtener estudios diagnósticos de calidad. Se ha de obtener de forma previa el consentimiento informado y se deben descartar contraindicaciones para la realización de la prueba. Se canulará un acceso venoso periférico, generalmente antecubital derecho (18-20 G). Normalmente, se coloca al paciente en decúbito supino con los brazos por encima de la cabeza. Se colocan los electrodos ECG, comprobando que haya una excelente calidad del trazado. Se debe explicar y ensayar con el paciente la apnea necesaria durante la exploración, así como comprobar la calidad del ECG durante la apnea. En función de la indicación de la exploración, si la frecuencia del paciente es alta o el ritmo irregular, puede ser necesario utilizar medicación previa a la exploración, siendo la más frecuentemente empleada los betabloqueantes intravenosos. En aquellos estudios donde sea precisa la evaluación del lumen coronario, generalmente se administrará también nitroglicerina sublingual. En relación con la realización de TC cardíaco previa al intervencionismo estructural, se debe recordar que una estenosis aórtica o mitral grave sintomática es una contraindicación para el uso de nitroglicerina, y los β-bloqueantes deben ser administrados con precaución, bajo supervisión de personal cualificado y en un entorno con material disponible para realizar la resucitación cardiopulmonar avanzada.

ASPECTOS GENERALES DE LA RESONANCIA MAGNÉTICA CARDÍACA

La RM cardíaca es una prueba de gran utilidad y versatilidad en cardiología.

 Actualmente es la prueba de referencia para la cuantificación y seguimiento de los volúmenes, masa y fracción de eyección, cuantificación de flujos, estudios de perfusión miocárdica de primer paso y caracterización tisular (edema, fibrosis difusa o fibrosis de reemplazo).

El principio físico que genera la imagen en la RM es completamente distinto. El equipo se compone de un imán, una serie de bobinas de radiofrecuencia y antenas receptoras. A través de gradientes electromagnéticos bajo la influencia del campo magnético estable del imán, se consiguen magnetizar los átomos de hidrógeno, que, al desmagnetizarse, generan radiofrecuencia que se utiliza para general la imagen diagnóstica. Cabe destacar que, aquellos tejidos sin átomos de hidrógeno en su composición, no van a generar imagen. Por esta razón, en términos generales, no se podrá visualizar adecuadamente el calcio en la RM. La extensión y localización del calcio puede tener un gran interés en algunos procedimientos de intervencionismo estructural, tales como el reemplazo transcatéter valvular aórtico (TAVI) o mitral (TMVR). La RM presenta una mejor resolución temporal que la TC, pero una peor resolución espacial, aunque si se utilizan secuencias específicas 3D de alta resolución es posible obtener una resolución isotrópica de entre 0,5 y 1,0 mm.

Previamente a la realización de la prueba, se debe obtener el consentimiento informado y comprobar la ausencia de contraindicaciones. El paciente se coloca en decúbito supino con los brazos a lo largo del cuerpo. Es precisa una señal ECG de buena calidad (sincronización ECG) y ensayo de la apnea (sincronización respiratoria). Si el estudio precisa inyección de fármacos o medios de contraste, es necesario canular un acceso venoso.

APLICACIÓN AL INTERVENCIONISMO CORONARIO

La TC y la RM tienen papeles complementarios con respecto al intervencionismo coronario. La TC permite un estudio anatómico, mientras que la RM posibilita un estudio de caracterización tisular y un estudio funcional de isquemia.

Tomografía computarizada aplicada al intervencionismo coronario

La TC es la técnica de referencia para el estudio de anomalías coronarias, y se ha establecido, en los últimos años, como técnica de imagen de primera línea para el cribado de enfermedad coronaria en pacientes sintomáticos de baja e intermedia probabilidad previa a la prueba. En pacientes con antecedente de enfermedad coronaria, la TC coronaria se ha empleado para la valoración de los puentes de derivación aortocoronaria, la permeabilidad de *stent* coronarios en determinados casos (segmentos proximales y *stent* > 3,0 mm), y en el estudio de oclusiones crónicas totales coronarias (OTC) previo a la revascularización coronaria percutánea.

 El análisis detallado de la TC antes del procedimiento permite establecer un plan de intervencionismo percutáneo, pudiendo seleccionar el material a utilizar y potencialmente reducir el tiempo y complejidad de los procedimientos. Esto puede ser especialmente útil en la optimización del ángulo de fluoroscopia basado en el análisis de la TC en lesiones coronarias complejas o bifurcadas, o en la realización de un sondaje coronario complejo en pacientes portadores de prótesis valvular aórtica percutánea.

En pacientes con OTC, el análisis de la TC antes del procedimiento permite estimar la probabilidad de éxito de revascularización coronaria percutánea, habiéndose elaborado varias escalas pronósticas: J-CTO (*multicenter* CTO [*chronic total*

occlusion] *registry in Japan*), CT-RECTOR (CT *Registry of CTO Revascularisation*), y KCCT (*Korean Multicenter* CTO CT *Registry*) (**Tabla 25-1**). Entre los parámetros analizados se incluyen: extensión de la calcificación, tortuosidad vascular, morfología del «muñón» de la oclusión, presencia de múltiples oclusiones y longitud de las lesiones.

Recientemente se ha descrito la escala SYNTAX (*Synergy between percutaneous coronary intervention with TAXus and cardiac*) FFR-CT (*computed tomography-derived fractional flow reserve*), que permite evaluar la complejidad global de la enfermedad coronaria del paciente y seleccionar entre una estrategia de revascularización quirúrgica o percutánea, utilizando para ello información anatómica y funcional (reserva fraccional de flujo estimada por TC). La validación y uso clínico de esta escala puede establecer un cambio de paradigma en el estudio diagnóstico de la enfermedad coronaria en pacientes estables.

Resonancia magnética aplicada al intervencionismo coronario y la cardiopatía isquémica

La capacidad de la RM para el estudio funcional (volúmenes, masa, fracción de eyección, alteraciones de contractilidad segmentaria), caracterización tisular (edema, fibrosis difusa y de reemplazo) y perfusión miocárdica de primer paso en reposo y/o estrés, la convierte en una técnica ideal para el estudio de la cardiopatía isquémica en sus dos escenarios de presentación clínica principales: aguda y crónica.

En la cardiopatía isquémica aguda (infarto de miocardio con o sin elevación del segmento ST), permite determinar factores pronósticos en el seguimiento, tales como la fracción de eyección, extensión del infarto, presencia y extensión de la obstrucción microvascular o hemorragia intramiocárdica. Se debe recordar que la presencia de edema puede sobreestimar el área de realce tardío (fibrosis de reemplazo), dificultando

la valoración precisa de la viabilidad miocárdica. Repetir las secuencias de realce tardío 20-25 minutos después de la administración de contraste, ha demostrado buena correlación con la extensión de la fibrosis fuera de la fase aguda, y puede servir como un método complementario para el estudio de viabilidad en este contexto. Por otro lado, en pacientes con elevación de enzimas de daño miocárdico, pero arterias coronarias sin lesiones obstructivas (MINOCA), la RM permite establecer el diagnóstico etiológico en la mayoría de los casos, individualizando el tratamiento y estratificando el pronóstico.

 En pacientes con sospecha o diagnóstico previo de cardiopatía isquémica crónica, la RM es la técnica no invasiva con mejor capacidad de detección y valoración de viabilidad de infarto previo.

La valoración de viabilidad está directamente relacionada con la capacidad de recuperación de la función miocárdica tras la revascularización. De forma habitual, se describe la extensión transmural del realce tardío de forma cualitativa en relación con el grosor parietal, estableciéndose una relación continua entre la extensión y la probabilidad de recuperación. Por lo tanto, segmentos con realce < 50 % de grosor transmural suelen considerarse viables, y los segmentos con extensión de realce > 50 %, especialmente aquellos con > 75 %, suelen considerarse no viables, y, por lo tanto, no subsidiarios de revascularización.

La RM cardíaca asociada a la utilización de agentes farmacológicos permite estudiar la presencia de isquemia inducible, detectada como defectos de perfusión miocárdica de primer paso en situación de estrés. Las indicaciones fundamentales son pacientes con dolor torácico y alta probabilidad antes de la prueba, o bien con enfermedad coronaria previa. Si bien el estudio ISCHEMIA (*International Study of Comparative Health Effectiveness With Medical and Invasive Approaches*)

Tabla 25-1. Escalas de predicción del éxito y dificultad de revascularización de oclusiones totales crónicas por TC

Score	Variables (puntuación)	Clasificación
J-CTO	• Extremidad cónica (0) frente a desafilada (1) • Ninguna calcificación (0) frente a alguna (1) • Angulación de la oclusión ≤45° (0) frente a > 45° (1) • Longitud de oclusión < 20 mm (0) frente a ≥ 20 mm (1) • Sin intentos de revascularización previos fallidos (0) frente a con intentos previos (1)	• Fácil (0) • Intermedio (1) • Difícil (2) • Muy difícil (≥ 3)
CT-RECTOR	• <2 oclusiones (0) frente a ≥ 2 interrupciones completas (1) • Extremidad cónica (0) frente a desafilada (1) • <50 % de calcificación del perímetro del vaso en eje corto (0) *vs.* ≥50 % de calcificación en algún punto de la oclusión (1) • Angulación de la oclusión ≤45° (0) frente a >45° (1) • Sin intentos de revascularización previos fallidos (0) frente a con intentos previos (1) • Tiempo de duración de la OTC < 12 meses (0) frente a ≥ 12 meses (1)	• Fácil (0) • Intermedio (1) • Difícil (2) • Muy difícil (≥ 3)
KCCT	• Extremidad cónica (0) frente a desafilada (1) • Sin ramas colaterales adyacentes (0) frente a con ramas colaterales adyacentes (1) • Longitud de oclusión < 15 mm (0) frente a ≥ 15 mm (1) • Angulación de la oclusión ≤45° (0) frente a >45° (1) • Calcificación del vaso en eje corto <180° de perímetro o <50 % del área (0) frente a ≥180° de perímetro y ≥50 % del área (1) frente a calcificación central completa de 360° de perímetro y 100 % del área (2) • Sin intentos de revascularización previos fallidos (0) frente a con intentos previos (1) • Tiempo de duración de la OTC < 12 meses (0) frente a ≥ 12 meses (1)	• Fácil (0) • Intermedio (1) • Difícil (2) • Muy difícil (3) • Extremamente difícil (≥ 4)

CT-RECTOR: CT *registry of CTO* (*Chronic Total Occlusion*) *revascularisation*; J-CTO: *multicenter CTO registry in Japan*; KCCT: *korean multicenter CTO CT registry*; OTC: oclusión total crónica.

ha demostrado que una estrategia de revascularización coronaria guiada por isquemia inducible en pruebas no invasivas no es superior al manejo con tratamiento médico óptimo en pacientes seleccionados, existen múltiples evidencias que apoyan la utilización de RM cardíaca de estrés con fin diagnóstico, pronóstico y planificación de revascularización, especialmente en pacientes con enfermedad coronaria multivaso y/o revascularización coronaria incompleta.

APLICACIÓN AL INTERVENCIONISMO ESTRUCTURAL CARDÍACO

El intervencionismo estructural cardíaco incluye todos aquellos procedimientos transcatéter desarrollados para corregir la patología valvular, los defectos congénitos o los adquiridos. La TC es una técnica fundamental para la selección de pacientes y la planificación previa al procedimiento, mientras que la RM se suele utilizar para realizar un estudio etiológico y funcional detallado.

Reemplazo valvular aórtico transcatéter

Una vez diagnosticada la estenosis aórtica severa por ecocardiografía, la TC constituye la prueba de elección para realizar una valoración integral del paciente candidato a reemplazo valvular aórtico transcatéter (TAVI). La TC permite, en un único estudio, valorar los accesos vasculares, medir el anillo aórtico, valorar el riesgo de oclusión coronaria y determinar los ángulos óptimos de fluoroscopia, entre otros. Además, permite, en un porcentaje elevado de casos, realizar un cribado de enfermedad coronaria obstructiva proximal y una valoración de hallazgos extracardíacos (**Fig. 25-1**). Los principales aspectos a detallar en el informe de la TC para TAVI se enumeran en la **tabla 25-2**.

En relación con la RM, la menor resolución espacial y la imposibilidad para visualizar adecuadamente el calcio son las razones principales para que se utilice poco en este contexto. Esta descrito su uso, y podría realizarse en casos seleccionados, para medir el anillo aórtico sin necesidad de contraste o radiación. La RM se reserva para el estudio y seguimiento de los volúmenes, función ventricular, gravedad de las lesiones valvulares y anatomía vascular.

Existen, en la actualidad, dos diseños generales de prótesis valvulares aórticas transcatéter: balón-expandibles y autoexpandibles. Las válvulas **balón-expandibles** utilizan la fuerza radial acompañada del inflado de balón para acomodar su diseño circular a la morfología oval del tracto del anillo aórtico. En cambio, las **autoexpandibles** se expanden por sí mismas, basándose en la memoria del material, hasta acomodarse sobre el anillo aórtico. Además de diferencias técnicas y de diseño, hay que tener en cuenta que los algoritmos de selección de tamaño del dispositivo no son intercambiables entre ellos. Las prótesis balón-expandibles se basan en el área del anillo aórtico, y las autoexpandibles, en el perímetro.

Es preciso comprender y analizar la anatomía del complejo valvular aórtico, que se compone del tracto de salida del ventrículo izquierdo (TSVI), los senos de Valsalva, los triángulos fibrosos entre los velos aórticos y los velos aórticos en sí mismos. Una medida fundamental es la valoración adecuada del plano del anillo aórtico. Se define como el plano virtual alineado con el punto de inserción más bajo de cada cúspide aórtica. Se determinan los diámetros mayor y menor, y el área y el perímetro del anillo aórtico. Basándose en esta medida, se seleccionará el tamaño de la válvula a implantar. El anillo aórtico modifica su tamaño y forma durante el ciclo cardíaco, siendo la mesosístole (30-35 % del ciclo cardíaco determinado por la distancia R-R en la sincronización electrocardiográfica) el mejor momento para realizar la medición (mayor tamaño y menor elipticidad) en la mayoría de ocasiones. Existen *software* específicamente diseñados para automatizar estas medidas y simular el implante.

La zona de despliegue de la prótesis o *landing zone* comprende las cúspides aórticas, el anillo aórtico y el TSVI. La presencia de calcificación severa en el TSVI y la válvula aórtica aumenta el riesgo de regurgitación periprotésica posterior; la presencia de calcificaciones nodulares de gran tamaño puede

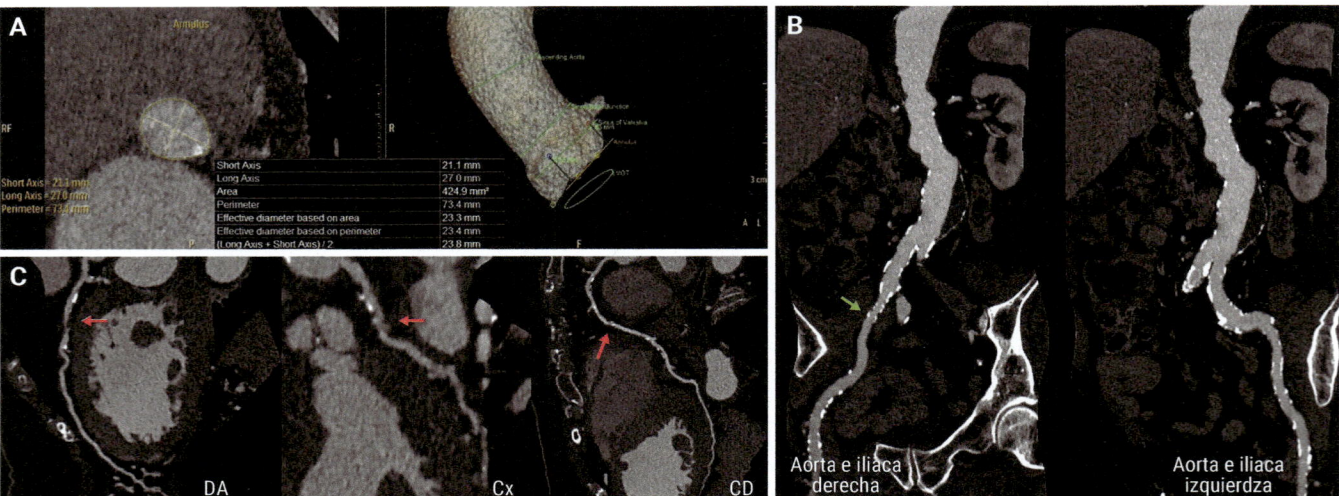

Figura 25-1. TC previa al reemplazo valvular aórtico transcatéter. Medición del anillo aórtico **(A)**. Valoración de los accesos vasculares **(B)** con presencia de aneurisma de aorta infrarrenal con trombo mural (flecha amarilla) y estenosis moderada calcificada en la arteria ilíaca superficial proximal (flecha verde). Valoración de la anatomía coronaria **(C)** con enfermedad obstructiva de tres vasos (flechas rojas).

Tabla 25-2. Variables del informe de la tomografía computarizada para TAVI y LAAO		
Reemplazo valvular aórtico transcatéter (TAVI)	Anillo aórtico	• Medición en fase sistólica • Área y perímetro. Diámetros mayor y menor • Proyección de fluoroscopia óptima
	Calcio y válvula	• Presencia, morfología y extensión del calcio • Morfología valvular
	Aorta y accesos	• Altura del origen de las arterias coronarias • Diámetro luminal mínimo de cada segmento vascular • Descripción de calcificaciones y patología vascular
	Otros	• Anatomía coronaria • Hallazgos extracardíacos
Cierre percutáneo de orejuela auricular izquierda (LAAO)	Trombo	Cribado del defecto de repleción arterial/venoso
	Morfología y *landing zone*	• Describir la morfología y presencia de lóbulos proximales • Medir el *landing zone*, diámetro mayor • Medir la profundidad y la longitud de la orejuela • Proyección de fluoroscopia óptima
	Otros	• Anatomía del septo interauricular • Anatomía de las venas pulmonares • Describir la presencia de derrame pericárdico

conllevar un mayor riesgo de rotura de anillo aórtico, especialmente en las balón-expandibles. Se debe describir la localización y extensión del calcio a nivel de la válvula aórtica y de los primeros 5-7 mm del TSVI, al ser esta el área de sellado de la mayoría de válvulas TAVI disponibles. Se debe informar sistemáticamente de la morfología y grado de calcificación de la válvula aórtica. Requiere especial atención la válvula aórtica bicúspide, dado que existe menor tasa de éxito de procedimiento y mayores tasas de regurgitación paravalvular, aunque similares resultados clínicos.

Se debe evaluar la altura perpendicular desde el plano del anillo aórtico hasta el origen de las arterias coronarias. Si bien no hay unos valores de corte absolutos, una altura del origen de las arterias coronarias < 12 mm y de unos senos de Valsalva < 30 mm se asocian con un incremento del riesgo de oclusión coronaria asociado a TAVI.

En el informe deben constar también las proyecciones óptimas por TC para el TAVI. Su identificación por TC reduce la dosis de radiación, el contraste y la duración del procedimiento. Se debe reportar la angulación para obtener una proyección coplanar con alienación de las cúspides, y una angulación para obtener una proyección de solapamiento (*cusp overlap*), con las cúspides izquierda y derecha solapadas. Este plano elonga el TSVI y permite realizar un mejor control de la profundidad del despliegue al inicio del procedimiento.

En relación con los accesos vasculares, la TC permite su valoración en un único acceso, con excelente resolución y delimitación de la presencia y extensión de las calcificaciones. Las complicaciones vasculares incrementan la morbimortalidad del procedimiento de TAVI. Los factores asociados con la aparición de complicaciones vasculares son la relación entre el diámetro mínimo vascular en relación con el diámetro externo de la vaina utilizada, la presencia de calcificaciones moderadas o severas, y la tortuosidad vascular. Se deben reflejar en el informe los diámetros luminales mínimos, la extensión, distribución y gravedad de la calcificación, así como la presencia de patología vascular a nivel de todos los segmen-

tos vasculares entre la válvula aórtica y las arterias femorales comunes izquierda y derecha. En el caso de que los accesos femorales no sean válidos, se valorarían otros alternativos, siendo los accesos axilar/subclavio, transcava y transapical los más habituales.

Una variante del TAVI es el **implante Valve-in-Valve**, donde se coloca una prótesis percutánea dentro de una bioprótesis previa disfuncional. La TC tiene un papel crucial para la selección de tamaño de la prótesis, pero también para valorar el riesgo de oclusión coronaria.

 El parámetro más importante es la distancia entre la proyección de la válvula TAVI virtual al origen de la arteria coronaria; una distancia < 4 mm indica un alto riesgo de oclusión coronaria.

Una vez realizado el procedimiento de TAVI, la TC permite valorar la posición y geometría de la prótesis, así como el grosor y la movilidad de los velos. También puede realizarse una TC en caso de disfunción o degeneración protésica identificada por ecocardiografía, sospecha de trombosis, endocarditis infecciosa o regurgitación periprotésica que requiera valoración anatómica. Se ha descrito el fenómeno de engrosamiento con hipoatenuación y reducción de movilidad en los velos protésicos, que está asociado a trombosis subclínica y que se resuelve con régimen de anticoagulación. Este hallazgo se ha asociado con una mayor tendencia no significativa de episodios embólicos, por lo que no existe un consenso sobre realizar TC de forma sistemática en los pacientes después de TAVI.

Por último, es posible utilizar la TC para resolver dudas diagnósticas en relación con la gravedad de la estenosis aórtica. Puede resultar particularmente útil la valoración del calcio valvular aórtico en pacientes con estenosis aórtica de bajo flujo y bajo gradiente con fracción de eyección preservada, siendo altamente sugestivo de estenosis aórtica grave degenerativa unos valores ≥ 3.000 unidades Agatston (UA) en hombres y ≥ 1.600 en mujeres, y, por el contrario, de ausencia de estenosis grave degenerativa unos valores < 1.600 UA en hombres y < 800 UA en mujeres.

Cierre percutáneo de orejuela auricular izquierda

El cierre percutáneo de orejuela auricular izquierda (LAAO) es una alternativa a la anticoagulación oral en pacientes en fibrilación auricular en los que esté contraindicada. La técnica tradicionalmente utilizada en la selección de pacientes es la ecocardiografía transesofágica (ETE), descartando la presencia de trombo en la orejuela y permitiendo realizar las mediciones para la selección del dispositivo. Se ha demostrado que las mediciones tridimensionales (ETE-3D, TC) presentan mejor precisión en la selección del tamaño del dispositivo que la ETE-2D. Por tanto, la TC es una técnica alternativa en la selección de pacientes, ya que permite realizar el cribado del trombo, y evaluar la anatomía y tamaño de la orejuela, así como del septo interauricular.

La RM tiene una capacidad similar a la ETE y la TC de detección de trombo en escenarios de alta prevalencia, pero es menos sensible a su cribado. Además, la menor resolución espacial limita la precisión de la medida para realizar una adecuada selección del dispositivo.

La TC para valorar el LAAO ha de realizarse con sincronización ECG, idealmente en fase telesistólica (fase de mayor expansión de la orejuela izquierda), y se debe realizar una segunda adquisición en fase venosa, 60-90 segundos tras la administración del contraste, para realizar el cribado de trombo en la orejuela izquierda. Los principales aspectos a detallar en el informe de TC para LAAO se enumeran en la **tabla 25-2**.

La morfología de la orejuela izquierda es muy variable y compleja. La medición de la zona de despliegue o *landing zone* se realiza mediante reformateo multiplanar, alineando un plano a 10-15 mm por dentro del *ostium* de la orejuela y que, en su extremo inferior, corte longitudinalmente el curso de la arteria circunfleja (**Fig. 25-2**). Existen *software* específicamente diseñados para automatizar estas medidas y simular el implante. Si la calidad lo permite, es recomendable realizar una valoración de la anatomía coronaria.

Tras LAAO, se recomienda realizar una prueba de imagen a los 45-60 días, para comprobar la estabilidad y normoposición, evaluar fugas residuales y descartar la presencia de trombo relacionado con el dispositivo. Las técnicas más habitualmente empleadas son la ETE y la TC (**Fig. 25-3**). La TC presenta una mejor visualización de la posición y despliegue del dispositivo, igual capacidad de detección de trombos, y una mayor sensibilidad en la detección de *leaks* residuales, si bien no está del todo aclarada su relevancia clínica.

Reemplazo valvular mitral transcatéter

Dentro del intervencionismo valvular mitral transcatéter existen opciones de reparación y de reemplazo. Las técnicas de reparación borde-a-borde están clínicamente consolidadas, realizándose con ETE la selección de los pacientes y la monitorización del procedimiento.

En cambio, para las diferentes técnicas de reemplazo valvular mitral transcatéter (TMVR), la TC es una técnica imprescindible. Se han descrito TMVR sobre válvula nativa, sobre anuloplastia quirúrgica previa (*valve-in-ring*), sobre prótesis valvular biológica disfuncional previa (*valve-in-valve*), y sobre anillo mitral nativo intensamente calcificado (*valve-in-*MAC [*Mitral Annular Calcification*]).

La TC debe adquirirse con sincronización ECG retrospectiva, cubriendo todo el ciclo cardíaco y con administración de medio de contraste.

> ❗ La TC permite evaluar el tamaño y la morfología del anillo mitral, seleccionar el tipo y tamaño de la prótesis a implantar, simular virtualmente el implante y evaluar el nuevo TSVI resultante del implante virtual, seleccionar los ángulos óptimos de fluoroscopia y planificar accesos vasculares (transeptal o transapical) (**Fig. 25-4**).

Las mediciones específicas a realizar para cada dispositivo están determinadas por el fabricante.

La principal complicación a evitar durante la planificación de TMVR es la aparición de obstrucción TSVI tras el procedimiento (**Fig. 25-5**). El **nuevo TSVI** es la distancia/área existente entre el borde inferior del implante virtual y el septo interventricular (**Fig. 25-6**). Los principales factores predictores de obstrucción en el nuevo TSVI aparecen enumerados en la **tabla 25-3**. El área del nuevo TSVI debe evaluarse en mesotelesístole (40-50 % R-R; menor área del ciclo cardíaco), aumentando el nivel de riesgo de obstrucción cuanto menor sea el área del nuevo TSVI (< 170 mm², alto riesgo; 170-190 mm²,

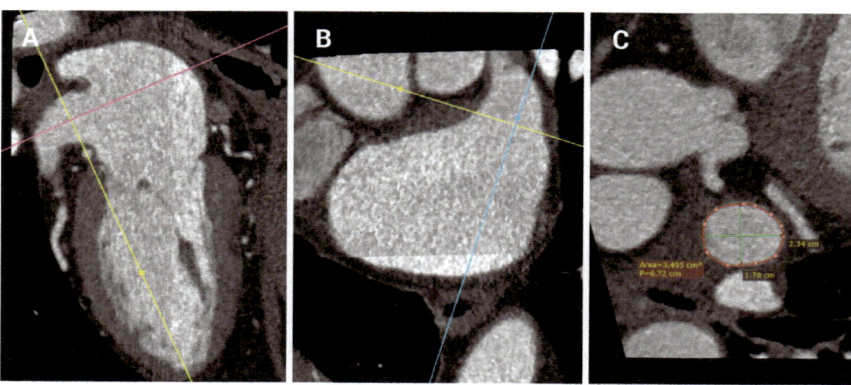

Figura 25-2. Tomografía computarizada previa al cierre percutáneo de orejuela izquierda y medición de zona de despliegue (*landing zone*). Reformateo multiplanar: vista dos cámaras **(A)**, coronal modificado **(B)** y *landing zone en-face* **(C)**.

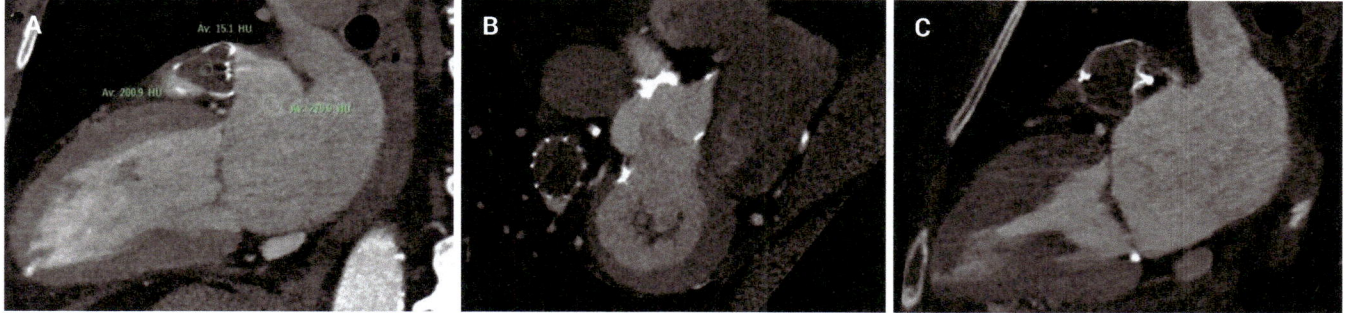

Figura 25-3. Tomografía computarizada tras cierre percutáneo de orejuela izquierda. Se observa el paso del medio de contraste distal al dispositivo **(A)**, con identificación de una fuga residual peridispositivo **(B)**. Presencia de trombo sobre la superficie del dispositivo oclusor **(C)**.

Figura 25-4. Tomografía computarizada previa al reemplazo valvular mitral transcatéter *valve-in-valve*. Medición de los diámetros internos de la prótesis valvular biológica en posición mitral **(A)**. Medición de los diámetros del ventrículo y la aurícula izquierdos en cuatro cámaras **(B)** y dos cámaras **(C)**. Implante virtual con trazado de línea media del nuevo tracto de salida del ventrículo izquierdo (TSVI) **(D)**. Medición del área del nuevo TSVI **(E)**. Simulación de proyección de fluoroscopia **(F)**.

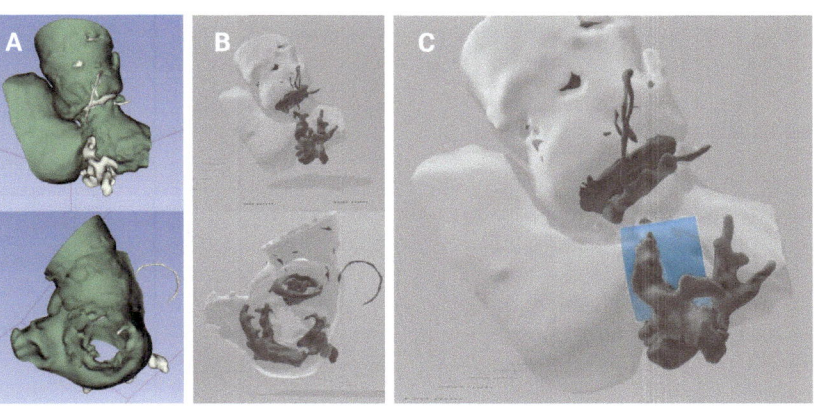

Figura 25-5. Segmentación 3D de tomografía computarizada previa al reemplazo valvular mitral transcatéter (TMVR) *valve-in-MAC* (*Mitral Annular Calcification*). Segmentación de cavidades y calcio **(A)**. Visualización con transparencia de cavidades para mejorar la visualización espacial y las relaciones del calcio **(B)**. Implante virtual TMVR *valve-in-MAC* **(C)**.

Figura 25-6. Tomografía computarizada previa al reemplazo valvular mitral transcatéter y simulación de implante sobre válvula nativa con sistema Tendyne® (Abbott). Evaluación de las dimensiones del anillo nativo **(A)**. Valoración de la morfología, extensión y severidad del calcio en el anillo nativo **(B)**. Simulación de implante y valoración del nuevo tracto de salida del ventrículo izquierdo (TSVI) **(C)**. Simulación de implantes en ejes largos (TSVI y bicomisural) con proyección del abordaje y del tendón transapical **(D)**.

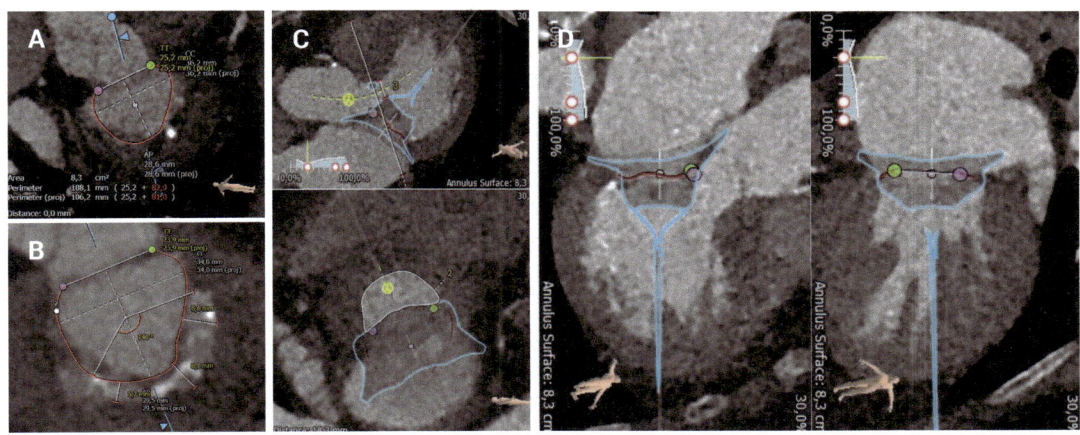

Tabla 25-3. Predictores de obstrucción del tracto de salida del ventrículo izquierdo en implante percutáneo de válvula mitral

Predictores de obstrucción	Límite del riesgo de obstrucción
Área del nuevo TSVI	< 1,9 cm²
Área del nuevo TSVI-faldón	< 1,5 cm²
Dimensiones del velo mitral anterior	> 25 mm
Septo interventricular saliente	Grosor > 15 mm
Distancia del anillo mitral al septo interventricular	< 17,8 mm
Angulo aortomitral agudo	< 110°
Ventrículo izquierdo pequeño	Diámetro telediastólico < 48 mm
Hipertrofia del ventrículo izquierdo	Masa miocárdica indexada > 105 g/m²
Fracción de eyección del ventrículo izquierdo preservada	–

TSVI: tracto de salida del ventrículo izquierdo.

riesgo moderado; 190-220 mm², aceptable; > 220 mm², bajo riesgo). En casos seleccionados con alto riesgo de obstrucción, se pueden aplicar técnicas de modificación del velo anterior mitral o septo interventricular (ablación septal con alcohol) para aumentar el área del nuevo TSVI.

La RM cardíaca puede resultar útil para el estudio de los volúmenes, masa y función ventricular, para valorar la presencia de realce tardío o en la graduación de la gravedad de la regurgitación mitral previa a TMVR. Su uso está indicado en caso de insuficiencia mitral cuando no se puede determinar adecuadamente la gravedad con técnicas ecocardiográficas.

Reemplazo/reparación valvular tricuspídea transcatéter

Entre los procedimientos transcatéter sobre la válvula tricúspide, se han descrito principalmente reparación borde-a-borde, anuloplastia y reemplazo valvular ortotópico y heterotópico (prótesis valvulares en las venas cavas). La TC es una técnica imprescindible para la selección de pacientes y la planificación previa en los procedimientos de anuloplastia y reemplazo valvular. La adquisición es similar a la TC previa a TMVR, pero optimizando el contraste de las cavidades cardíacas derechas.

El estudio de TC permite evaluar la geometría y el tamaño del anillo tricuspídeo a lo largo del ciclo cardíaco, morfolo-

gía y movilidad de los velos tricuspídeos, posición y relación de la arteria coronaria derecha respecto al anillo tricuspídeo, evaluación del volumen y fracción de eyección del ventrículo derecho, selección del ángulo óptimo de fluoroscopia y estudio de los accesos vasculares. En los casos de reemplazo heterotópico, permite dimensionar las venas cavas superior e inferior a diferentes niveles, evaluando la anatomía y localización de las venas suprahepáticas, aspectos que determinarán el tipo y tamaño del dispositivo a implantar (**Fig. 25-7**). Por otro lado, la TC puede estimar el área del orifico regurgitante anatómico, parámetro que se correlaciona con el área efectiva del orificio regurgitante calculada por ecocardiografía.

La RM es la técnica de elección para la valoración, y especialmente el seguimiento, de los volúmenes y fracción de eyección del ventrículo derecho. También puede utilizarse en la valoración de la gravedad de la regurgitación tricúspide cuando esta no es posible con ecocardiografía.

Cardiopatías congénitas

La RM es la técnica de elección en el diagnóstico, evaluación y seguimiento de las cardiopatías congénitas. Esto se debe a la capacidad de obtener cualquier geometría de exploración, realizar la valoración anatómica y funcional, y la caracterización tisular y análisis de flujos, así como a la ausencia de radiación en una población, generalmente, de edad joven. La TC se reserva para pacientes y casos seleccionados.

La selección de pacientes, del dispositivo y de su tamaño previa al intervencionismo en cardiopatías congénitas puede realizarse con TC y RM. La TC tiene mayor resolución espacial y permite delimitar con mejor precisión las áreas de calcificación y el adecuado dimensionado de la prótesis.

> 💡 Es imprescindible realizar de una RM/TC previa al intervencionismo en el reemplazo valvular pulmonar transcatéter y en el tratamiento percutáneo de la coartación de aorta. Puede resultar también útil en casos de conducto arterial permeable o fístulas complejas.

Presenta un menor valor añadido en el cierre de defectos septales, tales como comunicación interauricular o interventricular.

Por el contrario, en la comunicación interventricular postinfarto de miocardio, la TC puede resultar muy útil para dimensionar el defecto y valorar la morfología, extensión y

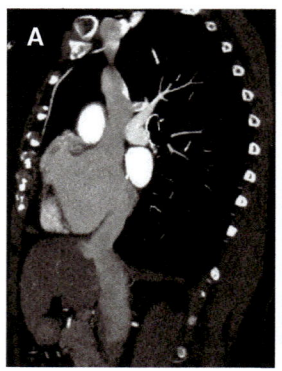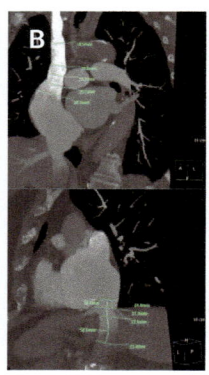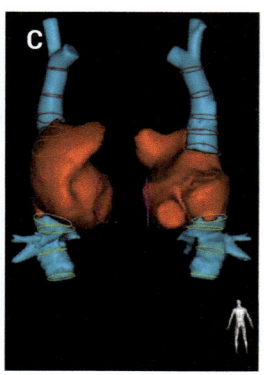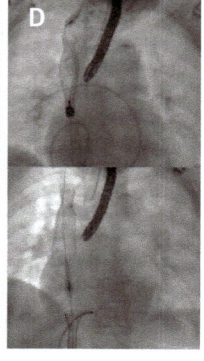

Figura 25-7. Tomografía computarizada previa al reemplazo transcatéter heterotópico de la válvula tricúspide mediante implante valvular en cavas. Sagital modificado para visualización simultánea de ambas cavas **(A)**. Mediciones en reformateo multiplanar en cava superior e inferior **(B)**. Segmentación 3D y mediciones a mismos niveles **(C)**. Despliegue durante procedimiento de prótesis en cava superior e inferior **(D)**.

bordes, ya que generalmente son defectos anfractuosos y complejos, difíciles de evaluar correctamente por ecocardiografía.

Fusión de imagen de TC y fluoroscopia durante la intervención

Las imágenes de TC se pueden fusionar con la imagen fluoroscópica, permitiendo trasladar la información anatómica y la planificación a la sala de intervencionismo (**Fig. 25-8**). Permite visualizar, con un amplio campo de visión, estructuras que no serían visibles en la fluoroscopia, si bien son imágenes estáticas que no tienen sincronización ECG ni respiratoria. La fusión TC-fluoroscopia requiere un *software* específico que segmenta las diferentes cavidades cardíacas de forma semiautomática, y permite corregistrar ambas técnicas de imagen, utilizando dos proyecciones ortogonales de fluoroscopia de un material radiopaco (por ejemplo, prótesis valvular) o una angiografía selectiva (por ejemplo, aortografía). Para que el corregistro sea correcto, la posición del paciente ha de ser la misma al realizar la TC y el procedimiento.

 La fusión TC-fluoroscopia ha demostrado reducir el tiempo del procedimiento y el uso de contraste y radiación en TAVI y LAAO, así como reducir el cambio de tamaño del dispositivo intraprocedimiento en LAAO.

Se ha descrito su uso y utilidad en multitud de procedimientos, mostrando mayor utilidad en aquellos más complejos (TMVR, reparación transcatéter de la válvula tricúspide [TTVR], TAVR transcava, cierre de las periprótesis, etc.).

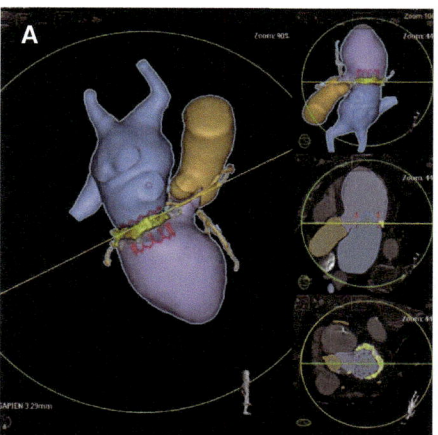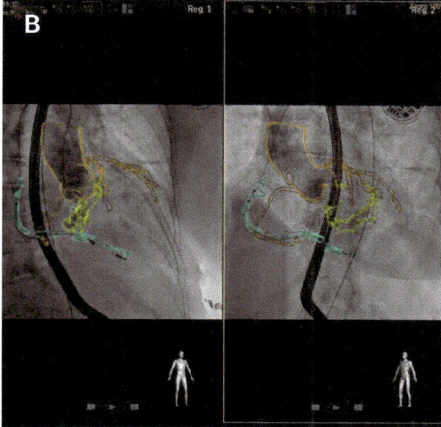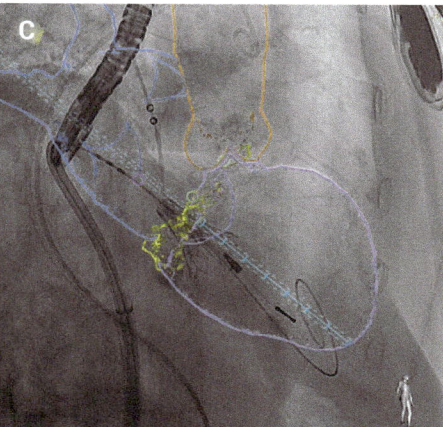

Figura 25-8. Planificación **(A)** y fusión de tomografía computarizada y fluoroscopia **(C)** en reemplazo valvular mitral transcatéter *valve-in*-MAC con prótesis Edwards SAPIEN 3. El corregistro se realizó con la alineación en dos proyecciones del calcio mitral, el electrodo de marcapasos y una angiografía aórtica **(B)**.

 PUNTOS CLAVE

- Las técnicas de imagen no invasiva de TC y RM cardíacas, especialmente la primera, tienen un papel predominante en la selección de pacientes y planificación de procedimientos de intervencionismo transcatéter. La información de estas pruebas puede utilizarse para planificar procedimientos de intervencionismo coronario complejo, especialmente oclusiones crónicas totales, o bien en un amplio espectro de intervencionismo estructural cardíaco (TAVI, LAAO, TMVR o TTVR).

- La tomografía computarizada cardíaca se ha establecido como la principal técnica asociada a la ecocardiografía debido a su carácter no invasivo, su elevada resolución espacial, su excelente definición del calcio y del espacio intravascular mediante el empleo de medios de contraste, y la posibilidad de realizar tanto mediciones como simulaciones virtuales del procedimiento.

- La resonancia magnética cardíaca es una técnica alternativa en aquellos casos en los que no pueda realizarse la TC. Es la técnica de referencia para la evaluación y seguimiento de volúmenes, masa, fracción de eyección, caracterización tisular, valoración de isquemia inducible o análisis de flujos, propiedades que la hacen muy útil en la selección de candidatos a intervencionismo coronario o en cardiopatías congénitas.

BIBLIOGRAFÍA

Abbara S, Blanke P, Maroules CD, Cheezum M, Choi AD, Han KB, et al. SCCT guidelines for the performance and acquisition of coronary computed tomographic angiography: A report of the society of Cardiovascular Computed Tomography Guidelines Committee: Endorsed by the North American Society for Cardiovascular Imaging (NASCI). J Cardiovasc Comput Tomogr. 2016;10(6):435-49.

Babaliaros VC, Lederman RJ, Gleason PT, Khan JM, Kohli K, Sahu A, et al. The art of SAPIEN 3 transcatheter mitral valve replacement in valve-in-ring and valve-in-mitral-annular-calcification procedures. JACC Cardiovasc Interv. 2021;14(20):2195-214.

Barreiro-Perez M, Caneiro-Queija B, Puga L, Gonzalez-Ferreiro R, Alarcon R, Parada JA, et al. Imaging in Transcatheter Mitral Valve Replacement: State-of-Art Review. J Clin Med. 2021;10(24):5973.

Blanke P, Weir-McCall J, Achenbach S, Delgado V, Hausleiter J, Jilaihawi H, et al. Computed tomography imaging in the context of transcatheter aortic valve implantation (TAVI)/transcatheter aortic valve replacement (TAVR):

An expert consensus document of the Society of Cardiovascular Computed Tomography. J Cardiovasc Comput Tomogr. 2019;13(1):1-20.

Collet C, Miyazaki Y, Ryan N, Asano T, Tenekecioglu E, Sonck J, et al. Fractional flow reserve derived from computed tomographic angiography in patients with multivessel CAD. J Am Coll Cardiol. 2018 Jun 19;71(24):2756-69.

Choi KM, Kim RJ, Gubernikoff G, Vargas JD, Parker M, Judd RM. Transmural extent of acute myocardial infarction predicts long-term improvement in contractile function. Circulation. 2001;104(10):1101-7.

Desch S, Eitel I, de Waha S, Fuernau G, Lurz P, Gutberlet M, et al. Cardiac magnetic resonance imaging parameters as surrogate endpoints in clinical trials of acute myocardial infarction. Trials. 2011;12(1):204.

Eng MH, Wang DD, Greenbaum AB, Gheewala N, Kupsky D, Aka T, et al. Prospective, randomized comparison of 3-dimensional computed tomography guidance versus TEE data for left atrial appendage occlusion (PRO3D-LAAO). Catheter Cardiovasc Interv. 2018;92(2):401-7.

Francone M, Budde RPJ, Bremerich J, Dacher JN, Loewe C, Wolf F. CT and MR imaging prior to transcatheter aortic valve implantation: standardisation of scanning protocols, measurements and reporting-a consensus document by the European Society of Cardiovascular Radiology (ESCR). Eur Radiol. 2020;30(5):2627-50.

Hussain MA, Nabi F. Complex Structural Interventions: The Role of Computed Tomography, Fluoroscopy, and Fusion Imaging. Methodist Debakey Cardiovasc J. 2017;13(3):98-105.

Kiaos A, Tziatzios I, Hadjimiltiades S, Karvounis C, Karamitsos TD. Diagnostic performance of stress perfusion cardiac magnetic resonance for the detection of coronary artery disease: A systematic review and meta-analysis. Int J Cardiol. 2018;252:229-33.

Korsholm K, Berti S, Iriart X, Saw J, Wang DD, Cochet H, et al. Expert Recommendations on Cardiac Computed Tomography for Planning Transcatheter Left Atrial Appendage Occlusion. JACC Cardiovasc Interv. 2020;13(3):277-92.

Kramer CM, Barkhausen J, Bucciarelli-Ducci C, Flamm SD, Kim RJ, Nagel E. Standardized cardiovascular magnetic resonance imaging (CMR) protocols: 2020 update. J Cardiovasc Magn Reson. 2020;22(1):17.

Lipinski MJ, McVey CM, Berger JS, Kramer CM, Salerno M. Prognostic value of stress cardiac magnetic resonance imaging in patients with known or suspected coronary artery disease: a systematic review and meta-analysis. J Am Coll Cardiol. 2013;62(9):826-38.

Lopes BB, Hashimoto G, Bapat VN, Sorajja P, Scherer MD, Cavalcante JL. Cardiac Computed Tomography and Magnetic Resonance Imaging of the Tricuspid Valve: Preprocedural Planning and Postprocedural Follow-up. Interv Cardiol Clin. 2022;11(1):27-40.

Maron DJ, Hochman JS, Reynolds HR, Bangalore S, O'Brien SM, Boden WE, et al. Initial Invasive or Conservative Strategy for Stable Coronary Disease. N Eng J Med. 2020;382(15):1395-407.

Monney PA, Sekhri N, Burchell T, Knight C, Davies C, Deaner A, et al. Acute myocarditis presenting as acute coronary syndrome: role of early cardiac magnetic resonance in its diagnosis. Heart. 2011;97(16):1312-8.

Morino Y, Abe M, Morimoto T, Kimura T, Hayashi Y, Muramatsu T, et al. Predicting successful guidewire crossing through chronic total occlusion of native coronary lesions within 30 minutes: the J-CTO (Multicenter CTO Registry in Japan) score as a difficulty grading and time assessment tool. JACC Cardiovasc Interv. 2011;4(2):213-21.

Opolski MP, Achenbach S, Schuhbäck A, Rolf A, Möllmann H, Nef H, et al. Coronary computed tomographic prediction rule for time-efficient guidewire crossing through chronic total occlusion: insights from the CT-RECTOR multicenter registry (Computed Tomography Registry of Chronic Total Occlusion Revascularization). JACC Cardiovasc Interv. 2015;8(2):257-67.

Otto CM, Kumbhani KJ, Alexander KP, Calhoon JH, Desai MY, Kaul S, et al. 2017 ACC Expert Consensus Decision Pathway for Transcatheter Aortic Valve Replacement in the Management of Adults With Aortic Stenosis: A Report of the American College of Cardiology Task Force on Clinical Expert Consensus Documents. J Am Coll Cardiol. 2017;69(10):1313-46.

Pulerwitz TC, Khalique OK, Leb J, Hahn RT, Nazif TM, Leon MB, et al. Optimizing Cardiac CT Protocols for Comprehensive Acquisition Prior to Percutaneous MV and TV Repair/Replacement. JACC Cardiovasc Imaging. 2020;13(3):836-50.

Rodríguez-Palomares JF, Ortiz-Pérez JT, Lee DC, Bucciarelli-Ducci C, Tejedor P, Bonow RO, et al. Time elapsed after contrast injection is crucial to determine infarct transmurality and myocardial functional recovery after an acute myocardial infarction. J Cardiovasc Magn Reson. 2015;17(1):43.

Saw J, Fahmy P, DeJong P, Lempereur M, Spencer R, Tsang M, et al. Cardiac CT angiography for device surveillance after endovascular left atrial appendage closure. Eur Heart J Cardiovasc Imaging. 2015;16(11):1198-206.

Siripornpitak S, Goo HW. CT and MRI for Repaired Complex Adult Congenital Heart Diseases. Korean J Radiol. 2021;22(3):308-23.

Uretsky S, Argulian E, Narula J, Wolff SD. Use of cardiac magnetic resonance imaging in assessing mitral regurgitation: current evidence. J Am Coll Cardiol. 2018;71(5):547-63.

Vira T, Pechlivanoglou P, Connelly K, Wijeysundera HC, Roifamn I. Cardiac computed tomography and magnetic resonance imaging vs. transoesophageal echocardiography for diagnosing left atrial appendage thrombi. Europace. 2019;21(1):e1-e10.

Yoon SH, Bleiziffer S, Latib A, Eschenbach L, Ancona M, Vincent F, et al. Predictors of left ventricular outflow tract obstruction after transcatheter mitral valve replacement. JACC Cardiovasc Interv. 2019;12(2):182-93.

Yu CW, Lee HJ, Suh J, Lee NH, Park SM, Park TK, et al. Coronary computed tomography angiography predicts guidewire crossing and success of percutaneous intervention for chronic total occlusion: Korean multicenter CTO CT registry score as a tool for assessing difficulty in chronic total occlusion percutaneous coronary intervention. Circ Cardiovasc Imaging. 2017;10(4):e005800.

Índice analítico

Los números de página seguidos de *f* indican figura; los seguidos de *t* indican tabla.